内科疾病诊疗与临床合理用药

主 编　董燕霞　郭慧娟　商立业　黄玉清
　　　　宋　亮　王宪斌　刘天荣　郝亚平

中国海洋大学出版社
·青岛·

图书在版编目(CIP)数据

内科疾病诊疗与临床合理用药 / 董燕霞等主编. —青岛:中国海洋大学出版社,2024.8.
ISBN 978-7-5670-3931-5

Ⅰ. R5

中国国家版本馆 CIP 数据核字第 2024JP5927 号

Diagnosis and Treatment of Internal Medicine Diseases and Rational Use of Drugs in Clinical Practice

出版发行	中国海洋大学出版社			
社　　址	青岛市香港东路 23 号		**邮政编码**	266071
出 版 人	刘文菁			
网　　址	http://pub.ouc.edu.cn			
电子信箱	369839221@qq.com			
订购电话	0532－82032573(传真)			
责任编辑	韩玉堂　李　燕		**电　　话**	0532－85902349
印　　制	蓬莱利华印刷有限公司			
版　　次	2024 年 8 月第 1 版			
印　　次	2024 年 8 月第 1 次印刷			
成品尺寸	185 mm×260 mm			
印　　张	33.25			
字　　数	810 千			
印　　数	1～1000			
定　　价	198.00 元			

发现印装质量问题,请致电 0535－5651533,由印刷厂负责调换。

《内科疾病诊疗与临床合理用药》编委会

前　言

　　近年来,随着科技的快速发展以及现代医学的不断进步,内科学在基础理论和临床诊治上都实现了日新月异的发展,内科医务人员必须不断学习才能跟上医学发展的步伐。为了满足临床诊疗的需要,我们特邀请经验丰富的内科医务人员,在参考国内外相关书籍和文献的基础上,结合自己的临床经验编写了本书。

　　本书主要介绍了内科常见疾病的诊断标准和治疗方法,包括呼吸内科疾病、心内科疾病、消化内科疾病、肾内科疾病等常见临床内科疾病,以及内科疾病合理用药、消化内镜诊疗和健康管理等内容,主要从疾病的病因、临床表现、辅助检查、诊断、治疗等方面进行了较为详细的阐述。本书在编写过程中结合了内科学最新的研究成果及内科医务人员多年的诊疗经验,内容涵盖面广、重点突出、贴近临床,集科学性、实用性、系统性于一体。本书有助于临床内科医务人员对疾病做出正确诊断和恰当处理,适合我国各级医院内科医务人员阅读参考。

　　本书的编写设置:主编董燕霞编写了前言、第十三章第一节至第五节、第十三章第八节,共51.70千字;主编郭慧娟编写了第八章第三节、第八章第五节至第六节、第八章第十节至第十一节,共41.65千字;主编商立业编写了第一章第七节至第九节、第一章第十一节,共33.58千字;主编黄玉清编写了第二章、第八章第四节、第八章第七节至第八节,共34.32千字;主编宋亮编写了第十四章,共101.45千字;主编王宪斌编写了第七章第一节至第三节,共21.52千字;主编刘天荣编写了第十二章,共22.56千字;主编郝亚平编写了第六章第一节至第四节,共22.52千字;副主编席鑫编写了第十六章,共61.77千字;副主编高艳霞编写了第六章第五节至第十节,共31.25千字;副主编杨金梅编写了第九章,共31.20千字;副主编贾姗姗编写了第四章第一节、第四章第四节,共13.26千字;副主编苏莎编写了第十五章,共 106.54 千字;副主编王燕编写了第一章第十节、第一章第十二节至第十四节,共 33.65 千字;副主编吕彬华编写了第八章第九节,共 6.25 千字;副主编张诗童编写了第八章第十二节至第十三节,共 11.25 千字;副主编逯彩虹编写了第十章,共 8.26 千字;副主编黄德海编写了第一章第五节,共 7.27 千字;副主编寇育乐编写了第一章第二节至第三节,共 7.35 千字;副主编邱军编写了第四章第五节,共 6.86 千字;副主编贾玉珊编写了第五章第一节,共 4.86 千字;副主编郝学军编写了第一章第四节,共 7.28 千字;副主编王玲编写了第一章第一节、第八章第十四节,共 8.58 千字;副主编夏娇辉编写了第八章第一节,共 6.42 千字;副主编李艳编写了第三章第一节至第六节,共 35.32 千字;副主编胡亮亮编写了第四章第二节至第三节、第五章第二节、第七章第四节至第六节,共 42.25 千字;副主编冀丽娟编写了第一章第六节、第十一章,共 17.56 千字;编委陈啸编写了第十三章第六节,共 4.75 千字;编委白玉梅编写了第三章第七节,共 3.85 千字;编委管丽霞编写了第十三章第七节,共 5.54 千字;编委薛福来编写了第八章第二节,共 7.78 千字;编委闫巧眉编写了第八章第十五节,共 5.18 千字。

在本书编写过程中,由于不同作者的临床经验及写作风格有所差异,加之编者的水平和经验有限,书中难免有不足之处,敬请广大读者批评指正,我们在此深表感谢。

编 者

2024 年 6 月

目　录

第一章　呼吸内科疾病

第一节　急性上呼吸道感染

急性上呼吸道感染(简称上感)是鼻腔、咽或喉部急性炎症的总称,是最常见的一种急性呼吸系统感染性疾病。上感大多数(90%以上)由病毒感染引起,仅少数为细菌感染所致,或继发细菌感染。本病临床上以发热、恶寒、头痛、鼻塞、喷嚏、流泪、流涕、咽痛、咳嗽、声嘶、呼吸不畅等症状为特征。

一、病因

急性上呼吸道感染可由病毒和细菌引起。病毒感染引起者占90%以上。引起急性上呼吸道感染的病毒不同种、型达上百种。最常见的为鼻病毒,其他包括流感病毒(甲、乙、丙型)、副流感病毒、呼吸道合胞病毒、腺病毒、埃可病毒、柯萨奇病毒等。成人感染以鼻病毒为主,小儿则以副流感病毒和呼吸道合胞病毒为多。细菌感染可直接感染或继发于病毒感染之后,以溶血性链球菌为多见,其次为流感嗜血杆菌、肺炎链球菌和葡萄球菌等,偶见革兰阴性杆菌。临床主要表现为鼻炎、咽喉炎或扁桃体炎。

急性上呼吸道感染所致的病理改变首先可见黏膜血管收缩,局部缺血,分泌物减少,使人有鼻咽或喉部不适感,继之可发生血管扩张,分泌物增多,黏膜上皮细胞破坏、脱落,少量单核细胞浸润,有浆液性及黏液性炎性渗出。临床可引起上呼吸道局部症状和发热、肌肉酸痛、乏力等全身中毒症状,病毒性上呼吸道感染患者外周血白细胞多为正常或降低,若并发细菌感染,可有白细胞升高或见有脓性分泌物。

二、临床表现

急性上呼吸道感染常见类型包括了普通感冒、病毒性咽炎、疱疹性咽峡炎、咽结膜热、细菌性扁桃体炎等疾病,常以上呼吸道症状表现为主;流行性感冒属于传染病范畴,以病毒血症引起的高热、全身症状较重为临床特点,而呼吸道的症状一般不重。

1.普通感冒

普通感冒俗称"伤风",又称急性鼻炎或上呼吸道卡他,以鼻咽部卡他症状为主要表现。成人多数为鼻病毒引起,次为副流感病毒、呼吸道合胞病毒、埃可病毒、柯萨奇病毒等。起病较急,初期有咽干、咽痒或烧灼感;发病同时或数小时后,可有喷嚏、鼻塞、流清水样鼻涕,经2~3 d变稠。可伴咽痛,有时由于耳咽管炎使听力减退,也可出现流泪、味觉迟钝、呼吸不畅、声嘶、时有咳嗽等。一般无发热及全身症状,或仅有低热、不适、轻度畏寒和头痛。体查可见鼻腔黏膜充血、水肿、有分泌物,咽部轻度充血。临床分型有:①顿挫型:有上呼吸道症状,在24 h内消失,但鼻分泌物并不增加;②轻型:有明显的上呼吸道症状,鼻分泌物明显增加,全身症状轻或无,自然病程为2~4 d;③中度型:局部症状较轻型更为严重,有一定的全身症状,自然病程1周左右;④重型:有明显的上呼吸道及全身症状,常需休息。

2.病毒性咽炎、喉炎

急性病毒性咽炎的临床特征为咽部发痒和灼热感,疼痛不持久,也不突出。流感病毒和副流感病毒感染时可伴有发热和乏力。体查见咽部明显充血和水肿,可扪及颌下淋巴结肿大且触痛。

急性病毒性喉炎的临床特征为声嘶、讲话困难、咳嗽时咽痛,常有发热、咽痛或咳嗽。体查可见喉部水肿、充血,局部淋巴结明显肿大和触痛。

3.疱疹性咽峡炎

疱疹性咽峡炎多发于夏季,常见于儿童,偶见于成人,常由柯萨奇病毒 A 引起。咽痛程度较重,多伴有发热,病程约 1 周。体征有咽部充血,软腭、悬雍垂、咽及扁桃体表面有灰白色丘疹及浅表性溃疡,周围有红晕,以后形成疱疹。

4.咽结膜热

咽结膜热多发于夏季,常见于游泳时传播,儿童多见。主要由腺病毒、柯萨奇病毒等引起。临床表现有咽痛、畏光、流泪、咽部发痒、发热等症状,病程为 4～6 d。

5.细菌性咽、扁桃体炎

细菌性咽、扁桃体炎多由溶血性链球菌引起,其次为流感嗜血杆菌、肺炎球菌、葡萄球菌等引起。起病急,明显咽痛、畏寒、发热,体温可达 39 ℃以上。查体可见咽部明显充血,扁桃体肿大、充血,表面有黄色点状渗出物,颌下淋巴结肿大、压痛。

6.流行性感冒

流行性感冒常发生于流行季节,有流行人群接触史。本病的潜伏期一般为数小时至 4 d,临床上急性起病,全身症状较重,表现为高热、畏寒、头痛、乏力、全身酸痛等症状。体温可达 39～40 ℃,一般持续 2～3 d 渐退,全身症状逐渐好转,但鼻塞、流涕、干咳等上呼吸道症状变得明显,少数患者可有鼻出血、食欲缺乏、恶心、便秘或腹泻等轻度胃肠道症状。查体患者呈急性病容,面颊潮红,眼结膜轻度充血和眼球压痛,咽充血,口腔黏膜可有疱疹,肺部听诊有呼吸音增粗,偶闻及胸膜摩擦音。症状消失后,仍感软弱无力,精神较差,体力恢复缓慢。

三、辅助检查

(一)血常规检查

病毒性感染见外周血白细胞计数正常或偏低,淋巴细胞比例可升高。细菌感染有外周血白细胞计数与中性粒细胞增多和核左移现象。

(二)病毒和病毒抗体的测定

取鼻咽部分泌物或咽拭子,视需要可用免疫荧光法(IFT)、酶联免疫吸附检测法(ELISA)、血清学诊断等方法做病毒分离与鉴定,以判断病毒的类型,区别病毒和细菌感染。快速血清病毒 PCR 检查有助于其早期诊断。

(三)细菌培养

取痰或咽拭子培养以判断致病细菌类型,并做药物敏感试验以指导临床。

四、诊断

(一)诊断要点

(1)根据病史、流行情况、鼻咽部炎症的症状和体征,结合周围血常规和胸部 X 线检查,可做出临床诊断。

(2)细菌培养或病毒分离、病毒血清学检查可确定病因诊断。

(二)鉴别诊断

该病需与急性病毒性支气管炎、肺炎、过敏性鼻炎、急性传染病前驱期、严重急性呼吸综合征等鉴别。

五、治疗

急性上呼吸道感染由病毒或细菌感染所致,以病毒感染者多见。中医对急性上呼吸道感染的治疗具有一定的优势,治疗上需分寒热、虚实、表里,以辨证治疗为基本原则,分而治之。单纯的病毒感染可用纯中医治疗。如为细菌感染或病毒合并细菌感染病情严重者,可酌情选用相应的抗生素。

对于病毒所致的急性上呼吸道感染,除流感病毒和腺病毒疫苗国内已在试用外,对于其他的呼吸道病毒感染目前尚无特效抗病毒药物。临床多予对症治疗以减轻症状,缩短病程,防治继发细菌感染等并发症。如系细菌感染则针对病因,予相应的抗生素治疗。

1.对症治疗

发热患者、年老体弱或病情较重者应卧床休息,多饮水,室内保持空气流通。如有发热、头痛,可选用解热止痛药物口服。咽痛可用消炎喉片含服。对有急性咳嗽、鼻后滴漏和咽干的患者可给予伪麻黄碱治疗,以减轻鼻部充血,也可滴鼻治疗。

2.抗菌药物的使用

如有细菌感染,出现外周血白细胞升高、咽部脓苔、咯黄痰等情况,可根据当地的流行病学史和经验用药,可选用适合的抗生素,如青霉素、红霉素、螺旋霉素、氧氟沙星等。单纯的病毒感染可不用抗生素。

3.抗病毒药物的使用

目前抗病毒药物的疗效尚不确切,其中吗啉胍(ABOB)对流感病毒和其他某些呼吸道病毒有一定疗效。阿糖腺苷对腺病毒感染有一定效果。利福平能选择性抑制病毒 RNA 聚合酶,对流感病毒和腺病毒感染有一定作用。普通感冒一般无须应用抗病毒药物,流行性感冒则应在发病 48 h 内应用神经氨酸酶抑制剂,该类药物能抑制流感病毒的复制,降低致病性,减轻流感症状,缩短病程,减少并发症。目前常用药物为奥司他韦(达菲),成人剂量每次 75 mg,每日 2 次,连服 5 d;或扎那米韦,每次 5 mg,每日 2 次,连用 5 d。另外,离子通道 M_2 阻滞剂金刚烷胺和金刚乙胺具有一定的抗流感病毒作用,金刚烷胺成人剂量每日 100~200 mg,分 2 次口服,疗程 5 d,但其不良反应较多,如中枢神经系统和胃肠道不良反应,肾功能受损者酌减剂量,有癫痫病史者忌用,并且长期应用易产生耐药。

4.免疫制剂

干扰素有一定疗效,具有广谱抗病毒作用,能阻止病毒在感染细胞中的繁殖,并能增强巨噬细胞的吞噬功能和自然杀伤细胞的活性,但价格昂贵,限制了其在上呼吸道感染中的应用。近年发现一种人工合成的强有力的干扰素诱导剂——聚肌胞,可诱使机体产生干扰素,能抑制病毒的繁殖。

(王　玲)

第二节　流行性感冒

流行性感冒(简称流感)是由流行性流感病毒引起的急性呼吸道传染病。其起病急,高热、头痛、乏力、眼结膜炎和全身肌肉酸痛等中毒症状明显,而呼吸道卡他症状轻微。主要通过接触及空气飞沫传播。发病有季节性,一般秋冬季节是其高发期。在全世界包括中国已引起多次暴发流行,严重危害人类生命安全。

一、病因

流感病毒属正黏病毒科,为 RNA 病毒,主要通过空气中的病毒颗粒人-人传播,侵入呼吸道的纤毛柱状上皮细胞内进行复制,引起细胞变性、坏死与脱落。并发肺炎时呈现支气管肺炎改变。流感病毒可分为甲、乙、丙三型,甲型流感病毒极易发生变异,常引起大流行,病情较重;乙型流感病毒也易发生变异,丙型流感病毒一般不发生变异,可引起流行和散发,病情相对较轻。

二、临床表现

临床分为单纯型、胃肠型、肺炎型和中毒型。潜伏期为 $1\sim3$ d,有明显的流行和暴发。急性起病,出现畏寒、高热、头痛、头晕、全身酸痛、乏力等中毒症状。鼻咽部症状较轻。可有食欲减退,胃肠型者伴有腹痛、腹胀和腹泻等消化道症状。肺炎型者表现为肺炎,甚至呼吸衰竭,中毒型者表现为全身毒血症症状,严重者可致循环衰竭。血白细胞总数不高或减低,淋巴细胞相对增加。

三、诊断

流行病学资料是诊断流感的主要依据之一,结合典型临床表现不难诊断,确诊需依靠实验室检查。①外周血常规:白细胞总数不高或减低,淋巴细胞相对增加;②病毒分离:鼻咽分泌物或口腔含漱液分离出流感病毒;③血清学检查:疾病初期和恢复期双份血清抗流感病毒抗体滴度有 4 倍或以上升高,有助于回顾性诊断;④患者呼吸道上皮细胞流感病毒抗原阳性;⑤标本经敏感细胞过度增生 1 代后流感病毒抗原阳性。快速血清病毒 PCR 检查有助于其早期诊断。

流行性感冒需与呼吸道感染、流行性脑脊髓膜炎(流脑)、军团菌肺炎、支原体肺炎等疾病相鉴别。

四、治疗

(一)对症治疗

可应用解热药、缓解鼻黏膜充血药、止咳祛痰药等。

(二)抗病毒治疗

应在发病 48 h 内使用。神经氨酸酶抑制药能抑制流感病毒的复制,降低致病性,减轻流感症状、缩短病程、减少并发症,此类药毒性低,不易引起耐药性且耐受性好,是目前流感治疗药物中前景最好的一种。奥司他韦(达菲),成人剂量每次 75 mg,每日 2 次,连服 5 d,研究表明对流感病毒和禽流感病毒 H5N1 和 H9N2 有抑制作用。扎那米韦,每次 5 mg,每日 2 次,连用 5 d。本品可用于成年患者和 12 岁以上的青少年患者,局部应用后药物在上呼吸道积聚,可抑制病毒复制与释放,无全身不良反应。另外,离子通道 M_2 阻滞药金刚烷胺和金刚乙胺可抑制禽流感病毒株的复制,早期应用可阻止病情发展、减轻病情、改善预后。金刚烷胺成人剂量每日 $100\sim200\ mg$,分 2 次口服,疗程 5 d。但其不良反应较多,包括中枢神经系统和胃肠道不良反应,肾功能受损者酌减剂量,有癫痫病史者忌用。长期用药易产生耐药性,药敏试验结果表明,大多数分离到的禽流感病毒(H5N1)对金刚烷胺、金刚乙胺有较强的耐药性。

(寇育乐)

第三节　气管-支气管炎

气管-支气管炎是指该部位的炎症病变,包括急性气管-支气管炎和慢性气管-支气管炎两种。急性气管-支气管炎是气管-支气管黏膜的急性炎症病变。它是由病毒、细菌、真菌、支原体、衣原体等致病性微生物感染,物理、化学性刺激或过敏反应等对气管、支气管壁黏膜损害所造成的。急性气管-支气管炎任何年龄均可发病,冬、春两季多见,是一种常见多发性疾病。主要临床表现是咳嗽和咳痰,部分患者可伴气喘,病愈后支气管黏膜结构可完全恢复正常。慢性支气管炎是指气管、支气管黏膜及其周围组织的慢性非特异性炎症。临床上以咳嗽、咳痰,或伴有喘息及反复发作的慢性过程为特征。

一、病因

气管、支气管能够清除吸入的尘埃及细菌,吸气时混入的杂物,一部分由淋巴细胞带走,一部分被白细胞吞噬,还有一部分被气管、支气管内的纤毛上皮细胞纤毛运动逐渐推送到咽喉而咳出。因此正常状态下,喉以下的气管内无细菌存在,如果清除能力下降,细菌可侵入支气管导致炎症的发生。受凉和过度疲劳可削弱上呼吸道的生理性防御功能,使感染有发展的机会,所以气管-支气管炎发病多见于寒冷季节,其发病病因有如下三个方面。

1.感染

气管-支气管炎最常见的病因是感染,包括病毒感染、细菌感染、支原体、衣原体、真菌。其中病毒感染最常见,如鼻病毒、副流感病毒、呼吸道合胞病毒、腺病毒等,先引起上呼吸道炎症,如感冒、咽炎、流感,向下蔓延引起喉、气管、支气管炎。细菌感染常在病毒感染基础上发生,最常见的有肺炎链球菌、流感嗜血杆菌、金黄色葡萄球菌和卡他莫拉菌等。鼻旁窦炎或扁桃体感染后的分泌物吸入后也可引起本病。支原体、衣原体、真菌也可入呼吸道而致本病的发生。

2.理化因素的刺激

如过冷空气、粉尘、二氧化硫、氯等刺激气体都易引起发病。寒冷空气刺激呼吸道,除减弱上呼吸道黏膜现有防御功能外,还能通过反射引起支气管平滑肌收缩,黏膜血液循环障碍和分泌物排出困难等,导致继发感染。现今公认吸烟为慢性支气管炎最主要的发病因素,吸烟能使支气管上皮纤毛变短,不规则,纤毛运动发生障碍,降低局部抵抗力,削弱肺泡吞噬细胞功能,为细菌的入侵提供了有利条件,促使本病的发生。

3.过敏因素

许多抗原性物质,如尘埃、尘螨、细菌、真菌、寄生虫、花粉以及化学气体等,都可成为过敏因素而致病。呼吸道局部防御及免疫功能减低:应用糖皮质激素,或疾病导致免疫球蛋白下降,可引起气管支气管炎黏膜组织退行性变,呼吸道防御功能退化,单核吞噬细胞系统功能衰退等导致患病率较高。急性感染所致的气管-支气管炎,早期为黏膜充血、肿胀,继而浅层纤毛上皮细胞坏死脱落,黏膜下层有淋巴细胞、中性粒细胞浸润等变化。黏膜开始是干的,其后开始分泌浆液性、黏液性和脓性渗出物。若系病变浅在卡他性支气管炎,则炎症痊愈后,支气管黏膜形态可完全恢复正常。较严重的病例,支气管各层均受损害,发展成支气管周围炎或所谓"全支气管炎",黏膜病变不能恢复。若长期吸烟损害呼吸道黏膜,加上微生物的反复感染,可发生慢性支气管炎。

二、临床表现

(一)症状

1.上呼吸道症状

部分急性支气管炎患者可先有上感症状,如鼻塞、喷嚏、咽痛、声嘶等。

2.咳嗽

咳嗽是急性支气管炎的主要症状,开始为轻度刺激性干咳,少量黏液状痰,经 1~2 d 痰量增加。早晨或晚间改变体位,体力活动后,或吸入冷空气时可出现阵发性咳嗽,严重者可终日咳嗽。有时可伴发支气管痉挛而有气急。咳嗽常持续数周。慢性支气管炎患者咳嗽严重程度视病情而定,初起日间咳嗽为主,病情进一步加重则日夜均咳,后期则夜间咳嗽为主。

3.咳痰

急性支气管炎或慢性支气管炎急性发作伴有细菌感染时,则为黏液脓性痰,咳嗽和痰量可随之增加。

4.喘息或气促

部分患者有支气管痉挛而出现喘息,常伴有哮鸣音。慢性支气管炎反复发作数年,并发肺气肿时,可伴有不同程度的气促,并逐渐加重,活动后明显。在发病过程中,常有反复呼吸道感染史,冬季发病多,随疾病进展,急性加重变得频繁。慢性支气管炎后期导致阻塞性肺气肿时可发生低氧血症和(或)高碳酸血症,并可发生肺源性心脏病。

(二)体征

急性气管-支气管炎咳嗽剧烈时,可见呼吸加速或发绀,颈静脉怒张。胸廓两侧一般对称,呼吸运动可稍减弱。触诊时,胸部可扪到震动感(伴随干啰音),于痰咯出后消失。

主要体征在听诊方面。①呼吸音稍减低,性质不变;②啰音,在早期只有大支气管炎症时仅可发现低音调的干啰音;痰多而较稀时可出现湿啰音。本病啰音有以下特点:多种多样音调不同的干、湿啰音可同时存在;干啰音分布满肺野;湿啰音于肺底部较多;啰音出现的部位和时间都不恒定,于咯出痰后可减少或消失,伴有支气管痉挛时,可听到哮鸣音。早期慢性气管-支气管炎体征可不明显,听诊可闻两肺呼吸音变粗,两肺底或肺野可有湿啰音及(或)干啰音、痰鸣音。

三、辅助检查

(一)血常规检查

病毒性急性气管-支气管炎患者的外周血白细胞总数不增高,淋巴细胞百分比轻度上升。

并发细菌感染后可见细胞总数和中性粒细胞轻度升高,血沉稍有增快。慢性支气管炎急性发作期或并发肺部感染时,可见血白细胞计数及中性粒细胞升高,喘息型者嗜酸性粒细胞可增高。

(二)痰涂片或培养

细菌感染时痰涂片检查主要为中性粒细胞,可发现致病性微生物。喘息型慢性支气管炎者常见较多的嗜酸性粒细胞;痰培养检查常见病原菌为肺炎链球菌、流感嗜血杆菌、卡他莫拉菌、奈瑟球菌等。

(三)动脉血气分析

慢性支气管炎早期血气分析基本正常。严重病例可有轻至中度低氧血症,喘息型因气道阻塞严重可出现二氧化碳潴留而同时见高碳酸血症。

(四)X 线检查

急慢性气管-支气管炎均可显示肺纹理增多。慢性支气管炎若并发肺气肿时 X 线两肺野的透亮度增加,有时可见局限性透亮度增高,表现为局限性肺气肿或肺大疱。

四、诊断

(一)急性支气管炎诊断要点

通常根据症状和体征作出诊断,但如果病情严重或迁延,有指征作胸部 X 线检查以排除其他疾病或合并症。当存在严重的基础慢性呼吸道疾病时,应监测动脉血气分析。对抗生素治疗无效或有特殊情况(如免疫抑制)的患者,应作痰革兰氏染色和培养,以明确致病菌。

(二)慢性支气管炎诊断要点

依据咳嗽、咳痰,或伴有喘息,每年发病持续 3 个月,并连续 2 年或 2 年以上,并排除其他慢性气道疾病。

(三)鉴别诊断

急性气管-支气管炎诊断通常并不困难,但应将气管-支气管炎和呼吸道的其他疾病区别开来,以利治疗。需与急性上呼吸道感染、流行性感冒、肺炎、支气管肺癌、咳嗽变异性哮喘、支气管扩张症、肺间质纤维化、肺结核等相鉴别。

五、治疗

一般急性气管-支气管炎患者可门诊治疗,有慢性心、肺基础疾病者,流感病毒引起的支气管炎导致严重的通气不足时,需住院接受呼吸支持和氧疗。慢性支气管炎根据病情可分为急性发作期、慢性迁延期和临床缓解期,在急性发作期,患者在短期内咳嗽,咳痰或喘息加重,痰呈脓性或黏液脓性,量明显增加或可伴发热等炎性表现。治疗的目的主要是:阻止症状发展和疾病反复加重;保持最适当的肺功能;改善活动能力,提高生活质量。

1.控制感染

对未明确病原的急性支气管炎者,抗生素不宜作为常规使用。盲目应用抗生素会导致耐药菌的产生、二重感染等。怀疑肺炎支原体、衣原体和百日咳杆菌感染时可用红霉素和多西环素。疑似流感病毒感染,如发病不足 48 h,可用金刚乙胺 100 mg,口服,每天 2 次治疗,疗程5 d。细菌性支气管炎可选择有效抗菌药物进行治疗,常用有罗红霉素,每次 0.15 g,每日 2 次口服;或阿奇霉素,每次 0.5 g,每日 1 次口服;或头孢呋辛酯,每次 0.25 g,每日 2 次口服;左氧氟沙星片 0.5 g,每日 1 次口服。感染严重者或进展为肺部感染者可使用静脉注射抗生素。

慢性支气管炎急性发作期多与感染有关,临床常用的抗生素药物包括 β 内酰胺类(青霉素类、头孢菌素类,以及加酶抑制剂和碳氢酶烯类);大环内酯类;氨基糖苷类,氟喹诺酮类等,严重患者可考虑联合用药,根据药敏结果调整用药,注意真菌感染及药物肾毒性情况。

2.祛痰药

慢性支气管炎患者可产生大量黏液分泌物,痰液潴留促使继发感染,并可能影响气道通畅,需积极排痰。

(1)化痰片(羧甲基半胱氨酸):每次 0.5 g,每日 3 次,口服。

(2)氨溴索(沐舒坦):每次 30 mg,每日 3 次,口服或静脉注射。

3.镇咳

急性支气管炎患者镇咳可用右美沙芬 15 mg,每 6 h 1 次,严重咳嗽者必要时可用可待因。应避免呼吸道干燥,咳嗽反射好的患者可用生理盐水超声雾化吸入湿化呼吸道,以利于痰液咳出。

4.支气管扩张剂

舒张支气管药物并不能减轻患者气管炎症,使所有患者肺功能得到改善,然而患者的症状可能有一定缓解。可选择性使用如下口服药物。

(1)氨茶碱:每次 0.1 g,每日 3 次口服。或舒氟美(含无水茶碱 0.1 g)1 片,早、晚各 1 次。

(2)特布他林每次 2.5 mg,每日 3 次口服。

(3)沙丁胺醇每次 2.4~4.8 mg,每日 3 次口服。

如效果欠佳,可使用氨茶碱注射剂,首剂 4~6 mg/kg,静脉缓慢推注,然后以 1 mg(kg·h)维持,每天氨茶碱总剂量不应超过 1.2 g,注意血浆茶碱浓度的监测,及时调整药物用量,以防止不良反应的发生。

5.氧疗

氧疗的目的是使氧饱和度(SaO_2)上升至>90%及(或)$PaO_2 \geqslant 8.0$ kPa(60 mmHg)。鼻导管氧流量以 1~2 L/min 为宜。

(寇育乐)

第四节　肺　炎

肺炎是指各种致病因素引起肺实质炎症的一种呼吸系统疾病。其病因以感染最常见,故本节主要讨论感染性肺炎。其临床主要症状为寒战、高热、咳嗽、咳痰、胸痛等。肺炎在临床上的分类方法:按感染场所不同,可分为社区获得性肺炎和医院内获得性肺炎;按病理解剖学分类可分为大叶性、小叶性和间质性肺炎;按病因学分类可分为细菌、病毒、支原体、真菌、立克次体、衣原体和原虫等感染性肺炎。为有利于治疗,目前诊断多先按感染场所,再按病因学分类。肺炎病原体以细菌常见,成人约占 80%,在儿童虽然病毒性肺炎增加,但细菌性肺炎仍在 70% 左右。

一、病因

肺炎的病因繁多,如前所述有细菌、病毒、支原体、真菌、衣原体、立克次体、寄生虫等引起。在各种病因中细菌为最常见。在院内感染的肺炎中,肺炎球菌约占 30%,葡萄球菌占 10%,而革兰染色阴性杆菌约占 50% 且病死率高。余为金黄色葡萄球菌、真菌和病毒。免疫功能低下、抗癌治疗、免疫抑制剂和抗生素应用不恰当等常导致机会感染。而院外感染仍以肺炎球菌为主(约占 40%),金黄色葡萄球菌、嗜肺军团菌、流感嗜血杆菌、肺炎克雷白杆菌。病毒性肺炎和支原体肺炎可常见。机体免疫力低下者容易伴发卡氏肺孢子虫、军团菌、鸟型结核分枝杆菌、结核菌、弓形虫、巨细胞病毒等感染。

二、临床表现

(一)症状

1.病史

肺炎球菌性肺炎常有受寒、劳累、雨淋等诱因或伴慢性阻塞性肺疾病、心力衰竭等基础疾病。金黄色葡萄球菌性肺炎多见于老人和小儿,常继发于流感、麻疹等呼吸道病毒感染或继发于皮肤疮疖等感染。

革兰阴性杆菌性肺炎常见于年老、嗜酒、久病体弱、慢性肺部疾病、长期使用抗生素或免疫抑制剂者。支原体性肺炎好发于儿童及青少年,常有家庭、学校或兵营的小流行。病毒性肺炎多发于婴幼儿,也可见于老年体弱者,常有病毒感染病史。军团菌肺炎一般为流行性,也可散发,易发生于中老年,尤其是激素治疗的患者。

2.典型症状

主要表现为高热,寒战,体温可达 39～40 ℃,胸痛、咳嗽、气急、咳痰。肺炎球菌性肺炎痰呈铁锈色;金黄色葡萄球菌性肺炎痰呈脓性或脓血性;肺炎杆菌性肺炎痰呈脓性或棕红胶冻状;绿脓杆菌性肺炎痰呈绿色脓痰;厌氧菌性肺炎痰常伴臭味;支原体肺炎可有少量黏液或血痰;病毒性肺炎咯少量黏痰;军团菌肺炎则咯少量黏液痰或血丝痰。重症肺炎可有神经系统症状如神志模糊、烦躁不安、嗜睡、谵妄、昏迷等。

(二)体征

肺炎球菌性肺炎、金黄色葡萄球菌性肺炎、肺炎杆菌性肺炎等细菌性肺炎典型者,其患侧胸部叩诊呈浊音,语颤及语音增强,听诊可闻及管状呼吸音和湿啰音或胸膜摩擦音。支原体肺炎和病毒性肺炎的肺部体征多不明显,少数患者偶有干湿啰音。危重患者有不同程度的意识障碍、面色苍白、发绀、伴有休克者可见血压下降及四肢湿冷、少尿或无尿、脉速而细弱等表现。

三、辅助检查

(一)血常规检查

肺炎球菌性肺炎、金黄色葡萄球菌性肺炎、肺炎杆菌性肺炎等细菌性肺炎白细胞总数增加,中性粒细胞比例显著增高,伴核左移或有中毒颗粒。支原体肺炎和病毒性肺炎白细胞数多正常或略增多。

(二)痰检查

肺炎球菌革兰染色为阳性双球菌,金黄色葡萄球菌可为革兰染色阳性球菌,肺炎杆菌及绿脓杆菌为革兰染色阴性杆菌。痰培养可确定致病菌,支原体肺炎痰培养分离出肺炎支原体则可确诊,病毒性肺炎痰细胞检查胞质内可出现包涵体,病毒分离有助于明确诊断。

(三)血清学检查

血清肺炎支原体、肺炎衣原体、嗜肺军团菌抗体滴度呈 4 倍或 4 倍以上变化(增高或降低),同时肺炎支原体抗体滴度(补体结合试验)≥1∶64,肺炎衣原体抗体滴度(微量免疫荧光试验)≥1∶32,嗜肺军团菌抗体滴度(间接荧光抗体法)≥1∶128;嗜肺军团菌Ⅰ型尿抗原检测(酶联免疫测定法)阳性;血清流感病毒、呼吸道合胞病毒等抗体滴度呈 4 倍或 4 倍以上变化(增高或降低)。符合以上情况时均可确诊。

(四)X 线检查

肺炎球菌性肺炎早期胸部 X 线片可见均匀的淡影,大叶实变为片状均匀致密阴影,多呈叶、段分布。金黄色葡萄球菌性肺炎早期可呈大片絮状、密度不均的阴影,呈支气管播散,在短期内病灶迅速扩大,呈蜂窝状改变伴空洞,常伴脓胸或气胸。肺炎杆菌性肺炎呈大叶性肺炎样实变,以上叶多见,水平叶间隙下坠,有不规则透亮坏死区。绿脓杆菌性肺炎病变多呈两侧中、下肺野散在性结节状阴影。流感嗜血杆菌性肺炎表现为支气管肺炎,也可呈大叶性分布。军团菌性肺炎早期病变为单侧小片状边缘模糊的浸润性病变,随病情发展而扩大呈一叶或多叶实变,可有少量胸腔积液,少数有空洞形成。厌氧菌性肺炎多见两下肺底纹理增多粗乱,夹杂有边缘模糊的斑片状阴影,脓肿形成时可见有液平面。支原体肺炎多数呈片絮状肺段性浸润,密度淡而均匀、边缘模糊的阴影,往往由肺门向外延伸,以下肺野为多见。病毒性肺炎胸部 X 线片呈斑点状、片状或密度均匀的阴影,也可见有弥散性结节性浸润。立克次体肺炎可见两下肺出现片絮状边缘模糊阴影,也可呈节段性或大叶性实变。

四、诊断

(一)肺炎的诊断依据

(1)新近出现的咳嗽、咳痰或原有呼吸道疾病症状加重,并出现脓性痰,伴或不伴胸痛。

(2)发热。

(3)肺实变体征和(或)闻及湿啰音。

(4)WBC>$10×10^9$/L 或<$4×10^9$/L,伴或不伴细胞核左移。

(5)胸部 X 线检查显示片状、斑片状浸润性阴影或间质性改变,伴或不伴胸腔积液。

以上 1～4 项中任何 1 项加第 5 项,并除外肺结核、肺部肿瘤、非感染性肺间质性疾病、肺水肿、肺不张、肺栓塞、肺嗜酸性粒细胞浸润症及肺血管炎等后,可建立临床诊断。

(6)痰培养及免疫血清试验等检查可明确病原体。

(二)重症肺炎诊断标准

出现下列征象中 1 项或以上者可诊断为重症肺炎,需密切观察,积极救治,有条件时,建议收住 ICU 治疗。

(1)意识障碍。

(2)呼吸频率≥30 次/分钟。

(3)PaO_2<60mmHg[①],PaO_2/FiO_2<300,需行机械通气治疗。

---

① 临床上仍习惯用毫米汞柱(mmHg)表示压力单位,1 mmHg≈0.133 kPa,1 kPa=7.5 mmHg。全书同。

(4)动脉收缩压<90 mmHg。

(5)并发脓毒症休克。

(6)胸部 X 线片显示双侧或多肺叶受累,或入院 48 h 内病变扩大≥50%。

(7)少尿:尿量<20 mL/h,或<80 mL/4 h,或肾衰竭需要透析治疗。

五、治疗

肺炎由于病原菌不同,临床症状轻重不一,治疗有所选择。对体质较好、病情较轻者,特别是病毒性肺炎,一般可单纯用中医药进行治疗,但对年老体弱、免疫力较低、感染较重和重症肺炎者,除密切注意病情变化外,由于病情较危重,应积极予以中西医结合治疗,肺炎后期可使用中医药调理,促进病灶吸收,防止机化,增强机体免疫力,使患者早日康复。对于感染引起的肺炎,可针对病原菌选择相应的抗生素治疗。临床上对年老、婴幼儿、体质虚弱及感染较重者,需配合西医治疗,除积极抗感染外,同时注意对症处理和支持疗法。对出现休克、呼吸衰竭和心力衰竭者,应及时抢救。

1.抗生素治疗

经验性治疗:首先根据地区病原体流行病学、年龄、基础疾病、有无误吸、社区或医院获得、严重程度、以前抗生素疗效,选择覆盖可能病原体的抗生素。

病原体治疗:根据 3～5 d 的呼吸道标本培养的报告和药敏试验结果调整选择经验治疗方案。根据抗生素药代动力学和药效动力学(PK/PD)特点进行临床应用。

社区获得性肺炎:多选择大环内酯类＋第二代头孢菌素或 β 内酰胺类/β 内酰胺酶抑制剂;呼吸喹诺酮类。

医院获得性肺炎:多选择氟喹诺酮类或氨基糖苷类＋抗绿脓杆菌 β 内酰胺类或 β 内酰胺类/β 内酰胺酶抑制剂、碳青霉烯类＋万古霉素。

抗生素治疗 72 h 后评估疗效,若无效,则考虑以下可能:①抗生素未覆盖致病菌或致病菌对所用抗生素耐药;②病变系由特殊病原体如结核分枝杆菌、真菌、病毒引起;③患者出现并发症如免疫抑制、营养不良,痰栓堵塞支气管,炎症引流不畅;④肺部浸润系非感染因素导致。

肺炎抗生素治疗,具体运用如下。

(1)肺炎球菌肺炎治疗:青霉素 G 静脉滴注,热退 3 d 可改口服,疗程为 7～10 d。如患者对青霉素耐药,则选用氟喹诺酮类、头孢曲松或万古霉素。对青霉素过敏者,可选用红霉素每日 1.2 g;阿奇霉素每日 0.5 g;克林霉素每日 1.2～2.4 g;左氧氟沙星每日 0.3～0.5 g,静脉滴注。

(2)金黄色葡萄球菌性肺炎治疗:目前葡萄球菌对青霉素 G 耐药率达 95%,故一般首选新青霉素 Ⅱ 每日 4～6 g,分次静脉滴注;或用头孢噻吩每日 2～4 g,头孢呋辛每日 3 g,分次静脉注射或静脉滴注;对青霉素及头孢类过敏者可选用克林霉素每日 1.2～2.4 g,分次静脉滴注,或氟喹诺酮类。对甲氧西林耐药的金黄色葡萄球菌(MRSA)则应选用万古霉素每日 1～2 g,分次静脉滴注,或替考拉宁或利奈唑胺等。

(3)革兰阴性杆菌肺炎治疗:①对于肠杆菌科细菌(大肠埃希菌、肺炎克雷白杆菌、阴沟杆菌、产气杆菌)可选用第三、第四代头孢菌素、氟喹诺酮类联合氨基糖苷类抗生素;②对于产生超广谱 β 内酰胺酶的菌株(大肠埃希菌、肺炎克雷白杆菌)选用碳青霉烯类抗生素;③不动杆菌属感染选用 β 内酰胺类抗生素联合 β 内酰胺酶抑制剂(头孢哌酮-舒巴坦、哌拉西林-他唑巴坦);④假单胞菌属感染选用头孢他啶、头孢哌酮或环丙沙星联合氨基糖苷类抗生素;⑤产头孢菌素酶 AmpC 革兰阴性杆菌选用头孢吡肟治疗;⑥嗜麦芽窄食单胞菌感染选用 β 内酰胺类抗生素/β 内酰胺酶抑制剂联合制剂(头孢哌酮-舒巴坦)+米诺环素。

(4)流感嗜血杆菌性肺炎治疗:可用氨苄西林每日 6~8 g,分次静脉滴注。目前由于对氨苄西林耐药日趋普遍,已不主张作为第一线用药,主张用二代或三代头孢菌素治疗较为适当。

(5)军团菌肺炎治疗:首选红霉素每日 1~2 g,口服,重症患者可静脉滴注加用利福平 0.45 g 口服,也可选用阿奇霉素、四环素、多西环素、环丙沙星、左旋氧氟沙星。

(6)厌氧杆菌性肺炎治疗:首选青霉素 G,一般剂量每日 480 万 U~640 万 U,重症者可加大至 1 000 万 U,静脉滴注;也可选用克林霉素每日 1.2~1.8 g,分次静脉滴注,或与甲硝唑、替硝唑联用。

(7)支原体肺炎治疗:可选用阿奇霉素、红霉素或喹诺酮类(如莫西沙星)。红霉素每日 1~1.5 g,或四环素每日 1.0~2.0 g,分次口服,也可静脉滴注。

(8)立克次体肺炎治疗:可选用四环素、多西环素、红霉素。首选四环素,每日 4 次,每次 0.5 g。

(9)病毒性肺炎治疗:①利巴韦林(病毒唑)有广谱抗病毒作用;②阿昔洛韦抗疱疹病毒;③更昔洛韦治疗巨细胞病毒感染;④奥司他韦为神经氨酸酶抑制剂,治疗流感病毒感染;⑤金刚烷胺用于流感病毒感染治疗。

(10)肺念珠菌病:选择氟康唑、两性霉素 B 抗念珠菌治疗。

(11)肺曲菌病治疗:选用伏立康唑和两性霉素 B、卡泊芬净,变态反应型加用糖皮质激素。

(12)肺孢子菌肺炎(卡氏肺囊虫肺炎):治疗选用复方磺胺甲基异恶唑等。

2.对症治疗

高热者可用冰袋敷前额,酒精拭浴,慎用解热镇痛药。有气急发绀等缺氧症状者,以鼻导管吸氧。干咳剧烈者,可用喷托维林(咳必清)25 mg,每日 3 次,或可待因 15~30 mg,每日 2~3 次。咳嗽痰多,则不宜用镇咳剂而要用祛痰剂,可选用氯化铵、安普素、强力稀化粘素、羧甲司坦片等口服。

3.休克型肺炎的治疗

肺炎并发休克时,必须紧急处理,尽快进行抗休克治疗,使之恢复正常。

(1)抗感染:抗生素的应用应遵循早期、足量、广谱和有效的原则,选用的抗生素抗菌谱应足以覆盖常见致病菌,应选用强效广谱的抗菌药物或联合用药,包括对革兰阳性和阴性菌、厌氧菌有效的药物。获得细菌学证据后可根据细菌药敏试验结果和初始治疗的反应再调整抗菌药物。抗菌药物治疗的同时,应用祛痰剂等,使排痰顺畅。

(2)补液扩容:补充有效血容量是抗休克的重要抢救措施,可选用葡萄糖生理盐水、低分子葡聚糖、平衡盐液及血胶体物质。一般先给予低分子葡聚糖(或平衡盐液)500~1 000 mL,以迅速恢复组织灌流,在特殊情况下可输给血浆或白蛋白。输液速度宜先快后慢,用量宜先多后少,补液量视病情和心、肾功能状况而定,最好做中心静脉压测定以指导输液。

(3)纠正酸中毒:休克型肺炎患者常伴代谢性酸中毒,需及时纠正。补碱量按二氧化碳结合力或动脉血 pH 计算,一般补碱量可用下式计算。

所需碱性缓冲溶液的毫摩尔数(mmol)=[正常 CO_2 结合力(或要求纠正的 CO_2 结合力)—测量 CO_2 结合力]mmol/L×0.3×体重(kg)。正常人 CO_2 结合力为 25 mmol/L。一般情况下,先给予计算量的 1/3～1/2,以后再根据病情及重测血气结果来补充。

(4)肾上腺皮质激素:肾上腺皮质激素可稳定机体受累部分的细胞膜,保护细胞内的线粒体和溶酶体,防止溶酶体破裂。可用氢化可的松每日 200～300 mg,静脉滴注;或地塞米松每日 20～40 mg,分次静脉注射或静脉滴注。使用大剂量肾上腺皮质激素,常能引起体内感染的扩散以及电解质的紊乱,故休克一经改善,则应尽快撤除。

(5)应用血管活性药物:在积极补充血容量、纠正酸中毒的基础上,血压仍不回升,休克症状未改善者宜用血管活性药物。对表现为皮肤潮红、四肢温暖、冷汗少、尿量略减等,以舒血管反射占优势的高排低阻型休克,则应适当选用收缩血管药物,如间羟胺 20～100 mg 加入 5%葡萄糖注射液 250 mL 静脉滴注,酌情调整滴速。但因其有较明显的 α 受体兴奋作用,使内脏血管收缩而不利于休克的纠正,故最好与多巴胺联用,因后者能使肾、冠状动脉和脑血管扩张,有利于上述脏器的灌注,两者比例可为(1～2):1。此外,多巴胺尚能增加心肌收缩力及心排血量,改善心功能状态。但大剂量多巴胺兴奋 α 受体,故剂量不宜过大。也可用去甲肾上腺素,初始注射速度 0.05～0.1 μg/(kg·min),然后逐渐增加剂量直至血压回升,通常最大剂量是 1 μg/(kg·min)。若患者表现为皮肤湿冷、心率过速、面色苍白、眼底小动脉痉挛、少尿或无尿,呈血管收缩、痉挛占优势的低排高阻型休克,多提示 α 受体过度兴奋,应使用扩张血管药物为主,可首选 α 受体阻滞剂酚妥拉明 5～10 mg 加入 5%葡萄糖注射液 250 mL 中以每分钟 0.2～0.3 mg 静脉滴注。也可使用莨菪碱类药物,如 654-2 每次 10～20 mg,对伴有呼吸衰竭者疗效更好。但要注意,血管活性药物用药时间一般不宜超过 10 h,休克控制后,应逐渐减缓滴速,乃至撤除。同时,补液应控制速度,不宜过速,以免引起肺水肿。

(6)防止心肺功能不全:发现早期心力衰竭或急性肺水肿征象时,可用毒毛花苷 K 0.125～0.25 mg 或毛花苷 C 0.2～0.4 mg 加入 5%葡萄糖注射液 20～40 mL,缓慢静脉注射,同时给予呋塞米 20～40 mg 静脉注射。呼吸困难、发绀者应予以吸氧,必要时给予呼吸机通气治疗。

(7)防止并发症:休克型肺炎易发生的并发症有急性肾衰竭、急性呼吸窘迫综合征、弥散性血管内凝血、急性左心衰竭、心律失常、电解质紊乱等,应积极予以处理。

(郝学军)

第五节　支气管扩张

支气管扩张是指支气管树的异常扩张,是一种常见的慢性支气管化脓性疾病,大多继发于呼吸道感染和支气管阻塞,尤其是儿童或青年时期的麻疹、百日咳后的支气管肺炎,使支气管管壁破坏,形成管腔持久扩张和变形。

一、病因

1.感染

感染是引起支气管扩张症的最常见原因。肺结核、百日咳、腺病毒肺炎可继发支气管扩张症。曲霉菌和支原体以及可以引起慢性坏死性支气管肺炎的病原体也可继发支气管扩张症。

2.先天性和遗传性疾病

引起支气管扩张症最常见的遗传性疾病是囊性纤维化。另外,可能是由于结缔组织发育较弱,马方综合征也可引起支气管扩张症。

3.纤毛异常

纤毛结构和功能异常是支气管扩张症的重要原因。Kartagener综合征表现为三联征,即内脏转位、鼻窦炎和支气管扩张。本病伴有异常的纤毛功能。

4.免疫缺陷

一种或多种免疫球蛋白的缺陷可引起支气管扩张症,一个或多个IgG亚类缺乏通常伴有反复呼吸道感染,可造成支气管扩张症。IgA缺陷不常伴有支气管扩张症,但它可与IgG_2亚类缺陷共存,引起肺部反复化脓感染和支气管扩张。

5.异物吸入

异物在气道内长期存在可导致慢性阻塞和炎症,继发支气管扩张症。

二、临床表现

(一)症状

1.慢性咳嗽、咯脓痰

体位改变时分泌物刺激支气管黏膜引起咳嗽和排痰,如起床时或就寝后最多,每日可达100~400 mL。咳痰通畅时患者自感轻松;若痰不能咳出,则感胸闷不适,全身症状即趋明显。痰液呈黄绿色脓样,若有厌氧菌混合感染,则有臭味。收集全日痰液静置于玻璃瓶中,数小时后分离为4层:上层为泡沫,下悬脓性成分,中为混浊黏液,下层为坏死组织沉淀物。

2.反复咯血

50%~70%的患者有不同程度的咯血,从痰中带血至大量咯血,咯血量与病情严重程度、病变范围有时不一致。有一类临床称为"干性支气管扩张",仅表现为反复咯血,平时无咳嗽脓痰等呼吸道症状,其支气管扩张多位于引流好的部位,不易感染。

3.反复肺部感染

同一部位反复发生肺炎并迁延不愈,这是由于扩张的支气管清除分泌物的功能丧失,引流差,容易反复发生感染。

4.慢性感染中毒症状

若有反复感染,可引起周身毒性症状,如发热、盗汗、食欲减退、消瘦、贫血等。

(二)体征

早期支气管扩张可无异常体征。病情进展后可在肺下部听到湿啰音。随着并发症如支气管肺炎、肺纤维化、胸膜增厚与肺气肿等的发生,可有相应的体征。慢性化脓性支气管扩张患者呼出气息发臭且有杵状指、趾,全身营养情况也较差。

(三)常见并发症

1.窒息

支气管扩张发生咯血时,年老体虚、肺功能不全者,常因为咳嗽反射和呼吸中枢抑制,使血块不能咯出而发生窒息。临床表现为气促,呼吸困难,面色发绀,甚至出现"三凹"征。

2.呼吸衰竭

呼吸衰竭也是支气管扩张常见并发症之一,支气管扩张症引起肺功能严重损害,呼吸大气压空气时,由于缺氧或(和)二氧化碳潴留,产生一系列生理功能和代谢障碍的临床综合征。危重时,如不及时处理,会发生多脏器功能损害,甚至危及生命。

三、辅助检查

(一)一般检查

1.血常规

在急性加重时白细胞计数多增高,中性粒细胞百分比增高,迁延期白细胞正常或偏高,晚期红细胞减少,患者呈现轻度或中度贫血。

2.痰液

痰标本室温下采集后应在 2 h 内送检,先直接涂片,光镜下观察细菌数量,如每低倍视野鳞状上皮细胞<10 个,白细胞≥25 个,或鳞状上皮细胞:白细胞<1：2.5,可作为污染相对较少的"合格"标本接种培养。痰定量培养分离的致病菌或条件致病菌浓度≥10^7 cfu/mL,可认为是致病菌;≤10^7 cfu/mL 则是污染菌;介于两者之间,建议重复培养;如连续分离到相同细菌,浓度为 $0^5 \sim 10^6$ cfu/mL,两次以上,也可以认为是致病菌。如果是经气管镜或人工气道吸引的痰液细菌培养浓度≥10^5 cfu/mL 可认为是致病菌,低于此浓度则多为污染菌。而防污染样本毛刷,如细菌浓度≥10^3 cfu/mL 可认为是致病菌。

支气管扩张痰液静置时分为 4 层:上层为泡沫、其下为脓性成分、中层为黏液、下层为坏死组织沉淀物。镜检中可见流感嗜血杆菌(要用巧克力特殊培养液培养)、金黄色葡萄球菌、奈瑟球菌、变形杆菌、大肠埃希菌、绿脓杆菌、产气杆菌等。

(二)胸部影像学检查

1.胸部 X 线片

轻度支气管扩张,胸部 X 线片可无异常改变,一般仅见一侧或两侧下肺纹理增粗;较重的囊状支气管扩张在 X 线片上可见沿支气管分布的卷发样阴影,有时可见肺段或肺不张。

2.胸部 CT

支气管扩张的 CT 表现可根据扩张支气管的形态分为三种:柱状支气管扩张表现为管壁增厚、管腔增宽,使得正常时不能见到的距膈膜下 3 cm 肺周边内也可见到支气管。当支气管行走和 CT 扫描平行时表现为"轨道征",当支气管和扫描垂直时出现厚壁的圆形亮影,扩张的支气管与伴行的肺动脉形成有特色的"印戒征"。正常时肺动脉直径稍大于伴行的周围支气管直径,当这种关系发生倒转时,可靠地指出有支气管扩张。静脉曲张状的支气管扩张表现与柱状相似,但管壁不规则可呈连珠状。囊状支气管扩张则表现为一组或一束多发性含空气囊肿,若囊内充满液体则呈一串葡萄状,囊内出现液平面是囊状支气管扩张最有特异性的征象。胸部 CT 在明确支气管扩张的诊断和确定其病变范围上有很重要的意义。胸部 CT 有比支气管造影损害小、不良反应少的优点。

3.支气管碘油造影

支气管镜有助于对引起局限支气管扩张的管腔内肿物、结核病灶及异物做出诊断,对咯血的定位诊断也有重要意义,同时可以吸引留取深部痰送检,对治疗有指导作用。

(三)支气管镜检查

支气管镜有助于对引起局限支气管扩张的管腔内肿物、结核病灶及异物做出诊断,对咯血的定位诊断也有重要意义,同时可以吸引留取深部痰送检,对治疗有指导作用。

（四）肺功能

大部分患者合并有阻塞性通气功能障碍（>80％患者），并发气流阻塞的患者，尤其是年轻患者，应行支气管舒张试验评价用药后肺功能改善情况。同时部分患者存在气道高反应性（33％～76％的患者）。

（五）其他检查

1.血清免疫球蛋白（IgG、IgA、IgM）和血清蛋白电泳

气道感染时各种免疫球蛋白均可升高，合并免疫缺陷时则可出现免疫球蛋白缺乏。

2.自身免疫指标

有合并相应临床表现时，可检测类风湿因子、抗核抗体、抗中性粒细胞胞浆抗体等。

四、诊断

（一）诊断

（1）童年有诱发支气管扩张的呼吸道感染和全身性疾病病史。有慢性咳嗽、咯大量脓性痰、反复咯血和肺部同一部位反复感染等病史。

（2）肺部病变部位有固定而持久性湿啰音或杵状指等体征。

（3）胸片显示患侧肺野纹理增多、紊乱，或有不规则环状透亮阴影或卷发样阴影。

（4）胸部 CT 或支气管造影显示支气管扩张。

支气管扩张的诊断应根据病史、临床症状、体征及影像学检查或支气管造影等检查综合分析确定。

（二）鉴别诊断

该病需与慢性支气管炎、肺结核、肺脓肿、肺囊肿继发感染相鉴别。

五、治疗

1.治疗原则

支气管扩张的治疗原则是去除病因，促进痰液排出，控制感染以及必要时手术治疗。目的在于阻止疾病的进展，维持和改善肺功能，减少急性加重，减少日间症状和急性加重次数以及提高生活质量，维持儿童的正常生长发育。

2.保持支气管通畅，促进痰液排出

（1）体位引流：体位引流可以促进痰液排出，是根据病变的病位采取不同的体位，一般是抬高患肺，引流支气管开口朝下，使痰液流入大气管和气管而排出，每日引流 2～3 次，每次15～30 min。

（2）经支气管镜吸引痰液：如果体位引流仍难以排出痰液，可经支气管镜吸痰。

（3）祛痰药使用：支气管扩张的特征性改变是气管黏液高分泌及黏液清除障碍导致黏液潴留。祛痰药能够使痰液变稀，黏稠度降低，容易咳出，或能够加快呼吸道黏膜纤毛运动，促进痰液排出。常用祛痰药有恶心性祛痰药、黏液溶解剂、黏液调节剂。

1）恶心性祛痰药：口服后能够刺激胃黏膜迷走神经纤维产生冲动传入中枢，引起轻度恶心，从而反射性兴奋支配气管、支气管黏膜腺体的迷走神经传出神经纤维，促进支气管浆液分泌增加，从而稀化痰液，易于咯出。但因其作用温和，对黏稠黏痰效果欠佳。肺出血及急慢性胃肠病患者慎用。氯化铵每次 0.3～0.6 g，每日 3 次。

2）黏液溶解剂：能溶解黏痰，降低痰的黏滞性，使痰液容易咯出。乙酰半胱氨酸每次100～120 mg，每日 3 次。

3）黏液调节剂：作用于支气管的黏液产生细胞，促进其分泌黏滞性低的分泌物，使痰液变稀，容易咯出。氨溴索每次 30 mg，每日 3 次，口服；或者每次 30 mg，每日 2～3 次静脉注射使用；或每次 15 mg，每日 2～3 次，雾化吸入。

（4）支气管扩张剂：部分患者可出现气流阻塞，可选用 β_2 受体激动剂或异丙托溴铵雾化吸入。或可口服氨茶碱 0.1 g，每日 3 次，或选用其他茶碱制剂。

3.积极控制感染

抗感染治疗是支气管扩张急性感染期的主要治疗措施。在开始抗感染治疗前应送痰培养，在等待培养结果时应开始经验性抗菌药物治疗。应根据症状、体征、痰液及细菌培养结果选用抗菌药物，按病情轻重决定抗菌药物的用量及是否需要联合用药，需要注意真菌与厌氧菌感染的可能性。也可经气管镜下在病灶局部滴入抗菌药物。

《国家抗微生物治疗指南》建议：无假单胞菌危险因素者，以感染肺炎链球菌、流感嗜血杆菌、卡他莫拉菌、金黄色葡萄球菌（MSSA）为主，首选阿莫西林/克拉维酸钾或左氧氟沙星、莫西沙星，备选头孢呋辛或头孢丙烯、头孢曲松。有假单胞菌危险因素者，除了上述细菌外仍需覆盖铜绿假单胞菌，首选头孢他啶、头孢吡肟、头孢噻利、头孢哌酮-舒巴坦、哌拉西林-他唑巴坦，联合阿米卡星或环丙沙星或左氧氟沙星，备选抗假单胞菌碳青霉烯类。怀疑并发 MASA 感染者，上述方案联合万古霉素、替考拉宁，备选利奈唑胺。同时应根据痰培养结果调整或修正经验性抗菌药物治疗方案。

4.并发症处理

（1）咯血的处理：一般发生咯血时，让患者安静休息，消除紧张情绪，往往能使小量咯血自行停止。必要时可采用小量镇静剂、止咳剂。年老体弱，肺功能不全者，咯血时慎用镇咳药，以免抑制咳嗽反射和呼吸中枢，使血块不能咯出而发生窒息。反复大咯血危及生命，在抢救大咯血时，特别应注意保持呼吸道通畅，若有征象，应立即取头低脚高位，轻拍背部，以利血块排出，并尽快挖出或吸出口、咽、喉、鼻部血块。必要时用纤维支气管镜吸出鼻腔、咽喉、口腔和气管内的残血或作气管插管或气管切开，以解除呼吸道阻塞。需要强调的是大咯血的致死原因多非失血性休克，而是窒息。因此，大咯血的紧急处理的关键是保持呼吸道的通畅。

（2）止血药的应用：咯血较多时应采用患侧卧位，轻轻将气管内存留的积血咳出。止血剂如酚磺乙胺（止血敏）、氨甲苯酸（止血芳酸）、卡巴克洛（安络血）、蛇毒血凝酶（血凝酶）等不同作用机制止血的药物也可视病情酌情选用，但其治疗效果并不确切，此类药物仅作为辅助止血药物。

（3）血管活性药物：大咯血时应首选垂体后叶激素 5～10 U 加入 25% 葡萄糖注射液20～40 mL，缓慢静脉推注，过 2～6 h 重复静脉推注，或即将 10～20 U 加入 5% 葡萄糖注射液250～500 mL 中静脉滴注，每日总量以不超过 40 U 为宜，大咯血控制后仍继续用药 1～2 d 以巩固止血效果。垂体后叶激素有收缩小动脉，包括心脏冠状动脉和毛细血管的作用，减少肺血流量，从而减少咯血，它还能引起子宫、肠管平滑肌收缩。故高血压、冠状动脉粥样硬化患者及孕妇均忌用；注射过快可引起恶心、心悸、面色苍白等不良反应。所以在滴注中应注意观察患者的反应，以调节速度及药量。对垂体后叶激素禁忌者，在补足血容量的基础上运用血管扩张剂，扩张血管降低肺动脉压及肺楔压以减少回心血量。常用药物有：①酚妥拉明：可用 10～

20 mg加入5％葡萄糖溶液250～500 mL中静脉滴注;②硝酸甘油:将5～10 mg加入5％～10％葡萄糖溶液250～500 mL中静脉滴注,适合与垂体后叶激素合用;③普鲁卡因:0.5％普鲁卡因0.3～0.5 g加入5％葡萄糖溶液500 mL中静脉滴注,每日2次,见效后减量,此药物使用前应先皮试。

(4)经支气管镜治疗:咯血期间及早行支气管镜检查可明确出血部位,同时可将血液吸出并行镜下止血。可将肾上腺素溶液1 mg加入生理盐水9 mL中分次滴入出血肺段,停留1 min后吸出,常用于内科保守治疗无效,未能明确病灶,又不行支气管动脉栓塞或手术治疗者。或使用气囊导管止血法:可经气管镜将气囊导管送至相应出血的支气管后,注入气体或生理盐水,使气囊膨胀将出血支气管堵塞,起到止血的效果,并可以防止血液流入其他部位,保护肺功能,24 h后放松气囊,观察数小时无出血即可拔管,可用于不能手术的咯血者或气管镜检查后的大咯血。激光冷冻止血治疗:经气管镜治疗气管及第一、第二级支气管部位明确的出血病灶。

(黄德海)

第六节　肺不张

肺不张是指一个或多个肺段或肺叶的容量或含气量减少。由于肺泡内气体吸收,肺不张通常伴有受累区域的透光度降低,邻近结构(支气管、肺血管、肺间质)向不张区域聚集,有时可见肺泡腔实变,其他肺组织代偿性气肿。肺不张可分为先天性或后天获得性两种。先天性肺不张是指婴儿出生时肺泡内无气体充盈,临床上有严重的呼吸困难与发绀,患儿多在出生后死于严重的缺氧。

一、病因

1.阻塞性肺不张

气管或支气管阻塞是肺不张的最主要原因。气腔完全阻塞后18～24 h,肺泡腔内气体被血液吸收,肺泡萎陷,肺体积缩小,肺泡腔内可产生渗液,肺组织实变。由于支气管完全阻塞,支气管内黏液潴留可产生支气管扩张,还可并发肺炎。引起气道阻塞的原因多为支气管肺癌或良性肿瘤,其次为支气管结核,也可见于黏液栓、痰液、血块、误吸的异物、肉芽肿和结石等。

2.压迫性肺不张

肺门或纵隔肿大的淋巴结、肺组织邻近的良性或者恶性肿瘤、心包积液等均可压迫引起肺不张。胸膜腔内大量积液、积气也可导致肺组织被压缩造成压迫性肺不张,当胸腔积液或积气被抽出,不张的肺组织可复张。

3.瘢痕性肺不张

肺组织非特异性炎症引起支气管或肺结构破坏,支气管收缩狭窄,肺泡纤维化、弹性降低,体积缩小,形成肺不张。

4.肺表面活性物质减少引起的肺不张

急性呼吸窘迫综合征(ARDS)和新生儿肺透明膜病均由于肺表面活性物质减少导致肺泡

表面张力增高,肺泡萎陷。

5.呼吸运动障碍引起的肺不张

外伤引起的多发性肋骨骨折,神经、呼吸肌麻痹所致的通气功能低下也为肺不张的原因。腹腔积液患者常发生盘状肺不张,这与横膈运动减弱有关。

二、临床表现

肺不张的临床表现差异较大,与其病因、肺不张的范围、起病缓急以及有无并发症等关系密切。

1.症状

(1)缓慢发生或者小面积肺不张:由于正常肺组织的代偿作用,可无明显症状。

(2)急性大面积肺不张:可出现呼吸困难、咳嗽、胸痛、心悸等。

(3)肺不张合并感染:可出现发热、畏寒、咳脓痰等症状。

(4)合并其原发病的表现:如支气管肺癌引起的肺不张常有刺激性咳嗽、咳血痰等症状;继发于支气管结石的肺不张患者中,有些患者可有石头样钙化物质咳出史。仔细询问病史观察症状有助于其病因诊断。

2.体征

(1)阻塞性肺不张的典型体征:①典型体征:患侧胸廓呼吸运动减弱,气管向患侧移位,患侧触觉语颤减弱,叩诊浊音或实音,语音震颤和呼吸音减弱或消失,有少量气体进入萎陷区域,可闻及湿啰音;②肺不张范围较大:可有发绀等缺氧的体征;③受累区域较小或周围肺组织充分有效的代偿性过度膨胀:肺不张的体征可能不典型或阙如。

(2)非阻塞性肺不张:主要的支气管仍然通畅,故呼吸音存在,语音震颤常有增强。体检时发现与基础疾病有关的体征可以提供诊断线索。

三、诊断

在临床症状与体征的基础上,结合影像学、实验室检查等手段可明确是否存在肺不张,并为病因诊断提供线索。

1.影像学检查

(1)X线检查:肺不张的X线表现分直接X线征象和间接X线征象两种。①直接X线征象:不张的肺组织透亮度降低,均匀性密度增高,恢复期或伴有支气管扩张时可密度不均(囊状透亮区)。不同程度的体积缩小,亚段及以下的肺不张可因有其他侧枝的通气而体积缩小不明显。叶段性肺不张一般呈钝三角形,宽而纯的面朝向肋膈胸膜面,尖端指向肺门,有扇形、三角形、带状、圆形等。②间接X线征象:叶间裂向不张的肺侧移位,如右肺横裂叶间胸膜移位,两侧的斜裂叶间胸膜移位等;由于肺体积缩小,病变区的支气管与血管纹理聚拢,而邻近肺代偿性膨胀,指使血管纹理稀疏,并向不张的肺叶弓形移位;肺门阴影向不张的肺叶移位;肺门阴影缩小和消失,并且与肺不张的致密影相隔合;纵隔、心脏、气管向患侧移位,特别是全肺不张时明显,有时健侧肺疝移向患侧,而出现纵隔疝;横膈肌升高,胸廓缩小,肋间隙变窄。

(2)CT检查:对诊断价值更大,特别是对明确支气管腔内阻塞性病变的位置甚或性质,探查肿大的纵隔淋巴结,鉴别纵隔包块与纵隔周围的肺不张。

(3)支气管造影:主要用于了解非阻塞性肺不张中是否存在支气管扩张,但已基本为CT所取代。如怀疑肺不张由肺血栓所致,可考虑行肺通气-灌注显像或肺血管造影。

(4)其他:对纤维化性纵隔炎所致肺不张的患者,上腔静脉血管造影有一定的价值。心血管疾病引起压迫性肺不张时可选择多种影像学手段。

2.实验室检查

(1)血液检查:支气管哮喘或过敏性肺炎患者痰液栓塞可引起肺不张,常表现为外周血嗜酸性粒细胞增多。肺不张远端继发感染常伴有白细胞总数和中性粒细胞百分比升高。肺癌患者血液中肿瘤指标异常升高有助于病因诊断,例如神经特异性烯醇化酶对小细胞肺癌、癌胚抗原对肺腺癌、鳞癌相关抗原对鳞癌、5-羟色胺对类癌的诊断均有一定意义。

(2)痰液检查:痰微生物学涂片和培养有助于鉴别细菌、真菌或结核感染引起的肺不张。痰脱落法细胞学检查有助于肺癌的诊断。

3.皮肤试验

皮肤试验有助于病原学诊断,例如结核菌素试验、真菌抗原的即刻反应皮肤试验等。

4.支气管镜检查

支气管镜检查是肺不张最有价值的诊断手段之一。多数情况下,镜下直视即可明确阻塞性病变部位,在阻塞部位行支气管肺泡灌洗和活检可帮助确定病变性质,还可以扩张狭窄部位并取出外源性异物或内源性结石。对于黏液栓塞等引起的阻塞性肺不张,支气管镜下抽吸既是诊断性的也是治疗性的。

5.纵隔镜检查

纵隔镜检查可发现纵隔肿块、肿大的淋巴结压迫支气管引起的肺不张。

6.其他

肺不张时可因多种原因形成胸腔积液,胸腔积液检查与胸膜活检对恶性病变及某些炎症性病变有诊断价值。

此外,还有部分患者因诊断性或治疗性目的最终需要做开胸探查术。

四、治疗

肺不张的治疗应根据病因采取不同的治疗措施,尽早去除致肺不张的因素,促使肺复张。

1.阻塞性肺不张

及时清除支气管内的分泌物、异物、血块等,去除梗阻因素。

(1)痰栓引起的肺不张:应有效地湿化呼吸道,稀释痰液,配合体位引流、拍背、深呼吸等手段,促使分泌物排出,使肺叶复张。如仍无效,可行气管镜吸痰。

(2)异物引起的肺不张:应尽早经支气管镜取出异物。若异物在肺内时间过久或是继发炎症,难以取出时,需手术治疗。

(3)咯血血凝块所致的肺不张:积极进行止血治疗。若无活动性出血,可使用支气管镜轻柔操作予以吸出;若有活动性出血,可将肾上腺素、巴曲酶(立止血)、凝血酶注入出血的肺段支气管或黏膜糜烂出血处。

(4)肿瘤引起的肺不张:依据其不同的细胞类型和分期进行手术切除、化疗或放疗。对于发生在大气道内的肿瘤病变,应尽早放置气管内支架,预防肺不张和呼吸衰竭的发生。气管内治疗方法有微波、激光、高频电刀、局部注药和局部放疗等,它们对缩小肿块、促进肺复张有一定作用。

(5)结核引起的肺不张:全身应用正规抗结核药,可配合局部相应治疗。

2.压迫性肺不张

及时消除病因(如胸腔抽液、抽气或放置引流)后,肺可恢复正常。

3.肺不张合并感染

阻塞性肺不张常有感染等并发症发生,可导致肺脓肿、局限性支气管扩张和纤维化,应及时应用抗生素治疗。

(冀丽娟)

第七节 急性加重慢性阻塞性肺疾病

急性加重慢性阻塞性肺疾病(chronic obstructive pulmonary diseases,COPD)简称慢阻肺,是一种常见的、以持续气流受限为特征的可以预防和治疗的疾病。其气流受限多呈进行性发展,与气道和肺组织对香烟烟雾等有害气体或有害颗粒的异常慢性炎症反应有关。肺功能检查可确定气流受限。

在吸入支气管扩张剂后,第一秒用力呼气容积(FEV_1)/用力肺活量(FVC)(FEV_1/FVC)<70%表明存在持续气流受限。

一、病因与发病机制

(一)病因

引起 COPD 的病因复杂,重要原因是吸入香烟烟雾和其他有毒颗粒,如生物燃料的烟雾导致的肺脏炎症,其中吸烟是世界范围内引起 COPD 最常见的危险因素,采用生物燃料取暖和烹饪所引起的室内污染,则是发展中国家贫穷地区女性 COPD 的重要危险因素;遗传性 α_1-抗胰蛋白酶缺乏症是非吸烟者的重要的原因,并且增加吸烟者对 COPD 的易感性。此外,任何可能影响胚胎和幼儿肺部发育的原因,如低体重儿、呼吸道感染等,也是潜在可导致 COPD 的危险因素。

导致 AECOPD 的常见原因是呼吸道感染(病毒或细菌感染),最常见的有气管、支气管感染,主要为病毒、细菌感染。部分病例急性加重的原因难以确定,一些患者表现出急性加重的易感性,每年急性加重≥2 次,被定义为频繁急性加重。环境、理化因素改变,稳定期治疗不规范等均可导致急性加重。肺炎、充血性心力衰竭、心律失常、气胸、胸腔积液和肺血栓栓塞症等的症状酷似慢阻肺急性发作,需要仔细加以鉴别。

(二)发病机制

吸烟和吸入有害气体及颗粒引起肺部炎症反应,导致了 COPD 典型的病理过程。除炎症外,氧化应激在 COPD 的发病中也起重要作用。

1.炎症

由吸入性暴露所触发的气道以及肺泡炎症反应。肺内各个部分中性粒细胞、巨噬细胞、T淋巴细胞数增加。

部分患者可能会有嗜酸性粒细胞数增加,尤其是在急性加重期。炎性细胞能够释放多种细胞因子和炎性介质,重要的有白三烯-4、IL-8 和 TNF-α。

2.感染

呼吸道感染和吸入性暴露(吸烟等)协同作用,增加肺组织病变过程。感染是导致COPD急性加重的最常见病因。

3.氧化应激

目前已在吸烟者和COPD患者的肺内、呼出气冷凝液和尿中检测出大量、不同种类的氧化应激标志物,包括过氧化氢、NO和脂质过氧化反应产物。氧化应激通过多种途径促进COPD发病,氧化多种生物分子从而导致细胞功能障碍或坏死,破坏细胞外基质,使关键的抗氧化反应失活(或者激活蛋白酶),或者增强基因表达。

二、临床表现

COPD的特征性症状是慢性和进行性加重的呼吸困难,咳嗽和咳痰。慢性咳嗽和咳痰常先于气流受限多年而存在。①呼吸困难:是COPD最重要的症状,也是患者体能丧失和焦虑不安的主要原因。患者常描述为气短、气喘和呼吸费力等。早期仅在劳力时出现,之后逐渐加重,以致日常活动甚至休息时也感到气短;②慢性咳嗽:通常为首发症状,初起咳嗽呈间歇性,早晨较重,以后早晚或整晚均有咳嗽,但夜间咳嗽并不显著,少数病例咳嗽不伴有咳痰,也有少数病例虽有明显气流受限但无咳嗽症状;③咳痰:咳嗽后通常咳少量黏液性痰,部分患者在清晨较多,合并感染时痰量增多,常有脓性痰;④喘息和胸闷:不是COPD的特异性症状,部分患者特别是重症患者有明显的喘息,听诊有广泛的吸气相或呼气相哮鸣音,胸部紧闷感常于劳力后发生,与呼吸费力和肋间肌收缩有关;⑤其他表现:在COPD的临床过程中,特别是程度较重的患者可能会发生全身性症状,如体重下降、食欲减退、外周肌肉萎缩和功能障碍、精神抑郁和(或)焦虑等,长时间的剧烈咳嗽可导致咳嗽性昏厥;⑥COPD后期出现低氧血症和(或)高碳酸血症,可合并慢性肺源性心脏病和右心衰竭。

依据出现呼吸困难、慢性咳嗽或咳痰,并有COPD危险因素暴露史,结合肺功能检查结果,可考虑诊断COPD;AECOPD的主要症状是气促加重,常伴有喘息、胸闷、咳嗽加剧、痰量增加、痰液颜色和(或)黏度改变等。此外亦可出现发热、心动过速、呼吸急促、全身不适、失眠、嗜睡、疲乏、抑郁和精神紊乱等全身症状。值得注意的是,少数患者早期无明显呼吸症状改变,而以全身表现如突发意识障碍就诊,常见于老年人等。

三、辅助检查及其他监测指标

1.肺功能

肺功能是判断气流受限的客观指标,对COPD的诊断、严重程度评价、疾病进展、预后及治疗反应等均有重要意义。但不建议在AECOPD时行该项检查,因为此类患者难以完成检查,且检查结果也不够准确。

2.脉氧和动脉血气分析

脉氧可用于评估患者的氧饱和度及实施氧疗的必要性,对于需住院治疗的患者,动脉血气分析是评估急性加重危险程度的重要指标。在吸入室内空气条件下$PaO_2<60$ mmHg和(或)$SaO_2<90\%$,伴或不伴$PaCO_2>50$ mmHg提示发生呼吸衰竭。

3.胸部X线检查和心电图胸部X线(后前位+侧位)

胸部X线检查和心电图胸部X线有助于AECOPD与其他有类似症状的疾病相鉴别。ECG对心律失常、心肌缺血及右心室肥厚的诊断有帮助。螺旋CT、血管造影和血浆D-二聚体检测在诊断 AECOPD 患者发生肺栓塞时有重要作用。

4.实验室检查

血红细胞计数及血细胞比容有助于了解有无红细胞增多症或出血。部分患者血白细胞计数增高及中性粒细胞核左移可为气道感染提供佐证,但白细胞计数无改变不能否定感染存在。血液生化检查有助于确定引起 AECOPD 的其他因素,如电解质紊乱(低钠、低钾和低氯血症等),糖尿病危象或营养不良等,也可发现合并存在的代谢性酸碱失衡。

5.痰培养及细菌药物敏感试验

AECOPD 有脓性痰者,应给予抗生素治疗,但抗生素治疗前应进行痰培养及细菌药物敏感试验。若患者对初始抗生素治疗反应不佳时,应根据痰培养及细菌药物敏感试验结果进行调整。

四、诊断

1.COPD 急性加重的诊断和严重程度评价

COPD 急性加重的诊断主要依靠患者急性起病的临床过程,其特征是呼吸系统症状恶化超出日间的变异,并由此需要改变其药物治疗。主要表现有气促加重,常伴有喘息、胸闷、咳嗽加剧、痰量增加、痰液颜色和(或)黏度改变及发热等,也可出现全身不适、失眠、嗜睡、疲乏、抑郁和意识不清等症状。当患者出现运动耐力下降、发热和(或)胸部影像学异常时也可能为COPD 急性加重的征兆。气促加重,咳嗽,痰量增多及出现脓性痰常提示有细菌感染。

2.COPD 急性加重的评价

基于患者的病史、反映严重程度的体征及实验室检查。病史包括慢阻肺气流受限的严重程度、症状加重或出现新症状的时间、既往急性加重次数(总数/住院次数)、并发症、目前治疗方法和既往机械通气使用情况。与急性加重前的病史、症状、体征、肺功能测定、动脉血气检测结果和其他实验室检查指标进行对比,对判断慢阻肺急性加重及其严重程度评估甚为重要。对于严重慢阻肺患者,意识变化是病情恶化和危重的指标,一旦出现需及时送医院救治。是否出现辅助呼吸肌参与呼吸运动,胸腹矛盾呼吸、发绀、外周水肿、右心衰竭和血流动力学不稳定等征象,也有助于判定慢阻肺急性加重的严重程度。急性加重期间不推荐进行肺功能检查,因为患者无法配合且检查结果不够准确。动脉血气分析示 $PaO_2 < 60$ mmHg 和(或)$PaCO_2 > 50$ mmHg,提示有呼吸衰竭。如 $PaO_2 < 50$ mmHg,$PaCO_2 > 70$ mmHg,pH < 7.30 提示病情严重,需进行严密监护或入住 ICU 行无创或有创机械通气治疗。

3.AECOPD 的诊断

须注意排除其他具有类似临床表现的疾病,如肺炎、充血性心力衰竭、心律失常、气胸、胸腔积液、肺血栓栓塞症等可加重患者原有症状或引起类似 AECOPD 的症状,需要仔细加以鉴别。

五、COPD 急性加重期的处理

COPD 急性加重的治疗目标为最小化本次急性加重的影响,预防再次急性加重的发生。根据急性加重期的原因和病情严重程度,决定患者院外治疗或住院治疗。多数患者可以使用支气管舒张剂、激素和抗生素在院外治疗。COPD 急性加重可以预防,减少急性加重及住院次数的措施有戒烟,接种流感和肺炎疫苗,掌握吸入装置用法等与治疗有关的知识,吸入长效支气管舒张剂或联合应用吸入激素,使用 PDE-4 抑制剂。

(一)院外治疗(居家治疗)

COPD 急性加重早期、病情较轻的患者可以在院外治疗,但需注意病情变化,及时决定送医院治疗的时机。

院外治疗包括:①适当增加以往所用支气管舒张剂的剂量及频度,单一吸入短效 β_2 受体激动剂或联合应用吸入短效 β_2 受体激动剂和短效抗胆碱药物。对较严重的病例可给予较大剂量雾化治疗数日,如沙丁胺醇 2 500 μg、异丙托溴铵 500 μg,或沙丁胺醇 1 000 μg 加用异丙托溴铵 250~500 μg 雾化吸入,每日 2~4 次;②症状较重及有频繁急性加重史的患者除使用支气管舒张剂外,还可考虑口服激素,泼尼松龙 30~40 mg/d,连用 10~14 d,也可用激素联合短效 β_2 受体激动剂(SABA)雾化吸入治疗。全身使用糖皮质激素对加重期治疗有益,可促进病情缓解和肺功能恢复;③慢阻肺症状加重,特别是有脓性痰液时应积极给予抗生素治疗。抗生素的选择应依据患者急性加重的严重程度及常见的致病菌,结合患者所在地区致病菌及耐药菌的流行情况,选择敏感的抗生素,疗程为 5~10 d。患者院外治疗期间需密切观察病情变化,以免贻误送医院治疗的时机。

(二)住院治疗

1. AECOPD 到医院急诊科就诊或住院治疗的指征

①症状明显加重,如突然出现静息状况下呼吸困难;②重度慢阻肺;③出现新的体征或原有体征加重(如发绀、意识改变和外周水肿);④有严重的伴随疾病(如心力衰竭或新近发生的心律失常);⑤初始治疗方案失败;⑥高龄;⑦诊断不明确;⑧院外治疗无效或条件欠佳。

2. COPD 急性加重患者收入 ICU 的指征

①严重呼吸困难且对初始治疗反应不佳;②意识障碍(如嗜睡、昏迷等);③经氧疗和无创机械通气低氧血症($PaO_2 < 50$ mmHg)仍持续或呈进行性恶化,和(或)高碳酸血症($PaCO_2 > 70$ mmHg)无缓解甚至恶化,和(或)严重呼吸性酸中毒(pH<7.30)无缓解,甚至恶化。

3. AECOPD 住院治疗方案

(1)氧疗:氧疗是 AECOPD 患者的基础治疗。氧疗目的是改善低氧血症,氧疗目标为血氧浓度达 88%~92%。氧疗 30 min 后应复查动脉血气,以确认氧合满意,且未引起 CO_2 潴留和(或)呼吸性酸中毒。给氧途径包括鼻导管或 Venturi 面罩,其中 Venturi 面罩更能精确地调节吸入氧浓度。

(2)支气管舒张剂治疗:治疗 AECOPD 的支气管舒张剂首选短效支气管舒张剂,β_2 受体激动剂联用或不联用胆碱能受体拮抗剂。

(3)糖皮质激素:糖皮质激素在 AECOPD 中的疗效已被肯定,全身性应用糖皮质激素可缩短患者的康复时间,改善其肺功能(FEV_1)及动脉低氧血症(PaO_2);并能减少患者病情的早期复发、治疗失败,及其住院时间延长等风险。由于大剂量使用肾上腺皮质激素与不良反应风险增加相关,要权衡疗效及安全性。一般推荐剂量为:泼尼松 40 mg/d,疗程 5~7 d。延长疗程不会增加有效性,反而导致不良反应(如高血糖、肌萎缩症等)风险增加。对特殊患者(合并糖尿病、高血压、消化性或应激性溃疡等)应用时需考虑到激素的不良反应,酌情减量或适时停药。

(4)抗生素:适用于具有下列 3 种主要症状者:①呼吸困难增加、痰量增多,以及脓痰增多;②脓痰增多且伴有一项其他的主要症状;③需要机械通气者。通常 AECOPD 主要为病毒或细菌感染,其中主要致病菌多为肺炎链球菌、流感嗜血杆菌及卡他莫拉菌。除以上常见细菌外,尚可有肠杆菌科细菌、铜绿假单胞菌及耐甲氧西林金黄色葡萄球菌。要根据当地细菌药敏,以及患者的用药史。长期应用广谱抗生素和糖皮质激素易继发深部真菌感染,应密切观察真菌感染的临床征象并采用防治真菌感染措施。

初始抗菌治疗的建议:①对无铜绿假单胞菌危险因素者,主要依据急性加重严重程度、当地耐药状况、费用和潜在的依从性选择药物,病情较轻者推荐使用青霉素、阿莫西林加或不加用克拉维酸、大环内酯类、氟喹诺酮类、第 1 代或第 2 代头孢菌素类抗生素,一般可口服给药,病情较重者可用 β-内酰胺类/酶抑制剂、第 2 代头孢菌素类、氟喹诺酮类和第 3 代头孢菌素类;②有铜绿假单胞菌危险因素者如能口服,则可选用环丙沙星,需要静脉用药时可选择环丙沙星、抗铜绿假单胞菌的 β-内酰胺类,不加或加用酶抑制剂,同时可加用氨基糖苷类药物;③应根据患者病情的严重程度和临床状况是否稳定选择使用口服或静脉用药,静脉用药 3 d 以上,如病情稳定可以改为口服。

(5)辅助治疗:包括:①维持适当的体液平衡(对于使用利尿剂者尤须注意),注意营养支持等;②因 AECOPD 住院的患者,具有较高的深静脉血栓形成及肺栓塞风险,需加强针对血栓形成的预防性治疗;③积极排痰治疗(如刺激咳嗽,叩击胸部,体位引流等);④及时识别并治疗伴随疾病(冠心病、糖尿病、高血压等)及并发症(休克、弥散性血管内凝血、上消化道出血、胃功能不全等)。

(6)机械通气:机械通气可有无创或有创两种方式,根据病情需要,可首选无创性机械通气。无论是无创或有创机械通气都只是一种生命支持方式,在此支持条件下,通过药物治疗消除 COPD 加重的原因使急性呼吸衰竭得到逆转。进行机械通气患者应有动脉血气监测。

无创正压机械通气(noninvasive intermittent posive pressure pentilation,NIPPV):COPD 急性加重期患者应用 NIPPV 可降低 $PaCO_2$,减轻呼吸困难,从而降低气管插管和有创呼吸机的使用率,缩短住院天数,降低患者病死率。使用 NIPPV 要注意掌握合理的操作方法,提高患者依从性,避免漏气,从低压力开始逐渐增加辅助吸气压和采用有利于降低 $PaCO_2$ 的方法,从而提高 NIPPV 的效果。

其应用适应证:①中至重度呼吸困难,辅助呼吸肌参与运动以及出现胸腹矛盾运动;②中至重度酸中毒(pH<7.35),和(或)高碳酸血症(PCO_2>45 mmHg);③呼吸频率>25 次/分钟。相对禁忌证:①呼吸停止;②心血管系统功能不稳定(低血压、心律失常、心肌梗死);③精神异常,或不能配合;④存在高误吸风险;⑤气道大量分泌物;⑥近期面部或胃食管手术;⑦颅颌面外伤;⑧固有的鼻咽部异常;⑨烧伤;⑩极度肥胖。

有创性机械通气:在积极的药物和无创通气治疗后,患者的呼吸衰竭仍进行性恶化,出现危及生命的酸碱失衡和(或)意识改变时,宜用有创机械通气治疗,待病情好转后,可根据情况采用无创通气进行序贯治疗,具体应用指征:①不能耐受无创通气,或无创通气失败,或存在使用无创通气的禁忌证;②呼吸或心搏骤停;③呼吸暂停导致意识丧失或窒息;④意识模糊、镇静无效的精神运动性躁动;⑤严重误吸;⑥持续性气道分泌物排出困难;⑦心率<50 次/分钟且反应迟钝;⑧严重的血流动力学不稳定,补液和血管活性药无效;⑨严重的室性心律失常;⑩危及生命的低氧血症且患者不能耐受无创通气。在决定终末期慢阻肺患者是否使用机械通气时,还需充分考虑到病情好转的可能性,患者本人及家属的意愿,以及强化治疗条件是否许可。使用最广泛的 3 种通气模式包括同步间歇指令通气(SIMV)、压力支持通气(PSV)和 SIMV 与 PSV 联合模式。由于慢阻肺患者广泛存在内源性呼气末正压,导致吸气功耗增加和人机不

协调,因此,可常规加用适度的外源性呼气末正压,压力为内源性呼气末正压的 70%～80%。

(三)出院和随访

AECOPD 患者出院标准:吸入 $β_2$ 受体激动剂频率低于 4 h 1 次,患者可在室内行走,可正常进食和睡眠(不被呼吸困难中断),症状稳定达 12～24 h,血气稳定达 12～24 h,患者(家属)充分理解并配合医嘱,完成随访以及居家照护事宜安排,患者、家属和医师均确定患者病情适合居家治疗和巩固疗效。

六、COPD 稳定期的处理

目标是:①减轻当前症状:包括缓解症状、改善运动耐量和改善健康状况;②降低未来风险:包括防止疾病进展、防止和治疗急性加重及减少病死率。

1.教育

劝导患者戒烟;避免或防止吸入粉尘、烟雾及有害气体等。

2.药物治疗

药物治疗用于预防和控制症状,减少急性加重的频率和严重程度,提高运动耐力和生命质量。根据病情的严重程度不同,选择的治疗方法也有所不同。

(1)支气管舒张剂:支气管舒张剂可松弛支气管平滑肌、扩张支气管、缓解气流受限,是控制 COPD 症状的主要治疗措施。短期按需应用可缓解症状,长期规律应用可预防和减轻症状,增加运动耐力,但不能使所有患者的 FEV_1 得到改善。与口服药物相比,吸入剂的不良反应小,因此多首选吸入治疗。联合应用不同作用机制与作用时间的药物可以增强支气管舒张作用,减少不良反应。联合应用 $β_2$ 受体激动剂、抗胆碱药物和(或)茶碱,可以进一步改善患者的肺功能与健康状况。① $β_2$ 受体激动剂:主要有沙丁胺醇和特布他林等,为短效定量雾化吸入剂,数分钟内起效,15～30 min 达到峰值,疗效持续 4～5 h,每次剂量 100～200 μg(每喷 100 μg),24 h 内不超过 8～12 喷。主要用于缓解症状,按需使用。福莫特罗(Formoterol)为长效定量吸入剂,作用持续 12 h 以上,较短效 $β_2$ 受体激动剂更有效且使用方便,吸入福莫特罗后 1～3 min 起效,常用剂量为 4.5～9 μg,每日 2 次。茚达特罗(Indacaterol)是一种新型长效 $β_2$ 受体激动剂,2012 年 7 月已在我国批准上市,该药起效快,支气管舒张作用长达 24 h,每日 1 次吸入 150 μg 或 300 μg 可以明显改善肺功能和呼吸困难症状。②抗胆碱药:短效制剂有异丙托溴铵(Ipratropium)气雾剂,定量吸入,起效较沙丁胺醇等短效 $β_2$ 受体激动剂慢,但其持续时间长,30～90 min 达最大效果,可维持 6～8 h,使用剂量为 40～80 μg(每喷 20 μg),每日 3～4 次,不良反应小。噻托溴铵(Tiotropium)是长效抗胆碱药,可以选择性作用于 M_1 和 M_2 受体,作用长达 24 h 以上,吸入剂量为 18 μg,每日 1 次。③茶碱类药物:茶碱缓释或控释片,0.2 g,每 12 h 1 次;氨茶碱 0.1 g,每日 3 次。

(2)激素:对高风险 COPD 患者(C 组和 D 组患者),长期吸入激素与长效 $β_2$ 受体激动剂的联合制剂可增加运动耐量、减少急性加重发作频率、提高生活质量。目前常用剂型有氟地卡松/沙美特罗、布地奈德/福莫特罗。不推荐对 COPD 患者采用长期口服激素及单一吸入激素治疗。

(3)祛痰药:常用药物有盐酸氨溴索 30 mg,每日 3 次,N-乙酰半胱氨酸 0.2 g,每日 3 次,或羧甲司坦 0.5 g,每日 3 次。

(4)中医治疗:某些中药具有祛痰、支气管舒张和免疫调节等作用,可用于 COPD 治疗。

3.氧疗

长期氧疗的目的是使患者在静息状态下达到 $PaO_2 \geqslant 60$ mmHg 和（或）使 SaO_2 升至90％。COPD 稳定期患者进行长期家庭氧疗（LTOT），可以提高有慢性呼吸衰竭患者的生存率，对血流动力学、血液学特征、运动能力、肺生理和精神状态都会产生有益的影响。LTOT应在极重度慢阻肺患者中应用，具体指征：①$PaO_2 \leqslant 55$ mmHg 或 $SaO_2 \leqslant 88\%$，有或无高碳酸血症；②PaO_2 为 $55 \sim 60$ mmHg 或 $SaO_2 < 89\%$，并有肺动脉高压、心力衰竭水肿或红细胞增多症（血细胞比容 > 0.55）。LTOT 一般是经鼻导管吸入氧气，流量 $1.0 \sim 2.0$ L/min，每日吸氧持续时间 > 15 h。

4.通气支持

无创通气已广泛用于极重度慢阻肺稳定期患者。无创通气联合长期氧疗对某些患者，尤其是在日间有明显高碳酸血症的患者或许有一定益处。无创通气可以改善生存率但不能改善生命质量。慢阻肺合并阻塞性睡眠呼吸暂停综合征的患者，应用持续正压通气在改善生存率和住院率方面有明确益处。

5.康复治疗

康复治疗对进行性气流受限、严重呼吸困难而很少活动的慢阻肺患者，可以改善其活动能力，提高生命质量。康复治疗包括呼吸生理治疗、肌肉训练、营养支持、精神治疗和教育等多方面措施。

6.其他措施

①免疫调节剂：该类药物对降低 COPD 急性加重的严重程度可能具有一定作用，但尚未得到确证，不推荐作为常规使用；②疫苗：流行性感冒（流感）疫苗有灭活疫苗和减毒活疫苗，应根据每年预测的流感病毒种类制备，该疫苗可降低慢阻肺患者的严重程度和病死率，可每年接种 1 次（秋季）或 2 次（秋、冬季）。肺炎球菌疫苗含有 23 种肺炎球菌荚膜多糖，虽已用于慢阻肺患者，但尚缺乏有力的临床观察资料。

（商立业）

第八节　肺栓塞

肺栓塞（pulmonary embolism，PE）是由内源性或外源性栓子堵塞肺动脉或其分支引起肺循环和右心功能障碍的一组临床和病理生理综合征，包括肺血栓栓塞症（pulmonary thrombo-embolism，PTE）、脂肪栓塞综合征、羊水栓塞、空气栓塞、肿瘤栓塞等。

来自静脉系统或右心的血栓堵塞肺动脉或其分支引起肺循环和呼吸功能障碍的临床和病理综合征称为 PTE，临床上 95％以上的 PE 是由于 PTE 所致，是最常见的 PE 类型，因此，临床上所说的 PE 通常指的是 PTE。PE 中 80％～90％的栓子来源于下肢或骨盆深静脉血栓，临床上又把 PE 和深静脉血栓形成（deep venous thrombosis，DVT）划归于静脉血栓栓塞症（venous thromboembolism，VTE），并认为 PE 和 DVT 具有相同的易患因素，大多数情况下二者伴随发生，为 VTE 的两种不同临床表现形式。PE 可单发或多发，但常发生于右肺和下叶。当栓子堵塞肺动脉，如果其支配区的肺组织因血流受阻或中断而发生坏死，称之为肺梗死

(pulmonary infarction,PI)。由于肺组织同时接受肺动脉、支气管动脉和肺泡内气体三重供氧，因此肺动脉阻塞时临床上较少发生肺梗死。如存在基础心肺疾病或病情严重，影响到肺组织的多重氧供，才有可能导致 PI。

一、病因

PE 的栓子 99% 是属血栓性质的，因此，导致血栓形成的危险因素均为 PE 的病因。这些危险因素包括自身因素（多为永久性因素）和获得性因素（多为暂时性因素）。自身因素一般指的是血液中一些抗凝物质及纤溶物质先天性缺损，如蛋白 C 缺乏、蛋白 S 缺乏、抗凝血酶Ⅲ（ATⅢ）缺乏，以及凝血因子 V Leiden 突变和凝血酶原（PTG）20210A 突变等，为明确的 VTE 危险因素，常以反复静脉血栓形成和栓塞为主要临床表现，称为遗传性血栓形成倾向，或遗传性易栓症。若 40 岁以下的年轻患者无明显诱因反复发生 DVT 和 PTE，或发病呈家族聚集倾向，应注意检测这些患者的遗传缺陷。

获得性因素临床常见有高龄、长期卧床、长时间旅行、动脉疾病（含颈动脉及冠状动脉病变）、近期手术史、创伤或活动受限如卒中、肥胖、真性红细胞增多症、管状石膏固定患肢、VTE 病史、急性感染、抗磷脂抗体综合征、恶性肿瘤、妊娠、口服避孕药或激素替代治疗等。另外，随着医学科学技术的发展，心导管、有创性检查及治疗技术（如 ICD 植入和中心静脉置管等）的广泛开展，也大大增加了 DVT-PE 的发生，因此充分重视上述危险因素将有助于对 PE 的早期识别。引起 PTE 的血栓可以来源于下腔静脉径路、上腔静脉径路或右心腔，其中大部分来源于下肢深静脉，尤其是从腘静脉上端到髂静脉段的下肢近端深静脉（占 50%～90%）。盆腔静脉丛亦是血栓的重要来源。

二、临床表现

PE 发生后临床表现多种多样，可涉及呼吸、循环及神经系统等多个系统，但是缺乏特异性。其表现主要取决于栓子的大小、数量、与肺动脉堵塞的部位、程度、范围，也取决于过去有无心肺疾患、血流动力学状态、基础心肺功能状态、患者的年龄及全身健康状况等。较小栓子可能无任何临床症状。小范围的 PE（面积小于肺循环 50% 的 PE）一般没有症状或仅有气促，以活动后尤为明显。当肺循环 >50% 突然发生栓塞时，就会出现严重的呼吸功能和心功能障碍。多数患者因呼吸困难、胸痛、先兆昏厥、昏厥和（或）咯血而疑诊为急性肺栓塞。

1. 症状

常见症状有：①不明原因的呼吸困难及气促，尤以活动后明显，为 PE 最重要、最常见症状，发生率为 80%～90%。②胸痛：为 PE 常见的症状，发生率为 40%～70%，可分为胸膜炎性胸痛（40%～70%）及心绞痛样胸痛（4%～12%）。胸膜炎性胸痛常为较小栓子栓塞周边的肺小动脉，局部肺组织中的血管活性物质及炎性介质释放累及胸膜所致。胸痛多与呼吸有关，吸气时加重，并随炎症反应消退或胸腔积液量的增加而消失。心绞痛样胸痛常为较大栓子栓塞大的肺动脉所致，是梗死面积较大致血流动力学变化，引起冠状动脉血流减少，患者发生典型心绞痛样发作，发生时间较早，往往在栓塞后迅速出现。③昏厥：发生率为 11%～20%，为大面积 PE 所致心排出量降低致脑缺血，值得重视的是临床上昏厥可见于 PE 首发或唯一临床症状。出现昏厥往往提示预后不良，有昏厥症状的 PTE 病死率高达 40%，其中部分患者可猝死；④咯血占 10%～30%，多于梗死后 24 h 内发生，常为少量咯血，大咯血少见，多示肺梗死发生。⑤烦躁不安、惊恐甚至濒死感：多提示梗死面积较大，与严重呼吸困难或胸痛有关。⑥咳嗽、心悸等。各病例可出现以上症状的不同组合。临床上有时出现所谓"三联征"，即同时出现呼吸困难、胸痛及咯血，但仅见于 20％的患者，常提示肺梗死患者。急性肺栓塞也可完全无症状，仅在诊断其他疾病或尸检时意外发现。

2.体征

常见体征如下。①呼吸系统：呼吸频率增加（＞20 次/分钟）最常见；发绀；肺部有时可闻及哮鸣音和(或)细湿啰音；合并肺不张和胸腔积液时出现相应的体征。②循环系统：心率加快（＞90 次/分钟），主要表现为窦性心动过速，也可发生房性心动过速、心房颤动、心房扑动或室性心律失常；多数患者血压可无明显变化，低血压和休克罕见，但一旦发生常提示中央型急性肺栓塞和(或)血流动力学受损；颈静脉充盈、怒张，或搏动增强；肺动脉瓣区第二心音亢进或分裂，三尖瓣可闻收缩期杂音。③其他：可伴发热，多为低热，提示肺梗死。

3.DVT 的症状与体征

下肢 DVT 的主要表现为患肢肿胀、周径增大、疼痛或压痛、皮肤色素沉着，行走后患肢易疲劳或肿胀加重。但半数以上的下肢 DVT 患者无自觉症状和明显体征。应测量双侧下肢的周径来评价其差别，大、小腿周径的测量点分别为髌骨上缘以上 15 cm 处，髌骨下缘以下10 cm 处。双侧相差＞1 cm 即考虑有临床意义。

三、辅助检查

1.动脉血气分析

尽管血气分析的检测指标不具有特异性，但有助于对 PE 的筛选。为提高血气分析对 PE 诊断的准确率，应以患者就诊时卧位、未吸氧、首次动脉血气分析的测量值为准。由于动脉血氧分压随年龄的增长而下降，所以血氧分压的正常预计值应按照公式 $PaO_2(mmHg)=106-0.14×年龄(岁)$进行计算。70％～86％的患者示低氧血症及呼吸性碱中毒，93％的患者有低碳酸血症，86％～95％的患者肺泡-动脉血氧分压差 $P(A-a)O_2$ 增加（＞15 mmHg）。

2.血浆 D-二聚体测定

血浆 D-二聚体测定为目前诊断 PE 及 DVT 的常规实验室检查方法。急性血栓形成时，凝血和纤溶系统同时激活，引起血浆 D-二聚体水平升高，如＞500 $\mu g/L$ 对诊断 PE 有指导意义。D-二聚体水平与血栓大小、堵塞范围无明显关系。由于血浆中 2％～3％的血浆纤维蛋白原转变为血浆蛋白，故正带人血浆中可检测到微量 D-二聚体，正常时 D-二聚体＜250 $\mu g/L$。D-二聚体测定敏感性高而特异性差，阴性预测价值很高，水平正常多可以排除急性 PE 和 DVT。在某些病理情况下也可以出现 D-二聚体水平升高，如肿瘤、炎症、出血、创伤、外科手术以及急性心肌梗死和主动脉夹层，所以 D-二聚体水平升高的阳性预测价值很低。本项检查的主要价值在于急诊室排除急性肺栓塞，尤其是低度可疑的患者，而对确诊无益。中度急性肺栓塞可疑的患者，即使检测 D-二聚体水平正常，仍需要进一步检查。高度急性肺栓塞可疑的患者，不主张检测 D-二聚体水平，此类患者不论检测的结果如何，均不能排除急性肺栓塞，需行超声或 CT 肺动脉造影进行评价。

3.心电图

心电图改变是非特异性的，常为一过性和多变性，需动态比较观察有助于诊断。窦性心动过速是最常见的心电图改变，其他包括电轴右偏，右心前区导联及Ⅱ、Ⅲ、aVF 导联 T 波倒置（此时应注意与非 ST 段抬高性急性冠脉综合征进行鉴别），完全性或不完全性右束支传导阻滞等；最典型的心电图表现是 S I Q Ⅲ T Ⅲ（I 导联 S 波变深，S 波＞1.5 mm，Ⅲ 导联有 Q 波和 T 波倒置），但比较少见。房性心律失常，尤其是心房颤动也比较多见。

4.超声心动图

在提示诊断、预后评估及除外其他心血管疾患方面有重要价值。超声心动图具有快捷、方便和适合床旁检查等优点，尤其适用于急诊，可提供急性肺栓塞的直接和间接征象，直接征象为发现肺动脉近端或右心腔（包括右心房和右心室）的血栓，如同时患者临床表现符合 PTE，可明确诊断。间接征象多是右心负荷过重的表现，如右室壁局部运动幅度降低；右室和（或）右房扩大；室间隔左移和运动异常；近端肺动脉扩张；三尖瓣反流速度增快等。既往无心肺疾病的患者发生急性肺栓塞，右心室壁一般无增厚，肺动脉收缩压很少超出 35～40 mmHg 范围。因此在临床表现的基础上，结合超声心动图的特点，有助于鉴别急、慢性肺栓塞。

5.胸部 X 线检查

PE 时 X 线检查可有以下征象：①肺动脉阻塞征：区域性肺血管纹理纤细、稀疏或消失，肺野透亮度增加；②肺动脉高压症及右心扩大征：右下肺动脉干增宽或伴截断征，肺动脉段膨隆以及右心室扩大；③肺组织继发改变：肺野局部片段阴影，尖端指向肺门的楔形阴影，肺不张或膨胀不全，肺不张侧可见膈肌抬高，有时合并胸腔积液。

6.CT 肺动脉造影

CT 肺动脉造影具有无创、快捷、图像清晰和较高的性价比等特点，同时由于可以直观地判断肺动脉阻塞的程度和形态，以及累及的部位和范围，因此是目前急诊确诊 PE 最主要确诊手段之一。

CT 肺动脉造影可显示主肺动脉、左右肺动脉及其分支的血栓或栓子，不仅能够发现段以上肺动脉内的栓子，对亚段或以上的 PE 的诊断价值较高，其诊断敏感度为 83％，特异度为 78％～100％，但对亚段以下的肺动脉内血栓的诊断敏感性较差。PE 的直接征象为肺动脉内的低密度充盈缺损，部分或完全包围在不透光的血流之间（轨道征），或者呈完全充盈缺损，远端血管不显影。间接征象包括肺野楔形密度增高影，条带状的高密度区或盘状肺不张，中心肺动脉扩张及远端血管分支减少或消失等。同时也可以对右室的形态和室壁厚度等右心室改变的征象进行分析。

7.肺动脉造影

肺动脉造影是公认诊断 PE 的金指标，属有创性检查，不作为 PTE 诊断的常规检查方法。肺动脉造影可显示直径 1.5 mm 的血管栓塞，其敏感性为 98％，特异性为 95％～98％。肺动脉造影影像特点为：直接征象为血管腔内造影剂充盈缺损，伴或不伴轨道征的血流阻断；间接征象为栓塞区域血流减少及肺动脉分支充盈及排空延迟。多在患者需要介入治疗如导管抽吸栓子、直接肺动脉内溶栓时应用。

8.下肢深静脉检查

对于 PE 来讲这项检查十分重要，可寻找 PE 栓子的来源。血管多普勒超声检查为首选方法，可对血管腔大小、管壁厚度及管腔内异常回声均可直接显示。除下肢静脉超声外，对可疑的患者应推荐加压静脉超声成像（compression venous ultrasonography，CUS）检查，即通过探头压迫静脉等技术诊断 DVT，静脉不能被压陷或静脉腔内无血流信号为 DVT 的特定征象。CUS 诊断近端血栓的敏感度为 90％，特异度为 95％。

四、诊断与鉴别诊断

PE 的临床表现多样,有时隐匿,缺乏特异性,胸片、心电图和常规化验和血气分析很难提供确诊的依据,而 CT 肺动脉造影、通气灌注扫描和肺动脉造影也很难在基层推广和应用。因此检出 PE 的关键是提高诊断意识,对怀疑肺栓塞的患者采取"三步走"策略。首先进行临床可能性评估,然后进行初始危险分层,最后逐级选择检查手段明确诊断。

1.临床可能性评估

常用的临床评估标准有加拿大 Wells 评分和修正的 Geneva 评分,二者简单易懂,所需临床资料易获得,适合基层医院。最近,Wells 和 Geneva 评分法则均进一步简化,更增加了临床实用性,有效性也得到证实。

2.初始危险分层

对可疑急性肺栓塞的严重程度进行初始危险分层以评估其早期死亡风险(住院或 30 d 病死率)。主要根据患者当前的临床状态,只要存在休克或持续低血压即为可疑高危急性肺栓塞。休克或持续性低血压是指收缩压 <90 mmHg 和(或)下降 $\geqslant40$ mmHg,并持续 15 min 以上,排除新发心律失常、血容量下降、脓毒血症。如无休克或持续性低血压则为可疑非高危急性肺栓塞。

(1)伴休克或持续性低血压的可疑急性肺栓塞:此类患者临床可能性评估分值通常很高,为可随时危及生命的可疑高危急性肺栓塞患者。诊断首选 CT 肺动脉造影,如因患者或医院条件所限无法行 CT 肺动脉造影,则首选床旁超声心动图检查,以发现急性肺高压和右心室功能障碍的证据。对于病情不稳定不能行 CT 肺动脉造影者,超声心动图证实右心室功能障碍即可启动再灌注治疗,无须进一步检查,如发现右心血栓则更支持急性肺栓塞的诊断。

(2)不伴休克或持续性低血压的可疑急性肺栓塞:首先进行临床可能性评估,在此基础上决定下一步诊断策略。对于临床概率为低、中或急性肺栓塞可能性小的患者,进行血浆 D-二聚体检测,可减少不必要的影像学检查和辐射。临床急性肺栓塞可能性小的患者,如 D-二聚体水平正常,可排除急性肺栓塞;临床可能性为中的患者,如 D-二聚体阴性,需进一步检查;临床可能性为高的患者,需行 CT 肺动脉造影明确诊断。

3.鉴别诊断

由于 PE 的症状和体征均缺乏特异性,还可同时见于其他多种疾病,故人们常称 PE 为具有多种临床表现的潜在致死性疾病。因此,PE 应与下述常见疾病进行鉴别:冠心病、急性冠脉综合征、心肌炎、肺炎、胸膜炎、主动脉夹层、支气管哮喘、肺不张、慢性阻塞性肺气肿、原发性肺动脉高压及急性呼吸窘迫综合征(ARDS)等。在临床实践过程中,如熟知 PE 的临床表现特点,并将 PE 作为鉴别诊断的主要考虑内容,就会大大减少 PE 的误诊率及漏诊率。

五、急性 PE 的治疗

(一)一般性治疗

(1)绝对卧床休息 2～3 周,保持大便通畅,避免用力,以防血栓脱落。

(2)密切监测患者的生命体征,动态监测心电图、动脉血气分析。

(3)对症治疗:如胸痛、烦躁给予吗啡;缺氧予以吸氧;心力衰竭按心力衰竭治疗等。

(4)对合并下肢深静脉血栓形成的患者应绝对卧床至抗凝治疗达到一定强度(保持国际标

准化比值在 2.0 左右)方可,并应用抗生素控制下肢血栓性静脉炎和预防肺栓塞并发感染。

(5)危险度分层:对疑诊或确诊急性肺栓塞的患者应进行初始危险度分层,出现休克或持续性低血压的血流动力学不稳定为高危患者,一旦确诊,应迅速启动再灌注治疗。肺栓塞严重指数(pulmonary embolism severity index,PESI),或其简化版本(sPESI)主要用以区分中危和低危患者。对中危患者,需进一步评估风险。超声心动图或 CT 血管造影证实右心室功能障碍,同时伴有心肌损伤生物标记物肌钙蛋白升高者为中高危,应严密监测,以早期发现血流动力学失代偿,必要时启动补救性再灌注治疗。

(二)溶栓治疗

溶栓治疗是高危 PE 患者的一线治疗方案。对于出现休克或低血压的高危 PE 患者,只要不存在溶栓治疗绝对禁忌证,均应给予静脉溶栓治疗(Ⅰ类,证据级别 A);而对于非高危患者,不建议常规进行溶栓治疗,只建议对中危患者选择性应用溶栓治疗(Ⅱb 类,证据级别 B);而对于低危患者,不建议行溶栓治疗(Ⅲ类,证据级别 B)。溶栓治疗可迅速溶解血栓,恢复肺组织灌注,逆转右心衰竭,增加肺毛细血管血容量及降低病死率和复发率。欧美国家多项随机临床试验证实,溶栓治疗能够快速改善肺血流动力学指标,提高患者早期生存率。

1.临床常用溶栓药物及用法

我国临床上常用的溶栓药物有尿激酶和 rt-PA 以及 r-PA。目前我国大多数医院采用的方案是 rt-PA 50～100 mg 持续静脉滴注,无须负荷量。国内的研究表明,半量(50 mg)rt-PA 溶栓治疗急性肺栓塞与全量相比有效性相似且更安全,尤其是体重<65 kg 的患者出血事件明显减少。尿激酶治疗急性肺栓塞的国内推荐用法为 20 000 U/(kg·2 h)静脉滴注。r-PA 的化学名称是瑞替普酶,是目前国内临床上唯一的第 3 代特异性溶栓药,目前大多数研究推荐 r-PA 18 mg(相当 10 MU)溶于生理盐水静脉推注>2 min,30 min 后重复推注 18 mg。也有研究推荐 r-PA 18 mg 溶于 50 mL 生理盐水静脉泵入 2 h,疗效显著优于静脉推注 r-PA 和静脉尿激酶的疗效。

2.溶栓禁忌证

①绝对禁忌证:出血性卒中;6 个月内缺血性卒中;中枢神经系统损伤或肿瘤;近 3 周内重大外伤、手术或头部损伤;1 个月内消化道出血;已知的出血高风险患者。②相对禁忌证:6 个月内短暂性脑缺血发作(TIA);应用口服抗凝药;妊娠或分娩后 1 周;不能压迫止血部位的血管穿刺;近期曾行心肺复苏;难以控制的高血压(收缩压>180 mmHg);严重肝功能不全;感染性心内膜炎;活动性溃疡。对于危及生命的高危急性肺栓塞患者大多数禁忌证应视为相对禁忌证。

3.溶栓时间窗

肺组织氧供丰富,有肺动静脉、支气管动静脉、肺泡内换气三重氧供,肺梗死的发生率低,即使发生也相对较轻。急性肺栓塞溶栓治疗的主要目的是尽早溶解血栓疏通血管,减轻血管内皮损伤,减少慢性血栓栓塞性肺高压的发生。急性肺栓塞发病 48 h 内开始行溶栓治疗,疗效最好,对于有症状的急性肺栓塞患者在 6～14 d 间溶栓治疗仍有一定作用。

4.溶栓注意事项

①溶栓前应行常规检查,血常规、血型、APTT、肝肾功能、动脉血气、超声心动图、胸片、心电图等作为基线资料,用以与溶栓后资料对比判断疗效。②备血,并向家属交代病情,签署知情同意书。③使用尿激酶溶栓期间勿同时使用普通肝素,rt-PA 溶栓时是否停用普通肝素无

特殊要求,输注过程中可继续应用。④使用 rt-PA 时,可在第 1 h 内泵入 50 mg,若无不良反应,则在第 2 h 内序贯泵入另外 50 mg。溶栓开始后每 30 min 做 1 次心电图,复查动脉血气,严密观察生命体征。⑤溶栓治疗结束后,每 2～4 h 测定 APTT,水平低于基线值的 2 倍(或＜80 s)时,开始规范的肝素治疗。常规使用普通肝素或低分子量肝素。由于溶栓的出血风险,以及有时可能需立即停用并逆转肝素的抗凝效应,推荐溶栓治疗后数小时继续给予普通肝素,然后可切换成低分子量肝素或磺达肝癸钠。若患者在溶栓开始前已接受低分子量肝素或磺达肝癸钠,则普通肝素输注应推迟至最近一剂低分子量肝素注射后 12 h(每天给药 2 次),或最近一剂低分子量肝素或磺达肝癸钠注射后 24 h(每天给药 1 次)。

(三)抗凝治疗

抗凝疗法为 PE 的基本治疗方法,可有效防止血栓再度形成和复发,同时可使自身纤溶机制溶解已存在的血栓,有效阻止静脉血栓的进展,预防早期死亡和 VTE 复发。

1.肠道外抗凝剂

对于高或中度临床可能性的患者,等待诊断结果的同时应给予肠道外抗凝剂。普通肝素、低分子量肝素或磺达肝癸钠均有即刻抗凝作用。初始抗凝治疗,低分子量肝素和磺达肝癸钠优于普通肝素,发生大出血和肝素诱导血小板减少症(heparin-inducedthrombocytopenia,HIT)的风险也低。而普通肝素具有半衰期短,抗凝效应容易监测,可迅速被鱼精蛋白中和的优点,推荐用于拟直接再灌注的患者,以及严重肾功能不全(肌酐清除率＜30 mL/min)或重度肥胖患者。

低分子量肝素和普通肝素主要依赖抗凝血酶系统发挥作用,如有条件,建议使用前和使用中检测抗凝血酶活性,如果活性下降,需考虑更换抗凝药物。①普通肝素:首先给予负荷剂量 2 000～5 000 IU 或 80 U/kg 静脉注射,继之以 18 U/(kg·h)持续静脉滴注。抗凝必须充分,否则将严重影响疗效,增加血栓复发率。在初始 24 h 内需每 4～6 h 测定活化的部分凝血活酶时间(APTT)1 次,并根据 APTT 调整普通肝素的剂量,使其尽快达到并维持于正常值的 1.5～2.5 倍。应用普通肝素可能会引起 HIT,在使用的第 3～5 d 必须复查血小板计数。若需较长时间使用普通肝素,应在第 7～10 d 和 14 d 复查血小板计数,普通肝素使用 2 周后则较少出现 HIT。若患者出现血小板计数迅速或持续降低＞50%,或血小板计数＜$100×10^9$/L,应立即停用,一般停用 10 d 内血小板数量开始恢复。②低分子量肝素:所有低分子量肝素均应按体重给药。一般不需常规监测,但在妊娠期间需定期监测抗 Ⅹa 因子活性,其峰值应在最近一次注射后 4 h 测定,谷值应在下次注射前测定,每天给药 2 次的抗 Ⅹa 因子活性目标范围为 0.6～1.0 U/mL,每天给药 1 次的目标范围为 1.0～2.0 U/mL。③磺达肝癸钠:磺达肝癸钠是选择性 Ⅹa 因子抑制剂,2.5 mg 皮下注射,每天 1 次,无须监测。其清除随体重减轻而降低,对体重＜50 kg 的患者慎用。严重肾功能不全(肌酐清除率＜30 mL/min)的患者,可造成磺达肝癸钠体内蓄积而增加出血风险,应禁用。中度肾功能不全(肌酐清除率 30～50 mL/min)的患者应减量 50%。

2.口服抗凝药

应尽早给予口服抗凝药,最好与肠道外抗凝剂同日。多年来,维生素 K 拮抗剂(Vitamin Kantagonist,VKA)一直是口服抗凝治疗的基石,其中以华法林为国内最常用。华法林通过抑制依赖维生素 K 凝血因子(Ⅱ、Ⅶ、Ⅸ、Ⅹ)合成发挥抗凝作用。通常初始与普通肝素、低分子量肝素或磺达肝癸钠联用。推荐初始剂量为 1～3 mg,某些患者如老年、肝功能受损、慢性心力衰竭和出血高风险患者,初始剂量还可适当降低。为达到快速抗凝的目的,应与普通肝素、低分子量肝素或磺达肝癸钠重叠应用 5 d 以上,当国际标准化比值(INR)达到目标范围(2.0~3.0)并持续 2 d 以上时,停用普通肝素、低分子量肝素或磺达肝癸钠。近年来大规模临床试验为非维生素 K 依赖的新型口服抗凝药(Nonvitamin K-dependent new oral antico-agulants,NOAC)用于急性肺栓塞或 VTE 急性期治疗提供了证据,包括达比加群、利伐沙班、阿哌沙班和依度沙班。

达比加群是直接凝血酶抑制剂,利伐沙班、阿哌沙班和依度沙班均为直接Ⅹa因子抑制剂。目前这类药物在主要有效性事件(复发症状性 VTE 或致死性急性肺栓塞)方面不劣于华法林,而主要安全性事件(大出血或临床相关的非大出血)发生率更低。但以上 4 种新型口服抗凝药均不能用于严重肾功能损害的患者。新型口服抗凝剂价格昂贵,且无拮抗剂,虽然利伐沙班 2009 年就已经批准预防关节置换后的 DVT 形成,但 2015 年刚在中国批准治疗 DVT 预防急性肺栓塞的适应证,因预防和治疗剂量不同,目前仅在少数大的医学中心使用,尚需积累更多的安全性和疗效的数据。

(四)经皮导管介入治疗

经皮导管介入治疗可去除肺动脉及主要分支内的血栓,促进右心室功能恢复,改善症状和存活率,适用于溶栓绝对禁忌证的患者。介入方法包括猪尾导管或球囊导管行血栓碎裂,液压导管装置行血栓流变溶解,抽吸导管行血栓抽吸以及血栓旋切。对无溶栓禁忌证的患者,可同时经导管溶栓或在机械捣栓基础上行药物溶栓。

(五)深静脉血栓形成的治疗

由于 70%~90% 的 PE 栓子来源于深静脉血栓形成的栓子脱落,其中 90% 以上来源于下肢深静脉及盆腔静脉血栓,故对于急性 PE 治疗同时必须兼顾深静脉血栓形成的治疗,否则PE 易复发。

1.一般性治疗

①卧床 2~3 周,以防止血栓脱落;②患肢抬高消肿促进血液循环;③抗感染:主要为 G^+菌,应用相应抗生素。

2.针对血栓的特殊治疗

针对血栓的特殊治疗包括抗凝、溶栓和取栓治疗。

3.静脉滤器

不推荐急性肺栓塞患者常规置入下腔静脉滤器。在有抗凝药物绝对禁忌证以及接受足够强度抗凝治疗后仍复发的急性肺栓塞患者,可选择静脉滤器置入。观察性研究表明,静脉滤器置入可减少急性肺栓塞患者急性期病死率,但增加 VTE 复发风险。尚无证据支持对近端静脉有漂浮血栓的患者常规置入静脉滤器。永久性下腔静脉滤器的并发症很常见,但较少导致死亡,早期并发症包括置入部位血栓,发生率可达 10%。上腔静脉滤器置入有导致严重心脏压塞的风险。晚期并发症包括约 20% 的 DVT 复发和高达 40% 的血栓后综合征。无论是否应用抗凝剂及抗凝时程的长短,5 年后下腔静脉堵塞的发生率约 22%,9 年后约 33%。非永久性下腔静脉滤器分为临时性和可回收性,临时性滤器必须在数天内取出,而可回收性滤器可放置较长时间。置入非永久性滤器后,一旦可安全使用抗凝剂,应尽早取出。长期留置滤器的晚期并发症发生率为 10% 以上,包括滤器移位、倾斜、变形,腔静脉穿孔,滤器断裂,碎片栓塞以及装置本身血栓形成。

(七)慢性血栓栓塞性肺高血压的治疗

慢性血栓栓塞性肺高血压(chronic thromboembolic pulmonary hypertension,CTEPH)是以呼吸困难、乏力、活动耐力减低为主要表现的一组综合征,是急性肺栓塞的远期并发症,2 年内有症状的急性肺栓塞累计发生率为 0.1%~9.1%。对于急性肺栓塞抗凝治疗 3 个月后仍合并呼吸困难、体力减退或右心衰竭的患者,均应评估是否存在 CTEPH。CTEPH 的诊断需满足以下条件:①肺动脉平均压≥25 mmHg,肺小动脉楔压≤15 mmHg;②肺灌注扫描至少一个肺段灌注缺损,肺动脉 CT 成像或肺动脉造影发现肺动脉闭塞。核素肺通气/灌注(V/Q)扫描是诊断 CTEPH 的首选影像学检查,敏感度和特异度分别为 96%~97% 和 90%~95%。内科多为对症治疗,无特异治疗方法,肺移植术及肺动脉血栓内膜剥脱术为主要治疗方法。

(商立业)

第九节　肺脓肿

肺脓肿是肺组织坏死形成的脓腔。临床特征为高热、咳嗽和咳大量脓臭痰。胸部 X 线显示一个或多个的含气液平的空洞,如多个直径小于 2 cm 的空洞,则称为坏死性肺炎。多发生于壮年,男性多于女性。自抗生素广泛使用以来,本病的发生率已明显降低。

一、病因与发病机制

急性肺脓肿的感染细菌常为上呼吸道、口腔的定植菌。包括需氧、厌氧和兼性厌氧菌。90%的患者合并有厌氧菌感染,毒力较强的厌氧菌在部分患者可单独致病。

常见的其他病原体包括金黄色葡萄球菌(金葡菌)、化脓性链球菌、肺炎克雷白杆菌和铜绿假单胞菌。大肠埃希菌和流感嗜血杆菌也可引起坏死性肺炎。根据感染途径,肺脓肿可分为以下类型。

1.吸入性肺脓肿

病原体经口、鼻、咽腔吸入致病,为肺脓肿发病的最主要原因。正常情况下,吸入物(如口腔、鼻、咽部手术后的血块;齿垢或呕吐物等)经气道黏液-纤毛运载系统、咳嗽反射和肺巨噬细胞可迅速清除。但当有意识障碍如在全身麻醉、酒醉、药物过量、癫痫、脑卒中时,或由于受寒、过度疲劳、全身免疫力与气道防御清除功能降低,吸入的病原菌可致病。此外,还可由于扁桃体炎、鼻窦炎、齿槽脓溢或龋齿等脓性分泌物被吸入致病。本型常为单发性,其发生与支气管解剖及体位有关。由于右总支气管较陡直且管径较粗,吸入性分泌物易吸入右肺,故右肺发病多于左肺。在仰卧时,好发于上叶后段或下叶背段,在坐位时,好发于下叶后基底段。右侧位时,好发于右上叶前段和后段形成的腋亚段。病原体多为厌氧菌。

2.血源性肺脓肿

皮肤创伤感染、疖痈、骨髓炎、中耳炎、产后盆腔感染等所致的菌血症,菌栓经血行播散到肺,引起小血管栓塞、炎症和坏死而形成肺脓肿。静脉吸毒者如有右心细菌性心内膜炎,三尖瓣赘生物脱落阻塞肺小血管形成肺脓肿,常为双肺外野的多发性脓肿。病原菌以金葡菌、表皮葡萄球菌及链球菌为常见。

3.继发性肺脓肿

在肺部其他疾病基础上,如某些细菌性肺炎(金葡菌、铜绿假单胞菌和肺炎克雷白杆菌等)、支气管扩张、支气管囊肿、空洞性肺结核等产生继发感染而发病。支气管肺癌或误吸异物阻塞支气管,诱发引流支气管远端肺组织感染而形成肺脓肿。支气管异物阻塞是小儿肺脓肿的重要因素。亦有肺癌本身迅速增长,以致血供不足,发生中央性坏死伴发感染形成脓肿。肺部邻近器官感染病变如膈下脓肿、阿米巴肝脓肿扩散蔓延穿破膈肌进入肺部,引起肺脓肿。此外,肾周围脓肿、脊柱旁脓肿、食管穿孔等,穿破至肺亦可形成脓肿。

如急性肺脓肿治疗不彻底,或支气管引流不畅,导致大量坏死组织残留脓腔,炎症迁延3个月以上则称为慢性肺脓肿。

二、临床表现

吸入性肺脓肿患者多有齿、口、咽喉的感染灶,或上述降低呼吸道局部、全身抵抗力的诱因。起病急骤,患者畏寒、发热,体温多呈弛张热或(和)稽留热,达39~40 ℃,全身关节及肌肉酸痛,乏力,食欲缺乏。伴咳嗽,随感染加重,痰量则逐渐增加。从干咳转为咳黏液痰或黏液脓痰。如感染不能及时控制,于发病后10~14 d,咳嗽加剧,脓肿溃破入支气管,突然有大量脓痰及脓肿坏死组织咳出,痰量每日可达300~500 mL。约1/3的患者伴有不同程度的咯血,偶有中、大量咯血而突然窒息致死。伴随大量脓痰的咳出,全身中毒症状明显减轻,热度迅速下降。腐臭脓痰提示厌氧菌感染,但无臭痰液亦不能排除厌氧菌,因为如微嗜氧和厌氧链球菌感染并不产生腐臭痰。典型肺脓肿痰静置后可分三层,上层为黏液及泡沫,中层为浆液,下层为脓块及坏死组织。如炎症波及局部胸膜,可引起胸痛;病变范围较大,可出现气急。肺脓肿破溃到胸膜腔,可出现突发性胸痛、气急,出现脓气胸。部分患者缓慢发病,仅有一般的呼吸道感染症状。血源性肺脓肿多先有原发病灶引起的畏寒、高热等全身脓毒血症的症状,经数日至两周才出现肺部症状,如咳嗽、咳痰等,通常痰量不多,极少咯血。慢性肺脓肿患者有慢性咳嗽、咳脓痰、反复咯血、继发感染和不规则发热等,常呈贫血、消瘦、慢性消耗病态。肺脓肿的体征与肺脓肿的大小和部位有关,病变较小或位于肺脏的深部,可无异常体征;病变较长,脓肿周围有大量炎症,叩诊呈浊音或实音,听诊呼吸音减低,有时可闻湿啰音;血源性肺脓肿体征常阴性;慢性者有杵状指(趾)。

三、辅助检查

1.血象

白细胞计数可达20×10^9/L 以上,中性粒细胞分数>0.8~0.9,核明显左移,常有中毒颗粒。慢性者血细胞无明显改变,但可有轻度贫血。

2.病原学检查

痰液涂片革兰染色检查,痰、胸腔积液和血培养,包括厌氧菌培养和药敏试验,有助于确定病原菌和选择有效的抗生素。尤其是胸腔积液和血培养阳性时对致病菌的诊断价值更大。

3.X线检查

肺脓肿的X线表现根据类型、病期、支气管的引流是否通畅以及有无胸膜并发症而有所不同。吸入性肺脓肿在早期化脓性炎症阶段,其典型的X线征象为大片浓密模糊炎性浸润阴影,边缘不清,分布在一个或数个肺段,与细菌性肺炎相似。脓肿形成后,大片浓密炎性阴影中出现圆形透亮区及液平面。在消散期,脓腔周围炎症逐渐吸收,脓腔缩小而至消失,最后残留少许纤维条索阴影。慢性肺脓肿脓腔壁增厚,内壁不规则,周围炎症略消散,但不完全,伴纤维组织显著增生,并有程度不等的肺叶收缩,胸膜增厚。纵隔向患侧移位,其他健肺发生代偿性肺气肿。血源性肺脓肿在一肺或双肺边缘部有多发的散在小片状炎症阴影或边缘较整齐的球形病灶,其中可见脓腔及液平面。炎症吸收后可呈现局灶性纤维化或小气囊。并发脓胸者,患侧胸部呈大片浓密阴影;若伴发气胸,则可见液平面。侧位 X 线检查,可明确脓肿在肺脏中的部位及其范围大小。

4.CT 检查

CT 能更准确定位及区别肺脓肿和有气液平的局限性脓胸、发现体积较小的脓肿和葡萄球菌肺炎引起的肺气囊,并有助于作体位引流或外科治疗。

5.纤维支气管镜检查

纤维支气管镜检查应列为常规,可达诊断和治疗双重目的。若为支气管肿瘤,可摘取作活检,考虑外科根治手术;还可取痰液标本行病原学检查。如见到异物可摘(取)出,使引流恢复通畅。亦可借助纤维支气管镜吸引脓液和病变部注入抗生素,促进支气管引流和脓腔的愈合,以提高疗效与缩短病程。

四、诊断

根据口腔手术、呕吐、异物吸入以及意识障碍等病史,急性发作的高热、畏寒,咳嗽及大量脓臭痰等临床表现,结合外周血白细胞总数及中性粒细胞升高,胸片上肺野大片浓密炎性阴影中有脓腔及液平的 X 线特征,可做出初步诊断,血液及痰液的细菌培养则有助于做出病原学诊断。对于皮肤有创伤感染、疖、痈等化脓性病灶患者,或静脉吸毒者患心内膜炎,如有发热不退,并出现咳嗽、咳痰等症状且胸部 X 线检查发现两肺多发性小脓肿时,应考虑诊断为血源性肺脓肿。肺脓肿应注意与以下疾病相鉴别。

1.细菌性肺炎

早期肺脓肿与细菌性肺炎在症状及 X 线表现上很相似。细菌性肺炎中肺炎链球菌肺炎最常见,常有口唇疱疹、铁锈色痰而无大量脓臭痰;胸部 X 线片示肺叶或肺段实变,或呈片状淡薄性病变,边缘模糊不清,但无脓腔形成。其他有化脓性倾向的葡萄球菌、肺炎克雷白杆菌肺炎等,痰或血的细菌培养与分离可作出鉴别。当用抗菌药物治疗后仍高热不退、咳嗽、咳痰加剧并咳出大量脓臭痰时应考虑为肺脓肿。

2.支气管肺癌

支气管肺癌阻塞支气管常引起远端肺化脓性感染而形成肺脓肿。但其形成肺脓肿的病程相对较长,有一个逐渐阻塞的过程,中毒症状不明显,脓痰量亦较少。阻塞性感染由于支气管引流不畅,抗菌药物疗效不佳。因此,对 40 岁以上出现同一部位反复肺部感染且抗生素治疗效果不满意的患者,应考虑支气管肺癌引起阻塞性肺炎的可能,可送痰液找癌细胞和做纤维支气管镜检查,以明确诊断。肺鳞癌本身亦可发生坏死液化形成癌性空洞,但无急性起病和明显中毒症状,临床多有刺激性咳嗽和咯血,胸部 X 线片示空洞常呈偏心、壁较厚、内壁凹凸不平,一般无液平面,空洞周围无炎症反应,外壁呈分叶状,有脐样切迹或细小毛刺。由于癌肿经常发生转移,故常见到肺门淋巴结肿大。纤维支气管镜和痰脱落法细胞学检查可明确诊断。

3.空洞性肺结核继发感染

发病缓慢,病程长,常伴有结核毒性症状,如午后低热、乏力、盗汗、长期咳嗽、咯血等。病灶多位于肺上部。胸部 X 线片示空洞壁较厚,其周围可见结核浸润病灶,或伴有斑点、结节状病变,空洞内一般无液平面,有时伴有同侧或对侧的结核播散病灶。痰中可找到结核分枝杆菌。但是一旦并发细菌化脓性感染时,急性感染症状和体征就会非常突出,阳性结核分枝杆菌也可以因化脓性感染细菌的大量繁殖而难以检出,因此,没有过去典型结核病病史或临床表现的病例,极易将结核性空洞继发感染误诊为肺脓肿。如一时不能鉴别,按急性肺脓肿治疗控制急性感染后,胸片即可显示纤维空洞及周围结核病变,痰结核分枝杆菌也可能转阳。

4.肺囊肿继发感染

继发感染时,囊肿内可见气液平,周围炎症反应轻,无明显中毒症状和脓痰。而且随感染的控制,炎症消散,囊肿壁薄、光洁整齐为其特征。若有感染前的 X 线片相比较,则更易鉴别。

五、治疗

肺脓肿的治疗原则是抗菌药物治疗和脓液引流。

(一)抗菌药物治疗

急性吸入性肺脓肿多为厌氧菌感染,一般都对青霉素敏感,青霉素常为首选药物。仅脆弱拟杆菌对青霉素不敏感,但对林可霉素(洁霉素)、克林霉素(氯洁霉素)和甲硝唑敏感。青霉素剂量根据病情,轻症 120 万~240 万 U/d,严重者 1 000 万 U/d 分次静脉滴注。在有效抗生素治疗下,体温经 3~10 d 可下降至正常。此时可将静脉给药转换为肌内注射。若青霉素疗效不佳,可用林可霉素 1.8~3.0 g/d 分次静脉滴注,或克林霉素 0.6~1.8 g/d,或甲硝唑 0.4 g,每日 3 次口服或静滴。

血源性肺脓肿多为葡萄球菌和链球菌感染,可选用耐 β-内酰胺酶的青霉素类或头孢菌素,对 MRSA 则需用万古霉素或替考拉宁。如为阿米巴原虫感染,则用甲硝唑治疗。如为革兰阴性杆菌,则可选用第二、三代头孢菌素、类,可联用氨基糖苷类抗生素。如庆大霉素(16 万~24 万 U/d)、阿米卡星(丁胺卡那霉素,0.4~0.6 g/d)、妥布霉素(160~240 mg/d)等。有条件时最好参考细菌培养和药敏试验结果调整和选择抗生素。

抗生素疗程一般为 8~12 周左右,或直至临床症状完全消失,X 线片显示脓腔及炎性病变完全消散,仅残留条索状纤维阴影为止。

(二)脓液引流

祛痰药如氯化铵 0.3 g,鲜竹沥 10~15 mL,每日 3 次口服,可使痰液易咳出。痰浓稠者,可用气道湿化如蒸气吸入,超声雾化吸入等以利痰液的引流。体位引流排脓是缩短病程、加速病灶愈合、提高治愈率的重要环节,对一般情况好、发热不高的患者,使脓肿部位处于高位,在患部轻拍,每日 2~3 次,每次 10~15 min。但对脓液甚多且身体虚弱者体位引流应慎重,以免大量脓痰涌出,不及时咳出而造成窒息。有明显痰液阻塞征象,可经纤维支气管镜冲洗并吸引。贴近胸壁的巨大脓腔,可留置导管引流和冲洗。合并脓胸时应尽早胸腔抽液、引流。

(三)外科手术治疗

适应证有:①肺脓肿病程超过 3 个月,经内科治疗脓腔不缩小,或脓腔过大(>5 cm)估计不易闭合者;②大咯血经内科治疗无效或危及生命;③伴有支气管胸膜瘘或脓胸经抽吸、引流和冲洗疗效不佳者;④支气管阻塞疑为支气管肺癌者。

(商立业)

第十节　急性重症哮喘

支气管哮喘(bronchial asthma,简称哮喘)是由多种细胞(如嗜酸性粒细胞、肥大细胞、T淋巴细胞、中性粒细胞、气道上皮细胞等)和细胞组分参与的气道慢性炎症性疾病。临床上表现为反复发作性喘息、气急、胸闷或咳嗽等症状,典型症状为发作性伴有哮鸣音的呼气性呼吸困难。严重者被迫采取坐位或呈端坐呼吸,干咳或咳大量白色泡沫样痰,甚至出现发绀等。发作时常有焦虑或烦躁,大汗淋漓。常在夜间和(或)清晨发作、加剧,多数患者可自行缓解或经治疗缓解。

其诊断标准为:①反复发作喘息、气急、胸闷或咳嗽,多与接触变应原、冷空气、物理、化学性刺激、病毒性上呼吸道感染、运动等有关;②发作时在双肺可闻及以呼气相为主的哮鸣音,呼气相延长;③上述症状可经支气管舒张药治疗后缓解或自行缓解;④除外其他疾病所引起的喘息、气急、胸闷或咳嗽;⑤临床表现不典型者(如无明显喘息或体征)应有下列 3 项中至少 1 项阳性:a.支气管激发试验(BPT,用以测定气道反应性)阳性;b.支气管舒张试验(BDT,用以测定气道的可逆性改变)阳性;c.昼夜呼气峰流速(PEF,可客观反映气道阻塞的严重性)变异率≥20%。符合 1～4 条或 4 条、5 条者,可以诊断为哮喘。

有些患者尤其是青少年,哮喘症状表现为在运动时出现胸闷、咳嗽和呼吸困难,称为运动性哮喘。临床上还存在没有喘息症状的不典型哮喘,患者可表现为发作性咳嗽、胸闷或其他症状。对以咳嗽为唯一症状的不典型哮喘称为咳嗽变异性哮喘(cough variantasthma,CVA)。对以胸闷为唯一症状的不典型哮喘称为胸闷变异性哮喘(chest tightness variant asthma,CT-VA)。

哮喘可分为急性发作期和非急性发作期(也称慢性持续期,指患者虽然没有哮喘急性发作,但在相当长时间内仍有不同频度和不同程度的喘息、咳嗽、胸闷等症状,可伴有肺通气功能下降)。哮喘急性发作期是指喘息、气急、胸闷或咳嗽等症状突然发生或症状加重,常因接触变应原等刺激物或治疗不当所致。哮喘急性发作时其程度轻重不一,病情加重可在数小时或数天逐渐出现,偶尔可在数分钟内即危及生命,故应对病情做出正确评估,以便给予及时有效的紧急治疗。本节主要涉及急性重症哮喘发作的诊断和治疗。

一、病因与发病机制

1.重症哮喘发生的有关因素

重症哮喘发生的有关因素主要有呼吸道感染,包括病毒、细菌、肺炎支原体和衣原体;抗原或刺激性物质持续存在或突然大量暴露;长期应用糖皮质激素过早减量或停用;长期单独使用短效 β_2 受体激动剂使 β_2 受体功能下调,加重气道炎症和高敏状态;中度哮喘发作未得到及时有效处理;精神过度紧张;缺氧和二氧化碳潴留所致酸中毒加重支气管痉挛;痰栓阻塞小气道或并发肺不张;阿司匹林或其他非甾体类抗炎药物的使用;并发气胸、纵隔气肿、肺不张等。

2.重症哮喘的病理和病理生理

重症哮喘的病理和病理生理改变主要是由于广泛支气管平滑肌痉挛、支气管黏膜及黏膜下嗜酸细胞性炎症、水肿和气道内黏液栓形成所致管腔狭窄,气道阻力增加,吸入气多于呼出气,肺泡过度充气,内源性呼气末正压(PEEPi)增大,导致吸气功耗增大。由于气道阻塞部位和程度不一,各部肺泡潴留气量不同,肺内气体分布不均,肺泡内压不等,对肺泡周围毛细血管血流灌注产生不同影响,导致血流分布不均,通气血流比值失调。

痰栓所致肺小叶不张和肺实质炎症增加肺内分流,进一步加重通气血流比值失调,导致低氧血症。动脉血氧降低,刺激颈动脉窦和主动脉体化学感受器,使呼吸频率增加,呼吸幅度加大。哮喘发作初期,通气可代偿性增加,动脉血二氧化碳分压降低;重症哮喘发作时其气道阻力进一步增加,可大于健康对照组的 10～20 倍,此时呼吸肌不仅要克服强大的气道阻力,还要克服肺弹性回缩力和胸部弹性回缩力,持续时间一长,易产生呼吸肌疲劳,使肺通气量降低,二氧化碳分压逐步上升。

此外,在重症哮喘,因肺泡过度充气,用力呼气时,胸膜腔内压更高,右心回心血量减少,在强有力的负压吸气期,回心血量增加,右心充盈,室间隔移向左心室,致使舒张期左心室充盈不全;同时吸气期巨大负压不利于收缩期心室排空,相当于心室后负荷增加,使吸气期收缩压下降,出现奇脉。

肺过度充气会加重吸气肌肉的负荷,降低肺的顺应性。PEEPi 也是增加呼吸肌肉负荷的一个重要因素,肺过度充气时膈肌血流减少。哮喘持续状态患者若血清肌酐和乳酸水平升高可能提示呼吸肌肉的疲劳,此时若气道阻塞不迅速解除,潮气量将进行性下降,最终将会发生呼吸衰竭。

3.识别具有高死亡风险的哮喘患者

增加哮喘死亡风险的高危因素包括:①因哮喘急性发作需要气管插管或机械通气的病史;②在过去几年间曾有过因哮喘急性发作需住院治疗或急诊医疗措施紧急处理的情况;③近期应用口服糖皮质激素或停用糖皮质激素患者;④目前没有使用吸入糖皮质激素;⑤过量应用β受体激动剂患者,尤其是沙汀胺醇(舒喘灵)每月应用超过 1 瓶的患者;⑥精神疾病或心理问题的历史;⑦哮喘药物治疗依从性差及哮喘诊疗依从性差;⑧具有食物过敏史的哮喘患者。

二、临床表现

急性重症哮喘多是在哮喘发作数天或数周后得不到有效控制的基础上再次急性加重,亦有少部分患者是在哮喘发作数小时甚至数分钟后就发生。哮喘急性加重表现为患者的症状及肺功能从正常状态下的恶化。相比以前患者的肺功能或预期值,患者的呼吸流速的下降可以通过呼气峰值流速及 FEV_1 的下降进行检测。在紧急情况下,这些数据是可信任的评估哮喘严重程度的指标。症状发作的频率是一个比 PEF 更为可靠的评价指标。少许患者具有临床症状轻而肺功能下降严重的情况,这种情形尤其发生在具有致命性哮喘发病史及男性患者中。

1.急性重症哮喘的症状

多数患者表现为端坐前弓位,呼吸短促,喘鸣,一口气不能完成一句话,常有焦虑或烦躁,大汗淋漓。

2.急性重症哮喘的体征

(1)呼吸系统:呼吸浅快(≥30 次/分钟),胸部由于过度充气而变得饱满,双肺可闻满布的哮鸣音。当气道极度痉挛或患者情况衰竭而无力呼气时,哮鸣音反而减弱甚至消失,表现为所谓"沉默胸"(silent chest)。呼吸肌疲劳征象常提示哮喘严重发作。长时间气喘可导致呼吸肌疲劳而出现吸气时下胸部和上腹部吸气时矛盾性内陷、胸式呼吸和腹式呼吸交替出现和吸气三凹征。发绀在一般哮喘发作中并不常见,一旦出现,多为急性重症哮喘的征象。

（2）心血管系统：由于低氧血症、肺血管阻力增加以及精神紧张可导致心动过速（≥120 次/分钟）。此外由于胸腔内压波动幅度随呼吸动度增加而增大，临床上可观察到奇脉。不明显奇脉只有在听诊血压时方能发现，当听到收缩压动脉音时，停止水银柱下降，观察并记录呼气和吸气时水银柱的波动，如收缩压在吸气期较呼气期下降 10 mmHg 以上，有诊断价值，急性重症哮喘常＞25 mmHg。但是当哮喘极重度发作，呼吸肌过度疲劳，患者呼吸变得浅快而不能使胸腔内压大幅度波动时，奇脉就会消失。

（3）神经系统：患者可出现烦躁不安，嗜睡，意识模糊，甚至昏迷。

（4）由于严重的呼吸困难而不能正常进食甚至饮水，再加上呼吸道非显性失水和汗液增加，重症哮喘患者每日摄入水量约 700 mL，而排出水量约 2 700 mL，从而导致不同程度的脱水，表现为皮肤弹性降低，口舌干燥，痰液黏稠不易咳出甚至形成痰栓阻塞气道。

三、辅助检查

1.床旁肺功能测定

峰值呼气流速（PEFR），其准确性取决于用力呼气前吸气的深度和用力呼气的速度，一般连续测量 3 次，以最佳 1 次为准。在初步使用解痉剂后如测定值低于预计值的 50％，成人＜100 L/min 或反应持续时间＜2 h，昼夜变异率＞30％，应视为严重哮喘发作。

2.动脉血气分析

当患者对初始治疗无反应或哮喘症状进行性恶化时应及时检查血气。当 PaO_2＜60 mmHg，$PaCO_2$ 升高＞45 mmHg 时，提示呼吸衰竭。呼吸衰竭提示 $PaCO_2$ 将进一步升高，有可能需要气管插管。

3.血清生化检查

患者因使用激素、β_2 受体激动剂、呼吸性碱中毒以及进食减少等因素而有不同程度的低钾血症。低钾增加了心律失常的危险性，应尽早发现并纠正。

4.X 线检查

X 线检查不建议作为常规检查。但如果怀疑有并发症，如气胸、纵隔气肿、肺不张或肺炎等或心脏疾病时，应该进行胸部 X 线检查。

5.心电图

急性重症哮喘有时很难与急性左心衰竭相鉴别，并发心律失常是导致哮喘症状不易缓解的原因之一。心电图、超声心动图有助于鉴别诊断，尤其是 50 岁以上的患者。

四、哮喘急性发作时病情严重程度分级

哮喘急性发作的严重程度分为轻、中、重和危重四度。应注意：诊断重症哮喘的关键不在于其发作持续时间的长短，而在于其严重程度。

五、鉴别诊断

哮喘主要应与下列疾病鉴别。①左心衰竭引起的呼吸困难。若一时难以鉴别，可雾化吸入 β_2 受体激动剂或静脉注射氨茶碱缓解症状后进一步检查。忌用肾上腺素或吗啡。②慢性阻塞性肺疾病（COPD）。③上气道阻塞：中央型支气管肺癌、气管支气管结核、复发性多软骨炎等气道疾病或异物气管吸入，导致支气管狭窄或伴发感染时，可出现喘鸣或类似哮喘样呼吸困难。依据病史，尤其是出现吸气性呼吸困难，结合胸部影像、支气管镜检查等，可明确诊断。

④变态反应性支气管肺曲菌病（ABPA）：常以反复哮喘发作为特征，可咳出棕褐色黏稠痰块或咳出树枝状支气管管型。痰镜检或培养可查及曲菌。胸部 X 线或 CT 检查有相应改变。血清总 IgE 显著升高。哮喘重度发作还应注意与肺栓塞、张力性气胸、过度通气综合征等相鉴别。

六、治疗

哮喘急性发作的治疗取决于发作的严重程度以及对治疗的反应。治疗的目的在于尽快缓解症状、解除气流受限和低氧血症，同时还需要制定长期治疗方案以预防再次急性发作。

（一）紧急处理

1.吸氧

采用鼻导管或面罩控制性吸氧，根据指脉氧调整吸入氧流量，维持血氧饱和度在 93%～95%。根据氧饱和度控制氧流量较高流量纯氧吸入疗效更佳。

2.短效 β_2 受体激动剂（SABA）

SABA 是控制哮喘急性发作的首选药物。该类药物支气管解痉作用强、起效快（数分钟）但维持时间较短（4～6 h），常用的药物有沙丁胺醇（Salbutamol，舒喘灵）和特布他林（Terbutalin，博利康尼）。可通过压力定量气雾剂（MDI）的储雾罐反复给药，第一个小时每 20 min 给药一个剂量（沙丁胺醇 100～200 μg，特布他林 250～500 μg）。重症哮喘建议通过射流雾化装置给药。在初始治疗时连续雾化给药，随后根据需要间断给药（沙丁胺醇 2.5 mg/0.5 mL，特布他林 5 mg/2 mL，每 4 h 1 次）。但应注意严重高血压、心律失常、心率＞120 次/分钟时应慎用，大剂量使用 β_2 受体激动剂可引起低血钾，应注意补充钾。

3.异丙托溴铵（异丙托品）

异丙托溴铵为短效吸入型抗胆碱能药物（SAMA），主要用于哮喘急性发作的治疗，多与 β_2 受体激动剂联合应用，有协同作用，尤其适用于夜间哮喘及多痰的患者。异丙托溴铵与 SABA 联合应用，可最大程度缓解支气管痉挛和减少过量使用单一药物的不良反应以及哮喘患者的住院率。第 1 h 雾化吸入异丙托溴铵 0.5 mg/2 mL，沙丁胺醇 2.5 mg/0.5 mL，每 20 min 1 次。

4.全身糖皮质激素的应用

全身糖皮质激素的应用可加速急性哮喘的改善速度。氢化可的松琥珀酸钠、泼尼松、泼尼松龙和甲泼尼龙为推荐的全身使用的糖皮质激素。地塞米松因作用时间长，对丘脑-垂体-肾上腺轴抑制作用较大，一般不作推荐，但在缺乏上述药品时，可考虑使用。口服糖皮质激素和静脉给药疗效相当。

对于多数无激素依赖患者推荐泼尼松或泼尼松龙 0.5～1 mg/(k·d)，疗程一般为 5～7 d。对正在使用或最近刚刚停用口服糖皮质激素者可通过静脉给药。氢化可的松琥珀酸钠（按游离型氢化可的松计算）10 mg/(k·d)。或甲泼尼龙（40～80 mg/d），分次给予，或地塞米松 0.1～0.2 mg/(k·d)。少数患者病情控制后可序贯口服给药，疗程一般为 5～7 d。有激素依赖倾向者应延长给药时间，控制哮喘症状后改为口服给药，并逐渐减少激素用量。

5.茶碱

尽管目前在临床治疗重症哮喘时仍在静脉使用茶碱，但短效茶碱治疗哮喘发作或恶化还存在争议，因为它在舒张支气管方面，与足量使用速效 β_2 受体激动剂比较无任何优势，但是它可能改善呼吸驱动力。对于近期未使用过茶碱类药物的患者，可首先使用负荷量氨茶碱

（4～6 mg/kg），缓慢静脉推注，注射时间应＞20 min，然后给予维持量 0.6～0.8 mg/(k·h)。多索茶碱不良反应少，对氨茶碱有不良反应者可选用，静脉注射（0.2 g/12 h）或静脉滴注（0.3 g/d）。由于茶碱的"治疗窗"窄，以及茶碱代谢存在较大的个体差异，可引起心律失常、血压下降甚至死亡，在有条件的情况下应监测其血药浓度，及时调整浓度和滴速。茶碱有效安全血药浓度范围应在 6～15 mg/L。影响茶碱代谢的因素较多，如发热性疾病、妊娠、抗结核治疗可以降低茶碱的血药浓度；而肝脏疾患、充血性心力衰竭以及合用西咪替丁或喹诺酮类、大环内酯类等药物均可影响茶碱代谢而使其排泄减慢，增加茶碱的毒性作用，应引起临床医师的重视，并酌情调整剂量。

6.镁剂静脉

应用硫酸镁不作为哮喘治疗的常规治疗，但对 FEV_1＜25％～30％预计值的患者，对于初始治疗失败，持续低氧血症，在 20 min 内输注硫酸镁 2 g 可以减少一部分患者入院率。

7.抗生素

抗生素不推荐用于单纯哮喘急性加重。感染通常是哮喘急性加重的起因，而这种感染多半是由病毒引起，很少为细菌性，治疗重症哮喘常规使用抗生素并不能加快症状的缓解，如果确有细菌感染的依据（发热，黄脓痰，肺炎的影像学证据），使用抗生素仍有必要。

8.纠正水、酸碱失衡和电解质紊乱

重症哮喘，尤其是哮喘持续状态的患者，由于长时间的过度通气和进食减少容易形成脱水、气道分泌物浓缩形成痰栓，导致气道阻塞是哮喘死亡的主要原因之一，所以充分水化在治疗急性重症哮喘中占有不可忽视的地位，此时如患者心脏情况许可，每日适当补充液体，有助于纠正脱水、稀释痰液和防治痰栓形成。每日静脉补液量 2 500～3 000 mL。但对临床上无明显脱水的哮喘患者，则应避免过量补液，过多的补液并不能降低呼吸道分泌物的黏稠度，也不可能增加分泌物的清除，反而可造成血管内静水压的增加，降低血浆胶体渗透压，增加肺水肿的危险。尤其在哮喘急性发作的情况下，胸腔内的负压急剧增加，更易造成液体渗出的增加。重症哮喘患者由于抗利尿激素分泌增多，可出现低钾、低钠，如补液量过多可加重低钾、低钠，故大量补液时更应注意防止电解质紊乱。

重症哮喘患者由于缺氧、呼吸困难、呼吸功的增加等因素使能量消耗明显增加，往往合并代谢性酸中毒。由于严重的气道阻塞造成 CO_2 潴留，又可伴发呼吸性酸中毒。在酸血症的情况下，细支气管和肺血管发生痉挛，使气道阻力和通气/血流比例失调加剧。此外，在酸血症的情况下，许多支气管扩张剂均不能充分发挥疗效，故及时纠正酸中毒尤为重要。临床上通常把 pH 低于 7.2 作为补碱指征。但补充碳酸氢钠中和氢离子后可生成 CO_2，从而加重 CO_2 潴留。所以，临床上以呼吸性酸中毒为主的酸血症，应以改善通气为主。如 pH 失代偿明显且不能在短时间内迅速改善通气，以排出 CO_2，则可补充少量 5％碳酸氢钠 40～60 mL，使 pH 升高到7.2 以上，以代谢性酸中毒为主的酸血症可适当增加补碱量。

（二）紧急处理后病情监测和治疗

在紧急处理后 1～2 h，应重复 PEFR 检查，然后每日测量 3～4 次，并以表格记录。如治疗有效 PEFR 值会逐渐增加，PEFR 昼夜变异率在起初会有所增大，但会随气道阻塞的改善而逐渐缩小，如 PEFR 变异率大幅度波动持续，意味着病情不稳定，需要继续严密监护和延长紧急治疗方案。动脉血气分析在紧急处理后 1～2 h 亦有必要重复以确定吸氧浓度使动脉血氧分压维持在 60 mmHg 以上，氧分压恢复到正常水平的速度要比患者自觉症状和 PEFR 的恢复慢,一般需要数天甚至数周。如果患者自觉症状和客观测量的数据证实病情已有明显好转,在紧急处理后 48～72 h,可将静脉注射激素和氨茶碱改为口服泼尼松和氨茶碱控释片,改雾化吸入 β_2 受体激动剂为定量气雾吸入或口服。约有 1/3～1/2 的急性重症哮喘患者可在 1～3 d 内迅速恢复,但多数患者需要 1 周或更长。经紧急处理后 24 h 如症状仍无缓解趋势,应考虑转入监护室准备实施人工机械通气。

(三)机械通气的应用

1.机械通气的适应证

①意识进行性恶化,患者出现谵妄、昏迷,不能有效保护自身气道的通畅;②呼吸困难进行性加重,自主呼吸微弱甚至停止;③呼吸肌衰竭,导致通气不足、二氧化碳潴留,$PaCO_2 \geqslant$ 45 mmHg;④经过积极、充分、全面的药物治疗,病情无好转仍呈进行性恶化趋势。其中,①②条属绝对适应证,必须尽快行气管插管机械通气治疗,③④条为相对适应证,需结合实际情况而定。临床具体应用时要灵活掌握,强调动态观察,适应证可适当放宽,估计病情发展机械通气治疗不可避免的患者,争取早插管、早拔管,减少并发症及病死率。

2.气管插管的时机

决定气管插管的一个重要因素是看患者的临床状态以及对治疗的反应,若在强有力的解痉平喘治疗下,病情仍进行性加重,患者表现为极度疲劳、呼吸频率下降、说话困难、意识状态不佳,不能自行排痰,即使其 CO_2 不高,pH 也在可接受范围,也应立即进行气管插管机械通气。

3.人工气道的方式

常用人工气道方式有经口和经鼻气管插管,支气管哮喘进行人工通气时,多可在 72 h 内撤机,现多主张采用经口气管插管,避免使用经鼻插管,哮喘患者常有鼻息肉和鼻窦疾病,使经鼻插管发生困难或插管时发生鼻腔大出血。经口插管应选用管径较大的 8 mm 气管插管,以减少无效腔和阻力,方便吸痰。

4.机械通气初始参数的设置

出于对过高吸气峰压所造成严重损害的担忧,支气管哮喘患者进行机械通气治疗时,遵循"保证足够氧合而限制气道峰压"的原则,采取"控制性低通气(controled hypoventilation)"或"允许性高碳酸血症"(permissive hypercarbia,PHC)通气策略。在机械通气的初期,参数设置提倡使用相对较小的潮气量(8～10 mL/kg),保证吸气峰压低于 40～50 cmH_2O[①],较小的分钟通气量(8～10 L/min),使血的碳酸控制在可接受水平。

较高的吸气流速(100 L/min)和较高的吸呼比(1∶2～4)可延长呼气时间以减少功能残气量和内源性 PEEP。低氧血症在短时间内可通过提高 FiO_2 来实现,为迅速缓解缺氧,FiO_2 可超过 60%,甚至短时间(30 min 以内)吸纯氧。高 FiO_2 和大通气量对过强的自主呼吸也有抑制作用,使之易于与机械通气同步。长时间持续机械通气时,为避免发生氧中毒,FiO_2 应小于 50%。初期不主张使用 PEEP,因为 PEEP 可加重肺泡过度充气,有导致气压伤的危险。机械通气模式应根据患者意识状态、自主呼吸频率与深度情况而定。对于无自主呼吸患者,可采用控制通气模式(VC)。自主呼吸过分亢进,难以与机械通气同步的患者,也可先经药物抑制自主呼吸后再采用上述通气方式。对于自主呼吸节律平稳的患者应采用同步间歇指令通气

---

① 临床上习惯用厘米水柱(cmH_2O)表示某些压力单位,1 cmH_2O=100 Pa=0.1 kPa。全书同

(SIMV)或压力支持通气(PSV),机控通气频率和支持压力水平的设定应根据患者吸气肌功能情况及病情、病程来调整,应由大到小逐渐降低,直至脱离呼吸机。

5. PEEP 的应用

危重哮喘患者肺充气过度,在呼气末期由于呼气肌收缩使胸腔内压加大,气道易陷闭,造成气体滞留,呼气末肺容量增加,肺弹性回缩力增加,在肺泡内产生正压,称为内源性呼气末正压(PEEPi)。当患者吸气时,为克服 PEEPi,需增加吸气肌做功。采用 PEEP 保持呼气末气道内正压,可扩张气道、降低吸气阻力,减少吸气肌的负荷做功,同时可避免由于进一步肺充气过度所产生的 PEEPi,改善通气/血流比值。PEEP 本身并不构成通气模式,它是一种辅助功能,可应用于 PSV、SIMV 等各种通气模式中。

在初期设置参数和模式使用后,患者仍有显著的呼吸困难或仍需要大于 50% FiO_2 才能将 SaO_2 维持在 90% 以上,可考虑使用 PEEP。机械通气之初可逐步增加 PEEP 直至出现明显机械性气道扩张作用,如能监测 PEEPi,PEEP 应调至低于 PEEPi 的水平。为避免过高 PEEP 对循环系统的不良影响,最大值不要超过 20 cmH_2O。特别应当注意的是,当治疗有效、气道阻力下降后应及时降低 PEEP,以减少气压伤发生的机会。

6 镇静剂与肌松剂的应用

重症支气管哮喘患者在进行气管插管机械通气的时候,如果出现患者躁动不安、严重人机对抗,致使通气量严重不足、缺氧加重时可考虑选用镇静剂及肌松剂以促进人机配合,减少患者呼吸做功,降低气道峰压。但如果患者神志清楚,应尽量告知患者机械通气的必要性,以取得患者自主呼吸与通气机的配合,避免使用镇静剂或肌松剂,从而可尽早脱离机械通气。

(1)镇静剂的应用:地西泮(安定)为临床常用的镇静剂之一,具有镇静、催眠和中枢性骨骼肌松弛作用,且能增强箭毒及三碘季胺酚的肌肉松弛作用,大剂量可抑制呼吸,常规用量为 10～20 mg静脉推注,4 h 可重复一次,该药在体内有蓄积作用。

(2)肌松剂的应用:如给予镇静剂后仍不能消除患者自主呼吸与通气机之间的拮抗,此时可加用肌松剂。肌松剂的主要作用是干扰神经肌肉接头处的神经冲动传导过程,致使骨骼肌松弛。推荐使用非去极化剂类神经肌肉阻断剂,如泮库溴铵(Pancuronium,潘龙),静脉注射后 3～4 min 后即可显效,持续时间为 30 min 左右,一般初量为 0.08～0.1 mg/kg,维持剂量 0.01～0.02 mg/kg。维库溴胺(Vecuronium,万可松)是近年来应用于临床较理想的非去极化型肌松剂,不诱发组胺释放,无积蓄作用,初量为 0.08～0.1 mg/kg,1 min 内显效,维持时间 15～30 min,维持剂量 0.01～0.015 mg/kg,随着剂量增加,作用持续时间延长。

(四)氦-氧混合气体吸入

氦为低质量惰性气体,其质量为空气的 0.14 倍,为氧的 0.12 倍。哮喘患者气流速度增高,近端气道以涡流为主。根据涡流系数原理,氦气比空气不易产生涡流。根据这些道理,吸入氦-氧混合气体比呼吸空气或吸入氧气时气道阻力要明显降低,结果减少了呼吸功氧耗量、二氧化碳产量,可防止呼吸肌疲劳的发生。氦气使二氧化碳弥散较氮氧混合气的 CO_2 弥散快 4～5 倍,又可使吸入气体在肺内分布均匀,有助于改善通气/血流比值失调。行此疗法时 FiO_2 在 25%～40%,流量为 12 L/min,据报道多数患者面罩吸入 He-O_2 混合气体后 20 min 就可有明显好转,与药物治疗合用,可能使某些患者避免机械通气。

(五)机械通气的撤离

哮喘的机械通气治疗需时较短,大部分在 72 h 之内,一般不会发生撤机困难。当患者哮鸣音明显减少、呼吸音趋于正常、神志清醒、气道阻力(某些呼吸机附有监测装置)接近正常,即可试验停机。停止机械通气 1 h,低流量吸氧条件下(FiO$_2$ 小于 30%)能维持 PaO$_2$>65 mmHg,PaCO$_2$<45 mmHg,患者没有出现其他不适,即可拔除人工气道。对于体弱、一般状态差或有并发症发生的患者,撤机过程可能长一些,可经过 PSV、SIMV 或 PSV 加 SIMV 的方式来过渡,并注意能量与蛋白质的补充。

(王 燕)

第十一节 急性呼吸衰竭

呼吸衰竭(respiratory failure)指各种原因引起的肺通气伴(或不伴)换气功能障碍,致静息状态下不能维持足够的气体交换,引起低氧血症伴(或不伴)高碳酸血症,进而引起一系列病理生理改变及相关临床表现的综合征。按发病急缓分为急性呼吸衰竭(acute respiratory failure,ARF)和慢性呼吸衰竭(chronic respiratory failure,CRF),前者是指没有基础呼吸系统疾病的患者在某些突发因素(如严重肺疾病、创伤、休克、急性气道阻塞等)作用下引起的肺通气和(或)换气功能短时间内出现严重障碍,而引起的呼吸衰竭。因机体不能快速代偿,若不及时抢救,会危及患者生命。

一、病因与发病机制

(一)病因

呼吸衰竭的病因很多,但其根本是呼吸系统的功能损害引起。根据是否引起换气功能障碍或通气功能障碍可分为肺衰竭(lung failure)和泵衰竭(pump failure),前者主要包括以肺为主的呼吸系统,后者包括胸壁、呼吸肌、呼吸中枢、呼吸肌与呼吸中枢间的神经传导系统。

(二)发病机制

目前主要有以下几个方面。

1.通气不足

肺泡通气量下降可由呼吸泵功能损害或肺部病变所致的无效腔增大引起。正常成人在静息状态下有效肺泡通气量约为 4 L/min,才能维持正常的肺泡氧分压和二氧化碳分压。肺泡通气量减少会引起肺泡氧分压下降和二氧化碳分压上升,从而引起缺氧和二氧化碳潴留。

2.通气/血流(V/Q)比例失调

正常情况下肺部总的 V/Q 值为 0.8,肺组织通气(肺不张或实变等)或血液灌注(肺栓塞等)异常时,均可导致 V/Q 失调。通气异常时,V/Q<0.8,导致肺动脉的混合静脉血未经充分氧合便进入肺静脉,形成肺动静脉分流;血流灌注异常时,V/Q>0.8,使肺泡通气不能得到有效利用,增加无效腔量。V/Q 失调主要引起缺氧,一般无二氧化碳潴留。其原因主要是:混合静脉血与动脉的氧分压差为 59 mmHg,比二氧化碳分压差(5.9 mmHg)大 10 倍。

由于血红蛋白的氧解离曲线特性,正常的肺泡毛细血管血氧饱和度已处于平坦阶段,即使通气量增加,虽然能够使肺泡氧分压增大,但血氧饱和度上升很少,难以代偿因肺部病变通气不足而导致的缺氧。

3.肺内分流

肺血管异常通路大量开放或肺动静脉瘘导致血液未经气体交换而回到左心房,形成右向左分流。另外,肺泡萎缩、肺不张、肺水肿及实变等疾病时,静脉血没有接触肺泡进行气体交换而直接回流,引起肺动静脉分流增加,此时提高吸氧浓度并不能有效提高动脉血氧分压。分流量越大,通过吸氧提高动脉氧分压的效果越差。

4.弥散功能障碍

引起弥散功能障碍的主要原因有气体交换距离增加、肺泡与混合静脉血的氧浓度梯度降低、血液通过肺部时间过短(<0.2 s)及肺毛细血管床减少等。氧的弥散能力为二氧化碳的$1/20$,故弥散功能障碍时以低氧为主。

5.氧耗量增加

氧耗量增加是加重缺氧的原因之一。发热、寒战、呼吸困难和抽搐均增加氧耗量。严重哮喘时,随着呼吸功的增加,用于呼吸的氧耗量可达到正常的十几倍。正常人在运动等耗氧增加时,通过增加通气量来提高氧分压以避免缺氧。而通气功能障碍的患者,氧耗量增加时会出现严重的低氧血症。

上述发病机制均可导致气体交换功能障碍,肺泡低通气可引起低氧血症,严重时可导致CO_2潴留。通气/血流比例失调是引起呼吸衰竭的主要机制,也是低氧血症的主要原因。

二、病理生理

Ⅰ型呼吸衰竭为单纯的缺氧,肺内分流是主要发病机制。典型的Ⅰ型呼吸衰竭为急性呼吸窘迫综合征(ARDS),其病因多样,但一致的病理改变是弥散性肺泡损害,涉及肺泡上皮细胞、毛细血管内皮细胞及之间的肺间质。弥散性肺泡损害在显微镜下分两个时期,早期(发病$12\sim24$ h)表现为弥散的肺泡-毛细血管膜的损害,导致通透性增加,$3\sim7$ d可出现广泛肺间质水肿(水肿液富含蛋白质)、出血、肺泡充满渗出的纤维素及细胞碎片,其特征是透明膜形成;此期肺泡毛细血管和肺小动脉可见广泛微血栓形成。第二个时期出现于发病$1\sim2$周,之后表现为损伤区肺间质的纤维组织增生,大量的肺泡巨噬细胞吞噬透明膜和细胞碎片,并与剩余者形成肺泡壁的管状表面,纤维组织大多围绕肺泡管;病灶区肺血管出现萎缩、纤维化,导致血管床减少。两个时期没有明显区分,往往相互重叠出现。由于ARDS时广泛的肺实质病变引起严重的肺内分流,成为顽固性低氧血症的原因。

三、临床类型与表现

根据病理生理学改变及血气分析可分为Ⅰ型呼吸衰竭和Ⅱ型呼吸衰竭两种类型。

Ⅰ型呼吸衰竭(亦称低氧血症型呼吸衰竭)主要是换气功能障碍所致的低氧血症,不伴有CO_2潴留,血气分析特点是$PaO_2<60$ mmHg,PCO_2降低或正常。该类型的呼吸衰竭临床表现是动脉低氧血症和组织缺氧共同作用的结果。动脉低氧血症通过刺激颈动脉窦化学感受器增加通气,引起呼吸困难、呼吸急促及过度通气等表现,患者出现肢体末梢、口唇黏膜发绀,发绀程度取决于血红蛋白浓度及患者灌注状态。严重时精神状态明显改变,表现为嗜睡、昏迷、抽搐,甚至永久性低氧性脑损害。低氧时交感神经兴奋,引起心动过速、出汗、血压升高。而重度低氧血症时可出现血乳酸明显升高,心动过缓、低血压、心肌缺血、心律失常等表现。

Ⅱ型呼吸衰竭(亦称高碳酸血症型呼吸衰竭)是肺泡通气不足引起的低氧血症,合并有

CO_2 潴留,血气分析特点是 $PaO_2 < 60$ mmHg,伴 $PaCO_2 > 50$ mmHg。急性高碳酸血症影响中枢神经系统功能,动脉血中 CO_2 急性升高将导致脑脊液中 pH 降低,抑制中枢神经系统功能。而慢性高碳酸血症中枢抑制状态及临床表现与 $PaCO_2$ 无明显关系,而与低 pH 相关。可出现幻觉、昏睡、躁动、言语不清、视神经盘水肿等表现。严重呼吸衰竭对肝、肾功能都有影响,部分病例可出现丙氨酸氨基转移酶与血尿素氮升高。也可导致胃肠道黏膜屏障功能损伤,肠道黏膜充血水肿、糜烂渗血或应激性溃疡,引起上消化道出血。

四、治疗

呼吸衰竭的治疗原则是保持呼吸道畅通的前提下,纠正低氧、二氧化碳潴留及酸碱失衡所致的代谢紊乱,为基础病和诱发因素的治疗争取时间和创造条件。

(一)保持呼吸道通畅

对任何类型的呼吸衰竭,保持呼吸道通畅是最基本、最重要的治疗措施。气道不畅使呼吸阻力增加,呼吸功消耗增多,加重呼吸肌疲劳;分泌物排出困难将加重感染,出现肺不张,甚至窒息,在短时间内导致患者死亡。出现以下情况时应警惕上呼吸道梗阻:头颈外伤、喉或气管肿瘤、有喘鸣的呼吸困难、吞咽困难、影响运动和感觉的神经疾病、发音困难、甲状腺肿大或淋巴结病引起的颈部肿物等。

保持气道通畅的方法主要有:①若患者昏迷,使其仰卧,头后仰,托起下颌并打开口腔;②清除气道内分泌物及异物;③必要时应建立人工气道。人工气道的建立一般有三种方法,即简便人工气道(口咽通气道、喉罩)、气管插管及气管切开。机械通气的指征:持续氧疗后低氧血症持续存在、出现 CO_2 潴留并 pH <7.25、神志改变伴气道保护功能受损、呼吸窘迫合并血流动力学不稳定、上呼吸道梗阻、大量分泌物无法自主清除等。若气道梗阻发生于气管以上应考虑气管切开。

(二)氧疗

通过增加吸入氧浓度来纠正患者缺氧状态。

1.吸氧浓度

原则是在保证 PaO_2 迅速提高到 60 mmHg 或 $SpO_2 > 90\%$ 的前提下尽量减低吸氧浓度。Ⅰ型呼吸衰竭的主要问题为氧合功能障碍而通气功能基本正常,较高浓度($>35\%$)给氧可以迅速缓解低氧血症而不会引起 CO_2 潴留。而高碳酸血症呼吸衰竭,则需要低浓度给氧,高浓度吸氧将抑制低氧对呼吸中枢的刺激,CO_2 潴留增加。

2.吸氧途径

(1)鼻导管或鼻塞吸氧:简单、方便、不影响患者咳痰、进食。缺点是氧浓度不恒定,易受患者呼吸的影响;高流量时刺激鼻黏膜,氧流量不能大于 7 L/min。

(2)面罩吸氧:最大优点是氧浓度相对稳定,可按需调节,对鼻黏膜影响小。但是影响患者进食和排痰。

(3)机械通气:机械通气不仅能提供稳定的吸氧浓度,而且在改善肺泡通气量、减少呼吸做功、改善气体交换功能方面疗效较好。常用方式有无创机械通气和有创机械通气,应根据患者意识状态及病情严重程度选择合适的通气方式。

(三)病因治疗

引起急性呼吸衰竭的原发疾病较多,在解决呼吸衰竭本身造成危害的前提下,针对不同病因采取适当的治疗措施,也是治疗呼吸衰竭的根本所在。

(四)药物治疗

1.支气管扩张剂

支气管扩张剂作用于气道平滑肌,可减轻水肿和炎症反应。常用药物有 β 肾上腺素受体激动剂、抗胆碱能药物、茶碱类、皮质类固醇类等。

2.化痰药

氨溴索可调节呼吸道浆液与黏液腺的分泌,增强纤毛摆动,使痰液变稀薄,易咳出或吸出,有利于保持气道的通畅。

3.镇静和肌肉松弛剂

对于非机械通气患者,慎用镇静剂。而机械通气患者可应用丙泊酚等药物。

(五)一般支持疗法

及时纠正电解质紊乱和酸碱平衡失调,加强液体管理,加强营养支持治疗等。对重症患者应及时转入 ICU 进行救治,并加强对重要器官功能的监测与支持,防止多器官功能障碍综合征的发生。

(商立业)

第十二节　急性呼吸窘迫综合征

急性呼吸窘迫综合征(acute respiratory distress syndrome,ARDS)是严重感染、休克、创伤及烧伤等非心源性疾病过程,肺毛细血管内皮细胞和肺泡上皮细胞损伤造成弥散性肺间质及肺泡水肿而引起的急性低氧呼吸功能不全或衰竭。其病理生理特征为肺容积减少、肺顺应性降低、严重的通气/血流比例失调,临床表现为进行性低氧血症和呼吸窘迫,肺部影像学表现为非均一性渗出性病变。

一、病因与发病机制

(一)病因

多种危险因素可导致 ARDS,有以下几类。

1.直接性损伤

误吸、弥散性肺部感染、肺钝挫伤、肺手术、肺栓塞、放射性肺损伤等。

2.间接性损伤

休克、严重的非胸部创伤、急诊复苏导致的高灌注状态、代谢紊乱、血液学紊乱、药物、神经源性因素、妇产科疾病等。

(二)发病机制

急性肺损伤的发病机制尚未完全阐明。尽管 ARDS 病因各异,但发病机制相似。共同的基础是各种原因导致的肺泡-毛细血管急性损伤。就其本质而言,ARDS 是感染、创伤导致机体炎症反应失控的结果。

外源性损伤或毒素对炎性细胞的激活是 ARDS 的启动因素,炎性细胞在内皮细胞表面黏附及诱导内皮细胞损伤是其根本原因。代偿性炎症反应综合征(CARS)和SIRS作为炎症反应对立统一的两方面,一旦失衡将导致内环境失衡,引起ARDS等器官功能损伤。炎性细胞如多形核白细胞、花生四烯酸代谢产物及其他炎症介质促进SIRS和ARDS发生发展,彼此间错综存在,互为影响。直接或间接损伤肺的因素均可导致ARDS,而ARDS并不是细菌、毒素等直接损害的结果,而是机体炎症反应失控导致的自身破坏性反应的结果,实际上ARDS是SIRS和MODS在器官水平的表现。

二、病理及病理生理改变

(一)病理改变

ARDS的病理过程分为渗出期、增生期和纤维化期三个阶段,各阶段相互关联且部分重叠。

1. 渗出期

发病后24~96 h出现,主要特点是毛细血管内皮细胞和Ⅰ型肺泡上皮细胞受损。毛细血管内皮细胞肿胀,细胞间隙增宽,基底膜裂解,导致血管内液体渗出形成肺水肿。由于修改功能的存在,使毛细血管内皮细胞损伤较轻。肺间质顺应性较好可容纳较多水肿液,只有当血管外肺水超过20%时,才出现肺泡水肿。

Ⅰ型肺泡上皮细胞变性肿胀、空泡化,脱离基底膜。Ⅱ型上皮细胞空泡化,板层小体减少或消失。上皮细胞破坏明显处有透明膜形成和肺不张,呼吸性细支气管和肺泡管处尤为明显。肺血管内有中性粒细胞浸润。电镜下可见肺泡表面活性物质出现断裂、聚集或脱落到肺泡腔,腔内充满富含蛋白质的水肿液,同时可见灶性或大片肺泡萎陷不张。

2. 增生期

发病后3~7 d,显著增生出现于发病后2~3周。主要表现为Ⅱ型上皮细胞大量增生,覆盖脱落的基底膜,肺水肿减轻,肺泡膜因Ⅱ型上皮细胞增生、间质PMN和成纤维细胞浸润而增厚,毛细血管数目减少。肺泡囊和肺泡管可见纤维化,肌性小动脉内出现纤维细胞性内膜增生,导致管腔狭窄。

3. 纤维化期

肺组织纤维化出现于发病后36 h,经7~10 d增生显著,若病变迁延不愈超过3~4周,肺泡间隔内纤维组织增生致肺泡隔增厚,Ⅲ型弹性纤维被Ⅰ型僵硬的胶原纤维替代。电镜下可见肺组织纤维化的程度与患者病死率呈正相关。肺血管床发生广泛管壁增厚,动脉变性扭曲,肺毛细血管扩张。肺容积明显缩小。肺泡管的纤维化是晚期ARDS患者的典型病理变化。

病理学改变具有以下特征:病变部位不均一性:ARDS病变可分布于下肺或上肺,呈现不均一分布的特征,另外分布有一定的重力依赖性,即下肺区和背侧病变较重,而上肺区和前侧病变轻微,中间部分介于两者之间;病理过程不均一性:不同病变部位可能处于不同病理阶段,即使同一病变部位不同部分也可能处于不同病理阶段;病因相关的病理改变多样性:不同病因引起的ARDS的病理形态变化有差异。

(二)病理生理改变

由于肺毛细血管内皮细胞和肺泡上皮细胞损伤,肺泡膜通透性增加,引起肺间质和肺泡水肿;肺表面活性物质的减少,导致小气道陷闭和肺泡萎陷不张。ARDS肺形态改变具有两个特点:肺水肿和肺不张在重力依赖区为主,通气功能极差,而非重力依赖区的肺泡通气功能基本正常;由于肺水肿和肺泡萎陷,使功能残气量和有效参与气体交换的肺泡数量减少,因而称ARDS肺为"婴儿肺(baby lung)"或"小肺(small lung)"。上述病理和肺形态改变引起肺容积明显减少、肺顺应性降低,进而导致严重通气/血流比例失调、肺内分流和弥散障碍,造成顽固性低氧血症和呼吸窘迫。由于呼吸的代偿,$PaCO_2$ 最初可以表现降低或正常。病情极重者,由于肺通气量减少以及呼吸窘迫加重呼吸肌疲劳,可发生高碳酸血症。

三、临床表现

(一)症状

ARDS多于原发病起病后5 d内发生,约半数发生于24 h内。除原发病的相应症状和体征外,最早出现的症状是呼吸加快,并呈进行性加重的呼吸困难、发绀,常伴有烦躁、焦虑、出汗等。呼吸频速、呼吸窘迫是ARDS的主要临床表现。通常是在ARDS起病1~2 d间发生,呼吸频率>20 次/分钟,并逐渐进行性加快,可达到30~50 次/分钟。呼吸困难也逐渐加重,危重者可达60 次/分钟,呈现呼吸窘迫症状。进而出现缺氧症状,表现为烦躁不安、心率增快、唇及指甲发绀。鼻导管吸氧和常规氧疗无法缓解缺氧症状。后期多伴有肺部感染,出现发热、咳痰、畏寒等症状。

(二)体征

初期除呼吸频率增快外无明显的呼吸系统体征,随着疾病进展出现唇及指甲发绀表现,肺部听诊可闻及干湿啰音、哮鸣音,后期可出现肺实变体征,如呼吸音减低或水泡音等。

(三)实验室检查

常规实验室检查无特异性,重要的特征为顽固性低氧血症。血气分析提示动脉血氧分压降低,吸氧浓度>50%时,PaO_2 仍<60 mmHg,肺泡动脉氧分压差($P(A\text{-}a)O_2$)显著增加,高于35~45 mmHg。根据血气分析计算出的氧合指数(PaO_2/FiO_2)明显下降。$PaCO_2$ 可正常或降低,至疾病晚期可升高。低血压及代谢性酸中毒等情况是 pH 表现不同。

(四)影像学检查

胸部 X 线早期可没有明显变化或只表现肺部纹理增粗,常迅速出现双侧弥散性浸润性阴影,且受机械通气治疗干预影响大。

(五)呼吸功能检查

每分钟通气量明显增加,可>20 L/min。肺静态总顺应性可降至15~40 mL/cmH_2O。功能残气量显著下降。肺动静脉分流增加。

(六)血流动力学监测

血流动力学监测对 ARDS 的诊断和治疗具有重要的意义。肺动脉楔压正常或降低,常<18 mmHg,但合并左心功能不全或应用呼气末正压时,可影响其结果。肺动脉嵌顿压有助于与心源性肺水肿鉴别,指导液体治疗。

四、诊断与鉴别诊断

(一)诊断

(1)急性起病。

(2)氧合指数(PaO_2/FiO_2)≤200(不管呼气末正压水平)。

(3)胸部 X 线显示双肺均有斑片状阴影。

(4)肺动脉嵌顿压,或无左心房压力增高的临床证据。

(二)鉴别诊断

上述 ARDS 的诊断标准并非特异性的,必须先排除大片肺不张、自发性气胸、上呼吸道阻塞、急性肺栓塞和心源性肺水肿等疾病。通常能通过详细询问病史、体检和胸部 X 线片等做出鉴别。心源性肺水肿患者卧位时呼吸困难加重,咳粉红色泡沫样痰,肺湿啰音多在肺底部,对强心、利尿等治疗效果较好;鉴别困难时,可通过测定肺动脉嵌顿压、超声心动图检测心室功能等做出判断并指导后期治疗。

五、治疗

主要治疗措施包括原发病的治疗、呼吸支持治疗及液体管理等。

(一)原发病的治疗

原发病的治疗是 ARDS 治疗的首要原则和基础。控制原发病,积极控制感染(包括有效清创、感染灶充分引流、抗生素合理应用等),早期纠正休克,改善微循环,遏制感染诱导的全身失控性炎症反应。

(二)呼吸支持治疗

1.氧疗

氧疗目的是改善低氧血症,使 PaO_2 达到 $60\sim80$ mmHg,但吸入氧浓度尽可能<60%。根据低氧血症改善的程度和治疗反应调整氧疗方式,首先应用鼻导管,当需要较高吸气浓度时可采用调节氧浓度的文丘里面罩或带贮氧袋的非重吸式氧气面罩。大多数 ARDS 常规氧疗无法纠正缺氧症状,机械通气仍是最主要的呼吸支持手段。

2.无创机械通气

当患者神志清楚、血流动力学稳定,并能够得到严密监测和随时行气管插管时可尝试无创机械通气治疗。若应用经 $1\sim2$ h 缺氧症状得到改善,可继续使用;若病情继续恶化,则应及时改为有创机械通气。免疫功能低下的患者早期可首先试用该通气策略,以避免呼吸机相关性肺炎的发生及改善预后。

3.有创机械通气

(1)选择时机:机械通气的目的是提供充分的通气和氧合,以支持器官功能。当患者经高浓度吸氧仍不能改善低氧血症时,应及时气管插管进行有创机械通气。

(2)肺保护性通气:小潮气量通气是 ARDS 病理生理结果的要求。潮气量设置为 6 mL/kg 左右,在实施肺保护性通气策略时,限制气道平台压比限制潮气量更为重要,可将气道平台压<30 cmH_2O。

(3)PEEP 的选择:ARDS 广泛肺泡塌陷不但可导致顽固性低氧血症,而且部分复张的肺泡周期性塌陷开放而产生的剪切力,会加重呼吸机相关性肺损伤。充分复张塌陷的肺泡应用适当水平的 PEEP 可防止呼气末肺泡塌陷,改善低氧血症,并避免剪切力。但 PEEP 可增加胸内正压,减少回心血量,从而降低心排出量,并有加重肺损伤的潜在危险。因此在应用 PEEP 时应注意:①对血容量不足的患者,应补充足够的血容量以代偿回心血量的不足;同时不能过量,以免加重肺水肿;②从低水平开始,先用 5 cmH_2O,逐渐增加至合适的水平,争取维持 PaO_2>60mmHg 而 FiO_2<60%。最佳 PEEP 的设置目前仍有争议,一般使用在 $5\sim15\ cmH_2O$。

(4)肺复张:充分复张 ARDS 塌陷的肺泡是纠正低氧血症和保证呼气末正压效应的重要手段。ARDS 患者在高 PEEP 和 FiO_2 的情况下患者仍然有严重的低氧血症,则进行肺复张通气。

常用的复张手法有控制性肺膨胀、PEEP 递增法及压力控制法(PCV 法)。其中实施控制性肺膨胀采用恒压通气方式,设置吸气压为 $30\sim40$ cmH$_2$O,持续时间 $30\sim40$ s。

(5)半卧位:ARDS 合并呼吸机相关性肺炎(VAP)会导致肺损伤进一步恶化,除非有脊髓损伤等体位改变的禁忌证,机械通气者均应保持半卧位($30°\sim45°$),以降低机械通气时 VAP 的发生。

(6)俯卧位通气:可通过降低胸腔内压力梯度、促进分泌物引流和促进肺内液体移动来改善氧合。当氧合指数<100 时,可考虑俯卧位通气。

(7)体外膜氧合技术(ECMO):ECMO 可在肺外进行气体交换,减轻肺负担,有利于肺功能恢复。

(三)液体管理

为减轻肺水肿,应合理限制液体入量,以可允许的较低循环容量来维持有效循环,保持肺脏于相对"干"的状态。在血压稳定和保证组织器官灌注前提下,液体出入量宜轻度负平衡,可使用利尿药促进水肿的消退。通过积极的液体管理,改善 ALI/ARDS 患者的肺水肿具有重要的临床意义。

关于补液性质尚存在争议,由于毛细血管通透性增加,胶体物质可渗至肺间质,所以在ARDS 早期,除非有低蛋白血症,不宜输注胶体液,对于合并低蛋白血症的 ARDS 患者,在补充清蛋白等胶体溶液同时联合应用呋塞米有助于实现液体负平衡。

(四)其他

加强营养支持与治疗,其他治疗措施如糖皮质激素、一氧化氮吸入、肺表面活性物质、鱼油、重组人活化蛋白 C、前列腺素 E 等治疗效果仍不确切且具有争议。

(王 燕)

第十三节 原发性支气管肺癌

原发性支气管癌简称肺癌,是起源于支气管黏膜或腺体的最常见的恶性肿瘤。肺癌的常见临床表现为咳嗽、咯血或痰中带血、呼吸困难、发热、消瘦等,部分患者以肺外侵袭转移引起的症状就诊。

肺癌是当今最常见的恶性肿瘤之一,已居恶性肿瘤死因的第一位。

一、病因和发病机制

(一)病因及发病机制

肺癌病因和发病机制目前尚未明确,多数学者认为与下列因素有关。

1.吸烟

目前已经公认吸烟是肺癌发生的重要危险因素。研究表明,吸烟者肺癌病死率比不吸烟者高 10～13 倍。吸烟者发生肺癌的概率是不吸烟者的 4～10 倍,重度吸烟者(每天 20 支以上)可达 10～25 倍。吸烟量越大,吸烟年限越长,发生肺癌的概率就越高。被动吸烟也是肺癌的致病因素之一。肺癌的危险性随戒烟时间增加而下降,戒烟 1～5 年可减半。实验证明,烟雾中含有苯并芘、亚硝胺、尼古丁、钋等多种致癌物质。一支烟的致癌危险性,相当于 0.01～0.04 mGy 的放射线。

2.空气污染

室内小环境和室外大环境都可能存在空气污染。室外大环境如城市中的工业废气、汽车尾气、公路沥青、空气中或飘尘中含有的 3,4-苯并芘、氧化亚砷、放射性物质等多种致癌物质,空气污染严重的城市居民每日吸入的苯并芘量可超过 20 支纸烟的含量,并增加纸烟的致癌作用。室内小环境如厨房中的煤焦油、煤烟或煤不完全燃烧物、烹调产生的油烟雾及室内被动吸烟等都是肺癌的危险因素。

3.职业致癌因素

目前已被确认的肺癌职业因素主要有石棉、砷、铬、镍、铍、煤焦油、煤烟、芥子气、二氯甲醚、氯甲甲醚及烟草的加热产物等。铀、镭等衰变时产生的氡和氡子气、电离辐射、微波辐射也是肺癌危险因素。有资料表明,人工纤维、玻璃纤维、二氯化硅、氯乙烯、石油等也具有致癌作用。接触石棉的吸烟者肺癌病死率为非接触石棉的吸烟者的 8 倍。

4.遗传因素

遗传因素与肺癌的关系密切。研究发现,许多基因与肺癌的易感性有关。肺癌患者常有第 3 号染色体短臂缺失,正常细胞发生癌变前期常有一系列基因改变,包括原癌基因的激活、抑癌基因的失活、自反馈分泌环的活化和细胞凋亡的抑制,导致细胞生长失控,提示肺癌具有一定的潜在血缘遗传性。与肺癌发生关系密切的基因主要有 HER、RAS 等基因家族,ALK 融合基因、MDM2 基因等,抑癌基因有 P53、Rb、PTEN 等。与肿瘤发生的分子机制有细胞凋亡障碍和免疫逃避、肿瘤血管生成、生长因子信号转导通路激活等。

5.饮食与营养

食物中长期缺乏维生素 A、β 胡萝卜素和微量元素(锌、硒)等易发生肺癌。

6.其他诱发因素

肺结核、慢性支气管炎、肺间质纤维化等疾病与肺癌的发生有一定关系。美国癌症学会还将肺结核列为肺癌发病因素之一。结核病患者患肺癌的危险性是正常人群的 10 倍,主要是腺癌。此外,免疫功能低下、内分泌功能失调等在肺癌的发展中也有一定作用。

(二)病理

1.按解剖学分类

(1)中央型肺癌:发生在段支气管至主支气管的癌肿称为中央型肺癌,以鳞状上皮细胞癌和小细胞肺癌较多见。

(2)周围型肺癌:发生在段支气管以下的癌肿称为周围型肺癌,以腺癌多见。

2.按组织学分类

(1)小细胞肺癌(SCLC):是一种低分化的神经内分泌肿瘤,恶性程度最高。在发生发展的早期即可侵犯肺门和纵隔淋巴结及血管,很快出现肺外转移。肿瘤质地软,呈灰白色黏液样变性,多见出血和坏死。小细胞肺癌可能起源于 Kulchitsky 细胞,胞浆内含有神经内分泌颗粒,能分泌 5-羟色胺、儿茶酚胺等肽类物质,引起类癌综合征。SCLC 对放疗和化疗较敏感。

（2）非小细胞肺癌（NSCLC）

1）鳞状上皮细胞癌：简称鳞癌。包括乳头状型、透明细胞型、小细胞型、基底细胞样型。组织学特点是细胞大，呈多形性，常呈鳞状上皮样排列，可见角化珠、细胞间桥。多见于老年吸烟男性，是肺癌中最常见的类型。多数起源于段和亚段支气管黏膜，倾向于管腔内生长，常引起支气管狭窄，导致肺不张或阻塞性肺炎。鳞癌一般生长缓慢，转移晚，手术切除机会较多，但对放疗和化疗敏感性不如小细胞癌。

2）腺癌：包括腺泡状、乳头状、细支气管-肺泡癌和实体癌伴黏液形成。典型腺癌呈腺管或乳头状结构，癌细胞为圆形或柱状，核仁明显，胞浆丰富，常含有黏液，在纤维基质支持下形成腺体状。腺癌女性多见，与吸烟无密切关系。主要来自支气管腺体，倾向于管外生长，也可循泡壁蔓延，早期即可侵犯血管和淋巴管引起肝、脑、骨等远处转移，更易累及胸膜出现胸腔积液。肺泡细胞癌或称细支气管-肺泡癌，属于腺癌的一个亚型，其发病年龄较轻，与吸烟关系不大。癌细胞多为分化好的柱状细胞，沿终末细支气管和肺泡壁表面蔓延，不侵犯或破坏肺的结构，可能属一种异源性肿瘤。

3）大细胞癌：可分为巨细胞型和透明细胞型。癌细胞大，分化差，形态多样，核大，核仁显著，胞浆丰富，有黏液形成。常见大片出血性坏死。大细胞癌较小细胞癌转移晚，手术切除机会较大。

4）其他：如鳞腺癌，具有明确的腺癌和鳞癌的组织结构，两种成分混杂在一起，或分别独立存在于同一个瘤体中。其他还可见类癌、肉瘤样癌、唾液腺型癌等。

二、临床表现

（一）症状

1.肺癌早期可无明显症状，当病情发展到一定程度时，常出现以下症状

（1）刺激性干咳。

（2）痰中带血或血痰。

（3）胸痛。

（4）发热。

（5）气促。

当呼吸道症状超过2周，经对症治疗不能缓解，尤其是痰中带血、刺激性干咳，或原有的呼吸道症状加重，要高度警惕肺癌存在的可能性。

2.当肺癌侵及周围组织或转移时，可出现如下症状

（1）肿瘤侵犯喉返神经出现声音嘶哑。

（2）肿瘤侵犯上腔静脉，出现面、颈部水肿等上腔静脉梗阻综合征表现。

（3）肿瘤侵犯胸膜引起胸膜腔积液，往往为血性；大量积液可以引起气促。

（4）肿瘤侵犯胸膜及胸壁，可以引起持续剧烈的胸痛。

（5）上叶尖部肺癌可侵入和压迫位于胸廓入口的器官组织，如第一肋骨、锁骨下动、静脉、臂丛神经、颈交感神经等，产生剧烈胸痛，上肢静脉怒张、水肿、臂痛和上肢运动障碍，同侧上眼睑下垂、瞳孔缩小、眼球内陷、面部无汗等颈交感神经综合征表现。

（6）近期出现的头痛、恶心、眩晕或视物不清等神经系统症状和体征应当考虑脑转移的可能。

（7）持续固定部位的骨痛、血浆碱性磷酸酶或血钙升高应考虑骨转移的可能。

（8）右上腹痛、肝大、碱性磷酸酶、天门冬氨酸氨基转移酶、乳酸脱氢酶或胆红素升高应考虑肝转移的可能。

（9）皮下转移时可在皮下触及结节。

（10）血行转移到其他器官可出现转移器官的相应症状。

（二）体征

（1）多数早期肺癌患者无明显相关阳性体征。

（2）患者出现原因不明、久治不愈的肺外征象,如杵状指(趾)、非游走性关节疼痛、男性乳腺增生、皮肤黝黑或皮肌炎、共济失调和静脉炎等。

（3）临床表现高度可疑肺癌的患者,体检发现声带麻痹、上腔静脉梗阻综合征、Horner征、Pancoast综合征等提示局部侵犯及转移的可能。

（4）临床表现高度可疑肺癌的患者,体检发现肝大伴有结节、皮下结节、锁骨上窝淋巴结肿大等,提示远处转移的可能。

三、诊断与鉴别诊断

（一）诊断

肺癌的治疗效果与预后取决于能否早期诊断和合理治疗及肺癌的恶性程度。早期诊断有赖于高危人群的防癌检查和及时就诊,也需要医务人员高度警惕,避免误诊。高危人群或有下列情况者应提高警惕,及时进行排癌检查。

（1）刺激性咳嗽2～3周而抗感染、镇咳治疗无效。

（2）原有慢性呼吸道疾病,近来咳嗽性质改变者。

（3）近2～3个月持续痰中带血而无其他原因可以解释者。

（4）同一部位、反复发作的肺炎。

（5）原因不明的肺脓肿,无毒性症状,无大量脓痰,无异物吸入史且抗感染治疗疗效不佳者。

（6）原因不明的四肢关节疼痛及杵状指(趾)。

（7）X线显示局限性肺气肿或段、叶性肺不张。

（8）肺部孤立性圆形病灶和单侧性肺门阴影增大者。

（9）原有肺结核病灶已稳定,而其他部位又出现新增大的病灶者。

（10）无中毒症状的血性、进行性增多的胸腔积液者。一般根据病史、临床表现、体格检查和相关的辅助检查,80%～90%的肺癌患者可确诊。必要的辅助检查中,发现肺癌的最常用检查是影像学,而确诊的必要手段则是细胞学、病理学检查。

（二）鉴别诊断

肺癌常易被误诊或漏诊,进行痰脱落细胞、支气管镜或其他组织病理学检查有助于鉴别诊断。

1.肺结核

（1）结核球:需与周围型肺癌相鉴别。结核球多见于年轻患者,可有反复血痰史,病灶多位于上叶尖后段和下叶背段的结核好发部位,边界清楚,边缘光滑无毛刺,偶见分叶,可有包膜,密度高,可有钙化点,周围有纤维结节状病灶,多年不变。如有空洞形成,多为中心性薄壁空洞,洞壁规则,直径很少超过 3 cm。

(2)肺门淋巴结结核:易与中央型肺癌相混淆。肺门淋巴结结核多见于儿童或青年,有结核中毒症状,结核菌素试验多呈强阳性,抗结核治疗有效。影像学检查有助于鉴别诊断。

(3)急性粟粒型肺结核:应与弥漫性细支气管-肺泡癌相鉴别。粟粒型肺结核 X 线表现为病灶大小相等、分布均匀的粟粒样结节,常伴有全身中毒症状,抗结核治疗有效。而肺泡癌 X线表现多为大小不等、分布不均的结节状播散病灶,结节密度较高,一般无发热,可从痰中查到癌细胞。

2.肺炎

肺癌并发阻塞性肺炎表现常与肺炎相似。肺炎起病急骤,先有寒战、高热等毒血症状,然后出现呼吸道症状,X 线表现为云絮影,不呈段叶分布,无支气管阻塞,少见肺不张,经抗感染治疗病灶吸收迅速而完全。而癌性阻塞性肺炎呈段或叶分布,常有肺不张,吸收缓慢,炎症吸收后可见块状影。同一部位反复发生肺炎时应考虑肺癌可能。慢性炎症形成的炎性假瘤常与肺癌混淆,可通过纤维支气管镜和痰脱落细胞等检查加以鉴别。

3.肺脓肿

应与癌性空洞继发感染相鉴别。原发性肺脓肿起病急,伴高热,咳大量脓痰,中毒症状明显,胸片上表现为薄壁空洞,内有液平,周围有炎症改变,外周血白细胞明显增多。癌性空洞常先有咳嗽、咯血等肿瘤症状,后出现咳脓痰、发热等继发感染症状。胸片可见癌肿块影有偏心空洞,壁厚,内壁凹凹凸凸不平。鉴别应结合支气管镜检和痰脱落法细胞学检查。

4.肺部良性肿瘤

支气管腺瘤、错构瘤等在影像学上与恶性肿瘤相似,但肿块影边界整齐清楚,多无分叶,多无临床症状,病程长。

5.纵隔淋巴瘤

影像学检查似中央型肺癌,常为双侧性,可伴发热,但支气管刺激症状不明显,痰脱落细胞检查阴性,支气管镜检和支气管造影有助于鉴别诊断。

四、治疗

(一)手术治疗

1.手术治疗原则

解剖性肺切除术是早期肺癌的主要治疗手段,也是目前临床治愈肺癌的重要方法。肺癌手术分为完全性切除、不完全性切除和不确定性切除。应力争完全性切除,以期达到完整地切除肿瘤,减少肿瘤转移和复发,并且进行精准的病理 TNM 分期,力争分子病理分型,指导术后综合治疗。对于可手术切除的肺癌应当遵守外科原则。

2.手术适应证

(1)Ⅰ、Ⅱ期和部分Ⅲ A 期(T1~2N2M0;T3N1~2M0;T4N0~1M0 可完全性切除)NSCLC 和Ⅰ期 SCLC(T1~2N0M0)。

(2)部分Ⅳ期 NSCLC,有单发对侧肺转移,单发脑或肾上腺转移者。

(3)临床高度怀疑肺癌的肺内结节,经各种检查无法定性诊断,可手术探查。

3.手术禁忌证

(1)全身状况不佳,心、肺、肝、肾等重要脏器功能不能耐受手术者。

(2)绝大部分诊断明确的Ⅳ期、大部分ⅢB期和部分ⅢA期NSCLC。

（二）药物治疗

主要包括化疗和靶向治疗、姑息治疗。

化疗还可用于手术后患者的辅助化疗、术前新辅助化疗及联合放疗的综合治疗等。常用的药物有吉西他滨、培美曲塞、紫杉类（紫杉醇、多西他赛）、长春瑞滨、依托泊苷和喜树碱类似物（伊立替康）、铂类药物等。化疗方案的选择需要根据病理、患者情况、适应证、患者意愿等多种情况评估。

靶向治疗是以肿瘤组织或细胞的驱动基因变异以及肿瘤相关信号通路的特异性分子为靶点，利用分子靶向药物特异性阻断该靶点的生物学功能，选择性地从分子水平逆转肿瘤细胞的恶性生物学行为，从而达到抑制肿瘤生长甚至使肿瘤消退的目的。目前靶向治疗主要应用于非小细胞肺癌中的腺癌患者，可用于一线治疗或化疗后的维持治疗，对不适合根治性治疗局部晚期和转移的NSCLC有显著的治疗作用，并可延长患者的生存期。靶向治疗成功的关键是选择特异性的标靶人群。例如，以ECFR突变阳性为靶点，一代药物有厄洛替尼、吉非替尼、埃克替尼，二代药物有阿法替尼，三代药物有奥希替尼；以ALK重排阳性为靶点的有克唑替尼、阿来替尼、色瑞替尼等；以ROS1重排阳性为靶点的有克唑替尼。此外，以肿瘤血管生成为靶点的贝伐珠单抗、安罗替尼也应用肺癌的治疗。采用免疫检查点PD-L1单克隆抗体可抑制PD-1与肿瘤细表面的PD-L1结合，产生一系列抗肿瘤的免疫作用，也有一定的治疗效果。

姑息治疗的目的是改善症状，减轻痛苦，提高生活质量。姑息治疗包括营养支持治疗、症状治疗、心理治疗等，如疼痛症状治疗、乏力症状治疗、焦虑治疗，所有肺癌患者都应该全程接受姑息医学的症状筛查、评估及治疗。

1.小细胞肺癌

对化疗敏感，以化疗为主。局限期患者，手术切除术后辅助化疗或同步放化疗。广泛期患者以化疗为主，一线EP方案常用，目前安罗替尼及PD-L1单克隆抗体也进入小细胞肺癌的治疗指南。

2.非小细胞肺癌

对于有基因突变的晚期患者首选靶向治疗，对于无基因突变的非鳞癌患者可考虑贝伐珠单抗联合化疗。目前PD-L1单克隆抗体联合化疗应用于晚期肺癌患者的治疗。化疗用于中、晚期患者术后辅助化疗、术前为缩小瘤体的新辅助化疗及晚期无基因突变患者的治疗。可根据治疗指南选择方案，通常一线方案为含铂的两药方案，二线及以上的化疗考虑单药为主。

（三）放射治疗

放射治疗（简称放疗）是肺癌治疗的重要手段，利用放射线可缩小或消除病灶。肺癌放疗包括根治性放疗、姑息性放疗、辅助性放疗和预防性放疗等。

1.放疗的原则

(1)根治性放疗：适用于Karnofsky功能状态评分标准评分≥70分的患者，包括因医源性或（和）个人因素不能手术的早期NSCLC，不可切除的局部晚期NSCLC和局限期SCLC。

(2)姑息性放疗：适用于对晚期肺癌原发灶和转移灶的减症治疗。对于NSCLC单发脑转移灶手术切除患者可以进行术后全脑放疗，广泛期SCLC的胸部放疗。

(3)辅助性放疗：适应于术前放疗、术后放疗切缘阳性（R1和R2）的患者；外科探查不够的患者或手术切缘近者；对于术后pN2阳性的患者，鼓励参加术后放疗的临床研究。

(4)术后放疗:设计应当参考患者手术病理报告和手术记录。

(5)预防性放疗:适用于全身治疗有效的 SCLC 患者全脑放疗。

(6)同步放化疗:适用范围:不能手术的ⅢA 及ⅢB 期患者,建议同步放化疗方案为 EP 方案(足叶乙苷＋顺铂)、NP 方案(长春瑞滨＋顺铂)和含紫杉类方案。如果患者不能耐受,可以行序贯化放疗。

(7)接受放化疗的患者,潜在毒副反应会增大,治疗前应当告知患者。放疗设计和实施时,应当注意对肺、心脏、食管和脊髓的保护。治疗过程中应当尽可能避免因毒副反应处理不当而导致放疗非计划性中断。

(8)采用三维适形放疗技术或图像引导放疗等先进的放疗技术,建议在具有优良的放射物理技术条件下,开展立体放射治疗(SBRT)。

(9)放疗靶区勾画时,推荐增强 CT 定位或 PET-CT 定位。可以参考 PET-CT 的肿瘤生物影像,在增强 CT 定位影像中勾画肿瘤放疗靶区。

(10)接受放疗或放化疗的患者,治疗休息期间应当予以充分的监测和支持治疗。

2.NSCLC 放疗的适应证

放疗可用于因身体原因不能手术治疗的早期 NSCLC 患者的根治性治疗、可手术患者的术前及术后辅助治疗、局部晚期病灶无法切除患者的局部治疗和晚期不可治愈患者的重要姑息治疗手段。

3.SCLC 放疗的适应证

放化疗综合治疗是局限期 SCLC 的标准治疗。局限期患者建议初始治疗就行同步化放疗或先行 2 个周期诱导化疗后行同步化放疗。如果患者不能耐受,也可行序贯化放疗。如果病情允许,局限期 SCLC 的放射治疗应当尽早开始,可以考虑与第 1 个周期或第 2 个周期化疗同步进行。如果病灶巨大,放射治疗导致肺损伤的风险过高,则可以考虑在第 3 个周期化疗时同步放疗。

4.预防性脑照射

局限期 SCLC 患者,在胸内病灶经治疗达到完全缓解后推荐行预防性脑照射,达到部分缓解的患者也推荐行预防性脑照射。广泛期 SCLC 在化疗有效的情况下,行预防性脑照射亦可降低 SCLC 脑转移发生的风险。预防性脑照射推荐时间为所有化放疗结束后 3 周左右进行,之前应行增强脑核磁检查以排除脑转移,建议全脑放疗剂量为 25 Gy,2 周内分 10 次完成。

5.晚期肺癌患者的姑息放疗

主要是为了解决因原发灶或转移灶导致的局部压迫症状、骨转移导致的疼痛以及脑转移导致的神经症状等。

(四)其他治疗方法

对于失去手术指征、全身化疗无效的晚期癌症患者,可通过支气管动脉灌注化疗(BAI)缓解症状、减轻患者痛苦。经纤维支气管镜介导,将抗癌药物直接注入肿瘤,还可进行腔内放疗、激光切除,以减轻肿瘤引起的气道阻塞和控制出血。

(王　燕)

第十四节　支气管镜检查

一、适应证

支气管镜检查是呼吸系统疾病的重要检查方法,其适应证如下。

(1)不明原因的慢性咳嗽:支气管镜对于诊断支气管结核、异物及呼吸道肿瘤等具有重要价值。注意:气管上端肿瘤可能会因其位于胸部 CT 扫描范围之上,胸部 CT 未显示呼吸道异常。有文献报道,一些患者出现慢性咳嗽,按"哮喘"治疗长达 1 年以上,直至憋气、咯血等症状出现时才发现气管内肿瘤。

(2)不明原因的咯血或痰中带血:尤其是持续 1 周以上者。支气管镜有助于查明出血部位和原因。肺癌高风险或持续咯血的患者即使胸部 CT 检查未发现异常,也应行支气管镜检查。

(3)不明原因的局限性哮鸣音:支气管镜有助于查明呼吸道阻塞的原因、部位及性质。

(4)不明原因的声音嘶哑:气管肿物或纵隔占位侵犯喉返神经、声门下肿物侵犯声带或声门旁间隙,都可能引起声嘶。

(5)痰中发现癌细胞或可疑癌细胞:有些微小和(或)表浅病变胸部 CT 可能无法显示或漏诊,可以通过支气管镜检查进一步明确。

(6)胸部 X 线和(或)CT 检查:提示肺不张、肺部结节或块影、阻塞性肺炎、炎症不吸收、肺部弥漫性病变、肺门和(或)纵隔淋巴结肿大、气管支气管狭窄以及原因未明的胸腔积液等异常改变者。

(7)肺部手术前检查:支气管镜术前检查对于确定手术方式、确认治疗方案必不可少,同时有助于评估预后。支气管镜检查是胸部影像学检查的重要补充,支气管镜观察的病变范围可能与 CT 预估的病变范围不一致,导致手术方式甚至是治疗方案的变更。此外,支气管镜检查时可观察与手术麻醉相关的咽喉部情况,还可能发现支气管解剖变异等。

(8)胸部外伤、怀疑有气管支气管裂伤或断裂。

(9)肺或支气管感染性疾病(包括免疫抑制患者支气管肺部感染)的病因学诊断:如通过呼吸道吸引物、保护性毛刷、支气管冲洗液以及支气管肺泡灌洗(bronchoalveolar lavage,BAL)获取的标本进行涂片、培养及实验等。

(10)机械通气时的呼吸道管理:床旁支气管镜检查应用于机械通气的患者,可以有效提高呼吸道管理水平。例如,观察人工气道是否存在扭曲、狭窄、阻塞等异常;有效清理下呼吸道分泌物,送检深部痰液进行实验室检查,根据药敏试验结果指导临床合理用药等。

(11)疑有气管、支气管瘘的确诊。

二、禁忌证

支气管镜检查前需充分权衡患者的检查风险与受益,支气管镜技术成熟,以下大部分为相对禁忌证。

(1)活动性大咯血:此时呼吸道内血液可能占据部分呼吸道并使气管镜镜头模糊不清,导致进镜检查困难,无法明确出血部位、原因;同时,支气管镜检查刺激可能导致大咯血进一步加剧、窒息。若必须行支气管镜检查时,应在建立人工气道后进行,以降低窒息发生的风险。

(2)严重的高血压:如收缩压≥160 mmHg 和(或)舒张压≥100 mmHg;或高血压患者血

压控制不稳、波动较大。

（3）严重的心律失常：例如 24 h 超过 500 次的室性心律失常、频发的房性心动过速、频发的室上性心动过速、发作的预激综合征，建议心内科专科评价后检查。

（4）新近发生的心肌梗死或有不稳定型心绞痛发作史。

（5）严重心、肺功能障碍。

（6）不能纠正的出血倾向：如凝血功能严重障碍、尿毒症及严重的肺动脉高压等。

（7）严重的上腔静脉阻塞综合征：支气管镜检查易导致喉头水肿和严重的出血。

（8）疑有主动脉瘤、主动脉夹层。

（9）严重精神疾病。

（10）全身情况极度衰竭。

（11）确诊及可疑颅内高压患者：谨慎进行支气管镜检查。

三、支气管镜检查原则

1. 循腔进镜

支气管镜操作中随时调整角度轮，使呼吸道腔始终位于视野中央。不接触呼吸道黏膜可以避免呼吸道壁黏膜损伤，保持视野清晰，并减少刺激从而减少患者咳嗽。

2. 轻柔操作

操作中切勿粗暴，避免内镜先端部损伤呼吸道黏膜，避免持续负压吸引呼吸道黏膜。特别注意：气管镜通过声门时动作要轻柔、快速，不得在声带闭合及患者高度紧张状态下强行通过，否则可能引起咽喉迷走神经反射，导致心搏、呼吸骤停等严重并发症。

3. 全面、仔细观察

支气管镜检查时尽可能到达所有支气管最远端分支，而不是仅观察 3 级、4 级及以上呼吸道。仔细观察呼吸道情况，以免漏诊。患者情况允许时，应在呼吸道分泌物清理干净、视野清晰的条件下进行观察，以免观察不清或漏诊细微病灶。

4. 充分、合理取样

观察结束后是否取样、取样位置、取样方法、取样顺序可能影响到诊断率以及并发症的发生，需要根据患者情况、影像资料提示等综合考虑。

四、支气管镜操作方法

（一）支气管镜操作的基本要求

检查时推荐患者取平卧位，操作者位于患者头侧，患者平卧位较为舒适且便于术者操作。如患者因憋气、椎体疾病等原因不能平卧，可以取半卧位、略向一侧卧位或者坐位。操作者位于患者头侧，面向正前方站立。推荐左手持镜，右手辅助以及使用附件。操作者左手持支气管镜操作部，右手持插入部使支气管镜位于身体前方。

注意：操作者不要将内镜环抱于自身胸腹附近，以免检查中内镜与术者的身体或工作服接触，既污染内镜，又污染工作服。

左手指操作分工：拇指负责调整角度轮，食指在负压吸引按钮与图像冻结按钮之间切换。左手中指、无名指和小拇指握持支气管镜的手柄部。注意：持镜时左手大鱼际部分外露，掌心放松。如果左手大鱼际和掌心紧握支气管镜手柄，将可能影响内镜手柄的最大旋转角度。操作中通过角度轮控制先端部上下方向,下压角度轮时先端部向上,反之亦然;左、右方向通过旋转操作部手柄控制。

(二)支气管镜进镜途径

支气管镜插入途径:通常经鼻腔或口腔插入,也可经喉罩、气管插管或者气管造瘘口等途径插入。经鼻插入时可通过下鼻道或中鼻道进入,如遇鼻甲肥大、鼻道狭窄,可更换另一侧鼻腔尝试,若双侧不能进入需改为经口插入。经鼻插入多数患者耐受较好,可随时经口主动排出分泌物并保持发声交流,缺点为气管镜摩擦可能导致鼻腔疼痛、鼻出血。经口插入时需在患者口腔置入牙垫以避免损伤内镜,经口插入无鼻黏膜损伤,但部分患者易恶心,且不方便语言交流。注意:如牙垫滑出,可能造成气管镜咬伤!经喉罩、气管插管或造瘘口插入时,需要选择外径合适的支气管镜。

(三)进镜过程描述

支气管镜经鼻或经口沿生理弯曲到达咽部,看到会厌后向上推支气管镜角度轮的同时右手缓慢进镜,至声门上区。调整支气管镜(可轻微下压角度轮),使支气管镜正对声门区中心,进镜通过声门进入气管,进入气管后迅速向上推角度轮,尽可能使支气管镜保持在气管中心,不要抵触气管壁。右肺:支气管镜到达气管隆嵴附近时,顺时针旋转支气管镜手柄(约90°)的同时右手进镜插入右主支气管。保持顺时针旋转状态,同时下压角度轮进入右肺上叶支气管。继续下压角度轮观察右肺上叶尖段,略放松下压的角度轮并少许退镜,手柄继续轻微顺时针转动,观察右肺上叶后段;之后手柄略向逆时针方向回转,即可观察上叶前段情况。放松角度轮,保持手柄逆时针旋转状态,右手进镜插入中间段支气管。轻微压角度轮的同时调整手柄方向,进镜观察中叶内侧段及外侧段支气管。进入右肺下叶背段支气管,需要进镜的同时顺时针旋转手柄并下压角度轮。从背段退出后略向上推角度轮,进入基底段支气管观察。左肺:支气管镜到达气管隆嵴附近时,逆时针旋转支气管镜手柄(小于90°)的同时右手进镜插入左主支气管。保持逆时针旋转状态,同时下压角度轮进入上叶支气管。继续下压角度轮进入左肺上叶上支,手柄继续轻微顺时针转动,观察左肺上叶前段,之后手柄逆时针方向轻微转动,观察上叶尖后段。后退支气管镜至舌支开口附近,先向上支方向进镜超过舌支开口水平,此时一边退镜一边顺时针旋转手柄,支气管镜即可顺利进入舌支,转动手柄观察上舌段和下舌段。放松支气管镜角度轮,进入左肺下叶。进入左肺下叶背段时,左臂向身体左侧外展并下降,同时进一步顺时针旋转手柄至向后方向并下压角度轮;也可以支气管镜在放松状态下,由下叶支气管边进镜边向上推角度轮进入背段。从背段退出后放松角度轮即可插入基底段支气管观察。

五、支气管镜检查注意事项

(1)诊疗床应调整至方便术者操作的高度,避免检查时因诊疗床过低使操作者弓背或者诊疗床过高使操作者双臂高举,不便于操作。

(2)支气管镜检查时操作者身体面向正前方,轻微转动腰部配合操作手法,即可将内镜插入各支气管分支。初学者练习时应注意,如果操作者需要大幅度扭转身体和挪动脚步才能完成操作,则支气管镜操作手法还不够顺畅、娴熟,需要多加练习。

(3)操作过程中,内镜不能接触操作者的身体或工作服。

(4)支气管镜检查时,负压吸引能有效、快速地清除呼吸道内分泌物和液体。负压吸引时应避免内镜先端部紧贴呼吸道壁持续吸引,后者可能导致黏膜出血,负压吸引时间不宜过久以免缺氧。在较小呼吸道吸引时采用间断负压吸引的方式,可以避免管腔塌陷。

(5)操作中视野模糊的处理方法。由于操作中致视野不清的原因不同,处理方法亦有所不同。①支气管镜先端部接触呼吸道壁致视野不清。处理方法:退镜观察。②管腔内分泌物或血液污染镜头致视野不清。处理方法:内镜先端部在大气道膜部或小支气管管壁边吸引边适度摩擦镜头;或者经活检孔注入少量生理盐水,边冲洗边吸引。若无效,可撤镜至体外擦拭干净,再重新插入。

(6)如何减轻操作时患者咳嗽?检查前与患者充分沟通,嘱患者放松、平静呼吸。进行充分的麻醉、避免接触甚至损伤呼吸道黏膜、轻柔操作都可以减少患者咳嗽。适度地使用负压吸引,可能影响患者的安静程度。

(7)所有进行支气管镜检查的患者在检查前、检查过程中及检查完毕时均应重复记录心率、血压和血氧饱和度。支气管镜检查过程中要持续监测血氧饱和度;对于高风险的心律失常患者(例如影响血流动力学的室性心律失常患者或者心房颤动、心房扑动患者),还应持续进行心电监测。检查中,操作者及助手应随时注意观察患者的意识、口唇颜色及监测指标的变化。

六、支气管镜观察顺序及采图要求

(一)观察顺序

(1)先健侧后患侧;由上至下,由近及远,由正常到异常。

(2)先观察咽喉部,进入气管后注意不要遗漏声门下区。依次观察气管、健侧主支气管及其分支,再观察患侧主支气管及其分支。

(二)采图要求

(1)每个部位应包含远景和近景图,远景图须包含上一级支气管分嵴,以便判断病变的相对位置。

(2)除局部特写外,呼吸道腔位于视野中央,便于展示呼吸道全周的情况。

(3)图像视野清晰,没有遮挡或污物。

七、病变大小和范围的测量及估计

1.病变大小估计

如病变较小,可以活检钳杯口直径作为镜下参照物进行估计。位于大气道较大的病变可以所在支气管管径大小作为参照。

2.病变长度测量

(1)实测方法:可以鼻入口平面为界,先将内镜置于病变一端,移动内镜至病变另一端,测量内镜移动的距离即为病变的长度;也可参照插入部每白线格 5 cm 的距离进行长度估计。

(2)估测:气管软骨环与大气道长度结合,进行病变长度的估测。例如,一个气管软骨环长度约为 0.5 cm,计数气管软骨环数乘以 0.5 即为估计长度;男性右主支气管的平均长度为 2.1 cm,一例男性患者气管病变如位于右主支气管中点附近,则病变距气管隆嵴约为 1.05 cm。

(王　燕)

第二章 心内科疾病

第一节 心绞痛

心绞痛是心肌血氧供求不平衡所致,以心前区发作性疼痛、憋闷或不适为主要表现的临床综合征。这是冠心病的常见类型,但也见于重度主动脉瓣病变(狭窄或关闭不全)、肥厚型心肌病、二尖瓣脱垂等。

一、病因

心肌耗氧量增加和(或)心肌供血减少是心绞痛发作的主要发病机制。临床上常用心率和收缩压的乘积作为估计心肌耗氧量的指标,而心肌的血供则取决于冠状动脉狭窄的程度,有无冠状动脉痉挛参与以及侧支循环的多少等因素。各种易患因素导致血管内膜损伤、前列环素(PGI_2)生成减少和脂质渗入与沉积常是动脉粥样硬化发生的始动机制,血小板随之黏附、聚集于局部,释出血栓素 A_2(TXA_2),则明显使病变加速、病情加重。心绞痛发作与 TXA_2/PGI_2 比值失调密切相关。冠状动脉 α 受体兴奋性增高,平滑肌细胞内 Ca^{2+} 浓度增加即是冠状动脉痉挛的主要机制。

二、临床表现

1.典型心绞痛发作

(1)胸骨后或心前区发作性疼痛、憋闷或不适,可放射至左肩、左上肢、右肩、颈部、背部、下颌部、牙齿咽喉部、舌头、鼻、耳垂、乳突、上腹部等。

(2)发作频率不定,随病情轻重而异。发作持续时间多在 1～5 min 间,但少数严重患者可持续较长时间。

(3)多发生于劳累、情绪激动、饱餐、受冷等情况,但也有发生于平卧位等休息情况。

(4)休息或舌下含服硝酸甘油数分钟常可缓解。但病情重笃者常需进一步积极治疗方能控制。

2.体检

多无特殊体征,部分患者特别是在心绞痛发作时,可出现以下体征。

(1)心率加快,血压升高。

(2)第三和(或)第四心音。应注意患者心功能情况。

(3)心尖区收缩期杂音,多提示乳头肌功能不全。

(4)心律失常,以室性期前收缩较常见。

三、辅助检查

1.心电图检查

(1)平静心电图:呈现 ST 段下移,T 波倒置。由于冠状动脉具有较大储备力,其血流量要减少到 30％～60％,平静心电图才有明确变化,故有 1/2～2/3 的患者在平静时心电图正常。异常者也以心绞痛发作时的动态改变意义较大。

(2)运动负荷试验:包括双倍二级梯运动试验、活动平板运动试验及踏车运动试验,敏感性高,但仍有一定的假阳性(特别是在非易患人群和 40～60 岁年龄组的女性中更易出现)、假阴性(多见于自发性心绞痛患者),在判断时除应注意结合临床情况(如有无心绞痛发作、心率及收缩压降低等),注意 ST 段、T 波的缺血性变化外,尚宜注意运动前后 R 波振幅、室间隔 Q 波、U 波及室内传导阻滞等资料的综合分析,以提高检查的敏感性和特异性。

(3)动态心电图(Holter 监测):可以随身佩带磁带式记录器对患者进行 24 h 连续心电图检查,从而了解心电图异常的频率、规律及其症状、诱因的关系。但从动态心电图上判断ST-T变化应该慎重,因为在日常活动情况下易受一些非缺血性因素(如过度换气、心脏位置变化等)影响。

2.超声心动图检查

超声心动图可见室壁节段性运动减弱,与正常心肌段相比较,呈现鲜明对比("阶梯征"),这在心绞痛发作或运动负荷试验时有较高阳性率。

3.放射性核素检查

(1)运动负荷^{201}TI 或^{99m}Tc 标记甲氧基异丁基异腈(^{99m}Tc-MIBI)心肌灌注显像:心肌内^{201}TI的分布与冠状动脉血流密切相关,如有心肌缺血存在,即可见血流的不均匀分布与摄取缺损("冷区"),平静时心肌灌注显像检出率低,"冷区"主要见于心肌梗死后的瘢痕部位,运动负荷即能明显地提示冠状动脉供血不足的心肌部位而大大提高检出率,比单纯运动负荷试验心电图检查为优。

(2)"首次通过"放射性核素心血管造影(FPRA)及门电路心脏血池显像(GCBPI):冠心病患者由于区域性心肌灌注减低,从而产生左心室壁节段性缺血和运动异常,同时引起左心室射血分数(EF)下降,运动试验时 EF 不增加或反而降低。方法较简便,需时较短,花费也较小,且能同时提供左心室功能的资料,若与^{201}TI 心肌灌注显像三者联合应用,可检出大多数冠心病患者。

4.冠状动脉造影

不能直接反映胸痛是否为心绞痛,但可以了解冠状动脉狭窄或阻塞性病变的程度、分布范围及侧支循环建立情况,明确一些少见的情况(如冠状动脉起源畸形、冠状动静脉瘘、冠状动脉的夹层血肿等),从而对冠心病具有直接确诊的意义。对于病变较轻或小冠状动脉病变,则造影常不能显示。

5.心肌活检

心肌活检有助于诊断小冠状动脉病(指冠状动脉分支直径小于 1 mm 的血管,这些血管供应窦房结、房室结、希氏束、乳头肌以及大冠状动脉营养血管,且行经心房肌和心室肌的全层,并构成正常的动、静脉的吻合支。小冠状动脉病变时可发生心绞痛和冠心病的各类型表现,大多预后良好,少数预后较差),也有助于心肌硬化型冠心病(缺血性心肌病)与其他心肌病的鉴别。

四、诊断与鉴别诊断

心绞痛发作呈典型表现者,诊断常不难确立,但对不典型者应除外以下情况。

1.胸壁病变

如肋软骨炎,疼痛表浅在胸壁,且局部有肿起、压痛。

2.纵隔病变

如食管裂孔疝,疼痛与进食有关,多发生于饱餐后平卧时,做卧位的胃肠钡餐检查可明确诊断。

3.心脏神经症

如β受体高敏综合征,普萘洛尔(心得安)常有比较好的诊断和治疗作用。

依据患者的年龄(40岁以上)、易患因素、必要的心脏检查(体检及辅助检查),常可除外非冠状动脉病变(如主动脉瓣病变、肥厚型心肌病和二尖瓣脱垂等)引起的心绞痛。对剧烈和(或)持续较长的心绞痛患者,应注意心电图监测和血清酶学检查,与急性心肌梗死鉴别。

五、治疗

治疗包括终止和预防心绞痛发作、病因治疗及消除总缺血负荷。心绞痛发作频繁剧烈或持续时间较长,特别是不稳定型心绞痛患者应住院观察及积极治疗。

(一)一般治疗

(1)给予合理饮食、合理作息的指导如低动物脂肪、低胆固醇饮食,应戒烟,肥胖患者应限制热量摄入,并适当增加活动量以减轻体重,避免过劳、精神紧张,给予解释和安慰,消除恐惧心理等。重症者应卧床休息。

(2)检出和治疗易患因素对高血压患者应积极治疗,适当应用降压药,力求血压平稳于合理水平。对高血脂、高胆固醇血症者应用降胆固醇、降血脂药物。糖尿病应积极控制。

(3)防治各种可能诱发和加重心绞痛发作的疾病如贫血、甲状腺功能亢进、心力衰竭和心律失常等。

(二)抗心绞痛药物

由于不同患者发病机制不一,对药物的敏感性和耐受量各异,故选择药物和给予剂量均应个别化,因人而异和酌情调节。为了求得最佳有效剂量而又避免不良反应,可考虑联合用药,特别是混合型心绞痛患者(既有耗氧增加,也有供血不足)和病情较重者,但需注意各药的不良反应和配伍禁忌。

1.扩张冠状动脉,改善心肌供血药物

(1)硝酸酯类:扩张冠状动脉及其侧支循环;扩张周围血管(对静脉作用大于动脉),减少回心血量,从而降低心肌耗氧量。这是防治心绞痛发作的基础药物,目前,常用的有硝酸甘油和硝酸异山梨酯。

硝酸甘油:有多种剂型,用于终止发作的有舌下含服的片剂及雾化吸入的气雾剂,作用快速,0.3～0.6 mg,舌下给药,1～2 min即可奏效,作用持续30 min。用于预防发作的有硝酸甘油缓释膜或1%～2%硝酸甘油软膏,贴或涂于皮肤上使之逐步吸收,作用可持续6～8 h甚或12 h。用于频繁发作或严重心绞痛者可用硝酸甘油注射液,以10～25 mg,溶于5%葡萄糖液500 mL中,从4滴/分开始进行静脉滴注,每5 min观察心率和血压情况,如无明显变化则增加4滴,至能有效控制病情则用维持量,一般不超过200 μg/min。不良反应有头胀、头痛、头晕、心率增快,个别可引起血压下降甚或虚脱,对伴有低血容量的患者尤应注意。青光眼患者等禁用。

硝酸异山梨酯(消心痛):每次 5～10 mg,舌下含服,可于 2～3 min 内终止发作,持续 2 h。5～20 mg,口服,30 min 内起效,持续 4～5 h,常用于预防发作。不良反应除与硝酸甘油的不良反应相似外,尚有恶心、上腹不适等胃肠道症状,减量后则自行消失。

单硝酸异山梨酯(异乐定):作用及不良反应与硝酸异山梨酯相似,每次 20 mg,每日 2～3 次。长效制剂为每次 40～50 mg,每日 1 次。

(2)钙通道阻滞剂:拮抗 Ca^{2+} 进入细胞,故可扩张冠状动脉大支及小动脉,也可扩张循环中的小动脉,降低周围血管阻力。增加冠状动脉血流量的作用较硝酸甘油强而持久,故常用于防治变异型心绞痛。目前常用的有硝苯地平、地尔硫䓬(硫氮卓酮)和维拉帕米。

硝苯地平:扩张血管作用强,有降血压作用,为目前常用的降压药,故有血压过高或偏高的心绞痛患者尤为适用,而血压偏低者则应慎用。对有心室功能不良者可减轻左室舒张末压,改善舒张期功能。舌下含服亦常能迅速终止发作,但多用于口服,每次 10～20 mg,每日 3～4 次。孕妇禁用。

地尔硫䓬:无增快心率的作用,甚至可减慢心率和抑制房室传导功能。每次 30～60 mg,每日 3～4 次,口服。

维拉帕米:因其对 Ca^{2+} 进入心肌的抑制较明显,减慢房室结的传导,偶可引起心力衰竭,而扩张小动脉的作用并不比上两种药物优越,常用于心率偏快、合并心房颤动、室上性心动过速又无心力衰竭的患者。每次 40～80 mg,每日 3～4 次,口服;长效制剂为 120～240 mg,1 次顿服。

(3)中药:临床上常用的有丹参、葛根、川芎、毛冬青等。

2.减慢心率、降低心肌耗氧药物

(1)β 受体阻滞剂:通过减慢心率,减弱心肌收缩强度,从而减少心肌耗氧,增加运动耐量,使心绞痛得到缓解。适用于劳力型心绞痛;而自发型心绞痛,即不论其为变异型心绞痛,还是卧位型心绞痛,均应慎用,以免其加重冠状动脉痉挛或诱发心功能不全。目前,常用的制剂如下。

普萘洛尔:为非选择性 β 受体阻滞剂,对 β_1 和 β_2 受体均有阻滞作用,无内在拟交感活性,对心脏有较明显的抑制作用。除治疗心绞痛外,还常用于高血压和快速型心律失常的患者。由于个体的吸收、血液白蛋白结合和肝内代谢率的不同,故剂量个体差异甚大,宜从小剂量开始,按反应逐步增大至获效,一般每次 10～40 mg,每日 3～4 次。本药有抑制心肌收缩、抑制房室传导、增加呼吸系统阻力、促使支气管痉挛的作用,故心力衰竭、房室传导阻滞、支气管哮喘或阻塞性肺气肿者应予禁用。

纳多洛尔(奈羟心安):也是一种非选择性 β 受体阻滞剂,但作用时间较长,用药每日 1 次(40～320 mg),简便有效,且对心肌的抑制作用较弱而较为安全。

美托洛尔(甲氧乙心安、美多心安):为 β_1 受体选择性阻滞剂,亦无内在拟交感活性,在治疗剂量范围内一般不易引起支气管痉挛或其他区受体阻滞的不良反应,但应注意个体敏感性的差异。每次 50～100 mg,每日 1～3 次,口服。

阿替洛尔(氨酰心安):作用同美托洛尔,每次 25～100 mg,每日 2 次,口服。

3.血栓防治制剂

血小板局部的黏附聚集、高凝状态和血栓形成在冠心病心绞痛的发生、发展病程中起着十分重要的作用。冠状动脉内膜损伤、痉挛和血小板激活之间相互作用可导致冠状动脉血栓形成。

在多数情况下,动脉粥样硬化病变是自幼年开始的一种缓慢发展过程,一旦伴有血栓形成则常迅速发展,斑块上血栓形成可能和局部纤溶系统[如抗凝血酶Ⅲ(ATⅢ)]缺陷有关,在血栓形成过程中,由于凝血酶的催化反应,最终使可溶性纤维蛋白原转化为不溶性纤维蛋白,由纤维蛋白单体聚合成一种复杂的网状组织,后者网罗血液成分而形成血栓。故对冠心病患者,特别是心绞痛发作频剧者,应不同层次地选择有关药物防止血栓形成及病变发展。

(1)抗血小板药物:常用的有阿司匹林、银杏黄酮制剂、噻氯匹定(抵克力得)和双嘧达莫(潘生丁)。

阿司匹林:目前多数认为,小剂量阿司匹林(每日 50~300 mg)可降低血小板集聚度,降低 TXA_2/PGI_2 比值,但如剂量增大则可明显地同时抑制 PGI_2 的产生,后果适得其反。长期用药有可能对胃黏膜产生刺激和损伤,甚或引起胃出血,故最好用肠溶性阿司匹林。

噻氯匹定:通过抑制纤维蛋白原与血小板膜的腺苷二磷酸(ADP)依赖性结合,有效地抑制血小板聚集和血小板因子释放。每次 0.25 g,每日 1 次,口服。

银杏黄酮制剂:具有抗血小板聚集和防止血栓形成的作用,并可抑制细胞脂质过氧化反应,保护局部缺血的心肌。国内常用的有银杏叶制剂(天保宁),每次 40~80 mg,每日 3 次,口服。

双嘧达莫:本药可扩张冠状动脉,改善心肌供血,但目前临床应用主要考虑其能延长血小板寿命,抑制血小板凝集,若与阿司匹林合用则更有协同作用。每次 25~50 mg,每日 3 次,口服。

少数患者服后可有头痛、头晕、胃肠道反应等。

(2)抗凝药物:可静脉滴注右旋糖酐 40,每日给予 500 mL,有抗凝血作用。对症状明显和频发的心绞痛患者,有学者主张及早应用肝素,皮下注射或静脉注射,临床随机试验表明可明显降低急性心肌梗死的发生率,一般可用 100~200 mg,加入 1 000 mL 液体中缓慢静脉滴注,根据凝血时间(试管法)调整用药时间及浓度,治疗要求是使凝血时间维持在 15~30 min 之内。

(3)溶栓药物:能溶解已形成的血栓,改善冠状动脉循环,增加心肌血供,对新鲜血栓效果较好。有报道,在一组大量的不稳定型心绞痛患者冠状动脉造影资料中,发现 1.3% 有血栓形成,但实际上发生率要高得多,一部分患者可因此一直持续至发生心肌梗死。故有学者主张,对一些经上述疗法无效的心绞痛患者采取溶栓疗法,以终止病情的进一步恶化。目前,常用的药物有链激酶、尿激酶,用法当以小剂量静脉滴注为宜,如尿激酶,每日 2 万 U,10~20 d 为一疗程,链激酶有抗原性,用前应皮试和静脉注射地塞米松,用药期间要注意出血倾向。

(三)降脂药

降低血总胆固醇(尤其是低密度脂蛋白胆固醇)对延缓动脉粥样斑块的进展或使斑块消退、降低心脏事件和病死率起重要作用。根据多中心研究结果,心肌梗死后如血总胆固醇高于 5.2 mmol/L,就应长期服用降脂药。临床常用他汀类,如辛伐他类,每次 5~10 mg,每日 1 次,或普伐他类,每次 10 mg,每日 1 次,晚上服。

(四)辅助治疗

1.体外反搏治疗

体外反搏治疗为一种无创性治疗方法,可提高患者冠状动脉灌注压,改善心肌缺血、缺氧的辅助循环,有利于患者症状、心电图异常和血液流变学的改善,以及侧支循环的开放。具体做法是在肢体外及臀部套上气囊,通过微机化控制,当心脏舒张时气囊充气,加压于肢体及臀部,压迫血反流回主动脉,使主动脉内舒张压增高;当心脏收缩时气囊放气,肢体及臀部外压力迅速解除,该部位的血管随之开放,接纳从主动脉流出的血液,使收缩压下降,从而减轻心脏后负荷。禁忌证:①严重主动脉瓣关闭不全;②肺栓塞或四肢静脉血栓形成;③活动性脑出血;④血压超过 24.0/16.0 kPa(180/120 mmHg)。

2.高压氧治疗

提高血氧含量和血氧分压,使血氧弥散增加,从而改善心肌缺氧状态。

(五)介入治疗

1.经皮腔内冠状动脉成形术(PTCA)

冠状动脉狭窄及阻塞性病变是粥样斑块形成和(或)血栓性物质所致,可被加压球囊压缩至血管壁周围,使管腔通畅。其中以药物不能控制的心绞痛,近端孤立型、单支非钙化性病变,冠状动脉狭窄而未完全阻塞,但左心室功能尚好的患者为最佳适应证。成功率高达 85%～95%且对患者创伤小,术后如再狭窄,可多次重复施行,并可安置冠状动脉内支架。

2.冠状动脉内膜切除术

冠状动脉内膜切除术包括定向冠状动脉内膜旋切术和经皮腔内旋磨术等。前者为用旋切刀将血管内壁斑块从血管壁上分离下来,并将切除下来的组织带出体外;后者为利用宝石晶体的圆头,快速旋转切除血管内的狭窄组织。尤其适用于偏心、血管开口处的病变。

3.激光治疗

(1)激光血管成形术:激光对冠状动脉内导致狭窄以至完全阻塞的物质(血栓或有钙化的斑块)有气化清除作用。

(2)心肌血运重建术:应用高速激光将左心室打成许多直径为几微米的孔道(无血液渗出),其后这些孔道保持通畅并内皮化,从而改善心肌供血。据报道疗效非常满意,原活动度减弱的心室壁的活动恢复正常。

(黄玉清)

第二节　感染性心内膜炎

感染性心内膜炎(IE)为心脏内膜表面微生物感染导致的炎症反应。IE 最常累及的部位是心脏瓣膜,包括自体瓣膜和人工瓣膜,也可累及心房或心室的内膜面。近年来,随着诊断及治疗技术的进步,IE 的致死率和致残率显著下降,但诊断或治疗不及时的患者,病死率仍然很高。

一、病因

1.瓣膜性心脏病

瓣膜性心脏病是 IE 最常见的基础病。近年来随着风湿性心脏病发病率的下降,风湿性心脏瓣膜病在 IE 基础病中所占的比例已明显下降,占 6%～23%。与此对应,随着人口老龄化,退行性心脏瓣膜病所占的比例日益升高,尤其是主动脉瓣和二尖瓣关闭不全。

2.先天性心脏病

由于介入封堵和外科手术技术的进步,成人先天性心脏病患者越来越多,在此基础上发生的 IE 也较前增加,室间隔缺损、法洛四联症和主动脉缩窄是最常见的原因。主动脉瓣二叶钙化也是诱发 IE 的重要危险因素。

3.人工瓣膜

人工瓣膜置换者发生 IE 的危险是自体瓣膜的 5~10 倍,术后 6 个月内危险性最高,之后在较低的水平维持。

4.既往 IE 病史

既往 IE 病史是再次感染的明确危险因素。

5.近期接受可能引起菌血症的诊疗操作

各种经口腔(如拔牙)、气管、食管、胆道、尿道或阴道的诊疗操作及血液透析等,均是 IE 的诱发因素。

6.体内存在促非细菌性血栓性赘生物形成的因素

如白血病、肝硬化、癌症、炎性肠病和系统性红斑狼疮等可导致血液高凝状态的疾病,也可增加 IE 的危险。

7.自身免疫缺陷

自身免疫缺陷包括体液免疫缺陷和细胞免疫缺陷,如 HIV。

8.静脉药物滥用

静脉药物滥用者发生 IE 的危险可升高 12 倍。赘生物常位于血流从高压腔经病变瓣口或先天缺损至低压腔产生高速射流和湍流的下游,如二尖瓣关闭不全的瓣叶心房面、主动脉瓣关闭不全的瓣叶心室面和室间隔缺损的间隔右心室侧,可能与这些部位的压力下降及内膜灌注减少,有利于微生物沉积和生长有关。

二、临床表现

(一)全身感染中毒表现

发热是 IE 最常见的症状,除有些老年或心、肾衰竭的重症患者外,几乎均有发热,与病原微生物释放入血有关。亚急性者起病隐匿,体温一般<39 ℃,午后和晚上高,可伴有全身不适、肌痛/关节痛、乏力、食欲缺乏或体重减轻等非特异性症状。急性者起病急骤,呈暴发性败血症过程,通常高热伴有寒战。其他全身感染中毒表现还包括脾大、贫血和杵状指(趾),主要见于亚急性者。

(二)心脏表现

心脏的表现主要为新出现杂音或杂音性质、强度较前改变,瓣膜损害导致的新的或增强的杂音通常为关闭不全的杂音,尤以主动脉瓣关闭不全多见。但新出现杂音或杂音改变不是 IE 的必备表现。

(三)血管栓塞表现

血管栓塞表现为相应组织的缺血性坏死和(或)脓肿。

(四)自身免疫反应的表现

自身免疫反应主要表现为肾小球肾炎、关节炎、皮肤或黏膜出血等,非特异性,不常见。皮肤或黏膜的表现具有提示性,包括:①淤点,可见于任何部位;②指/趾甲下线状出血;③Roth斑,为视网膜的卵圆形出血斑,中心呈白色,多见于亚急性者;④Osler结节,为指/趾垫出现的豌豆大小红色或紫色痛性结节,多见于亚急性者;⑤Janeway损害,为手掌或足底处直径为1～4 mm无痛性出血性红斑,多见于急性者。

三、辅助检查

(一)血培养

血培养是明确致病菌最主要的实验室方法,并为抗生素的选择提供可靠的依据。为了提高血培养的阳性率,应注意以下几个环节。

(1)取血频次:多次血培养有助于提高阳性率,建议至少送检 3 次,每次采血时间间隔至少 1 h。

(2)取血量:每次取血 5～10 mL,已使用抗生素的患者取血量不宜过多,否则血液中的抗生素不能被培养液稀释。

(3)取血时间:有人建议取血时间以寒战或体温骤升时为佳,但 IE 的菌血症是持续的,研究发现,体温与血培养阳性率之间没有显著相关性,因此不需要专门在发热时取血。高热时大部分细菌被吞噬细胞吞噬,反而影响了培养效果。

(4)取血部位:前瞻性研究表明,无论病原微生物是哪一种,静脉血培养阳性率均显著高于动脉血。因此,静脉血培养阴性的患者没有必要再采集动脉血培养。每次取血应更换穿刺部位,皮肤应严格消毒。

(5)培养和分离技术:所有怀疑 IE 的患者,应同时做需氧菌培养和厌氧菌培养;人工瓣膜置换术后、长时间留置静脉导管或导尿管及静脉药物滥用患者,应加做真菌培养。结果阴性时应延长培养时间,并使用特殊分离技术。

(6)取血之前已使用抗生素患者的处理:如果临床高度怀疑 IE 而患者已使用了抗生素治疗,应谨慎评估,病情允许时可以暂停用药数天后再次培养。

(二)超声心动图

所有临床上怀疑 IE 的患者均应接受超声心动图检查,首选经胸超声心动图(TTE);如果TTE 结果阴性,而临床高度怀疑 IE,应加做经食管超声心动图(TEE);TEE 结果阴性,而仍高度怀疑,经 2～7 d 应重复 TEE 检查。如果是有经验的超声医师,且超声机器性能良好,多次TEE 检查结果阴性基本可以排除 IE 诊断。

超声心动图诊断 IE 的主要证据包括:赘生物,附着于瓣膜、心腔内膜面或心内植入物的致密回声团块影,可活动,用其他解剖学因素无法解释;脓肿或瘘;新出现的人工瓣膜部分裂开。

临床怀疑 IE 的患者,其中约 50% 经 TTE 可检出赘生物。在人工瓣膜,TTE 的诊断价值通常不大。TEE 有效弥补了这一不足,其诊断赘生物的敏感度为 88%～100%,特异度达91%～100%。

(三)其他检查

IE 患者可出现血白细胞计数升高,核左移;血沉及 C-反应蛋白升高;高丙种球蛋白血症,循环中出现免疫复合物,类风湿因子升高,血清补体降低;贫血,血清铁及血清铁结合力下降;尿中出现蛋白和红细胞等。心电图和胸片也可能有相应的变化,但均不具有特异性。

四、诊断和鉴别诊断

(一)诊断

首先应根据患者的临床表现筛选出疑似病例。

1.高度怀疑

(1)新出现杂音或杂音性质、强度较前改变。

(2)来源不明的栓塞事件。

(3)感染源不明的败血症。

(4)血尿、肾小球肾炎或怀疑肾梗死。

(5)发热伴以下任何一项:①心内有植入物;②有 IE 的易患因素;③新出现的室性心律失常或传导障碍;④首次出现充血性心力衰竭的临床表现;⑤血培养阳性(为 IE 的典型病原微生物);⑥皮肤或黏膜表现;⑦多发或多变的浸润性肺感染;⑧感染源不明的外周(肾、脾和脊柱)脓肿。

2.低度怀疑

发热,不伴有以上任何一项。对于疑似病例应立即进行超声心动图和血培养检查。

1994 年 Durack 及其同事提出了 Duke 标准,给 IE 的诊断提供了重要参考。后来经不断完善形成了目前的 Duke 标准修订版,包括 2 项主要标准和 6 项次要标准。具备 2 项主要标准,或 1 项主要标准＋3 项次要标准,或 5 项次要标准为明确诊断;具备 1 项主要标准＋1 项次要标准,或 3 项次要标准为疑似诊断。

(1)主要标准包括:①血培养阳性:2 次血培养结果一致,均为典型的 IE 病原微生物如溶血性链球菌、牛链球菌、HACEK 菌、无原发灶的社区获得性金黄色葡萄球菌或肠球菌。连续多次血培养阳性且为同一病原微生物,这种情况包括:至少 2 次血培养阳性且间隔时间＞12 h;3 次血培养均阳性或≥4 次血培养中的多数均阳性,且首次与末次血培养间隔时间至少 1 h;②心内膜受累证据。超声心动图阳性发现赘生物:附着于瓣膜、心腔内膜面或心内植入物的致密回声团块影,可活动,用其他解剖学因素无法解释;脓肿或瘘;新出现的人工瓣膜部分裂开。

(2)次要标准包括:①存在易患因素:如基础心脏病或静脉药物滥用。②发热:体温＞38 ℃;③血管栓塞表现:主要动脉栓塞,感染性肺梗死,霉菌性动脉瘤,颅内出血,结膜出血及 Janeway 损害;④自身免疫反应的表现:肾小球肾炎、Osler 结节、Roth 斑及类风湿因子阳性;⑤病原微生物证据:血培养阳性,但不符合主要标准,或有 IE 病原微生物的血清学证据;⑥超声心动图证据:超声心动图符合 IE 表现,但不符合主要标准。

(二)鉴别诊断

IE 需要和以下疾病鉴别,包括心脏肿瘤、系统性红斑狼疮、Marantic 心内膜炎、抗磷脂综合征、类癌综合征、高心排量肾细胞癌、血栓性血小板减少性紫癜及败血症等。

五、治疗

(一)治疗原则

(1)早期应用:连续采集 3～5 次血培养后即可开始经验性治疗,不必等待血培养结果。对于病情平稳的患者可延迟治疗 24～48 h,对预后没有影响。

（2）充分用药：使用杀菌性而非抑菌性抗生素，大剂量，长疗程，旨在完全杀灭包裹在赘生物内的病原微生物。

（3）静脉给药为主：保持较高的血药浓度。

（4）病原微生物不明确的经验性治疗：急性者首选对金黄色葡萄球菌、链球菌和革兰阴性杆菌均有效的广谱抗生素，亚急性者首选对大多数链球菌（包括肠球菌）有效的广谱抗生素。

（5）病原微生物明确的针对性治疗：应根据药物敏感试验的结果选择针对性的抗生素，有条件时应测定最小抑菌浓度（MIC）以判定病原微生物对抗生素的敏感程度。

（6）部分患者需要外科手术治疗。

（二）病原微生物不明确的经验性治疗

治疗应基于临床及病原学证据。病原微生物未明确的患者，如果病情平稳，可在血培养3～5次后立即开始经验性治疗；如果过去的8d内患者已使用了抗生素治疗，可在病情允许的情况下延迟24～48h再进行血培养，然后采取经验性治疗。2004年欧洲心脏协会（ESC）指南推荐的方案以万古霉素和庆大霉素为基础。我国庆大霉素的耐药率较高，而且庆大霉素的肾毒性大，多选用阿米卡星（丁胺卡那霉素）替代庆大霉素，0.4～0.6g分次静脉给药或肌内注射。万古霉素费用较高，也可选用青霉素类，如青霉素320万～400万单位静脉给药，每4～6h一次；或萘夫西林2g静脉给药或静脉给药，每4h一次。

（三）病原微生物明确的针对性治疗

1.链球菌感染性心内膜炎

根据药物的敏感性程度选用青霉素、头孢三嗪、万古霉素或替考拉宁。

（1）自体瓣膜IE且对青霉素完全敏感的链球菌感染（MIC≤0.1mg/L）：年龄≤65岁，血清肌酐正常的患者，给予青霉素1200万～2000万单位/24h，分4～6次静脉给药，疗程4周；加庆大霉素24h3mg/kg（最大剂量240mg/24h），分2～3次静脉给药，疗程2周。年龄＞65岁，或血清肌酐升高的患者，根据肾功能调整青霉素的剂量，或使用头孢三嗪2g/24h，每日1次静脉给药，疗程均为4周。对青霉素和头孢菌素过敏的患者使用万古霉素24h30mg/kg，每日2次静脉给药，疗程4周。

（2）自体瓣膜IE且对青霉素部分敏感的链球菌感染（MIC0.1～0.5mg/L）或人工瓣膜IE：青霉素2000万～2400万单位/24h，分4～6次静脉给药，或使用头孢三嗪2g/24h，每日1次静脉给药，疗程均为4周；加庆大霉素24h3mg/kg，分2～3次静脉给药，疗程2周；之后继续使用头孢三嗪2g/24h，每日1次静脉给药，疗程2周。对这类患者也可单独塞选用万古霉素，24h30mg/kg，每日2次静脉给药，疗程4周。

（3）对青霉素耐药的链球菌感染（MIC＞0.5mg/L）：治疗同肠球菌。

替考拉宁可作为万古霉素的替代选择，推荐用法为10mg/kg静脉给药，每日2次，9次以后改为每日1次，疗程4周。

2.葡萄球菌感染性心内膜炎

葡萄球菌感染性心内膜炎约占所有IE患者的1/3，病情危重，有致死危险。90%的致病菌为金黄色葡萄球菌，其余10%为凝固酶阴性的葡萄球菌。

（1）自体瓣膜IE的治疗方案有以下几种。①对甲氧西林（新青霉素）敏感的金黄色葡萄球菌（MSSA）感染：苯唑西林8～12g/24h，分4次静脉给药，疗程4周（静脉药物滥用患者用药2周）；加庆大霉素24h3mg/kg（最大剂量240mg/24h），分3次静脉给药，疗程至少3～5d；

②对青霉素过敏患者 MSSA 感染：万古霉素 24 h 30 mg/kg，每日 2 次静脉给药，疗程 4～6 周；加庆大霉素 24 h 3 mg/kg（最大剂量 240 mg/24 h），分 3 次静脉给药，疗程至少 3～5 d；③对甲氧西林耐药的金黄色葡萄球菌（MRSA）感染：万古霉素 24 h 30 mg/kg，每日 2 次静脉给药，疗程 6 周。

（2）人工瓣膜 IE 的治疗方案有以下几点。①MSSA 感染：苯唑西林 8～12 g/24 h，分 4 次静脉给药，加利福平 900 mg/24 h，分 3 次静脉给药，疗程均为 6～8 周；再加庆大霉素 24 h 3 mg/kg（最大剂量 240 mg/24 h），分 3 次静脉给药，疗程 2 周；②MRSA 及凝固酶阴性的葡萄球菌感染：万古霉素 24 h 30 mg/kg，每日 2 次静脉给药，疗程 6 周；加利福平 300 mg/24 h，分 3 次静脉给药，再加庆大霉素 24 h 3 mg/kg（最大剂量 240 mg/24 h），分 3 次静脉给药，疗程均为 6～8 周。

3.肠球菌及青霉素耐药的链球菌感染性心内膜炎

与一般的链球菌不同，多数肠球菌对包括青霉素、头孢菌素、克林霉素和大环内酯类抗生素在内的许多抗生素耐药。甲氧嘧啶-磺胺异噁唑及新一代喹诺酮类抗生素的疗效也不确定。

（1）青霉素 MIC≤8 mg/L，庆大霉素 MIC<500 mg/L：青霉素 1600 万～2 000 万单位/24 h，分 4～6 次静脉给药，疗程 4 周；加庆大霉素 24 h 3 mg/kg（最大剂量 240 mg/24 h），分 2 次静脉给药，疗程 4 周。

（2）青霉素过敏或青霉素/庆大霉素部分敏感的肠球菌感染：万古霉素 24 h 30 mg/kg，每日 2 次静脉给药，加庆大霉素 24 h 3 mg/kg，分 2 次静脉给药，疗程均为 6 周。

（3）青霉素耐药菌株（MIC>8 mg/L）感染：万古霉素 24 h 30 mg/kg，每日 2 次静脉给药，加庆大霉素 24 h 3 mg/kg，分 2 次静脉给药，疗程均为 6 周。

（4）万古霉素耐药或部分敏感菌株（MIC 4～16 mg/L）或庆大霉素高度耐药菌株感染：需要寻求微生物学家的帮助，如果抗生素治疗失败，应及早考虑瓣膜置换。

4.革兰阴性菌感染性心内膜炎

约 10% 自体瓣膜 IE 和 15% 人工瓣膜 IE，尤其是瓣膜置换术后 1 年发生者多由革兰阴性菌感染所致。其中 HACEK 菌属最常见，包括嗜血杆菌、放线杆菌、心杆菌、埃肯菌和金氏杆菌。常用治疗方案为头孢三嗪 2 g/24 h 静脉给药，每日 1 次，自体瓣膜 IE 疗程 4 周，人工瓣膜 IE 疗程 6 周。也可选用氨苄西林 12 g/24 h，分 3～4 次静脉给药，加庆大霉素 24 h 3 mg/kg，分 2～3 次静脉给药。

5.立克次体感染性心内膜炎

立克次体感染性心内膜炎可导致 Q 热，治疗选用强力霉素 100 mg 静脉给药，每 12 h 一次，加利福平。为预防复发，多数患者需要进行瓣膜置换。由于立克次体寄生在细胞内，因此，术后抗生素治疗还需要至少 1 年，甚至终生。

6.真菌感染性心内膜炎

近年来，真菌感染性心内膜炎有增加趋势，尤其是念珠菌属感染。由于单独使用抗真菌药物病死率较高，而手术的病死率下降，因此，真菌感染性心内膜炎首选外科手术治疗。药物治疗可选用两性霉素 B 或其脂质体，1 mg/kg，每日 1 次，连续静脉滴注有助于减少不良反应。

（黄玉清）

第三章 消化内科疾病

第一节 胃食管反流病

胃食管反流病（gastroesophageal reflux disease，GERD）系指胃内容物反流入食管，引起不适和并发症的一种疾病。GERD 可分为非糜烂性反流病（non-erosive reflux disease，NERD）、糜烂性食管炎（erosive esophagitis，EE）和 Barrett 食管（Barrett's esophagus，BE）三种类型。以 NERD 最为常见，约占 70%；EE 可合并食管狭窄、溃疡和消化道出血；BE 有可能发展为食管腺癌。

一、病因和发病机制

1. LES 抗反流的屏障功能减弱

下食管括约肌（lower esophageal sphincter，LES）是食管-胃连接处抗反流的第一道屏障。GERD 患者的 LES 静息压明显低于正常。LES 的舒缩受神经、体液控制，也受胃肠激素的影响。胆碱能和 β-肾上腺素能拟似药、α-肾上腺素能拮抗剂、多巴胺、地西泮、钙通道阻滞剂、吗啡等药物，脂肪、咖啡等食物，抽烟、酗酒等不良嗜好和不良精神刺激均可引起 LES 的压力异常。正常人腹内压增加时能通过迷走反射引起 LES 收缩。当举重、弯腰或做 Valsaval 动作致腹压升高时，若 LES 的压力不能同步升高，易引起胃食管反流。

2. 食管对胃反流物的廓清能力障碍

胃酸和胃蛋白酶是食管黏膜的主要损害因子。此外，反流物中还常混有含胆汁、胰酶及溶血卵磷脂的十二指肠液。胃酸和胆汁酸在食管黏膜的损害中具有协同作用，胆汁也可单独引起食管炎症。正常食管对反流物的廓清能力包括食管排空与唾液中和两部分。此外，唾液对食管的冲刷作用、唾液内的碳酸氢盐（pH 6～7）对反流物中酸的中和作用、坐立位时反流物的重力影响，都参与胃反流物的清除。当某些疾病如黏膜炎症、硬皮病等导致食管肌肉或神经受损时，则可因蠕动障碍而引起食管廓清能力下降。

3. 食管黏膜屏障功能的损害

食管黏膜屏障由前上皮屏障、上皮屏障和后上皮屏障三部分组成。结构屏障具有很高的电阻，可维持对 H^+ 等的低通透性。功能屏障包括细胞内和细胞间缓冲系统、细胞膜上的离子转运系统。后上皮屏障主要包括食管血供、食管上皮损伤后的修复机制。当上述屏障功能受损时，即使在生理反流情况下，亦可引起食管炎症。

4. GERD 发病的其他因素

（1）裂孔疝和 GERD：不少 GERD 患者伴有裂孔疝（hiatal hernia）。裂孔疝合并 GERD 的机制可能是 LES 张力低下和（或）出现频繁的 LES 自发松弛有关。裂孔疝可能影响 LES 关闭或增强感觉刺激以致发生 LES 松弛。此外，卧位时疝囊有存液作用，吞咽时 LES 松弛，容易促使反流发生。

(2)食管胃角:也称 His 角、His 瓣,是指食管腹内段与胃底所形成的夹角,正常情况下为一锐角。进食后胃底容受性舒张可使 His 瓣贴向食管壁,阻止胃内容物返向食管,起到抗反流作用。如果 His 角变钝或胃底容受性舒张障碍会影响 His 瓣的作用,容易发生反流。

(3)心理社会因素:心理社会因素可以通过精神内分泌途径影响食管和胃的动力。有资料提示催眠疗法、行为认知疗法、抗抑郁或抗焦虑治疗可能对反流性食管炎的治疗有益。

二、临床表现

反流性食管炎的临床表现可分为典型症状、非典型症状和消化道外症状。典型症状有胃灼热、反流;非典型症状为胸痛、上腹部疼痛和恶心、反胃等;消化道外症状包括口腔、咽喉部、肺及其他部位(如脑、心)的一些症状。

1.胸骨后烧灼痛

胸骨后烧灼痛又称胃灼热,症状多在进食后 1 h 左右发生,半卧位、躯体前屈或剧烈运动可诱发,而过热、过酸食物则可使之加重。烧灼感的严重程度不一定与病变的轻重一致。严重食管炎尤其在瘢痕形成者可无或仅有轻微烧灼感。

2.胃-食管反流

每于餐后、躯体前屈或卧床时有酸性液体或食物从胃、食管反流至咽部或口腔。此症状多在胸骨后烧灼痛发生前出现。

3.咽下困难

初期常可因食管炎引起继发性食管痉挛而出现间歇性咽下困难。后期由于食管瘢痕形成狭窄,烧灼痛反而减轻而为永久性咽下困难所替代,进食固体食物时可在剑突处引起堵塞感或疼痛。

4.消化道外症状

反流液可侵蚀咽部、声带和气管而引起慢性咽炎、慢性声带炎和气管炎,临床上称之Delahunty 综合征。胃液反流及胃内容物吸入呼吸道尚可致吸入性肺炎。近年来的研究已表明 GERD 与部分反复发作的哮喘、咳嗽、声音嘶哑、夜间睡眠障碍、咽炎、耳痛、龈炎、癔球症、牙釉质腐蚀等有关。婴儿 LES 尚未发育,易发生 GERD 并引起呼吸系统疾病甚至营养、发育不良。目前对 GERD 的研究已从胃肠专业涉及呼吸、心血管、耳鼻喉科及儿科等多领域。

三、辅助检查

(一)X 线检查

传统的食管钡餐检查将胃食管影像学和动力学结合起来,可显示有无黏膜病变、狭窄、裂孔疝等,并显示有无钡剂的胃食管反流,因而对诊断有互补作用,但敏感性较低。

(二)内镜检查

鉴于我国是胃癌、食管癌高发国家,因此对拟诊患者一般先行内镜排查,特别是症状发生频繁、程度严重、伴有报警征象或有肿瘤家族史的患者。上消化道内镜检查有助于确诊糜烂性食管炎以及有无合并症和并发症:如裂孔疝、食管炎性狭窄、食管癌等,同时有助于诊断及评估本病的严重度。目前 GERD 的内镜下分级标准沿用洛杉矶标准,即 A～D 四级。

(三)高分辨率食管测压(HRM)

根据食管 HRM 的导管和测压原理,分为 21～36 通道的水灌注 HRM 和测压通道高达

33～36通道的固态 HRM。此后又发展出了 3DHRM 技术。HRM 除帮助食管 pH 电极定位、术前评估食管功能和预测手术外，还能预测抗反流治疗的疗效和是否需长期维持治疗。因此，食管测压能帮助评估食管功能，尤其是对治疗困难者。GERD 行食管测压的主要阳性表现包括：①LES压力下降、TLESR 发生频繁、合并裂孔疝；②食管体部动力障碍等。

(四)24 h 食管 pH 监测

24 h 食管 pH 监测即将一微探头经鼻插入食管 LES 上方 5 cm 处，记录 24 h 中所有反流活动。24 h 食管 pH 监测能详细显示酸反流、昼夜酸反流规律、酸反流与症状的关联以及患者对治疗的反应，使治疗个体化，推荐在内镜检查和 PPI 试验后仍不能确定反流时应用。检测指标包括：①总酸暴露时间：24 h 总的、立位、卧位 pH<4 的总时间百分率；②酸暴露频率：pH<4 的次数；③酸暴露的持续时间：反流持续时间≥5 min 的次数和最长反流持续时间。根据 pH 监测的有关参数由计算机测算酸反流积分。无线 pH 监测技术（Brava 胶囊）可以分析 48～72 h 的食管 pH 变化，提高患者检测时的舒适度及依从性，有助于更好地了解酸反流与临床症状之间的相关性。

(五)多导腔内电阻抗(MII)

可以不借助胃酸来确认食管内食物团块的存在，它可以同时监测酸、弱酸或非酸反流。MII 通常与测压或 pH 监测相结合。当结合测压时，多导腔内阻抗测压法(MII-EM)能提供食管收缩及食物团块输送的信息。当结合 pH 监测时，24 h pH-多导腔内阻抗监测法(MII-pH)可以检测到不依赖 pH 改变的胃食管反流信息（包括酸和非酸反流）。通过 MII-pH 检测，可以明确反流的分布及清除；依据 pH 值的变化可简单区分酸与非酸反流；根据 MII 检测可区分反流物为液体、气体或混合反流。MII-pH 已成为诊治 GERD 的"金标准"，可以指导药物选择、手术治疗、内镜下抗反流治疗。

四、诊断和鉴别诊断

完整而准确的病史是 GERD 诊断的基础。对于伴有典型反流症状群又缺乏报警症状的患者，可行质子泵抑制剂(PPI)诊断性治疗：服用标准剂量 PPI 一日两次，疗程 1～2 周。服药后若症状明显改善则为 PPI 试验阳性，支持 GERD 的诊断；若症状改善不明显则为 PPI 试验阴性，不支持该诊断。PPI 试验已被证实是 GERD 诊断简便、无创、敏感的方法，缺点是特异性较低。PPI 试验阴性有以下几种可能：①抑酸不充分；②存在酸以外的诱发因素；③症状非反流引起。对于 PPI 治疗无效或具有报警症状（吞咽困难、吞咽痛、出血、体重减轻或贫血）的患者应行进一步检查。若内镜发现食管下段有明显黏膜破损及病理支持的炎症表现，则 EE 诊断明确。NERD 主要依赖症状进行诊断，患者以反流、胃灼热为主诉时，如能排除可能引起胃灼热症状的其他疾病，且内镜检查未见食管黏膜破损及其他器质性疾病，即可做出 NERD 的诊断。根据 24 h 食管 pH 测定结果，NERD 可分为下列 3 个亚型：①食管有异常酸暴露；②食管测酸在正常范围，但超过 50% 的胃灼热症状发作与"生理性"酸反流相关，推测食管对酸敏感；③胃灼热症状与酸反流无关，这被认为是功能性胃灼热，主要与内脏敏感性增高有关。

五、治疗

治疗目的：①愈合食管炎症，消除症状；②防治并发症；③提高生活质量，预防复发。治疗包括调整生活方式、内科、外科和内镜治疗。具体措施有：抑酸以提高胃内 pH；增加食管对酸、碱反流物的清除;促进胃排空;增加 LES 张力。

(一)调整生活方式

体位是减少反流的有效方法,如餐后保持直立,避免过度负重,不穿紧身衣,抬高床头等。肥胖者应减肥。睡前 3 h 勿进食以减少夜间的胃酸分泌。饮食宜少量、高蛋白、低脂肪和高纤维素,戒烟、限制咖啡因、酒精、巧克力及酸辣食品。许多药物能降低 LES 的压力,如孕酮、茶碱、PGE_1、PGE_2 和 PGA_2、抗胆碱药、β 受体激动剂、α 受体阻断药、多巴胺、地西泮和钙通道阻滞剂等,在应用时应加以注意。

(二)内科药物治疗

药物治疗的目的在于加强抗反流屏障功能,提高食管清除能力,改善胃排空与幽门括约肌功能以防止胃、十二指肠内容物反流,保护食管黏膜。

1.抑酸剂

抑酸剂包括质子泵抑制剂(PPI)和 H_2 受体拮抗剂(H_2RA)。PPI 能持久抑制基础与刺激后胃酸分泌,是治疗 GERD 最有效的药物。PPI 常规或双倍剂量治疗 8 周后,多数患者症状完全缓解,EE 得到愈合。但由于患者 LES 张力未能得到根本改善,故停药后约 80% 会在 6 个月内复发。所以推荐在愈合治疗后继续维持治疗 1 个月。若停药后仍有复发,建议在再次取得缓解后按需维持治疗:在 PPI 中任选一种,当有症状时及时用药。为防止夜间酸突破的发生,对部分须严格控制胃酸分泌的患者,可以在 PPI 早晨 1 次的基础上,临睡前加用 H_2 受体拮抗剂 1 次,二者有协同作用。此外,洛杉矶分级 LA-C/D,合并裂孔疝的 GERD 患者需要加倍剂量的 PPI。

2.制酸剂和黏膜保护剂

制酸剂沿用已久,如氢氧化铝、碳酸钙、铝碳酸镁等。铝碳酸镁对黏膜也有保护作用,同时能可逆性吸附胆酸等碱性物质,使黏膜免受损伤,尤其适用于非酸反流相关的 GERD 患者。黏膜保护剂种类繁多,能在受损黏膜表面形成保护膜以隔绝有害物质的侵蚀,有利于受损黏膜的愈合。

3.促动力药

如多潘立酮、莫沙必利、伊托必利等。多潘立酮为选择性多巴胺受体拮抗剂,对食管和胃平滑肌有显著促动力作用;莫沙必利是 5-羟色胺受体 4($5-HT_4$)激动剂,对全胃肠平滑肌均有促动力作用;伊托必利具有独特的双重作用机制,既可阻断多巴胺 D_2 受体,也可抑制乙酰胆碱酯酶活性,同时还能提高 LES 的张力,对心脏无不良影响。

4.联合用药

抑酸与促动力药物的联合应用是目前治疗 GERD 最常用的方法,与单用 PPI 相比,联用促动力药物通过抑制反流和改善食管廓清及胃排空能力起到协同作用。巴氯芬是一种 γ-氨基丁酸 b 型受体激动剂,巴氯芬 20 mg,每日 3 次,可以明显抑制 TLESR 的发生;MII/pH 阻抗监测显示巴氯芬可以明显减少非酸反流,但对食管酸暴露没有影响。巴氯芬停药前要逐渐减量,以防症状反跳。

5.个体化用药

可根据临床分级个体化用药。轻度可单独选用 PPI、促动力药或 H_2RA;中度宜采用 PPI 或 H_2RA 和促动力药联用;重度宜加大 PPI 口服剂量,或 PPI 与促动力药联用。对久治不愈或反复发作伴有明显焦虑或抑郁者,应加用抗抑郁或抗焦虑治疗(如 5-羟色胺再摄取抑制剂或 5-羟色胺及去甲肾上腺素再摄取抑制剂）。

(三)GERD 的内镜下治疗

内镜手术适应证包括：①中、重度反流性食管炎，经内科治疗无效；②经久不愈的食溃疡及出血；③合并食管裂孔疝；④年轻人需长期大量药物治疗；⑤反复发作的食管狭窄；⑥反复并发肺炎等。2000 年 4 月，美国 FDA 批准 Stretta 和 EndoCinch 两种内镜手术治疗 GERD；前者是对 LES 区实施热凝固，后者是对贲门做缝合折叠，二者都可使 GERD 患者对药物治疗的依赖性减低，但长期安全性及有效性仍有待随访。对于并发食管狭窄的患者，应当首选扩张治疗。Barrett 食管见于 10%～15% 的 GERD 患者。内镜检查时如发现上皮呈微红色，自胃延伸至食管腔，即可疑及此症。当长度＞3 cm 时，称为长段 BE，＜3 cm 时为短段 BE。BE 一般预后良好，但考虑到 BE 发生食管腺癌的风险比一般人群高 30 倍以上，故应定期内镜随访。BE 的内镜下治疗包括氩离子激光凝固术、消融术、内镜下黏膜剥离术等。

(四)GERD 的手术治疗

主要适应证：①年龄较轻，手术条件好的患者，可作为药物维持疗法的另一选项；②控制反流及其诱发的吸入性肺炎。药物治疗失败不是手术治疗的指征，这往往表明症状不是反流引起，而与内脏敏感性增高或焦虑、抑郁有关。手术治疗的首选方法是腹腔镜下 Nissen 胃底折叠术。手术成功率为 85%～90%；病死率为 0.2%；再发率为 2%～8%。术后并发症可有咽下困难和气胀综合征（不能嗳气呕吐）。但是手术不能使症状根本治愈（50% 以上患者仍需再次接受药物治疗），也不能预防食管癌的发生。对无法停药且手术条件好的患者，手术治疗比终生服药更为可取，控制反流症状比药物疗法好。

(五)难治性 GERD 的诊疗

双倍剂量的 PPI 治疗经 8～12 周胃灼热和（或）反流等症状无明显改善者称为难治性 GERD。首先需检查患者的依从性，并优化 PPI 使用。在药物的选择方面，抑酸强度高、个体间代谢速率差异小的 PPI（如埃索美拉唑）是优选。难治性 GERD 患者需进行食管阻抗-pH 监测及内镜检查等评估。若反流监测提示存在症状相关酸反流，可增加 PPI 剂量和（或）换一种 PPI，或在权衡利弊后行抗反流手术治疗。GERD 伴食管外症状的患者 PPI 治疗无效时需进一步评估，寻找相关原因。

（李　艳）

第二节　慢性胃炎

慢性胃炎（chronic gastritis）是多种病因引起的胃黏膜慢性炎症，病理上以淋巴细胞浸润为主要特点，部分患者在后期可出现胃黏膜固有腺体萎缩和化生，继而出现上皮内癌变，与胃癌发生密切相关。

一、病因和发病机制

(一)生物因素

幽门螺杆菌（helicobacter pylori，Hp）感染是慢性胃炎的主要病因，90% 以上的慢性胃炎有 Hp 感染。Hp 为革兰阴性微需氧菌,长 2.5~4.0 μm,宽 0.5~1.0 μm,呈弯曲螺旋状,一端带有 2~6 根鞭毛,仅寄居于胃上皮细胞表面,在胃小凹上部胃上皮表面和黏液层中最易找到,亦可侵入细胞间隙中。

其致病机制与以下因素有关:①Hp 产生多种酶如尿素酶及其代谢产物氨、过氧化氢酶、蛋白溶解酶、磷脂酶 A 等,对黏膜有破坏作用;②Hp 分泌的细胞毒素(cytotoxin)如含有细胞毒素相关基因(ca-gA)和空泡细胞毒素基因(vagA)的菌株,可导致胃黏膜细胞的空泡样变性及坏死;③Hp 抗体可造成自身免疫损伤。

(二)免疫因素

胃体萎缩为主的慢性胃炎发生在自身免疫基础上,又称之为自身免疫性胃炎或 A 型萎缩性胃炎。患者血清中能检测到壁细胞抗体(parietal cell antibody,PCA),伴有恶性贫血者还能检出内因子抗体(intrinsic factor antibody,IFA)。

壁细胞抗原和 PCA 形成的免疫复合体在补体参与下,破坏壁细胞。IFA 与内因子结合后阻断维生素 B_{12} 与内因子结合,导致恶性贫血。

(三)物理因素

长期饮浓茶、烈酒、咖啡、过热、过冷或过于粗糙的食物,可导致胃黏膜的反复损伤。

(四)化学因素

长期大量服用非甾体消炎药如阿司匹林、吲哚美辛等可抑制胃黏膜前列腺素的合成,破坏黏膜屏障;烟草中的尼古丁不仅可影响胃黏膜的血液循环,还可导致幽门括约肌功能紊乱,造成胆汁反流;各种原因的胆汁、胰液和肠液反流均可破坏黏膜屏障造成胃黏膜慢性炎症改变。

(五)其他

慢性胃炎的萎缩性病变的发生率随年龄而增加。

二、临床表现

慢性胃炎缺乏特异性症状,并且症状的轻重与胃黏膜的病变程度并非一致。大多数患者常无症状或有程度不等的消化不良症状,如上腹隐痛、食欲减退、餐后饱胀、反酸、恶心等。严重萎缩性胃炎患者可有贫血、消瘦、舌炎、腹泻等。

三、辅助检查

(一)胃液分析测定

基础胃液分泌量(BAO)及注射组胺或五肽胃泌素后测定最大泌酸量(MAO)和高峰泌酸量(PAO)以判断胃泌酸功能。现临床已很少采用。

(二)血清学检测

血清学检测包括胃泌素水平、壁细胞抗体、内因子抗体、胃泌素抗体、血清维生素 B_{12} 浓度等。

(三)胃镜和活组织检查

胃镜和活组织检查是诊断慢性胃炎的主要方法。内镜表现为黏膜充血水肿,或伴有糜烂、隆起、出血、粗大皱襞或胆汁反流等征象。必须进行多部位活检诊断萎缩和化生,并依据悉尼分类标准对胃黏膜行组织形态学评估。疑为上皮内癌变应多块活检。疑为自身免疫性胃炎者,应在胃体、胃底或内镜发现病变处多部位活检。新型内镜诊断技术如化学染色内镜、电子染色内镜(NBI 和 FICE)、放大内镜、激光共聚焦显微内镜、荧光内镜等不断应用于临床,对于胃癌癌前状态和癌前病变的检出率明显提高,活检更具有针对性。

(四)幽门螺杆菌检查

幽门螺杆菌检查包括有创检查和无创检查。有创检查主要指通过胃镜检查获得胃黏膜标本的相关检查,包括快速尿素酶试验、病理 Hp 检查(HE 或 Warthin-Starry 或 Giemsa 染色)、组织细菌培养、组织 PCR 技术。前两种检查常应用于临床,后两种作为科研在特殊患者采用。用于 Hp 检测的标本应在胃窦小弯侧距幽门 5 cm(邻近胃角处)或胃窦大弯侧正对胃角处活检取材 1～2 块。近期接受抗生素或者 PPI 治疗的患者易呈现假阴性结果,取材应包括胃体上部。无创检查指不需要通过胃镜检查获得标本,包括血清抗体检测、^{13}C 或 ^{14}C 尿素呼气试验、粪幽门螺杆菌抗原检测(多用于儿童)等方法。前者通常应用于流行病学调查,后两种方法应用于临床,并作为幽门螺杆菌根除治疗后评价疗效的主要方法。需要注意的是,抗生素及抑酸药物影响 Hp 检查,复查时需要停用抑酸药物 2 周或者抗生素 4 周。

四、诊断与鉴别诊断

本病的诊断主要有赖于胃镜检查和直视下胃黏膜多部位活组织病理学检查。由于慢性胃炎的病变有局灶性分布,做活检时宜多部位取材。一般胃角部萎缩和肠化较严重,亦是上皮内瘤变好发部位。

通过胃镜检查能明确慢性胃炎的诊断,同时可以排除胃癌、消化性溃疡。需要注意的是消化不良症状并不一定由慢性胃炎引起,当按慢性胃炎处理后症状改善不明时,需要考虑其他疾病如胆囊疾病、胰腺疾病等,可通过 B 超检查、生化检查等排除。

五、治疗

慢性胃炎的治疗包括病因治疗、对症治疗,无症状的慢性非萎缩性胃炎可不做任何处理。慢性胃炎需要根据不同的临床症状和内镜及病理改变选择不同的治疗。

1.饮食

宜易消化无刺激性的食物,少吃过酸过甜食物及饮料,忌烟酒、浓茶、咖啡,进食细嚼慢咽等。

2.去除病因

避免服用损伤胃黏膜的药物,如阿司匹林、吲哚美辛等。

3.根除 Hp 治疗

对慢性胃炎伴萎缩、糜烂,慢性胃炎伴消化不良症状,计划长期使用 NSAID,有胃癌家族史者应给予根除 Hp 治疗。根除 Hp 治疗能使部分患者消化不良症状消失,同时减轻炎症程度、减少肠上皮化生的发生或者进展。质子泵抑制剂(PPI)对 Hp 有较强的抑制作用,提高胃内 pH 能明显加强抗菌药物的杀菌活性。

2012 年第四次全国幽门螺杆菌感染处理共识推荐铋剂＋PPI＋两种抗菌药物组成的四联疗法为一线治疗方案。

标准剂量 PPI:埃索美拉唑 20 mg、雷贝拉唑 10 mg(Maastricht 共识推荐 20 mg)、奥美拉唑 20 mg、兰索拉唑 30 mg、泮托拉唑 40 mg,每日 2 次。

标准剂量铋剂:枸橼酸铋钾 220 mg,每日 2 次。

有效抗生素包括：甲硝唑 400 mg 或者替硝唑 500 mg（国内大部分地区耐药），克拉霉素 250～500 mg，呋喃唑酮 100 mg；四环素 750 mg，阿莫西林 1 000 mg，左氧氟沙星 2 00mg；每日 2 次。

抗生素的选择：无过敏情况下优先选择阿莫西林，甲硝唑高耐药地区避免使用，克拉霉素耐药超过 20％地区避免使用，老年患者合并冠心病时克拉霉素低剂量，儿童避免使用左氧氟沙星。

另一种当前可选择的方案是序贯治疗：PPI＋阿莫西林 5 d，序贯 PPI＋克拉霉素＋甲硝唑 5 d 治疗。

任何一种方案初次治疗失败后，可通过调整抗生素，进行补救治疗。治疗无效的患者可结合抗生素敏感试验选择药物。

4.对症治疗

无症状可以随访；以反酸、腹痛为主要表现，尤其是内镜下表现糜烂的病例，可给予抑酸治疗。消化不良以腹胀、早饱为主，应用促动力药物有助于改善症状。存在胆汁反流可给予中和胆汁的黏膜保护剂如铝碳酸镁、瑞巴派特等。萎缩性胃炎伴恶性贫血者可给予维生素 B_{12} 和叶酸；中药及维生素类药物对肠上皮化生可能有益。存在心理因素可以考虑心理干预。

5.癌前病变的干预

内镜下治疗是胃癌前病变治疗的重要手段之一，其中包括内镜下黏膜切除术、内镜黏膜下剥离术、内镜下高频电切治疗、内镜下氩气刀治疗、内镜下激光治疗、内镜下微波治疗等。长期口服叶酸（每次 5 mg，每日 3 次）可能对预防癌前病变的进展有一定控制作用。

（李　艳）

第三节　消化性溃疡

消化性溃疡（peptic ulcer）指胃肠道黏膜被胃酸和胃蛋白酶消化而发生的溃疡，定义为黏膜缺损直径至少为 0.5 cm 并且深度超过黏膜肌层。好发于胃和十二指肠，也可发生在食管下段、小肠、胃肠吻合口，以及异位的胃黏膜，如位于肠道的 Meckel 憩室。胃溃疡（gastric ulcer，GU）和十二指肠溃疡（duodenal ulcer，DU）是最常见的消化性溃疡。

一、病因和发病机制

本病的病因与发病机制目前尚未完全阐明，是一种或多种有害因素对黏膜破坏超过黏膜抵御损伤和自身修复的能力所引起的综合结果。1910 年 Schwartz 首先提出"无酸，无溃疡"的概念，这是消化性溃疡病因认识的起点，也是治疗消化性溃疡理论基础之一。1983 年 Marshall 和 Warren 从人体胃黏膜活检标本中找到幽门螺杆菌（Helicobacter pylori，Hp），目前已证明 Hp 是消化性溃疡重要的致病因素，而胃黏膜防御作用的削弱与消化性溃疡发病也有密切关系。

二、临床表现

本病患者临床表现不一，多数表现为中上腹反复发作性节律性疼痛，少数患者无症状，或以出血、穿孔等并发症发生作为首次症状。少部分患者无疼痛表现,特别是老年人溃疡、维持治疗中复发性溃疡和 NSAIDs 相关性溃疡。部分患者还可有唾液分泌增多、胃灼热、反胃、嗳酸、嗳气、恶心、呕吐等其他胃肠道症状。但这些症状均缺乏特异性。

溃疡发作期,中上腹部有局限性压痛,程度不重,其压痛部位多与溃疡的位置基本相符。

三、辅助检查

(一)内镜检查

内镜检查确诊消化性溃疡的主要方法,判断溃疡的部位、大小、形态与数目,结合活检病理结果。对不典型的或难愈合的溃疡,要分析其原因,必要时做进一步相关检查超声内镜、共聚焦内镜等以明确诊断。内镜下溃疡将分为三期:活动期(A 期),圆形或椭圆形,覆厚黄或白色苔,边缘光滑,充血水肿,呈红晕环绕。愈合期(H 期),溃疡变浅缩小,表面薄白苔,周围充血水肿消退后可出现皱襞集中。瘢痕期(S 期),底部白苔消失,溃疡被红色上皮覆盖,渐变为白色上皮,纠集的皱襞消失。消化性出血性溃疡内镜下一般采用 Forrest 分级方法初步评估溃疡的再出血风险:Ⅰa 喷射性出血;Ⅰb 活动性渗血;Ⅱa 溃疡见裸露血管;Ⅱb 溃疡附着血凝块;Ⅱc 溃疡有黑色基底;Ⅲ溃疡基底洁净。

(二)X 线钡餐检查

钡剂填充溃疡的凹陷部分所造成的龛影是诊断溃疡的直接征象。切面观,壁龛突出胃壁轮廓以外,呈半圆形或长方形。正面观,龛影呈圆形或椭圆形的密度增深影,因溃疡周围组织炎症水肿,龛影周围可见透亮带,或因溃疡纤维组织的收缩,四周黏膜皱襞呈放射状向壁龛集中,达壁龛边缘。而局部组织痉挛、激惹和变形等征象为溃疡间接表现,特异性相对有限。

(三)Hp 的检测

对 Hp 的诊断已成为消化性溃疡常规检测项目。

四、诊断和鉴别诊断

病史是诊断消化性溃疡的初步依据,内镜检查是确诊的手段。本病应与下列疾病做鉴别。

(一)胃癌

内镜活组织病理检查。怀疑恶性溃疡者,多处内镜下活检,阴性者短期内复查内镜并再次活检。

(二)功能性消化不良

功能性消化不良常表现为上腹疼痛、反酸、嗳气、胃灼热、上腹饱胀、恶心、呕吐、食欲减退等,部分患者症状可酷似消化性溃疡。内镜检查示完全正常或轻度胃炎。

(三)慢性胆囊炎和胆石症

疼痛与进食油腻有关,常位于右上腹、并放射至背部。对伴发热、黄疸的典型病例易做出鉴别;对不典型患者,则需借助腹部 B 超或内镜下逆行胆管造影检查。

(四)胃泌素瘤

胃泌素瘤又称 Zollinger-Ellison 综合征,是一种神经内分泌肿瘤,肿瘤往往较小,生长慢,能够分泌大量胃泌素,引起多发性、不典型部位的难治性溃疡,常并发出血、穿孔,并伴有腹泻和明显消瘦。血清胃泌素检测有助于胃泌素瘤定性诊断,生长抑素受体显像有助于 80% 肿瘤的定位,超声内镜及穿刺提高诊断肿瘤的敏感性和特异性。

（五）克罗恩病

克罗恩病累及胃和十二指肠的较少，少数有胃灼热、上腹痛和呕吐等症状。内镜下表现为深溃疡，周围充血、结节样隆起或狭窄。鉴别借助于超声内镜、影像学、肠镜和病理检查。

五、治疗

本病一般采取综合性治疗措施。治疗目的在于缓解临床症状，促进溃疡愈合，防止溃疡复发，减少并发症。

（一）一般治疗

生活避免过度紧张劳累，溃疡活动期伴并发症时，需卧床休息。戒烟酒，避免食用咖啡、浓茶等刺激性食物。对伴有焦虑、失眠等症状者，可短期予镇静药。可诱发溃疡病的药物使用时应慎重。

（二）常用治疗药物

1. 降低胃酸药物

（1）碱性制酸药：中和胃酸，缓解疼痛，促进溃疡愈合。

（2）H_2 受体拮抗剂（H_2RA）：选择性竞争结合 H_2 受体，降低胃酸分泌，促进溃疡愈合。

（3）质子泵抑制剂（PPI）：在酸性环境被激活，对 H^+-K^+-ATP 酶产生不可逆的抑制作用，从而阻断酸分泌的最后步骤。

待新的 ATP 酶合成后，酸分泌才恢复。如奥美拉唑（omeprazole）等，常规剂量下，抑制 24 h 酸分泌≥90%，迅速控制症状和使溃疡愈合。长期应用 PPI 者血清胃泌素可以中度升高（达正常的 2～3 倍），但临床上尚无肿瘤报道。长期抑酸可引起上腹饱胀、腹痛、便秘、恶心等消化不良表现，或诱发胃肠道菌群紊乱。

2. 胃黏膜保护药

在酸性环境下与溃疡面的黏蛋白结合，覆盖于胃黏膜上发挥治疗作用，促进胃上皮细胞分泌黏液，抑制胃蛋白酶活性，促进前列腺素的分泌，有利于黏膜细胞的再生。常见有铋剂、硫糖铝、铝碳酸镁等。铋剂能干扰 Hp 的代谢，用于根除 Hp 的联合治疗，但不宜长期使用。

3. 胃肠动力药物

部分患者出现恶心、呕吐和腹胀等症状，提示有胃排空迟缓、胆汁反流者，可予胃动力药物。

（三）药物治疗的选择

1. 治疗 Hp 感染

对消化性溃疡 Hp 阳性者，都应行 Hp 感染的治疗已得到国际上的共识。有效根除 Hp 感染治疗 1～2 周，溃疡面积较小者可使溃疡直接愈合，对溃疡面积较大，有近期出血并发症者，或症状未缓解者，抗 Hp 感染后应继续抗酸治疗 2～4 周。

2. 抑制胃酸治疗

抑酸剂阻止胃酸对胃黏膜的破坏。H_2RA 和 PPI 是消化性溃疡抑酸的首选药物，普遍认为 PPI 疗效优于 H_2RA，这是由于 PPI 使胃内 pH>3 以上的时间每天长达 15～17 h，而 H_2RA 仅为 8～12 h。碱性制酸药由于溃疡愈合率低，仅作为止痛的辅助用药。

Hp 相关性溃疡根除 Hp 后，再予 2～4 周（DU）或 4～6 周（GU）抑酸分泌治疗；非 Hp 相关溃疡如 NSAIDs 溃疡，则常规抑酸治疗，DU 疗程为 4～6 周，GU 为 8 周。

3. NSAIDs 溃疡

活动性溃疡者尽可能停用或减少 NSAIDs 用量。若病情需要长期服用 NSAIDs，宜选择适当的方法预防溃疡及并发症的发生。危险因素包括：有消化性溃疡史，年龄（>60 岁），同时应用抗凝剂，肾上腺皮质激素，NSAIDs 的种类、剂量以及慢性疾病特别心血管疾病等。对于高风险者（合并消化性溃疡，大于 2 项以上危险因素），建议停用 NSAIDs，若不能停用者，选择 COX-2 抑制剂＋米索前列醇或高剂量 PPI，中风险者（1～2 项危险因素），选用 COX-2 抑制剂或非选择性 NSAIDs＋米索前列醇或高剂量 PPI，低风险者（无相关因素），可应用非选择性 NSAIDs。Hp 感染是 NSAIDs 溃疡的独立的致病因素。长期服用 NSAIDs 者，建议根除 Hp 治疗。对溃疡愈合期内无法停用 NSAIDs 者，根除 Hp 感染并不能缩短 PPI 治疗溃疡愈合的时间。心血管疾病者常选择阿司匹林和抗血小板药物，如氯吡格雷可增加溃疡消化道出血风险，虽然氯吡格雷不是溃疡直接因素，但抗血管生长作用延缓溃疡修复。因此建议消化道出血者若使用抗血小板药物，均建议预防性应用 PPI。

4. 溃疡复发的预防治疗

抑酸疗法治愈溃疡者一年内复发率高。使用 NSAIDs 药、Hp 感染、吸烟、以前有过并发症等是导致溃疡复发的重要危险因素，应尽可能地消除上述危险因素。对 Hp 感染阳性的溃疡者，根除 Hp 感染后，溃疡的复发率明显降低。Hp 根治后成人再感染率很低，每年仅为 1%～3%。有时认为"根除"Hp 后溃疡复发者，常为 Hp 暂时受到抑制而未能检出或检测方法不够可靠所致。溃疡的愈合需要黏膜下组织结构的修复与重建，从而具备完整的黏膜防御功能。溃疡高质量愈合者 1 年溃疡复发率明显低于低质量愈合者。因此应加强胃黏膜保护剂的应用。抑酸治疗是预防溃疡复发的一种治疗方法，停止抑酸后溃疡常会复发，根除 Hp 降低溃疡复发率，因此抑酸和根除 Hp 互补治疗疗效更佳。长期抑酸治疗的指征：有复发史的非 Hp，非 NSAIDs 溃疡者，根除 Hp 感染后溃疡仍复发者；Hp 相关性溃疡而 Hp 感染未能根除者；长期服用 NSAIDs 者；高龄或伴有并发症不能耐受者以及伴有严重疾病者都需使用药物治疗。治疗方法：每日 2 次或睡前 1 次服用 H_2RA，也可用标准 PPI 剂量，根据病情维持 3～6 个月，长者 1～2 年，对于老年人治疗时间甚至更长。

（四）并发症治疗

1. 大量出血

①有休克者，维持生命体征稳定。②局部止血药的使用，用冰水或在冰盐水加入去甲肾上腺素反复灌洗胃腔，也可口服。老年人慎用强烈血管收缩剂。③全身用药，H_2RA 和 PPI 抑制胃酸分泌；如奥美拉唑 40 mg，每 12 h 1 次，静脉滴注或静脉推注，必要时可增剂量 80 mg 或 8 mg/h 静脉泵入，维持使用。PPI 止血效果显著优于 H_2RA。生长抑素可直接抑制胃酸和胃泌素分泌，促进前列素合成，减少胃黏膜血流量。④内镜下止血是快速而有效的手段。

2. 急性穿孔

禁食并放置胃管抽吸胃内容物，防止腹腔继发感染。饱食后发生穿孔，常伴有弥散性腹膜炎，需在 6～12 h 间施行急诊手术。慢性穿孔进展较缓慢，穿孔毗邻脏器，可引起粘连和瘘管形成，必须外科手术。

3. 输出道梗阻

功能性或器质性梗阻治疗方法基本相同，包括：①静脉输液，纠正水、电解质代谢紊乱和代谢性碱中毒；补充能量；②放置胃管，以解除胃潴留；③口服或注射 H_2RA 和 PPI；④不全性梗阻可应用促进胃动力药,减少胃潴留。

(五)外科治疗

适应证:①急性溃疡穿孔;②穿透性溃疡;③大量或反复出血,内科治疗无效者;④器质性幽门梗阻;⑤胃溃疡癌变或癌变不能除外者;⑥顽固性或难治性溃疡,如幽门管溃疡、球后溃疡多属此类。

(李　艳)

第四节　肠易激综合征

肠易激综合征(irritable bowel syndrome,IBS)是临床上最常见的一种功能性肠病,以与排便相关的反复发作的腹痛和排便习惯改变为主要特征,是最常见的消化性疾病之一,我国患病率为 7%~12%。对年轻人影响大于 50 岁以上者。女性较男性多见,有家族聚集倾向。IBS 对患者的生活质量和社会交往有明显的负面影响,并直接或间接地消耗大量的医疗保健资源。

一、病因与发病机制

IBS 是多因素影响的疾患。有复杂的病理生理机制,包括遗传、环境和心理因素。触发和加重 IBS 的因素包括胃肠炎病史、食物不耐受、慢性应激、憩室病和外科手术。发病机制因人而异,差异很大。包括胃肠动力的异常、内脏高敏感性、小肠通透性增加、免疫激活、肠道菌群改变和脑-肠轴调节功能紊乱。

二、临床表现

IBS 起病通常缓慢、隐匿,间歇性发作,有缓解期;病程可长达数年至数十年,但全身健康状况却不受影响。胃肠道症状如下。

1.腹痛

腹痛与排便相关,为一项主要症状且为 IBS 必备症状,大多伴有排便异常并于排便后缓解或改善,部分患者易在进食后出现;发生于腹部任何部位,局限性或弥散性,性质、程度各异,但不会进行性加重,极少有睡眠中痛醒者。不少患者有排便习惯的改变,如腹泻、便秘或两者交替。

2.腹泻

腹泻一般每日 3~5 次,少数可达十数次。粪量正常(<200 g/d),禁食 72 h 后应消失,夜间不出现(这点极罕见于器质性疾患),通常仅在晨起时发生,约 1/3 患者可因进食诱发。大便多呈稀糊状,也可为成形软便或稀水样。可带有黏液,但无脓血。排便不干扰睡眠。

3.便秘

便秘为排便困难,粪便干结、量少,呈羊粪状或细杆状,表面可附黏液;亦可间或与短期腹泻交替,排便不尽感明显,粪便可带较多黏液;早期多为间断性,后期可为持续性,甚至长期依赖泻药。

4.其他

腹胀在白天加重,夜间睡眠后减轻。近半数患者有胃灼热、早饱、恶心、呕吐等上消化道症状,常伴非结肠源性症状和胃肠外症状,如慢性盆腔痛、性功能障碍和风湿样症状等。部分患者尚有不同程度的心理精神异常表现,如抑郁、焦虑、紧张、多疑或敌意等,精神、饮食等因素常可诱使症状复发或加重。

三、诊断与鉴别诊断

(一)诊断

IBS诊断标准以症状学为依据,诊断建立在排除器质性疾病的基础上,推荐采用目前国际公认的IBS罗马Ⅲ诊断标准。

反复发作的腹痛或不适(不适意味着感觉不舒服而非疼痛),最近3个月内每个月至少有3 d出现症状,合并以下2条或多条:①排便后症状缓解;②发作时伴有排便频率改变;③发作时伴有大便性状(外观)改变。

诊断前症状出现至少6个月,近3个月符合以上标准。

以下症状对诊断具有支持意义,包括:①排便频率异常(每周排便少于3次,或每日排便多于3次);②粪便性状异常(干粪球或硬粪,或糊状粪/稀水粪);③排便费力;④排便急迫感、排便不尽、排黏液便以及腹胀。

2.推荐诊断程序

①首先根据病史和临床特征等症状为基础做出初步诊断,诊断较明确者可试行诊断性治疗并进一步观察;②对新近出现持续的大便习惯(频率、性状)改变或与以往发作形式不同或症状逐步加重者、有上述报警症状、有大肠癌/结肠息肉/IBD/乳糜泻家族史者、年龄≥40岁者,应将结肠镜检查列为常规。对无上述情况,年龄在40岁以下,具有典型IBS症状者,粪常规为必要检查。IBS患者有一部分症状与器质性疾病是重叠的,例如甲状腺疾病、乳糜泻、炎症性肠病、显微镜下结肠炎、乳糖不耐受、小肠细菌过度生长,甚至结肠癌,如果缺乏报警症状,临床表现都可类似IBS。因此对怀疑IBS的患者进行一些针对性的检查,是有一定临床意义的。对于诊断可疑和症状顽固、治疗无效者,应有选择性地做进一步检查以排除器质性疾病:血钙、甲状腺功能检查,乳糖氢呼气试验,粪便培养和镜检,72 h粪便脂肪定量,胃肠道内镜检查和抽取胃十二指肠液镜检、培养(以排除小肠细菌污染综合征和某些寄生虫感染,如贾第鞭毛虫),小肠CT,胃肠通过时间测定,肛门直肠压力测定,钡灌肠,排粪造影,胃十二指肠压力测定,腹部B超和CT,[75]Se类胆酸牛磺酸试验(^{75}Se HCAT,用于观察有无胆汁酸吸收不良),抗肌内膜抗体,肠腔放置气囊和直肠测压等运动功能检查。

(二)鉴别诊断

1.以腹泻为主的IBS

应与肠道炎症性疾病相鉴别,如肠道感染(细菌、病毒、寄生虫、HIV-相关性、肠结核)、IBD(溃疡性结肠炎和克罗恩病)、结肠癌、神经内分泌肿瘤、饮食(麦麸、酒精、FODMAPs)、药物(化疗药、NSAIDs、SSRIs、抗生素)、吸收不良(胰功能障碍、小肠疾患)等加以鉴别。有时与功能性腹泻(持续性或反复排糊状便或水样便,不伴有腹痛)在临床上鉴别较为困难。

2.以便秘为主的IBS

除了与由于妊娠、饮食习惯改变或外出旅游等有关的偶发便秘鉴别外,需与结肠癌、内分泌病(如甲减、甲状旁腺功能亢进)、神经病(如帕金森病、多发性硬化症),以及药物(化疗、钙通道阻滞剂等)引起的相鉴别。

3.以腹痛为主的 IBS

应与妇科疾病(卵巢癌、子宫内膜异位症)和精神疾病(如抑郁、焦虑、躯体化)引起腹痛相鉴别。功能性消化不良亦引起腹痛,文献报道两种疾病的重叠率在 30% 以上,若患者还存在上述预警症状,需立即行内镜检查以资鉴别。

4.鉴别诊断

鉴别诊断还应包括甲状腺功能亢进症、胃泌素瘤、乳糖酶缺乏症、肠道吸收不良综合征等。一般而言,以下临床症状不支持 IBS 的诊断,而多提示存在肠道器质性疾病:老年起病,进行性加重,惊扰睡眠,发热,明显消瘦,脱水,吸收不良,夜间腹泻,大便带脓血或脂肪泻,直肠出血,腹痛与排便关系不肯定,心身疾病多继发于症状等。

总之,IBS 是指一组以腹痛、腹胀、排便习惯和大便性状异常,缺乏特异性的形态学、生化和感染性病因的综合征。临床上以症状为诊断基础,结合肠镜和钡剂灌肠检查排除肠道器质性病变后可成立诊断。

四、治疗

治疗目的是消除患者顾虑,改善症状,提高生活质量。治疗原则是在建立良好医患关系基础上,根据症状严重程度进行分级诊疗和根据症状类型进行对症治疗。注意治疗措施的个体化和综合运用。建议采用综合治疗,应包括精神心理行为干预治疗、饮食调整及药物治疗。

(一)建立良好的医患关系

建立良好的医患关系是最有效、经济的 IBS 治疗方法,也是所有治疗方法得以有效实施的基础。在这种关系中,医生须注意倾听、分析解释、明确问题和期望、给予答复,并使患者参与到治疗过程中,使患者树立信心,增加信任,从而减少患者的就医次数,提高患者的满意度。

(二)饮食

饮食包括调整饮食(减少 FODMAPs 的摄入),避免以下因素:过度饮食,大量饮酒、咖啡因,高脂饮食,某些具有"产气"作用的蔬菜、豆类等,精加工面粉和人工食品,山梨糖醇及果糖。便秘为主要症状的 IBS 患者,注意调整膳食纤维及纤维制剂:如谷物、水果、蔬菜、种子、坚果和豆类等主要膳食纤维,包括水溶性纤维如欧车前(psyllium)、卵叶车前(ispaghula)以及非水溶性纤维(如纤维素、半纤维素和木质素等)。一般从低剂量开始逐步增加剂量并应个体化。发现由饮食引起的不良反应(食物不耐受、食物过敏)采用食物过敏原皮肤试验和食物激发试验发现致敏食物,包括亚裔人群常见的乳糖不耐受,行剔除饮食治疗。

(三)药物治疗

对药物的选择应因人而异,对症处理。以腹泻症状为主要表现的 IBS 患者的药物治疗可选择解痉、止泻类药物;以便秘症状为主要表现的 IBS 患者的药物治疗可选择促动力、通便类药物,但应避免应用刺激性缓泻剂;以腹痛、腹胀为主要表现的 IBS 患者的药物治疗可选择具有调节内脏感觉作用的药物,纠正内脏感觉异常,缓解症状;具有明显抑郁和(或)焦虑等精神障碍表现者,应考虑给予心理行为干预的认知疗法及低剂量抗抑郁、抗焦虑药物治疗。

1.解痉药

抗胆碱能药物除阿托品和莨菪碱类外,常使用相对特异性肠道平滑肌钙离子通道拮抗药,调节肠道运动,如匹维溴铵 50 mg,每日 3 次;奥替溴胺 40 mg,每日 3 次。另外,曲美布汀为外周性脑啡肽类似物,作用于外周阿片类受体以刺激小肠动力和阿络酮通路以抑制结肠动力,是一种胃肠运动双向调节剂,100 mg,每日 3 次。薄荷油有钙通道阻滞特性 200 mg,每日 3 次,不良反应非常罕见。

2.止泻药

IBS-D 可选用洛哌丁胺,为人工合成的外周阿片肽 μ 受体激动剂,2～4 mg,每日 4 次,或复方地芬诺酯(苯乙哌啶),每次 1～2 片,每日 2～4 次;但需注意便秘、腹胀等不良反应。轻症者可选用吸附剂,如双八面体蒙脱石等。

3.导泻药

IBS-C 可使用导泻药,一般主张使用作用温和的缓泻药以减少不良反应和药物依赖性。如乳果糖 15～30 mL 睡前服,或乳果糖 10～15 mL,每日 3 次,山梨醇 5～10 g,每日 3 次;也常用渗透性轻泻剂如聚乙二醇(PEG4000)、容积性泻剂如欧车前制剂或甲基纤维素等。

4.促泌剂

卢比前列酮是氯离子通道激活剂,可刺激肠道分泌液体,改善 IBS-C 症状。

5.肠道感觉和(或)动力调节药

非多托嗪(Fedotozine):是阿片类 κ 受体激动剂,特异性抑制外周内脏传入神经而降低内脏敏感性,30～70 mg,每日 3 次,能有效地缓解 IBS 患者的腹痛症状。促动力药如多潘立酮 10 mg,每日 3 次;莫沙必利,5～10 mg,每日 3 次或伊托必利均可用于 IBS-C 的治疗。普卡必利(Prucalopride)是 $5HT_4$ 激动剂用于 IBS-C,1～2 mg/d。

6.益生菌

某些益生菌可以减低肠道细胞钙离子通道和类阿片受体的表达,减少循环中细胞因子的水平。从而减少内脏的高敏感性和炎症反应,在 IBS 中起作用。证据显示益生菌比安慰剂更加有效。可作为患者(特别是有腹痛和胀气患者)的二线用药。

7.抗生素

利福昔明-α 是非吸收抗生素,用于 IBS-D,200 mg,每日 4 次,10～14 d。对于非便秘型 IBS 和胀气也有效。

8.抗抑郁药

对腹痛症状重而上述治疗无效,特别是伴有较明显精神症状者可试用。腹泻型患者可用三环类抗抑郁药,如阿米替林 10～50 mg,2～4 次/日。便秘型患者中,选择性 5-羟色胺重再摄取抑制药,如帕罗西汀或西酞普兰,可加快小肠传递,并避免三环类抗抑郁药最常见的便秘不良反应。小剂量的抗抑郁药还可显著地降低内脏敏感性,减少胃肠道症状。患者常反感医生对其使用抗抑郁药,导致依从性差。因此,应用抗抑郁药的关键在于用药前对患者进行充分解释,使患者理解用药意图并愿意试用。

(四)改进生活方式和心理和行为治疗

睡眠差会加重 IBS 症状,每周 3～5 次,每次 20～60 min 的有氧运动可以减轻症状。许多研究认为认知行为治疗、标准心理以及催眠疗法对部分 IBS 患者具有一定疗效。

(五)中医药治疗

中药、针灸等治疗 IBS 的疗效,有待进一步验证。

(李　艳)

第五节　炎症性肠病

炎症性肠病(inflammatory bowel disease,IBD)是一种特发性肠道炎症性疾病,包括溃疡性结肠炎(unclerative colitis,UC)和克罗恩病(Crohn's disease,CD),以慢性、反复复发、病因不明为其特征。溃疡性结肠炎是结肠黏膜层和黏膜下层连续性炎症,疾病先通常累及直肠,逐渐向全结肠蔓延,克罗恩病可累及全消化道,为非连续性全层炎症,最常累及部位为末端回肠、结肠和肛周。

一、病因和发病机制

疾病机制尚未完全明确,是近年来研究极其活跃的领域。

(一)环境因素

在经济较发达的地区发病率持续增高,如北美、北欧、继之西欧国家和日本等。南亚裔发病率低,但移居至英国后 IBD 发病率增高,表明环境因素起着重要作用。食物结构与 IBD 的关系尚未取得统一意见。吸烟对 UC 者起保护作用,被动吸烟者中发病率也明显降低,而吸烟则使 CD 者疾病恶化。有一种假说:随着环境条件的改善,人们接触致病菌的机会减少,儿童期肠黏膜针对病原菌不能产生有效的"免疫耐受",以致其后对肠道抗原刺激产生异常免疫调节。

(二)遗传因素

IBD 者同卵双胞胎,兄弟姐妹和一级亲属发病率明显升高,IBD 一级亲属的发病率是普通人群 10～15 倍。白种人发病率较高,黑种人、黄种人则较低;犹太人较非犹太人高。已发现 IBD 有超过 163 个基因易感性位点,其中一些基因可能与疾病诊断、严重程度,预测患病易感性及并发症有关。第一个发现与克罗恩病相关 NOD2 基因位于 16q12,NOD-2/CARD15 突变引起免疫激活异常,抑制炎症作用降低,导致组织和细胞发生持续性损伤,约 30%CD 被检测出异常的 NOD2 基因。其他较明确的基因有 ATG16L1 基因、IRGM 基因、toll-4 基因、IL-23 受体基因、HLA-Ⅱ、OCTN1 和 DLG5 等。目前认为 IBD 不仅是多基因疾病,也是一种遗传异质性疾病,患者在一定环境因素作用下由于遗传易感性而发病。

(三)微生物因素

微生物参与 IBD 发生发展,但至今尚未找到某一特异微生物病原与 IBD 有恒定关系。当 IBD 动物模型处于无菌状态时,不能诱导肠道炎症,恢复正常菌群后,则出现肠道炎症,使用抗生素后,又可减少肠道炎症的发生。特别是菌群的改变可能通过抗原刺激引起肠组织持续性炎症。临床上粪便转流能防治 CD 复发。

(四)免疫因素

正常情况下,肠组织对肠腔内抗原物质(食物或微生物)处于适应性反应,即低度慢性炎症,先天性免疫是监视微环境改变,限制感染入侵的生物手段。当肠道上皮屏障破坏,黏膜通透性增加,肠组织暴露于大量抗原中,免疫耐受的丢失,而获得性免疫是 IBD 肠黏膜损伤最重要的原因。其中黏膜固有层的 T 细胞激活,Th_1/Th_2 比例失衡,Th_1 升高促使 IFN-γ、TNF-γ、IL-12 增加,IL-4 减少,Th_2 升高刺激 IL-5 和 IL-13 分泌增多。另外,TH17 细胞通过IL-17 和IL-23 进一步上调和维持异常免疫反应,导致肠道免疫系统错误识别,释放大量细胞因子和炎症介质,刺激炎症免疫应答逐级放大,最终导致组织损伤。目前认为 IBD 的发病机制可能为:环境因素作用于遗传易感者,当先天免疫系统无法清除肠腔内微生物或食物等抗原时,增加肠上皮细胞通透性,最终导致了过度的免疫反应。

二、临床表现

一般起病缓慢,少数急骤。病情轻重不一。易反复发作,发作的诱因有精神刺激、过度疲劳、饮食失调、继发感染等。

(一)症状

UC 症状取决于疾病的程度和严重性。包括黏液血便、腹泻、里急后重、排便紧迫感、腹痛等。直肠炎或直乙状结肠炎者少数可能表现为便秘,排便困难。重度和广泛性结肠炎者可因贫血而乏力,或低清蛋白血症出现外周水肿,可有体重下降和发热,甚至恶心和呕吐。CD 症状以右下腹痛多见,腹泻、便血、乏力为常见症状。严重者表现为发热、营养不良。有些患者可出现突发性剧烈腹痛或阵发性加重性腹痛伴腹胀、恶心、呕吐等肠梗阻或肠穿孔症状。上消化道病变症状伴有吞咽困难、胸痛、烧灼感及呕吐等。肛周累及者,伴发肛门处疼痛和脓液分泌。消化道各处均可形成腹腔内脓肿,肠道膀胱瘘,肠道阴道瘘和皮瘘等内瘘和外瘘。

(二)体征

体征与疾病的类型,部位和严重程度相关。UC 轻型者或在缓解期可无阳性体征,重型可有发热、脉速的表现,左下腹或全腹部压痛,若出现腹部膨隆、腹肌紧张,伴发热、脱水、呕吐等,应考虑中毒性巨结肠。CD 者腹部常扪及腹块伴压痛,以右下腹和脐周多见。有急性或慢性胃肠道梗阻、肠穿孔和消化道出血体征,肛门周围炎症的体征。

(三)肠外表现

肠外表现与自身免疫有关。包括:①骨病:是最常见的肠外表现,有 10%～20% 的患者累及,包括外周关节痛、骨软化、关节炎、强直性脊柱炎、骶髂关节炎,严重程度可与胃肠道症状相关;②皮肤表现:结节性红斑、坏疽性脓皮病等;③眼损害:结膜炎、虹膜炎、眼色素层炎等;④肾脏结石:草酸钙结石与小肠 CD 脂肪吸收不良相关,尿酸结石与严重营养不良有关;⑤原发性硬化性胆管炎;⑥血栓性静脉炎、血管栓塞;⑦贫血唇炎可能由于缺铁性贫血所致,而维生素 B_{12} 缺乏可引起周围神经病变。CD 者肠外表现还包括口唇疱疹性溃疡、继发性肾脏淀粉样变、哮喘、儿童生长发育延迟等。

三、辅助检查

(一)内镜检查

对腹泻、便血、腹痛等症状疑诊 IBD 者,内镜检查对本病诊断有重要价值,但在急性期重型患者应暂缓进行,以防穿孔。UC 表现为从直肠开始,弥散性黏膜充血水肿,质脆、自发或接触出血和脓性分泌物附着,常见黏膜粗糙、呈细颗粒状,黏膜血管纹理模糊、紊乱,多发性糜烂或溃疡;慢性病变见假性息肉,结肠袋变钝或消失。

CD 早期表现表面阿弗他溃疡,随着疾病发展,溃疡变深变大,成纵形和匍匐形溃疡,炎症黏膜非对称性分布,周围鹅卵石样增生,肠腔狭窄,偶见瘘口等改变,病变为节段性,从食管至肛门均可累及,但在回结肠部位多见。通常认为,若发现小肠多发性阿弗他溃疡,环形、线形或不规则溃疡≥3 个,或发现狭窄,则应当考虑 CD 的诊断。胶囊内镜检查结果仍应遵循由小肠镜活检进一步证实。因其创伤性,应遵循胶囊内镜优先原则,若有狭窄等并发症不考虑胶囊内镜检查。少部分 CD 病变可累及上消化道,胃镜检查应列为 CD 的常规检查,尤其伴有上消化道症状者。

(二)病理组织学检查

黏膜活检组织学检查建议多段多点活检。UC 病理表现为上皮细胞坏死,固有层急性炎症细胞浸润,隐窝炎,隐窝脓肿,隐窝结构改变,杯状细胞减少,浅溃疡形成和肉芽组织增生。慢性病变则表现为淋巴细胞的浸润和隐窝结构变形紊乱,腺上皮和黏膜肌层间隙增宽、潘氏细胞化生。CD 改变包括裂隙状溃疡和阿弗他溃疡、固有膜炎性细胞浸润,黏膜下层增宽、淋巴细胞聚集,隐窝炎,隐窝脓肿,隐窝结构扭曲、分支和缩短。手术切除的肠段可见穿透性肠壁炎症,纤维化以及系膜脂肪包绕,局部淋巴结有肉芽肿形成。非干酪性肉芽肿是诊断 CD 的标准之一,活检标本中发现率约为 15% 和手术标本多达 70% 左右。

(三)影像学检查

结肠钡剂灌肠可显示 UC 者结肠黏膜粗乱和(或)颗粒样改变;肠管边缘呈锯齿状阴影,肠壁有多发性小充盈缺损;肠管短缩,袋囊消失呈铅管样。急性期及重型患者应暂缓检查,以免诱发中毒性巨结肠,甚至穿孔。

用 CT 或 MR 肠道显像(CT/MR enterography,CTE/MRE)检查也可显示肠道病变。结肠钡剂灌肠已被结肠镜检查所代替,当 CD 者肠腔狭窄内镜无法检查时仍有诊断价值。而小肠钡剂造影敏感性低,已被 CTE 或 MRE 代替。

CTE 或 MRE 是评估 CD 小肠炎性病变的标准影像学检查,活动期 CD 表现为肠壁明显增厚(>4 cm),肠黏膜明显强化伴有分层改变,呈"双晕征",即黏膜内环和浆膜外环明显强化,提示黏膜下层水肿,早期肠壁增厚以肠系膜侧为重,称偏心性增厚,随着病情发展,对侧肠壁也明显增厚;肠壁的炎症呈节段性分布,有不规则扩张和狭窄(炎症活动性或纤维性狭窄);肠腔外并发症如瘘管形成、腹腔脓肿或蜂窝织炎等,肠系膜血管增多、扩张、扭曲,呈"木梳征";相应系膜脂肪密度增高、模糊;肠系膜淋巴结肿大等;MRE 是诊断 CD 复杂性瘘管和脓肿的重要手段,并能评价肛门内外括约肌的完整性。由于 MRI 无电离辐射,特别是对年轻及儿童 IBD 患者,更适合作为长期随访手段。

腹部超声对发现肠壁厚度、瘘管、脓肿和炎性包块具有一定价值,缺点是结果判断带有一定的主观性。

(四)实验室检查

1.血液检查

贫血常见,主要由消化道出血引起缺铁或吸收不良所致叶酸和维生素 B_{12} 等缺乏,也可能与溶血有关。急性期中性粒细胞可增高。血浆 V、VII、VIII 因子活性和纤维蛋白原增加,血小板数常明显升高,引起血栓性栓塞现象。严重者清蛋白降低。血沉增快,C 反应蛋白升高,与疾病活动有关。

2.粪便检查

镜检可见红、白细胞,隐血阳性。钙卫蛋白主要存在于中性粒细胞内,肠道炎症时,粪便中钙卫蛋白明显增高,与疾病炎症程度有较好相关性,可重复检测和量化。

3.免疫学检查

抗中性粒细胞核周胞质抗体(antineutrophil cytoplasmic,pANCA)在 UC 患者中阳性率约55％,CD者仅20％,但系统性血管炎、原发性硬化性胆管炎、自身免疫性肝炎、胶原性结肠炎、嗜酸性粒细胞性结肠炎等疾病也可检出,因此应用价值有一定限制。CD者抗酿酒酵母菌抗体(antisaccharomces cerevisiae antibody,ASCA)阳性率40％～70％,UC者则低于15％。ASCA阳性pANCA阴性者诊断CD敏感性55％,特异性达93％。抗埃希氏大肠埃希菌外膜孔道蛋白C抗体(OmpC抗体)、抗荧光假单胞菌抗体(I2抗体)和抗鞭毛样抗体(Cbir1抗体)阳性提高诊断CD的准确性,其与疾病复杂的临床表现相关。

四、诊断

有典型临床表现疑诊IBD者,若符合结肠镜或影像学检查中一项,可为拟诊者,若有病理学特征性改变,可以确诊。初发病例、临床表现和结肠镜改变均不典型,应列为"疑诊"随访;为明确诊断推荐进行3～6个月密切随访。内镜诊断中由于肠黏膜组织活检受到取材广度和深度的限制,病理诊断确有很大困难,因此诊断有时需要建立在排除诊断的基础上。

(一)鉴别诊断

需与感染性肠炎鉴别,包括细菌(空肠弯曲杆菌、艰难梭状芽胞杆菌、结核分枝杆菌、沙门氏菌、出血性大肠埃希菌、耶尔森氏鼠疫杆菌等),病毒(巨细胞病毒、单纯疱疹病毒、人类免疫缺陷病毒),真菌(组织胞浆菌),寄生虫(阿米巴、血吸虫);与系统性疾病鉴别,包括白塞病、变应性肉芽肿血管炎、过敏性紫癜、系统性红斑狼疮、结节性多动脉炎、淀粉样变等;与药物性/毒素性肠炎鉴别:非甾体类抗炎药,胰酶、盐类泻剂,放射性肠炎;与炎症性疾病鉴别,阑尾炎、憩室炎、嗜酸性胃肠炎、脂泻病;肿瘤:淋巴瘤、类癌、原发性或转移性癌、恶性组织细胞增生症。其他还包括缺血性肠炎、子宫内膜异位症、末端回肠孤立性溃疡等。

(二)疾病评估

疾病评估包括疾病类型、病情程度、活动性、病变范围、并发症和肠外表现,以便选择治疗方案,用药途径和评估预后。

五、治疗

(一)一般治疗

慢性疾病常伴有营养不良,主张高糖、高蛋白、低脂饮食,少渣饮食能减少排便次数。适当补充叶酸、维生素和微量元素,全肠外营养适用于重症患者及中毒性巨结肠、肠瘘、短肠综合征等并发症者。CD戒烟有益于疾病控制。应用止泻剂(洛哌丁胺)可减轻肠道蠕动,但严重结肠炎时,止泻剂与解痉剂需禁用,有诱发中毒性巨结肠的可能。因疾病反复发作,迁延终生,患者常见抑郁和焦虑情绪,需予心理问题的防治。

(二)治疗常用药物

1.氨基水杨酸制剂

氨基水杨酸制剂包括不同制剂的美沙拉嗪(5-aminosalicylic acid,5-ASA)和传统的柳氮磺胺吡啶(Sulfasalazine,SASP),是治疗UC的主要药物,对CD治疗作用较小。活动性病变予3～4 g/d,维持期为2 g/d。SASP在结肠内由细菌分解为5-ASA和磺胺,长期服用SASP者需补充叶酸并关注磺胺药相关的不良反应。5-ASA具有肠腔局部抗炎作用,理想剂型应尽量减少肠道内吸收使局部疗效作用更大。常用的美沙拉嗪制剂:前体药物有奥沙拉嗪(偶氮二聚体)和巴柳氮(偶氮异二聚体),在结肠中释放起效;pH值依赖包衣制剂在回肠末端pH值

5～7时溶解释放,大部分仍进入结肠;时间依赖的制剂起效范围从远端空肠至结肠。5-ASA肛栓剂和灌肠剂对溃疡性直肠和乙状结肠炎均有效。不良反应较少,包括恶心、消化不良、脱发、头痛、腹泻和过敏反应。

2.糖皮质激素

糖皮质激素适用于急性活动的中重度 UC 和 CD 者,无维持缓解作用。另一方面因其不良反应,限制长期应用。常用剂量泼尼松 0.75～1 mg/kg,2 个月左右病情缓解。起始剂量需足量,否则疗效降低。布地奈德是一种局部作用强而系统生物利用度较低(10％)药物,提高治疗疗效,减少治疗的不良反应。若使用激素常用剂量超过 4 周,疾病仍处于活动期提示激素无效;若激素治疗有效后停用激素 3 个月内复发或激素治疗 3 个月后,泼尼松减量至 10 mg/d 复发者提示激素依赖。

3.免疫调节剂

免疫调节剂适用于激素依赖或无效以及激素诱导缓解后的维持治疗。硫唑嘌呤(Azathioprine,AZA)是维持缓解最常用的药物,AZA 不能耐受者可换用 6-巯基嘌呤(Mercaptopurine,6-MP)或甲氨蝶呤(Methotrexate,MTX)。国内 IBD 协作组推荐 AZA 剂量为 1 mg/kg,欧洲共识推荐的目标剂量为 1.5～2.5 mg/kg,由于 AZA 存在量效关系,剂量不足会影响疗效,因此可在治疗观察中逐渐增加剂量。AZA 通常 3～4 个月才能达到稳态血药浓度,治疗时可先与激素联用,待免疫调节剂起效后,激素再逐渐减量。服药 1 个月内骨髓抑制不良反应最常见,但是也可迟发 1 年以上,同时还需随访肝功能。甲氨蝶呤和沙利度胺(Thalidomide)适合不耐受巯嘌呤药物者,目前临床经验尚少。诱导缓解期常推荐 MTX 25 mg/w 肌肉或皮下注射,缓解后改为 15 mg/w 肌肉或皮下注射,口服疗效降低。环孢素(Cyclosporin,CsA)1 周内快速起效,2～4 mg/kg,因不良反应大,适于短期治疗严重 UC 且激素无效者,促症状缓解,避免急诊手术。临床症状缓解后可改为 CsA 口服(4～6 mg/kg)或转为巯嘌呤药物。

4.生物制剂

生物制剂主要适用于经激素及免疫调节剂治疗无效或不能耐受者;合并瘘管经传统治疗无效者。英夫利昔单抗(Infliximab,IFX)是抗肿瘤坏死因子(TNF-α)抑制剂,目前治疗 IBD 应用时间最长的生物制剂,对大部分 IBD 患者有效。IFX 是人-鼠嵌合型单克隆抗体,静脉推荐滴注 5 mg/kg,在 0 周、2 周、6 周作为诱导缓解,随后每隔 8 周给予相同剂量维持缓解。规律用药的缓解率优于间断给药,联合免疫调节剂可减少生物机制抗体形成,增加疗效。单次使用 IFX 5 mg/kg 的有效率可达 58％,使用 IFX 3 次后,55％CD 者瘘管可愈合。若治疗产生了抗 IFX 抗体,可换用全人重组抗 TNF 阿达木单抗(Adalimumab)或赛妥珠(Certolizumab pegol)。另一类生物制剂是针对白细胞黏附分子的靶向治疗药物,如 Natalizumab,Vedolizumab,已被证明是一种有效的能诱导缓解对抗 TNF 无应答的患者。生物制剂有激活潜在的结核菌及乙型肝炎(HBV)感染的危险,抑炎作用可能影响机体免疫监视功能,特别是联合免疫调节剂,有诱发淋巴瘤报道。其他不良反应包括多发性硬化、脱髓鞘病变和视神经炎等。

5.抗生素类

肠道菌群为慢性肠道炎症提供刺激。抗生素常用于 CD 并发症的治疗,即肛周病变、瘘管、炎性包块及肠道狭窄时细菌过度增长等。推荐使用 4～8 周的甲硝唑或环丙沙星,部分患者症状可缓解,但停药后会复发。近年来发现利福昔明对轻中度 CD 有一定治疗效果。甲硝唑能预防 CD 术后的复发。抗生素长期应用将增加艰难梭状芽孢杆菌相关疾病的风险。

6.益生菌

益生菌为肠道防御系统构建正常肠道菌群,但尚无确切证据支持其疗效。有研究显示双歧杆菌和乳杆菌减少的菌群紊乱可能是引起储袋炎原因之一,益生菌(Probiotics)能维持缓解部分储袋炎患者。

7.干细胞移植

造血干细胞移植会重置免疫系统,去除自身反应性 T 淋巴细胞和记忆细胞,从而诱导长期的免疫耐受。目前治疗的病例数有限,干细胞来源各异,输注的方式和剂量也不相同。因此仍需要严密谨慎的研究。

(三)治疗原则和方案选择

治疗方案应对病情进行综合评估,包括病变累积范围、部位,病程的长短,疾病严重程度以及全身情况,给予个体化、综合化治疗。原则上应尽早控制疾病的症状,维持缓解,促进黏膜愈合,防治并发症和掌握手术治疗时机。

UC 直肠炎选择 5-ASA 栓剂治疗,联合口服 5-ASA 疗效优于单口服者,5-ASA 栓剂优于局部激素应用,局部激素适用于 5-ASA 治疗无效者。局部泡沫剂和灌肠剂用于治疗左半结肠炎。

广泛性结肠炎口服 5-ASA 联合栓剂或灌肠剂治疗可提高疗效。重度 UC 者可暂禁食,予补液、胃肠外营养,中毒症状明显者予抗生素,口服或静脉激素为首选治疗,若甲泼尼龙 40~60 mg 静脉滴注 5 d 症状无好转时,排除继发感染后,药物可更替为 Cs A 或生物制剂治疗,必要时手术切除。激素治疗症状缓解后可每 1~2 周减 5 mg 泼尼松至停药,快速减量易导致早期复发。维持治疗首选 5-ASA,原诱导剂量的全量或半量,远段结肠炎以 5-ASA 局部治疗为主,联合口服疗效更佳。若激素依赖者,应更改为免疫调节剂或生物制剂。维持治疗疗程 5 年或更长。

5-ASA 和布地奈德(9 mg/d)对轻中度回结肠和结肠型 CD 有一定作用,对上消化道 CD(空肠、十二指肠、胃和食管)则无效,对长期维持治疗疗效则不肯定。中、重度 CD 首选激素或生物制剂诱导疾病缓解,随后继用免疫调节剂或生物制剂维持缓解。广泛性小肠病变(累计长度>100 cm)者因肠腔多处狭窄,小肠细菌过度生长、营养不良、手术造成短肠综合征等复杂的情况,建议早期使用免疫调节剂和生物制剂 IFX 积极治疗,营养治疗应作为重要的辅助手段。

(四)手术治疗

在治疗过程中,大多数 CD 者将因纤维狭窄所致的梗阻,复杂性肛瘘、肠皮瘘、各种内瘘,腹腔脓肿,急性穿孔和大出血,癌变等均面临着手术缓解症状的问题,但手术治疗不能治愈疾病,接受多次手术的概率相当常见。因此术后应定期内镜复查,吸烟,穿透性疾病,肛周病变及既往有肠切除史者复发率更高,5-ASA、AZA 对术后预防复发有一定作用,AZA 疗效更佳,若发现内镜下复发,建议转换为生物制剂。

内科积极治疗下无效重度 UC,特别是中毒性巨结肠需手术治疗,手术回肠贮袋-肛管吻合术(IPAA)。IPAA 手术后 40 个月约 50% 出现储袋炎,可选择抗生素(如甲硝唑)或 5-ASA 和激素局部治疗。

内科医生因对手术有充分认识,避免贻误手术时机。术前术后使用激素者应尽可能减少激素剂量,以防止手术并发症。AZA 不增加围术期并发症发生率。IFX 单抗治疗对手术后并发症尚无明确报道。

(五)肿瘤检测

广泛性 UC 和 CD 者,发生肠癌的概率比一般人群增高为 5%～10%。建议起病 8～10 年开始每 1～2 年 1 次结肠镜检查,随机取样活检。如发现高度异型增生,建议手术切除全结肠。低度异型增生需 3～6 个月随访。IBD 的发病率在我国呈逐渐上升的趋势,越来越受到人们重视。炎症性肠病是慢性终身性肠道炎症,一生中将面临各种复杂临床变化,需要内外科医生、放射科、病理科及营养科的密切协作,避免肠道功能的进展性损伤。

(李　艳)

第六节　酒精性肝病

酒精性肝病(alcoholic liver disease,ALD)是由于长期大量饮酒导致的中毒性肝损伤,初期表现为肝细胞脂肪变性,进而发展为酒精性肝炎、最终导致肝纤维化、酒精性肝硬化。短期严重酗酒时也可诱发广泛肝细胞损害甚至肝衰竭。本病在欧美国家多见,近年来我国发病率也在上升。目前居肝硬化病因的第二位。

一、病因和发病机制

饮酒后乙醇主要是在小肠上段吸收,90% 以上在肝内代谢。乙醇进入肝细胞后,80%～85% 经过乙醇脱氢酶(ADH)代谢为乙醛,再通过乙醛脱氢酶(ALDH)代谢为乙酸,后者在外周组织中降解为水和 CO_2。多余的乙醇可通过肝微粒体乙醇氧化酶(MEOS)、过氧化氢酶(H_2O_2 酶)降解。MEOS 中细胞色素 P450CYP2E1 是代谢限速酶,可由酒精诱导而加速乙醇降解。乙醇代谢为乙醛、乙酸过程中,氧化型辅酶Ⅰ(NAD)转变为还原型辅酶Ⅰ(NADH)明显增加,肝内氧化还原状态异常。

乙醇导致肝脏脂肪变可能与以下原因有关:①外周脂肪组织动员、肠道乳糜微粒吸收增多,脂肪酸转运入肝脏增多。②肝脏合成内源性脂肪酸增多。肝内氧化还原状态异常。脂肪酸 β 氧化减少,转化为甘油三酯增多。③极低密度脂蛋白合成或分泌减少,甘油三酯转运出肝细胞减少。④乙醇诱导单磷酸腺苷活化蛋白激酶(AMPK)活性,抑制 PPAR-α,诱导激素调节元件结合蛋白 1c 促进脂肪合成增加,降解减少。最终导致肝脏内甘油三酯积聚,加剧细胞氧化应激反应。

酒精性脂肪肝肝炎与以下机制有关。①乙醇的中间代谢物乙醛是高度反应活性分子,结合细胞内蛋白质和 DNA 形成复合物,作为新抗原诱发机体自身免疫损伤;并造成线粒体损伤、谷胱甘肽功能抑制,促进氧化应激反应。②长期摄入酒精诱导 MEOS 通路的P450CYP2E1,加剧细胞氧化应激和脂质过氧化反应。③内毒素和细胞因子:ALD 患者肠菌易位,肠道通透性增加,单核-吞噬细胞系统清除减弱,产生内毒素血症;肝脏的库普弗细胞通过 TLR(toll-like receptor)诱发 CD14 的表达,促使其与内毒素成分脂多糖(LPS)结合活化,诱导炎症信号通路活化,激活肝星状细胞(HSC),促进肝纤维化发生。

二、诊断和鉴别诊断

酒精性肝病的诊断包括病因诊断、病理诊断、鉴别诊断。

（一）病因诊断

1.病史

（1）饮酒史：长期大量饮酒是诊断酒精性肝病的必备条件。包括酒的种类、每天的摄入量和持续时间等。目前酒精摄入的安全量尚有争议。我国标准是：长期饮酒史，一般超过5年，折合乙醇量男性≥40 g/d，女性≥20 g/d，或2周内有大量饮酒史（>80 g/d）。但应注意性别、遗传易感性等因素的影响。乙醇量换算公式：乙醇量（g）=饮酒量（mL）×酒精含量（%）×0.8（酒精比重）。

（2）饮酒方式：不同酒精饮料所致肝损伤亦有差异。狂饮模式以及空腹饮酒造成的肝损伤更严重。

（3）慢性肝炎病毒感染史：酒精性肝病和慢性病毒性肝炎有明显协同作用。酒精性肝损害可增加患者对HBV、HCV的易感性；反之，慢性肝炎患者对酒精敏感性增高，容易促进肝硬化和肝癌的发生发展。

（4）其他：女性对酒精介导肝毒性的敏感性是男性的2倍，酒精性肝硬化发生于非白色人种者较多。存在蛋白质热量营养不良和严重程度对决定ALD患者的预后，病死率与营养不良程度成正比。遗传因素、基因多态性也影响酒精代谢。此外，尚需排除代谢异常和药物因素引起的肝脏损伤。

2.症状和体征

（1）轻症酒精性肝病：肝脏生化、影像学和组织病理学，检查基本正常或轻微异常。

（2）酒精性脂肪肝：一般情况良好，常仅有肝脏肿大，影像学诊断符合脂肪肝标准，血清ALT、AST或γ-GT可轻微异常。

（3）酒精性肝炎：临床表现差异大，与组织学损害程度相关。常发生在近期大量饮酒后，出现全身不适、食欲减退、恶心呕吐、乏力、腹泻、肝区疼痛等症状。可有低热、黄疸、肝大并有触痛。严重者可并发急性肝衰竭。

（4）酒精性肝硬化：常有明显酒精性容貌，肝掌、蜘蛛痣、面部毛细血管扩张。可以门静脉高压为主要表现，但脾大不如肝炎肝硬化常见。此外还可出现肝外器官酒精中毒损害，如酒精性心肌病、胰腺炎，巨幼红细胞贫血，骨骼肌萎缩、生育障碍。可伴神经系统表现：谵妄、Wernicke脑病、周围神经病等。

（5）评价酒精性肝病严重程度的指标：有几种方法可用于评估酒精性肝炎的严重程度和近期存活率。Maddrey判别函数（discriminant function，DF），即4.6×（凝血酶原时间-对照值）+血清总胆红素（mg/dL），当DF>32，提示患者近期病死率高。终末期肝病模型（MELD评分）>18，Glasgow评分>8，提示预后不良。其他如Lille评分也有预测价值。

3.实验室检查

（1）血常规：多有白细胞升高、营养不良性贫血。脾功能亢进时可有白细胞、血小板减少。

（2）生化检查：①血清AST、ALT轻中度升高，以AST为著，AST/ALT比值可超过2倍。线粒体AST/总AST明显增高。禁酒后4周血清AST、ALT基本恢复正常（低于2倍正常上限值），但酒精性肝炎AST>500 U/L，ALT>200 U/L较少，需考虑其他病因；②血清γ-谷氨酰转肽酶（γ-GT）升高2倍以上，禁酒4周后明显下降（降到正常值的1/3或比戒酒前下降40%以上）；③糖缺陷转铁蛋白（CDT）增高：过量乙醇抑制糖蛋白糖基转移酶活性，影响转铁蛋白糖基化过程，是反映慢性乙醇中毒的指标，但敏感性特异性有限；④其他：平均红细胞容积(MCV)增高。

4.影像学检查

(1)B超:可见肝脏体积增大,近场回声弥散性增强,远场回声逐渐衰退;肝内管道结构显示不清,但肝内血管走向正常,对诊断脂肪肝帮助较大。肝硬化为小结节性肝硬化,肝表面波纹状,可有门静脉高压征。

(2)CT:可见弥散性肝脏密度降低,肝/脾 CT 比值≤1。0.7<肝/脾 CT 比值≤1.0 为轻度;0.5<肝/脾 CT 比值≤0.7 为中度;肝/脾 CT 比值≤0.5 者为重度。

(3)磁共振扫描:对鉴别脂肪肝或肝炎和肝硬化及肝癌等可能更好。

(二)病理学检查

肝活组织检查是确定酒精性肝病及分期分级的可靠方法,是判断其严重程度和预后的重要依据。但很难与其他病因引起的肝脏损害鉴别。

(三)鉴别诊断

首先应排除其他原因所引起的脂肪肝。排除非酒精性脂肪肝、嗜肝病毒感染、药物、中毒性肝损伤和自身免疫性肝病等。对于酒精性肝病与病毒性肝炎所致的肝硬化应审慎鉴别。肝性脑病要和酒精性谵妄、Wernicke 脑病等相鉴别。

三、治疗

酒精性肝病的治疗原则:戒酒、营养支持、清除肝脂肪浸润、治疗酒精性肝炎、防治肝硬化及并发症。

(一)戒酒

戒酒是治疗酒精性肝病的关键。戒酒 4 周可使酒精性脂肪肝恢复正常,也可使酒精性肝炎的临床症状、肝功能、病理学改变逐渐减轻,在彻底戒酒后甚至可完全恢复。虽然戒酒难以逆转肝硬化的病理改变,但可以提高肝硬化患者的存活率。可以用心理疗法或用纳曲酮、阿坎酸(acamprosate)等药物辅助戒酒。若出现酒精戒断症状时可减量应用安定类等药物。

(二)营养支持

长期酗酒者,酒精代替了食物提供身体所需热量,故而蛋白质营养不良和维生素缺乏症常见。在戒酒的基础上,对酒精性肝病患者应给予高热量(35~40kcal/kg)、高蛋白(1.5g/kg)、低脂饮食,如有肝性脑病的表现或先兆,应限制蛋白质饮食。此外,乙醇代谢过程中对维生素的利用、转化、贮存均发生障碍,尤其是 B 族维生素缺乏普遍,应注意及时补充维生素 A、B、E、叶酸和微量元素。对严重酒精性肝病患者,积极给予肠内营养支持。

(三)药物治疗

单纯戒酒可使酒精性脂肪肝恢复正常,戒酒配合积极的药物治疗也可使酒精性肝炎恢复,肝纤维化得到改善,并降低肝衰竭的病死率。

1.糖皮质激素

虽然多年来对其疗效尚存在争议,但到目前为止多数临床研究表明糖皮质激素对重型酒精性肝炎有效,可降低其病死率。主要机制是通过抑制 NF-κB 转录活性进而抑制以 TNF-α 为主的多种炎症因子的转录,抑制肝细胞的炎症反应。泼尼松龙每天 40 mg,7 d 后如果 Lille 评分<0.45,可继续激素治疗 3 周,2 周内逐步撤药;如果 7 d 后 Lille 评分>0.45,提示预后不良,合适的患者应尽早考虑肝移植。感染和消化道出血是激素应用的禁忌证。

2.己酮可可碱(Pentoxifylline,PTX)

己酮可可碱可抑制 TNF-α 基因的转录,相应降低 TNF-α 下游效应分子水平。主要用于酒精性肝炎,尤其适宜合并感染或肝肾综合征的严重酒精性肝炎患者,用法:400 mg 每天 3 次,连续 28 d。

3.抗氧化剂

补充外源性谷胱甘肽及其前体药物 N-乙酰半胱氨酸、S-腺苷蛋氨酸可增加肝细胞内谷胱甘肽含量,改善肝细胞的抗氧化能力,促进肝细胞修复。N-乙酰半胱氨酸与糖皮质激素有协同作用。

4.抗 TNF-α 抗体(Infliximab)

抗 TNF-α 抗体可阻断 TNF-α 活性,减轻 TNF-α 介导的病理损伤。但疗效和安全性尚存争议。

(四)肝移植

Child-Pugh C 级和 MELD>15 的酒精性肝硬化患者在经过仔细的医疗和心理评估后可考虑肝移植,但要求患者肝移植前戒酒 3～6 个月,并且无其他脏器的严重酒精性损害。移植后主要问题是患者再次酗酒,则会很快进展为包括肝纤维化在内的肝脏损害。

(李 艳)

第七节 胃 癌

胃癌是最常见的恶性肿瘤之一,男性发病率为 22/10 万,女性为 10.4/10 万。在男性常见肿瘤中,胃癌位于第三位,病死率位于第二位。在女性常见肿瘤中,胃癌位于第五位,病死率位于第四位。随着生活水平的提高,近年来胃癌发病有所下降。胃癌中位发病年龄为 50～60 岁,男性多于女性。

一、病因

胃癌的发生与多种因素有关,包括饮食(腌制食品)、职业特性(橡胶工人)、家族遗传史以及一些基础病史(慢性胃炎、肠化生)等。贲门癌发生主要与肥胖、食管反流有关,而胃窦胃体癌主要与缺乏胃酸和幽门螺杆菌有关。

二、临床表现

1.症状

早期胃癌可以毫无症状。随着病变进一步发展,出现消化道及全身症状,或有跟胃炎相似的非特异性症状。最常见的有上腹不适、食欲欠佳、疼痛、消瘦乏力、恶心呕吐、呕血、黑便、发热。患者就诊时多为进展期胃癌以上早期症状延续并加重,常有黑便和贫血。体重减轻者高达 60% 以上。侵犯贲门可有吞咽异物感,侵犯幽门可有梗阻呕吐宿食现象。

2.体征

胃癌除非已至晚期,一般体检也无阳性所见。最常见的体征是贫血、腹部包块、上腹部压痛、浅表淋巴结肿大、恶病质、幽门梗阻、腹腔积液等。

三、辅助检查

1. 内镜

内镜是最重要的检查及诊断的手段,可直接观察胃黏膜的变化,并取活检。超声内镜检查可以显示癌组织侵犯胃壁的深度和范围,并可鉴别是胃癌还是胃外肿瘤压迫,进行术前分期。

2. 影像学

(1)X 线:钡餐检查可观察肿瘤大小、形态和病变,定性方面有优越性。

(2)CT、MRI:可以清楚地显示淋巴结及腹腔脏器受侵或转移的情况,对早期胃癌诊断无价值。螺旋 CT 对于分期的准确率较高。

(3)B 超:主要用于判断转移的情况及与邻近脏器的关系,对早期胃癌诊断无价值。

3. 实验室检查

约 30% 胃癌患者粪便隐血阳性,而且可在临床症状出现前 6~9 个月检出。其他如 CEA、AFP、CA199、CA125、CA50 等肿瘤标志物的检查可为诊断提供依据。

四、鉴别诊断

1. 胃溃疡

青年人的胃癌常误诊为胃溃疡或慢性胃炎,胃溃疡 X 线表现龛影常突出于腔外,直径在 2 cm 以内。而进展期溃疡型胃癌龛影常较大且位于腔内,常伴有指压征、胃黏膜破坏、胃壁僵硬、胃腔扩张性差等,一般可以鉴别。但有疑问时则应通过胃镜活检予以鉴别。

2. 胃息肉

可发生于任何年龄,需经胃镜活检确诊。

3. 胃平滑肌瘤

可发生于任何年龄,多见于 50 岁以上。肿瘤多为单发,直径为 2~4 cm 大小,呈圆形或椭圆形。胃镜检查常可与胃癌相区别,但不能与平滑肌肉瘤相区别。

4. 胃原发性淋巴瘤

好发于胃窦、幽门前区及胃小弯。由于病变起源于黏膜下层的淋巴组织,病灶部浆膜或黏膜常完整。当病变侵及黏膜时则可以发生溃疡。常需胃镜取组织活检或手术切除后病理免疫组化来确诊。

5. 胃平滑肌肉瘤

多见于中、老年,好发于胃底、胃体。瘤体大,常在 10 cm 以上,呈球形或半球形,多数患者可在腹部扪及肿块,伴有压痛。通过胃镜检查与胃癌不难鉴别。

五、治疗

(一)胃癌的放射治疗

胃腺癌放射敏感性低,单独放疗或与化疗综合治疗后肿瘤缩小,达 50% 以上的只占 60%,肿瘤完全消失者仅 10%。胃壁和胃黏膜对放射线比较敏感,可产生黏膜溃疡,偶尔可引起穿孔。胃周围器官,如肝、小肠、肾和脊髓等对放射线耐受量也有一定的限度。因此,胃癌不能单纯用放疗来根治。放疗在胃癌治疗中的作用主要是辅助性或姑息性。胃癌放疗的主要形式有术前放疗、术中放疗、术后放疗和姑息性放疗等 4 种。

1.术前放疗

中、晚期胃癌,位于胃窦幽门部和胃体部的溃疡型或硬癌,最大径＜6 cm 的,一般状态良好,可行手术探查者应行术前放疗。

2.术中放疗

适用于Ⅱ晚期、Ⅲ期及能手术切除的局限性Ⅳ期(胰或横结肠受累)患者。

3.术后放疗

肿瘤已基本切除,有残余的亚临床病灶存在或有显微病灶者可做术后放疗。

4.姑息性放疗

局部晚期,不能手术切除的患者,只要全身情况能耐受放疗者可行姑息性放疗,目的为缓解梗阻等症状。以往,因肿瘤破溃引起的出血,姑息性放疗有良好的止血作用。近年来,由于介入性放射学的普及,用选择性动脉栓塞术止血效果更好。

体外照射:放疗前应根据胃镜、X 线造影、手术探查的情况及术中留置的标志等资料,用模拟机定位。术前放疗照射野应包括原发灶外 2～3 cm 及胃大、小弯网膜内淋巴结及幽门淋巴结。术后放疗应包括残胃、吻合口、十二指肠残部、瘤床及主要的淋巴引流区。对局部晚期胃癌作姑息性放疗时,照射范围依病情不同而异,主要包括胃部肿瘤。体外照射用前、后两野对穿照射,应注意保护肝和肾。每天照射 1 次,每次剂量为 180 cGy,每周 5 次。术前放疗总量以 3 000～4 000 cGy/3～4 周为宜,休息 2 周后手术。术后放疗 5 000 cGy/5 周。文献报道术前放疗可使根治手术切除率提高 20%左右,使中、晚期胃癌 5 年生存率提高 10%～25%。

体外照射的急性期反应主要为食欲减退、恶心等。已做过部分胃切除或次全胃切除放疗者反应比未做胃切除者轻。放疗中应注意观察体重变化情况,注意加强支持疗法。术中放疗的并发症有暂时性血淀粉及血糖升高,其他有胃穿孔、小肠溃疡、吻合口瘘等。如术中操作精心,严格选择大小适度的限光筒,注意保护部分胰腺等,可减少并发症的发生。

由于胃放疗的不良反应重,最好在 CT 扫描的基础上进行多野适形照射,以均匀靶区内的剂量并降低周围重要器官的受照剂量。

(二)胃癌的靶向治疗

分子靶向治疗和抗血管生成治疗药物在胃癌的治疗中也在探索。其中对于 HER-2 阳性者应用赫赛汀治疗已用于临床。另外,厄洛替尼和贝伐单抗治疗胃癌的研究正在进行中,已显示了较好的前景。

(白玉梅)

第四章　肾内科疾病

第一节　急性肾小球肾炎

急性肾小球肾炎（AGN），简称急性肾炎，是多种原因引起免疫反应而触发的一组弥漫性肾小球疾病。临床上急性起病，90％的 AGN 患者发病前有感染病史，以急性链球菌感染最为常见，即急性链球菌感染后肾小球肾炎（APSGN）。本节重点讨论最常见的 APSGN。

APSGN 多为散发，但也可呈小规模流行。四季均可发病，我国北方地区 APSGN 多由上呼吸道感染所致，故冬春季多发，而南方地区则以脓皮病所致多见，好发于夏季。上呼吸道感染及脓皮病感染后 AGN 前驱期有所不同，前者为 6～20 d（平均为 10 d），后者为 14～21 d（平均 20 d）。

一、病因

急性肾炎有多种病因，常出现在感染之后，以链球菌感染最为常见。此外，尚可见于其他细菌或病原微生物感染后，如细菌（肺炎球菌、脑膜炎球菌、淋球菌、克雷白杆菌、布氏杆菌、伤寒杆菌等）、病毒（水痘病毒、麻疹病毒、腮腺炎病毒、乙型肝炎病毒、EB 病毒、柯萨奇病毒、巨细胞病毒等）、立克次体、螺旋体、支原体、真菌、原虫及寄生虫。急性链球菌感染后肾炎与 A 族 β 溶血性链球菌感染有关，依据链球菌细胞壁 M 蛋白免疫性质的不同可将其分为若干型，其中 1 型、2 型、3 型、4 型、18 型、25 型、49 型、55 型、57 型和 60 型为致肾炎菌株。1 型、4 型是咽峡炎后 AGN 的主要致病菌株，脓皮病后 AGN 多见于 49 型，而 2 型、55 型和 57 型则与猩红热后 AGN 有关。此外，β 溶血性链球菌 C 族和 G 族感染后偶可发生 AGN。所有的致炎菌株均有共同的致肾炎抗原性，并且多数认为菌体细胞壁上的 M 蛋白具有此抗原性，它阻碍吞噬细胞对细菌的吞噬及破坏。也有人认为链球菌抗原成分不是 M 蛋白，而是在其细胞内的一种水溶性的蛋白质，仅于链球菌细胞完整性遭到破坏时才释放出来。近年来对链球菌抗原成分的研究主要集中于以下 3 种：第一种为 A 族致肾炎菌株胞浆蛋白，分子量 45 kD，称之为内链素（ESS），可与肾炎恢复期患者血清中针对链球菌致肾炎菌株抗原的抗体成分相互作用；第二种蛋白抗原为链球菌的胞体提取物，分子量 49 kD，称之为肾炎菌株协同蛋白（NSAP），其抗原性质类似链激酶；第三种 为存在于链球菌胞外的一种带阳电荷的蛋白，部分肾炎的早期肾组织中可检出此种抗原，80％以上患者血清中抗体水平增高。当然，致肾炎球菌的致病性也与宿主的易患性有密切关系。

二、临床表现

本病临床表现轻重不一，患者多有咽部或皮肤链球菌前驱感染病史，感染后 6～21 d 开始出现急性肾炎表现。

1.潜伏期症状

大部分病例有前驱感染史，病灶以呼吸道及皮肤为主。轻者可无感染的临床表现，仅抗链球菌溶血素"O"滴度上升。

链球菌感染后7~20 d开始出现临床症状,此时原发感染灶的临床表现大部分已消失,潜伏期也可能较短,1/5病例为4~7 d,超过4周者极少见,但皮肤感染者潜伏期较长,一般为18~21 d。

2.典型症状

(1)血尿:常为起病的第一个症状,几乎全部患者均有血尿,其中肉眼血尿出现率约为40%。尿色呈均匀的棕色混浊、酱油样棕褐色或呈洗肉水样,无血凝块。约数天至一二周消失。严重血尿时可有排尿困难,排尿时尿道有不适感,但无典型的尿路刺激症状。

(2)蛋白尿:几乎所有患者均有不同程度的蛋白尿,多数病例尿蛋白为0.5~3.5 g/d,常为非选择性蛋白尿,少数患者(少于20%)尿蛋白为3~5 g/d,此时尿中纤维蛋白原降解产物(FDP)常增高。

(3)少尿:尿量减少并不少见,但发展到真正无尿者少见。

(4)水肿:可常为起病的第一个症状,出现率为70%~90%。典型表现为晨起眼睑水肿,呈所谓"肾炎面容",严重时可波及全身,甚至出现胸腔积液、腹腔积液及心包积液。体重可较病前增加5 kg以上。急性肾炎的水肿指压可凹陷不明显。少于20%的病例可出现肾病综合征。但若患者尿蛋白严重降低(>3 g/24 h)也可出现低蛋白性水肿,即指凹性水肿。大部分患者于2~4周间自行利尿消肿。若水肿或肾病综合征持续发展,常提示预后不良。

(5)高血压:常为一过性,见于80%左右的病例,老年人更多见。轻型病例血压可正常,多为轻至中度的血压升高(130~143/90~110 mmHg),重度高血压和高血压眼底改变均偶见,可见视网膜、小动脉痉挛,偶有火焰状出血及视神经盘水肿,严重者可导致高血压脑病。急性肾炎的高血压主要是容量依赖性高血压,即少尿引起水、钠在体内潴留,血容量过多引起的高血压。因此,高血压与水肿程度平行一致,并且随利尿而恢复正常。若血压持续升高2周以上无下降趋势者,表明肾脏病变较严重。

(6)肾功能损害:常表现为一过性氮质血症,血肌酐、尿素氮轻度升高,较严重者(血肌酐>352 μmol/L,尿素氮>21.4 mmol/L)应警惕出现急性肾衰竭。经利尿数日后,氮质血症多可恢复正常。

(7)全身症状:大部分患者起病时尿量少于500 mL/d,2周后尿量渐增。患者也常有疲乏、厌食、恶心、呕吐、嗜睡、头晕、视力模糊、腰部钝痛等,小儿可诉腹痛。

3.不典型临床表现

临床表现不典型的病例,可全无水肿、高血压及肉眼血尿。仅于链球菌感染后或急性肾炎密切接触者行尿常规检查而发现镜下血尿,甚至尿检也正常,仅血中补体呈典型的规律性改变即急性期明显降低,而6~8周恢复。该类患者如行肾活检可见典型的毛细血管内增生及特征性的驼峰病变。

4.体征

(1)水肿:是急性肾炎最为常见的体征,轻者仅累及眼睑,表现为"肾炎面容";重者波及全身,按之凹陷不明显。胸腔积液、腹腔积液可见于水肿严重的病例。

(2)眼底改变:急性肾炎的眼底改变是由高血压引起,可见视网膜小动脉痉挛,偶有火焰状出血及视神经盘水肿。

三、辅助检查

(一)尿常规

血尿为急性肾炎的重要表现,为肉眼血尿或镜下血尿。此外还可见红细胞管型,这是急性肾炎的重要特点。几乎所有患者尿蛋白均为阳性,定性常为(+～+++)。尿沉渣还常见肾小管上皮细胞、白细胞,白细胞可达每个高倍视野 10 个左右,偶有白细胞管型及大量透明和颗粒管型。尿比重在急性少尿时多>1.020。

尿常规改变较其他临床表现恢复慢,常迁延数月,有大部分儿童患者和约 1/2 成人患者尿蛋白经 4～6 个月转阴;1 年以后大部分患者尿蛋白转阴。镜下红细胞可于数月甚至 1～2 年中迁延存在。

(二)尿红细胞位相

畸形红细胞>8 000 个/mL 或畸形红细胞比例>75%。

(三)24 h 尿蛋白定量

多数患者(75%以上)24 h 尿蛋白定量<3.0g,尿蛋白多为非选择性。

(四)血常规

常呈轻度正常色素、正常细胞性贫血,血红蛋白 110～120 g/L;白细胞计数可正常或增高。但少数患者也可有微血管溶血性贫血。血沉增快。

(五)免疫功能

大部分患者血清总补体活性(CH50)及 C3、备解素下降,可降至正常的 50%以下,其后逐渐恢复,6～8 周恢复正常。约有 10%的患者 C18、C4 等短暂轻微下降,均于 6 周内恢复正常水平。部分病例血中循环免疫复合物(CIC)、冷球蛋白阳性。

(六)肾功能与血生化

急性期肾小球滤过率(GFR)下降,肾小管功能相对良好,肾浓缩功能多能保持,莫氏肾功能试验可正常。

血肌酐、尿素氮可呈一过性升高,尿钠、尿钙排出减少。可出现轻度稀释性低钠血症、高氯血症性酸血症及轻度高血钾。血清蛋白浓度轻度下降。可有一过性高脂血症,与低蛋白血症不一致。

(七)纤溶、凝血因子

血液纤维蛋白原、第 8 因子及大分子纤维蛋白原复合物、纤溶酶增加,第 13 因子(纤维蛋白原稳定因子)下降,尿中出现纤维蛋白原降解产物(FDP)。

(八)病灶细菌培养及血清学

未用青霉素等抗感染治疗之前,早期做病灶(咽喉或皮肤)细菌培养,约 1/4 病例可获阳性结果。

抗链球菌溶血素"O"抗体(ASO)于链球菌感染后 3 周滴度上升(>1:200),3～5 周达高峰,以后逐渐下降,50%患者于 6 个月内恢复正常,75%患者 1 年内转阴。抗脱氧核糖核酸酶 B 及抗透明质酸酶抗体在皮肤感染引起的急性肾炎患者中阳性率达 90%以上,有较高的诊断价值。其正常值因季节、年龄等因素而异,故宜多次测定,滴度增高 2 倍以上时提示近期有链球菌感染。

（九）X 线

有明显循环充血的患者，胸部 X 线片可见两肺纹理增粗，肺门阴影扩大模糊，心影也可扩大，偶有少量胸腔积液。

（十）肾穿刺活组织检查

典型病例一般不需行肾活检，但当有急进性肾炎的可能，或起病后 2～3 个月仍有高血压、持续低补体血症或伴有肾功能损害者应进行肾活检，以便明确诊断及时治疗。光镜下大多数呈急性增殖性、弥漫性病变，肾小球内皮细胞增生、肿胀，系膜细胞增生，致使毛细血管管腔狭窄，甚至闭塞。

肾小球系膜、毛细血管及囊腔均有明显的中性粒细胞及单核细胞浸润，严重时毛细血管内发生凝血现象。电镜下可见到肾小球基膜的上皮侧有驼峰状沉积物，有时也见到微小的内皮下沉积物。

免疫荧光镜检：见到沉积物内含免疫球蛋白，主要是 IgG 和 C3。可有少数呈肾小球系膜细胞及基质增生。

四、诊断

（一）诊断的临床依据

发病急，一般于前驱感染后 1～3 周起病。发生血尿、蛋白尿、尿量减少、水肿、高血压等典型表现，严重时呈肺淤血或肺水肿；实验室检查提示镜下血尿伴红细胞管型及轻中度蛋白尿、短暂氮质血症、尿纤维蛋白降解产物（FDP）升高、血清补体 C3 降低、抗链球菌溶血菌素"O"滴度增高，有助于诊断。

（二）临床表现

不明显者需连续多次尿常规检查，根据尿液典型改变及补体动态改变做出诊断。

（三）仅有链球菌感染史而尿液检查基本正常者

必要时需做肾穿刺活检，提示为毛细血管内增生性肾小球肾炎。

五、鉴别诊断

本病需与慢性肾炎急性发作、以急性肾炎综合征起病的肾小球疾病、急性泌尿系感染或急性肾盂肾炎、急性全身性感染、其他非肾小球疾病等相鉴别。

六、治疗

目前尚缺乏直接针对急性肾炎肾小球免疫病理过程的特异性治疗，加之本病是一自限性疾病，因此基本上是对症治疗，主要环节是预防和治疗水、钠潴留，控制血容量，从而达到减轻症状、防治急性并发症、保护肾功能，以及防止各种诱发加重因素，促进肾脏病理组织学及功能上的修复。

1.休息

急性起病后应卧床休息，通常需 2～3 周，直至肉眼血尿消失、水肿消退，高血压和氮质血症恢复正常，然后逐渐进行室内活动。尿蛋白和红细胞常迁延数月持续存在，此时患者可以下床活动，逐步增加活动量，但仍不能从事重体力、脑力劳动，学生则不要复学。同时定期检查尿常规，对遗留的轻度蛋白尿及镜下血尿应加强随访观察，而无需无限地延长卧床期，但如有尿改变的加重,病情恶化,则应再次卧床休息。

2.饮食

给予富含维生素的高热量饮食。急性期应限制盐、水和蛋白质的摄入,以减轻肾脏负荷,防止加重水、钠潴留,并预防由此而导致的严重并发症。

(1)水、盐的入量:有水肿及高血压者应用无盐或低盐饮食(食盐摄入量 2.0~3.0 g/d),直至利尿开始。水肿重而尿少的患者,还应控制入水量,量出为入,每日水的总摄入量应为尿量加不显性失水(约为前一日尿量加 400 mL)为宜。

(2)蛋白质:给予优质蛋白饮食,并根据病情合理控制蛋白质的摄入量。

(3)钾的摄入:少尿、肾功能不全的患者还应限制钾的入量,减少或避免食用含钾较高的食物如土豆、香蕉、番茄等;同时,使用中药时应尽量避免选用含钾较高的中药如金钱草、荠菜等。

3.对症治疗

(1)利尿:急性肾炎时主要病理生理变化为水、钠潴留,细胞外液量增大,因而导致水肿、高血压,甚至发生循环负荷过重乃至引起心力衰竭等并发症,故利尿剂的应用不仅能达到利尿消肿作用且有助于防止并发症。

急性肾炎时主要病理生理变化为水、钠潴留,细胞外液量增大,因而导致水肿、高血压,甚至发生循环负荷过重乃至引起心力衰竭等并发症,故利尿剂的应用不仅能达到利尿消肿作用,且有助于防止并发症。

经严格控制水、盐入量后,仍有少尿、水肿、高血压者,均应加用利尿剂。常用噻嗪类利尿剂,但当肾小球滤过率(GFR)<25 mL/(min·1.73m²)时,常不能产生利尿效果,而需改用强有力的襻利尿剂如呋塞米和丁脲胺等。呋塞米用量有时需 400~1 000 mg/d,应注意大剂量呋塞米可能引起听力及肾脏的严重损害。此外,还可应用各种血管解痉药,以达到利尿目的。也可使用利尿合剂:10%葡萄糖液 100 mL+多巴胺 10 mg+呋塞米(从小量如 160 mg 开始,无效时剂量加倍,可至 1 000 mg/d)静脉滴注。汞利尿剂、渗透性利尿剂及贮钾性利尿剂因有严重的毒副作用,均不宜采用。

(2)降压:积极而稳步地控制血压对于增加肾血流量,改善肾功能,预防心、脑并发症是很必要的。故凡经休息、控制水盐摄入、利尿等治疗后血压仍高(儿童舒张压>100 mmHg,成人舒张压>110 mmHg)者应予降压药。常用药物为噻嗪类利尿药、血管扩张药,必要时可用神经节阻滞药或加用钙通道阻滞剂。对发生高血压脑病需紧急降压者可选用硝普钠,本药可使张力血管和容量血管扩张且不增加心肌工作量,故对严重高血压伴心功能不全肺水肿者尤宜。也可选用乌拉地尔等。

(3)高钾血症的治疗:通过限制含钾高饮食的摄入,应用排钾利尿剂均可防止高钾血症的发生。对于尿量极少,导致严重高钾血症,尤其是急性肾衰竭时,则应及时运用透析疗法以抢救治疗。

4.并发症的治疗

(1)控制心力衰竭:急性肾炎时因水钠潴留、高血容量所致的循环充血状态,与真正心肌收缩力不足、泵衰竭患者虽症状上相似,但发病机制不一,故本症治疗重点应放在纠正水钠潴留,恢复血容量,而不是应用加强心肌收缩力的洋地黄类药物,即主要措施为利尿、减轻心脏前负荷,必要时可应用酚妥拉明或硝普钠静脉滴注,以减轻心脏前后负荷。洋地黄类药物对于急性肾炎合并心力衰竭效果不肯定,故不作常规应用,仅于必要时试用。如经限钠、利尿、扩血管等保守治疗仍不能控制心力衰竭时,可应用腹膜透析或血液滤过脱水治疗。

(2)高血压脑病:发生高血压脑病,应迅速降压,可静脉滴注硝普钠、乌拉地尔等药。此外,抽搐者可使用地西泮 10 mg 静脉注射,必要时可重复使用地西泮或可用苯妥英钠注射。

5.抗凝及溶栓疗法

尿激酶静脉滴注,尿激酶 2 万单位加入 5%～10%葡萄糖注射液 250～500 mL 中静脉滴注,每日 1 次,疗程为 5～25 d,同时可辅以利尿、补钾。用药方法以小剂量,缓慢静脉滴注,较长疗程为宜,可提高治疗效果且无明显的不良反应。

6.治疗感染灶

在急性肾炎治疗中,对于应用青霉素或大环内酯类等针对链球菌的抗生素控制感染病灶、消除残存抗原的作用,至今尚有争议。大部分作者观察到,在肾炎起病之后开始应用抗生素治疗,对于肾炎的病情及预后没有作用。

但是,目前一般主张在病灶细菌培养阳性时,应积极应用抗生素治疗,常用青霉素或大环内酯类抗生素控制感染病灶,并有预防病菌传播的作用,为期 2 周左右或直至治愈。此外,不少作者主张,不论培养结果如何,均应使用青霉素等抗生素。更有人主张治愈后继续用药度过冬季,其目的在于,一方面控制一些隐蔽的感染病灶,另一方面可预防其他细菌或链球菌非肾炎菌株引起新的感染,使肾炎加重影响肾功能。一般用法为青霉素 40 万单位肌内注射,每日 2 次。

扁桃体切除术对急性肾炎的病程发展无肯定效果。对于急性肾炎迁延两个月至半年以上,或病情常有反复,而且扁桃体病灶明显者,可以考虑做扁桃体切除术。手术时机以肾炎病情相对稳定,无临床症状及体征,尿蛋白少于(＋),尿沉渣红细胞少于 10 个/高倍视野以及扁桃体无急性炎症时为宜。术前术后抗生素的应用不得少于 2 周。

7.透析治疗

急性肾炎出现下述两种情况时应使用透析治疗。

(1)急性肾衰竭:少尿 2 d 以上,出现高血钾、急性左心衰竭、严重酸中毒等时,则可以透析治疗维持生命,配合对症治疗及恰当的中医治疗,疾病仍有可能治愈。

(2)严重水、钠潴留者:此时利尿效果不佳,对血管扩张剂及洋地黄类药物反应可不佳,唯一有效措施为通过透析超滤脱水治疗,可使病情迅速缓解。

(贾姗姗)

第二节　慢性肾小球肾炎

慢性肾小球肾炎(简称慢性肾炎)是由多种原因、多种病理类型组成的原发于肾小球的一组免疫性疾病。其临床特点是起病隐匿,病程冗长,可以有一段时间的无症状期,尿常规检查有不同程度的蛋白尿、血尿及管型尿,大多数患者有程度不等的水肿、高血压,后期可见肾功能损害。

本病常呈缓慢进展性,治疗困难,预后较差。病情逐渐发展,至慢性肾炎晚期,由于肾单位不断地毁损,剩余的肾单位越来越少,纤维组织增生、肾萎缩,最终导致慢性肾衰竭。从疾病早期演变至终末期肾衰竭阶段,可长达数十年。在美国和欧盟国家,慢性肾炎是导致终末期肾病(ESRD)排位第三的病因。在我国,慢性肾炎是引起 ESRD 的主要疾病。

一、病因

慢性肾小球肾炎是一组多病因如各种细菌、病毒、原虫等感染通过免疫机制、炎症介质因子及非免疫机制等引起的肾小球疾病。急性链球菌感染后肾炎迁延不愈,可转入慢性肾炎,但大部分慢性肾炎与急性肾炎之间无肯定的关系,只有 15%~20% 患者有明确的急性肾炎病史,多数慢性肾炎患者无急性肾炎病史,故目前较多学者认为慢性肾小球肾炎与急性肾小球肾炎之间无肯定的关联。

慢性肾炎的发病机制,一般认为系变态反应所致的肾小球免疫性炎症损伤,大部分是免疫复合物型。由循环内可溶性免疫复合物沉积于肾小球,或由于肾小球原位的抗原(内源性或外源性)与抗体形成而激活补体,引起肾组织损伤。也可为抗肾抗体型肾炎。细胞免疫在肾炎发病中的作用可不容忽视,近年来的研究表明:细胞免疫的机制在各型肾炎的发生发展过程中起着十分明确而重要的作用。作为肾炎时的一种损伤介质,巨噬细胞的作用尤为显著,它是肾炎时肾小球细胞数增多和新月体形成的主要原因,能引起肾小球内纤维素的沉积。肾炎时肾组织的各种形态学改变几乎都和巨噬细胞的浸润和作用有关,T 细胞作为特异性细胞免疫的诱导物,在肾炎的发生除了通过细胞毒 T 细胞或释放多种淋巴因子导致组织损伤外,还能通过释放巨噬细胞移动抑制因子吸引巨噬细胞浸润至肾小球内,造成局部组织的损伤。

除局部免疫反应外,非免疫介导的肾脏损害在慢性肾炎的发生与发展中也可能起重要作用。如肾小球病变能引起肾内血管硬化,硬化的小动脉可进一步引起肾缺血而加重肾小球损害。在肾炎后期,患者因水钠潴留或肾素分泌增多出现高血压,导致肾小动脉狭窄、闭塞,加速肾小球硬化。正常时肾小球系膜具有吞噬、清除免疫复合物及其他蛋白质颗粒的作用,但当超负荷时,为了吞噬这些物质,系膜细胞增生,系膜基质增多,系膜区明显扩张,终于使肾小球毛细血管阻塞、萎陷而致失用,导致肾衰竭。

二、临床表现

(一)症状

慢性肾炎可发生于任何年龄,以中青年为主,男性居多。多起病缓慢、隐匿,病史以年计,临床表现多样,蛋白尿、血尿、高血压、水肿为其特征,可有不同程度的肾功能减退,病情时轻时重,渐进性发展为慢性肾衰竭。

1.水肿

大多数患者有不同程度的水肿,轻者仅表现在面部、眼睑和组织松弛部,重则遍及全身,并可有胸腔积液、腹腔积液。

2.高血压

大多数患者迟早会出现高血压,可持续性升高,也可呈间歇性,表现为头胀、头晕、头痛、失眠、记忆力减退。持续性血压增高不仅可加速肾功能恶化,还可使心肌肥厚、心脏增大、心律失常,甚至发生心力衰竭以及脑血管意外等并发症。

3.尿异常改变

尿异常改变是慢性肾炎患者必有的症状。尿量变化与水肿程度及肾功能状况有关,少尿、无尿致水钠潴留,临床上可出现水肿。尿蛋白含量不等,一般在 1～3 g/d,也可呈大量蛋白尿(>3.5 g/d)。尿沉渣中常有颗粒管型和透明管型,伴有轻度至中度血尿,偶有肉眼血尿。

4.肾功能不全

慢性肾炎的肾功能损害主要表现为肾小球滤过率下降,肌酐清除率减低,但由于多数患者就诊时未降到正常值的 50% 以下,因此血清肌酐、尿素氮可在正常范围内,临床不出现氮质血症等肾功能不全的症状。继之,则出现肾小管功能不全,如尿浓缩功能减退。到慢性肾炎的后期,被毁损的肾单位增多,肾小球滤过率下降至正常值的 50% 以下,此时在应激状态下(如外伤、出血、感染、手术或药物损害等),肾脏负担加重,则可发生尿毒症症状。

5.贫血

慢性肾炎可有轻度至中度以上贫血,多数与肾内促红细胞生成素减少有关,至终末期肾炎,则出现严重贫血。

慢性肾炎临床表现多样,个体差异较大,故要特别注意因某一表现突出而造成的误诊。如慢性肾炎高血压突出而易误诊为原发性高血压,增生性肾炎感染后急性发作时易误诊为急性肾炎,应予注意。慢性肾炎发展过程中,部分患者常因感染、劳累、使用肾毒性药物等因素呈急性发作或急骤恶化,经及时去除诱因和恰当治疗后病情可有一定程度缓解,但也可能由此进入不可逆的肾衰竭进程。多数慢性肾炎患者肾功能呈慢性渐进性损害,肾功能进展快慢主要与病理类型相关,但也与是否合理治疗和认真保护等因素密切相关。

(二)体征

患者可有贫血貌,唇甲苍白,眼睑及颜面甚至双下肢水肿,严重者可有胸腔积液、腹腔积液。

(三)常见并发症

主要有上呼吸道感染、肺部感染、尿路感染、急性肾衰竭等。

三、辅助检查

1.血常规

血常规可有轻度至中度贫血。

2.尿常规

尿蛋白含量不等,一般在 1～3 g/d,也可呈现大量蛋白尿(>3.5 g/d)。尿沉渣中常有颗粒管型和透明管型,伴有轻度至中度血尿,偶有肉眼血尿。

3.尿红细胞位相

以畸形红细胞为主,>8 000 个/mL。

4.血和尿纤维蛋白降解产物(FDP)的测定

血 FDP 正常或增高,尿 FDP 可增高或阳性。

5.血清、尿 β_2 微球蛋白(β_2MG)含量测定

血清、尿 β_2 微球蛋白(β_2MG)含量测定可正常或升高。

6.血液免疫功能

部分患者可见 IgA 或 IgM 升高,IgG 降低,C_3、CH_{50} 降低。

7.血液肾功能

部分患者正常,部分患者尿素氮、肌酐升高,二氧化碳结合力下降。

8.血液肝功能

严重蛋白尿持续较久的患者,可见清蛋白下降,清蛋白/球蛋白比例倒置。

9.双肾 B 超

正常或稍有缩小。

10.肾活检

肾活检可以确定慢性肾小球肾炎病理改变类型,对诊断、指导治疗和估计预后有着积极意义。我国常见慢性肾炎的病理类型有系膜增生性肾小球肾炎、局灶节段性肾小球硬化、膜性肾病及系膜毛细血管性肾小球肾炎等。

四、诊断要点

(1)有不同程度的蛋白尿、血尿、管型尿、水肿及高血压等表现,病史达 1 年以上。

(2)起病缓慢,病情迁延,时轻时重,肾功能逐步减退,后期可出现贫血、电解质紊乱、血尿素氮、血肌酐升高等情况。

(3)病程中可因呼吸道感染等原因诱发急性发作,出现类似急性肾炎的表现。

(4)除外继发性肾小球肾炎及遗传性肾小球肾炎。

五、治疗

慢性肾炎的治疗应以防止或延缓肾功能进行性恶化、改善或延缓临床症状及防止严重并发症为主要目的。一般主张采取综合性防治措施。

1.一般治疗

慢性肾炎患者若无明显水肿、高血压、血尿,蛋白尿不严重,无肾功能不全表现者,可以从事轻微工作或学习,但要避免过劳、受寒,防止呼吸道感染,不使用肾毒性药物。有明显水肿、高血压和持续性血尿、肾功能进行性减退者,均应休息和积极治疗。

(1)蛋白质摄入:如果肾功能正常,一般不宜超过 $1.0\ g/(kg \cdot d)$,以免加重肾小球高滤过等所致的肾小球硬化。对于慢性肾炎肾功能不全患者应根据肾功能减退程度控制蛋白入量。轻度肾功能减退者 $0.6\ g/(k \cdot d)$,以优质蛋白(牛奶、蛋、瘦肉)为主,适当辅以 α-酮酸或必需氨基酸。低蛋白饮食时,可适当增加碳水化合物摄入,满足机体能量需要。

(2)盐的摄入:有高血压和水肿的慢性肾炎患者应限制盐的摄入,建议 $<3.0\ g/d$。

(3)脂肪摄入:高脂血症是促进肾脏病变加重的独立危险因素。慢性肾炎尤其是大量蛋白尿患者更易出现脂质代谢紊乱,临床表现为高脂血症。因此,应限制脂肪摄入,尤其应限制含有大量饱和脂肪酸的肉类。

2.对症治疗

(1)利尿消肿:必要时可适当选用下列药物。氢氯噻嗪:每次 25 mg,每日 3 次。呋塞米:每次 20 mg,每日 3 次,水肿严重者可静脉给药。螺内酯:每次 20 mg,每日 3 次。水肿严重、血浆清蛋白下降明显者,可给予血浆、清蛋白等提高血浆胶体渗透压后,再使用利尿剂,以加强利尿效果。

(2)降压药物:高血压是加速肾小球硬化、促进肾功能恶化的重要危险因素。力争把血压降至理想水平,蛋白尿 $\geqslant 1\ g/d$ 者,血压应控制在 125/75 mmHg 以下,尿蛋白 $<1\ g/d$ 者,血压可放宽至 130/80 mmHg 以下。降血压时注意避免血压波动过大,应平稳降压。降压药物可选择 ACEI、ARB、CCB、β-受体阻滞剂等。①血管紧张素转换酶抑制剂(ACEI)及血管紧张素

Ⅱ受体拮抗剂（ARB）代表药物：贝那普利，每次 10 mg，每日 1 次；或氯沙坦 50～100 mg，每日 1 次。使用 ACEI 及 ARB 类药物应定期监测血压、肾功能和血钾。②钙通道阻滞剂代表药物：硝苯地平控释片每次 30 mg，每日 1 次；或氨氯地平每次 5 mg，每日 1 次。使用钙通道阻滞剂应注意胫前水肿及便秘等情况；③β-受体阻滞剂代表药：美托洛尔每次 47.5 mg，每日 1 次；注意监测心率。顽固性高血压可选用不同类型降压药联合应用。

（3）其他治疗：对合并有高脂血症、高血糖、高钙血症和高尿酸血症患者应及时予以适当治疗，防止上述因素加重肾脏损害。应注意避免使用肾毒性和易诱发肾功能损伤的药物，如氨基糖苷类、磺胺类药及非类固醇类消炎药。

3.激素和细胞毒性药物的应用

国内外对慢性肾炎是否应用激素和细胞毒药物尚无统一看法，结合我们的临床实践经验认为：慢性肾小球肾炎因其临床表现、病理类型、轻重程度不一，故在治疗上是否应用激素和免疫抑制剂等，需要根据临床及结合病理类型而制定治疗方案。

4.避免加重肾脏损害的因素

感染、低血容量、劳累、妊娠以及肾毒性药物（如氨基糖苷类抗生素、含马兜铃酸中药等）均可能损伤肾脏，导致肾功能恶化，应予以避免。

（胡亮亮）

第三节　肾病综合征

肾病综合征（NS）是由国外学者 Hriction 于 1932 年提出的。用以概括肾小球疾病中的一组综合征，其在儿童肾小球疾病中占 70%～90%，在成人中也占 20%～30%。凡临床上具有大量蛋白尿（每天＞3.5 g）、低蛋白血症（清蛋白＜30 g/L）、明显水肿、高脂血症（血清胆固醇＞6.5 mmol/L）等特征者，即可诊为肾病综合征。肾病综合征在临床有原发性和继发性之分。原发性肾病综合征（PNS）指由原发性肾小球病引起者，成人的 2/3 和儿童大部分的肾病综合征均为原发性，病理变化主要为微小病变型，部分呈膜性、增殖性、膜增殖性及局灶肾小球硬化等改变。在 45 岁以上发病的患者，需注意排除可能伴有恶性肿瘤，如微小病变型肾病伴有霍奇金病，膜性肾病伴有肺、乳房、胃肠道实体瘤等。继发性肾病综合征是指继发于全身其他疾病或由特定性病因引起者，如药物介导性肾病综合征，由过敏、中毒、免疫反应引起的肾病综合征，由细菌、病毒、寄生虫等感染引起的肾病综合征，肿瘤以及遗传所致的肾病综合征，结缔组织、过敏性紫癜等系统性疾病以及糖尿病、淀粉样变等代谢病所引起的肾病综合征等。成人的 1/3 和儿童 10% 的肾病综合征可由上述病因继发。本书主要叙述原发性肾病综合征（PNS）。

一、病因

对其病因及发病机制的认识迄今尚未完全明了，主要的病理生理改变是肾小球滤过膜对血浆清蛋白的通透性增高。主要临床表现的发病机制如下。

1.水肿的发生机制

一般认为由于肾脏病变，导致大量蛋白从尿中漏出，使血浆蛋白浓度及胶体渗透压降低，血管内的水分和电解质漏到组织间隙,从而血容量减少,刺激了容量感受器和压力感受器,激活肾素-血管紧张素-醛固酮系统以及抗利尿激素分泌增加等,使肾脏对钠、水重吸收增加,于是导致了水肿的形成。

2.蛋白尿的发生机制

肾病综合征时蛋白尿产生的基本原因,包括电荷屏障、孔径屏障的变化,而肾小管上皮细胞重吸收原尿中的蛋白,并对之进行分解代谢的能力对蛋白尿的形成也有一定的影响。蛋白尿的量还受血浆蛋白浓度及肾小球滤过率等因素的影响。血浆清蛋白严重降低时,可使尿蛋白排出量减少,反之,当静脉输注浓缩蛋白制剂时,尿蛋白排出量可一过性增加。

3.低蛋白血症的发生机制

大多数肾病综合征患者均伴有低蛋白血症,但程度相差很大,可能与营养、肝脏功能及其他激素代谢情况等有关。一般说来,肝脏合成蛋白的能力在本病时有明显增加,但如果饮食未能提供充分蛋白质,该能力不可能达到最大程度。此外,清蛋白代谢情况与饮食蛋白摄入情况也有一定影响。

4.高脂血症和脂尿的发生机制

血浆胆固醇、三酰甘油和磷脂均明显增加,低密度及极低密度脂蛋白浓度增加。血浆清蛋白下降引起脂蛋白代谢紊乱的机制有多种解释:①由于低蛋白血症,导致肝脏合成极低密度脂蛋白(VLDL)增加,且周围组织对脂蛋白的分解及(或)利用减少;②也有人认为,由于尿中丢失清蛋白及其他调节因子导致胆固醇代谢紊乱是原发的因素。高脂血症是肾病综合征患者动脉硬化并发症较多的原因,并与形成血栓及进行性肾小球硬化有关。

二、临床表现

(一)症状与体征

1.蛋白尿

24 h尿蛋白定量>3.5 g,此为本病的主要诊断依据。本病蛋白尿的程度,有很大的个体差异性,尿蛋白排出量的多少受到肾小球滤过率(GFR)、血浆清蛋白浓度和蛋白摄入量等因素的影响。如肾小球滤过率(GFR)降低时,蛋白尿排出会减少;严重低蛋白血症时,尽管肾小球滤过膜损坏程度没有变化,但尿蛋白排出量会减少;高蛋白饮食会使尿蛋白排出量增加。

2.低蛋白血症

血浆清蛋白<30 g/L,此与尿蛋白>3.5 g/24 h,两者为本病必具条件。长期持续的大量蛋白尿可导致低蛋白血症及营养不良,因此肾病综合征患者可出现毛发稀疏、干脆及枯黄、皮色苍白、肌肉消瘦和指甲有白色横行的宽带等表现。

3.高脂血症

血浆胆固醇、三酰甘油和磷脂均明显增加,低密度及极低密度脂蛋白浓度增加,高密度脂蛋白正常或稍下降。高脂血症是本病患者动脉硬化性并发症较多的原因。

4.水肿

肾病综合征的水肿程度轻重不一,以组织疏松及体位低处为明显。最初多见于踝部,呈凹陷性,晨起眼睑、面部可见水肿,活动后下肢水肿明显。严重者全身水肿、阴囊水肿或胸膜腔和腹腔积液,甚至心包积液并产生压迫症状,如胸闷气短或呼吸困难。高度水肿时局部皮肤发亮,皮肤变薄,甚至出现白纹,皮肤破损则组织液漏溢不止。

(二)常见并发症

1.感染

感染与蛋白质营养不良，免疫球蛋白水平低下有关。常见感染部位有呼吸道、泌尿道、皮肤和原发性腹膜炎等，临床表现常不明显(尤其是在应用糖皮质激素治疗时)。

2.血栓、栓塞性并发症

血栓、栓塞性并发症与血液浓缩、高黏状态、抗凝因子缺乏和纤溶机制障碍有关，发生率为10%~50%。多为肾静脉血栓，次为下肢静脉血栓，甚而冠状血管血栓，血栓脱落，可伴发致死性肺栓塞。

3.肾功能损害

肾功能损害主要表现为特发性急性肾衰竭和肾小管功能损害。原发性肾病综合征(PNS)与肾衰竭发生的关系尚不十分清楚，目前考虑与循环血量、肾血浆流量及肾小球滤过率有关。PNS出现肾小管功能损害主要是近曲小管功能损伤，临床多有肾性糖尿和(或)氨基酸尿，严重者可呈部分范科尼综合征。

4.营养不良

除蛋白质营养不良引起肌肉萎缩、儿童生长发育障碍外，尚可表现在维生素D的缺乏，钙磷代谢障碍，缺铁性贫血，以及微量元素如铜、锌的缺乏等方面。

三、辅助检查

(一)实验室检查

1.尿常规及24 h尿蛋白定量

尿蛋白定性多(+~++++)，定量>3.5 g/24 h。

2.选择性蛋白尿

若尿中出现的是大分子量蛋白质(分子量>清蛋白)、中分子量蛋白质(分子量相当于清蛋白至转铁蛋白)，则提示病变主要在肾小球；若为小分子量蛋白质，则提示病变主要在肾小管及间质；若为混合性蛋白质，则提示病变累及肾小球、肾小管及间质；若尿中主要是中分子量蛋白质，则为选择性蛋白尿，说明损害较轻；若有大分子蛋白漏出，则选择性差，肾脏损害较严重。

3.尿纤维蛋白降解产物(FDP)

若血和(或)尿中FDP含量增加，则提示肾小球内有凝血及炎症性改变。

4.血浆蛋白

大部分患者呈现低蛋白血症(<30 g/L)。

5.血清补体C3含量测定

血清补体C3含量测定对膜增殖性病变的鉴别有意义，约68%的病例在病初即持续下降，在病程中又有16%也逐渐下降，而其他类型的肾病则不下降。急性链球菌感染后肾炎，虽也可下降，但仅为一过性(不超过8周)，可资鉴别。

6.血脂

血浆胆固醇、三酰甘油均明显增加；低密度及极低密度脂蛋白浓度增加，高密度脂蛋白正常或稍下降。

7.肾功能

肾功能多数正常(肾前性氮质血症者例外)，但肾炎性肾病综合征，常可出现不同程度的肾功能损害,表现为内生肌酐清除率下降,甚而血肌酐(Scr)、尿素氮(BUN)增高。

(二)其他检查

(1)肾 B 超、动态血压、双肾 ECT 等理化检查有助于本病的诊断。

(2)肾活检是确定肾组织病理类型的唯一手段,可为治疗方案的选择和预后估计提供可靠的依据。

四、诊断要点

(一)临床诊断

(1)大量蛋白尿(>3.5 g/24 h)。

(2)低蛋白血症(清蛋白<30 g/L)。

(3)明显水肿。

(4)高脂血症。

其中前两条为必备。同时必须排除继发性因素,如狼疮性肾炎、过敏性紫癜性肾炎、糖尿病肾病、遗传性肾炎、淀粉样变性、恶性肿瘤、肾瘀血等所致者。

(二)病理诊断

肾活检是确定肾组织病理类型的唯一手段,可为治疗方案的选择和预后估计提供可靠的依据。引起肾病综合征的主要病理类型有微小病变肾病(MCNS)、系膜增生性肾炎(MesPGN)、局灶性节段性肾小球硬化(FSGS)、膜性肾病(MN)、膜增殖性肾炎(MPGN)5 种。微小病变以儿童多见,预后好;膜性肾病在成年人多见。各病理类型之间,可以有转化。

五、鉴别诊断

临床上确诊原发性肾病综合征时,需认真排除继发性肾病综合征的可能性之后,才能诊断为原发性者,故需注意两者的鉴别。

(一)系统性红斑狼疮肾损害(狼疮性肾炎)

狼疮性肾炎临床上伴多系统损害;化验有抗核抗体等多种自身抗体阳性,活动期血清 IgG 增高,补体 C3 下降;肾活检病理检查,提示光镜下除系膜增生外,病变有多样性及不典型性特点,有时可见白金耳样病变及苏木素小体,免疫病理检查呈"满堂亮"。因此不难鉴别。

(二)紫癜性肾炎

弥漫系膜增生为其常见病理表现。但紫癜性肾炎临床上有过敏性紫癜表现,化验血清 IgA 有时增高,免疫病理 IgA 及 C3 为主要沉淀物,故鉴别也不难。

(三)糖尿病肾病

本病先有糖尿病病史,一般病史在 10 年以上才能导致肾病综合征。眼底检查可见特殊改变。光镜下系膜基质增多但系膜增生不明显,免疫病理检查阴性,或可见 IgG、C3 及清蛋白呈线样沉积于肾小球毛细血管壁、肾小管及肾小囊基底膜(非特异性沉积)。

(四)乙型肝炎病毒相关性肾病

应有乙型肝炎病毒抗原阳性,血中球蛋白、IgG、IgA 常升高,肾穿刺活检证实乙型肝炎病毒或其抗原沉积才能确诊。

六、治疗

在肾病综合征的治疗中应尽量找出病因;原发性肾病综合征一般均须通过肾活检明确其

病理改变类型,为治疗方案的选择和预后的估计提供依据。PNS 的治疗不应仅以减少或消除尿蛋白为目的,还应重视保护肾功能,减缓肾功能恶化的趋势与程度,预防并发症的发生。

1.一般治疗

(1)休息:严重水肿、体腔积液时应卧床休息;病情缓解后可适当活动,防止肢体静脉血栓形成。

(2)饮食治疗:限钠是治疗 PNS 水肿的基本措施,水肿时摄钠量为 2~3 g/d;蛋白的摄入量多主张肾功能正常者以 1.0 g/(kg·d)为宜,肾功能不全者予以优质低蛋白饮食[0.6~0.8 g/(kg·d)];脂肪的摄入,宜少进食富含饱和脂肪酸的饮食,多食富含不饱和脂肪酸和可溶性纤维的饮食。

2.对症治疗

(1)利尿治疗:可选用噻嗪类利尿剂、潴钾利尿剂、祥利尿剂及渗透性利尿剂。临床常并用噻嗪类利尿剂和潴钾利尿剂,一方面可提高利尿效果,一方面可减少钾代谢紊乱。低蛋白血症者可静脉输注血浆或血浆清蛋白,以提高胶体渗透压,增强利尿,但不宜过多过频,防止肾小球出现高滤过,严重时损伤肾小球脏层上皮细胞导致"蛋白负荷肾病",而且滤过的蛋白将被近端肾小管上皮重吸收,过度重吸收将损伤肾小管,导致上皮细胞变性脱落。

利尿效果差的严重水肿患者,可辅助应用超滤脱水消肿;利尿效果差的严重腹腔积液患者,也可考虑进行自身腹腔积液浓缩回输。而患者利尿效果好时,需注意勿利尿过度、过猛,以免血液浓缩形成血栓,患者体重以每日下降 0.5~1.0 kg 为宜。

(2)降脂治疗:若 NS 难以迅速缓解(如激素抵抗或激素依赖性肾病综合征),脂代谢紊乱将持续较长时间,降脂治疗就应尽早开始。降脂治疗可能减轻高脂血症,从而减少其并发症(动脉粥样硬化、血栓形成及肾脏损害)发生。

以血清胆固醇增高为主者,应首选羟甲基戊二酸单酰辅酶 A(HMG-CoA)还原酶抑制剂治疗;而以血清三酰甘油增高为主者,应首选纤维酸类衍生物治疗。两药均有一定的肝毒性及肌毒性,必须注意。同时必须配合饮食治疗才能获得最佳效果。患者膳食应少含饱和脂肪酸和胆固醇(主要指动物油脂),而应富含多聚不饱和脂肪酸(豆油、玉米胚油和芝麻油富含 η6 系脂肪酸,深海鱼油富含 η3 系脂肪酸)及甾醇(向日葵油、米糖油及菜籽油富含甾醇),并应增添可溶性纤维食物(燕麦、谷类麸皮)。

(3)减轻蛋白尿:持续性大量蛋白尿本身即可致肾小球高滤过,加重肾脏病变,促进肾小球硬化。因此,对症性地减少 PNS 患者的大量蛋白尿,有时也有必要。血管紧张素转化酶抑制剂或血管紧张素受体拮抗剂(ACEI/ARB)有较强的抗蛋白尿作用,可能与其降压、舒张球后血管及改变肾小球通透性有关。若肾病综合征在短期内难以缓解,同时伴有高血压且肾功能正常,可考虑应用 ACEI/ARB 类药物。

3.激素和免疫抑制治疗

(1)糖皮质激素:糖皮质激素仍然是原发性肾病综合征治疗的最基本药物,尤其对于激素敏感的病理类型,如微小病变、轻微病变、部分局灶节段硬化。激素使用的原则如下。

1)起始剂量要足。成人泼尼松 1 mg/(kg·d),最大剂量不超过 60 mg/d;儿童可用至 2 mg/(kg·d),最大剂量不超过 80 mg/d。足量治疗一般维持 4~12 周,也可延长至 16 周,视病理类型而定。目前一般不主张膜性肾病采用足量激素治疗,而采用半量糖皮质激素联合免疫抑制药治疗。

2）肾病综合征缓解后逐渐递减药物，一般每月减量 5%～10%，减量至半量时维持 1～2 个月，半量以后，递减速度再减慢，逐渐过渡至维持剂量。

3）激素治疗的总疗程一般是在 12～18 个月。

4）对于常复发的肾病综合征患者，接近肾病综合征复发的剂量时采用最低剂量（一般 10 mg）的泼尼松隔日或每日口服，维持足够长的时间，然后再逐渐减量。

5）糖皮质激素治疗 NS 时要注意个体化，并注意药物不良反应。如在有肝功能损害的患者选用泼尼松龙或甲泼尼龙口服，应尽可能采用每天 1 次顿服，长程糖皮质激素治疗时应注意药物不良反应（如高血糖、高血压、股骨头无菌性坏死、消化道溃疡、感染等），定期进行相关检查。

（2）免疫抑制剂：根据 2012KDIGO 指南，治疗肾病综合征的免疫抑制剂主要分为烷化剂，如环磷酰胺（CTX）、苯丁酸氮芥；钙调神经磷酸酶抑制剂（CNI），如环孢素（CsA）和他克莫司（FK-506）；其他如霉酚酸酯（MMF）、妥昔单抗等。

当激素使用有禁忌证或难治性肾病综合征，可考虑使用免疫抑制剂。难治性肾病综合征一般分为两类：一类是激素抵抗，病理类型常表现为局灶节段硬化、膜性肾病、中重度系膜增生、膜增生性病变；第二类是常复发/激素依赖，病理类型常表现为微小病变、轻微病变、部分 FSGS。根据不同的临床病理类型，选择免疫抑制剂的种类有所不同。总体上讲，指南对于难治性肾病综合征，一般采用烷化剂，如环磷酰胺（CTX）作为一线治疗；钙调神经磷酸酶抑制剂（CNI），如环孢素（CsA）作为二线治疗，其他如 MMF 作为三线治疗。下面就一些主要的临床病理类型做简要介绍。

1）微小病变（MCD）：对于反复复发和激素依赖 MCD，建议口服 CTX 治疗；若 CTX 治疗后仍复发或要求保留生育能力的反复复发和激素依赖的 MCD 患者，建议用 CNIs 治疗；对不能耐受激素、CTX 或 CNIs 者，建议 MMF 治疗。对于激素抵抗型 MCD，应重新评估导致 NS 的其他原因，如 FSGS。

2）特发性局灶节段性肾小球硬化（FSGS）：建议 NS 复发的 FSGS 的治疗同成人 MCD 复发推荐的治疗方案，若激素抵抗 FSGS 治疗建议予 CsA，不能耐受 CsA 治疗的激素抵抗的 FSGS 患者，建议 MMF 联合大剂量地塞米松。

3）特发性膜性肾病（IMN）：推荐初始治疗采用隔月交替的口服/静脉糖皮质激素及口服烷化剂，疗程 6 个月。对符合初始治疗标准、但不愿意接受激素/烷化剂周期性治疗方案或存在禁忌证的患者，推荐 CsA 或 FK506 治疗。对上述推荐初始方案抵抗的 IMN 的治疗，可交替使用另一方案。

4）特发性膜增生性病变（MPGN）：建议成人和儿童特发性 MPGN 患者，如临床表现 NS 和进行性肾功能减退者，需接受口服 CTX 或 MMF 治疗，联合隔日或每日小剂量激素治疗。

5）原发性 IgA 肾病：对临床表现 NS，病理改变为 MCD 伴系膜区 IgA 沉积者，推荐治疗方案与 MCD 相同。

（胡亮亮）

第四节　过敏性紫癜性肾炎

过敏性紫癜是以皮肤紫癜、出血性胃肠炎、关节炎及肾脏损害为特征的综合征,该病是一种与免疫有关的全身性小血管炎。过敏性紫癜引起的肾损害称过敏性紫癜性肾炎。临床症状轻重不一,从单纯的尿检异常至典型的急性肾炎综合征、肾病综合征甚至肾衰竭。血尿(肉眼或镜下)是其常见表现,大多数患者呈良性、自限性过程,多于数周内痊愈。但也有反复发作或迁延数月、数年者。约有50%的患者病程反复发作。预后取决于病理变化的严重程度。

过敏性紫癜性肾炎发病率为20%～100%,可因所采用的诊断标准不同而异,国内报告在30%～50%,国外有以肾活检为标准则发病率达90%以上。本病任何年龄均可发病,多见于儿童及青少年,以6～13岁为最多,男、女性别之比为(1.5～3)∶1,好发生于寒冷季节。

一、病因

本病病因尚未明确,可能与感染和变态反应有关。部分病例起病前有感染,最常见的是上呼吸道感染(非特异性或链球菌感染),其他如衣原体、水痘和寄生虫等。一些病例病前有药物(抗生素、磺胺、异烟肼、水杨酸盐等)过敏或食物(乳类、鱼虾、蟹等)过敏。此外也有报告发生于接种疫苗或昆虫蜇咬之后。本病非遗传性疾病,但存在遗传好发倾向。本病与 HLA-B35之间有弱关联。

目前本病被认为是一种免疫复合物性疾病。患者血清中可测得循环免疫复合物,皮肤小血管及肾小球、肠系膜血管均呈过敏性血管炎病变,病变血管及肾小球可检出 IgA、C3 颗粒状沉着。IgA 在发病机制中起重要作用,由于病变区常有 C3 及备解素,缺乏 C1q、C4 等补体,提示本病含 IgA 的免疫复合物可能通过激活补体旁路而造成组织损伤。此外,由于患者尿中纤维蛋白降解产物增高,肾小球中有纤维蛋白(原)沉积,故血管内凝血机制可能也参与本病的发病过程。

二、临床表现

本病临床表现包括肾外症状和肾内症状。

(一)肾外症状

1.皮疹

出血性和对称性分布是本病皮疹的特征。多发生在四肢远端、臀部及下腹部,为出血性斑点,稍高出皮肤表面,可有痒感,经1～2周逐渐消退。常分批出现。

2.关节症状

约半数病例有游走性多发性关节痛,多为轻度疼痛,部分可有关节肿胀和活动受限。常见受累的关节有膝、踝和手。症状多于数日内消退,不遗留关节变形,但在活动期中可复发。

3.胃肠道症状

胃肠道症状最常见为腹痛,以脐周和下腹为主,阵发性绞痛,可伴恶心呕吐及血便,偶见吐血。检查无压痛及肌卫。在儿童有时可并发肠套叠、肠梗阻和肠穿孔。

4.其他症状

淋巴结肿大,肝脾肿大,较少见的临床表现有肺出血所致咯血,肾炎所致高血压脑病或紫癜性脑病变所致抽搐、瘫痪、昏迷。个别报告尚有肌肉内出血、类风湿结节、胰腺炎、睾丸炎、心肌炎和肝炎等。

(二)肾脏症状

肾脏症状多见于出疹后 4~8 周,少数为数月之后。肾脏受累最常见的临床表现为镜下血尿或间断肉眼血尿。血尿同时可有蛋白尿,多属轻微,但也可发生大量蛋白尿而表现为肾病综合征者。可有高血压和水肿。

少数患者可出现肾功能急剧恶化,个别过敏性紫癜性肾炎患者,尿常规无异常所见,而只表现为肾功能减退。

(三)常见并发症

神经系统并发症:脑血管痉挛、颅内出血;消化系统并发症:消化道出血、肠穿孔、肠出血;肺出血;心肌炎。

三、辅助检查

(一)血液学

血小板、出血时间、凝血时间、血块回缩时间和凝血酶原时间均在正常范围。急性期部分病例毛细血管脆性试验(束臂试验)可以阳性。血清 C3 和 CH50 多数正常,血清 IgA 可增高,血沉增快。尿检查可有轻重不一的血尿、蛋白尿和管型。严重病例可有肌酐清除率降低和血尿素氮、血肌酐增高,表现为肾病综合征者,可有血清蛋白降低和胆固醇增高。

(二)肾活检组织学分类

按病理特点分为 6 级,Ⅰ级:微小病变;Ⅱ级:单纯系膜增殖;Ⅲ级:系膜增殖伴新月体形成(<25%)和(或)肾小球硬化;Ⅳ级:同Ⅲ级,新月体和(或)肾小球硬化比例为 25%~50%;Ⅴ级:同Ⅲ级,新月体和(或)肾小球硬化比例为 50%~75%;Ⅵ级:同Ⅲ级,新月体和(或)肾小球硬化比例>75%,或膜增殖肾炎改变。

四、诊断要点

(1)最常见于儿童,但任何年龄均可发病。

(2)斑点状紫癜,常见于臀部和下肢;较常有腹痛和关节痛。

(3)紫癜后 8 周内出现肾损害,可仅表现为血尿,但常伴有蛋白尿,较重者可表现为急性肾炎、肾病综合征及急进性肾炎,肾活检有助于本病的诊断。

(4)血小板计数多正常,50%患者血清 IgA 增高,血冷球蛋白多为阳性。

五、鉴别诊断

本病在某些情况下须注意与下列疾病相鉴别。

(一)急性肾炎

当紫癜性肾炎发生于皮疹已消退时需与急性肾炎鉴别。此时应追询病史,包括回顾皮疹形态、分布、关节和胃肠道症状,有助于本病的诊断。缺乏上述症状,早期有血清补体降低有助于急性肾炎诊断。必要时可做皮肤活检和肾活检作为鉴别。

(二)Goodpasture 综合征

当紫癜性肾炎伴肺出血、咯血时应注意与此病鉴别。由于本病有典型皮疹和关节、胃肠症状,血清 IgA 增高等,鉴别并不困难,必要时可做肾活检,两者有截然不同的免疫荧光表现,Goodpasture 综合征免疫荧光为典型线状 IgG 沉积。

(三)狼疮性肾炎

由于系统性红斑狼疮可有皮疹、关节痛和肾损害,故须与此病相鉴别,但两者皮疹在形态和分布上均有显著区别,诊断并不困难。两病肾活检有不同之处,如免疫荧光检查,狼疮性肾炎虽然也有 IgA 沉积但常有大量其他免疫球蛋白沉积,且有 C1q 沉积,肾小球毛细血管壁白金环样变也有助鉴别。两者皮肤活检也不同,狼疮性肾炎可见狼疮带而紫癜性肾炎可见 IgA 沿小血管壁沉积。

(四)多动脉炎

此病在临床上类似紫癜性肾炎,但血清 IgA 多不增高,皮肤与肾活检也无 IgA 沉积,免疫荧光除纤维蛋白外均为阴性。此外,此病少见于 5～15 岁。

(五)lgA 肾病

在临床上与紫癜性肾炎不同,但肾脏组织学检查却十分相似,均可有皮肤小血管 IgA 沉积,近有报告仅有的区别是紫癜性肾炎在肾组织常存在单核细胞和 T 淋巴细胞,而 IgA 肾病却无此类细胞。

六、治疗

本病尚无特异治疗,对于大部分呈轻微、一过性尿检异常者,无需特殊治疗。重症患者,如表现为急性肾炎综合征、肾病综合征和急进性肾炎综合征者需积极治疗,包括采用肾上腺皮质激素、免疫抑制剂、抗凝治疗和血浆置换等,但疗效难于确切评价。

急性期应注意休息,重症应予卧床休息。有明确感染和存在感染灶时,应予抗生素治疗和清除病灶。停止服食和接触可能是过敏原的食物和药物,必要时予脱敏治疗。

肾上腺皮质激素对缓解关节肿痛和减轻软组织水肿有显著的效果,可用于严重关节肿痛和腹痛患者。一般泼尼松每日 1～2 mg/kg,用 7～14 d 即可。多数学者认为皮质激素不能改变紫癜性肾炎的病程和预后。

肾病综合征型可予皮质激素加免疫抑制剂如硫唑嘌呤或环磷酰胺。剂量:泼尼松每日 1～2 mg/kg,硫唑嘌呤每日 2～3 mg/kg,疗程视病情而定,在 6～12 个月。对新月体超过 50%,表现为急进性肾炎的治疗,一般认为应早期采用四联疗法(糖皮质激素＋免疫抑制剂＋双嘧达莫＋肝素、华法林),甲泼尼龙冲击疗法和血浆置换等。对终末期肾衰竭患者应予透析和肾移植,但移植肾约有 1/3 复发,应在活动性病变静止 1 年后再做肾移植。

(贾姗姗)

第五节　糖尿病肾病

糖尿病肾病是糖尿病常见的并发症,也是糖尿病患者的主要死亡原因之一,糖尿病肾病导致的肾脏损害可累及肾脏所有结构,从肾小球、肾小管到肾间质、血管。糖尿病肾病作为糖尿病全身微血管并发症之一,其进展速度远远快于非糖尿病肾病患者。随着社会经济发展,生活方式的改变,人口老龄化状态的加速,糖尿病肾病已成为影响人类健康的主要因素之一,逐渐成为我国引起终末期肾病的主要原因之一。

一、病因

糖尿病肾病的发病机制尚未清楚,可能与高血糖引起下述多种变化有关。①血流动力学改变:高血糖使细胞外容量扩张,通过肾小球反馈机制及前列腺素合成增加使肾小球内出现高灌注、高血压,从而导致胶原合成增加、肾小球上皮及内皮细胞表面屏障被破坏以及刺激系膜外基质增多等,最终发展为肾小球硬化。②多元醇途径活力增强:高血糖时细胞内糖增加,通过多元醇途径,经过醛糖还原酶的作用,转变为山梨醇,后者有细胞毒素的作用。此外,细胞内山梨醇增加则肌醇含量减少,而使膜磷酸酯酰醇合成减少,引起细胞功能紊乱与组织结构的异常。③蛋白非酶性糖化:由于细胞内高糖,在化学作用而没有酶的参与情况下,蛋白发生糖化,形成糖化蛋白产物。体内多种蛋白的糖化,如血浆的蛋白、眼晶体蛋白、纤维蛋白、胶原以及细胞外基质和细胞膜成分的组织蛋白等发生糖化,会发生多种的功能紊乱和组织结构异常。④非酶性糖化蛋白过程中,后期演变成它的终末产物(AGE),其受体在巨噬细胞和内皮细胞,AGE 与其受体结合时,会释放细胞因子、内皮素和组织因子,从而引起一系列的病理生理和组织结构上的改变。

糖尿病肾病变早期肾脏体积增大,重量增加,主要是由于肾小球和肾小管的体积增大所致。随着病情的发展逐渐出现肾小球基膜增厚,系膜区扩大,糖尿病肾脏微血管病变在组织学上通常分为结节性肾小球硬化、渗出性肾小球硬化和弥漫性肾小球硬化 3 种病理类型。其中结节性肾小球硬化为糖尿病肾病所特有,结节呈圆形或椭圆形的 PAS 染色阳性物。结节多发生在肾小球毛细血管襻的中央,肾小球毛细血管被外推,有时毛细血管扩张形成微血管瘤。弥漫性肾小球硬化病变广泛,肾小球基膜增厚,系膜基质增多,系膜区扩大使肾小球略呈分叶状。渗出性肾小球硬化又呈纤维蛋白或透明冠,为嗜伊红性物质,多位于肾小球毛细血管的外周,可与肾小囊发生粘连。

二、临床表现

(一)症状

1.肾外表现

典型病例有多尿、多饮、多食、消瘦、水肿、皮肤瘙痒,特别是其他器官的糖尿病微血管损害,如眼底、周围神经炎、动脉硬化、冠心病、白内障等症状。

2.肾脏改变

根据病程及病理生理演变过程将糖尿病肾脏改变分为 5 期,轻重与肾小球硬化程度呈正相关。

Ⅰ期:肾小球高滤过期(GFR 约为 150 mL/min)。肾血流量、肾小球毛细血管灌注压、肾小球滤过率(GFR)增高和肾体积增大为特征,尿清蛋白排出率(UAE)正常(<20 μg/min,或<30 mg/24 h);血压正常。病理:肾小球肥大,基底膜(GBM)和系膜正常。这种糖尿病肾脏受累的初期改变与高血糖水平一致,是可逆的,经过治疗可以恢复,但不一定能完全恢复正常。此期没有病理组织学的损害。

Ⅱ期:正常清蛋白尿期。GFR 正常或增高;UAE 正常(<20 μg/min,或<30 mg/24 h),

应激后可升高,休息后可恢复;血压可正常或轻度升高。病理:肾小球毛细血管基底肾小球滤过率膜(GBM)增厚和系膜基质增加。以上两期为临床前期,不属于临床诊断。

Ⅲ期:早期糖尿病肾病期。GFR 大致正常;UAE 持续高于正常(20～200 μg/min 或 30～300 mg/24 h),血压轻度升高,降低血压可部分减少尿微量清蛋白的排出。病理:GBM 增厚和系膜基质增加更明显,已有肾小球结带型和弥漫型病变以及小动脉玻璃样变,并已开始出现肾小球荒废。此期多发生在病程>5 年的糖尿病患者。

Ⅳ期:临床糖尿病肾病期或显性糖尿病肾病期(DN)。GFR 下降(早期 130～70 mL/min,后期 70～30 mL/min),平均每月下降 1 mL/min;大量清蛋白尿,(UAE>200 μg/min 或 300 mg/24 h),或持续尿蛋白>0.5 g/24 h,为非选择性蛋白尿,约 30％的患者可出现典型的糖尿病肾病"三联征"-大量尿蛋白(>3.0 g/24 h)、水肿和高血压的肾病综合征特点,往往伴不同程度的氮质潴留和糖尿病眼底病变。病理:GBM 明显增厚,系膜基质增宽,荒废的肾小球增加(平均占 36％),残余肾小球代偿性肥大。

Ⅴ期:肾衰竭期。GFR 进行性下降,多<10 mL/min;尿蛋白量增多或可因肾小球荒废而减少,血尿素氮和肌酐增高;伴严重高血压、低蛋白血症、水肿以及尿毒症症状。病理:肾小球广泛硬化、荒废,肾小管萎缩及肾间质纤维化。

(二)体征

早期无明显体征,临床期可见水肿,肾衰竭期可见高度水肿及贫血。

(三)常见并发症

常见并发症可见呼吸道感染、尿路感染、皮肤感染、急性肾衰竭。

三、实验室和其他辅助检查

1.早期糖尿病肾病诊断

尿清蛋白排出率持续高于 20～200 μg/min 或相当于 30～300 mg/24 h。

2.临床期糖尿病肾病诊断

这一期的特点是大量清蛋白尿,UAE>200 μg/min 或持续尿蛋白每日>0.5 g,为非选择性蛋白尿,GFR 开始下降,平均每月下降约 1 mL/min。

3.肾衰竭期糖尿病肾病诊断

GFR 不断下降,多<10 mL/min,血尿素氮和肌酐增高伴严重高血压、低蛋白血症、水肿以及尿毒症症状。

4.尿常规

尿常规主要为蛋白尿,为大、中分子蛋白尿,如有合并尿路感染或肾乳头坏死,则可有较多白细胞和显微镜下血尿。

5.肾脏影像学

肾脏影像学可见肾大小正常或增大,部分肾影缩小。

6.眼底

眼底可发现糖尿病性眼底改变,如早期可发现微血管瘤等。

7.肾活检

肾活检仅适用于糖尿病肾病早期及临床期,可明确诊断、进行鉴别诊断以及治疗评定、判断预后。

8. 双肾 ECT

双肾 ECT 了解双肾或分肾的血浆流量及肾小球滤过率,糖尿病肾病进入临床期,肾小球滤过率开始下降。一旦出现氮质血症,则以不同的速度发展至尿毒症。

四、诊断要点

典型病例诊断依据如下,可疑患者需肾活检确诊。

(1)确诊糖尿病时间较长,超过 5 年;或有糖尿病视网膜病变。

(2)持续清蛋白尿,尿清蛋白/肌酐比值>300 μg/mg 或尿清蛋白排泄率>200 μg/min 或尿清蛋白定量>300 mg/d 或尿蛋白定量>0.5 g/d。早期可表现为微量清蛋白尿。

(3)临床和实验室检查排除其他肾病或尿路感染。

(4)病理诊断:糖尿病肾病的基本病理特征是肾小球系膜基质增多,基膜增厚和肾小球硬化,包括弥漫性病变、结节性病变和渗出性病变,早期表现为肾小球体积增大。

五、鉴别诊断

糖尿病患者合并肾脏损伤,不一定是糖尿病肾病。有下列情况之一者,需排除其他肾脏疾病:①无糖尿病视网膜病变;②GFR 很低或迅速降低;③蛋白尿急剧增多或肾病综合征;④顽固性高血压;⑤尿沉渣活动表现(血尿、白细胞尿、管型尿等);⑥其他系统性疾病和体征;⑦ACEI/ARB 治疗后 1~3 个月内 GFR 下降>30%。

(一)原发性肾病综合征

本病的肾病综合征和本病并发原发性肾病综合征很难鉴别,而二者在治疗上有根本不同,故必须作好鉴别诊断:①糖尿病肾病综合征常有糖尿病史 10 年以上,而糖尿病并发原发性肾病综合征者则不一定有这么长时间;②前者每同时有眼底改变,必要时做荧光眼底造影,可见微动脉瘤等糖尿病眼底变化,后者则不一定有;③前者每同时有慢性多发性神经炎、心肌病、动脉硬化和冠心病等,后者不一定有;④前者尿检查通常无红细胞,后者可能有;⑤前者每有高血压和氮质血症,后者不一定有;⑥对鉴别诊断有困难的肾病综合征,应做肾活检。

(二)高血压肾损害

糖尿病患者常合并高血压,高血压可以引起蛋白尿,但蛋白尿量比较少,很少出现肾病综合征样的大量蛋白尿,早期以肾小管功能损害、夜尿增多为主,眼底改变主要为高血压和动脉硬化,而非糖尿病视网膜病变。

(三)肥胖相关性肾病

肥胖相关性肾病主要表现为肥胖、代谢综合征、轻微蛋白尿、肾小球肥大、局灶节段性肾小球硬化等,如果同时合并糖尿病,与糖尿病肾病有时很难鉴别。但是,肥胖相关性肾病的蛋白尿在减肥后可以减轻或消失,不合并糖尿病视网膜病变和周围神经病变,没有糖尿病肾病的渗出性病变和结节病理改变。明确的糖尿病的患病时间短,对鉴别诊断具有重要的价值。

(四)肾淀粉样变表现

肾淀粉样变表现为大量蛋白尿,即使肾功能不全,肾脏不一定缩小,常规试纸法检测尿清蛋白较少,24 尿蛋白定量较多,眼底检查无糖尿病视网膜病变,部分患者有多发性骨髓瘤、类风湿关节炎和慢性感染的全身表现。

六、治疗

首先应该指出的是,早期诊断和早期治疗对预后关系重大。一旦进入临床蛋白尿期,尽管积极治疗,只能减轻糖尿病的其他并发症,其肾损害已为不可逆。当糖尿病患者在微量清蛋白尿期,如能严格地控制血糖和控制高血压,可以减慢其发展速度,甚至逆转病情。

1. 严格控制高血糖

血糖是糖尿病肾病发生和发展的基本因素,严格控制血糖至正常或邻近正常水平,可逆转部分糖尿病早期肾病和预防部分糖尿病患者进展为糖尿病肾病,即使在临床蛋白尿期和肾功能不全期,可有利于减慢肾功能恶化速度。因此强调早期、积极的降糖治疗,包括饮食疗法、运动疗法的运用以及降糖药物的使用。口服降糖药以格列喹酮为佳,因格列喹酮只有5%是经过肾脏排泄,对肾功能影响较小且药物半衰期短,不易产生低血糖反应。而其他的磺脲类、双胍类及α糖苷酶抑制剂等,或对肾功能影响较大,或易产生低血糖反应,或易出现胃肠道反应及产生乳酸性酸中毒等,基本上不再采用;一般主张较早采用胰岛素治疗。但也有人认为,单纯的血糖控制在糖尿病肾病阶段似乎已不能阻止此期病变的发展,故在临床上治疗糖尿病肾病多采用数种方法联合应用。因糖尿病肾病患者胰岛素在体内的半衰期延长,要注意容易有低血糖的发生,应严密监测血糖,及时调整胰岛素的用量。

2. 控制血压

临床观察表明,抗高血压治疗能够延缓早期糖尿病肾病及临床糖尿病肾病的发展,故在糖尿病肾病中抗高血压治疗已成普遍共识。近年来众多 RCT 研究表明,早期糖尿病肾病的降压治疗首选血管紧张素转换酶抑制剂(ACEI)和血管紧张素受体拮抗剂(ARB)。ACEI、ARB能降低出球微动脉阻力,故能减少肾小球内压力,减轻肾小球的高滤过,抑制细胞外基质形成,防止系膜细胞增生和肾小球肥大,从而能减轻蛋白尿和延缓肾衰竭的发生。但由于 ACEI 可使 GFR 下降,肾小管灌注量下降,可引起功能性反应性血管狭窄,出现急性肾脏间质性损害。此外,少部分患者可出现高血钾。因此,对于 ACEI 类药物的使用应注意其适应证及禁忌证。肾衰竭的糖尿病肾病患者,高血压的治疗可选用长效钙通道阻滞剂、利尿剂及β受体阻滞剂。

3. 纠正血脂紊乱

高脂血症是糖尿病代谢紊乱的表现,应积极纠正血脂紊乱。血脂控制目标:总胆固醇<4.5 mmol/L,三酰甘油<1.5 mmol/L,低密度脂蛋白<2.5 mmol/L,高密度脂蛋白>1.1 mmol/L。根据情况选用他汀或贝特类降脂药。

4. 减少蛋白尿,保护肾功能

ACEI、ARB 除了降压作用,还有减少糖尿病肾病蛋白尿、减轻肾组织病变,延缓肾功能不全进展的作用。

5. 糖尿病肾病综合征的治疗

禁用激素,但要注意有时糖尿病肾病可能同时合并原发性肾病综合征,须认真加以鉴别。水肿可予利尿剂治疗,并及时防止并发症。

6. 糖尿病性肾衰竭

治疗与一般肾脏病肾衰竭治疗原则相同,但由于肾功能不全时对胰岛素的灭活能力减弱,故胰岛素需适当减量。此外,肾衰竭时因糖代谢障碍,故对饮食疗法和胰岛素用量均需精细调节。应监测血糖作为用药指标,而不能以尿糖为指标;Scr 在 10～15 mL/min 时,应开始制定替代性治疗计划,可根据病情和具体条件做血液或腹膜透析或肾移植治疗。由于患者常兼有动脉硬化、冠心病、视网膜病变等,一般以腹膜透析为宜,特别是有严重冠心病者,周围血管疾病以致血管造瘘困难或严重视网膜病变者更为适宜。但腹膜透析时透析液中葡萄糖被部分吸收,特别在应用高渗透析液时可诱发高渗性昏迷,因此需调整胰岛素用量,并要注意避免透析后低血糖发生。腹膜透析时腹膜炎的发生率比其他患者高,应予注意。因此维持性透析的存活时间较非糖尿病患者为短。如能获得亲属肾做肾移植,存活时间会相应延长。

(邱　军)

第五章　血液内科疾病

第一节　缺铁性贫血

缺铁性贫血是最常见的贫血之一,当体内用来制造血红蛋白的贮存铁已被耗尽时,则使红细胞生成障碍,结果导致贫血。本病可发生于男、女性各年龄段,但多见于青壮年妇女,在婴儿中亦较多见。

一、病因

1.需要量增加和摄入不足

正常成年男性每天需铁 0.5~1.5 mg,而生长期婴幼儿需铁 1.5~2 mg,青少年和月经期妇女需铁 2 mg,妊娠和哺乳期妇女需铁 3 mg。若饮食中含铁量不足,如以大米为主食者或婴幼儿未及时添加副食均可发生缺铁。

2.铁的吸收不良

这是缺铁的常见原因,常见于胃大部切除术后和胃空肠吻合术后,亦可见于萎缩性胃炎的严重胃酸缺乏和小肠黏膜病变、脂肪性腹泻或肠道功能紊乱等引起的吸收不良综合征,大量饮浓茶或吃茶亦不利于铁的吸收。

3.铁丢失过多

慢性失血是造成缺铁的主要原因,如月经过多、消化道出血、痔出血和反复鼻出血等。每失血 1 mL 约丢失铁 0.5 mg。

各种缺铁原因先使体内贮存铁(铁蛋白和含铁血黄素)耗尽,但血清铁和血红蛋白的含量仍在正常范围内,此时称为缺铁性贫血潜伏期,进一步发展则血清铁下降,血红素合成减少,血红蛋白下降,产生缺铁性贫血。人体内许多酶如细胞色素氧化酶、琥珀酸脱氢酶、乌头酸酶和黄嘌呤氧化酶及肌红蛋白等也含有铁,因而缺铁时也能影响细胞代谢和引起黏膜组织、脏器功能减退及外胚叶营养障碍和上皮细胞功能降低。近年来发现本病可有免疫异常,如某些患病儿童的 T 淋巴细胞可减少,还可有中性粒细胞功能缺陷等。

二、临床表现

1.引起缺铁性贫血的原发性疾病的表现

如月经过多、消化性溃疡出血表现。

2.贫血的一般表现

如皮肤和黏膜苍白、疲乏无力、头晕、心悸等,其轻重与贫血的程度和贫血的进展速度相关。个别患者可因贫血缺氧引起脑水肿和视盘水肿。

3.组织中缺铁和含铁酶功能紊乱表现

可有反甲、舌炎、唇炎、口角皲裂、皮肤干燥,严重时吞咽困难(plummer-vinson 综合征),不过吞咽困难在我国患者中很少见。

三、辅助检查

1.血常规

血常规呈低色素小细胞性贫血,平均红细胞体积(MCV)低于 80 fL,平均红细胞血红蛋白含量(MCH)低于 26 pg,红细胞平均血红蛋白浓度(MCHC)低于 320 g/L。血涂片见成熟红细胞小,中心染色过浅,网织红细胞正常或稍增加,减少者少见。白细胞计数一般正常,血小板计数常增加,少数可减少。

2.骨髓象

红细胞系统增生活跃,以中晚幼红细胞为主,体积小,胞浆少,边缘不整齐,铁染色显示骨髓细胞外铁消失,骨髓细胞内铁减少(正常人 20%~40%的有核红细胞内可见到 1~5 个铁小粒)。

3.血清铁(SI)、血清铁蛋白(SF)、总铁结合力(TIBC)测定

SI 减低(正常值 10.7~28.7 μmol/L),TIBC 升高(正常值 3.3±0.3 mg/L),因而血清转铁蛋白饱和度(SI/TIBC)降低,一般低于 15%,SF 明显减低或测不出(正常值为 20~200 μg/L)。

4.红细胞游离原卟啉(FEP)测定

由于缺铁使红细胞利用原卟啉合成血红素减少,因而 FEP 升高。

5.病因检查

根据引起缺铁性贫血的病因不同进行相应的检查,如消化道出血引起者可做 X 线钡餐造影、内镜检查,必要时 CT 检查等。

四、诊断与鉴别诊断

1.诊断

①有引起缺铁的原因。诊断的关键是确定缺铁的病因,病因不明者一定要排除消化道病变;②小细胞低色素性贫血;③储存铁(SF 和骨髓细胞外铁)明显减少或消失,SI 和骨髓细胞内铁减少,TIBC 升高;④铁剂治疗有效。应注意当作为诊断性治疗时,只能应用口服铁剂。

2.病情危重指标

①贫血症状明显,血红蛋白<60 g/L 的重度贫血,特别是<30 g/L;②临床发生吞咽困难,说明组织中明显缺铁;③发生视盘水肿和脑水肿。

3.误诊漏诊原因分析

一般缺铁性贫血的诊断并不困难,但有时病因诊断困难,而原发疾病对患者的危害有时比贫血更严重,如贫血可能为消化道恶性肿瘤伴慢性出血所引起,若对这种原发病的诊断延误或漏诊,即使抗贫血治疗后一过性贫血减轻,也会很快因肿瘤广泛转移而致命。特别是中年以上男性和绝经后的妇女,无明显原因的缺铁性贫血,一定要排除这种可能性。

五、治疗

(一)一般治疗

加强营养,进食富含铁的食品,如豆制品和肉类等,避免饮浓茶,以免影响铁的吸收。一般不需要输血,只有当分娩或极重度贫血(Hb 低于 30 g/L)症状较重时,可输注浓缩红细胞,每 200 mL 可升高 Hb 10 g/L。

(1)稀盐酸 10 mL 口服,3 次/天,促进铁的溶解,有利于其吸收。

(2)维生素 C 0.1 g 口服,3 次/天,可保持铁的还原状态,并使食物中三价铁变成二价铁,有利于其吸收。

(二)病因治疗

积极治疗原发病,去除原因,如婴幼儿及时添加食品;月经过多者积极治疗妇科疾病;消化道肿瘤应尽早手术切除。

(三)铁剂治疗

1.口服铁剂

常首选硫酸亚铁 0.3 g 或富马酸亚铁 0.2 g,3 次/天口服,为减轻胃肠道反应可饭后服。若仍有反应时,可换用琥珀酸亚铁(速力菲)0.1 g,3 次/天口服或硫酸亚铁缓释剂(福乃得)0.5 g,1 次/天完整吞服不嚼碎。一般治疗经 4～5 d 网织红细胞开始上升,7～12 d 达高峰,2 周左右血红蛋白开始上升。当血红蛋白正常后,为补足贮存铁和防止复发,仍应继续治疗3～6个月。

若口服铁剂不能改善贫血,应考虑如下可能:①患者未按医嘱服药;②诊断不是缺铁性贫血;③引起贫血的病因尚未去除,出血量超过新生血量;④铁在消化道吸收不良;⑤存在其他抑制骨髓造血的疾病。因此应对上述原因逐项核实,解决后方能提高疗效。

2.注射铁剂

适应证:有明显胃肠道疾患或妊娠呕吐者,不能服用铁剂或服后不能吸收;对口服铁剂有严重的胃肠道反应;慢性失血使铁丢失过多,通过口服不能补偿;妊娠晚期伴严重缺铁性贫血,亟待改善铁的供应者。

剂量、用法和注意事项:铁的注射总量(mg):300×(15－患者血红蛋白克数/dL)＋500。首剂 50 mg,臀部深位肌内注射,若无反应,以后隔日注射 100 mg,直至总剂量给完为止。少数患者注射部位可有疼痛,个别患者可有全身过敏反应,应当注意,疼痛明显和有过敏反应者应停止注射。

(贾玉珊)

第二节 再生障碍性贫血

再生障碍性贫血(AA)简称再障,系由多种病因引起,以造血干细胞数量减少和质的缺陷为主所致的造血障碍,导致红骨髓总容量减少,代以脂肪髓,骨髓中无恶性细胞,无广泛网硬蛋白纤维增生,临床上以全血细胞减少为主要表现的一组综合征。

据国内 21 个省(市)自治区的调查,年发病率为 0.74/10 万,明显低于白血病的发病率;慢性再障的发病率为 0.6/10 万,急性再障为 0.14/10 万;各年龄组均可发病,但以青壮年多见;男性发病率略高于女性。西方国家发病率低于我国,为 0.2/10 万。发病年龄有 2 个高峰:15～30岁和>60 岁。

分先天性和获得性两大类,以获得性居绝大多数。先天性再障甚罕见,其主要类型为Fanconi 贫血。获得性再障可分为原发性和继发性两型。前者原因不明,很可能是免疫介导的,占大多数。又可按临床表现、血常规和骨髓象的不同综合分型,分为急性和慢性两型;国外按严重度不同分为严重型、极严重型和非严重型。严重型再障(SAA)的划分标准须血常规具备以下 3 项中 2 项:①中性粒细胞绝对值$<0.5\times10^9/L$;②血小板数$<20\times10^9/L$;③网织红细胞纠正值$<1\%$。骨髓细胞增生程度低于正常的 25%,若$<50\%$,则造血细胞$<30\%$。其中中性粒细胞绝对值$<0.2\times10^9/L$者称极重型再障(VSAA)。1987 年第四届全国再障学术会议上将急性再障称为重型再障 I 型,慢性再障后期发生恶化者称为重型再障 II 型。临床上以严重型、极严重型及慢性型分型较为实用。

一、病因

继发性再障的发病可能和药物、化学毒物、电离辐射、病毒感染、免疫因素、遗传因素、阵发性睡眠性血红蛋白尿症(PNH)及其他因素有关。

二、临床表现

1.严重型再障

严重型再障起病急,进展迅速,常以出血和感染、发热为首起及主要表现。病初贫血常不明显,但随着病程发展呈进行性进展。患者几乎均有出血倾向,60%以上有内脏出血,主要表现为消化道出血、血尿、眼底出血(常伴有视力障碍)和颅内出血。皮肤、黏膜出血广泛而严重,且不易控制。病程中几乎均有发热,系感染所致,常在口咽部和肛门周围发生坏死性溃疡,从而导致败血症。肺炎也很常见。感染和出血互为因果,使病情日益恶化,如仅采用一般性治疗,多数在 1 年内死亡。

2.慢性型再障

慢性型再障起病慢,以贫血为首起和主要表现;出血多限于皮肤黏膜且不严重;可并发感染,但常以呼吸道为主,容易控制。若治疗得当、坚持不懈,不少患者可获得长期缓解以至痊愈,但也有部分患者迁延多年不愈,甚至病程长达数十年,少数到后期出现严重型再障的临床表现。

三、辅助检查

1.血常规

血常规呈全血细胞减少,贫血属正常细胞型,亦可呈轻度大红细胞。红细胞轻度大小不一,但无明显畸形及多染现象,一般无幼红细胞出现。绝对不会有幼粒细胞出现。网织红细胞显著减少。

2.骨髓象

严重型呈多部位增生减低或重度减低,三系造血细胞明显减少,尤其是巨核细胞和幼红细胞;非造血细胞增多,尤为淋巴细胞增多。慢性型不同部位穿刺所得的骨髓象很不一致,可从增生不良到增生象,但至少要有一个部位增生不良;如增生良好,晚幼红细胞(炭核)比例常增多,其核为不规则分叶状,呈现脱核障碍,但巨核细胞明显减少。慢性型可有轻度红系病态造血,但绝不会出现粒系和巨核细胞病态造血。骨髓涂片肉眼观察油滴增多,骨髓小粒镜检非造血细胞和脂肪细胞增多,一般在 60%以上。

3.骨髓活组织检查和放射性核素骨髓扫描

由于骨髓涂片易受周围血液稀释的影响,有时一两次涂片检查难以正确反映造血情况,而骨髓活组织检查估计增生情况优于涂片,可提高诊断的正确性。硫化^{99m}Tc 或氯化^{111}In 全身骨髓 γ 照相可反映全身功能性骨髓的分布,再障时在正常骨髓部位放射性摄取低下甚至消失,因此可以间接反映造血组织减少的程度和部位。

4.其他检查

造血祖细胞培养不仅有助于诊断,而且有助于检出有无抑制性淋巴细胞或血清中有无抑制因子。成熟中性粒细胞碱性磷酸酶活力增高,血清溶菌酶活力减低。抗碱血红蛋白量增多。染色体检查除 Fanconi 贫血染色体畸变较多外,一般再障属正常,如有核型异常,须除外骨髓增生异常综合征。

四、诊断与鉴别诊断

(一)诊断标准

(1)全血细胞减少,网织红细胞绝对值减少。

(2)一般无肝脾大。

(3)骨髓检查显示,至少一个部位增生减低或重度减低(如增生活跃,巨核细胞应明显减少,骨髓小粒成分中应见非造血细胞增多。有条件者应做骨髓活检等检查)。

(4)能除外其他引起全血细胞减少的疾病,如 PNH、骨髓增生异常综合征中的难治性贫血、急性造血功能停滞、骨髓纤维化、急性白血病、恶性组织细胞病等。

(5)一般抗贫血药物治疗无效。有条件的单位应将骨髓活检作为再障诊断的必备条件。

(二)鉴别诊断

1.PNH

尤其是血红蛋白尿不发作者极易误诊为再障。本病出血和感染较少见,网织红细胞增高,骨髓幼红细胞增生,尿中含铁血黄素、糖水试验、酸溶血试验及蛇毒因子溶血试验呈阳性反应,成熟中性粒细胞碱性磷酸酶活力低于正常,外周血红细胞、中性粒细胞或淋巴细胞 CD59 和 CD55 标记率降低等,均有助于鉴别。

2.骨髓增生异常综合征(MDS)

其中难治性贫血型易和不典型再障相混淆,尤其是低增生 MDS。MDS 虽有全血细胞减少,但骨髓三系细胞均增生,巨核细胞也增多,三系中均可见有病态造血,染色体检查核型异常占 31.2%,骨髓组织切片检查可见"幼稚前体细胞异常定位"(ALIP)现象。

3.低增生性急性白血病

低增生性急性白血病多见于老年人,病程缓慢或急进,肝、脾、淋巴结一般不肿大,外周全血细胞减少,未见或偶见少量原始细胞。骨髓灶性增生减低,但原始细胞百分比已达白血病诊断标准。

4.纯红细胞再障

溶血性贫血的再障危象和急性造血停滞可呈全血细胞减少,起病急,有明确诱因,去除后可自行缓解,后者骨髓象中可出现巨原红细胞。慢性获得性纯红再障如有白细胞和血小板轻度减少,需注意和慢性再障鉴别。

五、治疗

治疗方法包括病因治疗、支持疗法和促进骨髓造血功能恢复的各种措施。慢性轻型一般以雄激素为主,辅以其他综合治疗,经过长期不懈的努力,才能取得满意疗效,不少患者血红蛋白恢复正常,但血小板长期处于较低水平,临床无出血表现,可恢复轻工作。严重型患者预后差,上述治疗常无效,诊断一旦确立,宜及早选用骨髓移植或抗淋巴细胞球蛋白(ALG)等治疗。

1.免疫抑制剂

免疫抑制剂适用于年龄>40岁或无合适供髓者的严重型再障。最常用的是抗胸腺球蛋白(ATG)和ALG。其机制可能主要通过去除抑制性T细胞对骨髓造血的抑制,也有人认为尚有免疫刺激作用,通过产生较多造血调节因子促进干细胞增殖,此外可能对造血干细胞本身还有直接刺激作用。

剂量因来源不同而异,马及猪ALG 15~20 mg/(kg·d),兔ATG3~5.0 mg/(kg·d),共5 d,用生理盐水稀释后先做过敏试验(1 mg加入100 mL生理盐水中静脉滴注1 h),如无反应,然后缓慢从大静脉内滴注,全量在12~18 h间滴完;同时静脉滴注氢化可的松(100~200 mg),1/2剂量在ALG/ATG滴注前用,另1/2在滴注后用。患者最好给予保护性隔离。为预防血清病,宜在第5天后口服泼尼松1 mg/(kg·d),第15天后减半,第30天停用。不宜应用大剂量肾上腺皮质激素,以免引起股骨头无菌性坏死。疗效要3个月后才能评价,无效时可进行第2个疗程或换用其他制剂。严重型再障的有效率可达50%~70%,有效者50%可获长期生存。不良反应有发热、寒战、皮疹等过敏反应,以及中性粒细胞和血小板减少引起的感染和出血,滴注静脉可发生静脉炎,血清病在治疗后7~10 d出现。环孢素由于应用方便、安全,因此比ALG/ATG更常用,其机制主要通过阻断IL-2受体表达来阻止细胞毒性T细胞的激活和增殖,抑制产生IL-2和IFN-γ。剂量为3~6 mg/(kg·d),多数患者需要长期维持治疗,维持量为2~5 mg/(kg·d)。出现疗效后最好能维持治疗2年。对严重再障的有效率也可达50%~60%,出现疗效的时间也需要3个月。不良反应有肝肾毒性作用、多毛、牙龈肿胀、肌肉震颤。为安全用药,宜采用血药浓度监测,安全有效谷浓度范围为200~300 ng/mL。现代强烈免疫抑制治疗(指ALG/ATG和环孢素联合治疗,环孢素口服始于ATG/ALG治疗后的第14天)已成为严重型再障的标准治疗,有效率可达70%~80%,并且有效速度为2个月,快于单用ATG。强烈免疫抑制治疗的疗效已可和骨髓移植相近,但前者不能根治,且有远期并发症,如出现克隆性疾病,包括MIS、PNH和白血病等。

欧洲血液和骨髓移植组采用ALG、环孢素、甲泼尼龙和rhG-CSF联合治疗,对重型再障的有效率已提高到82%。rhG-CSF可改善强烈免疫抑制治疗的早期粒细胞缺乏,以免早期死亡。免疫抑制治疗亦可用于慢性再障。其他免疫抑制剂尚有单克隆抗T细胞抗体及吗替麦考酚酯等。大剂量IVlG可封闭单核-巨噬细胞Fc受体,延长抗体包裹血小板的寿命,亦可封闭抑制性T细胞的作用,中和病毒和免疫调节效应,适用于严重型再障有致命出血表现伴血小板同种抗体阳性而使血小板输注无效时,以及病毒相关性严重再障的治疗。国外有应用大剂量环磷酰胺[45 mg/(kg·d),连续4 d]治疗严重型再障,但治疗相关病死率高而未被推荐,近来国内有学者将环磷酰胺剂量减为20~30 mg/(kg·d)共4 d取得成功。但上述免疫抑制剂的疗效均不及ALG/ATG和环孢素。

2.骨髓移植

骨髓移植是治疗严重型再障的最佳方法,且能达到根治目的。移植后长期无病存活率可达60%~80%,但移植需尽早进行,因初诊者常输红细胞和血小板,这样易使受者对献血员的次要组织相容性抗原致敏,导致移植排斥的发生率升高。一旦确诊严重型或极严重型再障,具有 HLA 配型相结合的同胞供者,年龄<30 岁,应首选异基因骨髓移植;如年龄在 30～40 岁,到底应首选骨髓移植还是免疫抑制治疗,须视患者的一般情况而定;年龄在 40～45 岁的患者,应 2 个疗程标准免疫抑制剂治疗失败后才考虑骨髓移植治疗。HLA 配型相合无关供者的骨髓移植适应证掌握必须严格,仅适用于<16 岁小儿或<40 岁的严重型患者(后者需 2 个疗程标准免疫抑制剂治疗失败),需要有采用高分辨技术配型Ⅰ类和Ⅱ类抗原完全相合的供者,并要在有经验的骨髓移植中心进行治疗。

3.雄激素

雄激素为治疗慢性再障的首选药物。常用的雄激素有 4 类。

(1)17α-烷基雄激素类:如司坦唑醇(康力龙)、甲氧雄烯醇酮、羟甲烯龙、氟甲睾酮、美雄酮(大力补)等。

(2)睾丸素酯类:如丙酸睾酮、庚酸睾酮、环戊丙酸睾酮、十一酸睾酮(安雄)和混合睾酮酯(丙酸睾酮、戊酸睾酮和十一烷酸睾酮,巧理宝)。

(3)非 17α-烷基雄激素类:如苯丙酸诺龙和葵酸诺龙等。

(4)中间活性代谢产物:如本胆烷醇酮和达那唑等。睾酮进入体内,在前列腺细胞内通过 5α 还原酶的作用形成活力更强的 5α 双氢睾酮,促使肾脏分泌红细胞生成素,巨噬细胞产生 GM-CSF;在肝细胞内经 5β 还原酶作用生成 5β 双氢睾酮和本胆烷醇酮,后两者对造血干细胞具有直接刺激作用,促使其增殖和分化。因此雄激素必须在一定量残存的造血干细胞基础上才能发挥作用,严重型再障常无效。慢性再障有一定疗效,但用药剂量要大,持续时间要长。丙酸睾酮 50～100 mg/d 肌内注射;司坦唑醇(康力龙)6～12 mg/d 口服;十一酸睾酮(安雄)120～160 mg/d 口服;巧理宝 250 mg 肌内注射,每周 2 次;十一酸睾酮 0.25 g 肌内注射,每周 1 次,首次 1.0 g。疗程至少 6 个月以上。国内报道的有效率为 34.9%～81%,缓解率为 19%～54%。红系疗效较好,一般是在治疗后 1 个月网织红细胞开始上升,但血小板多难恢复。部分患者对雄激素有依赖性,停药后复发率达 25%～50%,复发后再用药仍可有效。丙酸睾酮的男性化不良反应较大,出现痤疮、毛发增多、声音变粗、女性闭经、儿童骨成熟加速及骨骺早期融合。17α-烷基类雄激素的男性化不良反应较丙睾为轻,但肝脏毒性反应显著大于丙睾,多数患者服药后出现丙氨酸氨基转移酶升高,严重者发生肝内胆汁淤积性黄疸,但停药后可消散。

4.其他治疗

其他治疗方法包括支持疗法。凡有可能引起骨髓损害的物质均应设法去除,禁用一切对骨髓有抑制作用的药物。积极做好个人卫生和护理工作。对粒细胞缺乏者宜保护性隔离,积极预防感染。输血要掌握指征,准备做骨髓移植者移植前输血会直接影响其成功率,一般以输入浓缩红细胞为妥。严重出血者宜输入浓缩血小板,采用单产或 HLA 相合的血小板输注可提高疗效。反复输血者宜应用去铁胺排铁治疗。

(胡亮亮)

第六章 内分泌科疾病

第一节 糖尿病

糖尿病(diabetes mellitus,DM)是一组以慢性血糖水平升高为特征的代谢性疾病,是由胰岛素分泌和/或作用缺陷所引起。长期碳水化合物、脂肪以及蛋白质代谢紊乱可引起多系统损害,导致眼、肾、神经、心脏、血管等组织器官的慢性进行性病变、功能减退及衰竭,病情严重或应激时可发生急性严重代谢紊乱,如糖尿病酮症酸中毒、高血糖高渗状态等。1997年美国糖尿病学会将糖尿病分为4类,即1型糖尿病(T_1DM)、2型糖尿病(T_2DM)、特殊类型糖尿病及妊娠糖尿病(GDM)。

一、病因

1.胰岛素依赖型糖尿病

胰岛素依赖型糖尿病大多是自身免疫性疾病,遗传因素和环境因素相互作用。①多基因遗传性疾病,IDDM1为主效基因,其他为次效基因;②病毒感染、化学毒物和食物;③体液免疫和细胞免疫均参与疾病的发生。

2.非胰岛素依赖型糖尿病

非胰岛素依赖型糖尿病有明显的遗传异质性,受多种环境因素的影响。①多基因遗传:各基因种类、作用强度、作用环节均不同;②肥胖、老龄化、子宫内环境、应激、化学毒物等;③胰岛素抵抗:指胰岛素在周围组织摄取和清除葡萄糖的作用降低,可发生在胰岛素受体前、受体及受体后;④高糖毒性和脂毒性进一步加重胰岛素抵抗和胰岛B细胞功能的损伤。

二、临床表现

1.代谢紊乱综合征

典型表现为"三多一少",即多尿、多饮、多食、体重减轻,不典型表现有乏力、皮肤瘙痒、视物模糊、外阴瘙痒等。部分患者早期没有任何症状,甚至表现为餐前低血糖。

2.并发症表现

并发症表现包括急性和慢性并发症。

3.伴发疾病的表现

伴发疾病的表现如高血压、冠心病、肥胖、脂肪肝、血脂异常等。

三、辅助检查

(一)糖代谢指标检查

1.尿糖测定

尿糖呈阳性是诊断糖尿病的重要线索。尿糖呈阳性只是提示血糖值超过肾糖阈(约为10 mmol/L),因而尿糖呈阴性不能排除糖尿病可能,尿糖呈阳性也不一定就是糖尿病。

2.血糖测定

血糖升高是诊断糖尿病的主要依据,又是判断糖尿病病情和控制情况的主要指标。诊断糖尿病时必须用静脉血浆测定血糖,治疗过程中随访血糖控制程度时可用便携式血糖计(毛细血管全血测定)。

3.口服葡萄糖耐量试验

当血糖高于正常范围而又未达到诊断糖尿病标准时,须进行口服葡萄糖耐量试验(oral glucose tolerance test,OGTT)。OGTT 应在清晨空腹进行,成人口服 75 g 无水葡萄糖或将 82.5 g 含一分子水的葡萄糖溶于 250~300 mL 水中,5~10 min 饮完,口服后 2 h 测静脉血浆葡萄糖。按每千克体重 1.75 g 来计算儿童服糖量,总量不超过 75 g。

4.糖化血红蛋白(GHbA1)和糖化血浆白蛋白的测定

GHbA1 是葡萄糖或其他糖与血红蛋白的氨基发生非酶催化反应(一种不可逆的蛋白糖化反应)的产物,其最与血糖浓度呈正相关。GHbA1 有 a、b、c 三种,以 GHbA1c(A1c)最为主要。正常人 A1c 占血红蛋白总量的 3%~6%,不同实验室之间其参考值有一定差异。血糖控制不良者 A1c 含量升高,并与血糖升高的程度相关。红细胞在血循环中的寿命约为120 d,因此 A1c 反映患者最近 8~12 周总的血糖水平,为糖尿病控制情况的主要监测指标之一。血浆蛋白(主要为白蛋白)同样也可与葡萄糖发生非酶催化的糖化反应而形成果糖胺(fructosamine,FA),其形成的量与血糖浓度相关,正常值为 1.7~2.8 mmol/L。由于白蛋白在血中浓度稳定,其半衰期为 19 d,故 FA 反映患者近 2~3 周总的血糖水平,为糖尿病患者近期病情监测的指标。

(二)胰岛 β 细胞功能检查

1.胰岛素释放试验

正常人空腹基础血浆胰岛素浓度为 35~145 pmol/L(5~20 mU/L),口服 75 g 无水葡萄糖(或 100 g 标准面粉制作的馒头)后,血浆胰岛素在 30~60 min 上升至高峰,峰值为基础值的 5~10 倍,3~4 h 恢复到基础水平。本试验反映基础和葡萄糖介导的胰岛素释放功能,胰岛素测定受血清中胰岛素抗体和外源性胰岛素干扰。

2.C 肽释放试验

方法同上。基础值不小于 400 pmol/L,高峰时间同上,峰值为基础值的 5~6 倍,也反映基础值和葡萄糖介导的胰岛素释放功能,C 肽测定不受血清中的胰岛素抗体和外源性胰岛素影响。

四、诊断

(1)是否为糖尿病。

(2)排除应激性血糖升高。

(3)糖尿病的分型和分类。

(4)并发症和伴发的诊断。

五、治疗

1.饮食治疗

饮食治疗是药物治疗的基础,目的是维持标准体重,纠正已发生的代谢紊乱,减轻胰岛 B

细胞负担。根据标准体重及活动量计算每日所需总热量。①标准体重(kg)=身高(厘米)－105;②成年人每日每千克标准体重总热量:休息状态下 105～125.5 kJ(25～30 kcal),轻体力劳动 125.5～146 kJ(30～35 kcal),中度体力劳动 146～167 kJ(35～40 kcal),重体力劳动 167 kJ(40 kcal)以上;③18 岁以下每日每千克标准体重所需热量(kcal)=90－3×年龄,孕妇、乳母、消瘦者酌加,肥胖者酌减,体重维持在标准体重±5%为宜;④总热量中糖类占 50%～60%,蛋白质每日每千克体重为 0.8～1.2 g,儿童、孕妇、乳母及营养不良者为 1.5～2.0 g,肾病肾功能正常者为 0.8 g,肌酐升高者降至 0.6 g,1/3 来自动物蛋白;脂肪约占总热量的 30%;⑤一日三餐分配为 1/5、2/5、2/5 或 1/3、1/3、1/3;盐每日摄入 6g 以下,戒烟,限制饮酒。

2.运动治疗

①运动量的计算:运动时脉率=170－年龄;②运动适应证:非胰岛素依赖型糖尿病空腹血糖在 16.7 mmol/L 以下(尤其是肥胖者)、胰岛素依赖型糖尿病病情稳定者(宜餐后进行);③禁忌证:胰岛素依赖型糖尿病病情未稳定、合并严重肾病、严重高血压或缺血性心脏病、眼底病变、糖尿病足、合并各种急性并发症、骨质疏松、平衡障碍等。

3.糖尿病监测

学会自我管理,应用便携式血糖仪监测血糖,每 2～3 个月监测 HbA1c,每 6～12 个月监测血脂、肝功能、肾功能、心电图、眼底,以期早期诊断糖尿病的慢性并发症,对糖尿病患者进行综合治疗并全面达标。

4.药物治疗

(1)磺脲类(SUs)。①作用机制:促进胰岛素的释放。②适应证:经饮食、运动治疗血糖不能达标的非胰岛素依赖型糖尿病患者。年龄>40 岁,病程<5 年,FPG<10 mmol/L 时效果好。③联合用药:可与双胍类、α糖苷酶抑制药、胰岛素增敏药、胰岛素联合应用。④不良反应:主要是低血糖、体重增加、皮肤过敏、降低心脏缺血预适应。⑤禁忌证:胰岛素依赖型糖尿病、非胰岛素依赖型糖尿病胰岛功能差或合并急性代谢紊乱、严重肝肾功能障碍、孕妇及乳母、急性感染、大手术围术期、对磺脲类药物过敏或不能耐受。⑥主要药物品种:格列本脲、格列齐特、格列吡嗪、格列喹酮、格列苯脲。格列本脲作用最强,作用时间长,不适宜老年人;格列喹酮有 95%从胆道排泄,适用于轻中度肾功能不全者。格列苯脲具有胰腺外的胰岛素增敏作用。⑦磺脲类药物原发性失效:糖尿病患者过去从未用过磺脲类药物,应用足量的磺脲类药物 1 个月后未见明显的降糖效应。⑧磺脲类药物继发性失效:糖尿病患者服用磺脲类药物治疗初期能有效地控制血糖,但长期服用后疗效逐渐下降,即使增加到最大剂量血糖仍不能控制,甚至无效。⑨服药时间:餐前 30 min。

(2)非磺脲类胰岛素促泌药(格列奈类)。①作用机制、适应证、禁忌证与磺脲类药物相同,但作用位点与磺脲类不同。②特点为餐时服用、起效快、作用时间短、低血糖发生率低、能够改善胰岛素早期分泌。③主要用于控制餐后血糖。④可单独应用或者与双胍、α糖苷酶抑制药、胰岛素增敏药、基础胰岛素联合应用。⑤代表药物有瑞格列奈、那格列奈、米格列奈。⑥服药时间:餐前即刻。

(3)双胍类药物:①作用机制:抑制肝糖输出、增加外周组织对糖的摄取和利用、改善外周组织对胰岛素的敏感性;②适应证:非胰岛素依赖型糖尿病的一线用药,也可用于胰岛素依赖型糖尿病;③禁忌证:糖尿病急性并发症、严重肝肾功能不全、低氧血症、严重感染、手术等应激情况、孕妇和乳母、酗酒者、药物不能耐受者;④不良反应:消化道反应(主要是上腹不适和腹泻)、皮肤过敏、乳酸性酸中毒;⑤联合用药:可以与其他作用机制的口服药物及胰岛素联合应用;⑥主要药物:苯乙双胍已经基本淘汰,目前广泛应用的是二甲双胍;⑦服药时间:不限制,但餐后服药胃肠道反应小。

(4)胰岛素增敏药(格列酮类 TZDs)。①作用机制:激活过氧化物酶增生体受体 γ (PPARγ),调控与胰岛素作用有关的多种基因的转录;②适应证:非胰岛素依赖型糖尿病,尤其是肥胖、胰岛素抵抗明显者;③禁忌证:胰岛素依赖型糖尿病、孕妇、乳母、儿童,肝功能异常、水肿及心功能不全患者慎用;④不良反应:转氨酶升高、水肿、体重增加;⑤联合用药:可与其他类口服药物及胰岛素联合应用;⑥主要药物:罗格列酮和吡格列酮;⑦服药方法:每日1~2 次,与进食关系不大。

(5)α 糖苷酶抑制药(AGI)。①作用机制:抑制小肠刷状缘近腔上皮细胞内的葡萄糖苷酶,延迟糖类的吸收、降低餐后血糖;②适应证:胰岛素依赖型糖尿病和非胰岛素依赖型糖尿病餐后血糖升高者;③禁忌证:胃肠功能紊乱者、孕妇、乳母、儿童;④不良反应:主要是胃肠胀气,肝、肾功能不全者慎用;⑤联合用药:可以和其他类口服药和胰岛素联合应用;⑥应用 AGI 出现低血糖时,应该直接给予口服或静脉注射葡萄糖,进食双糖或糖类无效;⑦主要药物:阿卡波糖和伏格列波糖;⑧服药方法:与第一口糖类嚼服,餐中无糖类无效。

(6)胰岛素。①适应证:胰岛素依赖型糖尿病、非胰岛素依赖型糖尿病口服药无效、妊娠期糖尿病、糖尿病并发急性代谢紊乱、糖尿病合并严重慢性并发症、肝肾功能不全、应激情况(大中型手术、外伤、严重感染等)、营养不良(显著消瘦、合并肺结核、肿瘤等消耗性疾病)、继发性糖尿病、胰源性(坏死性胰腺炎、胰腺切除术后等)糖尿病、肝源性糖尿病等。②不良反应:低血糖、体重增加、水钠潴留、过敏反应、皮下脂肪萎缩、屈光不正等。③临床上常用的胰岛素:有速效、短效、中效、长效、预混入胰岛素、预混入胰岛素类似物。④剂量选择和分配:剂量取决于血糖水平、胰岛功能、胰岛素抵抗程度、饮食和运动状况等,从小剂量开始,根据血糖调整。初始剂量的选择胰岛素依赖型糖尿病 0.4~0.5 U/(kg·d),非胰岛素依赖型糖尿病0.2~0.4 U/(kg·d),老年或虚弱的患者 0.2~0.3 U/(kg·d)。如果选用长效胰岛素类似物或应用胰岛素泵(CSII)治疗,基础量占每日用量的1/2,另外 1/2 分配于三餐前;如每日 2 次给药,一般早餐前 2/3,晚餐前 1/3。⑤常用方案:多样化。方案选择应该个体化,在依从性好的情况下尽可能选择达标率高、血糖波动小、低血糖发生少的方案。方案有基础胰岛素(中效、长效)联合口服药物、每日 1~2 次中效胰岛素、每日 2~3 次预混胰岛素、每日 4 次及 CSII。⑥黎明现象:夜间血糖控制良好,也没有低血糖,只是于黎明出现短时间血糖升高,是因清晨皮质醇、生长激素等胰岛素拮抗激素分泌增多所致。⑦Somogyi 效应:夜间曾有低血糖但未觉察,体内拮抗胰岛素的激素分泌增多,引起低血糖后的高血糖。⑧胰岛素抵抗:在无酮症酸中毒或拮抗胰岛素因素存在的情况下,日胰岛素需要量超过 200 U,且持续时间超过 1 周或日胰岛素需要量＞2 U/kg应考虑为胰岛素抵抗,产生的原因可能与体内产生胰岛素抗体有关。

(郝亚平)

第二节　甲状腺功能亢进症

甲状腺功能亢进症简称甲亢,是由多种原因引起的甲状腺功能增高。甲状腺激素包括三碘甲状腺原氨酸(T_4)和甲状腺素(T_3)合成、释放入血过多,甲状腺引起氧化过程加快、代谢率增高的一种常见内分泌疾病。甲亢分多种类型,其中格雷夫斯病(Graves病,简称GD,又称突眼性甲状腺肿),即弥散性毒性甲状腺肿,是甲状腺功能亢进症的主要病因,约占全部病例的80%;其次为结节性甲状腺肿伴甲亢和亚急性甲状腺炎伴甲亢,主要临床表现为多食、消瘦、畏热、多汗、心悸、激动等高代谢综合征,神经和血管兴奋增强,以及不同程度的甲状腺肿大和眼突、手颤、颈部血管杂音等特征,严重的可出现甲亢危象、昏迷甚至危及生命。

一、病因

Graves主要是在遗传基础上因精神刺激等应激因素而诱发自身免疫反应所致。本病的特征之一是血清中存在能与甲状腺组织起反应的自身抗体称为促甲状腺激素(TSH)受体抗体(TRAb)。该抗体能刺激甲状腺,提高其功能,引起组织增生,作用缓慢而持久。患者血中的T_3和T_4增多,Graves眼征的病因仍不清楚,2/3活动性Graves病眼征的患者血清中可检出突眼性免疫球蛋白。

二、临床表现

Graves病最多见于20~40岁,常见的症状和体征是代谢增高综合征、甲状腺肿和眼征。

(1)代谢增高综合征临床症状:怕热、多汗、低热、倦怠乏力、体重减轻;胃肠系统为食欲亢进,大便增多,消化不良;神经系统为神经兴奋性增高,如易激动、烦躁易怒、多动、多言、神经过敏、失眠、猜疑等症状;心血管系统为心率增快、心房颤动、收缩压增高、脉压加大;神经肌肉系统表现为肌无力、肌萎缩、骨质疏松和骨痛等症状。

(2)甲状腺肿大症状:呈弥散或结节性肿大,质地柔软或坚硬,表面光滑,可触及震颤并有血管杂音。

(3)眼征:一类为单纯性突眼,表现为凝视、瞬眼滞后,上眼睑后缩,轻度巩膜充血,是肾上腺能神经兴奋所致;另一类为浸润性突眼(Graves眼病),其特点是眼眶疼痛、流泪、异物感、怕光、眼眶后组织增生、突眼和眼外肌淋巴细胞浸润,并可产生眼肌无力致复视。

三、诊断及鉴别诊断

(一)诊断

根据临床表现三联症及实验室检查,诊断并不困难。但早期轻型、老年人、小儿表现不典型,尤其是淡漠型甲亢应特别注意。

(二)鉴别诊断

1.单纯性甲状腺肿

无甲亢症状。摄^{131}I率虽也增高但高峰不前移。T_3抑制试验可被抑制。T_3正常或偏高,T_4正常或偏低,TSH正常或偏高。TRH兴奋试验正常。血TSAb、TGAb和TPOAb阴性。

2.神经症

神经、精神症状相似,但无高代谢综合征、突眼及甲状腺肿,甲状腺功能正常。

3. 其他疾病

以消瘦、低热为主要表现者,应与结核、恶性肿瘤鉴别;腹泻者应与慢性结肠炎鉴别;心律失常应与冠心病、风湿性心脏病鉴别;淡漠型甲亢应与恶性肿瘤、消耗病鉴别;突眼应与眶内肿瘤、慢性肺心病等相鉴别。

四、治疗

一般治疗:解除精神紧张和负担、避免情绪波动。确诊后应适当卧床休息并给予对症、支持疗法。忌碘饮食,补充足够热量和营养如蛋白、糖类及各种维生素。有交感神经兴奋、心动过速者可用普萘洛尔(心得安)、利舍平等;如失眠可给地西泮(安定)、氯氮卓(利眠宁)。

甲亢的治疗,常用方法为抗甲状腺药物治疗、放射性碘治疗、手术治疗。

(一)抗甲状腺药物治疗

疗效较肯定;一般不引起永久性甲减;方便、安全、应用最广。

1. 常用药物

(1)硫脲类:甲硫氧嘧啶和丙硫氧嘧啶(PTU)。

(2)咪唑类:甲巯咪唑(他巴唑,MMI)和卡比马唑(甲亢平)。

2. 作用机制

通过抑制过氧化物酶活性,使无机碘氧化为活性碘而作用于碘化酪氨酸减少,阻止甲状腺激素合成,丙硫氧嘧啶还可以抑制 T_4 在周围组织中转化为 T_3,故首选用于严重病例或甲状腺危象。

3. 适应证

病情轻、甲状腺呈轻至中度肿大者;年龄在 20 岁以下,或孕妇、年迈体弱或合并严重心、肝、肾疾病等而不宜手术者;术前准备;作为放射性 ^{131}I 治疗前后的辅助治疗;甲状腺次全切除后复发而不宜用 ^{131}I 治疗者。

4. 剂量用法与疗程常小

长程治疗分为初治期、减量期及维持期,按病情轻重决定剂量。

(1)初治期:丙硫氧嘧啶或甲硫氧嘧啶 300～450 mg/d,甲巯咪唑或卡比马唑 30～40 mg/d,分 2～3 次口服。至症状缓解或 T_3、T_4 恢复正常时即可减量。

(2)减量期:每 2～4 周减量 1 次,丙硫氧嘧啶或甲硫氧嘧啶每次减 50～100 mg/d,甲巯咪唑或卡比马唑每次减 5～10 mg/d,待症状完全消除,体征明显好转后再减至最小维持量。

(3)维持期:丙硫氧嘧啶或甲硫氧嘧啶 50～100 mg/d,甲巯咪唑或卡比马唑 5～10 mg/d,维持 1.5～2 年,必要时还可以在停药前将维持量减半。疗程中除非有较严重的反应,一般不宜中断,并定期随访疗效。

5. 治疗中注意事项

(1)如经治疗症状缓解但甲状腺肿大及突眼却加重时,抗甲状腺药物应酌情减量,并加用甲状腺片,每日 30～60 mg。可能由于抗甲状腺药物过量,T_3、T_4 减少后对 TSH 反馈抑制减弱,故 TSH 分泌增多促使甲状腺增生、肥大。

(2)注意抗甲状腺药物不良反应:粒细胞减少与药疹甲巯咪唑较丙硫氧嘧啶常见,初治时每周化验白细胞总数、白细胞分类,以后每 2～4 周 1 次。常见于开始服药 2～3 个月。当白细胞低于 $4×10^9/L$ 时应注意观察,试用升白细胞药物如维生素 B_4、利血生、鲨肝醇、脱氧核糖核酸,必要时可采用泼尼松。如出现突发的粒细胞缺乏症(对药物的变态反应),常表现咽痛、发热、乏力、关节酸痛等时,应紧急处理并停药。有些患者用抗甲状腺药物后单有药疹,一般不必停药,可给抗组胺药物,必要时可更换抗甲状腺药物种类,目前临床用药中丙硫氧嘧啶出现药疹者较少,但应该特别警惕出现剥脱性皮炎、中毒性肝炎等,一旦出现应停药抢救。

(3)停药问题:近年认为完成疗程后尚须观察,TRAb 或 TSI 免疫抗体明显下降者方可停药以免复发。

(二)放射性碘治疗

1.放射性碘治疗甲亢作用机制

利用甲状腺高度摄取和浓集碘的能力及^{131}I 释放出 β 射线对甲状腺的毁损效应 β 射线在组织内的射程约 2 mm,电离辐射仅限于甲状腺局部而不累及毗邻组织,破坏滤泡上皮而减少 TH 分泌。另外,也抑制甲状腺内淋巴细胞的抗体生成,加强了治疗效果。

2.适应证

①中度甲亢、年龄在 25 岁以上者;②对抗中状腺药有过敏等反应而不能继用,或长期治疗无效,或治疗后复发者;③合并心、肝、肾等疾病不宜手术,或术后复发,或不愿手术者;④非自身免疫性家族性毒性甲状腺肿者;⑤某些高功能结节者。

3.禁忌证

①妊娠、哺乳期妇女(^{131}I 可透过胎盘和进入乳汁);②年龄在 25 岁以下者;③严重心、肝、肾衰竭或活动性肺结核者;④外周血白细胞在 $3×10^9$/L 以下或中性粒细胞低于 $1.5×10^9$/L 者;⑤重症浸润性突眼症;⑥甲状腺不能摄碘者;⑦甲状腺危象。

4.方法与剂量

根据甲状腺估计重量和最高摄^{131}I 率推算剂量。一般主张每克甲状腺组织一次给予 70～100 μCi 放射量。甲状腺重量的估计有三种方法:①触诊法;②X 线检查;③甲状腺显像。

5.治疗前注意事项

不能机械采用公式计算剂量,应根据病情轻重、过去治疗情况、年龄、甲状腺有无结节、^{131}I 在甲状腺的有效半衰期长短等全面考虑前 2～4 周应避免用碘剂及其他含碘食物或药物:服^{131}I前如病情严重,心率超过 120 次/分钟,血清 T_3、T_4 明显升高者宜先用抗甲状腺药物及普萘洛尔治疗,待症状减轻方可用放射性用^{131}I 治疗。最好服抗甲状腺药物直到服^{131}I 前 2～3 d再停,然后做摄^{131}I 率测定,接着采用治疗。

6.疗效

一般治疗后 2～4 周症状减轻,甲状腺缩小,体重增加,经 3～4 个月约有 60% 以上的患者可治愈。如半年后仍未缓解,可进行第二次治疗,且于治前先用抗甲状腺药物控制甲亢症状。

7.并发症

(1)甲状腺功能减退。分暂时性和永久性甲减两种。早期由于腺体破坏,后期由于自身免疫反应所致。一旦发生,均需用 TH 替代治疗。

(2)突眼的变化不一。多数患者的突眼有改善,部分患者无明显变化,极少数患者的突眼恶化。

(3)放射性甲状腺炎。见于治疗后 7～10 d,个别可诱发危象。故必须在^{131}I 治疗前先用抗甲状腺药物治疗。

(4)致癌问题。^{131}I 治疗后癌发生率并不高于一般居民的自然发生率。但由于年轻患者对电离辐射敏感,有报道婴儿和儿童时期颈都接受过 X 线治疗者甲状腺癌的发生率高,故年龄在 25 岁以下者应选择其他治疗方法。

(5)遗传效应。经过治疗后有报道可引起染色体变异,但仍在探讨中,并须长期随访观察方能得出结论。为保证下一代及隔代子女的健康,将妊娠期列为^{131}I 治疗的禁忌证是合理的。

(郝亚平)

第三节　甲状腺功能减退症

甲状腺功能减退症,简称甲减,是由多种原因引起的 TH 合成、分泌或生物效应不足所致的全身性低代谢综合征,其病理特征是黏多糖组织和皮肤堆积,表现为黏液性水肿。原发性甲减约占 99％,而继发性甲减或其他原因引起的甲减只占 1％。甲减是常见的甲状腺疾病之一,男、女性均可发病,而以女性多见,男、女性发病比例为 1∶(4～5),普通人群的患病率为 0.3％～0.4％。

一、病因

1.根据甲减的病因分类

(1)自身免疫损伤:最常见的有自身免疫性甲状腺炎,包括桥本甲状腺炎、萎缩性甲状腺炎、产后甲状腺炎及亚急性淋巴细胞性甲状腺炎等。

(2)甲状腺破坏:包括甲状腺次全切除术、垂体或下丘脑肿瘤手术、反射性碘治疗。

(3)抗甲状腺药物:如咪唑类、硫脲类、锂盐。

(4)碘过量:碘过量可引起具有潜在性甲状腺疾病者发生一过性甲减,也可诱发和加重自身免疫性甲状腺炎,如含碘药物胺碘酮可诱发甲减。

2.根据病变发生的部位分类

原发性甲减是甲状腺腺体本身病变引起的甲减,主要由于甲状腺组织破坏或甲状腺合成甲状腺激素障碍所致,约占全部甲减的 99％。其中 90％以上原发性甲减是由自身免疫、甲状腺手术和甲亢^{131}I 治疗所致。根据临床所见,有因硫脲类抗甲状腺药物、慢性淋巴细胞性甲状腺炎、甲状腺功能亢进症或甲状腺癌行甲状腺大部切除术后、放射性碘治疗后、先天性甲状腺阙如或发育不良、异位甲状腺、侵袭性纤维性甲状腺炎、致甲状腺肿药物引起、先天性甲状腺激素生成障碍、甲状腺转移瘤,以及慢性地方性碘缺乏引起的甲减等。有些甲状腺的浸润性疾病如结核、结节病梅毒、各种炎症、胱氨酸病及组织细胞增生症等也可引起甲减。

二、临床表现

(1)一般表现:易疲劳、怕冷、体重增加、记忆力减退、反应迟钝、嗜睡、精神抑郁、便秘、月经不调、肌肉痉挛等。体检可见表情淡漠,面色苍白,皮肤干燥发凉、粗糙脱屑,颜面、眼睑和手皮肤水肿,声音嘶哑,毛发稀疏、眉毛外 1/3 脱落。由于高胡萝卜素血症,手脚皮肤呈姜黄色。

(2)肌肉与关节:以肌肉乏力、肌肉收缩后迟缓延迟、关节病变为特征,主要表现为肌肉软弱乏力,也可有暂时性肌强直、痉挛、疼痛,嚼肌、胸锁乳突肌、股四头肌和手部肌肉可有进行性肌萎缩。腱反射的弛缓期特征性延长,超过 350 ms(正常为 240～320 ms),其中跟腱反射的半弛缓时间延长更为明显。

（3）心血管系统：心肌黏液性水肿导致心肌收缩力损伤、心动过缓、心排血量下降。ECG 显示心动过缓、PR 间期延长、P 波/QRS 波群/T 波低平。由于心肌间质水肿、非特异性心肌纤维肿胀、左心室扩张和心包积液导致心脏增大，有学者称之为甲减性心脏病。冠心病在本病中高发。10% 的患者伴发高血压。

（4）血液系统：由于下述四种原因易发生不同程度的：①甲状腺激素缺乏引起血红蛋白合成障碍；②肠道吸收铁障碍引起铁缺乏；③肠道吸收叶酸障碍引起叶酸缺乏；④恶性贫血是与自身免疫性甲状腺炎伴发的器官特异性自身免疫病。

（5）消化系统：厌食、腹胀、便秘是最为常见的胃肠道反应，严重者出现麻痹性肠梗阻或黏液水肿性巨结肠。

（6）内分泌系统：性腺功能减退伴高泌乳素血症是内分泌系统的突出表现。男性出现阳痿和精子缺乏。女性常有月经过多、经期延长或功能性子宫出血，最后可出现闭经和不育症。约 1/3 患者伴有溢乳，但血泌乳素常不增高，甲减纠正后即可停止。肾上腺皮质功能一般比正常低，并且血、尿皮质醇降低，ACTH 分泌正常或降低，ACTH 兴奋反应延迟，但无肾上腺皮质功能减退的临床表现。如原发性甲减伴自身免疫性肾上腺皮质功能减退和 1 型糖尿病，称为多发性内分泌功能减退综合征（Schmidt 综合征）。长期的原发性甲减患者因甲状腺激素缺乏而垂体 TSH 和 PRL 细胞增生，引起垂体扩大，在此基础上易形成垂体 PRL 瘤或 TSH 瘤。

（7）黏液性水肿昏迷：临床表现为嗜睡、低体温（<35 ℃）、呼吸徐缓、心动过缓、血压下降、四肢肌肉松弛、反射减弱或消失，甚至昏迷、休克、肾功能不全危及生命。

三、辅助检查

1.激素水平、功能试验及抗体检测

（1）血清 TSH：血清 TSH 是最有用的检测指标，对甲减诊断有极重要的意义。对于原发性甲减，TSH 升高是最敏感和最早期的诊断指标；垂体性或下丘脑性甲减，根据下丘脑-垂体病情轻重，TSH 可正常、偏低或明显降低；而周围性甲减，TSH 一般高于正常范围。

（2）血清甲状腺激素（T_3、T_4）：不管何种类型甲减，血清 TT_4 和 FT_4 减低是临床甲减诊断必备的条件。血清 TT_3、FT_3 在轻症患者可在正常范围，在严重患者则会降低。T_4 降低而 T_3 正常可视为早期甲减的表现。但是，部分患者血清 T_3 正常而 T_4 降低，这可能是因为甲状腺在 TSH 刺激下或碘不足的情况下合成生物活性较强的 T_3 相对增多，或周围组织中的 T_4 较多地转化为 T_3 的缘故。此外，在严重疾患且甲状腺功能正常的患者及老年正常人中，血清 T_3 可降低，故 T_4 浓度在诊断上比 T_3 浓度更为重要。由于总 T_3、T_4 受 TBG 的影响，故测定 FT_3、FT_4 比 TT_3、TT_4 更敏感、准确。亚临床型甲减患者仅有血清 TSH 升高，TT_4 或 FT_4 正常。

（3）反 T_3（rT_3）：在甲状腺性及中枢性甲减中降低，在周围性甲减中可能增高。

（4）甲状腺摄碘率实验（RAIU）：在甲减的评估中常不需要。对使用放射性碘来评估甲状腺功能的实验，主要取决于甲状腺本身功能减退的程度。如果饮食中碘的摄入量相对较高，就减少了放射碘的摄取剂量，并且同一个体每天的碘摄入量也是变化的，低 RAIU 就会使得这项实验的诊断价值降低。当甲减主要是由于甲状腺激素的合成障碍，而不是由甲状腺细胞的破坏所导致的甲状腺代偿性增大造成时，RAIU 很可能是正常，甚至是升高的。

(5)促甲状腺激素释放激素兴奋试验(TRH 兴奋试验)原发性甲减:基础 TSH 升高,TRH 刺激后 TSH 升高更明显;垂体性(继发性)甲减:基础 TSH 正常、偏低或偏高,TRH 刺激后血中 TSH 不升高或呈低(弱)反应,表明垂体 TSH 贮备功能降低;下丘脑性(三发性)甲减:基础 TSH 正常或偏低,在 TRH 刺激后 TSH 升高,并呈延迟反应。

(6)甲状腺自身抗体测定:血清抗甲状腺球蛋白抗体(TGAb)、抗甲状腺过氧化物酶抗体(TPOAb)阳性,提示甲减是由于自身免疫性甲状腺炎所致。

2.生化检查和其他检查

(1)血红蛋白及红细胞有不同程度降低,多表现为轻、中度正常细胞性正常色素性贫血,小细胞低色素性贫血,巨幼细胞贫血。

(2)生化检查:血清胆固醇明显升高,三酰甘油增高,LDL-C 增高,HDL-C 降低,同型半胱氨酸增高,血清 SGOT、磷酸肌酸激酶(CPK)、乳酸脱氢酶(LDH)增高。

(3)糖耐量试验:呈低平曲线,胰岛素反应延迟。

(4)心电图:示低电压、窦性心动过缓、T 波低平或倒置,偶有 P-R 间期过长(A-V 传导阻滞)及 QRS 波时限增加。

(5)X 线检查:骨龄的检查有助于呆小病的早期诊断。X 线片上骨骼的特征有:成骨中心出现和成长迟缓(骨龄延迟);成骨中心骨化不均匀,呈斑点状(多发性骨化灶);骨骺与骨干的愈合延迟。胸部 X 线可见心脏向两侧增大,可伴心包积液和胸腔积液。

(6)心脏超声检查:示心包积液,治疗后可完全恢复。

(7)必要时做垂体增强磁共振,以除外下丘脑垂体肿瘤。

(8)脑电图检查:某些呆小病者脑电图有弥漫性异常,频率偏低,节律不齐,有阵发性双侧 Q 波,无 α 波,表现脑中枢功能障碍。

四、治疗

本病一般不能治愈,需要终生替代治疗。

1.甲状腺制剂终身替代治疗

临床上常用有两种制剂。①甲状腺片:其所含甲状腺激素来源于动物甲状腺,与人的甲状腺比较,动物甲状腺中 T_3 所占比例较大。干甲状腺粉(片)中极大量的 T_3 导致吸收后短期内 T_3 超过生理所需剂量。该药 TH 含量不恒定,因此现已少用。②左甲状腺素钠(L-T_4,商品名:优甲乐):它在外周组织脱碘,产生足量的 T_3 满足生理需要,是治疗甲减的理想制剂,现已成为治疗甲减的首选药物。而且左甲状腺素钠的半衰期长达 7 d,吸收相对缓慢,不必分次服,即使漏服 1 d 也无多大影响,可以于漏服的次日加服 1 d 的剂量。可从小剂量开始服用,每日 25～50 μg,以后每 1～2 周增加 50 μg,一般每日维持量为 100～150 μg。伴心脏病尤其是发生过心肌梗死的患者,应从小剂量开始,每天 12.5～75 μg。每隔 2～3 个月,经过细致的临床和实验室评估后,增加 12.5 μg。治疗目的是使血 T_3、T_4 水平恢复正常,原发性甲减患者血 TSH 水平恢复正常。

2.黏液水肿性昏迷的治疗

黏液性水肿昏迷是原发性甲减的一种罕见但非常严重的表现,多见于年龄较大且长期未进行规范治疗的老年患者。

昏迷大多在寒冷季节发病,受寒及感染是最常见的诱因,其他如创伤麻醉镇静剂使用等也可诱发。嗜睡、认知功能障碍、精神病及体温过低(常 <33 ℃)是黏液性水肿昏迷的标志特征,同时可伴有低钠血症、肺通气不足及心动过缓等,常危及患者生命。因此,对有长期甲减病史的老年患者,一旦出现嗜睡或体温过低情况,一定要高度警惕黏液性水肿昏迷的发生,及时进行处理。①补充甲状腺激素。首选 T_3 静脉注射,每 4 h 10 μg,直至患者症状改善,清醒后改为口服;或 $L\text{-}T_4$ 首次静脉注射 300 μg,以后每日 50 μg,至患者清醒后改为口服。如无注射剂,可予片剂鼻饲,T_3 20~30 μg,每 4~6 h 1 次,以后每 6 h 5~15 μg;或 $L\text{-}T_4$ 首次 100~200 μg,以后每日 50 μg,至患者清醒后改为口服。②保温、供氧、保持呼吸道通畅,必要时行气管切开、机械通气等。③氢化可的松 200~300 mg/d 持续静脉滴注,患者清醒后逐渐减量。④根据需要补液,但是入水量不宜过多。⑤控制感染,治疗原发疾病。

3. 亚临床甲减的处理

亚临床甲状腺功能减退定义为 T_3 和 T_4 正常,而 TSH 轻微高于正常值范围,通常介于 5~10 mU/L。亚临床甲减是一种生化指标上的诊断,其特点是正常 FT_4 伴有升高的 TSH,患者可有(或无)甲减相关的临床症状。在一项包含 107 例患者(>55 岁)的前瞻性研究中,初始 TSH 为 10~15 mU/L 的患者与进展为显著性甲减有着强烈的相关性。甲状腺过氧化物酶抗体滴度升高时也可增加进展为甲状腺功能减退的危险度,即使是 TSH<10 mU/L 也有相应的风险。因此,应该对以下人群考虑甲状腺素治疗:初始 TSH>10 mU/L 甲状腺过氧化物酶抗体滴度升高,有提示甲减的相应症状且 TSH 在 5~10 mU/L 及妊娠或计划妊娠的女性。

近年来亚临床甲减受到关注。因为亚临床甲减引起的血脂异常可以促进动脉粥样硬化的发生、发展。部分亚临床甲减发展为临床甲减。亚甲低治疗指征:①甲状腺过氧化物酶抗体阳性(TPOAb);②TPOAb 阴性,血清 TSH>10 mU/L,需用左甲状腺素($L\text{-}T_4$)治疗;③TPOAb 阴性,血清 TSH<10 mU/L,需根据其他体征,包括高胆固醇血症、甲状腺肿大、妊娠等,选择药物治疗;④医源性甲状腺功能减退症:包括放射碘治疗、甲状腺手术后发生甲减,需要用 $L\text{-}T_4$ 治疗。治疗原则主要有:改善临床症状;控制血脂水平,避免血脂异常的继续进展导致心血管损害;预防亚甲低向临床甲低进展;妊娠患者需要保护胎儿的神经发育。对于高胆固醇血症、血清 TSH>10 mU/L 的患者需用左甲状腺素($L\text{-}T_4$)治疗。

4. 妊娠合并甲减的处理

妊娠前已经确诊的甲减,需要调整 $L\text{-}T_4$ 剂量,使血清 TSH 达到正常值范围内,再考虑怀孕。妊娠期间,$L\text{-}T_4$ 替代剂量通常较非妊娠状态时增加 30%~50%。既往无甲减病史,妊娠期间诊断为甲减,应立即进行 $L\text{-}T_4$ 治疗,目的是使血清 TSH 尽快达到妊娠时特异性正常值范围。国外部分学者提出这个范围应当是 0.3~2.5 mU/L。达标的时间越早越好(最好在妊娠 8 周之内)。每 2~4 周测定 1 次 TSH、FT_4、TT_4,根据监测结果,调整 $L\text{-}T_4$ 剂量。TSH 达标以后,每 6~8 周监测 1 次 TSH、FT_4 和 TT_4。对于亚临床甲减、低 T_4 血症和 TPOAb 阳性孕妇的干预的前瞻性研究正在数个国家进行,目前尚无一致的治疗意见。

(郝亚平)

第四节　慢性淋巴细胞性甲状腺炎

慢性淋巴细胞性甲状腺炎(HT),1912 年由日本学者首次报告。目前认为,HT 具有一定的遗传易感性,为遗传因素和多种内、外环境因素影响的自身免疫性甲状腺疾病。国外报告患病率为 3%～4%。发病率男性 0.8/1 000,女性 3.5/1 000。本病有家族聚集现象,多见于女性,女性发病率是男性的 3～4 倍,高发年龄在 30～50 岁,但可发生在任何年龄(包括儿童)。我国学者报告患病率为 1.6%,发病率为 6.9/1 000。如果将隐性病例包括在内,女性人群的患病率高达 1/30～1/10。

一、病因

碘摄入量是影响本病发生发展的重要环境因素,随碘摄入量增加,本病的发病率显著增加。特别是碘充足地区是甲减伴甲状腺肿大最常见的原因。碘摄入量增加可以促进隐性的患者发展为临床甲减。HT 患者的甲状腺肿大、甲状腺功能减退和甲状腺自身抗体滴度常在妊娠时缓解,而在分娩后 2～6 个月之内加重,可能与催乳素、性类固醇在妊娠时浓度的变化及免疫调节作用相关。在 HT 的甲状腺内主要为 T 细胞浸润,产生大量细胞因子,表明细胞免疫介导的自身免疫反应参与了 HT 的发病机制,细胞毒性 T 细胞和 Th1 型细胞因子参与了炎症损伤的过程。HT 患者体内有多种甲状腺自身抗体产生,本病的特征是血清中存在高滴度抗甲状腺过氧化物酶抗体(TPOAb)和抗甲状腺球蛋白抗体(TGAb)。由于甲状腺细胞进行性破坏,在 HT 晚期可转化为 AT,并成为原发性甲减的重要原因。HT 是最常见的自身免疫性甲状腺病,确切发病率不清楚。

二、临床表现

HT 为甲状腺炎中最常见的临床类型。本病早期临床症状阙如,多数病例以甲状腺肿或甲减症状首次就诊。其临床特征是中年女性,病程较长,无痛性、弥散性甲状腺肿大,本病每年以 3%～5% 的比例从亚临床甲减进展为临床甲减,病程晚期出现甲状腺功能减退的表现。体检甲状腺呈弥散性非对称性肿大、质地硬韧如橡皮样、触痛罕见,表面常不光滑,可有结节,随吞咽活动,尤其在老年人易误诊为恶性疾病。颈部局部压迫和全身症状不明显,常有咽部不适感。甲状腺肿大压迫食道、气管和喉返神经者,非常罕见。

1.慢性淋巴细胞性甲状腺炎

慢性淋巴细胞性甲状腺炎是指 HT 临床上有甲亢表现,HT 与 GD 共存,甲状腺同时有 HT 及 GD 两种组织学改变。临床可见到典型甲亢表现和实验室检查结果如下。

(1)具有甲亢高代谢综合征:怕热、多汗、细震颤、心动过速、体重减轻等。

(2)甲状腺肿大可有血管杂音。

(3)部分患者有浸润性突眼、胫前黏液性水肿等。

(4)高滴度 TPOAb、TGAb,可有甲状腺刺激性抗体(TSAb)阳性。

(5)甲状腺摄 ^{131}I 率增高,不被 T_3 抑制试验所抑制,TRH 兴奋试验不能兴奋。

(6)其原因可能与自身免疫性甲状腺炎使甲状腺破坏,TH 的释放增多有关,也可因存在有 TSAb,刺激尚未受到自身免疫炎症破坏的腺体组织,使 TH 增加。但由于腺体组织的不断被破坏,或由于 TSH 阻断性抗体的影响,最终甲状腺功能是减低的。慢性淋巴细胞性甲状腺炎常需 ATD 治疗,但手术及同位素治疗须谨慎,因易发生永久性甲减。临床上慢性淋巴细胞性甲状腺炎易与慢性淋巴细胞性一过程甲亢或慢性淋巴细胞性假性甲亢混淆,需鉴别诊断。

慢性淋巴细胞性一过性甲亢或慢性淋巴细胞性假性甲亢可能因炎症破坏了正常甲状腺滤泡上皮,使原贮存的 TH 漏入血循环有关。甲亢为本病的部分临床表现,但甲状腺活检无 GD 表现。甲状腺摄^{131}I 率正常或降低,TRH 兴奋试验可兴奋,甲亢症状可短期内消失,不需 ATD 治疗,或对症给小剂量普萘洛尔即可。

本病极少数患者可伴发浸润性突眼,其甲状腺功能正常、减退或亢进。眼外肌间质有大量淋巴细胞、浆细胞浸润,成纤维细胞分泌黏多糖增多,胶质合成活跃,眼外肌水肿,体积增大、病变常先累及下直肌和内直肌,原因未明。

儿童 HT 约占儿童甲状腺肿 40%以上,多见于 9~13 岁,5 岁以下罕见。同成人相比,儿童 HT 甲状腺质韧,硬如橡皮者较成人为少,伴结节较少,TPOAb 和 TGAb 滴度较成人为低,TPOAb 及 TGAb 阴性病例较成人多见,病理类型以淋巴细胞型多见,易误诊为非毒性或青春期甲状腺肿,很少发生临床甲减。所以,对儿童的甲状腺肿应当随访观察,必要时,做甲状腺细针穿刺检查。

2.合并淋巴瘤或癌

HT 与甲状腺原发性恶性淋巴瘤共存或淋巴瘤可由慢性淋巴细胞性甲状腺炎恶变而来已得到公认。HT 患者中甲状腺癌较高的检出率也提示 HT 有发展为甲状腺癌的潜在可能。下列情况应想到合并癌或淋巴瘤的可能而做穿刺或切开活检。

(1)甲状腺疼痛明显,TH 治疗和一般对症处理无效。

(2)TH 治疗后甲状腺不见缩小反而增大。

(3)甲状腺肿大伴邻近淋巴肿大或有压迫症状。

(4)腺内有冷结节,不对称、质硬、单个者。慢性淋巴细胞性甲状腺炎合并淋巴瘤及乳头状癌文献中介绍较多,而伴甲状腺髓样癌却很少。

3.慢性淋巴细胞性脑炎

本病严重而且罕见,其病因有争论,但肯定与自身免疫有关,其最具特征性改变是高滴度抗甲状腺抗体。对糖皮质激素治疗效果很好。

三、辅助检查

抗甲状腺自身抗体测定对诊断本病有特殊意义。甲状腺功能正常时,TPOAb 和 TGAb 滴度持续显著增高,是最有意义的诊断指标。采用目前国内常用的放射免疫双抗体测定方法,两者大于 50%时有诊断意义。特别是 TPOAb 其阳性率和滴度均高于 TGAb。

甲状腺功能测定的结果与本病的病程相关。多数 HT 患者甲状腺功能正常,本病为慢性进行性,最终随甲状腺破坏约 20%患者有甲减表现,有甲亢表现者不到 5%。发生甲状腺功能损伤时可出现亚临床甲减(血清 TSH 增高,TT_4、FT_4 正常)和临床甲减(血清 TSH 增高,血清 FT_4,TT_4 减低)。有学者通过 20 年随访观察到最初甲状腺抗体阳性,进展为甲减的速度为每年 2.6%,最初 TSH 升高者,进展为甲减的速度为每年 2.1%,20 年随访结束出现明显甲减分别为 33%(甲状腺抗体阳性)和 27%(TSH 升高)。本病进展为甲减的速度同下列因素相关。①女性比男性进展快,女性进展速度是男性的 5 倍;②45 岁以后进展快;③最初甲状腺抗体滴度高预示进展快;④最初 TSH 升高者进展快。另有报道,亚临床型甲减的 HT,如

TSH＞20 μU/mL，每年有 25％进展到临床甲减，而 TSH 轻度升高者可以恢复正常。

病理：肉眼观察甲状腺弥散性对称性肿大，部分病例可不对称。体积可较正常大 4～5 倍。包膜完整、增厚、与周围组织少有粘连，一般表面光滑。切面无胶质，灰白色或灰黄色，或略呈分叶状肉样，质韧如橡皮。也可形成大小不一的结节，灰白色，质硬，临床遇见结节型常误诊为甲状腺癌而作了甲状腺手术。

1.甲状腺细针穿刺细胞学检查（FNAC）

有助于诊断的确立。FNAC 表现可分为以下两型。

（1）淋巴细胞型，一般认为涂片中，淋巴细胞数等于滤泡上皮细胞数，为中等量淋巴细胞，淋巴细胞数多于滤泡细胞数为大量。本型可见中至大量的淋巴细胞浸润，可形成滤泡和生发中心，滤泡上皮，胞多形性，一些甲状腺细胞胞体轻度增大且胞质丰富，胞质嗜酸性染色，也称 Hürthle 细胞或 Askanazy 细胞，这些细胞代表损伤性上皮细胞的一种特征。

（2）嗜酸细胞型，在前者基础上出现较多的 Askanazy 细胞。纤维化程度不等，间质内可见淋巴细胞浸润。发生甲减时，90％的甲状腺滤泡被破坏。

病变过程大致分为以下三个阶段。

隐性期：甲状腺功能正常，无甲状腺肿或者轻度甲状腺肿，TPOAb 阳性，甲状腺内有淋巴细胞浸润。

甲状腺功能减低期：临床出现亚临床甲减或显性甲减，甲状腺内大量淋巴细胞浸润，滤泡破坏。

甲状腺萎缩期：临床显性甲减，甲状腺萎缩。

2.甲状腺摄碘率和甲状腺形态学检查

在 HT 的早期，甲状腺摄碘率正常或增高，但 T_3 抑制试验显示能被 T_3 抑制，与 Graves 病不同。随着病情的发展血清 FT_3 水平降低的同时，甲状腺摄碘率降低。由于甲状腺过氧化物酶的活性下降，碘的有机化受损，过氯酸钾排泌试验 60％患者为阳性，但该试验对甲状腺具有损伤性，已经不作为诊断本病的必须检查。

甲状腺彩超往往显示甲状腺体积增大，呈弥散性、不均匀的低回声改变，有时可显示较丰富的血流信号。部分患者可见到网格样条索状强回声改变，此改变为 HT 所特有的超声所见。超声检查为诊断本病的有用方法，但无特异性。

甲状腺核素扫描一般表现为甲状腺体积增大、弥散性核素吸收功能减低，通常核素分布较均匀，但也可分布不均，呈斑片状或"冷结节"。甲状腺显像在本病中无特异诊断价值。

典型的自身免疫性甲状腺炎诊断并不困难，困难的是临床不典型病例容易漏诊或误诊。碘摄入量是影响本病发生发展的重要环境因素之一，因此问病史时，应考虑患者碘营养状态。可根据以下几条建立诊断。

（1）甲状腺肿大、质韧，特别是峡部锥体叶肿大或不对称，或伴结节均应疑为本病。部分病例甲状腺肿质地坚硬，需要与甲状腺癌鉴别。

（2）凡患者具有典型的临床表现，只要血中 TGAb 或 TPOAb 阳性，就可诊断。

（3）临床表现不典型者，需要有高滴度的抗甲状腺抗体测定结果才能诊断，即两种抗体用放免法测定时，连续 2 次结果≥50％。

（4）同时有甲亢表现者，上述高滴度的抗体持续存在半年以上。

（5）一般来说采用血中抗甲状腺抗体测定多能帮助诊断，但有些患者需要多次检测才能检出抗体滴度增高,还有的年轻患者抗甲状腺抗体滴度始终不高,因此,必要时考虑作 FNAC 或手术活检检查,有确诊价值。

(6)如前所述超声检查对诊断本病有一定意义。

四、治疗

本病尚无针对病因的治疗措施。因为本病发展缓慢,其临床表现可多年无明显改变,许多患者通常不需要治疗。限制碘摄入量在安全范围(尿碘 $100\sim200\ \mu g/L$)可能有助于阻止甲状腺自身免疫破坏进展。临床确诊后视甲状腺形态、功能及有无症状而决定是否进行治疗。甲状腺自身抗体阳性并不是治疗的指征,因为目前尚无确切的手段能对此种自身免疫异常进行干预。关于甲状腺炎的临床治疗分为以下几种情况:临床治疗主要针对甲减和甲状腺肿的压迫症状。如甲状腺较小,血 TSH 水平正常又无明显压迫症状者可随诊观察,暂不治疗;对甲状腺肿大明显并伴有压迫症状者,采用 $L-T_4$ 制剂治疗可减轻甲状腺肿,年轻患者较老年患者更明显;伴有临床甲减或亚临床甲减主要给予甲状腺激素 $L-T_4$ 替代治疗,多数情况下,需要终身服用。左甲状腺素($L-T_4$)治疗可以减轻甲状腺肿,但是尚无证据有阻止病情进展的作用。$L-T_4$ 治疗剂量视病情而定,通常应使 TSH 水平达到 $0.3\sim3.0\ mU/L$。每日替代剂量为 $75\sim200\ \mu g$(大约每日 $1\ \mu g/kg$)或相应剂量的干甲状腺制剂,因人而异逐渐调整到维持量。长期甲减的患者、老年或有缺血性心脏病者,$L-T_4$ 宜从 $6.25\sim25\ \mu g/d$ 较小剂量用起,增加剂量应缓慢,以便 TSH 达到一个稳定浓度。妊娠期患者应酌情增加 $L-T_4$ 剂量 $25\%\sim50\%$。

HT 在甲状腺毒症期一般不需要抗甲状腺药物治疗,症状严重者可给予普萘洛尔对症治疗。慢性淋巴细胞性甲状腺炎,病情轻微有一定自限性,可以单纯给予 β 受体阻滞剂对症处理即可。合并有 Graves 病,可以给予抗甲状腺药物治疗,但剂量宜小,并密切观察甲状腺功能变化,避免因治疗导致的甲状腺功能减退。一般不用放射性碘治疗或手术治疗,确有指征者可考虑小剂量放射性碘治疗,并注意跟踪随访。

尽管 HT 为器官特异性的自身免疫性疾病,因为用药后的不良反应以及停药后易再发等原因,一般不用糖皮质激素治疗。当亚急性起病、甲状腺迅速肿大、伴局部疼痛或压迫症状时,可给予短期糖皮质激素治疗(泼尼松 30 mg/d,分 3 次口服),症状缓解后减量。压迫症状明显、药物治疗后不缓解者,或疑有甲状腺癌者可考虑手术治疗,但是手术治疗发生术后甲减的概率甚高。

(郝亚平)

第五节 腺垂体功能减退症

垂体或下丘脑的多种病损可累及垂体的内分泌功能,当垂体的全部或绝大部分被毁坏后,可产生一系列的内分泌腺功能减退的表现,主要累及的腺体为性腺、甲状腺及肾上腺皮质,临床上称为腺垂体功能减退症。本病较多见于女性,与产后出血所致垂体缺血性坏死有关,发病年龄以 $21\sim40$ 岁最为多见。

一、病因

由垂体本身病变引起者称原发性,由下丘脑以上神经病变或垂体门脉系统障碍引起者称继发性。

(1)原发性病因:①缺血性坏死,见于产后大出血、糖尿病、颞动脉炎、动脉粥样硬化等;②垂体肿瘤,见于鞍内肿瘤、鞍旁肿瘤;③垂体卒中,多见于垂体瘤内出血、梗死、坏死所致;④医源性,见于手术切除(垂体瘤术后等)、放射治疗(垂体瘤、鼻咽癌等放射治疗);⑤感染,见于脑膜炎、脑炎、流行性出血热、结核、梅毒、真菌等;⑥垂体浸润,见于血色病、肉芽肿等;⑦其他,如海绵窦血栓、颈内动脉血瘤、空蝶鞍,自身免疫性病变。

(2)继发性病因:①垂体柄破坏,如外伤、手术、肿瘤、血管瘤等;②下丘脑或其他中枢神经疾患,如肿瘤(原发性及转移性淋巴瘤,白血病等)、炎症(关节病等)、浸润(如各种脂质累积病、肉芽肿)、营养不良(饥饿、神经性厌食等)、外源激素抑制(如糖皮质类固醇治疗)其他(病因不明,遗传性等)。

二、临床表现

1. 与病因有关的临床表现

(1)产后腺垂体坏死的病例有分娩时因难产而大出血、昏厥、休克病史或在分娩时并发感染。患者在产后极度虚弱,乳腺不胀,无乳汁分泌。可有低血糖症状,脉细速,尿少。血中尿素氮可升高,可并发肺炎等感染。产后全身情况一直不能恢复,闭经,逐渐出现性功能减退以及甲状腺、肾上腺皮质功能减退的症状。

(2)垂体肿瘤引起者,可有头痛、视力障碍,有时可出现颅内压增高征群。

(3)病变累及下丘脑时或其他由于手术、创伤、炎症等引起者,各有其特殊病史及相应症状。

2. 腺垂体功能减退的表现

腺垂体功能减退的严重程度与垂体被毁的程度有关,当垂体组织丧失达95%,临床表现为重度,丧失75%为中度,丧失60%为轻度,丧失50%以下者不致出现功能减退症状,不过上述关系并非绝对的。腺垂体多种激素分泌不足的现象大多逐渐出现,一般先出现PRL、LH/FSH、GH不足的症状,继而TSH,最后ACTH,有时肾上腺皮质功能不足症状的出现可早于甲状腺功能减退。

(1)PRL分泌不足:在分娩后表现为乳腺不胀,无乳汁分泌。

(2)GH分泌不足:在成年人主要表现为容易发生低血糖,因为GH有升血糖作用。

(3)LH/FSH分泌不足:在女性患者,表现为闭经、性欲减退或消失、乳腺及生殖器明显萎缩,丧失生育能力。本病患者的闭经和一般绝经期妇女的闭经区别是没有血管舒缩紊乱,如阵发性面部潮红等。男性患者表现为第二性征退化,如阴毛稀少、声音变得柔和、肌肉不发达、皮下脂肪增多,以及睾丸萎缩,精子发育停止,阴囊色素减退,外生殖器、前列腺缩小,性欲减退,阳痿等。

(4)TSH分泌不足:面色苍白、面容衰老,眉发稀疏,腋毛、阴毛脱落,皮肤干燥、细薄而萎缩,或为水肿,但较少有黏液性水肿者;表情淡漠,反应迟钝,音调低沉,智力减退,蜷缩畏寒,有时幻觉妄想,精神失常,甚至出现躁狂。心率缓慢,心电图示低电压,可出现T波平坦、倒置。心脏多不扩大,往往反而缩小,可与原发性甲状腺功能减退鉴别。

(5)ACTH 分泌不足：主要影响糖皮质激素的分泌，皮质醇减少，患者虚弱、乏力、食欲缺乏，恶心、呕吐，上腹痛，体重降低，心音微弱，心率缓慢，血压降低，不耐饥饿，易出现低血糖表现，机体抵抗力差，易于发生感染，感染后容易发生休克、昏迷。

盐皮质激素醛固酮所受影响不如糖皮质激素严重，因而腺垂体功能减退症患者，不像原发性肾上腺皮质功能减退症那样容易发生严重失钠。由于皮质醇缺乏，患者排泄水负荷的能力减退。患者往往发生低血钠，尤其在病情加重或是摄入、注入过多水分后，其原因主要是由于肾排水障碍，水分潴留，体液稀释，故而血钠过低，如同时有钠的摄入减少和（或）丢失甚多，则可加重低血钠。

促黑色素细胞激素（MSH）分泌不足：MSH 和 ACTH 都有促使皮肤色素沉着的作用，本病患者由于此二激素均缺乏，故肤色较淡，即使暴露于阳光之下亦不会使皮肤色素明显加深。正常色素较深部位，如乳晕、腹中线的颜色变淡更为显著。少数患者可有暗褐色斑点，边缘不规则，发生部位无特征性，与慢性肾上腺皮质功能减退症的色素普遍性沉着有明显区别。有时在指（趾）端可出现黄色色素沉着，可能与胡萝卜素沉着有关。

3.垂体危象

本病患者如未获得及时诊断和治疗，发展至后期，往往可因各种诱因而发生危象，出现低血糖、昏迷、休克、精神病样发作等症状。

三、辅助检查

1.内分泌学检查

检查 6 种腺垂体激素水平及相应靶腺激素的水平。当诊断尚有疑问时，可进行动态试验协助诊断。

2.血生化检查

电解质水平和血糖水平可反映病情的严重程度。

3.影像学检查

CT、MRI 用于除外鞍区占位性病变；MRI 能够观察到脑水肿、脑白质脱髓鞘等改变。

四、诊断

本病的诊断主要依据腺垂体功能减退症的临床表现、内分泌功能检查，以及有关的病史或临床征象。①分娩时大出血、休克的病史对于产后腺垂体功能减退症的诊断甚为重要；②肿瘤所致的腺垂体功能减退症通常有蝶鞍的扩大以及视力障碍等局部症状；③腺垂体功能减退症的临床表现特点为畏寒、乏力，乳晕色素减退，阴毛、腋毛脱落，生殖器萎缩，性功能减退，饥饿时易有昏厥倾向等；④内分泌腺功能测验对诊断较具价值。

五、治疗

1.病因治疗

(1)肿瘤：手术、放疗及化疗。对颅内占位性病变，首先必须解除压迫及破坏作用，减轻和缓解颅内高压症状，提高生活质量。

(2)缺血性垂体坏死：关键在预防。加强产妇围生期的监护，及时纠正产科病理状态。

2.激素替代治疗

治疗的原则是"缺什么补什么"。

(1)补充肾上腺皮质激素:最为重要,且应先于甲状腺等激素的治疗,以免诱发肾上腺危象。首选药物为可的松,而可的松、泼尼松等制剂均需经肝转化为氢化可的松而见效。剂量须视病情而个体化,一般氢化可的松的生理剂量为 30 mg/d(相当于可的松 37.5 mg,泼尼松7.5 mg),服法应模仿生理分泌,故每日上午 8 时前服 2/3,下午 2 时服 1/3 较为合理,随病情调节剂量,过量时易致欣快感、失眠等精神症状。如有感染等应激时,应该加大剂量。

(2)补充甲状腺激素:须从小剂量开始,以免增加代谢率而加重肾上腺皮质负担,诱发危象。开始时,甲状腺片 20～40 mg,口服,每日 1 次;或左甲状腺素 25 μg,每日 1 次,隔 4～7 d增加 1 次。每次增加甲状腺片 20～40 mg,达维持量时 80～160 mg/d;左甲状腺素每次增加25 μg,达维持量时 100～200 μg/d。剂量较大时可分 2～3 次口服,随时注意不良反应和心率等,以免过量。

(3)补充性激素:育龄女性,病情较轻者需采用人工月经周期治疗。每晚睡前服炔雌醇5～20μg,或己烯雌酚 0.5～1.0 mg 或结合雌激素 0.6～1.25 mg,每晚 1 次,共 20～25 d,继以肌内注射黄体酮(每日 10 mg)或地屈孕酮口服(每日 5～10 mg),共 5 d,可维持第二性征和性功能,可用人绝经期促性素(HMG)或人绒毛膜促性素以促进生育。男性患者可用睾酮,丙酸睾酮每周 2 次,每次 25～50 mg 肌内注射,或甲基睾酮每次 10 mg,每日 2～3 次口服;或用长效睾酮,每 3～4 周肌内注射 200 mg,可改善性功能与性生活,促进蛋白合成,增强体质。也可用HMG、HCG 或黄体化激素释放激素(LRH)以促进生育。

3.垂体危象的处理

(1)先给 50％葡萄糖 40～60 mL 迅速静脉注射,继以静脉滴注 10％葡萄糖盐水以抢救低血糖症及失水等。

(2)补液中加氢化可的松 200～300 mg/d。

(3)低体温者可将患者放入 24 ℃～35 ℃温水中,渐加热水升温至 38 ℃～39 ℃,当患者体温回升至 35 ℃以上时,擦干保暖,并开始用小剂量甲状腺制剂。

(4)高温者用各种降温治疗。

(5)水中毒者口服泼尼松 10～20 mg 或可的松 50～100 mg,或氢化可的松 40～80 mg,以后每 6 h 口服泼尼松 5～10 mg,不能口服者用氢化可的松 200～300 mg/d 加入 50％葡萄糖40 mL中缓慢静脉注入。

(高艳霞)

第六节　库欣综合征

库欣综合征(Cushing's syndrome)又称皮质醇增多症。本征是由多种病因引起的以高皮质醇血症为特征的临床综合征,主要表现为满月脸、多血质外貌、向心性肥胖、痤疮、紫纹高血压、继发性糖尿病和骨质疏松等。

一、病因

库欣综合征的病因可分为 ACTH 依赖性和 ACTH 非依赖性两类。ACTH 依赖性库欣综合征是指下丘脑垂体病变(包括肿瘤)或垂体以外的某些肿瘤组织分泌过量 ACTH 和(或)CRH,导致双侧肾上腺皮质增生并分泌过量的皮质醇;ACTH 非依赖性库欣综合征是指肾上腺皮质肿瘤(或增生)自主分泌过量皮质醇,血中 ACTH 水平降低或检测不出。

二、临床表现

库欣综合征的临床表现主要是由于长期血皮质醇浓度升高所引起的蛋白质、脂肪、糖、电解质代谢严重紊乱,同时干扰了多种其他内分泌激素分泌,而且机体对感染抵抗力降低所引起。此外,ACTH 分泌过多及其他肾上腺皮质激素的过量分泌也会引起相应的临床表现。

1.脂代谢紊乱

脂代谢紊乱与向心性肥胖库欣综合征患者多数为轻到中度肥胖,极少有重度肥胖。典型的向心性肥胖是指面部和躯干部脂肪沉积增多,由于面部和颈部脂肪堆积显得颈部变粗缩短,但四肢(包括臀部)正常或消瘦。满月脸、水牛背、悬垂腹和锁骨上窝脂肪垫是库欣综合征的较特征性临床表现。另有少数患者呈均匀性肥胖,需与单纯性肥胖鉴别。

2.蛋白质代谢障碍

库欣综合征患者蛋白质分解加速,合成减少,导致肌肉萎缩无力,以近端肌受累更为明显。皮肤变薄,皮下毛细血管清晰可见,皮肤弹性纤维断裂,形成宽大紫纹,加之皮肤毛细血管脆性增加,容易出现皮下青紫瘀斑,伤口不易愈合。患者多合并有骨质疏松,可致腰背疼痛,脊椎畸形,身材变矮。

3.糖代谢异常

糖代谢异常约 50% 的库欣综合征患者有糖耐量降低,约 20% 的患者伴有糖尿病。

4.高血压、低血钾与碱中毒

库欣综合征时高水平的血皮质醇是高血压、低血钾的主要原因,加上去氧皮质酮及皮质酮等弱盐皮质激素的分泌增多,使机体总钠量明显增加,血容量扩张,血压上升并有轻度水肿。对缩血管物质(如去甲肾上腺素等)的反应过强也可能是库欣综合征患者发生高血压的原因之一;尿钾排泄量增加,导致低血钾和高尿钾,同时伴有氢离子的排泄增多而致代谢性碱中毒。库欣综合征的高血压一般为轻到中度,低血钾性碱中毒程度也较轻,但异源性 ACTH 综合征及肾上腺皮质癌患者由于皮质醇分泌显著增多,同时弱盐皮质激素分泌也增加,因而低血钾性碱中毒的程度常较严重。

三、诊断

库欣综合征的诊断包括:①功能诊断,即确定是否为皮质醇增多症;②病因诊断,即明确属于 ACTH 依赖性还是 ACTH 非依赖性库欣综合征;③定位诊断,即明确病变部位是在垂体、垂体以外其他组织起源肿瘤还是肾上腺本身。遇有下述表现者,应想到库欣综合征的可能:①外貌及体型的改变,如肥胖尤其是向心性肥胖;②高血压,尤其是伴有低血钾者;③IGT 或糖尿病;④不明原因的精神失常等表现;⑤多尿,尤其是伴尿钾排泄增多者;⑥血红蛋白升高,血细胞比容增加者;⑦高皮质醇血症者。

四、治疗

库欣综合征的治疗原则是去除病因,降低机体皮质醇水平,纠正各种物质代谢紊乱,避免长期用药或激素替代治疗,改善患者生活质量,防止复发,提高治愈率。引起库欣综合征的病因很多,具体的治疗方法也有各种不同选择。

1. **库欣病**

(1)治疗原则:库欣病基本治疗原则是手术或放射治疗去除垂体瘤,以降低 ACTH 的分泌,从而减轻肾上腺增生,使皮质醇分泌减少而达到治疗目的。若上述治疗方法无效,可加用调节神经递质或抑制皮质醇合成的药物以减少皮质醇的合成;若仍不能控制,则可以施行双肾上腺切除术,术后终身服糖皮质激素替代治疗。

(2)垂体瘤摘除术。①垂体微腺瘤:现多采用经蝶窦垂体微腺瘤切除术,既可治愈库欣病,又可最大限度地保留垂体的分泌功能。此方法手术创伤小,手术及术后并发症少。该手术常见的并发症有一过性尿崩症、脑脊液鼻漏、出血、感染、颅内高压等,发生率不高;还有报道并发低钠血症或多尿者,后者多见于伴鞍内扩散的年轻男性患者。②垂体大腺瘤:由于垂体大腺瘤的生物学特性为浸润性生长,易向垂体外、鞍上扩展,体积大,宜选用开颅手术,尽量切除肿瘤组织,术后宜配合放射治疗或药物(化学)治疗。

(3)垂体放射治疗:放射治疗可减少垂体瘤术后复发率,可作为库欣病的一种辅助治疗方法,常用于无法定位的垂体微腺瘤、因各种原因不能施行垂体手术的大腺瘤或腺癌及术后患者。经改进放射治疗技术包括 γ 刀及 X 刀,可减少照射野周围组织损伤,但其远期效果、术后并发症及对机体内分泌的影响等,将有待进一步观察。50%～80% 的库欣病经照射出现病情缓解,一般在放疗后 6 个月至数年开始出现疗效,多数在 2 年内即可见到治疗效果。除了上述的外放射治疗,还可用内照射治疗垂体瘤,也就是将放射性物质(^{198}Au、^{90}Y 等)植入蝶鞍进行放射治疗。

由于放射治疗的不良反应有组织放射性水肿,故不宜作为大腺瘤、已有或可能有视交叉压迫患者的首选治疗方法。放射治疗的术后不良反应有头痛、头晕及耳鸣等,考虑为放射性脑损伤所致;随着时间的延长,可出现部分性或全垂体功能低下,长期随访发生率高达 20%～60%,放射治疗后脑部恶性病变的报道有增加趋势。

(4)肾上腺切除术:肾上腺切除术方法包括肾上腺次全切、全切除术和肾上腺切除后自体移植术等。当库欣病经垂体手术、放射治疗等治疗无效时,最终可选择肾上腺全切术。对诊断库欣病而垂体 MRI 未发现微腺瘤者、因年龄大或其他某种原因不能做垂体手术而病情严重者,宜做肾上腺次全切除术加术后垂体放射治疗。病情轻者,可用药物加垂体放射治疗,以控制肾上腺皮质激素的过度分泌。术前无法预测库欣病患者经治疗后是否发生纳尔逊综合征,故提倡术后定期随访,定期复查垂体 MRI,以尽早发现,及时治疗,避免严重的临床生化异常及出现严重的表现。

(5)药物治疗。库欣病的药物治疗包括两大类:一类是作用于下丘脑-垂体的神经递质,如赛庚啶、溴隐亭、甲麦角林、奥曲肽等;另一类是针对肾上腺皮质,如米托坦、美替拉酮、酮康唑、氨鲁米特等,通过阻断皮质醇生物合成的若干酶来减少皮质醇的合成,用于术前准备或联合治疗。米非司酮有拮抗糖皮质激素的作用,研究还发现可抑制 21-羟化酶活性,适于无法手术的患者,可以缓解库欣综合征的一些症状(如精神分裂症、抑郁症),对垂体、肾上腺病变无作用或作用很小。

2. **ACTH 非依赖性库欣综合征**

(1)治疗原则:如因肾上腺肿瘤(腺瘤或癌)引起库欣综合征,不论肿瘤为单个、双侧还是多发性,必须手术切除;肾上腺意外瘤如伴有临床前期库欣综合征,则应加强随访。肿瘤无法切除时,可以选用皮质醇合成抑制药。

(2)治疗方法。①肾上腺腺瘤:摘除腺瘤,保留已萎缩的腺瘤外肾上腺组织。术后为促进同侧或双侧萎缩的肾上腺组织较快恢复功能,在使用糖皮质激素替代治疗的同时,可每日肌内注射长效 ACTH 60~80 U,2 周后渐减量,每隔数日减 10 U;如萎缩的肾上腺组织反应不良,则需长期用可的松(25~37.5 mg/d)替代治疗,随肾上腺功能恢复而递减,大多数患者可在 3 个月至 1 年渐停止替代治疗。②肾上腺皮质癌:应尽早手术切除,术后肾上腺皮质功能低下的患者的激素替代治疗方案基本同腺瘤切除术后。如不能根治或已有转移者,用皮质醇合成抑制药如米托坦降低机体血皮质醇水平以缓解症状。儿童库欣综合征患者肾上腺肿瘤以恶性多见,治疗以手术为主加用化疗,但仍可能持续存在高水平皮质醇且肿瘤易转移。当肿瘤无法切除时还可以考虑用肾上腺动脉栓塞治疗。③不依赖 ACTH 的双侧肾上腺增生:应选择双侧肾上腺全切除术治疗,以防止残余肾上腺组织再次增生导致库欣综合征,术后糖皮质激素终身替代治疗。④异源性 ACTH 综合征:明确 ACTH 起源,以治疗原发癌瘤为主,根据病情可选择手术、放疗、化疗或联合治疗。若能根治,则库欣综合征症状可以缓解;若不能根治,则需用皮质醇合成抑制药减少皮质醇合成以减轻临床症状。

(高艳霞)

第七节　原发性醛固酮增多症

原发性醛固酮增多症是因肾上腺皮质病变导致醛固酮分泌增多而肾素分泌受抑制的综合征。女性较男性多见,且多见于成人。

一、病因

原发性醛固酮增多症的发病与醛固酮瘤、癌等因素有明显联系。

1.醛固酮瘤

醛固酮瘤引起的原发性醛固酮增多症最为多见,占原发性醛固酮增多症的 60%~85%,多为一侧腺瘤,直径大多介于 1~2 cm,包膜完整,切面呈金黄色,由大量透明细胞组成。

2.特发性醛固酮增多症

特发性醛固酮增多症为成人原发性醛固酮增多症第二多见的类型,占 15%~40%,双侧肾上腺小球带增生,有时伴结节,但病因不明。

3.醛固酮癌

醛固酮癌引起的原发性醛固酮增多症少见,为分泌大量醛固酮的。

4.肾上腺皮质癌

肾上腺皮质癌往往还分泌糖皮质激素、雄激素,肿瘤体积大,直径多在 5 cm 以上,切面常显示出血、坏死。

5.其他

另外,罕见的糖皮质激素可治性醛固酮增多症(GRA),又称 ACTH 依赖性醛固酮增多症,多于青少年期起病,可为家族性或散发性,家族性者以常染色体显性方式遗传,肾上腺呈大、小结节性增生。

二、临床表现

原发性醛固酮增多症的主要临床表现如下。

(一)高血压症人群

高血压症群为本病常见症群之一,可见于每一病例的不同阶段。血压上升的程度不同,一般为持续性、渐进性舒张期高血压,收缩压为 20～19.3 kPa,舒张压 12～18.6 kPa,以舒张压升高为特征。降压药物疗效不显。

(二)神经肌内症状

低血钾引起的肌无力及周期性瘫痪常见,严重时可发生呼吸、吞咽困难,发作时间短者数小时,长者数日,补钾后可暂时缓解。由于碱血症可使游离钙减少,加上醛固酮促进钙排泄,患者可有肢端麻木及手足搐搦。

(三)肾脏表现

(1)慢性失钾致肾小管上皮细胞呈空泡变性,浓缩功能减退,伴多尿,尤其夜尿多,继发口渴、多饮。

(2)常容易并发尿路感染。

(四)心脏表现

1.心电图呈低血钾图形

Q-T 间期延长,T 波增宽,降低或倒置,U 波明显,T、U 波相连成驼峰状。

2.心律失常

较常见者为期前收缩或阵发性室上性心动过速,最严重时可发生心室颤动。

(五)其他表现

儿童患者有生长发育障碍,与长期缺钾等代谢紊乱有关。缺钾时胰岛素释放减少、作用减弱,可出现糖耐量减低。

三、辅助检查

(一)低血钾与高尿钾

1.低血钾

低血钾出现较晚且可呈间歇性,经连续多次测定,约 60% 低于正常,其余可用高钠饮食(每日含钠 240 mmol 的标准饮食或氯化钠 4 g,每日 3 次口服,共 5～7 d)激发出低钾血症。

2.高尿钾

在血钾低于 3.5 mmol/L 时,尿钾仍在 25 mmol/24 h 以上,若此时尿钾＞40 mmoL/24 h,则支持原发性醛固酮增多症的诊断。

(二)唾液钠钾比值降低

若钠/钾＜0.4,对原发性醛固酮增多症有诊断意义。

(三)肾素、血管紧张素Ⅱ与醛固酮测定

血肾素、血管紧张素Ⅱ基础值降低,而且在用利尿剂(肌内注射呋塞米 0.7 mg/kg 体重)和取立位 2 h 兴奋后也不能显著升高(正常人升高数倍);上午 8 时卧位血醛固酮明显升高,但在血钾甚低时,升高常不明显。

(四)螺内酯试验

每日服螺内酯(微粒型)320～400 mg,历时 1～2 周,如系本症服药后电解质紊乱可得到纠正,血压往往有不同程度的下降。

(五)影像学检查

1.^{131}I 胆固醇肾上腺扫描

根据^{131}I 胆固醇在肾上腺浓集的原理,扫描显示肾上腺的放射浓度。如腺瘤>1 cm,大多能做出正确定位。如双侧显影,大多为增生。

2.B 超显像

B 超为无创性检查,如腺瘤较大时能够发现。

3.肾上腺 CT、磁共振成像

肾上腺 CT、磁共振成像均为无创性检查,能发现 0.8 cm 以上的病灶,可较早期定位诊断。特发性醛固酮增多症可有双侧肾上腺弥散性增大。

四、鉴别诊断

高血压及低血钾的患者,血及尿醛固酮高,而血浆肾素活性、血管紧张素Ⅱ降低,螺内酯能纠正电解质代谢紊乱并降低高血压,则诊断可成立。须进一步明确病因。主要鉴别醛固酮瘤及特发性原发性醛固酮增多症,也需考虑少见的病因。

(一)原发性高血压

服用排钾利尿剂而致低血钾的原发性高血压患者,可先停用利尿剂观察血钾变化,测定血浆醛固酮、肾上腺 CT 扫描等予以鉴别。

(二)肾脏缺血引起的高血压

如急进性高血压、肾动脉狭窄性高血压,其继发性醛固酮增多常合并低血钾,患者血压较原发性醛固酮增多症更高,进展更快,常伴氮质血症。

(三)肾脏疾病

1.低钾性肾病

低钾性肾病见于慢性肾盂肾炎、肾小管酸中毒等。

2.肾素瘤

肾素瘤是分泌肾素的肾小球旁细胞的肿瘤。多见于青少年,测定血浆肾素活性甚高,血管造影可显示肿瘤。

(四)库欣综合征

因腺癌和异位 ACTH 综合征所致者可伴明显低血钾,临床症候群可资鉴别。

五、治疗

醛固酮瘤的根治方法为手术切除。特发性增生以往做大部分肾上腺切除术,但手术效果差。目前采用药物治疗,有时难以确定为腺瘤或特发性增生,可先用药物治疗,继续观察,定期做影像学检查,有时原来未能发现的小腺瘤,在随访过程中可显现出来。

(一)手术治疗

切除醛固酮腺瘤。术前宜用适当的低盐饮食、螺内酯做准备,每日螺内酯 120～240 mg,分次口服,需要时适当补钾,待血钾正常、血压下降后,减至维持量时,即进行手术。手术前夕肌内注射醋酸可的松 100 mg,术中静脉滴注氢化可的松 100～300 mg,术后逐步递减,约 1 周后停药。

(二)药物治疗

1.螺内酯

螺内酯可拮抗醛固酮的生理作用。每 120～240 mg,分 3 次口服。长期服用可有男子乳腺发育、阳痿、女性月经不调的不良反应。

2.氨苯蝶啶

氨苯蝶啶为潴钾利尿剂,有助于排钠潴留纠正电解质紊乱。

3.地塞米松

地塞米松对糖皮质激素可抑制性醛固酮增多症有效。一般初剂量为每日 2 mg,10 d 后逐渐减量至每日 0.5 mg,且能维持疗效。

4.血管紧张素转换酶抑制剂

血管紧张素转换酶抑制剂对特发性醛固酮增多症患者可奏效。

5.钙通道阻滞剂

钙通道阻滞剂既有抗高血压作用,又可减少醛固酮的生成,常与螺内酯合用,以增强其疗效。

(高艳霞)

第八节 尿崩症

尿崩症(DI)是一种以患儿完全或部分丧失尿浓缩功能的临床综合征,临床主要特征为烦渴、多饮、多尿和排出低比重尿。造成尿崩症的病因很多,根据不同病因可将尿崩症分为三种类型:中枢性尿崩症(CDD);肾性尿崩症(NDI);精神性烦渴症(PP)。其中,以中枢性尿崩症较多见。中枢性尿崩症是由于垂体抗利尿激素(ADH)即精氨酸加压素(AVP)分泌不足或缺乏所引起。

一、病因病理

由下丘脑视上核与室旁核内神经元细胞合成的 9 肽 ADH,因第 8 位氨基酸残基为精氨酸,故命名为精氨酸加压素。ADH 以神经分泌颗粒的形式沿轴突向下移行,储存至垂体后叶,在特殊神经细胞和轴突中储存,并释放入血循环。正常人 ADH 在深夜和早晨分泌增加,午后较低。ADH 的循环半衰期为 5 min,通过肾小管膜和集合管的 V2 受体对肾脏发挥作用,其主要生理功能是增加肾远曲小管和集合管上皮细胞对水的通透性,促进水的重吸收,使尿量减少,保留水分,使血浆渗透压相对稳定而维持于正常范围。

位于下丘脑视上核和渴觉中枢附近的渗透压感受器同时控制着 AVP 的分泌和饮水行为。ADH 的分泌主要受细胞外液的渗透压和血容量变化影响。

正常人尿液渗透压在 50～1 200 mmol/L,人体通过 ADH 的分泌保持血浆渗透压在 280～290 mmol/L。正常人在脱水时,血浆渗透压升高,血容量下降,前者刺激位于视上核的渗透压感受器,使 ADH 分泌增加,尿量减少,后者则引起下丘脑渴感中枢兴奋,饮水量增加,使血浆渗透压恢复到正常状态。反之,体内水分过多时,血浆渗透压下降,血容量增加,ADH 的分泌和口渴中枢的兴奋性均受到抑制,尿量增多,饮水停止,血浆渗透压恢复到正常。尿崩症者,由于 ADH 的分泌不足或肾小管对 ADH 不反应,水分不能再吸收,因而大量排尿,口渴,兴奋口渴中枢,大量饮水,使血浆渗透压基本上能保持在正常渗透压的高限,多数尿崩症患者血浆渗透压略高于正常人。对于口渴中枢不成熟的早产儿、新生儿、婴幼儿虽大量排尿,但不能多饮,则出现持续性高钠血症,造成高渗脱水。

(一)中枢性尿崩症(CDD)

中枢性尿崩症由 ADH 缺乏引起,下丘脑及垂体任何部位的病变均可引起尿崩症,其中因下丘脑视上核与室旁核内神经元发育不良或退行性病变引起的最多见,在以往报道中约占50%。血浆 AVP 水平降低,导致尿渗透压降低、尿量增加。当合成 AVP 神经元部分受损或仍有 10%~20% 分泌功能时,患儿可表现为部分性尿崩症。

CDI 的病因大致可分为获得性、遗传性或特发性三种。

1.获得性

通常是由不同类型的损伤或疾病而造成。①肿瘤。由颅内肿瘤引起的患儿至少占 30%,如颅咽管瘤、垂体瘤、松果体瘤、神经胶质细胞瘤及黄色瘤等。②损伤。新生儿期的低氧血症、缺血缺氧性脑病均可在儿童期发生 CDI,又如颅脑外伤、手术损伤及产伤等。③感染。少数患儿可由脑炎、脑膜炎、寄生虫病等。④其他。全身性疾病(白血病、结核病、组织细胞增生症等)、先天性脑畸形、药物等。值得警惕的是有一些中枢性尿崩症实际上是继发于颅内肿瘤,往往先有尿崩症,多年后才出现肿瘤症状,由肿瘤引起的尿崩症在小儿至少约占 30%。所以必须高度警惕,定期做头颅影像学检查。

2.遗传性

遗传性(家族性)尿崩症较少见,仅占 1% 左右。目前了解的分子病理改变有垂体加压素基因(AVP-NPII)。人 AVP-NPII 基因定位于 20p13,基因全长 2.6 kb,包含 3 个外显子,由基因转录翻译编码形成 AVP。部分家族性单纯性 CDI 患者发现 AVP-NPII 基因有突变,大多为基因点突变,且突变类型及位点具有一定的异质性,有的呈现常染色体显性遗传,也有常染色体隐性遗传。其他能引起 CDI 的致病基因有 HESX1、HPE1、SIX3、SHH 等。

3.特发性

特发性是儿童最常见的原发性尿崩症,即未发现原因的 ADH 缺乏。某些病例可能与中枢神经元的退行性变有关。大多为散发,发病较晚,无家族史,无 AVP-NPII 基因突变。

(二)肾性尿崩症

肾性尿崩症是一种遗传性疾病,为 X 伴性隐性遗传,少数为常染色体显性遗传。由于中枢分泌的 ADH 无生物活性或 ADH 受体异常,ADH 不能与肾小管受体结合或肾小管本身缺陷等所致远端肾小管对 ADH 的敏感性低下或抵抗而产生尿崩症。该型也可由于各种疾病如肾盂肾炎、肾小管酸中毒、肾小管坏死、肾脏移植与氮质血症等损害肾小管所致。

二、临床表现

本病自生后数月到少年时期任何年龄均可发病,多见于儿童期,男孩多于女孩。年长儿多突然发病,也可渐进性。以烦渴、多饮和多尿为主要症状,并表现为较固定的低比重尿。临床症状轻重不一,这不仅取决于患儿体内 AVP 完全或部分缺乏的程度不同,还与渴觉中枢渗透压感受器是否受损及饮食内容相关。

婴幼儿患者烦渴时哭闹不安,但饮水后即可安静,多饮在婴儿表现喜欢饮水甚于吃奶。由于喂水不足可发生便秘、体重下降和高钠血症,低热、脱水甚至惊厥和昏迷。

儿童期患者多尿或遗尿常是父母最早发现的症状,每日尿量多在 4 L 以上,多者达 10 L 以上(每天 300～400 mL/kg 或每小时 400 mL/m^2,或者每天 3000 mL/m^2 以上)。晨尿尿色可清淡如水。

儿童一般多喜饮冷水,即使是在冬天也爱饮冷水,饮水量大致与尿量相等,如不饮水,烦渴难忍,但尿量不减少。因多饮、多尿可影响学习和睡眠,出现少汗、精神不振、食欲低下、体重不增和生长缓慢等症状。若能充分饮水,一般无其他症状。

颅内肿瘤引起继发性尿崩症,除尿崩症外可有颅压增高表现,如头痛、呕吐、视力障碍等。肾性尿崩症多为男性,有家族史,发病年龄较早。

三、辅助检查

(一)尿液检查

尿量多,尿色清淡无气味、尿比重低,一般为 1.001～1.005(50～200 mmol/L),而尿蛋白、尿糖及其他均为阴性。

(二)血肾功能及电解质检查

尿崩症患者通常尿常规正常,尿糖阴性,血钠正常或稍高,血浆渗透压多正常或偏高。如有肾脏受累,可有不同程度的肾功能异常。

(三)头颅 MRI 检查

了解下丘脑和垂体的形态改变,排除颅内肿瘤。一般尿崩症者其垂体后叶高信号区消失,同时有侏儒症者可发现垂体容量变小。儿童颅内肿瘤常以尿崩症形式起病,故应对患儿进行长期随访。

(四)尿崩症特殊试验检查

(1)禁水试验:主要用于鉴定尿崩症和精神性烦渴。于早晨 8 时开始,试验前先排尿,测体重、尿量、尿比重及尿渗透压,测血钠和血浆渗透压。于 1 h 内给饮水 20 mL/kg,随后禁饮 6～8 h,每 1 h 收集一次尿,测尿量、尿比重及尿渗透压,共收集 6 次,试验结束时采血测血钠及血浆渗透压。本试验过程中必须严加观察,如果患者排尿甚多,虽然禁饮还不到 6 h,而体重已较原来下降 5%,或血压明显下降,立即停止试验。

正常人禁水后不出现严重的脱水症状,血渗透压变化不大,尿量明显减少,尿比重超过 1.015,尿渗透压超过 800 mmol/L,尿渗透压与血浆渗透压比率大于 2.5;完全性尿崩症患者尿量无明显减少,比重<1.010,尿渗透压<280 mmol/L,血浆渗透压>300 mmol/L,尿渗透压低于血渗透压;而部分性尿崩症血浆渗透压最高值<300 mmol/L;若尿比重最高达 1.015 以上,尿渗透压达 300 mmol/L,或尿渗透压与血渗透压比率大于等于 2,则提示 ADH 分泌量正常,为精神性烦渴。

(2)禁饮结合加压素试验:用于中枢性尿崩症与肾性尿崩症的鉴别。先禁水,每小时收集尿一次,测尿比重及渗透压。待连续两次尿渗透压差<30 mmol/L 时,注射水溶性加压素 0.1 U/kg,注射后每 1h 测定尿比重或尿渗透压,连续 2～4 次。正常人注射加压素后,尿渗透

压不能较禁饮后再升高,少数增高不超过 5%。有时还稍降低,中枢性尿崩症者禁饮后,尿渗透压不能显著升高,但在注射加压素后,尿渗透压升高且超过血浆渗透压,尿量明显减少,比重达 1.015 以上,甚至 1.020,尿渗透压达 300 mmol/L 以上;部分性中枢性尿崩症患者,禁饮后尿渗透压能够升高,可超过血浆渗透压,注射加压素后,尿渗透压可进一步升高;如用加压素后反应不良,尿量及比重、尿渗透压无明显变化,可诊断为肾性尿崩症。

(3)血浆 AVP 定量:本病患者血 AVP 浓度降低(正常值约为 10 μ/ mL),但由于检测方法的特异性和敏感性均不高,故分析结果须动态观察。直接检测血浆 AVP 浓度为 DI 的鉴别诊断提供了新途径:中枢性 DI 患者血浆 AVP 低于正常;而肾性 DI 者血浆 AVP 浓度升高,但尿液仍不能浓缩而持续排出低渗尿;精神性烦渴症 AVP 分泌功能正常,但对病程久、病情重者可由于长期低渗状态,而使 AVP 分泌障碍。

四、诊断和鉴别诊断

尿崩症的诊断可依据临床烦渴、多饮、多尿,以及血、尿渗透压测定、禁水和加压素试验及血浆 AVP 定量来进行。临床须与其他具有多尿症状的疾病相鉴别。

(一)高渗性利尿

如糖尿病、肾小管酸中毒等,根据尿比重、尿渗透压尿 pH 及其他临床表现即可鉴别。

(二)高钙血症

高钙血症见于维生素 D 中毒、甲状旁腺功能亢进症等。

(三)低钾血症

低钾血症见于原发性醛固酮增多症、慢性腹泻,Bartter 综合征等。

(四)继发性肾性多尿

慢性肾炎、慢性肾盂肾炎等病导致慢性肾功能减退时。

(五)精神性烦渴症

精神性烦渴症又称精神性多饮。儿童期较少见,常有精神因素存在。多为渐进起病,多饮多尿症状逐渐加重,但夜间饮水较少,且有时症状出现缓解。患儿血清钠和渗透压均处于正常低限,由于患儿分泌 AVP 能力正常,因此,禁水试验较加压素试验更能使其尿渗透压增高。

五、治疗

1.一般治疗
积极病因治疗;限制钠盐、咖啡、茶类,适当补充糖、蛋白质与多种维生素等。

2.抗利尿激素制剂

(1)去氨加压素(1-脱氨-8-右旋精氨酸加压素,DDAVP):抗利尿作用加强,而无加压作用,不良反应减少,为首选药物。①鼻腔喷雾吸入,每次 10～20 μg,每日 2 次(儿童 5 μg,每日 2 次或 10～15 μg,每日 1 次);②口服醋酸去氨加压素片剂,每次 0.1～0.4 mg,每 8 h 1 次;孕妇服用安全;③肌内注射制剂每毫升含 4 μg,每次 1～4 μg,每日 1～2 次(儿童患者每次 0.2～1 μg,每日 1 次)。

(2)鞣酸加压素注射液(5 U/ mL),首次 0.1～0.2 mL 肌内注射,一般注射 0.2～0.5 mL,可维持 3～7 d。长期应用 2 年左右可因产生抗体而减效,过量则可引起水分潴留,导致水中毒,故因视病情从小剂量开始,逐渐调整用药剂量与间隔时间。

（3）垂体后叶激素水剂：每次 5～10 U，皮下注射，每日 2～3 次，作用时间短，多临时用于脑外伤或手术时尿崩症，注射后有头痛、恶心、呕吐及腹痛不适等症状。

3. 其他药物

（1）氢氯噻嗪：小儿 2 mg/(kg·d)，成年人 25～50 mg，每日 3 次，同时应限盐补充钾（每日 60 mg 氯化钾）。作用机制是利钠大于利水，血容量减少而刺激 AVP 分泌与释放，肾小球滤过率减少，适用于轻型、部分性及肾性尿崩症，长期服用可能会损害肾小管浓缩功能。

（2）卡马西平：能促进 AVP 分泌，使尿量减少，每次 0.2g，每日 3 次，作用迅速，不良反应为头痛、恶心、疲乏、眩晕、肝损害与白细胞减少等。

（3）氯磺丙脲：每次 0.125～0.25 g，每日 2～3 次。24 h 后起作用，4 d 达高峰。主要增加远曲小管 cAMP 的形成，促进 AVP 的合成与释放，也可加强远曲小管上皮细胞 AVP 受体的作用，其不良反应为低血糖、白细胞减少、肝功能损害、低血钠或水中毒。

（高艳霞）

第九节　高泌乳素血症

高泌乳素血症是各种原因引起的垂体泌乳素细胞分泌过多导致血循环中泌乳素（PRL）升高为主要特点，表现为非妊娠期或非哺乳期溢乳，月经紊乱或闭经。高泌乳素血症在生殖功能失调中 9%～17%。泌乳素（PRL）是垂体前叶分泌的一种多肽激素，由于人泌乳素单体的糖基化及单体的聚合呈多样性，所以人泌乳素在体内以多种形式存在，包括小分子泌乳素、糖基化泌乳素、大分子泌乳素、大大分子泌乳素，其生物活性与免疫反应性由高至低以此类推。由于泌乳素在体内呈多样性，因此出现血泌乳素水平与临床表现不一致的现象。有些女性尽管体内血泌乳素水平升高，但却无溢乳、月经失调等症状；而部分女性尽管血泌乳素不升高，但出现溢乳、月经失调等症状。前者可能是大分子或大大分子泌乳素增加所致，后者可能是小分子泌乳素的分泌相对增加，而大分子或大大分子泌乳素分泌相对减少所致。

泌乳素的生理作用极为广泛复杂。在人类，主要是促进乳腺组织的发育和生长，启动和维持泌乳、使乳腺细胞合成蛋白增多。泌乳素能影响下丘脑-垂体-卵巢轴，正常水平的 PRL 对卵泡发育非常重要，然而过高水平 PRL 血症不仅对下丘脑 GnRH 及垂体 FSH、LH 的脉冲式分泌有抑制作用，而且还可直接抑制卵泡发育，导致排卵障碍，影响卵巢合成雌激素及孕激素，临床上表现为月经稀发或闭经。另外，PRL 和自身免疫相关。人类 BT 淋巴细胞、脾细胞和 NK 细胞均有 PRL 受体，PRL 与受体结合调节细胞功能。PRL 在渗透压调节上也有重要作用。

一、病因

（一）下丘脑疾患

下丘脑分泌的催乳素抑制因子（PIF）对催乳素分泌有抑制作用，PIF 主要是多巴胺。颅咽管瘤压迫第三脑室底部，影响 PIF 输送，导致催乳素过度分泌。其他肿瘤如胶质细胞瘤、脑膜炎症、颅外伤引起垂体柄被切断、脑部放疗治疗破坏、下丘脑功能失调性假孕等影响 PIF 的分泌和传递都可引起泌乳素的增高。

（二）垂体疾患

垂体疾患是高催乳素血症最常见的原因。垂体泌乳细胞肿瘤最多见，空蝶鞍综合征、肢端肥大症、垂体腺细胞增生都可致催乳素水平的异常增高。按肿瘤直径大小分微腺瘤（肿瘤直径<1 cm）和大腺瘤（肿瘤直径≥ 1 cm）。

（三）其他内分泌、全身疾患

原发性和（或）继发性甲状腺功能减退症，如假性甲状旁腺功能减退、桥本甲状腺炎、多囊卵巢综合征、肾上腺瘤、GH 腺瘤、ACTH 腺瘤等，以及异位 PRL 分泌增加如未分化支气管肺癌、胚胎癌，子宫内膜异位症、肾癌可能有 PRL 升高。肾功能不全、肝硬化影响到全身内分泌稳定时也会出现 PRL 升高。乳腺手术、乳腺假体手术后、长期乳头刺激、妇产科手术如人工流产引产死胎、子宫切除术、输卵管结扎术、卵巢切除术等 PRL 也可异常增高。

（四）药物影响

长期服用多巴胺受体拮抗剂如酚噻嗪类镇静药：氯丙嗪、奋乃静。儿茶酚胺耗竭剂抗高血压药：利血平、甲基多巴。甾体激素类：口服避孕药、雌激素。鸦片类药物：吗啡。抗胃酸药：H_2-R 拮抗剂-西咪替丁（甲氰咪胍）、多潘立酮（吗丁啉）。均可抑制多巴胺转换，促进 PRL 释放。药物引起的高 PRL 血症多数血清 PRL 水平在 $100~\mu g/L$ 以下，但也有报道长期服用一些药物使血清 PRL 水平升高达 $500~\mu g/L$ 而引起大量泌乳、闭经。

（五）胸部疾患

如胸壁的外伤、手术、烧伤、带状疱疹等也可能通过反射引起 PRL 升高。

（六）特发性高催乳激素血症

催乳素多为 $60\sim100~\mu g/L$，无明确原因。该类患者与妊娠、服药、垂体肿瘤或其他器质性病变无关，多因患者的下丘脑-垂体功能紊乱，从而导致 PRL 分泌增加。其中大多数 PRL 轻度升高，长期观察可恢复正常。血清 PRL 水平明显升高而无症状的特发性高 PRL 血症患者中，部分患者可能是巨分子 PRL 血症，这种巨分子 PRL 有免疫活性而无生物活性。临床上当无病因可循时，包括 MRI 或 CT 等各种检查后未能明确泌乳素异常增高原因的患者可诊断为特发性高泌乳素血症，但应注意对其长期随访，对部分伴月经紊乱而 PRL 高于 $100~\mu g/L$ 者，需警惕潜隐性垂体微腺瘤的可能，应密切随访，脑部 CT 检查发现许多此类疾病患者数年后常发展为垂体微腺瘤。

二、临床表现

（一）溢乳

患者在非妊娠和非哺乳期出现溢乳或挤出乳汁，或断奶数月仍有乳汁分泌，轻者挤压乳房才有乳液溢出，重者自觉内衣有乳渍。分泌的乳汁通常是乳白、微黄色或透明液体，非血性。仅出现溢乳的占 27.9%，同时出现闭经及溢乳者占 75.4%。这些患者血清 PRL 水平一般都显著升高。部分患者催乳素水平较高但无溢乳表现，可能与其分子结构有关。

（二）闭经或月经紊乱

高水平的泌乳素可影响下丘脑-垂体-卵巢轴的功能，导致黄体期缩短或无排卵性月经失调、月经稀发甚至闭经，后者与溢乳表现合称为闭经-溢乳综合征。

(三)不育或流产

卵巢功能异常、排卵障碍或黄体不健可导致不育或流产。

(四)头痛及视觉障碍

微腺瘤一般无明显症状;大腺瘤可压迫蝶鞍膈出现头痛、头胀等;当腺瘤向前侵犯或压迫视交叉或影响脑脊液回流时,也可出现头痛、呕吐和眼花,甚至视野缺损和动眼神经麻痹。肿瘤压迫下丘脑可以表现为肥胖、嗜睡、食欲异常等。

(五)性功能改变

部分患者因卵巢功能障碍,表现低雌激素状态,阴道壁变薄或萎缩,分泌物减少,性欲减低。

三、辅助检查

(一)血清学检查

血清 PRL 水平持续异常升高,大于 1.14 nmol/L($25\ \mu$g/L),需除外由于应激引起的 PRL 升高。FSH 及 LH 水平通常偏低。必要时测定 TSH、FT、FT、肝、肾功能。

(二)影像学检查

当血清 PRL 水平高于 4.55 nmol/L(100μg/L)时,应注意是否存在垂体腺瘤,CT 和 MRI 可明确下丘、脑、垂体及蝶鞍情况,是有效的诊断方法。其中 MRI 对软组织的显影较 CT 清晰,因此对诊断空蝶鞍症最为有效,也可使视神经、海绵窦及颈动脉清楚显影。

(三)眼底、视野检查

垂体肿瘤增大可侵犯和(或)压迫视交叉,引起视盘水肿;也可因肿瘤损伤视交叉不同部位而有不同类型视野缺损,因而眼底、视野检查有助于确定垂体腺瘤的部位和大小。

四、诊断

根据血清学检查 PRL 持续异常升高,同时出现溢乳、闭经及月经紊乱、不育、头痛、眼花、视觉障碍及性功能改变等临床表现,可诊断为高泌乳素血症。诊断时应注意某些生理状态如妊娠、哺乳、夜间睡眠、长期刺激乳头性交、过饱或饥饿、运动和精神应激等,PRL 会有轻度升高。因此,临床测定 PRL 时应避免生理性影响,在 $10\sim11$ 时取血测定较为合理。PRL 水平显著高于正常者一次检查即可确定,当 PRL 测定结果在正常。上限 3 倍以下时至少检测 2 次,以确定有无高 PRL 血症。诊断高泌乳激素血症后必须根据需要做必要的辅助检查,以进一步明确发病原因及病变程度,便于治疗。

五、治疗

应该遵循对因治疗原则。控制高 PRL 血症、恢复女性正常月经和排卵功能、减少乳汁分泌及改善其他症状(如头痛和视功能障碍等)。

(一)随访

对特发性高泌乳素血症、泌乳素轻微升高、月经规律、卵巢功能未受影响、无溢乳且未影响正常生活时,可不必治疗,应定期复查,观察临床表现和 PRL 的变化。

(二)药物治疗

垂体 PRL 大腺瘤及伴有闭经、泌乳、不孕不育、头痛、骨质疏松等表现的微腺瘤都需要治疗,首选多巴胺激动剂治疗。

1.溴隐亭

溴隐亭为麦角类衍生物,为非特异性多巴胺受体激动剂,可直接作用于垂体催乳素细胞,与多巴胺受体结合,抑制肿瘤增生,从而抑制 PRL 的合成分泌,是治疗高泌乳素血症最常用的药物。为了减少药物不良反应,溴隐亭治疗从小剂量开始渐次增加,即从睡前 1.25 mg 开始,递增到需要的治疗剂量。如果反应不大,可在几天内增加到治疗量。常用剂量为每天 3.5~10 mg,分 2~3 次服用,大多数病例每天 5~7.5 mg 已显效。剂量的调整依据是血 PRL 水平。达到疗效后可分次减量到维持量,通常每天 1.25~2.50 mg。溴隐亭治疗可以使 70%~90%的患者获得较好疗效,表现为血 PRL 降至正常、泌乳消失或减少、垂体腺瘤缩小、恢复规则月经和生育。若 PRL 大腺瘤在多巴胺激动剂治疗后血 PRL 正常而垂体大腺瘤不缩小,应重新审视诊断是否为非 PRL 腺瘤或混合性垂体腺瘤、是否需改用其他治疗(如手术治疗)。溴隐亭治疗高 PRL 血症、垂体 PRL 腺瘤不论降低血 PRL 水平还是肿瘤体积缩小,都是可逆性的,只是使垂体 PRL 腺瘤可逆性缩小,长期治疗后肿瘤出现纤维化,但停止治疗后垂体 PRL 腺瘤会恢复生长,导致高 PRL 血症再现,因此需长期用药维持治疗。

溴隐亭不良反应:主要有恶心、呕吐、眩晕、疲劳和体位性低血压等,故治疗应从小剂量开始,逐渐增加至有效维持剂量,如患者仍无法耐受其胃肠道反应,可改为阴道给药,经期则经肛门用药。阴道、直肠黏膜吸收可达到口服用药同样的治疗效果。约 10%的患者对溴隐亭不敏感、疗效不满意,对于药物疗效欠佳,不能耐受药物不良反应及拒绝接受药物治疗的患者可以更换其他药物或手术治疗。新型溴隐亭长效注射剂克服了因口服造成的胃肠道功能紊乱,用法是50~100 mg,每 28 日一次,是治疗泌乳素大腺瘤安全有效的方法,可长期控制肿瘤的生长并使瘤体缩小,不良反应较少,用药方便。

2.卡麦角林和喹高利特

若溴隐亭不良反应无法耐受或无效时可改用具有高度选择性的多巴胺 D_2 受体激动剂卡麦角林和喹高利特,它们抑制 PRL 的作用更强大而不良反应相对减少,作用时间更长。对溴隐亭抵抗(每天 15 mg 溴隐亭效果不满意)或不耐受溴隐亭治疗的 PRL 腺瘤患者改用这些新型多巴胺激动剂仍有 50%以上有效。喹高利特每天服用一次 75~300 μg;卡麦角林每周只需服用 1~2 次,常用剂量0.5~2.0 mg,患者顺应性较溴隐亭更好。

3.B 族维生素

作为辅酶在下丘脑中多巴向多巴胺转化时加强脱羟及氨基转移作用,与多巴胺受体激动剂起协同作用。临床用量可达 60~100 mg,每日 2~3 次。

(三)手术治疗

若溴隐亭等药物治疗效果欠佳者,有观点认为由于多巴胺激动剂能使肿瘤纤维化形成粘连,可能增加手术的困难和风险,一般建议用药 3 个月内实施手术治疗。经蝶窦手术是最为常用的方法,开颅手术少用。手术适应证包括以下几点。

(1)药物治疗无效或效果欠佳者。

(2)药物治疗反应较大不能耐受者。

(3)巨大垂体腺瘤伴有明显视力视野障碍,药物治疗一段时间后无明显改善者。

(4)侵袭性垂体腺瘤伴有脑脊液鼻漏者。

(5)拒绝长期服用药物治疗者。

(6)复发的垂体腺瘤也可以手术治疗。

手术后,需要进行全面的垂体功能评估,存在垂体功能低下的患者需要给予相应的内分泌激素替代治疗。

(四)放射治疗

分为传统放射治疗和立体定向放射外科治疗。传统放射治疗因照射野相对较大,易出现迟发性垂体功能低下等并发症,目前仅用于有广泛侵袭的肿瘤术后的治疗。立体定向放射外科治疗适用于边界清晰的中小型肿瘤。放射治疗主要适用于大的侵袭性肿瘤、术后残留或复发的肿瘤;药物治疗无效或不能坚持和耐受药物治疗不良反应的患者;有手术禁忌或拒绝手术的患者以及部分不愿长期服药的患者。放射治疗疗效评价应包括肿瘤局部控制以及异常增高的 PRL 下降的情况。通常肿瘤局部控制率较高,而 PRL 恢复至正常则较为缓慢。即使采用立体定向放射外科治疗后,2 年内也仅有 25%~29% 的患者 PRL 恢复正常,其余患者可能需要更长时间随访或需加用药物治疗。传统放射治疗后 2~10 年,有 12%~100% 的患者出现垂体功能低下;1%~2% 的患者可能出现视力障碍或放射性颞叶坏死。部分可能会影响瘤体周围的组织而影响垂体的其他功能,甚至诱发其他肿瘤,损伤周围神经等,因此,放射治疗一般不单独使用。

(五)其他治疗

由于甲状腺功能减退、肾衰竭、手术、外伤、药物等因素引起的高泌乳素血症,则对因进行治疗。

（高艳霞）

第十节　肥胖症

肥胖症是指体内脂肪组织堆积过多和(或)分布异常,通常体重是增加的,是一种由遗传和环境等因素共同引起,对健康造成一定影响的慢性代谢性疾病。世界卫生组织(WHO)的定义为可能导致健康损害的异常或过多的脂肪组织堆积。作为一种由多因素引起的慢性代谢性疾病,肥胖早在 1948 年被 WHO 列入疾病分类名单中。近年来,随着社会经济的发展、生活水平的提高,饮食习惯改变及体力活动的减少,肥胖症在全球内广泛流行。

一、病因

肥胖症属于复杂病,是由遗传及环境因素共同参与且相互作用的结果。导致肥胖的关键问题是能量代谢的不平衡。当多种因素导致能量摄入超过能量消耗,过多的能量即以脂肪的形式储存起来,导致肥胖症的发生。不同病因所致的肥胖症中各种因素参与程度有很大差异,主要有一种因素引起的肥胖症较少见,多数情况为各种因素不同程度地共同参与致病。一个或多个基因的突变或变异是肥胖症的基础,而环境因素是其发病的条件。目前已确认的导致人类肥胖的单基因突变有黑皮素受体基因突变、POMC 突变、瘦素基因突变、瘦素受体基因突变、羧肽酶/激素原转换酶-1(PC-1)基因突变等。除了少数单基因突变引起肥胖症外,大多数肥胖属于由多种影响能量代谢的肥胖易感基因即环境因素共同作用引起。常见的影响肥胖候选基因如解偶联蛋白、β_3 肾上腺素能受体基因、瘦素基因、瘦素受体基因、神经肽 Y(NPY)基因、过氧化物酶体增生物激活受体 γ 基因等。多个基因同时变异能明显增加疾病发生的危险性,即基因间存在协同作用。不同微小基因变异累加构成肥胖的易感性。除了遗传因素外,其他如内分泌因素、脂肪细胞因子、环境因素等,均促进肥胖症的发生。超重和肥胖除了对患者心理、行为存在不良影响外,最主要在于对健康的危害。而且随着体重指数上升,这些危险因素呈上升趋势。肥胖症主要的并发症如下。

(1)胰岛素抵抗和糖尿病,肥胖症是糖尿病的一个主要的危险因素,2/3 以上的 2 型糖尿病患者为肥胖症。糖尿病是当前威胁全球人类健康最重要的非传染性疾病之一。

(2)心脑血管疾病,包括血脂代谢异常、高血压、心脏病和脑卒中,其中后两种疾病目前已成为全球范围致死原因,每年有 1 700 万人死于上述疾病。

(3)呼吸系统疾病如呼吸睡眠暂停综合征、梗阻性呼吸暂停,可导致患者猝死。

(4)某些癌症,如子宫内膜癌、乳腺癌、结肠癌的发病与肥胖有关。

(5)性腺功能障碍:月经不调和多毛症在肥胖女性的发生率显著高于正常体重的女性,肥胖常伴有高睾酮、低睾酮结合球蛋白、高游离睾酮水平,导致患者出现闭经、不排卵及不孕等现象。

按照其病因的不同,肥胖症分为原发性肥胖和继发性肥胖,绝大多数属于前者,继发性肥胖约占肥胖的 1%。继发性肥胖是指有其他疾病如下丘脑、垂体炎症、肿瘤、创伤,库欣综合征,甲状腺功能减退症等所致的肥胖。本节所讲的肥胖症指的是原发性肥胖,也称为单纯性肥胖。

二、临床表现

肥胖程度及性别不同,临床表现有所差异。男性患者轻度肥胖多表现腹围增加,俗称"啤酒肚"。严重者除了腹围明显增加外,可表现为活动后气促、夜间打鼾、白天易犯困、性功能下降等;女性肥胖者可表现为月经紊乱、月经量减少、月经稀发、不孕等。体格检查可见颈后脂肪垫、锁骨上窝消失、腋窝黑棘皮病、腹部白纹等,部分患者可有面部痤疮。肥胖症出现不同的相关疾病可有不同临床表现,比如可合并高血压、高尿酸血症或痛风、冠心病、充血性心力衰竭、卒中、骨关节炎、低氧血症、睡眠呼吸暂停综合征等。

三、辅助检查

临床上通常用体重指数(body mass index,BMI)的大小来衡量肥胖的程度。BMI 计算公式=体重(kg)/身高的平方(m^2)。BMI 提供了在人群水平最有用的超重和肥胖的衡量标准。WHO 将 BMI≥25 kg/m^2 定义为超重,BMI≥30 kg/m^2 定义为肥胖,BMI≥35 kg/m^2 定义为重度肥胖。但是中国人体质和疾病的风险不同于欧美等其他地区,因此,通过中国卫生部的调查及数据,中国成年人超重和肥胖症预防控制指南提出中国人肥胖的诊断标准如下。

BMI≥24 kg/m^2 定义为超重,BMI≥28 kg/m^2 定义为肥胖,BMI≥32 kg/m^2 为重度肥胖。脂肪在腹部蓄积过多的肥胖者,我们也称为腹型肥胖。部分患者 BMI 尚在正常范围,但是腹部肥胖特别突出,这就需要用腰围的大小评价腹型肥胖的程度。因此腰围是另一个被用来反映肥胖程度的指标。WHO 建议男性腰围>94 cm,女性>80 cm 作为肥胖的标准,这一标准适宜于欧洲人群。对于亚太地区,男性>90 cm,女性>80 cm 作为肥胖的标准。国内大样本研究资料表明,采用磁共振成像技术精确评价腹内脂肪积聚,同时对比同期腰围参数及预测糖尿病的随访研究均提示,男性≥90 cm,女性≥85 cm 作为合理诊断肥胖标准。因此中国人群中男性腰围≥90 cm,女性≥85 cm,作为腹型肥胖的标准。

如何来测量这些参数? 全球对腰围测量部位尚未达成共识。WHO 推荐采用最低肋骨下缘与髂嵴最高点连线中点作为测量点,被测者取直立位,在平静呼气状态下,使用软尺水平环绕于测量部分,松紧应适度,测量过程中避免吸气,并保持软尺各部分处于水平位置。体重的测定:要求脱掉鞋子,着贴身内衣裤,去除一切可以去除的身上携带的物品,站定后读数。

肥胖可以导致一系列的疾病或相关疾病包括糖尿病、心血管疾病等,导致生活质量下降或影响预期寿命。因此对肥胖的病情评估还应包括患者的糖脂代谢状况及糖尿病、心血管、呼吸系统、消化系统及生殖系统等多种疾病风险评估,包括如下方面。

(1)糖代谢状态:对无糖尿病病史患者应该进行 OGTT＋胰岛素释放试验检查。

(2)血脂谱、血尿酸。

(3)心血管疾病的风险:包括测定血压、常规心电图、颈动脉内中膜厚度、下肢静脉彩超等检查。

(4)呼吸系统的评估:建议检测睡眠呼吸情况,了解是否存在低氧血症、睡眠呼吸暂停综合征。

(5)非酒精性脂肪肝的评估:肥胖患者多合并非酒精性脂肪肝,完善肝脏彩超,必要时肝脏磁共振波谱分析,明确合并脂肪肝的情况。

(6)生殖系统:测定性激素水平,女性行子宫附件彩超,了解是否存在多囊卵巢等。

四、鉴别诊断

肥胖是一些疾病如皮质醇增多症、甲状腺功能减退等的临床表现之一。诊断单纯性肥胖需要排除引起肥胖的继发性因素,通过询问病史、查体、完善辅助检查如 ACTH-F 节律、甲状腺激素等可以进行鉴别。

五、治疗

对已有超重和肥胖并有肥胖相关疾病的个体,体重管理的适宜目标是合理减轻体重,以达到减少健康风险的目的,同时应该兼顾持续促进减轻和维持体重,预防体重增加。并对已出现并发症的患者进行针对性的治疗。体重减少 5％～10％ 可以显著降低肥胖相关疾病的发病危险。健康教育是第一步,也是非常重要的一步。通过健康教育使患者充分认识到肥胖是一种慢性疾病,树立体重管理应该持续终生的观念。

(一)饮食治疗

总的饮食原则:减少食品和饮料中能量的摄入,减少总摄食量,避免餐间零食,避免睡前进餐,避免暴饮暴食。具体饮食治疗方案应根据肥胖程度、年龄、性别及一般健康状况而定,减轻体重速度不宜过快,应控制在每周减轻 0.5～1 kg。在制订限制能量饮食方面需要专业营养师的合作,采用饮食日记有助于对每日的食物进行定量估计,同时也有助于促进患者对健康饮食的认知和行为管理。饮食应强调健康的饮食习惯,增加谷物和富含纤维素食物以及蔬菜、水果的摄入,使用低脂食品,减少高脂食物的摄入。

(二)运动

运动治疗应与饮食治疗同时进行,并长期坚持。不宜突然进行剧烈运动或运动量过大,应循序渐进，进行有氧运动，如快走、游泳、骑自行车等。一般建议从步行 10 min、每周 3 日开始，逐渐增加运动量至步行 45 min、每周 5 日。同时避免久坐的行为方式（如长时间看电视或使用电脑）。

(三)精神-心理支持

在整体管理措施中对患者进行一般性的心理疏导和支持，包括对相应的精神疾患如焦虑、抑郁等针对性治疗是非常重要的。

(四)肥胖的药物治疗

药物减肥为治疗肥胖的辅助手段，一般仅在重度肥胖时才给予药物治疗。目前所有的减肥药均有不同程度的不良反应而被停用，根据各国指南推荐意见，不推荐使用任何减肥药。兼有减轻体重作用的降糖药物，可用于伴有 2 型糖尿病的肥胖者，如二甲双胍、GLP-1 受体激动剂或类似物等。但目前国内尚未有用于单纯性肥胖者的注册适应证。

（高艳霞）

第七章 风湿免疫科疾病

第一节 类风湿关节炎

类风湿关节炎(rheumatoid arthritis,RA)是一种病因不明的自身免疫性疾病,多见于中年女性,我国患病率为0.32%~0.36%。主要表现为对称性、慢性、进行性多关节炎。关节滑膜的慢性炎症、增生,形成血管翳,侵犯关节软骨、软骨下骨、韧带和肌腱等,造成关节软骨、关节囊破坏,最终导致关节畸形和功能丧失。

一、病因

本病为一种抗原驱动、T淋巴细胞介导及遗传相关的自身免疫病。感染和自身免疫反应是RA的中心环节,而自身免疫反应导致的免疫损伤和修复是发生RA的基础,同时遗传、神经内分泌和环境因素增加了患者的易感性。RA在多因素作用下,病因和发病机制复杂。

1.感染因素

已经证明一些病毒和细菌可通过其体内的抗原性蛋白或多肽片段介导患者的自身免疫反应,从而影响RA的发病和病情的进展。

2.遗传因素

流行病学调查显示,RA的发病与遗传因素紧密相关。家系调查显示,RA患者家族患病率远远高于一般人群,提示本病有一定遗传倾向。分子生物学检测发现,RA患者中的HLA-DR4阳性率明显高于正常人群,且其表达量与病情严重程度成正比。

3.内分泌因素

女性患者月经前雌激素水平增高时,症状加重;月经后症状减轻。口服避孕药也可缓解病情。雌激素或其代谢产物对RA的发生和演变产生影响。

4.其他因素

寒冷潮湿的生活环境、疲劳、外伤、吸烟及精神刺激等,均可诱导易感个体发生RA。

二、临床表现

(一)症状和体征

病情和病程有个体差异,从短暂、轻微的少关节炎到急剧进行性多关节炎。受累关节以近端指间关节、掌指关节、腕关节、肘关节、肩关节、膝关节和足趾关节最为多见;颈椎、颞下颌关节、胸锁关节和肩锁关节也可受累,并伴活动受限;髋关节受累少见。关节炎常表现为对称性、持续性肿胀和压痛,晨僵常长达1 h以上。

最为常见的关节畸形是腕关节和肘关节强直、掌指关节的半脱位、手指向尺侧偏斜和呈"天鹅颈"样及钮孔花样表现。重症患者关节呈纤维性或骨性强直,并因关节周围肌肉萎缩、痉挛失去关节功能,致使生活不能自理。除关节症状外,还可出现关节外或内脏损害,如类风湿结节,心、肺、肾、周围神经及眼等病变。

(二)实验室检查

多数活动期患者有轻、中度正细胞低色素性贫血,白细胞数大多正常,可见嗜酸性粒细胞和血小板增多,血清免疫球蛋白 IgG、IgM、IgA 水平可升高,血清补体水平多数正常或轻度升高,60%～80%的患者有高滴度类风湿因子(RF),但 RF 阳性也见于慢性感染(肝炎、结核等)、其他结缔组织病和正常老年人。其他如抗角质蛋白抗体(AKA)、抗核周因子抗体(APF)和抗环瓜氨酸肽抗体(CCP)等自身抗体对 RA 的诊断有较高的诊断特异性,但敏感性仅在30%左右。

(三)X 线检查

X 线检查为明确本病的诊断、病期和进展情况,在病初应摄包括双腕关节和手及(或)双足X 线片,以及其他受累关节的 X 线片。

RA 的 X 线片早期表现为关节周围软组织肿胀,关节附近轻度骨质疏松,继之出现关节间隙狭窄,关节破坏,关节脱位或融合。根据关节破坏程度将 X 线改变分为 4 期及关节功能分为 4 级。

三、诊断与鉴别诊断

(一)诊断

1.诊断标准

RA 的诊断主要依靠临床表现、自身抗体及 X 线改变。典型的病例按 1987 年美国风湿病协会(ARA)分类标准及 2010 年美国风湿病学会(ACR)/欧洲抗风湿病联盟(EULAR)新的诊断分类标准诊断并不困难,但以单关节炎为首发症状的某些不典型、早期 RA 常被误诊或漏诊。

对这些患者,除了血常规、尿常规、红细胞沉降率(ESR)、C-反应蛋白(CRP)、CCP、RF 等检查外,还可做磁共振成像(MRI),以求早期诊断。对可疑 RA 患者要定期复查、密切随访。

2.活动性判断判断

RA 活动性的项目包括疲劳的严重性、晨僵持续时间、关节疼痛和肿胀的程度、关节压痛和肿胀的数目、关节功能受限程度,以及急性炎症指标(如 ESR、CRP 和血小板)等。

3.缓解标准

RA 临床缓解标准有:①晨僵时间低于 15 min;②无疲劳感;③无关节痛;④活动时无关节痛或关节无压痛;⑤无关节或腱鞘肿胀;⑥ESR(魏氏法)女性＜30 mm/1 h,男性＜20 mm/1 h。符合 5 条或 5 条以上并至少连续 2 个月者考虑为临床缓解;有活动性血管炎、心包炎、胸膜炎、肌炎和近期无原因的体重下降或发热,则不能认为缓解。

(二)鉴别诊断

在 RA 的诊断过程中,应注意与骨关节炎、痛风性关节炎、反应性关节炎、银屑病关节炎和其他结缔组织病(系统性红斑狼疮、干燥综合征、硬皮病等)所致的关节炎相鉴别。

四、治疗

治疗 RA 常用的西药可分为四大类,即非甾体抗感染药(NSAID)、改善病情的抗风湿药(DMARD)、糖皮质激素和生物制剂。

1. NSAID

NSAID 通过抑制环氧化合酶活性,减少前列腺素合成而具有抗感染、止痛、退热、消肿作用。由于 NSAID 使前列腺素的合成减少,故可出现相应的不良反应。研究发现,环氧化酶有两种同工异构体,即环氧化酶-1(COX-1)和环氧化酶-2(COX-2)。选择性 COX-2 抑制剂(如昔布类)与非选择性的传统 NSAID 相比,能明显减少严重胃肠道不良反应。必须指出的是,无论选择何种 NSAID,剂量都应个体化;只有在一种 NSAID 足量使用1~2周无效后才更改用另一种;避免两种或两种以上 NSAID 同时服用,因其疗效不叠加,而不良反应却增多;老年人宜选用半衰期短的 NSAID,对有溃疡病史的老年人,宜服用选择性 COX-2 抑制剂以减少胃肠道不良反应。NSAID 虽能减轻 RA 的症状,但不能改变病程和预防关节破坏,故不要单用、长期用 NSAID 治疗 RA,最佳选择是与 DMARD 联合应用。

2. DMARD

本类药物较 NSAID 发挥作用慢,临床症状的明显改善需1~6个月,故又称慢作用药。它虽不具备即刻止痛和抗感染作用,但有改善和延缓病情进展的作用。目前尚不清楚 RA 的治疗首选何种 DMARD。从疗效和费用等考虑,一般首选甲氨蝶呤,并将它作为联合治疗的基本药物。

(1)甲氨蝶呤(Methotrexate,MTX):口服、肌内注射或静脉滴注均有效。口服60%吸收,每日给药可导致明显的骨髓抑制和毒性作用,故多采用每周1次给药。常用剂量为7.5~25 mg/w,个别重症患者可以酌情加大剂量。常见的不良反应有恶心、口炎、腹泻、脱发、皮疹,少数出现骨髓抑制,听力损害和肺间质变。也可引起流产、畸胎和影响生育能力。服药期间,应定期查血常规和肝功能。

(2)柳氮磺吡啶(Salicylazosulfapyriding,SASP):一般服用4~8周起效。从小剂量逐渐加量有助于减少不良反应。使用方法:每日250~500 mg 开始,之后每周增加250 mg,直至每日2.0 g,如疗效不明显可增至每日3.0 g,如4个月内无明显疗效应改变治疗方案。主要不良反应有恶心、呕吐、厌食、消化不良、腹痛、腹泻、皮疹、无症状性转氨酶增高和可逆性精子减少,偶有白细胞、血小板减少,对磺胺过敏者禁用。服药期间应定期查血常规和肝功能。

(3)来氟米特(Leflunomide,LEF):剂量为10~20 mg/d。主要不良反应有腹泻、瘙痒、高血压、转氨酶增高、皮疹、脱发和一过性白细胞计数下降等,服药初期应定期查肝功能和白细胞。因有致畸作用,故孕妇禁服。由于来氟米特和 MTX 两种药是通过不同环节抑制细胞增生,故二者合用有协同作用。服药期间应定期查血常规和肝功能。

(4)抗疟药(Antimalarials):有氯喹(250 mg/片)和羟氯喹(100 mg/片)两种。该药起效慢,服用后3~4个月疗效达高峰,至少连服6个月后才可评估疗效,有效后可减量维持。用法为:氯喹250 mg/d,羟氯喹200~400 mg/d。本药有蓄积作用,易沉淀于视网膜的色素上皮细胞,引起视网膜变性而致失明,服药半年左右应查眼底。另外,为防止心肌损害,用药前后应查心电图,有窦房结功能不全、心率缓慢、传导阻滞等心脏病患者应禁用。其他不良反应有头晕、头疼、皮疹、瘙痒和耳鸣等。

(5)硫唑嘌呤(Azathioprine,AZA):口服后50%吸收。常用剂量1~2 mg/(kg·d)。一般100 mg/d,维持量为50 mg/d。不良反应有脱发、皮疹、骨髓抑制(包括血小板减少、贫血),胃肠反应有恶心、呕吐,可有肝损害、胰腺炎,对精子、卵子有一定损伤,出现致畸,长期应用致癌。服药期间应定期查血常规和肝功能等。

(6)环孢素(Cyclosporin,Cs)：与其他免疫制剂相比，Cs 的主要优点为很少有骨髓抑制作用，用于重症 RA。常用剂量为 3～5 mg/(kg·d)，维持量是 2～3 mg/(kg·d)。Cs 的主要不良反应有高血压、肝肾毒性、神经系统损害、继发感染、肿瘤以及胃肠道反应、齿龈增生、多毛等。不良反应的严重程度、持续时间均与剂量和血药浓度有关。服药期间应查血常规、血肌酐和血压等。

(7)环磷酰胺(Cyclophosphamide,CYC)：较少用于 RA。对于多种药物治疗难以缓解时，或重症患者可酌情试用。主要不良反应有胃肠道反应、脱发、骨髓抑制、肝损害、出血性膀胱炎、性腺抑制等。

3.糖皮质激素

糖皮质激素能迅速减轻关节疼痛、肿胀，在关节炎急性发作或伴有心、肺、眼和神经系统等器官受累的重症患者，可给予短效激素，其剂量依病情严重程度而调整。小剂量糖皮质激素（每日泼尼松 10 mg 或等效其他激素）可缓解多数患者的症状，并作为 DMARD 起效前的"桥梁"用药或 NSAID 疗效不满意时的短期措施，必须纠正单用激素治疗 RA 的倾向，用激素时应同时服用 DMARD。激素治疗 RA 的原则是：不需用大剂量时则用小剂量；能短期使用者，不长期使用；并在治疗过程中，注意补充钙剂和维生素以防止骨质疏松。关节腔注射激素有利于减轻关节炎症状，改善关节功能。但 1 年内不宜超过 3 次。过多的关节腔穿刺除了并发感染外，还可发生类固醇晶体性关节炎。

4.生物制剂(biological agent)

生物制剂是近年来新研究的抗风湿病制剂。大量的动物实验和临床试验资料都显示，生物制剂可很好地控制 RA 和其他自身免疫病的症状，有改善病情的功效。生物制剂的出现是 RA 等风湿病发病机制的深入研究，以及免疫学、生物技术迅速发展的结果。生物制剂治疗的特点是选择性地针对免疫反应中的某一致病因素进行靶向治疗，而不产生全身性的免疫抑制作用。RA 的发病机制复杂，涉及一系列的免疫反应：抗原进入关节腔后，诱导巨噬细胞和树突状细胞等抗原呈递细胞(antigen-presenting cell，APC)释放细胞因子和趋化性细胞因子，并上调黏附分子在外周血免疫细胞和滑膜上皮细胞上的表达，招募炎症细胞向关节腔内聚集。抗原、MHC-Ⅱ分子和 T 细胞受体结合形成的三分子复合物(MHCⅡ-Ag-TcR)激活 T 细胞，加上黏附分子和协同刺激分子表达的上调，导致细胞因子的进一步释放。这些促炎症细胞因子刺激滑膜成纤维细胞、巨噬细胞、软骨细胞增生，又反过来产生基质金属蛋白酶，最终导致软骨和骨的降解。

生物制剂治疗即是针对上述在滑膜发生并导致关节损害的病理过程而进行的。按照作用部位的不同，目前已上市或尚在研制中的生物制剂主要有以下几类：①针对炎症细胞招募过程的生物制剂；②针对 T 细胞功能的生物制剂；③针对细胞因子的生物制剂；④针对滑膜细胞增生和功能的生物制剂。

（王宪斌）

第二节　系统性红斑狼疮

系统性红斑狼疮(systemic lupus erythematosus,SLE)是自身免疫介导的,以免疫性炎症为突出表现的弥散性结缔组织病。血清中出现以抗核抗体为代表的多种自身抗体和多系统受累是 SLE 的主要临床特征。SLE 临床表现复杂多样,多数呈隐匿起病,开始仅累及 1~2 个系统,表现为轻度的关节炎、皮疹、隐匿性肾炎、血小板减少性紫癜等,部分患者长期稳定在亚临床状态或轻型狼疮,部分患者可由轻型突然变为重症狼疮,更多的则由轻型逐渐出现多系统损害;也有一些患者起病时就累及多个系统,甚至表现为狼疮危象。SLE 的自然病程多表现为病情反复复发、加重与缓解交替。

一、病因

1.遗传因素

SLE 属多基因病,多个基因在某种条件(环境)下相互作用而改变了正常免疫耐受性而致病,基因与临床亚型及自身抗体有一定相关性。遗传与发病的相关性:①患者家族中本病患病率可高达 13%。②本病患病率在同一地区不同人种之间有明显差异。③同卵孪生子发病率 5~10 倍于异卵孪生子。④SLE 自身抗体易感基因在患者中的发生频率明显高于正常人。

2.内分泌因素

①育龄期女性患者比同龄男性患者高 9~15 倍。②妊娠可诱发 SLE。③SLE 患者体内雌激素水平增高,雄激素水平降低。

3.环境因素

可诱发发病的环境因素:①紫外线照射可导致患者发病或病情加重。②某些化学药品可使 DNA 甲基化程度降低,导致药物性狼疮,如普鲁卡因胺、磺胺嘧啶、肼屈嗪、异烟肼、卡托普利等。③在 SLE 患者体内发现有多种抗病毒抗体,因而病毒感染可能是 SLE 的诱发因素。

二、临床表现

(一)皮肤与关节表现

鼻梁和双颧颊部呈蝶形分布的红斑是 SLE 特征性的改变;SLE 的皮肤损害包括光敏感、脱发、手足掌面和甲周红斑、盘状红斑、结节性红斑、脂膜炎、网状青斑、雷诺现象等。SLE 常见口或鼻黏膜溃疡。对称性多关节疼痛、肿胀,通常不引起骨质破坏。发热、疲乏是 SLE 常见的全身症状。

(二)重要脏器累及的表现

1.狼疮肾炎(LN)

有 50%~70% 的 SLE 患者病程中会出现临床肾受累。肾活检显示几乎所有 SLE 均有肾的病理学改变。LN 对 SLE 预后影响甚大。肾衰竭是 SLE 的主要死亡原因之一。目前世界卫生组织(WHO)将 LN 病理分为 6 型:Ⅰ型为正常或微小病变;Ⅱ型为系膜增生性;Ⅲ型为局灶节段增生性;Ⅳ型为弥散增生性;Ⅴ型为膜性;Ⅵ型为肾小球硬化性。病理分型对于估计预后和指导治疗有积极的意义,通常Ⅰ型和Ⅱ型预后较好,Ⅳ型和Ⅵ型预后较差。肾的病理还可提供 LN 活动性的指标,如肾小球细胞增生性改变、纤维素样坏死、核碎裂、细胞性新月体、透明栓子、金属环、炎细胞浸润、肾小管间质的炎症等均提示 LN 活动;而肾小球硬化、纤维性新月体、肾小管萎缩和间质纤维化则是 LN 慢性指标。

2.神经精神狼疮

轻者仅有偏头痛、性格改变、记忆力减退或轻度认知障碍;重者可表现为脑血管意外、昏迷、癫痫持续状态等。在除外感染、药物等继发因素的情况下,结合影像学、脑脊液、脑电图等检查可诊断神经精神狼疮。以弥散性的高级皮质功能障碍为表现的神经精神狼疮,多与抗神经元抗体、抗核糖体 P 蛋白(Ribosomal P)抗体相关;有局灶性神经定位体征的神经精神狼疮,又可进一步分为 2 种情况:一种伴有抗磷脂抗体阳性;另一种常有全身血管炎表现和明显病情活动,在治疗上应有所侧重。横贯性脊髓炎在 SLE 不多见,表现为下肢瘫痪或无力伴有病理征阳性。脊髓的磁共振检查有助于明确诊断。

3.血液系统表现

贫血和(或)白细胞减少和(或)血小板减少常见。贫血可能为慢性病贫血或肾性贫血。短期内出现重度贫血常是自身免疫性溶血所致,多有网织红细胞计数升高,Coombs 试验阳性。SLE 可出现白细胞减少,但治疗 SLE 的细胞毒性药物也常引起白细胞减少,需要鉴别。血小板减少与血清中存在抗血小板抗体、抗磷脂抗体以及骨髓巨核细胞成熟障碍有关。部分患者在起病初期或疾病活动期伴有淋巴结肿大和(或)脾肿大。

4.心、肺部表现

SLE 常出现心包炎,表现为心包积液,但心包压塞少见。可有心肌炎、心律失常,重症 SLE 可伴有心功能不全,提示预后不良。可有冠状动脉受累,表现为心绞痛和心电图 ST-T 改变,甚至出现急性心肌梗死。除冠状动脉炎可能参与了发病外,长期使用糖皮质激素加速了动脉粥样硬化和抗磷脂抗体导致动脉血栓形成,可能是冠状动脉病变的另两个主要原因。肺方面常出现胸膜炎,如合并胸腔积液其性质多为渗出液。狼疮性肺炎的放射学特征是阴影分布较广、易变;SLE 所引起的肺间质性病变主要是处于急性和亚急性期的肺间质毛玻璃样改变和慢性肺间质纤维化,表现为活动后气促、干咳、低氧血症,肺功能检查常显示弥散功能下降。肺动脉高压和弥散性肺泡炎是 SLE 重症表现。

5.消化系统表现

SLE 可出现肠系膜血管炎、急性胰腺炎、蛋白丢失性肠炎、肝损害等,以及治疗药物对消化系统的不良反应。

6.其他表现

其他表现还包括眼部受累,如结膜炎、葡萄膜炎、眼底改变、视神经病变等。SLE 常伴有继发性干燥综合征,有外分泌腺受累,表现为口干、眼干,常有血清抗 SSB 抗体、抗 SSA 抗体阳性。

(三)免疫学异常

免疫学异常主要体现在抗核抗体谱(ANAs)方面。免疫荧光抗核抗体(IFANA)是 SLE 筛选检查的重要项目,对 SLE 的诊断敏感性为 95%,特异性为 65%。除 SLE 之外,其他结缔组织病的血清中也常存在 ANA,一些慢性感染和健康人群也可出现低滴度的 ANA。ANAs 包括一系列针对细胞核中抗原成分的自身抗体。其中,SLE 抗双链 DNA(dsDNA)抗体的特异性为 95%,敏感性为 70%,它与疾病活动性有关;抗 Sm 抗体的特异性高达 99%,但敏感性仅 25%,该抗体的存在与疾病活动性无明显关系;抗核小体抗体、抗核糖体 P 蛋白抗体、抗组蛋白、抗 U1RNP、抗 SSA 抗体和抗 SSB 抗体等也可出现于 SLE 的血清中。其他自身抗体还有与抗磷脂抗体综合征有关的抗磷脂抗体（包括抗心磷脂抗体、抗 β_2-GP1 抗体和狼疮抗凝物）；与溶血性贫血有关的抗红细胞抗体；与血小板减少有关的抗血小板抗体等。另外，SLE患者还常出现血清类风湿因子（RF）阳性、高 γ 球蛋白血症和低补体血症。SLE 的免疫病理学检查包括皮肤狼疮带试验，表现为皮肤的表、真皮交界处有免疫球蛋白 IgG 和补体沉积，对SLE 具有一定的特异性。LN 肾免疫荧光多呈现多种免疫球蛋白和补体成分沉积，称为"满堂亮"。

三、诊断与鉴别诊断

（一）诊断

1.早期不典型 SLE 的表现

原因不明的反复发热，抗感染退热治疗往往无效；多发和反复发作的关节痛和关节炎，往往持续多年而不产生畸形；持续性或反复发作的胸膜炎、心包炎；抗生素或抗结核治疗不能治愈的肺炎；不能用其他原因解释的皮疹、网状青紫、雷诺现象；肾疾病或持续不明原因的蛋白尿；血小板减少性紫癜或溶血性贫血；不明原因的肝炎；反复自然流产或深静脉血栓形成或脑卒中发作等。对这些可能为早期不典型 SLE 的表现，需要提高警惕，避免诊断和治疗的延误。

2.诊断标准

目前普遍采用美国风湿病学会 1997 年推荐的 SLE 分类标准。该分类标准的 11 项中，符合 4 项或 4 项以上者，在除外感染、肿瘤和其他结缔组织病后，可诊断 SLE。其敏感性和特异性分别为 95%和 85%。患者病情的初始或许不具备分类标准中的 4 条，随着病情的进展方出现其他项目的表现。11 条分类标准中，免疫学异常和高滴度抗核抗体更具有诊断意义。一旦患者免疫学异常，即使临床诊断不够条件，也应密切随访，以便尽早做出诊断和及时治疗。

3.SLE 病情活动性和病情轻重程度的评估

（1）活动性表现：各种 SLE 的临床症状，尤其是新近出现的症状，均可能提示疾病的活动。与 SLE 相关的多数实验室指标的出现或增高，也与疾病的活动有关。提示 SLE 活动的临床主要表现有：中枢神经系统受累（可表现为癫痫、精神病、器质性脑病、视觉异常、脑神经病变、狼疮性头痛、脑血管意外等，但需排除中枢神经系统感染），肾受累（包括管型尿、血尿、蛋白尿、白细胞尿），血管炎，关节炎，肌炎，发热，皮肤黏膜表现（如新发红斑、脱发、黏膜溃疡），胸膜炎，心包炎，低补体血症，抗 dsDNA 抗体滴度增高，血三系减少（需除外药物所致的骨髓抑制），红细胞沉降率（ESR）增快等。国际上通用的几个 SLE 活动性判断标准包括：英国狼疮评估小组（BILAG）、SLE 疾病活动指数（SLEDAI）、系统性狼疮活动程度检测（SLAM）等，其中以 BI-LAG 和 SLEDAI 最为常用。

（2）病情轻重程度的评估：轻型 SLE 指诊断明确或高度怀疑者，但临床稳定且无明显内脏损害。所有系统 BILAG 评分为 C 或 D 类，SLEDAI 积分<10 分。中度活动型狼疮是指有明显重要脏器累及且需要治疗的患者，BILAG 评分 B 类（≤2 系统），或 SLEDAI 积分 10～14分。重型 SLE 是指狼疮累及重要脏器，任何系统 BILAG 评分至少 1 个系统为 A 类和（或）>2 系统达到 B 类者，或 SLEDAI≥15 分。具体包括以下方面：①心：冠状动脉血管受累、Lib-man-Sacks 心内膜炎、心肌炎、心包压塞、恶性高血压；②肺：肺动脉高压、肺出血、肺炎、肺梗死、肺萎缩、肺间质纤维化；③消化系统：肠系膜血管炎、急性胰腺炎；④血液系统：溶血性贫血、粒细胞减少(白细胞计数$<1\times10^9/L$)、血小板减少($<50\times10^9/L$)、血栓性血小板减少性紫癜、动静脉血栓形成;⑤肾:肾小球肾炎持续不缓解、急进性肾小球肾炎、肾病综合征;⑥神经系统:抽搐、急性意识障碍、昏迷、脑卒中、横贯性脊髓炎、单神经炎/多神经炎、精神性发作、脱髓鞘综合征;⑦其他:包括皮肤血管炎,弥散性严重的皮损、溃疡、大疱,肌炎,非感染性高热有衰竭表现等。

狼疮危象是指急性的危及生命的重症 SLE,如急进性 LN、严重的中枢神经系统损害、严重的溶血性贫血、血小板减少性紫癜、粒细胞缺乏症、严重心损害、严重狼疮性肺炎或肺出血、严重狼疮性肝炎、严重的血管炎等。

(二)鉴别诊断

系统性红斑狼疮早期应与其症状相似或相同的风湿病、内科疾病相鉴别,以免误诊,如类风湿关节炎、混合性结缔组织病、系统性血管炎、系统性硬化症、风湿性多肌痛、纤维肌痛综合征、皮肤炎;还应与各类型肾疾病、部分血液系统疾病(如血小板减少性紫癜、淋巴瘤等)相鉴别。

四、治疗

目前还没有根治的药物,但恰当的治疗可以使大多数患者达到病情缓解。强调早期诊断和早期治疗,以避免或延缓不可逆的组织脏器的病理损害。SLE 是一种高度异质性的疾病,临床医师应根据病情的轻重程度,掌握好治疗的风险与效益之比。既要清楚药物的不良反应,又要明确药物给患者带来的生机。

1. 轻型 SLE 的治疗

患者症状轻微,仅表现光过敏、皮疹、关节炎或轻度浆膜炎,而无明显内脏损害。药物治疗包括:①非甾体抗感染药(NSAID):可用于控制关节炎。应注意消化道溃疡、出血、肾功能和肝功能等方面的不良反应。②抗疟药:可控制皮疹和减轻光敏感,常用氯喹 0.25 g,每日 1 次,或羟氯喹 0.2~0.4 g/d。主要不良反应是眼底病变,用药超过 6 个月者,应每半年检查眼底。有心动过缓或有传导阻滞者禁用抗疟药。③沙利度胺:对抗疟药不敏感的顽固性皮损可选择,常用量 50~100 mg/d,1 年内有生育意向的患者忌用。④可短期局部应用激素治疗皮疹,但面部应尽量避免使用强效激素类外用药,一旦使用,不应超过 1 周。⑤小剂量激素(泼尼松≤10 mg/d)有助于控制病情。⑥必要时可用硫唑嘌呤、甲氨蝶呤等免疫抑制剂。应注意轻型 SLE 可因感染、妊娠生育、环境变化等因素而加重,甚至进入狼疮危象。

2. 中度活动型 SLE 的治疗

个体化应用糖皮质激素治疗,通常泼尼松剂量为 0.5~1 mg/(kg·d)。联用其他免疫抑制剂:①甲氨蝶呤为二氢叶酸还原酶拮抗剂,通过抑制核酸的合成发挥细胞毒作用,剂量为 7.5~15 mg,每周 1 次。主要用于关节炎、肌炎、浆膜炎和皮肤损害为主的 SLE。其不良反应有胃肠道反应、口腔黏膜糜烂、肝功能损害、骨髓抑制,偶见甲氨蝶呤导致的肺炎肺纤维化;②硫唑嘌呤:为嘌呤类似物,可通过抑制 DNA 合成发挥淋巴细胞的细胞毒作用。用法 1~1.2 mg/(kg·d),常用剂量为 50~100 mg/d。不良反应包括骨髓抑制、胃肠道反应、肝功能损害等。少数对硫唑嘌呤极敏感者用药短期就可出现严重脱发和造血危象,引起严重粒细胞和血小板缺乏症,轻者停药后血常规多在 2~3 周恢复正常,严重者应停用,并按粒细胞缺乏或急性再生障碍性贫血处理。

3. 重型 SLE 的治疗

重型 SLE 的治疗分 2 个阶段,即诱导缓解和巩固治疗。诱导缓解的目的在于迅速控制病情,阻止或逆转内脏损害,力求疾病完全缓解,但应注意过分免疫抑制诱发的并发症,尤其是感染。常用药物如下。

(1)糖皮质激素:泼尼松 1 mg/kg,每日 1 次,病情稳定后 2 周或疗程 8 周内,开始以每 1~2 周减 10% 的速度缓慢减量,减至泼尼松 0.5 mg/(kg·d)后,减药速度按病情适应调慢;如果病情允许,泼尼松维持治疗的剂量尽量<10 mg。在减药过程中,如病情不稳定,可暂时维持原剂量不变或酌情增加剂量或加用免疫抑制剂联合治疗。可选用的免疫抑制剂如环磷酰胺、硫唑嘌呤、甲氨蝶呤等,联合应用以便更快地诱导病情缓解和巩固疗效,并避免长期使用较大剂量激素导致的严重不良反应。SLE 的激素疗程较慢,应注意保护下丘脑-垂体-肾上腺轴功能,避免使用对其影响较大的地塞米松等长效和超长效激素。激素的不良反应除感染外,还包括高血压、高血糖、高血脂、低钾血症、骨质疏松、无菌性骨坏死、白内障、体重增加、水钠潴留等。治疗开始应记录血压、血糖、血钾、血脂、骨密度、胸部 X 线片等作为评估基线,并定期随访。

(2)环磷酰胺:主要作用于 S 期的细胞周期非特异性烷化剂,通过影响 DNA 合成发挥细胞毒作用。其对体液免疫的抑制作用较强,能抑制 B 细胞增生和抗体生成,且抑制作用较持久,是治疗重症 SLE 的有效药物之一,尤其是在 LN 和血管炎的患者中,环磷酰胺与激素联合治疗能有效诱导疾病缓解,阻止和逆转病变的发展,改善远期预后。目前大多采用的标准环磷酰胺冲击疗法是 0.5~1.0g/m²,加入 0.9% 氯化钠注射液 250 mL 中静脉滴注,每 3~4 周 1 次。多数患者经 6~12 个月病情缓解,而在巩固治疗阶段,常需要环磷酰胺。由于对环磷酰胺的敏感性存在个体差异,年龄、病情、病程和体质使其对药物的耐受性有所区别,所以治疗时应根据患者的具体情况,掌握好剂量、冲击间隔期和疗程,既要达到疗效,又要避免不良反应。白细胞计数对指导环磷酰胺治疗有重要意义,治疗中应注意避免导致白细胞计数过低,一般要求白细胞计数低谷≥3.0×10⁹/L。环磷酰胺冲击治疗对白细胞影响有一定规律,1 次大剂量环磷酰胺进入体内,第 3 天左右白细胞计数开始下降,7~14 d 至低谷,之后白细胞计数逐渐上升,至 21 d 左右恢复正常。对于间隔期少于 3 周者,应更密切注意血常规监测。大剂量冲击前需查血常规。除白细胞减少和诱发感染外,环磷酰胺冲击治疗的不良反应包括性腺抑制(尤其是女性的卵巢衰竭)、胃肠道反应、脱发、肝功能损害,少见远期致癌作用(主要是淋巴瘤等血液系统肿瘤)、出血性膀胱炎、膀胱纤维化和长期口服而导致的膀胱癌。

(3)吗替麦考酚酯(MMF):为次黄嘌呤单核苷酸脱氢酶抑制剂,可抑制嘌呤从头合成途径,从而抑制淋巴细胞活化。治疗 LN 有效,能够有效控制Ⅳ型 LN 活动;其不良反应总体低于环磷酰胺,但尚不能替代环磷酰胺。其常用剂量为 1~2 g/d,分 2 次口服。

(4)环孢素:可特异性抑制 T 细胞产生白介素(IL)-2,发挥选择性的细胞免疫抑制作用,是一种非细胞毒免疫抑制剂。对 LN(特别是 V 型 LN)有效,剂量为 3~5 mg/(kg·d),分 2 次口服。用药期间注意肝、肾功能及高血压、高尿酸血症、高血钾等,有条件者应测血药浓度,调整剂量,血肌酐较用药前升高 30%,需要减药或停药。环孢素对 LN 的总体疗效不如环磷酰胺冲击疗法,对血液系统累及的治疗有优势。

4. 狼疮危象的治疗

治疗目的在于挽救生命、保护受累脏器、防止后遗症。通常需要大剂量甲泼尼龙冲击治疗,针对受累脏器的对症治疗和支持治疗,以帮助患者度过危象。后继的治疗可按照重型 SLE 的原则,继续诱导缓解和维持巩固治疗。大剂量甲泼尼龙冲击治疗通常是指:甲泼尼龙 500～1 000 mg,每天 1 次,加入 5％葡萄糖注射液 250 mL,缓慢静脉滴注 1～2 h,连续 3 d 为 1 个疗程,疗程间隔期 5～30 d,间隔期和冲击后需给予泼尼松 0.5～1 mg/(kg·d),疗程和间隔期长短视具体病情而定。甲泼尼龙冲击疗法对狼疮危象常具有"立竿见影"的效果,疗程多少和间隔期长短应视病情而异。甲泼尼龙冲击疗法只能解决急性期的症状,疗效不能持久,必须与其他免疫抑制剂,如环磷酰胺冲击疗法配合使用,否则病情容易反复。需强调的是,在大剂量冲击治疗前、治疗中、治疗后应密切观察有无感染发生。

(1)急进性肾小球肾炎:表现为急性进行性少尿、水肿、蛋白尿或血尿、低蛋白血症、贫血、肾功能进行性下降、血压增高、高血钾、代谢性酸中毒等。B 超肾体积常增大,肾病理往往呈新月体肾炎。治疗包括纠正水电解质、酸碱平衡紊乱、低蛋白血症,防治感染,纠正高血压、心力衰竭等并发症,保护重要脏器,必要时需要透析支持治疗。在评估 SLE 活动性和全身情况及有无治疗反应指征的同时,应抓住时机行肾穿刺,判断病理类型和急慢性指标,制订治疗方案。对明显活动、非肾纤维化或硬化等不可逆病变为主的患者,应积极使用激素[泼尼松≥1 mg/(kg·d)],或使用大剂量甲泼尼龙冲击疗法,同时用环磷酰胺冲击治疗。

(2)神经精神狼疮:必须除外化脓性脑膜炎、结核性脑膜炎、隐球菌性脑膜炎、病毒性脑膜炎等中枢神经系统感染。弥散性神经精神狼疮在控制 SLE 的基础药物上强调对症治疗,包括抗精神病药物;癫痫大发作或癫痫持续状态时需积极抗癫痫治疗,注意加强护理。抗心磷脂抗体相关神经精神狼疮,应加用抗凝、抗血小板聚集药物。有全身血管炎表现的明显活动证据,应用大剂量甲泼尼龙冲击治疗。中枢狼疮包括横贯性脊髓炎在内,可试用地塞米松 10 mg 或联用甲氨蝶呤 10 mg 鞘内注射,每周 1～2 次。

5.其他治疗

国内有临床试验提示来氟米特对增生性 LN 有效;国内外的研究进展提示利妥昔单抗(抗 CD20 单克隆抗体)对部分难治性重症 SLE 有效,并可望成为新的 SLE 诱导缓解药物;血浆置换、自体干细胞移植不宜列入 SLE 诊疗常规,应视患者具体情况选择应用。

(王宪斌)

第三节 干燥综合征

干燥综合征(Sjogren syndrome,SS)是一种以口干、眼干为主要临床症状,伴有多种自身抗体的产生和高丙种球蛋白血症,以侵犯外分泌腺体尤以唾液腺与泪腺为主要病理改变的慢性自身免疫性疾病。由于其免疫性炎症反应主要表现在外分泌腺体的上皮细胞,故又名自身免疫性外分泌腺体上皮细胞炎或自身免疫性外分泌病。临床除有涎腺和泪腺受损功能下降而出现口干、眼干外,尚有其他外分泌腺及腺体外其他器官受累而出现多系统损害的症状。

SS 属全球性疾病,依据不同的诊断标准,在我国人群的患病率为 0.29％～0.77％,在老年人群中患病率为 3％～4％。本病女性多见,男、女性之比为 1：(9～20)。发病年龄多在 40～50 岁,也见于儿童。本病分为原发性和继发性两类,前者指不具另一诊断明确的结缔组织病(connective tissue disease,CTD)的 SS;后者是指发生于另一诊断明确的结缔组织病如系统性红斑狼疮(SLE)、类风湿关节炎(RA)等的 SS。本节主要叙述原发性干燥综合征。

一、病因

SS 的病因目前还不明确,可能与遗传、感染和性激素水平有关。SS 的发病机制是在遗传、感染和性激素等多种因素综合作用下,机体细胞及体液免疫功能异常,B 淋巴细胞高度反应性增生产生大量细胞因子、免疫球蛋白及多种自身抗体(如 ANA、RF 等),导致局部组织炎症损伤。各器官的共同病理为周围淋巴细胞与浆细胞为主的慢性炎性细胞浸润,除泪腺及唾液腺受损外,其他外分泌腺均可受累。

二、临床表现

(一)症状和体征

本病起病多隐匿,大多数患者很难说出明确起病时间。临床表现多样,病情轻重差异较大。

1.口干燥症

因涎腺病变,使唾液黏蛋白缺少而引起下述常见症状。

(1)口干:有 70%～80% 的患者诉有口干,但不一定都是首症或主诉,严重者因口腔黏膜、牙齿和舌发黏以致在讲话时需频频饮水,进固体食物时必需伴水或流食送下,有时夜间需起床饮水等。

(2)猖獗性龋齿:约 50% 的患者出现多个难以控制发展的龋齿,表现为牙齿逐渐变黑,继而小片脱落,最终只留残根,是本病的特征之一。

(3)成人腮腺炎:50% 患者表现有间歇性交替性腮腺肿痛,累及单侧或双侧。大部分在 10 d 左右可以自行消退,但有时持续性肿大。少数有颌下腺肿大,舌下腺肿大较少。有的伴有发热。对部分有腮腺持续性肿大者,应警惕有恶性淋巴瘤的可能。

(4)舌部表现为舌痛,舌面干、裂,舌乳头萎缩而光滑。

(5)口腔黏膜出现溃疡或继发感染。

2.眼干燥症

干燥性角结膜炎,因泪腺分泌的黏蛋白减少而出现眼干涩、异物感、泪少等症状,严重者痛哭无泪。部分患者有眼睑缘反复化脓性感染、结膜炎、角膜炎等。

3.其他症状

其他症状如鼻、硬腭、气管及其分支、消化道黏膜、阴道黏膜的外分泌腺体均可受累,使其分泌较少而出现相应症状。除口眼干燥表现外,患者还可出现全身症状如乏力、低热等。约有 2/3 的患者出现系统损害。如皮肤病变的过敏性紫癜样皮疹、结节红斑、雷诺现象等;关节痛较为常见,小部分表现有关节肿胀但多不严重且呈一过性;肌炎、肾损害、肺间质性病变、消化系统病变、肝损害、血液系统病变和累及神经系统也经常见到。

(二)实验室检查

多数患者可有轻度正细胞性贫血,白细胞减少和(或)血小板减少;60%～70% 患者血沉增快;各种免疫球蛋白水平均升高,以 IgG 增高为主;测定淋巴细胞转化率明显降低;约 45.7% 的患者有抗核抗体滴度升高(>1∶20),抗 SSA、抗 SSB 的阳性率分别为 70% 和 40%,5%～

10％出现抗 RNP 抗体和抗着丝点抗体,20％出现抗心磷脂抗体,约有 43％的患者类风湿因子阳性,多数患者滴度异常增高。抗 SSA 及抗 SSB 抗体对本病诊断有重要价值,前者对本病的敏感性高,后者则特异性较强。90％以上的患者有高丙种球蛋白血症。大多数诊断中心将唇腺活检作为诊断 SS 的一种重要客观依据且以灶数判断病情轻重。

(三)X 线检查

腮腺造影可显示出主导管不规则扩张和狭窄,边缘不整齐,分支导管亦有不同程度的扩张,3～4 级小腺管数目明显减少或消失。严重者显示腮腺体实质破坏,碘油潴留,腺泡呈点状、小球状或棉团样扩张。胸部摄片或 CT 检查显示肺部改变多种多样,有广泛网状、结节状或斑片状浸润病灶,以肺底部为著,肺门淋巴结肿大,有时可合并肺炎、胸膜炎或肺不张等。骨骼摄片显示四肢小关节改变为骨质疏松。

三、诊断与鉴别诊断

(一)诊断

本病起病隐匿,不易早期诊断。诊断主要靠病史,对任何有口腔干燥、眼干燥、长期低热者应考虑到 SS 的可能,中年女性如出现猖獗齿、反复腮腺肿大、眼睑反复化脓性感染、眼眦有脓性分泌物、非感染性器官损害、原因不明的肾小管酸中毒、慢性胰腺炎、高丙种球蛋白血症,应高度怀疑本病,并进行自身抗体检查、眼及口腔有关的检查,有助于早期诊断。目前公认的诊断标准是 2002 年干燥综合征国际分类(诊断)标准。

(二)鉴别诊断

1.系统性红斑狼疮(SLE)

虽然本病与 SS 的共同之处是两者均为自身免疫性风湿病,抗核抗体、抗 RNP 抗体、抗 SSA 抗体和抗 SSB 抗体阳性,但通过检查抗 dsDNA 抗体、抗 Sm 抗体及临床表现不难鉴别。且 SS 多出现在中老年妇女,发热,尤其是高热的不多见,无蝶形颊疹,口眼干明显,肾小管酸中毒为其常见而主要的肾损害,高球蛋白血症明显,低补体血症少见,预后良好。应注意 60％的患者两病重叠。

2.类风湿关节炎(RA)

两病的共同特点是均可出现类风湿因子阳性。RA 的关节病变是一种侵蚀性关节炎;SS 的关节炎症状远不如 RA 明显和严重,极少有关节骨破坏、畸形和功能受限。RA 者很少出现抗 SSA 和抗 SSB 抗体。与 SS 鉴别较易,但应注意有 60％～70％类风湿关节炎患者与 SS 重叠。

3.非自身免疫病的口干

非自身免疫病的口干如老年性腺体功能下降、糖尿病或药物等原因引起的口干,则有赖于病史及各个病的自身特点以鉴别。

四、治疗

目前,对原发性干燥综合征(pSS)的治疗目的主要是缓解患者症状,阻止疾病的发展和延长患者的生存期,尚无可以根治疾病的方法。

对 pSS 的理想治疗不但是要缓解患者口、眼干燥的症状,更重要的是终止或抑制患者体内发生的异常免疫反应,保护患者脏器功能,并减少淋巴瘤的发生。pSS 的治疗包括 3 个层次:一是对涎液和泪液的替代治疗以改善症状;二是增强 pSS 外腺的残余功能,刺激涎液和泪液分泌;三是系统用药改变 pSS 的免疫病理过程,最终保护患者的外分泌腺体和脏器功能。

1. 对症治疗

(1)口干燥症:减轻口干较为困难,人工涎液的效果很不理想,实用的措施是保持口腔清洁,勤漱口,减少龋齿和口腔继发感染的可能,并且停止吸烟、饮酒及避免服用引起口干的药物如阿托品等。人工涎液有多种制剂,含羧甲基纤维素、黏蛋白(mucin)、聚丙烯酸(polyacrylic acid)、黄原胶(xanthan)或亚麻子多糖(linseed polysaccharide)等成分。人工涎液作用时间短,口感差,但保湿凝胶(oralbalance)是胶状物,作用时间较长,一般是在夜间使用。另外,患者还可以使用含氟的漱口液漱口,以减少龋齿的发生。

(2)干燥性角膜炎:予人工泪液滴眼可以减轻眼干症状,预防角膜损伤,减少眼部并发症。人工泪液,有多种非处方制剂,黏度不同,有的含有透明质酸。应鼓励患者根据自己的情况使用,最大限度地缓解症状。另外,在夜间,患者还可以使用含甲基纤维素的润滑眼膏,以保护角、结膜。国外有人以自体血清处理后滴眼。含有皮质激素的眼药水对眼干疗效不佳且能引起角结膜上皮细胞的变性和穿孔,故不宜应用。某些药物如利尿剂、抗高血压药、雷公藤制剂可以加重口、眼干燥,应尽量避免使用。

(3)肾小管酸中毒合并低钾血症:钾盐的代替疗法用于肾小管酸中毒合并有低钾血症者,有低血钾性瘫痪才宜静脉补充氯化钾,缓解期可口服枸橼酸钾或缓释钾片,大部分患者需终身服用。多数患者低血钾纠正后尚可正常生活和工作。

(4)肌肉、关节痛:可用非甾体抗感染药,如布洛芬、吲哚美辛等治疗,由于侵蚀性关节病变罕见,所以没有必要常规使用改善病情的抗风湿药,但羟氯喹 6～7 mg/(kg·d),每天最大剂量≤400 mg,可用于缓解 pSS 患者的疲劳、关节痛和肌痛等症状,在少见的情况下,可能需要短程使用小剂量糖皮质激素(如泼尼松 5～10 mg/d)以缓解关节剧痛等症状。

2. 改善外分泌腺体功能的治疗

当使用涎液或泪液替代治疗效果不满意时,可使用毒蕈碱性受体(muscarinic receptor)激动剂刺激外分泌腺分泌。目前常用的药物有毛果芸香碱(匹罗卡品,pilocarpine)和 cevimeline(西维美林)。毛果芸香碱是乙酰胆碱类似物,可刺激胆碱能受体,对 M₃ 受体作用较强。毛果芸香碱 5 mg,每日 3 次(每日剂量 10～20 mg)可以增加涎液流率。不良反应包括出汗、频繁排尿、肠激惹,对消化道溃疡、哮喘和闭角性青光眼的患者禁用。在临床使用的剂量范围内,患者的不良反应并不多,耐受性良好。Cevimeline 较毛果芸香碱更特异地作用于外分泌腺体中的 M3 受体。Cevimeline 20～30 mg,每日 3 次,治疗 SS 的口、眼干燥症效果良好,不良反应与毛果芸香碱相似。此外,环戊硫酮片(正瑞)、溴己新片(必嗽平)和盐酸氨溴索片(沐舒坦)等也可以增加外分泌腺的分泌功能。

3. 免疫抑制和免疫调节治疗

系统损害者,应根据受损器官及严重程度进行相应治疗。对于有重要脏器受累的患者,应使用糖皮质激素治疗,对于病情进展迅速者可合用免疫抑制剂如环磷酰胺、硫唑嘌呤等。出现恶性淋巴瘤者宜积极、及时地进行联合化疗。pSS 早期以 B 细胞增生为主,因此高免疫球蛋白血症是 pSS 免疫学异常的一个重要特点。pSS 中高免疫球蛋白血症常提示疾病可能处在活动进展期,所以很多医师认为对于高免疫球蛋白血症,而无系统损伤的患者同样应给予全身积极的免疫抑制治疗,包括糖皮质激素和免疫抑制剂,以免疾病进展出现系统受损。但是血清免疫球蛋白达到什么样的水平才给予治疗无法达成一致。

(1)糖皮质激素:对合并有神经系统损害、肾小球肾炎、肺间质性病变、肝损害、血细胞减少尤其是血小板减少、肌炎等,要给予糖皮质激素治疗。糖皮质激素的剂量应根据病情轻重决定,与其他结缔组织病治疗用法相同。肾小管酸中毒的患者主要应用替代疗法,但如果是新发病例,或者肾病理显示为小管及其周围以炎性病变为主的,也可以考虑激素疗法或加免疫抑制剂的治疗,以泼尼松为例,剂量 $0.5 \sim 1$ mg/(kg·d)。

(2)羟氯喹:羟氯喹 $200 \sim 400$ mg/d[$6 \sim 7$ mg/(kg·d)],可以降低 SS 患者免疫球蛋白水平;在一些研究中也可以改善涎腺功能。根据目前的临床资料,当患者除口眼干的症状外,还出现关节肌肉疼痛、乏力及低热等全身症状时,羟氯喹是一个合理的治疗选择。

(3)其他免疫抑制剂和免疫调节剂:对合并有重要脏器损害者,宜在应用糖皮质激素的同时加用免疫抑制剂。常用的免疫抑制剂包括甲氨蝶呤 $0.2 \sim 0.3$ mg/(kg·w)、硫唑嘌呤 $1 \sim 2$ mg/(kg·d)、环孢素 $2.5 \sim 5$ mg/(kg·d)、环磷酰胺 $1 \sim 2$ mg/(kg·d)或 $0.5 \sim 1$ g/m²,其中环磷酰胺最常用。对于出现神经系统受累或血小板减少的患者,可给予大剂量静脉注射用人免疫球蛋白(IVIG)0.4 g/(kg·d),连用 $3 \sim 5$ d,需要时可以重复使用。如果出现由 pSS 导致的中枢神经系统病变,应采用大剂量糖皮质激素静脉冲击治疗,同时应用环磷酰胺。对于合并原发性胆汁性肝硬化的患者应使用熊去氧胆酸治疗。除上述治疗外,局部用环孢素乳化剂滴眼和口腔含服小剂量干扰素,口干和眼干症状均有缓解,而没有出现明显的不良反应,目前国内尚未得到应用,需要进一步研究。

4.生物制剂

自身反应性 B 细胞的异常激活是 SS 发病的重要因素之一。目前,有越来越多的临床试验表明,使用抗 CD20 和抗 CD22 抗体进行 B 细胞清除治疗可改善 SS 病情。

利妥昔单抗(rituximab,美罗华,抗 CD20 单克隆抗体)最早被用于 B 细胞淋巴瘤的治疗,后在自身免疫病的治疗中也取得了一定疗效。它对 pSS 常规治疗效果不佳的患者,且有严重的关节炎、严重的血细胞减少、周围神经病变及相关的淋巴瘤均有较好的疗效。研究报道,利妥昔单抗每周 1 次治疗 SS 患者,12 周后患者主观症状显著缓解,涎腺有残余功能的患者涎液流率也有明显增加。SS 患者使用利妥昔单抗发生血清病样不良反应的概率较高,同时使用较大剂量的糖皮质激素有可能减少这种不良反应的发生。利妥昔单抗能否最终改变 SS 病程,消除 SS 外分泌腺体中的异常免疫反应,还需要更长时间、更大样本的观察。根据 SS 发病机制有针对性地采用新的生物制剂、免疫治疗及基因治疗,将为 SS 的治疗带来希望。

(王宪斌)

第四节　强直性脊柱炎

强直性脊柱炎(ankylosing spondylitis,AS)是一种慢性炎症性疾病,主要侵犯骶髂关节、脊柱骨突、脊柱旁软组织及外周关节,并可伴发关节外表现;严重者可发生脊柱畸形和强直。本病男、女性之比为(2~3):1,女性发病较缓慢及病情较轻。发病年龄通常在 13~31 岁,高峰在 20~30 岁,40 岁以后及 8 岁以前发病者少见。

一、病因

AS 的病因未明。从流行病学调查发现,遗传和环境因素在本病的发病中发挥作用。已证实,AS 的发病和 HLA-B27(下称 B27)密切相关,并有明显家族聚集倾向。健康人群的 B27 阳性率因种族和地区不同差别很大,如欧洲的白种人为 4%～13%、我国为 2%～7%,可是 AS 患者的 B27 的阳性率在我国患者高达 90%左右。

AS 的病理性标志和早期表现之一为骶髂关节炎。脊柱受累到晚期的典型表现为"竹节样"改变。外周关节的滑膜炎在组织学上与类风湿关节炎难以区别。肌腱末端炎为本病的特征之一。

二、临床表现

本病发病隐袭。患者逐渐出现腰背部或骶髂部疼痛和(或)晨僵,半夜痛醒,翻身困难,晨起或久坐后起立时腰部晨僵明显,但活动后减轻。有的患者感臀部钝痛或骶髂部剧痛,偶尔向周边放射。咳嗽、打喷嚏、突然扭动腰部疼痛可加重。疾病早期臀部疼痛多在一侧呈间断性或交替性,数月后疼痛多在双侧呈持续性。多数患者随病情进展由腰椎向胸颈部脊椎发展,则出现相应部位疼痛、活动受限或脊柱畸形。

24%～75%的 AS 患者在病初或病程中出现髋关节和外周关节病变,其中膝、踝和肩关节居多,肘及手和足小关节偶有受累。外周关节病变多为非对称性、常只累及少数关节或单关节,其中累及下肢大关节的关节炎为本病外周关节炎的特征之一。髋关节和膝关节以及其他关节的关节炎或关节痛多出现在发病早期,较少或几乎不引起关节破坏和残疾。髋关节受累在 38%～66%不等,表现为局部疼痛,活动受限,屈曲挛缩及关节强直,其中大多数为双侧,而且 94%的髋部症状起于发病后头 5 年内。发病年龄较小,且以外周关节起病者易发生髋关节病变。1/4 的患者在病程中发生眼葡萄膜炎,单侧或双侧交替,可反复发作甚至可致视力障碍。本病的全身表现轻微,少数重症者有发热、疲倦、消瘦、贫血或其他器官受累。跖底筋膜炎、跟腱炎和其他部位的肌腱末端炎在本病常见。神经系统症状来自压迫性脊神经炎或坐骨神经痛、椎骨骨折或不全脱位以及马尾综合征,后者可引起阳痿、夜间尿失禁、膀胱和直肠感觉迟钝、踝反射消失。极少数患者出现肺上叶纤维化。有时伴有空洞形成而被误认为结核,也可因并发真菌感染而使病情加剧。主动脉瓣闭锁不全及传导障碍见于 3.5%～10%的患者。AS 可并发 IgA 肾病和淀粉样变性。

(一)影像学检查

X 线片变化具有确定诊断意义。AS 最早的变化发生在骶髂关节,X 线片显示软骨下骨板模糊,骨质糜烂,关节间隙模糊,骨密度增高及关节融合。通常按 X 线片骶髂关节炎的病变程度分为 5 级:0 级为正常,Ⅰ级可疑,Ⅱ级有轻度骶髂关节炎,Ⅲ级有中度关节炎,Ⅳ级为关节融合强直。脊柱的 X 线片表现有椎体骨质疏松和方形变,椎小关节模糊,椎旁韧带钙化以及骨桥形成。晚期广泛而严重的骨化性骨桥表现称为"竹节样脊柱"。耻骨联合、坐骨结节和肌腱附着点(如跟骨)的骨质糜烂,伴邻近骨质的反应性硬化及绒毛状改变,可出现新骨形成。对于临床早期或可疑病例,可采用磁共振成像(MRI)检查。

(二)实验室检查

活动期患者可见血沉增快、C-反应蛋白水平增高及轻度贫血。类风湿因子阴性和免疫球蛋白水平轻度升高。虽然 AS 患者 HLA-B27 阳性率达 90％左右,但无诊断特异性,因为健康人也有 HLA-B27 阳性。HLA-B27 阴性患者只要临床表现和影像学检查符合诊断标准,也不能排除 AS 的可能。

三、诊断与鉴别诊断

(一)诊断

国内外沿用的 AS 诊断标准主要为 1966 年纽约标准和 1984 年修订的纽约标准。近年来较多用 1984 年修订的纽约标准。对一些暂时不符合上述标准者,可参考有关脊柱关节病的诊断标准,主要包括 Amor、欧洲脊柱关节病研究组(ESSG)和 2009 年国际 AS 评估工作组(ASAS)推荐的中轴型脊柱关节病的分类标准。

1.1984 年修订的 AS 纽约标准

(1)下腰背痛的病程至少持续 3 个月,疼痛随活动改善,但休息不减轻。

(2)椎体在前后和侧屈方向活动受限。

(3)胸廓扩展范围小于同年龄和性别的正常值。

(4)双侧骶髂关节炎Ⅱ～Ⅳ级,或单侧骶髂关节炎Ⅲ～Ⅳ级。如果患者具备(4)并分别附加(1)～(3)条中的任何 1 条即可确诊为 AS。

2.欧洲脊柱关节病诊断标准

炎性脊柱痛或非对称性以下肢关节为主的滑膜炎,并附加以下项目中的任何 1 项。

(1)阳性家族史。

(2)银屑病。

(3)炎性肠病。

(4)关节炎前 1 个月内的尿道炎、宫颈炎或急性腹泻。

(5)双侧臀部交替疼痛。

(6)肌腱末端病。

(7)骶髂关节炎。符合者可列入此类进行诊断和治疗,并随访观察。

3.2009 年 AS 标准专家组推荐的中轴型脊柱关节病的分类标准

起病年龄＜45 岁和腰背痛≥3 个月的患者,加上符合下述其中 1 种标准:①影像学提示骶髂关节炎加上≥1 个下述的 SpA 特征;②HLA-B27 阳性加上≥2 个下述的其他 SpA 特征。其中影像学提示骶髂关节炎指的是:①MRI 提示骶髂关节活动性(急性)炎症,高度提示与SpA 相关的骶髂关节炎;或②明确的骶髂关节炎影像学改变(根据 1984 年修订的纽约标准)。

4.SpA 特征

(1)炎性背痛。

(2)关节炎。

(3)起止点炎(跟腱)。

(4)眼葡萄膜炎。

(5)指(趾)炎。

(6)银屑病。

(7)克罗恩病/溃疡性结肠炎。

(8)对 NSAID 反应良好。

(9)SpA 家族史。

(10)HLA-B27 阳性。

(11)CRP 升高。

(二)鉴别诊断

1.椎间盘突出症

椎间盘突出症是引起腰背痛的常见原因之一。本病限于脊柱,无疲劳感、消瘦、发热等全身表现,多为急性发病,多只限于腰部疼痛,活动后加重,休息缓解;站立时常有侧屈。触诊在脊柱骨突有 1～2 个触痛扳机点,所有实验室检查包括血沉均正常。它和 AS 的主要区别可通过 CT、MRI 或椎管造影检查得到确诊。腰部 X 线椎间隙狭窄或前窄后宽或前后等宽;椎体缘后上或下角唇样增生或有游离小骨块,CT 可证实。

2.弥散性特发性骨肥厚(DISH)综合征

本病发病多在 50 岁以上男性,患者也有脊椎痛、僵硬感以及逐渐加重的脊柱运动受限。其临床表现和 X 线片所见常与 AS 相似。但是,本病 X 线片可见韧带钙化,常累及颈椎和低位胸椎,经常可见连接至少 4 节椎体前外侧的流注形钙化与骨化,而骶髂关节和脊椎骨突关节无侵蚀,晨起僵硬感不加重,血沉正常及 HLA-B27 阴性。

3.髂骨致密性骨炎

本病多见于中、青年女性,尤其是有多次怀孕、分娩史或从事长期站立职业的女性。其主要表现为慢性腰骶部疼痛,劳累后加重,有自限性。临床检查除腰部肌肉紧张外无其他异常。诊断主要依靠 X 线前后位平片,其典型表现为在髂骨沿骶髂关节之中下 2/3 部位有明显的骨硬化区,呈三角形者尖端向上,密度均匀,不侵犯骶髂关节面,无关节狭窄或糜烂,界限清楚,骶骨侧骨质及关节间隙正常,故不同于 AS。

4.其他

AS 是脊柱关节病的原型,在诊断时必须与骶髂关节炎相关的其他脊柱关节病如银屑病关节炎、肠病性关节炎或莱特尔综合征(Reiter Syndrome)等相鉴别。此外,脊柱骨关节炎、类风湿关节炎(RA)和结核累及骶髂关节或脊柱时,需进一步根据相关的其他临床特征加以鉴别。

四、治疗

治疗目标:①缓解症状和体征。消除或尽可能最大程度地减轻症状,如背痛、晨僵和疲劳。②恢复功能。最大程度地恢复患者身体功能,如脊柱活动度、社会活动能力和工作能力。③防止关节损伤。要防止累及髋、肩、中轴和外周关节的新骨形成、骨质破坏、骨性强直和脊柱变形。④提高患者生活质量。包括社会经济学因素、工作、病退、退休等。⑤防止脊柱疾病的并发症。防止脊柱骨折、屈曲性挛缩,特别是颈椎。治疗原则:AS 尚无根治方法。但是患者如能及时诊断及合理治疗,可以达到控制症状并改善预后的目的。应通过非药物、药物和手术等综合治疗,缓解疼痛和发僵,控制或减轻炎症,保持良好的姿势,防止脊柱或关节变形,以及必要时矫正畸形关节,以达到改善和提高患者生活质量的目的。

1.非甾体抗感染药(NSAID)

本类药物可迅速改善患者腰背部疼痛和晨僵,减轻关节肿胀和疼痛及增加活动范围,无论早期或晚期 AS 患者的症状治疗都是首选的。抗感染药种类繁多,但对 AS 的疗效大致相当。

NSAID 不良反应中较多见的是胃肠不适,少数可引起溃疡;其他较少见的有心血管疾病如高血压等,可伴头痛、头晕、肝肾损伤、血细胞减少、水肿及过敏反应等。医师应针对每例患者的具体情况选用一种抗感染药物。同时使用 2 种或 2 种以上的抗感染药不仅不会增加疗效,反而会增加药物不良反应,甚至带来严重后果。不管使用何种非甾体抗感染药,为了不仅达到改善症状的目的,同时希望延缓或控制病情进展,通常建议较长时间持续在相应药物的治疗剂量下使用。要评估某个特定非甾体抗感染药是否有效,应持续规则使用同样剂量至少 2 周。如一种药物治疗 2~4 周疗效不明显,应改用其他不同类别的抗感染药。在用药过程中应始终注意监测药物不良反应并及时调整。

2.生物制剂

抗肿瘤坏死因子-α 拮抗剂包括依那西普(Etanercept)、英利西单抗(Infliximab)、阿达木单抗(Adalimumab)。这些药物治疗 AS 已经经过多项随机双盲安慰剂对照试验研究评估,总有效率达 50%~75%。

抗肿瘤坏死因子-α 拮抗剂治疗 6~12 周有效者建议可继续使用。应用一种抗肿瘤坏死因子-α 拮抗剂疗效不满意或不能耐受的患者可能对另一种制剂有较好的疗效。研究提示,疗效反应好的患者可持续至少 2 年疗效。使用抗肿瘤坏死因子-α 拮抗剂也可以减少葡萄膜炎的复发频率,抑制骨损害。下列情况应选用抗肿瘤坏死因子-α 拮抗剂治疗:①已应用非甾体抗感染药治疗,但仍有中重度的活动性脊柱病变;②尽管使用非甾体抗感染药和一种其他病情控制药,仍有中重度的活动性外周关节炎。治疗 AS 最常用的生物制剂为依那西普,其特点是安全、有效,患者依从性好。

3.柳氮磺吡啶

本品可改善 AS 的关节疼痛、肿胀和发僵,并可降低血清 IgA 水平及其他实验室活动性指标,特别适用于改善 AS 患者的外周关节炎。至今,本品对 AS 的中轴关节病变的治疗作用及改善疾病预后的作用均缺乏证据。通常推荐用量为每日 2.0 g,分 2~3 次口服。剂量增至 3.0 g/d,疗效虽可增加,但不良反应也明显增多。

本品起效较慢,通常在用药后 4~6 周。为了增加患者的耐受性,一般以 0.25 g,每日 3 次开始,以后每周递增 0.25 g,直至 1.0 g,每日 2 次。或根据病情或根据患者对治疗的反应调整剂量和疗程,维持 1~3 年。本品的不良反应包括消化系统症状、皮疹、血细胞减少、头痛、头晕以及男性精子减少及形态异常。

为了弥补柳氮磺吡啶起效较慢及抗感染作用欠强的缺点,通常选用一种起效快的抗感染药与其并用。男性难治性 AS 患者可应用沙利度胺治疗,临床症状和血沉及 C-反应蛋白可获明显改善;初始剂量 50 mg/d,每 10 d 递增 50 mg,至 200 mg/d 维持,国外有用 300 mg/d 维持;用量不足则疗效不佳,停药后症状易迅速复发。沙利度胺的不良反应有嗜睡、口渴、血细胞计数下降、转氨酶水平增高、镜下血尿及指端麻刺感等。因此,对选用沙利度胺治疗者应严密观察,在用药初期应每周查血常规和尿常规,每 2~4 周查肝肾功能;对长期用药者应定期做神经系统检查,以便及时发现可能出现的外周神经炎。对上述治疗缺乏疗效,AS 外周关节受累者,可使用甲氨蝶呤,但其对中轴关节病变的疗效还需进一步研究和评估。

(胡亮亮)

第五节　成人斯蒂尔病

　　成人斯蒂尔病是一组病因和发病机制不明,临床以发热、关节痛和(或)关节炎、皮疹为主要表现,伴有肌痛、肝脾及淋巴结肿大、白细胞增多的综合征,严重者可伴系统损害。1971 年以前本病被称为变应性亚败血症、超敏性亚败血症等,直到 1987 年国际上才将其作为一种独立的疾病,命名为成人斯蒂尔病。本病发病年龄为 14～83 岁,好发于青壮年(16～35 岁),男、女性患病率基本相等,或以女性居多,女、男性比例为(1～2)∶1,病程为 2 个月到 14 年,无民族及地区聚集性。

一、病因

　　(1)本病病因未明,一般认为与感染、遗传和免疫遗传有关。

　　(2)本病发病机制并不完全清楚,可能是由于易感个体对某些外来抗原,如病毒或细菌感染的过度免疫反应,造成机体细胞和体液免疫调节异常,从而引发发热、皮疹和关节炎等一系列临床表现。

二、临床表现

　　1.发热

　　发热是本病最常见、最早出现的症状。80％以上的患者热型呈典型的峰热,通常于傍晚体温骤然升高,达 39℃以上,伴或不伴寒战,但未经退热处理次日清晨体温可自行降至正常。通常峰热每日 1 次,每日 2 次者少见。

　　2.皮疹

　　皮疹是本病另一主要表现,见于 85％以上患者。典型皮疹为红色斑疹或斑丘疹,形态多变,可呈荨麻疹样皮疹。主要分布于躯干、四肢,也可见于面部。本病皮疹的特征是常与发热伴行,常在傍晚开始发热时出现,次日晨热退后皮疹亦退,呈时隐时现特征。

　　3.关节及肌肉症状

　　几乎所有患者有关节疼痛,90％以上患者有关节炎。易受累的关节为膝、腕关节,其次为踝、肩、肘关节、近端指间关节、掌指关节及远端指间关节。发病早期受累关节少,以后受累关节增多。部分患者受累关节的软骨及骨组织可出现侵蚀破坏,故晚期关节有可能僵直、畸形。80％以上患者肌肉疼痛,多数患者发热时出现不同程度肌肉酸痛,部分患者出现肌无力及肌酶轻度增高。

　　4.咽痛

　　多数患者发病初期就有咽痛,可存在于整个病程中,发热时咽痛出现或加重,热退后缓解。可有眼部充血,咽后壁淋巴滤泡增生,扁桃体肿大,咽拭子培养阴性,抗生素治疗无效。

　　5.其他临床表现

　　如周围淋巴结肿大、肝脾大(肝功能异常)、腹痛(少数似急腹症)、胸膜炎、心包积液、心肌炎、肺炎。较少见有肾、中枢神经系统异常及周围神经损害。少数患者可出现急性呼吸衰竭、充血性心力衰竭、心脏压塞、缩窄性心包炎、弥散性血管内凝血(DIC)、严重贫血及坏死性淋巴结病。

三、辅助检查

（一）实验室检查

1.血常规

在疾病活动期，90％以上患者中性粒细胞增高，80％左右的患者血白细胞计数≥$15×10^9$/L。约50％患者血小板计数升高，嗜酸性粒细胞无改变。可合并正细胞正色素性贫血。

2.血液细菌培养阴性

几乎100％患者红细胞沉降率增快，C-反应蛋白升高。

3.类风湿因子和抗核抗体阴性

少数人可呈阳性但滴度低。补体水平正常或偏高。

4.血清铁蛋白和糖化铁蛋白

血清铁蛋白升高和糖化铁蛋白比值下降对诊断成人斯蒂尔病有重要意义。本病血清铁蛋白水平显著升高，且其水平与病情活动呈正相关。因此血清铁蛋白不仅有助于本病诊断，而且对观察病情是否活动及评价治疗效果有一定意义。糖化铁蛋白比值下降是本病的另一个实验室特征，比血清铁蛋白更具特异性。为了防止铁蛋白被蛋白水解酶降解，正常人铁蛋白的50％～80％被糖基化，本病由于糖基化的饱和作用使糖化铁蛋白下降至20％，但是糖化铁蛋白不能作为评价疾病活动和疗效的指标，因为它在疾病缓解很多月后仍然是降低的。

5.滑液和浆膜腔积液白细胞增高

呈炎性改变，其中以中性粒细胞增高为主。

6.骨髓检查

提示骨髓粒细胞增生活跃核左移，易见中毒颗粒，常被报告为"感染性骨象"，骨髓细菌培养阴性。

7.转氨酶

部分患者转氨酶轻度升高。

（二）放射学表现

有关节炎的患者，可表现为关节周围软组织肿胀和骨质疏松。随病情发展，可出现关节软骨和骨破坏，关节间隙变窄，腕关节最易出现这种改变。软骨下骨也可破坏，最终可致关节僵直、畸形。

四、诊断与鉴别诊断

（一）诊断要点

出现下列临床表现及实验室检查，应疑诊本病。

（1）发热是本病最突出的症状，出现最早，典型的热型呈峰热。一般每日1次。

（2）皮疹于躯干及四肢多见，也可见于面部，呈橘红色斑疹或斑丘疹，通常与发热伴行，呈一过性。

（3）通常有关节痛和（或）关节炎，早期呈少关节炎，也可发展为多关节炎。肌痛症状也很常见。

（4）外周血白细胞显著升高，主要为中性粒细胞增高，血培养阴性。

(5)血清学检查。多数患者类风湿因子和抗核抗体均阴性。

(6)多种抗生素治疗无效,而糖皮质激素治疗有效。

(二)诊断标准

本病无特异性诊断方法,国内外曾制定了许多诊断或分类标准,但至今仍未有公认的统一标准。常用的诊断标准有美国 Cush 标准、1987 年美国风湿病协会(ACR)诊断标准及 1992 年日本 Yamaguch 诊断标准。其中日本标准最为常用。日本 Yamaguch 诊断标准:①主要条件:发热在 39℃以上并持续 1 周以上,关节痛持续 2 周以上,典型皮疹,血白细胞≥15×10⁹/L;②次要条件:咽痛,淋巴结和(或)脾肿大,肝功能异常,类风湿因子和抗核抗体阴性。此标准需排除感染性疾病、恶性肿瘤和其他风湿病。

符合 5 项或更多条件(至少含 2 项主要条件),可做出诊断。需要指出的是成人斯蒂尔病的诊断是建立在排除性诊断基础上的,至今仍无特定的统一诊断标准,即使是在确诊后,仍要在治疗、随访过程中随时调整药物,以改善预后并注意排除感染、肿瘤和其他疾病,从而修订诊断并改变治疗方案。

(三)鉴别诊断

成人斯蒂尔病是以除外其他疾病为基础方能做出诊断的疾病,鉴别诊断非常很重要,应注意排除下列疾病。

五、治疗

本病尚无根治方法,但如能及早诊断,合理治疗,可以控制发作、防止复发。急性发热炎症期可首先单独使用非甾体类抗炎药(NSAIDs);对单用 NSAIDs 不缓解者,加用糖皮质激素,常用泼尼松 0.5~1 mg/(kg·d);仍不缓解或激素减量复发,加用改善病情抗风湿药(DMARDs),部分难治或重症患者,可配合糖皮质激素冲击治疗,必要时予生物制剂。缓解后逐个减停 DMARDs,到单给予 MTX 维持,同时递减激素用量,过渡到仅给予 NSAIDs,然后停药观察。

1. 非甾体类抗炎药(NSAIDs)

急性发热炎症期的治疗可首先单独使用,一般 NSAIDs 需用较大剂量,病情缓解后应继续使用 1~3 个月,再逐渐减量。观察胃肠道不良反应。定期复查肝、肾功能,血、尿常规,注意不良反应。无论使用哪一种 NSAIDs 都应遵循个体化和足量原则;不宜两种 NSAIDs 联合使用;一种 NSAIDs 足量使用 1~2 周无效可更换另一种。约有 1/4 成人斯蒂尔病患者,经合理使用 NSAIDs 可以控制症状,使病情缓解,通常这类患者预后良好。

2. 糖皮质激素

对单用 NSAIDs 无效,症状控制不好,或减量复发者,或有系统损害、病情较重者,应使用糖皮质激素。常用泼尼松 0.5~1 mg/(kg·d)。待症状控制、病情稳定经 1~3 个月可逐渐减量,然后以最小有效剂量维持。有系统损害、病情较重者应使用中到大量糖皮质激素。病情严重者如顽固发热、重要脏器损害、严重血管炎、红细胞沉降率增快、常规 DMARDs 联合治疗半年以上效果差,需大剂量用激素泼尼松≥1.0 mg/(kg·d),也可用甲基泼尼松龙冲击治疗,通常剂量每次 500~1 000 mg,缓慢静滴,可连用 3 d。必要时经 1~3 周可重复,间隔期和冲击后继续口服泼尼松。长期服用激素者应注意感染、骨质疏松等并发症。及时补充防治骨质疏松的相关药物,如钙制剂及抑制破骨细胞的双磷酸盐、活性维生素 D。

3.改善病情抗风湿药(DMARDs)

用激素后仍不能控制发热或激素减量即复发者;或关节炎表现明显者应尽早加用DMARDs。首选甲氨蝶呤(MTX)。病情较轻者也可用羟基氯喹(HCQ)。如患者对MTX不能耐受或疗效不佳的顽固病例可改用来氟米特(LEF)、硫唑嘌呤(AZA)、柳氮磺吡啶(SSZ)、环磷酰胺(CTX)及环孢素A(CsA)。单用MTX仍不缓解,或转入以关节炎为主要表现的慢性期时,可参照类风湿关节炎

DMARDs联合用药方案,在MTX或(和)LEF基础上采用联合其他DMARDs策略。DMARDs用药过程中,应密切观察所用药物的不良反应,如定期观察血常规、红细胞沉降率、肝肾功能。还可定期观察血清铁蛋白,如临床症状和体征消失,血常规正常、红细胞沉降率正常,血清铁蛋白降至正常水平,则提示病情缓解。病情缓解后首先要将激素减量甚至停服,但为继续控制病情,防止复发,DMARDs应继续应用较长时间,但剂量可酌减。

4.生物制剂

生物制剂是难治、复发、重症和高度活动成人斯蒂尔病的治疗新途径,抗肿瘤坏死因子-α、抗IL-1受体制剂和抗IL-6受体制剂等国外已开始用于成人斯蒂尔病的治疗。

(胡亮亮)

第六节　白塞病

白塞病(Behcet disease,BD)是一种原因不明的以细小血管炎为病理基础的慢性进行性多系统疾病。口腔、皮肤、生殖器、眼和关节为常发病部位,病情一般较轻。累及心血管、消化道、肺、肾及神经系统,则病情表现较重。既往曾称之为"白塞综合征",1981年第三次世界白塞病会后,拟统称为白塞病。

一、病因

白塞病的病因及发病机制仍不清楚,可能涉及感染和环境诱因,以及由此在有遗传易感性的个体中引发的炎性反应。

1.遗传因素

根据流行病学家系调查,有报道称患者的同胞患病的危险因子达11.4~52.5,说明白塞病有遗传倾向。也有多个研究显示HLAB51与本病显著相关。考虑该病可能与相关基因密切联系。

2.免疫机制

在白塞病中免疫机制被认为起主要作用,热休克蛋白、细胞因子、粒细胞和巨噬细胞活性的改变以及自身免疫因素均参与其中。

3.感染因素

一些研究分别提示,白塞病患者血清中可分离出抗链球菌抗体,从外周血淋巴细胞核分离出单纯疱疹病毒DNA等。许多研究还发现其他细菌,如大肠埃希菌、金黄色葡萄球菌,这些都可能在白塞病发病中起作用。

二、临床表现

本病全身各系统均可受累。大部分患者需经数年甚至更长时间才相继出现各种临床症状和体征。

(一)症状和体征

1.口腔溃疡

几乎所有患者均有复发性、疼痛性口腔溃疡。多数患者以此症为首发症状。溃疡可以发生在口腔的任何部位,可为单发,也可成批出现,呈米粒或黄豆大小,圆形或椭圆形,边缘清楚,深浅不一,底部有黄色覆盖物,周围为一边缘清晰的红晕,经1~2周自行消退而不留瘢痕。重症者溃疡深大愈合慢,偶可遗有瘢痕。复发性口腔溃疡是诊断本病的最基本的主要症状。

2.生殖器溃疡

病变与口腔溃疡基本相似。但出现次数少。溃疡深大,疼痛剧烈、愈合慢。受累部位为外阴、阴道、肛周、宫颈、阴囊和阴茎等处。阴道溃疡可无疼痛仅有分泌物增多。

3.眼炎

双眼均可累及。其表现为视物模糊、视力减退、眼球充血、眼球痛、畏光流泪、异物感、飞蚊症和头痛等。通常表现为慢性、复发性、进行性病程。可致盲,是本病致残的主要原因。最常见和最严重的眼部病变为葡萄膜炎。单独视神经盘水肿提示脑静脉血栓,由白塞病所致的颅内血管病变可导致视野缺损。

4.皮肤病变

皮肤病变表现多种多样,有结节性红斑、疱疹、丘疹、痤疮样皮疹、多形红斑、环形红斑、坏死性结核疹样损害、大疱性坏死性血管炎、Sweet病样皮损、脓皮病等。1个患者可有1种或1种以上的皮损。特别有诊断价值的皮肤体征是结节红斑样皮损和对微小创伤(针刺)后的炎症反应。

5.关节损害表现

关节损害表现为相对轻微的局限性、非对称性关节炎。主要累及膝关节和其他大关节。HLA-B27阳性患者可有骶髂关节受累,出现与强直性脊柱炎相似表现。

6.内脏损伤神经系统损害

内脏损伤神经系统损害主要有头痛、头晕、Horner综合征、假性延髓性麻痹、呼吸障碍、癫痫、共济失调、无菌性脑膜炎、视神经盘水肿,偏瘫、失语、不同程度截瘫、尿失禁、双下肢无力、感觉障碍、意识障碍、精神异常等。

(二)实验室检查

本病无特异性实验室指标。活动期可有血沉增快、C-反应蛋白水平升高;部分患者冷球蛋白阳性,血小板凝集功能增强。HLA-B5(51)阳性率为57%~88%,与眼、消化道病变相关。

(三)影像学检查

脑CT及MRI检查对脑、脑干及脊髓病变有一定帮助。急性期MRI的检查敏感性高达96.5%,可以发现在脑干、脑室旁白质和基底节处的增高信号。慢性期行MRI检查应注意与多发性硬化相鉴别。MRI可用于神经白塞病诊断及治疗效果的随访观察。胃肠钡剂造影及内镜检查、血管造影、彩色多普勒有助于诊断病变部位及范围。肺X线片可表现为单或双侧大小不一的弥散性渗出或圆形结节状阴影,肺梗死时可表现为肺门周围的密度增高的模糊影。

高分辨 CT 或肺血管造影、同位素肺通气/灌注扫描等均有助于肺部病变诊断。

三、诊断与鉴别诊断

(一)诊断

病程中出现复发性口腔溃疡、眼炎、生殖器溃疡及结节样红斑等特征性皮损提示白塞病的可能。针刺反应试验(用 20 号无菌针头刺入皮肤约 0.5cm,经 24～48 h 局部出现直径＞2 mm 的毛囊炎样小红点或脓疱疹样改变为阳性)有较高特异性且与疾病活动相关,静脉穿刺或皮肤创伤后出现的类似皮损具有同等价值。

(1)反复口腔溃疡:由医师观察到或患者诉说有阿弗他溃疡,1 年内反复发作≥3 次。

(2)反复外阴溃疡:由医师观察到或患者诉说外阴有阿弗他溃疡或瘢痕。

(3)眼病变:前和(或)后葡萄膜炎,裂隙灯检查时玻璃体内有细胞浸润,或由眼科医师观察到视网膜血管炎。

(4)皮肤病变:由医师观察到或患者诉说的结节性红斑、假性毛囊炎或丘疹性脓疱;或未服用糖皮质激素的非青春期患者出现痤疮样皮疹。

(5)针刺反应阳性:试验后 24～48 h 由医师判定结果。

凡有反复口腔溃疡并伴有其余 4 项中的 2 项者,可诊断为本病。其他与本病密切相关并有利于诊断的症状有:关节痛或关节炎、皮下栓塞性静脉炎、深部静脉栓塞、动脉栓塞和(或)动脉瘤、中枢神经病变、消化道溃疡、附睾炎和家族史。应用标准时注意:并非所有白塞病患者均能满足国际研究组的标准;对血管及神经系统病变的关注应成为进行疾病评价的一部分;患者的多种表现可以在几年内陆续出现,医师的记录应作为诊断依据。

(二)鉴别诊断

本病以某一系统症状为突出表现者易误诊为其他系统疾病。以关节症状为主要表现者,应注意与类风湿关节炎、莱特尔综合征、强直性脊柱炎相鉴别;皮肤黏膜损害应与结核、多形红斑、结节红斑、梅毒、Sweet 综合征、Stevens-Johnson 综合征、寻常性痤疮、单纯疱疹感染、热带口疮、系统性红斑狼疮、周期性粒细胞减少、艾滋病相鉴别;胃肠道受累应与克罗恩病(Crohn 病)和溃疡性结肠炎相鉴别;神经系统损害与感染性、变态反应性脑脊髓膜炎、脑脊髓肿瘤、多发性硬化、精神病相鉴别;附睾炎与附睾结核相鉴别。

四、治疗

多种药物均有效,但停药后大多易复发。治疗目的在于控制现有症状,防治重要脏器损害,减缓疾病进展。在急性活动期,应卧床休息。发作间歇期应注意预防复发。如控制口、咽部感染,避免进食刺激性食物。伴感染者可行相应的治疗。

1.局部治疗

口腔溃疡可局部用糖皮质激素膏、冰硼散、锡类散等;生殖器溃疡用 1:5 000 高锰酸钾溶液清洗后加用抗生素软膏;眼结、角膜炎可应用糖皮质激素眼膏或滴眼液,眼葡萄膜炎须用散瞳剂以防止炎症后粘连,重症眼炎者可在球结膜下注射肾上腺皮质激素。

2.综合治疗

(1)非甾体抗感染药:对缓解发热、皮肤结节红斑、生殖器溃疡疼痛及关节炎症状有一定疗效。常用药物有布洛芬 0.4～0.6 g,每日 3 次;萘普生 0.2～0.4g,每日 2 次;双氯芬酸钠

25 mg,每日 3 次等,或其他非甾体抗感染药。

(2)秋水仙碱:对关节病变、结节红斑、口腔和生殖器溃疡、眼葡萄膜炎均有一定的治疗作用。常用剂量为 0.5 mg,每日 2～3 次。应注意肝肾损害、粒细胞减少等不良反应。

(3)沙利度胺:用于治疗严重的口腔、生殖器溃疡。宜从小剂量开始,逐渐增加至 50 mg、每日 3 次。妊娠妇女禁用,另外有引起神经轴索变性的不良反应。

(4)糖皮质激素:对控制急性症状有效,常用量为泼尼松 40～60 mg/d。重症患者如严重眼炎、中枢神经系统病变、严重血管炎患者可考虑采用静脉应用大剂量甲泼尼龙冲击,1000 mg/d,3～5 d 为 1 个疗程,与免疫抑制剂联合效果更好。长期应用糖皮质激素应注意其不良反应。

(5)免疫抑制剂:重要脏器损害时应选用此类药,常与肾上腺皮质激素联用。①硫唑嘌呤(azathioprine):效果较苯丁酸氮芥差。用量为 2～2.5 mg/(kg·d)。可抑制口腔、眼部病变和关节炎,但停药后容易复发。可与其他免疫抑制剂联用。应用期间应定期复查血常规和肝功能等。②甲氨蝶呤(methotrexate):每周 7.5～15 mg,口服或静脉注射用药。用于治疗神经系统、皮肤黏膜等病变,可长期小剂量服用。不良反应有骨髓抑制、肝损害及消化道症状等。应定期检查血常规和肝功能等。③环磷酰胺(cyclophosphamide):在急性中枢神经系统损害或肺血管炎、眼炎时,与泼尼松联合使用,可口服或大剂量静脉冲击治疗(每次用量 0.5～1.0 g/m²,每3～4周 1 次)。使用时嘱患者大量饮水,以避免出血性膀胱炎的发生,此外可有消化道反应及白细胞减少等(见系统性红斑狼疮用药);④环孢素(cyclosporine):对秋水仙碱或其他免疫抑制剂疗效不佳的眼白塞病效果较好。剂量为 3～5 mg/(kg·d)。应用时注意监测血压和肝肾功能,避免不良反应;⑤柳氮磺吡啶:3～4 g/d,可用于肠道白塞病或关节炎者,应注意药物的不良反应。

(胡亮亮)

第八章 神经内科疾病

第一节 短暂性脑缺血发作

缺血性脑血管疾病是脑血管狭窄或闭塞等各种原因使颅内动脉血流量减少,造成脑实质缺血的一类疾病,包括短暂性脑缺血发作、可逆性缺血性神经功能缺损,进展性卒中和完全性卒中。

一、病因

(一)脑动脉狭窄或闭塞

颅内脑组织由两侧颈内动脉和椎动脉供血,其中两侧颈内动脉供血占脑的总供血量的80%~90%,椎动脉占 10%~20%。由于存在颅底动脉环和良好的侧支循环,在其中一条动脉发生狭窄或闭塞时,不一定出现临床缺血症状;若侧支循环不良或有多条动脉发生狭窄,使局部或全脑的脑血流量减少到脑缺血的临界水平[18~20 mL/(100 g/min)]以下时,就会产生临床脑缺血症状。全脑组织缺血的边缘状态的血流量为 31 mL/(100 g/min),此时如有全身性血压波动,即可引发脑缺血。脑动脉粥样硬化是造成脑动脉狭窄或闭塞的主要原因,并且绝大多数累及颅外段大动脉和颅内的中等动脉,其中以颈动脉和椎动脉起始部受累的机会最多。

一般认为必须缩窄原有管腔横断面积的 80% 以上才足以使血流量减少。由于在脑血管造影片上无法测出其横断面积,只能测量其内径,所以,动脉内径狭窄超过其原有管径的 50% 时,相当于管腔面积缩窄 75%,才具有外科治疗意义。

(二)脑动脉栓塞

动脉粥样硬化斑块上的溃疡面上常附有血小板凝块、附壁血栓和胆固醇碎片。这些附着物被血流冲刷脱落后即可形成栓子,被血流带入颅内动脉时,就会发生脑栓塞,引起供血区脑缺血。最常见的栓子来自颈内动脉起始部的动脉粥样硬化斑块,也是短暂性脑缺血发作的最常见的原因。

风湿性心瓣膜病、亚急性细菌性心内膜炎、先天性心脏病、人工瓣膜和心脏手术等形成的心源性栓子是脑动脉栓塞的另一个主要原因。少见的栓子如脓毒性栓子、脂肪栓子、空气栓子等也可造成脑栓塞。

(三)血流动力学因素

低血压、心肌梗死、严重心律失常、休克、颈动脉窦过敏、锁骨下动脉盗血综合征等影响血流动力学的因素均可造成脑缺血,尤其是存在脑血管的严重狭窄或多条脑动脉狭窄时。

(四)血液学因素

口服避孕药物、妊娠、产妇、手术后和血小板增多症引起的血液高凝状态,红细胞增多症、镰状细胞贫血、巨球蛋白血症引起的血黏稠度增高均可发生脑缺血。

二、临床表现

1. 一般特点

TIA 好发于中老年人(50～70 岁),男性多于女性,随着年龄的增长发病率增高。患者常有高血压、动脉粥样硬化、冠心病、糖尿病或高血脂等脑血管病危险因素。

发病突然,迅速出现局部神经功能或视网膜功能障碍,临床症状一般持续 10～20 min,多在 1 h 内缓解,最长时间不超过 24 h,可反复发作。局灶性脑及视网膜功能缺失症状完全恢复,不留后遗症状。

2. 颈内动脉系统

TIA 为颈内动脉、眼动脉、大脑前动脉和大脑中动脉受累。主要供血区为眼及大脑前 3/5 的结构,运动功能障碍最常见。

表现为对侧肢体的无力、笨拙、使用不灵活及发作性黑蒙等。临床表现与受累血管分布有关,通常持续时间短,但较多进展为脑梗死等特点。

(1)大脑中动脉:供血区的 TIA 可出现对侧肢体的单瘫、轻偏瘫、面瘫和舌瘫,可伴有偏身感觉障碍,对侧同向偏盲和象限盲,优势半球受损常出现失语和失用,非优势半球受损可出现体像障碍,少见症状可出现面部、口唇、手指、手与足麻木和短暂无力、手臂可出现类似抽搐的不规则抖动等。

(2)大脑前动脉:供血区 TIA 可出现人格和情感障碍如淡漠、反应迟钝、欣快等及对侧下肢无力、面舌瘫等。

(3)颈内动脉:主干 TIA 主要表现为眼动脉交叉瘫,即病变侧单眼一过性黑蒙、失明,对侧偏瘫及感觉障碍;Horner 交叉瘫即病侧 Horner 征、对侧偏瘫;但有时可出现少见的楔形视野缺损、突发性视野模糊、自发性闪光及刻板的短暂性单眼失明发作等。优势半球受累常可出现失语症。

3. 椎-基底动脉系统

TIA 主要累及脑干、枕叶、颞叶内侧。常见临床症状以眩晕为主,其次为视觉缺失、平衡失调、吞咽困难、猝倒发作、眼球运动异常和复视。还可有单侧或双侧面部、口周麻木,单独出现或伴有对侧肢体瘫痪、感觉障碍,呈现典型或不典型的脑干缺血综合征。通常持续时间长,发作频率高,但进展至脑梗死较少等特点。此外,椎-基底动脉系统 TIA 还可出现下列几种特殊表现的临床综合征。

(1)跌倒发作:患者转头或仰头时,下肢突然失去张力而跌倒,无意识丧失,常可很快自行站起,系椎动脉受压导致脑干网状结构缺血所致。

(2)短暂性全面性遗忘症:发作时出现短时间记忆丧失,患者对此有自知力,持续数分至数十分钟,发作时不能记忆新事物,对时间、地点定向障碍,但谈话、书写和计算能力正常,紧张体力活动可诱发,是大脑后动脉颞支缺血累及边缘系统的颞叶内侧、海马、海马旁回和穹隆所致。

(3)双眼视力障碍发作:双侧大脑后动脉距状支缺血导致枕叶视皮层受累,引起暂时性皮质盲。有时也出现单侧视力丧失合并同侧手臂感觉异常等。

在判断椎-基底动脉系统 TIA 时应注意,患者很少出现孤立的眩晕、耳鸣、恶心、晕厥、头痛、尿便失禁及嗜睡等症状,往往合并有其他脑干或大脑后动脉供血区缺血的症状和(或)体征。

三、辅助检查

(1)血常规和生化检查。

(2)EEG、CT 或 MRI 检查:大多正常,部分病例脑内有小的梗死灶或缺血灶。弥散加权 MRI 可见片状缺血区。

(3)DSAMRA 或 TCD:可见血管狭窄、动脉粥样硬化斑块,TCD 微栓子监测适合发作频繁的 TIA 患者。

四、诊断及鉴别诊断

(一)诊断

1.诊断

诊断主要依靠病史(绝大多数 TIA 患者就诊时症状已消失)。有典型临床表现者诊断不难。进行某些辅助检查对确定病因,有助于选择适当的治疗方法。

2.以下症状不属于 TIA 的特征性症状

(1)不伴有后循环(椎-基底动脉系统)障碍其他体征的意识丧失。

(2)躯体多处持续进展性症状。

(3)强直性及/或阵挛性痉挛发作。

(4)闪光暗点。

(二)鉴别诊断

1.单纯部分性发作癫痫

(1)肢体抽搐:从躯体的一处开始,并向周围扩展,持续数秒至数分钟。

(2)脑电图:多有异常。

(3)CT/MRI:发现脑内局灶性病变。

2.梅尼埃病

(1)发作性眩晕、恶心、呕吐:与椎-基底动脉 TIA 相似,每次发作持续时间多超过 24 h,发病年龄多在 50 岁以下。

(2)伴有症状:耳鸣、耳阻塞感、听力减退等。

(3)定位体征:只有眼球震颤。

3.心脏疾病

(1)多种疾病:阿-斯综合征,严重心律失常如室上性心动过速、多源性室性期前收缩、室性心动过速、心房扑动、病态窦房结综合征等引起阵发性全脑供血不足,出现头昏、晕倒和意识丧失。

(2)常无神经系统局灶性症状和体征。

(3)心电图、超声心动图和 X 线检查:常有异常发现。

4.其他

(1)脑内寄生虫、颅内肿瘤、脓肿、慢性硬膜下血肿:可出现类似 TIA 发作症状。

(2)原发或继发性自主神经功能不全:可因血压或心律的急剧变化引起短暂性全脑供血不足,出现发作性意识障碍。

五、治疗

应针对能引起 TIA 的病因与危险因素进行积极治疗,如高血压、高脂血症、糖尿病、心脏病等。

(一)抗血小板聚集治疗

研究表明,抗血小板聚集能有效地防止血栓形成和微栓子的形成,减少 TIA 发作,常用以下药物。

1.阿司匹林

可抑制环氧化酶,抑制血小板质内花生四烯酸转化为血栓素 A_2,故能抑制血小板的释放和聚集。但使用阿司匹林剂量不宜过大,否则同时亦抑制血管内皮细胞中的前列环素的合成,不利于对血栓素 A_2 作用的对抗与平衡。阿司匹林的剂量为每日口服 50～300 mg 为宜,有消化道溃疡病及出血性疾患者慎用。

2.双嘧达莫

可抑制磷酸二酯酶,阻止环磷酸腺苷(CAMP)的降解,抑制 ADP 诱发血小板聚集的敏感性,而有抗血小板聚集作用。常用剂量为 25～50 g,3 次/天,可与阿司匹林合用。急性心肌梗死时忌用。

3.噻氯匹定

噻氯匹定是一新型有效的抗血小板聚集药物,疗效优于阿司匹林,常用剂量为 125～250 mg,1 次/天。

(二)抗凝治疗

对 TIA 发作频繁,程度严重,发作症状逐渐加重,或存在进展性卒中的可能性时,尤其是椎-基底动脉系统的 TIA,如无明显的抗凝禁忌证,应在明确诊断后及早进行抗凝治疗。

常用药物。

1.肝素

在体内外均有迅速抗凝作用,静脉注射 10 min 即可延长血液的凝血时间。方法:用肝素 100 mg(12 500 U)加入 10%GS 1 000 mL 中,缓慢静脉滴注(20 滴/分钟)维持治疗 7～10 d。定期监测凝血时间,并根据其凝血时间调整滴速,使凝血酶原时间保持在正常值的 2～2.5 倍,凝血酶原活动 20%～30%。维持 24～48 h。

2.口服抗凝剂

病情较轻或肝素治疗控制病情后可用此法,华法林片首剂 4～6 mg,以后 2～4 mg/d 维持。醋硝香豆素疗片首剂为 8 mg,以后 7～2 mg/d 维持。新双香豆素片,首剂 300 mg,维持量为 150 g/d,口服抗凝药一般要连用半年至 1 年,用药期间应及时查出凝血时间。抗凝治疗的禁忌证:70 岁以上者出血性疾病、血液病创口未愈,消化道溃疡活动期、严重肝肾疾病及颅内出血,妊娠者等。

3.低分子量肝素

这是通过化学解聚或酶解聚生成的肝素片等,其大小相当于普通肝素的 1/3,其出血不良反应小,同时有促纤溶作用,增强血管内皮细胞的抗血栓作用而不干扰血管内皮细胞的其他功能,因此低分子量肝素比其他肝素更安全。用法:低分子量肝素 5 000 U,腹部皮下垂直注射,1～2 次/天,7～10 d 为一疗程。

（三）血管扩张药物

能增加全脑的血流量，扩张脑血管，促进侧支循环。引用罂粟碱 30～60 mg 加入 5％GS 液体中滴或川芎嗪 80～160 mg 加入 5％GS 液体滴，14 d 为一疗程，其他如丹参、烟酸等。

（夏娇辉）

第二节　蛛网膜下隙出血

颅内血管破裂，血液流入蛛网膜下隙，称之为蛛网膜下隙出血（SAH）。分为外伤性和自发性两种情况。

自发性又分为原发性和继发性两种类型。原发性蛛网膜下隙出血为脑底或脑表面血管病变（如先天性动脉瘤、脑血管畸形、高血压脑动脉硬化所致的微动脉瘤等）破裂，血液流入蛛网膜下隙，占急性脑卒中的 10％左右；继发性蛛网膜下隙出血为脑内血肿穿破脑组织，血液流入蛛网膜下隙。

一、病因及发病机制

（一）病因

1.颅内动脉瘤

颅内动脉瘤是最常见的病因。其中先天性粟粒样动脉瘤约占 75％，还可见高血压、动脉粥样硬化所致梭形动脉瘤及感染所致的真菌性动脉瘤等。

2.血管畸形

血管畸形约占 SAH 病因的 10％，其中动静脉畸形（AVM）占血管畸形的 80％。多见于青年人，90％以上位于幕上，常见于大脑中动脉分布区。

3.其他

如 moyamoya 病、颅内肿瘤、垂体卒中、血液系统疾病颅内静脉系统血栓和抗凝治疗并发症等。此外，约有 10％的患者病因不明。

（二）发病机制

1.动脉瘤

粟粒样动脉瘤可能与遗传和先天性发育缺陷有关，尸解发现约有 80％的患者 Willis 环动脉壁弹力层及中膜发育异常或受损。由于动脉壁粥样硬化、高血压和血涡流冲击等因素影响，动脉壁弹性减弱，管壁薄弱处逐渐向外膨胀突出，形成囊状动脉瘤。体积从 2 mm 至 3 cm 不等，平均为 7.5 mm。炎症动脉瘤是由动脉炎或颅内炎症引起的血管壁病变。

2.脑动静脉畸形

脑动静脉畸形是发育异常形成的畸形血管团，血管壁薄弱处于破裂临界状态，激动或不明显诱因可导致破裂。

3.其他发病机制

如肿瘤或转移癌直接侵蚀血管，引起血管壁病变，最终导致破裂出血。

二、临床表现

(一)一般症状

SAH临床表现差异较大,轻者可没有明显临床症状和体征,重者可突然昏迷甚至死亡。以中青年发病居多,起病突然(数秒或数分钟内发生),多数患者发病前有明显诱因(剧烈运动、过度疲劳、用力排便、情绪激动等)。一般症状主要包括如下方面。

1.头痛

动脉瘤性SAH的典型表现是突发异常剧烈头痛,患者常将头痛描述为"一生中经历的最严重的头痛",头痛不能缓解或呈进行性加重。多伴发一过性意识障碍和恶心、呕吐。约有1/3的动脉瘤性SAH患者发病前数日或数周有轻微头痛的表现,这是小量前驱(信号性)出血或动脉瘤受牵拉所致。动脉瘤性SAH的头痛可持续数日不变,2周后逐渐减轻,如头痛再次加重,常提示动脉瘤再次出血。但动静脉畸形破裂所致SAH头痛常不严重。局部头痛常可提示破裂动脉瘤的部位。

2.脑膜刺激征

患者出现颈强、Kernig征和Brudzinski征等脑膜刺激征,以颈强直最多见,而老年、衰弱患者或小量出血者,可无明显脑膜刺激征。脑膜刺激征常于发病后数小时出现,3～4周后消失。

3.眼部症状

有20%的患者眼底可见玻璃体下片状出血,发病1 h内即可出现,是急性颅内压增高和眼静脉回流受阻所致,对诊断具有提示。此外,眼球活动障碍也可提示动脉瘤所在的位置。

4.精神症状

约有25%的患者可出现精神症状,如欣快、谵妄和幻觉等,常于起病后2～3周自行消失。

5.其他症状

部分患者可以出现脑心综合征、消化道出血、急性肺水肿和局限性神经功能缺损症状等。

(二)动脉瘤的定位症状

1.颈内动脉海绵窦段动脉瘤

患者有前额和眼部疼痛、血管杂音突眼及Ⅲ、Ⅳ、Ⅵ和Ⅴ₁脑神经损害所致的眼动障碍,其破裂可引起颈内动脉海绵窦瘘。

2.颈内动脉-后交通动脉瘤

患者出现动眼神经受压的表现,常提示后交通,动脉瘤。

3.大脑中动脉瘤

患者出现偏瘫、失语和抽搐等症状,多提示动脉瘤位于大脑中动脉的第一分支处。

4.大脑前动脉-前交通动脉瘤

患者出现精神症状、单侧或双侧下肢瘫痪和意识障碍等症状,提示动脉瘤位于大脑前动脉或前交通动脉。

5.大脑后动脉瘤

患者出现同向偏盲、Weber综合征和第Ⅲ脑神经麻痹的表现。

6.椎-基底动脉瘤

患者可出现枕部和面部疼痛、面肌痉挛、面瘫及脑干受压等症状。

(三)血管畸形的定位症状

动静脉畸形患者男性发生率为女性的 2 倍,多在 10~40 岁发病,常见的症状包括痫性发作、轻偏瘫、失语或视野缺损等,具有定位意义。

三、辅助检查

(一)头颅 CT

临床疑诊 SAH 首选头颅 CT 平扫检查。出血早期敏感性高,可检出 90% 以上的 SAH,显示大脑外侧裂池、前纵裂池、鞍上池、脑桥小脑脚池、环池和后纵裂池高密度出血征象。但出血量较少时,CT 扫描显示不清。根据 CT 结果可以初步判断或提示颅内动脉瘤的位置:如位于颈内动脉段常是鞍上池不对称积血;大脑中动脉段多见外侧裂积血;前交通动脉段则是前间裂基底部积血;而出血在脚间池和环池,一般无动脉瘤,但 5% 病例可由后循环动脉瘤引起。动态 CT 检查有助于了解出血的吸收情况,有无再出血、继发脑梗死、脑积水及其程度。

(二)头颅 MRI

当 SAH 发病后数天 CT 检查的敏感性降低时,MRI 可发挥较大作用。由于血红蛋白分解产物如去氧血红蛋白和正铁血红蛋白的顺磁效应,对于亚急性期出血,尤其是当出血位于大脑表面时,MRI 比 CT 敏感,通过磁共振梯度回波 T_2 加权成像等方法常可显示出血部位。在动静脉畸形引起的脑内血肿已经吸收后,MRI 检查可以提示动静脉畸形存在。对确诊 SAH 而 DSA 阴性的患者,MRI 用来检查其他引起 SAH 的原因。当颅内未发现出血原因时,应行脊柱 MRI 检查排除脊髓海绵状血管瘤或动静脉畸形等。

(三)CT 血管成像(CTA)和 MR 血管成像(MRA)

主要用于有动脉瘤家族史或破裂先兆者的筛查,动脉瘤患者的随访,及 DSA 不能进行及时检查时的替代方法。CTA 检查比 DSA 更为快捷、创伤较小,尤为适用于危重患者,同时已被证实对较大动脉瘤的灵敏度接近于 DSA,并可补充 DSA 的结果,较好地确定动脉瘤瘤壁是否钙化、瘤腔内是否有血栓形成、动脉瘤与出血的关系以及动脉瘤位置与骨性标志的关系。目前,随着 CTA 检查设备的不断改进,国际高水准的卒中中心 CTA 已逐步取代 DSA 成为诊断有无动脉瘤的首选方法。MRA 检查不使用对比剂和放射线,对直径为 3~15 的 mm 动脉瘤检出率达 84%~100%,但急诊应用受许多因素的限制,其空间分辨率较差,不能清晰地显示动脉瘤颈和载瘤动脉。

(四)DSA

条件具备、病情许可时应争取尽早行全脑 DSA 检查,以确定有无动脉瘤、出血原因、决定治疗方法和判断预后。DSA 仍是临床明确有无动脉瘤的诊断金标准,可明确动脉瘤的大小、位置、与载瘤动脉的关系有无血管痉挛等解剖学特点。但有 20%~25% 的 SAH 患者 DSA 不能发现出血来源或原因。由于血管造影可加重神经功能损害,如脑缺血、动脉瘤再次破裂出血等,因此造影时机宜避开脑血管痉挛和再出血的高峰期,一般出血 3 d 内或 3 周后进行为宜。

(五)腰椎穿刺

如果 CT 扫描结果阴性,强烈建议行腰穿 CSF 检查。通常 CT 检查已明确诊断者,腰穿不作为临床常规检查。均匀血性 CSF 是 SAH 的特征性表现。腰穿误伤血管所致的血性 CSF,其颜色从第 1 管至第 3 管逐渐变淡。血性 CSF 离心后上清液发生黄变,或者发现吞噬的红细胞、含铁血黄素或胆红素结晶的吞噬细胞,这些均提示 CSF 中红细胞已存在一段时间,支持

SAH 的诊断。血性 CSF 每 1000 个红细胞约导致蛋白增高 1 mg/dL；最初白细胞与红细胞的比例与周围血相似，为 1：700；数天后，由于血液引起的无菌性化学性脑膜炎，可能出现反应性白细胞增多。

（六）TCD

可做为非侵入性技术监测 SAH 后脑血管痉挛情况。

四、诊断及鉴别诊断

（一）诊断

突然发生的持续性剧烈头痛呕吐、脑膜刺激征阳性，伴或不伴意识障碍，检查无局灶性神经系统体征，应高度怀疑蛛网膜下隙出血。同时 CT 证实脑池和蛛网膜下隙高密度征象或腰穿检查示压力增高和血性脑脊液等可临床确诊。

（二）鉴别诊断

1.高血压脑出血

高血压脑出血也可出现血性脑脊液，但此时应有明显局灶性体征如偏瘫、失语等。原发性脑室出血与重症 SAH 患者临床上难以鉴别，小脑出血、尾状核头出血等因无明显的肢体瘫痪临床上也易与 SAH 混淆，但 CT 和 DSA 检查可以鉴别。

2.颅内感染

细菌性、真菌性、结核性和病毒性脑膜炎等均可有头痛、呕吐及脑膜刺激征，故应注意与 SAH 鉴别。SAH 后发生化学性脑膜炎时，CSF 白细胞增多，易与感染混淆，但后者发热在先。SAH 脑脊液黄变和淋巴细胞增多时，易与结核性脑膜炎混淆，但后者 CSF 糖、氯降低，头部 CT 正常。

3.脑肿瘤

约有 1.5% 的脑肿瘤可发生瘤卒中，形成瘤内或瘤旁血肿合并 SAH；癌瘤颅内转移、脑膜癌病或 CNS 白血病也可见血性 CSF，但根据详细的病史、CSF 检出瘤或（和）癌细胞及头部 CT 可以鉴别。

4.其他

某些老年患者，头痛，呕吐均不明显，而以突然出现的精神障碍为主要症状，临床工作中应予注意。

五、治疗

急性期治疗目的是防治再出血，降低颅内压，防治继发性脑血管痉挛，减少并发症，寻找出血原因、治疗原发病和预防复发。SAH 应急诊收入院诊治，并尽早查明病因，决定是否外科治疗。手术治疗选择和预后判断主要依据 SAH 的临床病情分级，一般可采用 Hunt 和 Hess 分级。Hunt 和 Hess 分级≤Ⅲ级时，多早期行手术夹闭动脉瘤或者介入栓塞治疗。建议尽量在可同时提供外科和血管内治疗这两种疗法的医院内对患者进行治疗。

（一）一般处理

1.保持生命体征稳定

有条件时应收入重症监护室，密切监测生命体征和神经系统体征的变化；保持气道通畅，维持稳定的呼吸、循环系统功能。

2.降低高颅压

主要使用脱水剂,如甘露醇、呋塞米、甘油果糖或甘油氯化钠,也可以酌情选用白蛋白。

3.避免用力和情绪波动,保持大便通畅

狂躁者予镇静药,头痛予镇痛药。注意慎用阿司匹林等可能影响凝血功能的非甾体类消炎镇痛药物、哌替啶等可能影响呼吸功能的药物。

4.其他对症支持治疗

包括维持水、电解质平衡,给予高纤维、高能量饮食,加强护理,注意预防尿路感染和吸入性肺炎等。

(二)预防再出血

1.绝对卧床休息

绝对卧床休息4~6周。

2.调控血压

防止血压过高导致再出血,同时注意维持脑灌注压。如果平均动脉压>125 mmHg或收缩压>180 mmHg,可在血压监测下静脉持续输注短效安全的降压药。最好选用尼卡地平、拉贝洛尔和艾司洛尔等降压药。一般应将收缩压控制在160 mmHg以下。若患者出现急性神经系统症状,则最好不要选择硝普钠,因为硝普钠有升高颅内压的不良反应,长时间输注还有可能引起中毒。

3.抗纤溶药物

SAH不同于脑内出血,出血部位没有脑组织的压迫止血作用,可适当应用止血药物,如6-氨基己酸、氨甲苯酸和酚磺乙胺等抗纤溶药物。抗纤溶药物虽然可以减少再出血,但增加了SAH患者缺血性卒中的发生率。

尽管较早的研究证实,抗纤溶药的总体结果是阴性的,但新近的证据提示,早期短程(<72 h)应用抗纤溶药结合早期治疗动脉瘤,随后停用抗纤溶药,并预防低血容量和血管痉挛(包括同时使用尼莫地平),是较好的治疗策略。如果患者的血管痉挛风险低和(或)推迟手术能产生有利影响,也可以考虑用抗纤溶药预防再出血。

4.破裂动脉瘤的外科和血管内治疗

动脉瘤夹闭或血管内治疗是预防SAH再出血最有效的治疗方法。与动脉瘤完全闭塞相比较,行动脉瘤包裹术、夹闭不全及不完全栓塞动脉瘤,再出血风险较高。因此,应尽可能完全闭塞动脉瘤。血管内治疗或手术治疗方法的选择应根据患者的病情及动脉瘤的特点由多学科医师来讨论决定。Hunt和Hess分级<Ⅲ级时,推荐发病早期(3 d内)尽早进行治疗。Ⅳ、Ⅴ级患者手术治疗或内科治疗的预后均差,是否需进行血管内治疗或手术治疗仍有较大争议,但经内科治疗病情好转后可行延迟性(10~14 d)血管内治疗或手术治疗。

(三)脑血管痉挛防治

口服尼莫地平能有效减少SAH引发的不良结局。推荐早期使用口服或静脉泵入尼莫地平改善患者预后。其他钙通道阻滞剂的疗效仍不确定。应在破裂动脉瘤的早期管理阶段即开始防治脑血管痉挛,维持正常循环血容量,避免低血容量。在出现迟发性脑缺血时,推荐升高血压治疗。不建议容量扩张和球囊血管成形术来预防脑血管痉挛的发生。症状性脑血管痉挛的可行治疗方法是脑血管成形术和(或)选择性动脉内血管扩张器治疗,尤其是在升高高血压治疗后还没有快速见到效果时,可视临床具体情况而定。

(四)脑积水处理

SAH 急性期并发症状性脑积水应进行脑脊液分流术治疗。对 SAH 后合并慢性症状性脑积水患者,推荐进行永久的脑脊液分流术。

（薛福来）

第三节　急性脑梗死

急性脑梗死(cerebral infarction)又称急性缺血性卒中,是指因脑部血液循环障碍,缺血、缺氧所致的局限性脑组织的缺血性坏死或软化。缺血性卒中的分型方法很多,目前国际广泛使用 TOAST 病因分型,将缺血性卒中分为大动脉粥样硬化型、心源性栓塞型、小动脉闭塞型、其他明确病因型和不明原因型等。

一、病因

研究导致脑梗死的相关因素繁多,最常见的病因是动脉粥样硬化,其次是高血压、糖尿病和血脂异常等。当上述病因存在时,其血液成分及血液流变学的改变是脑梗死的发病诱因之一。少见的原因有动脉壁的炎症,如结核性、梅毒性、化脓性、钩端螺旋体感染,结缔组织病,变态反应性动脉炎等,还可见于先天性血管畸形、真性红血细胞增多症、血高凝状态等。由于动脉粥样硬化好发于大血管的分叉处及弯曲处,故脑血栓的好发部位为大脑中动脉、颈内动脉的虹吸部及起始部、椎动脉及基底动脉中下段等。由于脑动脉有丰富的侧支循环,管腔狭窄需超过 80% 才能影响脑血流量,有时血栓的碎屑脱落阻塞远端动脉(血栓-栓塞),或血压下降、血流缓慢、脱水等血液黏度增加,致供血减少或促进血栓形成的情况下,即可出现急性缺血症状。

二、临床表现

急性脑梗死见于中年以上患者,多数有高血压、糖尿病、心脏病或高血脂病史,有的已发生过短暂性脑缺血发作(TIA)或卒中。通常急性起病,在数小时内发展达高峰。一部分患者于清晨醒来时发觉异常。可有病侧头痛,很少以剧烈头痛、呕吐起病。主要有以下四类:动脉粥样硬化性血栓性脑梗死、脑栓塞、腔隙性脑梗死、分水岭脑梗死。常见并发症有偏瘫、失语、失明、痴呆,长期卧床则发生褥疮、尿路感染、坠积性肺炎、跌伤等,激素、阿司匹林等药物治疗可引起上消化道出血等症状。并发症是死亡的常见原因。

三、辅助检查

(一)血液化验检查

一般项目有血、尿常规,血脂,血糖,凝血及其他血流变学项目,并根据需要查血沉、肝功、肾功、心电图等以指导用药。

(二)神经影像学检查

可以直观显示脑梗死的范围、部位、血管分布、有无出血、病灶的新旧等。发病后应尽快进行 CT 检查,虽早期有时不能显示脑梗死病灶,但对排除脑出血至关重要。多数病例发病 24 h 后逐渐显示低密度梗死灶,MRI 可清晰显示早期缺血性梗死、脑干或小脑梗死、静脉窦血栓形成等,梗死灶 T_1 呈低信号、T_2 呈高信号,出血性梗死时 T_1 相有高信号混杂。MRI 弥散加权成像(DWI)可早期显示缺血病变(发病 2 h 内),为早期治疗提供重要信息。血管造影 DSA、CTA 和 MRA 可以发现血管狭窄、闭塞及其他血管病变,如动脉炎、脑底异常血管网病、动脉瘤和动静脉畸形等,可以为卒中的血管内治疗提供依据。其中 DSA 是脑血管病变检查的金标准,缺点为有创、费用高、技术条件要求高。

(三)腰穿

仅在无条件进行 CT 检查,临床又难以区别脑梗死与脑出血时进行,一般脑血栓形成患者脑脊液(CSF)压力、常规及生化检查正常,但有时仍不能据此就诊断为脑梗死。

(四)经颅多普勒彩超(TCD)

对评估颅内外血管狭窄、闭塞、痉挛或血管侧支循环建立情况有帮助,目前也用于溶栓治疗监测。缺点为由于受血管周围软组织或颅骨干扰及操作人员技术水平影响,目前不能完全替代 DSA,只能用于高危患者筛查和定期血管病变监测,为进一步更加积极治疗提供依据。

(五)超声心动图

可发现心脏附壁血栓、心房黏液瘤和二尖瓣脱垂,对脑梗死不同类型间鉴别诊断有意义。

四、鉴别诊断

(一)脑出血

脑梗死有时颇似小量脑出血的临床表现,但活动中起病、病情进展快、高血压史常则提示脑出血,CT 检查可以确诊。

(二)蛛网膜下隙出血

蛛网膜下隙出血多伴有剧烈头痛,多为撕裂样或剧烈胀痛,频繁呕吐,临床上除了脑膜刺激征阳性外,一般没有其他神经系统定位体征,即一般不引起肢体瘫痪。部分患者有烦躁不安、谵妄、幻觉等精神症状。或伴有抽搐及昏迷等表现。早期脑 CT 扫描可见蛛网膜下隙或脑室内有高密度血液影,腰穿检查为均匀一致性血性脑脊液,压力增高。两者的鉴别主要依靠脑 CT 扫描。

(三)颅内占位病变

颅内肿瘤、硬膜下血肿和脑脓肿可呈卒中样发病,出现偏瘫等局灶性体征,颅内压增高征象不明显时易与脑梗死混淆,须提高警惕,CT 或 MRI 检查可以确诊。

五、治疗

急性期治疗原则是调整血压,防治并发症,防止血栓进展及减少梗死范围(主要是减小半影区),对大面积梗死应减轻脑水肿或手术治疗防治脑疝。主要的治疗包括改善脑血液循环、神经保护、对症支持等。

1.防治并发症

保持呼吸道通畅,进行心电监护,维持水、电解质、酸碱平衡和营养的摄入。有意识障碍或吞咽功能障碍者,可鼻饲补充营养。瘫痪患者宜采用充气卧垫,定期变换体位,注意皮肤护理和保持瘫痪肢体的活动。

(1)调控血压:急性期降压的原则是积极平稳控制过高血压,防止降压过快过低。1 周之内慎用降压药物。若收缩压超过 220 mmHg 或舒张压超过 120 mmHg,可口服卡托普利或尼卡地平以缓慢降低 15% 左右的血压。必要时也可静脉注射拉贝洛尔 10 mg，严密监控血压情况下每 20～30 min 注射 1 次。若平均动脉压（MAP）或脑灌注压（CPP）较病前降低 1/3 或 MAP<9.33 kPa 或 CPP< 6.67 kPa 而并无血容量不足，应给予多巴胺或其他升压药升至略低于病前的血压水平。

（2）降低颅内压：颅内压高于 20 mmHg 或 270 mmH$_2$O，或患者从清醒转为嗜睡、一侧瞳孔光反应变迟钝，应快速静脉滴注 20% 甘露醇 125～250 mL，每 4～6 h 1 次，提高血浆渗透压不低于 300 mOsm/L。治疗 10～14 d 待大脑容抗性恢复正常。应根据临床情况、颅内压、血浆渗透压等的变化调整治疗。心、肾功能不良者应慎用。对重症脑梗死患者可使用地塞米松每日 10～20 mg 加入甘露醇中静滴，持续 3～5 d。

（3）控制血糖：低血糖或高血糖都将加重缺血性脑损害，应及时发现和纠正血糖异常。

2.缺血性损害的防治

（1）溶栓治疗：是目前国际上认为最有前途的一种治疗措施。有严格的时间窗限制，一般使用的指征为：①发病 4.5 h 内；②意识清醒；③头颅 CT 等检查证实无颅内出血；④无全身出血倾向；⑤家属理解配合；⑥其他有关指征。目前常用制剂如下。重组人组织型纤溶酶原激活剂（rt-PA）：常用剂量为 0.9 mg/ kg，先将其中 10% 作静脉推注，余下 90% 剂量在 1 h 内由静脉内滴入。

（2）抗凝：仅在房颤患者具有适应证时使用。具体用法如下。低分子量肝素：皮下注射（不能肌注），4 000 单位，2 次/日，10 d 为一个疗程。华法林：口服，0.2～0.5 mg/kg，维持量 2～8 mg/d。需持续用药 3～6 个月。心栓性脑梗死常发生出血，抗凝会加重出血，宜在卒中后经 2～4 d 开始华法林治疗，使凝血酶原时间（PT）较对照延长 1.2～1.5 倍。治疗前应影像学检查排除出血，患者无出血倾向，治疗期间应随访影像学检查。

（4）手术治疗：大面积脑梗死内科治疗困难时，为了防治脑疝，可行大骨瓣减压和坏死脑组织吸出术；对急性小脑梗死产生明显肿胀及脑积水患者，可行脑室引流术或去除坏死组织以挽救生命。

（5）介入治疗：颅外动脉球囊扩张或支架血管成形术（CAS）手术适应证为症状性狭窄>50%，无症状性狭窄>70%；症状性颅内动脉狭窄患者宜首先采用药物优化的治疗，药物治疗无效后可考虑在有条件的机构进行球囊成形和（或）支架置入术治疗，无症状性颅内动脉粥样硬化性狭窄目前尚不推荐球囊成形和（或）支架置入术治疗。

（6）康复：生命体征稳定者，宜尽早开始进行康复治疗。

（7）恢复期治疗：恢复期的药物主要用于二级预防，促进神经功能缺损。可选用：①抗血小板聚集剂：阿司匹林，100 mg，1 次/日，睡前服用；氯吡格雷，75 mg，1 次/日；②改善脑循环药物：钙离子通道阻滞剂如尼莫地平、桂利嗪等，己酮可可碱等；同时应非常重视卒中危险因素的干预治疗。该阶段应调动患者主观能动性以及家庭和社会的积极性，坚持长期、逐步增加难度的功能锻炼。可根据病情和客观条件进行针灸、推拿、体疗、理疗、气功、神经心理治疗、职业医疗和言语治疗等。

（郭慧娟）

第四节　血管性痴呆

血管性痴呆(Vascular Dementia,VaD/VD)是指由于脑血管病变引起一组表现为认知障碍的临床综合征,在中国,60 岁以上的人群痴呆的发病率为 3.0%,其中 VD 约占总人群的 0.9%,年龄越大,发病率越高,且有地域差异,北方发病率高于南方,城市高于农村。VD 是一种可防治的痴呆。

一、病因

现代医学认为,VD 的病因主要涉及脑血管病及危险因素两个方面,VD 的危险因素主要包括遗传因素及非遗传因素。遗传因素主要表现为遗传异质性及基因多态性,非遗传因素主要包括种族、年龄、性别、低受教育水平,不良生活习惯如吸烟、酗酒等,社会及心理因素,接触与有毒化学药品的职业等。Ruth 通过流行病学证实高血压和吸烟与 VD 的发作呈正相关,而饮酒则与 VD 发病率呈"U"或"J"形关系。VD 的发病机制一般认为是脑血管病的病灶涉及额颞叶及边缘系统,或病灶损害了脑组织的足够容量,导致高级认知功能的损害

二、临床表现

VD 是脑血管病后所引发的痴呆,发病前多有卒中病史,临床特点具有突发、阶梯性进展、波动性及慢性病程的特点。

1.注意力下降

VD 患者注意力下降主要表现为回答问题时反应迟钝,不能回答或答非所问,严重者置之不理,无法进行互动及交流。

2.语言功能障碍

VD 患者晚期神经功能退化可导致不同程度的语言表达和理解障碍,部分患者存在严重的构音障碍。

3.记忆力减退

VD 患者的记忆力呈选择性斑片状减退,对某些事件记忆全无,对另一些事件的记忆却可完整无误,但以近事遗忘为主。

4.视觉空间障碍

因枕叶和顶叶大面积梗死的患者可出现视觉空间定向力障碍,患者可忘记回家的路,不能完成画钟表行动等。

5.执行能力

因额叶、顶叶损害的患者可出现执行能力障碍,患者可出现失算、失认等执行能力障碍。

三、辅助检查

1.痴呆诊断量表

痴呆患者认知能力简易筛查量表(MMSE)为目前应用最广泛的简易痴呆评定量表,检查结果与患者的文化教育水平相关。修订的长谷川简易痴呆量表(HDS)可用于门诊及住院病人的痴呆简易初筛。临床痴呆评定量表(CDR)可从记忆力、定向力、解决问题的能力以及社交能力四个方面评价痴呆等级,评定结果可分为健康、可疑、轻度、中度、重度痴呆五个等级。

其他可评价血管性痴呆的量表还包括日常生活能力量表（ADL）、日常生活及社会能力调查表（FAQ）、总体退化量表（GDS）和修订的 Hachinski 缺血性量表。

2. 神经电生理检查评定

VD 的神经电生理检查主要包括脑电图（EEG）、视觉和听觉诱发电位（EAP、BAEP），事件相关电位（ERP）。其中 EEG 可显示在大面积脑梗死侧脑半球在慢波情况下的不对称改变；EAP、BAEP 主要用于枕叶、脑干梗死性痴呆的筛查；ERP 主要用于痴呆患者的注意力下降的严重程度进行分级评定。

3. 神经心理测验

常用韦氏成人智力量表（WAIS）以及其记忆量表，但该检查较费时费力，现已由简易的物体记忆测验以及快速词汇检测所代替。

4. 脑功能及脑代谢检查

正电子发射体层摄影（PETCT）是一项能通过检查脑内代谢从而区别各种痴呆类型的检查，双侧大脑半球散在多发低代谢灶常提示 VD，而双侧顶叶的低代谢灶多为早期 AD 患者，额颞叶痴呆（FID），额、颞叶前部的代谢异常；路易体痴呆（DLB）的低代谢区常位于额顶枕交界区及小脑。

四、诊断

（1）有痴呆（通过临床和神经心理学检查有充分证据表明符合痴呆的诊断标准；同时排除了由意识障碍、谵妄、神经症、严重失语及全身性疾病或脑变性疾病所引起的痴呆）。

（2）有脑血管病的证据

1）临床证明有脑血管病所引起的局灶性体征，如偏瘫、中枢性舌瘫、病理征、偏身失认、构音障碍等。

2）影像学检查（如 CT 或 MRI）有相应的脑血管病的证据，如大血管梗死、重要部位单个的梗死、多发性脑梗死和腔隙性脑梗死、广泛的脑室周围白质病变、上述病变共存等。

（3）上述两种损害有明显的因果关系

1）在明确的卒中后 3 个月内出现痴呆。

2）突然出现认知功能衰退，或波动样、阶梯样进行性认知功能损害。

（4）临床支持很可能血管性痴呆标准。

1）早期出现步态异常（小碎步、慌张步态、失用及共济失调步态等）。

2）不能用其他原因解释的多次摔倒病史。

3）早期出现尿急、尿频及其他泌尿系统症状，且不能用泌尿系统疾病来解释。

4）假性球麻痹。

（5）人格及精神状态改变：意志缺乏、抑郁、情感改变及其他皮质下功能损害，包括精神运动迟缓和运动障碍。

五、治疗

目前治疗主要分为防止卒中的发生以及改善认知、控制精神及行为三方面。

（一）防止卒中的发生预防

卒中的发生主要包括建立积极健康的生活方式，如参加有氧运动，戒烟戒酒等；以及控制脑血管危险因素如高血压、糖尿病、高脂血症等。

(二)改善认知功能症状

1.胆碱酶抑制剂

现代研究证明胆碱酶抑制剂可通过抑制 AchE 活性,减少乙酰胆碱降解,增加与突触结合的乙酰胆碱量,从而改善 VD 患者的认知功能。

2.兴奋性氨基酸受体(EAA)拮抗剂

兴奋性氨基酸受体拮抗剂的代表药为美金刚,其可竞争性与 N-甲基-D-天冬氨酸受体(NMDA)结合,防止 Ca^{2+} 离子内流,从而拮抗兴奋性氨基酸对神经细胞的损害,改善认知功能。

3.钙通道阻滞剂

钙通道阻滞剂可拮抗 Ca^{2+} 进入细胞,起到松弛血管平滑肌,扩张脑血管,改善脑循环作用,从而改善 VD 患者的认知功能。其代表药物有尼莫地平。

4.麦角生物碱制剂

代表药物尼麦角林为一种 α_1 受体阻滞剂,可通过扩张血管达到改善脑循环作用。此外,其尚能促进脑组织对葡萄糖、磷脂的摄取及利用,并能起到抑制胆碱酯酶活性,增加纹状体内 Ach 含量,多方面作用起到改善认知的作用。

5.自由基清除剂

此类药物能清除脑内自由基,减少脂质过氧化作用,达到保护脑血管及神经功能,改善认知的作用。

6.脑代谢激活药

脑代谢激活剂能够增强脑细胞对磷脂及葡萄糖的利用,促乙酰胆碱的合成,改善中枢性 EAA 活性从而改善由缺氧造成的逆行性遗忘,改善记忆、认知等功能。代表药物为吡咯烷酮衍生物,如吡拉西坦(脑复康),以及胞磷胆碱、ATP 等。

7.神经营养药

神经营养药是指可促进神经细胞再生及修复的药物。其代表药神经节苷脂能介导神经生长因子促进神经细胞再生,从而达到改善认知功效。

8.降低同型半胱氨酸

同型半胱氨酸(Hcy)是蛋氨酸代谢中的产物,当其生成过多时可抑制 NO 活性,造成动脉粥样硬化;当其当谢异常时可产生同型半胱氨酸,产生神经毒性直接损害海马神经元,造成认知的缺损。Hcy 的生成和代谢异常常与维生素 B_{12}、叶酸、维生素 B_6 相关,临床多通过补充后三者的摄入以降低 Hcy 的生成。

(三)控制精神及行为

根据症状使用抗精神病药物。目前常用的药物包括有抗精神病药,如奋乃静、奥氮平、利培酮、喹硫平等;情感稳定剂如丙戊酸钠;抗抑郁药如西酞普兰、帕罗西汀、氟西汀;抗焦虑药如阿普唑仑、艾司唑仑、劳拉西泮、氯硝西泮等。

(黄玉清)

第五节 脑出血

脑出血是指非外伤性脑实质内血管破裂引起的出血，占全部脑卒中的20％～30％，急性期病死率为30％～40％。发生的原因主要与脑血管的病变有关，即与高血脂、糖尿病、高血压、血管的老化、吸烟等密切相关。

脑出血的患者往往由于情绪激动、费劲用力时突然发病，早期病死率很高，幸存者中多数留有不同程度的运动障碍、认知障碍、言语吞咽障碍等后遗症。

一、病因

脑内出血的原因较多，最常见的是高血压。其他病因如下：脑动脉粥样硬化，血液病（白血病、再生障碍性贫血、血小板减少性紫癜、血友病、红细胞增多症和镰状细胞病等），以及动脉瘤、动静脉畸形、Moyamoya病、脑动脉炎、硬膜静脉窦血栓形成、夹层动脉瘤、脑梗死继发脑出血、抗凝或溶栓治疗等。脑淀粉样血管病是脑出血的罕见原因，本病在老年患者（平均年龄为70岁）最常见，典型病例为多灶性脑叶出血。偶见原发性或转移性脑肿瘤性出血。伴发出血的肿瘤包括多形性胶质母细胞瘤、黑色素瘤、绒毛膜癌、肾细胞癌及支气管源性癌等。长期慢性高血压，会使脑血管发生一系列的病理变化。

（一）脑内小动脉玻璃样变、纤维素样坏死和动脉瘤形成

脑动脉的外膜和中膜在结构上较其他脏器血管的结构要薄弱，在长期血压逐渐升高的患者中，脑内小动脉可发生玻璃样变和纤维素样坏死，这些病变使脑动脉管壁内发育完好的内膜受到损伤，高血压可促使这种被损伤的小动脉内膜破裂，形成夹层动脉瘤，动脉瘤破裂即可引起出血。在慢性高血压时，小动脉上还可间断地发生直径约为1 mm的微动脉瘤，这种动脉瘤是经薄弱的中层膨出的内膜。当血压骤然升高，微动脉瘤或纤维素样坏死的细小动脉直接破裂，引起出血性卒中。

（二）脑内小动脉痉挛

在高血压过程中，若平均动脉压迅速增高，可引起血管自动调节过强或不足，当血压超过自动调节上限而且持续时间较长，可导致弥散性血管痉挛，使进入微循环的血流量减少，引起毛细血管和神经元缺血，可使液体漏至细胞外间隙，发生脑水肿，同时毛细血管由于缺血、缺氧可导致破裂，发生点状出血，若病变广泛或呈多灶性，则可引起大片脑内出血。

二、临床表现

脑出血好发于50～70岁，男性略多见，多在冬、春季发病。患者多有高血压病史。在情绪激动或活动时易发生，发病前多无预兆，少数可有头痛、头晕、肢体麻木等前驱症状。临床症状常在数分钟到数小时内达到高峰，临床特点可因出血部位及出血量不同各异。

1.基底节内囊区出血

基底节内囊区是高血压颅内出血最常见的部位，约占全部脑内出血的60％，该区域由众多动脉供血。

（1）前部型：占12％左右，由Heubner回返动脉返动脉供血（包括尾状核），主要累及尾状核头和（或）体（均称为尾状核出血），易破入侧脑室前角，严重者可同时累及第Ⅲ、Ⅳ脑室，血肿

可向后外侧延伸,损伤内囊前肢与壳核前部。

临床特征:严重头痛和明显的脑膜刺激症状,类似蛛网膜下隙出血,多无意识障碍,个别患者可出现病初一过性嗜睡。若血肿向后外侧延伸累及内囊前肢和(或)壳核前部可出现程度较轻的语言障碍、对侧偏身运动、感觉功能缺损,通常预后较好。无精神异常、眼球分离、凝视、眼震、癫痫发作等症状。50%患者完全恢复正常,70%患者预后良好。

(2)中间型:占7%左右,最为罕见,由内侧豆纹动脉供血,血肿累及苍白球及壳核中部,可向后累及内囊膝部或向前外侧破入侧脑室。

临床特征:患者意识多不受影响,可有一过性嗜睡,但几天后恢复正常。该型出血虽病死率极低,但常导致较严重的失语和(或)偏身症状,无精神异常、眼球分离、患侧忽视、癫痫发作等症状。预后差,患者多留有较明显后遗症,50%以上存在严重残障。

(3)后中间型:占10%左右,由脉络膜前动脉供血,通常位于内囊后肢前半部分,常向内囊膝部扩展,可导致壳核中部或丘脑外侧受压。若血肿较大可破入第Ⅲ、Ⅳ脑室并导致昏迷。

临床特征:多数患者神志清楚,50%患者存在语言障碍,几乎所有患者均不同程度出现对侧面部、肢体运动障碍,60%以上患者存在偏身感觉缺失。无精神异常、眼球分离、癫痫发作等症状。预后较中间型好,多数恢复良好,近1/3患者可遗留中、重度残障,几乎没有死亡病例。

(4)后外侧型:是仅次于外侧型的常见基底节内囊区出血,所占比例近20%,由外侧豆纹动脉后内侧支供血,血肿位于豆状核后部的内囊区域,平均出血量为30 mL,最大可达90 mL,血肿相对较大,主要向前侧延伸,累及颞叶峡部白质、壳核前部和(或)内囊区豆状核后部,少数可经前角破入侧脑室,严重者可同时累及蛛网膜下隙。

临床特征:多数患者神志清楚或仅有一过性意识障碍,出血量大者可有昏迷及瞳孔改变。30%病例出现共轭凝视,80%以上患者有语言障碍,几乎所有患者存在不同程度对侧面部、肢体感觉及运动障碍。脑疝时有瞳孔改变,无眼球分离。预后较差,20%患者死亡,存活病例多遗留重度残障。

(5)外侧型:最为常见,占40%左右,虽然该型出血多被当作壳核出血,但头MRI证实其为介于壳核和岛叶皮质之间的裂隙样出血,不直接累及壳核。由外侧豆纹动脉的大部分外侧支供血,原发灶位于壳核外部和岛叶皮层,多为凸透镜形和卵圆形,平均出血量为20 mL,最大为80 mL。常向前外侧扩展,可向内经前角破入侧脑室。

临床特征:多数患者神志清楚或仅有轻度意识水平下降,血肿较大者可出现昏迷。优势半球出血患者多有失语,非优势半球出血患者近50%出现构音障碍。出血量大患者可出现共轭凝视麻痹、瞳孔改变及癫痫发作。所有患者均存在不同程度偏身麻痹,60%以上患者出现对侧偏身感觉障碍。50%以上患者遗留中至重度残障,近10%患者死亡。

(6)大量出血型:发病率亦较高,血肿占据全部或大部分的基底节内囊区域,血肿极大(最大144 mL,平均70 mL),仅偶尔尾状核及内囊前肢得以保留,以致不能找到原发出血部位。常向前外侧延伸,50%以上破入侧脑室及第Ⅲ、Ⅳ脑室,严重者可同时破入蛛网膜下隙。

临床特征:意识、言语障碍,中至重度偏身感觉、运动缺失几乎出现于所有患者,共轭凝视或眼位改变(眼球分离或固定)。血肿常导致中线移位并继发Monro孔梗阻导致对侧脑室扩张,严重者常在几分钟或几小时内出现枕大孔疝或颞叶沟回疝,从而引起意识水平进一步下降及四肢瘫和脑干损伤所致的眼动障碍等脑疝症状,甚至错过住院治疗时机。几乎所有患者预后差,近50%患者死亡。

2.丘脑出血

由丘脑膝状动脉和丘脑穿通动脉破裂所致,在脑出血中较常见,占全部脑出血的15%~24%,致残率、病死率均高。高龄、高血压是丘脑出血的主要因素,高脂血症、糖尿病、吸烟、饮酒是相关因素。

临床表现:突发对侧偏瘫、偏身感觉障碍,甚至偏盲等内囊性三偏症状,CT扫描呈圆形、椭圆形或不规则形境界比较清楚的高密度血肿影,意识障碍多见且较重,出血波及丘脑下部或破入第三脑室则出现昏迷加深、瞳孔缩小、去皮质强直等中线症状。由于丘脑复杂的结构功能与毗邻关系,其临床表现复杂多样。如为小量出血或出血局限于丘脑内侧则症状较轻;丘脑中间腹侧核受累可出现运动性震颤、帕金森综合征表现;累及丘脑底核或纹状体可呈偏身舞蹈-投掷样运动。

3.脑桥出血

脑桥出血约占全部脑内出血的10%,主要由基底动脉的脑桥支破裂出血引起,出血灶多位于脑桥基底与被盖部之间。原发性脑桥出血患者中以大量出血型和基底被盖型抗感染最高,但两者之间无明显差异,单侧被盖型抗感染最低。在实际工作中要注意:①技术上采用薄层、小间隔扫描手段;②充分重视患者症状,特别是那些无法用CT特征来解释的脑桥损害症状,必要时可做MR扫描,以提高小病灶的检出率。

4.中脑出血

中脑出血罕见。但应用CT及MRI检查并结合临床已可确诊,轻症表现为一侧或双侧动眼神经不全瘫痪或Weber综合征;重症表现为深昏迷,四肢弛缓性瘫痪,可迅速死亡。

5.小脑内血

多由小脑齿状核动脉破裂所致,约占脑出血的10%。自发性小脑出血的常见病因是高血压动脉硬化、脑血管畸形、脑动脉瘤、血液病及应用抗凝药,在成年人高血压动脉硬化是小脑出血的最常见原因,占50%~70%。发病初期大多意识清楚或有轻度意识障碍,表现眩晕、频繁呕吐、枕部剧烈头痛和平衡障碍等,但无肢体瘫痪是其常见的临床特点;轻症者表现出一侧肢体笨拙、行动不稳、共济失调和眼球震颤,无瘫痪;两眼向病灶对侧凝视,吞咽及发音困难,四肢锥体束征,病侧或对侧瞳孔缩小、对光反应减弱,晚期瞳孔散大,中枢性呼吸障碍,最后枕大孔疝死亡;暴发型则常突然昏迷,在数小时内迅速死亡。如出血量较大,病情迅速进展,发病时或发病后12~24 h出现昏迷及脑干受压征象,可有面神经麻痹、两眼凝视病灶对侧、肢体瘫痪及病理反射出现等。由于小脑的代偿能力较强,小脑出血的临床征象变化多样,缺乏特异性,早期临床诊断较为困难,故临床上遇下列情况应注意小脑出血的可能:①40岁以上并有高血压症病史;②以眩晕、呕吐、头痛起病;③有眼震、共济失调、脑膜刺激征阳性;④发病后迅速或渐进入昏迷,伴瞳孔缩小、凝视、麻痹、双侧病理征、偏瘫或四肢瘫。

三、诊断

(一)结构影像学检查

影像学检查方法包括CT和MRI成像。随着CT、MRI成像技术的不断提高,以及密度分辨力和空间分辨力的进一步完善,CT和MRI已成为脑血管病的主要检查方法之一。

1.头部CT检查

头颅CT是诊断脑出血的首选检查。急性脑内出血的CT检查以平扫为主,一般不需强化检查。急性脑实质内出血在 CT 平扫图像上表现为高密度影,病灶边缘清楚。当血肿破入脑室后常常可以观察到脑室内的血液平面。

2.头部磁共振成像

超急性期血肿发病 2~3 h,很难产生异常信号,此时 CT 可显示血肿存在。急性期血肿发病数小时至数天,稍长 T_1、短 T_2。亚急性期血肿发病数天至数月,短 T_1,长 T_2。慢性期血肿发病数月至不定期,长 T_1,短 T_2。

梯度回波序列也称为场回波序列,是非常基本的磁共振成像序列。由于具有许多优点,在各个系统都得到了广泛的应用。发病 6 h 内急性卒中的多中心研究表明,梯度回波 MRI 在发现急性出血方面与 CT 检查一样精确,但在发现慢性出血方面优于 CT。MRI 在发现相关的血管畸形尤其是海绵状血管瘤方面也优于 CT,但是 MRI 并不像 CT 一样适于全部患者。

(二)血管影像学检查包括 CTA、MRA 和 DSA

1.头部 CTA

头部 CTA 是一种静脉注射含碘造影剂后,利用计算机三维重建方法合成的无创性血管造影术,可以三维显示颅内血管系统。CTA 对大脑动脉环(Willis 环)周围>4 mm 的颅内动脉瘤可达到与 DSA 相同的检出率,而且可以明确 DSA 显示不理想的动脉瘤的瘤颈和载瘤动脉的情况。对血栓性动脉瘤的检测 CTA 明显优于 DSA。CTA 对动静脉畸形(AVM)血管团的显示率达 100%,其中供血动脉的显示率为 93.9%,引流静脉的显示率为 87.8%。CTA 对脑动脉狭窄的显示基本达到与 DSA 相同的效果。CTA 是有效的无创伤性血管成像技术,在很大程度上可替代有创性 DSA。

2.头部 MRA

可以很好地显示颅内大动脉的形态,以及动脉发生病变时的一些侧支循环。MRA 对正常脑动静脉的显示和对异常血管的显示有很好的效果,除对显示前交通动脉和后交通动脉的敏感性和特异性稍低外,对显示大脑前、中、后动脉、基底动脉和颈内动脉的敏感性和特异性均接近 100%。MRA 可以显示脑 AVM 的供血动脉、血管团和引流静脉,可以显示动静脉瘘的动脉、瘘口的位置和大小、静脉的扩张程度和引流方向。对于>5 mm 的动脉瘤,MRA 的显示率可达 100%,并且结合源图像可以显示那些 DSA 不能显示的有血栓形成的动脉瘤。MRA 对<5 mm 直径的脑动脉瘤漏诊率较高,对发生颅内出血的脑动脉瘤患者 MRA 不能替代常规脑血管造影做介入治疗。MRA 对脑动脉狭窄显示直观,与 DSA 的相关性较好,但当动脉狭窄严重程度达 75% 以上时,有过高评价的倾向。MRV 对上下静脉窦、直窦、横窦、乙状窦、大脑内和大脑大静脉的显示率达 100%,对岩上窦和岩下窦的显示率也达 85%。MRV 可显示脑静脉血栓的范围、是否完全闭塞和侧支引流的情况等。

3.颈部 MRA

磁共振对比增强血管三维成像(3DCE-MRA)可从任一角度观察血管的 3 D 血管图像。与传统非增强 MRA 相比,该技术与血液的流动增强无关,不需空间予饱和,对平行于扫描平面的血管也能很好显示,因此可通过冠状位激发扫描,显示包括颈部大血管根部至颅内 Willis 环的颈部血管全程。3 DCE-MRA 可同时显示两侧头、颈部所有血管的受累情况,即受累血管段及其范围以及狭窄程度或闭塞后侧支循环血管情况。3 DCE-MRA 上动脉闭塞表现为动脉血流中断和远端动脉不显影;动脉狭窄表现为动脉腔节段性狭窄,其远端动脉分支减少,或显影差,有的动脉表现为该段动脉血流中断,但其远端动脉仍显影;明显的动脉硬化表现为动脉管腔粗细不均，呈"串珠状"。因此，3 DCE-MRA 可为临床血管性病变的筛选检查、制订治疗方案提供依据。

4.血管造影

数字减影血管造影（DSA）具有很好的空间分辨率，可以显示 0.5 mm 的脑血管，清晰显示脑血管各级分支的大小、位置、形态和变异。主要用于需要造影确诊或是否适合介入治疗的脑血管病。DSA 可以用于了解脑动脉狭窄的部位程度；明确脑血栓形成时血管闭塞的部位和动脉溶栓；可以显示颅内动脉瘤的情况；显示 AVM 供血动脉的来源和引流静脉的方向等，为手术和介入治疗提供详细的资料。目前认为 DSA 是诊断脑供血动脉狭窄的金标准，同时也是判断狭窄程度的有效方法，为临床治疗提供可靠依据。血管造影的指征包括出血伴有 SAH、局部异常钙化影、明显的血管畸形、异常的出血部位等，不明原因的出血，如孤立的脑室出血也需行血管造影。患高血压和深部出血的老年患者尽量避免血管造影检查。行血管造影检查的时间需依据患者病情平衡诊断的需要及外科手术干预的潜在时间。脑疝患者在血管造影检查前需紧急手术，病情稳定的动脉瘤或血管畸形的患者在任何干预之前应行血管造影检查。

5.头部 CT 灌注影像

头部 CT 灌注影像是脑功能成像方法之一，通过研究脑组织的血流灌注状态以及组织血管化程度来揭示脑组织的病理解剖和病理生理改变的一种检查手段。CT 灌注成像是临床脑出血周围组织损伤研究较为理想的方法，一次检查可同时产生有关血肿体积的解剖学信息，以及有关血肿周围组织脑血流动力学变化的功能信息。CT 灌注成像空间分辨率高，成像速度快，可对血肿周围组织脑血流动力学参数进行定量测量，有助于脑出血患者个体化救治和预后评估。在 CT 灌注成像所用的参数中，TTP 较为敏感，所有被观察对象均清晰地显示出血肿周围 TTP 延长区，TTP 持续延长提示由血肿占位效应引起的脑微循环障碍在脑内出血慢性期可依然存在。MTT 可以敏感地显示出血管远端局部灌注压的降低，对脑组织灌注异常具有良好的预测性。rCBF 和 rCBV 可以准确地反映出脑出血后血肿周围组织的灌注状态，对于判断血肿周围组织缺血性损伤有重要的价值。

四、鉴别诊断

（1）壳核、丘脑及脑叶的高血压脑出血与脑梗死难以鉴别。在某种程度上，严重的头痛、恶心、呕吐，以及意识障碍可能是发生脑出血的有用线索，CT 检查可以识别病变。脑干卒中或小脑梗死可似小脑出血，CT 扫描或 MRI 是最有用的诊断方法。

（2）外伤性脑出血是闭合性头部外伤的常见后果。这类出血可发生于受冲击处颅骨下或冲击直接相对的部位（对冲伤），最常见的部位是额极和颞极。外伤史可提供诊断线索。外伤性脑出血的 CT 扫描表现可延迟至伤后 24 h 显影，MRI 可早期发现异常。

（3）突然发病、迅速陷入昏迷的脑出血患者须与全身性中毒（酒精、药物、CO）及代谢性疾病（糖尿病、低血糖、肝性昏迷、尿毒症）鉴别，病史、相关实验室检查和头部 CT 检查可提供诊断线索。

（4）急性周围性前庭病可引起恶心、呕吐及步态共济失调等症与小脑出血极为相似。然而，发病时严重头痛、意识障碍、血压升高或高龄等均强烈支持为小脑出血。

五、治疗

脑出血病情凶险，经常有血压和颅内压升高，经常需要气管插管和辅助通气，所以脑出血患者的监测与管理应在重症监护室进行。需要监测神经功能状态、脉搏、血压、体温和氧饱和度。氧饱和度<95%，需要吸氧；意识水平下降或气道阻塞时，应进行气道支持和辅助通气。

1.血压的管理

脑出血的急性期血压会明显升高，血压的升高会加剧脑出血量，增加死亡风险、神经功能恶化及残疾率，因此血压的控制尤为重要。脑出血急性期后，如无明显禁忌，建议良好控制血压，尤其对于出血位于高血压性血管病变部位者。脑出血急性期后，推荐的血压控制目标<140/90 mmHg，并发糖尿病和慢性肾损害者<130/80 mmHg。

脑出血急性期高血压的药物治疗，推荐的一线降压药物为口服卡托普利，但是其作用短暂且降压迅速。静脉用药的一线选择为半衰期短的降压药物。

2.血糖的管理

在脑出血后最初 24 h 内持续高血糖（>140 mg/dL）提示预后不良。血清葡萄糖>185 mg/dL 时，建议静脉滴注胰岛素治疗，并密切监测血糖浓度并调整胰岛素剂量，以避免发生低血糖。

3.颅内压增高的治疗

颅内压增高、脑水肿和血肿占位效应都会使脑出血后的致残率和抗感染升高。对于怀疑颅内压增高和意识水平持续下降的患者，需要进行连续有创颅内压监测，但是其应用价值是否优于临床和放射学监测仍未被证实。对于脑出血后颅内压增高的治疗应当是一个平衡和逐步的过程。抬高床头、镇痛和镇静，渗透性利尿药（甘露醇和高张盐水）、经脑室导管引流脑脊液、过度通气，目前仍不推荐使用类固醇激素。同步监测颅内压和血压，以使脑灌注压>70 mmHg。

4.脑出血并发症预防和治疗

病情不严重的患者采取措施预防亚急性并发症，如吸入性肺炎、深静脉血栓形成和压力性溃疡等。脑出血患者临床稳定后，应进行早期活动和康复治疗。发热：查找感染证据。治疗发热源，给发热的患者使用退热药以降低体温。控制感染：应用适当的抗生素治疗脑出血后感染。

不建议预防性应用抗生素。预防深静脉血栓形成：有轻偏瘫或偏瘫患者使用间歇充气加压装置预防静脉血栓栓塞。如果脑出血停止，发病经 3～4 d，可以考虑给偏瘫患者皮下注射低剂量低分子量肝素或普通肝素治疗。痫性发作：脑出血患者有临床痫性发作时，给予适当抗癫痫药物治疗；脑叶出血的患者在发病后立即短期预防性应用抗癫痫药，可能降低其早期痫性发作的风险。

5.治疗凝血异常和纤维蛋白溶解引起的脑出血

使用鱼精蛋白逆转肝素引起的脑出血；华法林引起的脑出血，静脉给予维生素 K 以逆转华法林的效应，并给予凝血因子替代治疗；溶栓引起的脑出血使用凝血因子和血小板替代。合并严重凝血因子缺陷或严重血小板减少的患者，应该适当补充凝血因子或输注血小板。

6.脑出血的外科治疗的意义

对于大多数脑出血患者而言，手术的作用尚不确定；对于有手术指征的脑出血患者。血肿的清除减少了血肿量，降低颅内压，提高了受损半球的灌注压及减少神经细胞毒性水肿。外科治疗指征：小脑出血伴神经功能继续恶化或脑干受压或脑室梗阻引起脑积水，应尽快手术清除血肿；脑叶出血超过 30 mL 且血肿距皮质表面 1 cm 以内者，可以考虑血肿清除术。手术时机：超早期开颅术能改善功能结局或降低抗感染。极早期开颅术可能使再出血的风险加大。严密监测病情，及时进行手术评估。脑出血急性期的抗感染为 $35\%\sim52\%$，脑出血的预后与血肿的大小、GCS 评分、脑水肿、破入脑室、出血部位、中线移位、意识水平、年龄、发热、高血糖及血压等相关。脑出血的 10 年存活率约为 24.1%。

（郭慧娟）

第六节　癫　痫

国际抗癫痫联盟（International League Against Epilepsy，ILAE）于 2014 年 4 月提出了癫痫的新定义，并对新定义的相应条款给出了具体的时间限制。新定义认为癫痫是一种脑部疾病，诊断癫痫应符合以下条件：①至少两次非诱发（或反射性）发作，两次发作隔 24 h 以上；②在未来的 10 年，一次非诱发（或反射性）发作和未来发作的可能性与两次非诱发发作后再发的风险相当（至少 60%）；③癫痫综合征的诊断。下列患者可认为癫痫已不再发作，包括年龄依赖性癫痫综合征，但现在已经过了癫痫发作的年龄或停抗发作药物至少 5 年，过去 10 年仍无发作者。

一、病因

癫痫病灶的起源、形成和发展是在遗传因素和环境因素影响下大脑皮质发生局部及生理方面的复杂变化的结果。

根据病因，癫痫可分为四类：①特发性（原发性）癫痫；②隐源性癫痫；③急性症状性癫痫；④远隔症状性癫痫。

1.遗传因素

无显著家族病史的癫痫患者常归因于不遗传的新生突变这些突变显示了与癫痫性脑病的明显相关证据。这项新研究证明，大部分癫痫脑病都有遗传依据，许多不同突变都可能与癫痫相关。

2.症状性癫痫

在明确病因的癫痫中，各种危险因素导致癫痫的可能性不同，颅脑外伤占首位，其次为卒中及病毒性脑炎。

3.急性症状性癫痫发作

①中枢神经系统感染；②脑外伤；③脑血管疾病；④代谢障碍；⑤药物戒断；⑥中毒；⑦子痫；⑧脑肿瘤等。

4.发育性异常和癫痫

中枢神经系统发育性异常是癫痫，尤其是儿童癫痫的常见原因。

二、临床表现

将癫痫分为三大类，即部分性发作、全面性发作和不能分类的发作。不能分类的发作是指因资料不充分或不完全，分类标准无法将其归类的发作。本节主要介绍前面两类发作。

（一）部分性发作

该类发作起始时的临床表现和脑电图改变提示发作源于大脑皮质的局灶性放电。根据有无意识改变及是否继发全身性发作又分以下3类。

1. 单纯部分性发作

单纯部分性发作可起病于任何年龄，发作时患者的意识始终存在，异常放电局限于皮质内，发作时的临床表现取决于异常放电的部位，可分为运动性、感觉性、精神性或自主神经性。

2. 复杂部分性发作

复杂部分性发作虽可起病于任何年龄，但以儿童和青壮年始发者为多，也称为精神运动性发作。发作时均有意识改变，患者突然凝视不动，与周围环境失去接触或保持部分接触，少数患者仅有上述意识障碍。多数患者尚出现自动症，如反复咀嚼、吞咽、吸吮、抚弄衣服、拍打自身或桌子；也可能表现为笨拙地继续原来正在进行的活动，如驾车、言语、走动、洗涤。有的患者可保持部分反应能力，发作时仍可回答简单问题。每次发作持续时间一般不超过2 min，发作后常疲惫、头昏、嗜睡，甚至定向力不全。发作大多起源于颞叶内侧面的海马、海马旁回、杏仁核等结构，少数始于额叶。

3. 部分性继发全面性发作

部分性继发全面性发作可由单纯部分性发作或复杂部分性发作进展而来，也可能一起病即表现为全身性强直-阵挛发作，此时易误诊为原发性全身性强直-阵挛发作。但仔细观察患者可能会发现一些提示脑部局灶性损害的依据，如患者的头转向一侧或双眼向一侧凝视，一侧肢体抽搐更剧烈，脑电图痫样放电双侧不对称。

（二）全面性发作

临床表现和脑电图都提示大脑半球两侧同时受累，意识常受损并可能为首发症状。

1. 全身性强直-阵挛发作

全身性强直-阵挛发作为常见的发作类型之一，过去称为大发作，以意识丧失和全身对称性抽搐为特征。发作时，患者突然倒地，双眼球上窜，意识不清，全身肌肉强直性收缩。如影响呼吸肌可发出尖叫或喘鸣声，持续往往不到半分钟即转入阵挛性收缩，频率由快变慢。最后一次强烈阵挛后，抽搐突然终止，所有肌肉松弛。发作过程中患者可出现面色青紫、瞳孔散大、对光反应消失、舌被咬伤、口和鼻喷出泡沫或血沫、血压升高、汗液和唾液分泌增多，整个发作历时5～10 min。清醒后患者常感到头昏、头痛和疲乏无力，部分患者发作后进入深睡状态。

2. 强直性发作

强直性发作表现为四肢肌肉的强直性收缩，往往使肢体固定于某种紧张的位置。呼吸肌受累时，面色可由苍白变为潮红，继而青紫。

3. 阵挛性发作

全身性惊厥发作有时无强直发作，仅有全身性的肌肉阵挛，但较少见。

4. 失神发作

失神发作起病于儿童期，典型失神发作表现为突然发生和突然终止的意识丧失，患者中断正在进行的活动，如吃饭、做作业、走路。每次发作持续时间极短，一般只有几秒。除意识丧失外，有的患者偶尔有肌阵挛和自动症的表现，如舔唇、吞咽、抚弄衣服或无目的地行走。发作后立即清醒，患者无任何不适，继续先前的活动，甚至根本不知道刚才发病了。脑电图上可见典型的双侧对称的每秒3 Hz的棘慢复合波，背景活动正常。每日可能发作数十次，甚至上百次。

预后良好。不典型失神发作的起始和终止均较典型失神发作缓慢,常伴肌张力降低,脑电图上为不规则的棘慢复合波,双侧常不对称,背景活动异常。患儿常合并智能减退,预后较差。

(三)临床常见发作类型

1.强直-阵挛发作

发作前无先兆或部分患者在发作前数小时或数日有某些前驱症状,如头痛、情绪改变、睡眠障碍、眼前闪亮、难以集中精力。这些前驱症状可能与皮层兴奋性的改变有关,但不属于先兆,也不是发作的组成部分。

2.典型失神发作

失神发作是一种非惊厥性癫痫发作,临床表现为突然的意识障碍,正在进行的自主性活动及语言停止,双眼茫然凝视,表情呆滞,对外界刺激无反应,一般不跌倒或掉物。发作数秒或数十秒突然恢复,继续发作前正在进行的动作,无发作后意识障碍。发作均出现在觉醒状态。未经治疗的典型失神发作多数发作频繁,一日可达数次至数十次甚至上百次。过度换气对诱发失神发作非常敏感、有效,如儿童能够完成足够深的过度换气,一般能诱发出典型的脑电图及临床发作。

3.不典型失神发作

不典型失神发作起始与终止相对缓慢,尤其是发作终止时有较长时间(数秒至数十秒,甚至 2 min)的朦胧期,因而发作后常不能继续发作前的动作。临床观察以凝视为主要表现,伴有不同程度的意识减弱,动作减少或停止。如发作时间较长,可伴有轻微的强直、不规则的眼睑或面肌阵挛,或伴有失张力成分,表现为缓慢低头或流涎。不典型失神在清醒及思睡时均可出现,但入睡后少见。

4.强直发作

强直发作以肌肉持续而强力的收缩为特征,使躯干或肢体维持固定于某种姿势。发作可持续 5～20 s。颈面部的肌肉强直性收缩常引起颈部屈曲或后仰,眼睑上提,眼球上视;呼吸肌受累时导致呼吸暂停引起发绀;部分强直性发作可有轻度不对称,导致头和双眼向一侧偏转,严重时整个身体随之扭转。

5.癫痫样痉挛发作

癫痫样痉挛发作表现为短暂地点头伴四肢屈曲样收缩,或四肢伸直和头向后仰,或上肢屈曲而下肢伸展或相反。每次痉挛可有短暂凝视。痉挛发作的另一特点是发作常成串出现,每串痉挛的强度逐渐增加,达到高峰后又逐渐减弱。典型表现常呈"折刀样""鞠躬样"或"抱球样",常在入睡后或睡醒后不久出现。

6.肌阵挛发作

肌阵挛发作是指肌肉快速地不自主收缩,分为生理性肌阵挛和病理性肌阵挛。病理性肌阵挛根据其起源和病理生理学性质又分为非癫痫性肌阵挛和癫痫性肌阵挛。

三、辅助检查

1.脑电图

脑电图是诊断癫痫常用的辅助检查方法之一。40%～50%的癫痫患者在发作间歇期的首次脑电检查可见到尖波、棘波、尖慢波或棘慢波等各种痫样放电,其中失神发作和婴儿痉挛症有特征性脑电表现,结合相应的临床发现不难诊断。癫痫发作患者出现局限性痫样放电提示局限性癫痫;普遍性痫样放电则提示全身性癫痫。重复脑电检查和应用过度换气、闪光刺激、剥夺睡眠等激活方法可提高痫样放电的检出率。有癫痫发作的成年患者最好尽早进行剥夺睡眠后的脑电检查或长时间的活动状态下脑电检查。但有一小部分癫痫患者尽管多次进行脑电检查却可始终正常。而有 1%～3% 的正常成年人也可以记录到痫样放电,2% 的健康儿童可记录到局灶性棘波或尖波,大约 2% 的正常成年人可出现与闪光刺激频率同步的弥散性阵发放电。因此,决不能仅依据间歇期脑电的异常或正常而确定或否定癫痫的诊断。由于抗癫痫药对某些非癫痫性发作亦有效,所以也不能单凭抗癫痫药是否有效而诊断或排除癫痫。对诊断困难的病例应用电视录像-脑电同步监控系统进行长时间观察有助于鉴别癫痫发作与非癫痫发作以及确定痫样放电的起始部位。

2.影像学检查

影像学检查可用于确定脑的结构性损害,MRI 较 CT 更敏感。成年期起病的癫痫患者、儿童期起病的局限性癫痫患者(不包括良性局限性癫痫)、有神经系统异常体征或脑电图显示局灶异常慢波者均应进行脑影像学检查。经积极治疗而发作不能缓解的难治性癫痫也应行 MRI 检查。癫痫可以表现为多种发作形式,与许多非癫痫发作性疾病有相似之处,因而临床上很容易误诊,故对待确诊的患者,或是用抗癫痫药物治疗效果不佳者,应想到是否为非癫痫性发作。

四、鉴别诊断

1.假性癫痫发作

假性癫痫发作又称假性发作或心因性发作、癔症性发作,可表现为自动症、意识模糊等类似癫痫发作的症状。患者多在精神受刺激后发病,发作中哭叫、闭眼、眼球躲避、瞳孔正常等为假性发作的特点,且发作形式不符合癫痫发作的分类标准。发作时脑电图上无癫痫样放电,录像脑电波监测系统对鉴别假性发作很有意义。但应注意 10% 的假性发作患者同时合并癫痫,而癫痫伴有假性发作者为 10%～20%。

2.晕厥

晕厥为脑血流灌注短暂全面降低、缺氧所致的意识瞬时丧失,应鉴别晕厥与全身性强直-阵挛发作。晕厥一般有明显的诱因,常见为久站、剧痛、见血、情绪激动、过分寒冷、急剧胸内压力增大。常有恶心、头晕、眼花、无力等先驱症状。发作时面色苍白,脉搏不规则。但如意识丧失时间短,不一定有面色苍白。患者摔倒时不像癫痫发作那样突然,而是比较缓慢。

偶尔晕厥者也可能伴有抽动、尿失禁,甚至咬破手指。但晕厥时的抽搐与强直-阵挛发作不同,强直症状相当于去脑强直,表现为肢体过度伸展,阵挛期也较短;惊厥也不会有强直-阵挛发作的强度和持续时间。但仅靠临床症状有时难以区别复杂的晕厥与癫痫,需借助脑电图和心电图监测。

3.偏头痛

偏头痛与癫痫的鉴别要点有以下几个方面。①后者头痛程度较轻且多在发作前后出现,前者则以偏侧或双侧剧烈头痛为主要症状。②癫痫脑电图异常为阵发性棘波或棘慢综合波;仅少数偏头痛患者有局灶性慢波,偶尔在头痛同侧的颞区有尖波。③两者均可出现视幻觉,但癫痫的视幻觉复杂,形象模糊;偏头痛患者则以闪光、暗点、视物模糊为主要特征。④癫痫发作多有突然发生、很快终止的意识障碍,且以突然、短时为特点;偏头痛患者多无意识障碍。

4.短暂性脑缺血发作(transient ischemic attack,TIA)

TIA发作若表现为一过性记忆丧失、出现幻觉、行为异常和短暂意识丧失,则易与复杂部分性发作相混淆,但患者既往无反复发作史,有动脉硬化、年龄偏大及脑电图无痫样波等特点可资鉴别。此外,在儿童、青年、成年患者中存在许多非癫痫性发作。对多数病例通过病史询问和检查可以鉴别。

五、治疗

(一)病因治疗

应对有明确病因者行病因治疗,例如,对低血糖、低血钙应纠正相应的代谢紊乱,对颅内占位性病变患者首先考虑手术治疗等。

(二)药物治疗

除5%~10%的癫痫患者适合手术治疗外,其余绝大部分患者需要长期药物治疗,甚至终生服药。因此,用药前应向患者及其家属交代清楚。

1.药物的选择

其主要取决于发作类型和药物的不良反应,相当一部分患者对治疗效果不满意往往与选药不当有关。因此,在发作类型诊断无误的情况下,选择最适合该发作类型的药物是治疗成功的关键。

(1)全身性发作:对原发性全身性强直-阵挛发作,丙戊酸盐为首选,次选卡马西平、苯妥英钠、苯巴比妥、扑痫酮。失神发作首选丙戊酸盐,次选乙琥胺。对单药治疗效果不理想的失神发作可联合应用丙戊酸盐和乙琥胺。上述两种药无效时,可考虑选用为氯硝西泮和地西泮。特发性强直-阵挛发作伴发典型失神发作时,丙戊酸盐可同时控制这两种发作类型。肌阵挛发作,首选丙戊酸盐,次选乙琥胺、氯硝西泮、乙酰唑胺。婴儿痉挛症首选促肾上腺皮质激素或泼尼松,次选丙戊酸盐,加巴喷丁、拉莫三嗪、托吡酯均可显著减轻发作。Lennox-Gastaut综合征和失张力性发作首选丙戊酸盐,次选氯硝西泮,托吡酯、非尔氨酯、拉莫三嗪均可减轻发作。苯巴比妥、苯妥英钠、卡马西平可能加重失神发作、肌阵挛和失张力发作,应尽量避免用于这些类型。

(2)部分性发作:对于各种类型的部分性发作或由部分性发作继发的全面性发作,卡马西平均可作为首选,次选苯妥英钠、丙戊酸盐、苯巴比妥、扑痫酮。此外,也可以考虑托吡酯、加巴喷丁、拉莫三嗪、氨己烯酸。

2.药物治疗要点

(1)单药治疗:尽可能选用对具体患者相对更为合适和安全的单一药物。为减少急性中毒反应,应自小剂量开始,缓慢增量至能最大限度地控制发作而无不良反应或不良反应很轻的最低有效剂量。若第一种药出现不良反应或仍不能控制发作,则需要换用第二种合适的单药来治疗,并于第一种药逐渐减量时逐渐增加第二种药的剂量至控制发作或出现不良反应。应监控血药浓度。

(2)联合治疗:显而易见,单药治疗的不良反应小于联合用药,但30%以上的患者需要多种药物治疗才能控制发作。选择何种合并用药主要根据抗癫痫药物的作用机制、不良反应及相互作用。传统抗癫痫药物都经肝代谢,有可能通过竞争抑制另一种药的代谢。苯妥英钠、卡马西平、苯巴比妥、扑痫酮为转氨酶诱导剂,可促进丙戊酸盐在肝的代谢而降低丙戊酸盐的血药浓度。而丙戊酸盐抑制转氨酶的作用,可提高经肝代谢苯妥英钠、卡马西平、苯巴比妥的血浓度。丙戊酸盐还同时与苯妥英钠竞争血浆蛋白结合位点,如合并使用,苯妥英钠游离部分可以增加20%,故尽管其浓度仍在治疗范围内,却出现神经毒性反应。

(3)长期坚持用药:以抗癫痫药物控制的患者发作后仍需继续维持用药,除非出现较严重的不良反应,一般不宜随意减量或停药,以免诱发癫痫持续状态。

3.药物治疗的终止

癫痫发作被完全控制后,继续服药3～5年未再发作,脑电图显示正常者可考虑逐步减药至停药。逐步停药的时间最好不少于1年。一般来说,患者原来的维持用药剂量较小,单药治疗,有典型失神发作、全身性强直-阵挛发作,无神经系统阳性体征,停药速度可稍快,复发的可能性也较小。反之,原来用药剂量较大,多药治疗,有复杂部分性发作、单纯部分性发作、Lennox-Gastaut综合征,撤药的速度应缓慢,而且复发的可能性较大。如停药后复发,需要重新治疗,很可能需要终生服药。

(三)手术治疗

先后用2种一线抗癫痫药,在达到最大耐受剂量,2年以上正规单药治疗均失败后,如再经过一次正规的联合治疗也不见效,被称为难治性癫痫,部分患者的手术治疗可能有效。手术方式有以下病灶切除术、颞叶部分切除术、胼胝体切断术、立体定向毁损术、迷走神经刺激术、多软脑膜下横切术。

(郭慧娟)

第七节 偏头痛

偏头痛(migraine)是临床常见的原发性头痛,以反复发作、中重度搏动样头痛为主要特征,一般持续4～72 h,常伴有恶心、呕吐、畏光、畏声,日常活动可加重头痛。偏头痛在我国的患病率为9.3%,女性患病率约为男性的3倍。偏头痛可发生于任何年龄,首次发病多于青春期;青春期后女性患病率远高于男性,40岁前后达到高峰。偏头痛对患者的生活质量影响很大,严重时使患者丧失正常生活、工作能力,在全球失能性疾病中排名第七。

一、病因

偏头痛的病因和发病机制至今不明确,目前认为是在遗传基础上多因素致病的疾病。约50%的患者具有偏头痛家族史,至今仅发现家族性偏瘫性偏头痛的致病基因。外在的诱发因素包括某些食物(如奶酪、红酒)、药物(如血管扩张剂)、精神压力、天气变化、少食、紧张、焦虑等也是偏头痛的诱发因素。功能影像学研究提示大脑皮质的高兴奋性、脑干核团及三叉神经血管系统在偏头痛发病机制中有重要作用。关于它的发病机制有"血管扩张学说""三叉神经血管学说""神经源性炎症学说""脑功能障碍学说"等。但每一种学说均不能完全解释其核心症状。

二、临床表现

偏头痛的发作可分为前驱期、先兆期、头痛期和恢复期,但并非所有患者发作均有上述四期表现。

1.前驱期

在偏头痛发作之前的数天,患者有激惹、疲乏、食欲改变、反复哈欠等不适症状,常不引起注意。

2.先兆期

先兆为头痛发作之前出现的可逆性局灶性脑功能障碍,分为视觉先兆、感觉先兆、运动先兆和语言先兆。视觉先兆最常见。先兆通常持续5～30 min,不超过60 min。

3.头痛期

头痛以单侧为主,也可双侧,多位于颞部,为中重度的搏动样头痛,日常活动可加重头痛;发作时患者喜欢在光线暗弱的空间内安静地躺着。常伴有恶心、呕吐、畏光、畏声。

4.恢复期

头痛持续4～72 h可自行缓解。

三、诊断

目前偏头痛的诊断,仍然主要依据患者头痛的临床特征,包括头痛的性质、发作持续时间、头痛的部位、伴随的症状等。阳性家族史和明确的发作诱因也能为诊断提供帮助。详细的体格检查及辅助检查有助于排除继发性头痛。以下为ICHD-3 beta的无先兆偏头痛和伴典型先兆的偏头痛诊断标准。

1.无先兆偏头痛诊断标准

(1)符合(2)～(4)项特征的发作至少5次。

(2)头痛发作(未经治疗或治疗无效)持续4～72 h。

(3)至少有下列4项中的2项头痛特征:①单侧性;②搏动性;③中或重度疼痛;④日常活动(如走路或爬楼梯)会加重头痛或头痛时避免此类活动。

(4)头痛过程中至少伴随下列1项:①恶心和(或)呕吐;②畏光和畏声。

(5)不能归因于其他疾病。

2.伴典型先兆的偏头痛性头痛诊断标准

(1)符合(2)～(3)项特征的发作至少2次。

(2)至少有下列1种完全可逆性先兆症状:①视觉症状;②感觉症状;③言语功能障碍;④运动症状;⑤脑干症状;⑥视网膜症状。

(3)至少符合下列4项中的2项:①至少1个先兆症状逐渐发展的过程≥5 min,和(或)2个或更多先兆症状接连发生;②每个先兆症状持续5～60 min;③至少1个先兆症状是单侧的;④在先兆症状同时或在先兆发生后60 min内出现头痛。

(4)不能归因于其他疾病,并排除短暂性脑缺血发作。

四、治疗

偏头痛的治疗包括非药物治疗和药物治疗。

(一)非药物治疗

涵盖心理支持、行为干预、物理治疗等方面。向患者宣讲偏头痛基础知识,解除患者的恐惧心理、树立患者信心;帮助患者制订可行的治疗目的,避免患者产生过高的期望值,虽然偏头痛不能"治愈",但通过合理的治疗计划,可以很好地控制头痛发作频率;指导患者写头痛日记,客观记录发作次数、使用药物、治疗反应以及头痛的触发因素(如缺乏睡眠、压力、饮用红酒、饥饿、月经等),避免可能诱发偏头痛发作的诱因;帮助患者保持健康的生活方式,通过行为干预方式减少头痛发作次数,特别是对于儿童、孕妇等不能服药的患者更重要;物理治疗包括针灸、生物反馈、经颅磁刺激、枕神经刺激等,能缓解患者部分临床症状。

(二)药物治疗

分为发作期治疗和预防性治疗。

1. 发作期治疗

发作期治疗的目的是迅速终止发作,避免复发,减少药物的用量,使患者恢复正常生活功能。治疗药物包括非特异性药物(非甾体类消炎药物和阿片类药物)和特异性药物(如曲普坦类和麦角类)。药物使用应在头痛的早期使用,延迟使用可使疗效降低、头痛复发及不良反应的比例增高。有严重的恶心、呕吐症状时,应选择胃肠外给药。甲氧氯普胺(胃复安)等胃动力药物不仅治疗伴随症状,还可促进其他药物的吸收。由于患者偏头痛的发作频率、疼痛程度、患者的耐受性以及伴随症状各不相同,因此,合理的分层、个体化治疗尤为重要,治疗要考虑患者个体的特殊性,并结合之前治疗成功和失败的经验。

(1)轻-中度头痛治疗:首选非特异性治疗药物,常用非甾体类消炎物(NSAIDs)及其复方制剂,在症状出现的早期服用,对于成人及儿童偏头痛发作均有效。布洛芬可用于6个月以上儿童,双氯芬酸钠可用于体重>16 kg的儿童,萘普生可用于6岁以上或体重>25 kg儿童。对乙酰氨基酚(口服制剂或肛栓剂)可在整个妊娠期使用,其他的NSAIDs仅可在妊娠的第二阶段后使用。对于疼痛发作频率高的患者,每周服用止痛剂超过3~4次,为避免出现药物过量性头痛,建议使用预防性治疗药物。

(2)中-重度头痛治疗:对于中-重度疼痛患者,非特性止痛药物的效果往往不佳,需服用特异性抗偏头痛药物。曲坦类药物是一种选择性5-羟色胺1B/1D受体激动剂,作用于三叉神经尾状核和三叉神经末梢,抑制和减少血管活性神经肽的释放。曲坦类药物能迅速缓解偏头痛,发作开始时即刻服用效果最佳;由于曲坦类药物不能减少先兆发作,对伴先兆的偏头痛,患者最好等到先兆症状消失、头痛开始时服用。副作用有胸部不适、面色潮红、感觉异常、头晕、嗜睡、恶心;禁忌证包括冠心病、变异型心绞痛、未控制的高血压、妊娠、基底型偏头痛和合用单胺氧化酶抑制剂。

曲坦类口服剂型有舒马普坦、佐米曲普坦和利扎曲普坦,这3种药物效果相似,大部分患者服用后1~2 h起效;由于半衰期短,首次服用后数小时,常有头痛反复;24 h内可以重复使用不超过3次;与非甾体类消炎药物或止吐药物联合使用,能增强止痛效果。利扎曲普坦有口腔崩解片,方便患者发作时无饮用水时使用;那拉曲普坦,与上述3种曲普坦比较,半衰期长,起效慢,但药效维持时间长,适合发作时间相对较长的患者。

对于偏头痛发作时伴有恶心症状的患者,发作早期即联合使用甲氧氯普胺,以增强其他口服药物的吸收,异丙嗪和丙氯拉嗪也可以用于缓解恶心、呕吐症状。对于发作早期恶心、呕吐症状明显,可以通过非口服途径给药。舒马普坦有皮下注射剂型,吸收起效快,副作用与口服剂型相似。

麦角胺也是5-羟色胺1B/1D受体激动剂,但由于选择性比曲坦类差,副作用多、口服吸收不稳定,已经逐渐被曲坦类药物取代。双氢麦角胺来源于麦角胺,副作用比麦角胺少,目前作为二线药物用于偏头痛发作期治疗。由于双氢麦角胺不能口服吸收,只能通过肌内注射、皮下注射、静脉或鼻喷雾剂给药;常与甲氧氯普胺联合应用,以减少恶心的副作用。麦角类的使用禁忌:控制不佳的高血压、冠心病、变异型心绞痛、周围血管病、肾脏病、脑血管病、肝功能不全。

(3)难治性偏头痛:如果患者头痛持续数天,伴有恶心或其他自主神经症状,使用一线治疗药物不佳,临床医生首先要重新梳理患者病情,审视诊断,排除类似偏头痛的其他继发性疾病(如蛛网膜下隙出血、脑膜炎)。一旦确定患者无其他继发性疾病,可以选择以下措施,皮下注射舒马普坦,双氢麦角胺皮下或肌内注射,经鼻吸入布托啡诺,使用止吐栓剂,使用阿片类药物,注射止吐药物,短时大剂量类固醇激素(如泼尼松 80 mg,使用 2~3 d)。

2.预防性治疗

(1)反复发作的偏头痛:①影响日常生活和工作;②频发的头痛导致急性期治疗药物的过度使用;③对急性期治疗有禁忌;④少见的变异型偏头痛,如基底型偏头痛;⑤患者个人意愿(接受预防性治疗)。目前预防性治疗只能减少发作频次、缩短发作病程和疼痛程度,提高急性期药物治疗的反应性,降低失能,并不能完全消除偏头痛发作。

预防性药物应从小剂量单药开始服用,逐渐增加至合适剂量;在确定一种药物预防效果之前,服用时间至少 1~2 个月,不要频繁换药。偏头痛发作频率减少 50% 以上可认为预防性治疗有效。有效的预防性药物治疗应持续 6~12 个月,之后可以逐渐减停。如果症状反复,重新开始之前的预防方案。若单药治疗无效,可联合治疗。

(2)β受体阻滞剂:普萘洛尔、美托洛尔、阿替洛尔等对偏头痛预防均有效果,特别适合伴高血压、心绞痛、室上性心动过速、恐惧发作、震颤或焦虑的患者。β受体阻滞剂能导致心境低落、运动耐力下降,不适合抑郁患者和运动员。相对禁忌证有哮喘、雷诺现象、心动过缓、胰岛素依赖型糖尿病。有效剂量范围差异大,大多数患者服用中高剂量才能获得最佳预防效果。

(3)抗抑郁药物:阿米替林和去甲替林对偏头痛有预防作用,由于有嗜睡的副作用,适于合并失眠和抑郁的偏头痛患者。小剂量(如睡前 20~30 mg)就能获得令人惊奇的效果,远低于治疗抑郁的剂量;推荐从小剂量(如睡前 10 mg)开始服用,避免出现患者过度嗜睡。不良反应有体重增加和抗胆碱作用。文拉法辛对偏头痛预防很可能有效,每日剂量 75~150 mg,常见不良反应为恶心、呕吐、嗜睡等。选择性 5-羟色胺再摄取抑制剂(如氟西汀)对每日头痛和紧张型头痛可能有效,但对偏头痛预防效果不确定。

(4)抗癫痫药物:丙戊酸和托吡酯不仅对发作性偏头痛有预防效果,而且对慢性偏头痛预防亦有作用。丙戊酸适于合并癫痫、躁狂-抑郁疾病或焦虑的患者;由于该药有致畸性,生育年龄的女性患者服用要特别慎重;常见的副作用有脱发、体重增加、消化不良、震颤;每日 500~750 mg 的剂量可起到预防作用。托吡酯副作用有意识模糊、感觉异常、体重减轻、肾结石等。加巴喷丁的预防作用不确切。拉莫三嗪对预防偏头痛无效。奥卡西平可能无效。

(5)钙通道阻滞剂:氟桂利嗪预防偏头痛预防效果肯定,剂量为每日 5~10 mg。维拉帕米对于基底型偏头痛和其他伴先兆的偏头痛预防有特殊效果,对于不能耐受β受体阻滞剂的高血压患者,也值得一试。

(6)血管紧张素拮抗剂和血管紧素转化酶抑制剂:赖诺普利和坎地沙坦酯预防偏头痛可能有效。赖诺普利 10~20 mg,每日 1 次,不良反应有咳嗽、头晕等;坎地沙坦酯 16 mg,每日 1 次,不良反应包括头晕、疲劳感等。

(黄玉清)

第八节　阿尔茨海默病

阿尔茨海默病（Alzheimer's disease,AD），是以进行性记忆缺失和认知功能障碍为特征的神经退行性病变。流行病学调查显示,65 岁以上老年人 AD 患病率在发达国家为 4%～8%,我国为 3%～7%。据统计,我国目前已有 800 万以上 AD 患者,约占全世界总病例数的 1/4,且每年约有 30 万新增病例。由此推算,将分别于 2020 年和 2040 年达到 1 020 万和 2 250 万。AD 患者平均生存期只有 5.9 年,是威胁老年人健康的"四大杀手"之一。

一、病因

AD 的确切病因至今尚不清楚,其病理主要表现以海马和内嗅皮质为主的细胞丢失,以及 Meynert 基底节和蓝斑区的皮质下神经元的显著丢失,分别导致胆碱和去甲肾上腺素的递质丢失。

二、临床表现

AD 是一种年龄相关的、慢性的神经退行性疾病,常以轻度近记忆缺失为首发症状,非文字记忆或文字记忆有时会受到不对称的影响,那些以文字记忆损害为表现的患者更容易被人们所识别。随着疾病的进展,患者将会出现定向力、语言、视空间、学习和执行功能（问题的判断和解决）的损害,尽管具备所有这些功能障碍可能要经过几年的病程。当一个患者同时出现近记忆损害和其他主要损害之一时,即达到了诊断 AD 的阈值。在整个病程中,患者还会出现各种特征性的行为改变,从轻度的人格改变到抑郁、睡眠障碍、焦虑和精神症状。被诊断为 AD 后若能生存足够长的时间,会出现显著的功能缺失。患者若是年轻时就被诊断为 AD,常会影响他的生存时间;若是到老年才被诊断为 AD,常不影响他的生存时间。

有关 AD 的评估需要确立 AD 的诊断,即患者具有成年期获得的认知功能丧失,逐渐起病,并缓慢持续进展的明确病史。许多临床评估标准包括排除由其他原因导致的痴呆,如代谢、感染和营养性疾病,其中有些是可逆的。伴随认知障碍出现的其他某些症状,例如运动障碍（锥体外系征、不随意运动等）和精神症状（严重的抑郁症状和异常精神状态）。

其中,AD 的核心临床症状包括以下特征。①干扰工作或日常活动。②与病前功能水平相比,存在明显下降。③并非由谵妄或其他精神科障碍造成。④发现和诊断存在认知损害:从患者和知情处采集病史;客观的认知检查（简易认知检查或神经心理测验）。⑤认知或行为损害包括至少两个领域:获取和记住新信息的能力损害;推理和处理复杂任务的能力损害,判断力变差;视空间能力损害;语言功能损害（说、读、写）;个性、行为或脾气改变。

三、诊断

尽管在科研背景下 AD 的确诊需要有尸检的病理证据,然而经过标准化评估的临床诊断标准的诊断准确率也很高。在 AD 临床前期阶段,生物学标志物对帮助确立是否存在 AD 病理生理过程有着不可替代的作用;而在 AD 和 MCI 阶段,患者的临床表现对诊断最为重要,生物学标志物仅是辅助的支持性证据。在符合很可能的 AD 痴呆核心临床标准的人群中,AD 的生物标志物证据可增加临床痴呆综合征的基础是 AD 病理生理过程的确定性。要做出获得性生物标志物支持的 AD 的诊断,必须首先满足 AD 的核心临床标准（同前述）;获得性生物标志物支持的可能 AD 痴呆的诊断,必须两种生物标志物均阳性(脑脊液的 Aβ1-42 降低和 ttau/p-tau 升高)。但是,目前我们不提倡将 AD 生物标志物检测用于常规的诊断目的,确定生物标志物的合理应用需要更多的研究。

从遗传学角度看,AD 是一种复杂性状的多基因病。除了已较为熟知的与家族性早发型 AD 有关的淀粉样前体蛋白基因(APP)、早老蛋白 1 基因(PS1)、早老蛋白 2 基因(PS2),与家族性迟发型 AD 关系较密切的载脂蛋白 E 基因(ApoEε4)外,近年来发现 ApoE、CLU、PICALM、CR1 及新发现的 CNTN5 和 BIN1 与 AD 的发生也有较强的相关性。家族型痴呆的尸检诊断对于后代的诊断和咨询有一定价值。有家族痴呆史的患者以及未发病的存在风险的亲属应该在知情的情况下在特殊机构接受神经遗传学咨询。

四、治疗

(一)药物治疗

传统的治疗方法包括乙酰胆碱酯酶抑制剂、NMDA 受体拮抗剂、脑循环改善药物等。美国食品药品监督管理局先后批准了他克林、多奈哌齐、依斯的明及加兰他敏等作为治疗 AD 的药物。

1.胆碱酯酶抑制剂

胆碱酯酶抑制剂增加突触间隙乙酰胆碱含量,是改善认知功能最主要的作用机制,也是现今治疗轻、中度 AD 一线药物。现有临床使用的胆碱酯酶抑制剂主要包括多奈哌齐、卡巴拉汀、加兰他敏和石杉碱甲。现有研究显示使用胆碱酯酶抑制剂 1～5 年有延缓痴呆进程的作用,且延缓进程的作用与疗程呈正比。

(1)多奈哌齐:多奈哌齐是选择性乙酰胆碱酯酶抑制剂,治疗轻、中度 AD 患者,改善认知功能、总体印象和日常生活能力疗效确切,对中、重度 AD 也有一定治疗效果。对轻、中度、中、重度 AD 的早期精神行为异常治疗有效。用法用量为起始剂量 5 mg,1 次/日,服用 4 周后可增至 10 mg,1 次/日,晚上睡前服用。如患者有失眠等睡眠障碍,也可改为早餐前服用。美国食品药品监督管理局在 2010 年批准了 23 mg 多奈哌齐片剂,用于中、重度 AD 的治疗,但是推荐治疗时机为在使用 10 mg 多奈哌齐 3 个月以后。

(2)卡巴拉汀:卡巴拉汀为乙酰胆碱酯酶和丁酰胆碱酯酶双向抑制剂,用于治疗轻、中度 AD 患者,对中、重度 AD 也有一定治疗效果。一项临床观察 24 周的多中心、随机、双盲对照研究,提示卡巴拉汀在改善轻、中度 AD 精神症状效果较多奈哌齐好,而多奈哌齐耐受性较卡巴拉汀好。用法用量为起始剂量 1.5 mg,2 次/日;如患者服用至少 4 周后对此剂量耐受良好,可将剂量增至 3 mg,2 次/日;服用至少 4 周以后对此剂量耐受良好,可逐渐增加剂量至 4.5 mg,以至 6 mg,2 次/日。

(3)加兰他敏:是近年来被批准用于治疗 AD 的一种药物,为乙酰胆碱酯酶抑制剂,并可使前烟碱受体发生变构,研究报道该药有利于行为和功能的改善。起始剂量为 5 mg,2 次/日,1 周后可改为 1 次 10 mg,2 次/日,餐后服用。一般来说,胆碱酯酶抑制剂具有一定的临床改善效果,且副作用相对较小,以胃肠道紊乱最为常见。副作用发生与使用剂量存在明确的量效关系,通常较高的剂量容易导致副作用发生。一般来说,缓慢滴定、逐渐增量的给药方法可以减小胆碱酯酶抑制剂的副作用。新近上市的卡巴拉汀透皮贴剂和多奈哌齐口腔崩解片增加了 AD 患者服药依从性,一定程度上可减少药物副作用发生。需要指出的是,倘若治疗中出现副作用(如恶心、呕吐、腹痛或食欲减退等)或体重下降,应将每日剂量减至患者能够耐受的剂量为止。多数患者服药后得到了稳定或者轻度的改善,这种效果在大多数试验中需要给药3~6个月才能得到体现。因此,通过一段时间合理地坚持服药后再决定是否继续服用该种药物是必要的。还可能需要尝试几种不同的药物,因为对不同的个体来说,对每种药物副作用的耐受性也是不同的。胆碱酯酶抑制剂间药物活性的差异也支持在 AD 治疗中,胆碱酯酶抑制剂的转换治疗,如使用多奈哌齐治疗无效或不能耐受副作用停药的 AD 患者,换用卡巴拉汀继续治疗,约有 56.2% 的患者仍可获得较好疗效。通常来说,除了患者,还有家庭中其他成员的体验,在判断某种药物的有效性中都起着重要的作用。

2.兴奋性氨基酸受体拮抗剂

美金刚是一种非竞争性 NMDA 受体拮抗剂,本品是欧洲及美国 FDA 唯一批准用于治疗中、重度 AD 的药物。美金刚具有保护神经细胞免遭过量兴奋性氨基酸的毒性作用,不仅对轻度 AD 有效,还能显著改善重度痴呆的临床症状,有效改善患者的认知功能、全面能力、日常生活能力。在和 AchE 抑制剂合用时,可显著增加疗效,具有很好的耐受性。最新研究报道提示,美金刚对轻、中度 AD 治疗也有一定效果。一些总结先前队列研究资料荟萃分析显示,使用美金刚 6 个月内可显著抑制 AD 从中度向重度痴呆发展的进程,对延缓认知衰退有部分效果。美金刚每日最大剂量为 20 mg。为了减少副作用发生,起始剂量 5 mg,1 次/日,晨服;第2周增加至每次 5 mg,2 次/日;第 3 周早 10 mg,下午服 5 mg;第 4 周开始服用推荐的维持剂量每次 10 mg,2 次/日。可空腹服用,也可随食物同服。美金刚治疗痴呆安全,单独使用具有较好的耐受性,偶有幻觉、意识混沌、头晕、头痛和疲倦,以及焦虑、肌张力增高、呕吐、膀胱炎和性欲减退等。

3.抗氧化药

自由基对膜的脂质过氧化作用以及对蛋白质、DNA 的氧化作用,可导致细胞衰老死亡。抗氧化剂中主要包括维生素 E、司来吉兰等。

(1)维生素 E:AD 患者血浆中维生素 E 含量低。维生素 E 在数量上是大脑最主要的亲脂抗氧化剂,先前曾有研究中认为维生素 E 可以有效地抑制脑脊液脂蛋白和大脑脂质的氧化,延迟 AD 的进程。在轻度 AD 患者中,维生素 E 被认为可以延缓病程的进展,但随后研究则认为没有充足的证据来说明维生素 E 治疗 AD 有效。在 AD 的治疗中,医生通常建议使用维生素 E,虽然并无研究数据表明维生素 E 与胆碱酯酶抑制剂联合应用有利于改善疗效,但由于两者联合应用具有较高的安全性,通常会建议两者联合治疗。

(2)司来吉兰:一种选择性的单胺氧化酶 B 抑制剂,也被证明有效,但是联合维生素 E 治疗并未得到额外的获益。

4.脑代谢赋活剂

针对脑代谢赋活剂对痴呆治疗效果,现有报道中阴性结果较多,仅有几个小样本试验提示奥拉西坦和茴拉西坦治疗 AD 可能有效。但一项较为有力的基于随机、安慰剂、对照研究的荟萃分析提示,没有充足的证据证实西坦类对 AD 有效。

(二)首次治疗

首次治疗前需要综合考虑以下多个因素。第一,最突出的表现是什么(记忆缺失、精神症状、自我忽视)。第二,若接受过治疗,治疗的过程如何?曾经治疗失败或治疗后副作用明显,或者因为误解了预期的效果而停止治疗,这些情况在 AD 患者中并不少见。最后,谁是治疗的监督者？这一点必须在药物治疗前经过确认。如果需要的话,可能需要有家庭保健或其他正式的服务。虽然患者对药物治疗的意愿各不相同,但是如果告诉他们药物干预是那些被诊断为 AD 的治疗方法,大部分人最终都会愿意接受干预。如果患者特别排斥治疗或者患有严重的病觉缺失(缺乏对疾病的意识),可能就需要与其他感兴趣的人进行这些商定,如家庭成员中那些不需要太多的讨论而可以慢慢地向患者解释的人。

首次治疗时需要考虑以下几个原则。第一,胆碱酯酶抑制剂的治疗必须增加至治疗剂量,这是由于胆碱酯酶抑制剂试验数据显示患者服用较高剂量时获益较大。因此,如果患者开始治疗,但又不能耐受治疗剂量,必须停止该药的治疗而用其他的药物代替。第二,大量临床数据显示,轻、中度 AD 考虑胆碱酯酶抑制剂治疗,中、重度 AD 考虑美金刚治疗。因此,如果患者在刚确诊的时候已经处于较严重的阶段,应考虑使用美金刚,而初次诊断时尚处于轻、中度的 AD 患者则考虑使用胆碱酯酶抑制剂。至少有一项研究结果表明,对于大多数患者的最终治疗,尤其是那些中、重度痴呆的患者,联合应用美金刚和胆碱酯酶抑制剂可使患者有较大获益。这些结果还有待进一步补充,如轻度痴呆患者联合用药效果的研究数据。

(三)行为和精神症状的干预

以行为紊乱为突出表现的患者,应该首选以下部分所讨论的治疗方法,等行为紊乱得到控制后,再适当增加胆碱酯酶抑制剂或美金刚。医生必须记住,所有以下药物都被证明有抑制或改善 AD 患者的行为紊乱表现的作用,因此,患者若只是轻、中度的行为紊乱,单一应用这些特异性的抗痴呆治疗即可能有效。在应用药物的大多数方面,最好在初始治疗时选择单一用药。

AD 患者出现行为症状的发病率为 20%～80% 各不相同,虽然有研究表明胆碱酯酶抑制剂可以改善具有轻度精神症状患者的行为症状,但对于具有明显焦虑症状或有其他精神紊乱表现的患者来说,仅服用这些药物是不够的。目前尚缺乏有关 AD 行为、功能紊乱治疗的特异性指征,但是越来越多的研究提供了在 AD 患者治疗中各种类型药物的应用信息。

1.睡眠紊乱

引起 AD 患者睡眠紊乱最常见的原因是由于睡眠习惯差。大部分的患者没有时间观念,因此他们意识不到睡觉时间到了,或者由于失定向,只睡了一会儿就以为夜晚已经过去了。更严重的表现是,患者白天兴奋性下降,一会儿打盹、一会儿觉醒,不停地变化,一直这样延续到夜晚。因此,有关睡眠紊乱的治疗首先要了解患者在过去一两周中的睡眠情况,然后建立正常的睡眠周期,包括正常的夜间睡眠和避免患者白天打盹。

不建议每日使用安眠药改善 AD 患者的睡眠紊乱,因为安眠药可能导致患者异常形式的睡眠或嗜睡,而且使用一段时间后其有效性可能就会丧失。如果患者的睡眠紊乱与某种急性状态(如生病、看护者或环境的暂时性改变)有关,可以短期的使用安眠药,选择累积效应和中枢神经系统副作用尽可能小的中度作用的药物,如唑吡坦(zolpidem)、劳拉西泮(lorazepam)。建议不间断使用这类药物不能超过两周。如果睡眠紊乱与"日落"相关(伴有焦虑和其他行为改变的意识模糊状态也有每日的变化),使用镇静类非典型抗抑郁药可能有效。有些患者加用小剂量奥氮平效果佳,可从每晚 1.25～2.5 mg 起用。

2.抑郁症状

抑郁症状与 AD 之间具有复杂的关系。中老年或老年时首次出现抑郁并伴有认知功能损害的人,应用抗抑郁药后其症状可能得到缓解,但是后期具有较高的风险发展为 AD。有类似表现的患者需要进行认知功能监测,至少每年一次。另一方面,让 AD 患者去做典型的抑郁量表,其结果也是阳性,这可能导致把一个事实上是 AD 的患者诊断为抑郁患者。如果患者或回答者否认心境恶劣,或者如果患者接受一种或更充分地抗抑郁治疗后,认知功能仍然进一步恶化,要高度怀疑痴呆。

新近诊断为 AD 的患者可能混合出现 AD 和抑郁症状,因此两者都需要接受治疗。通常患者会因为无法适应社会活动而使抑郁情绪加重,例如当患者出现认知困难时,如果得不到鼓励的患者因此调换了工作,这就会使他觉得不可能完成或充满压力。调整好两者之间的平衡可以消除患者的抑郁症状,而不需要使用药物。根据患者的痴呆程度,可以参加志愿者工作或日间中心活动。

3.焦虑症状

每个人都经历过焦虑,AD 患者当然也会有焦虑情绪。最后的方法是充分支持患者使其安心或分散其注意力。看护人员的焦虑情绪会不经意地使患者出现严重的或慢性的焦虑情绪。我们必须考虑到这种可能性,如果发生了,必须指出来。因为失去看护人员而焦虑或因为某些特殊而又无法避免的事情发生而焦虑复发的患者,短期的治疗可应用低剂量的抗焦虑药,如劳拉西泮(lorazepam)0.5~2.0 mg,每天 1 次或每天 2 次口服,疗程多在 1 个月内。若患者出现强迫行为或惊恐发作,使用 SSRI 类抗抑郁药可能有效。

(黄玉清)

第九节　帕金森病

帕金森病(Parkinson's disease,PD),又名震颤麻痹(paralysis agitans),是一种常见的进展性神经系统变性疾病,主要临床特征为静止性震颤、肌强直、运动迟缓和姿势平衡障碍,伴嗅觉减退、便秘、睡眠行为异常和抑郁等非运动症状。由英国医生詹姆士·帕金森(James Parkinson)于 1817 年首先报道及系统描述。

PD 多见于中老年人,我国 65 岁人群患病率为 1 700/10 万,与欧美国家相似,随年龄增加而升高,男性稍高于女性。

一、病因

病因和发病机制尚未明了,可能存在基因易感性的基础,在环境因素、神经系统老化等因素的共同作用下,通过氧化应激、线粒体功能紊乱、蛋白酶体功能障碍、炎性/免疫反应、钙稳态失衡、兴奋性毒性、细胞凋亡等机制使黑质多巴胺神经元大量变性、丢失,在多因素交互作用下导致发病。其主要病理改变为以黑质部位为主的多巴胺神经元的进行性变性丢失以及残存神经元内路易小体的形成。纹状体区多巴胺递质显著降低、乙酰胆碱系统(Ach)功能相对亢进,造成多巴胺与乙酰胆碱递质失衡的生化改变。这对递质失衡导致皮质-基底节-丘脑-皮质环路活动紊乱,临床上产生肌张力增高、动作减少等运动症状;中脑-边缘系统和中脑-皮质系统的多巴胺水平显著降低、乙酰胆碱、去甲肾上腺素、5-羟色胺等神经递质紊乱与智能减退、情感障碍等高级神经活动异常相关。多巴胺递质降低的程度与患者的症状严重度呈正相关。

二、临床表现

1. 静止性震颤（static tremor）

常为首发症状，多始于一侧上肢远端，逐渐波及其他肢体及下颌，典型表现是拇指与屈曲的示指间呈"搓丸样"（pill-rolling）动作，频率为 4～6 Hz。静止位时出现或明显，随意运动时减轻或停止，紧张或激动时加剧，入睡后消失。令患者一侧肢体运动如握拳或松拳，可使另一侧肢体震颤更明显，该试验有助于发现早期轻微震颤。少数患者可不出现震颤，尤其是高龄老人，部分患者可合并轻度姿势性震颤（postural tremor），疾病晚期随意运动无法减轻或停止震颤。

2. 肌强直

被动运动关节时伸肌和屈肌张力同时增高，类似弯曲软铅管的感觉，故称"铅管样强直"（lead-pipe rigidity）；如伴有静止性震颤，感到在均匀的阻力中出现断续停顿，如同转动齿轮感，称为"齿轮样强直"（cogwheel rigidity）。四肢、躯干、颈部肌强直可使患者出现特殊的屈曲体姿，表现为头部前倾、躯干俯屈、肘关节屈曲、腕关节伸直、前臂内收、髋及膝关节略为弯曲，随着病情的进展，这种屈曲体姿逐渐加重。

3. 运动迟缓（bradykinesia）

随意运动减少，始动困难、动作缓慢、笨拙。早期以手指精细动作缓慢如解或扣纽扣、系鞋带等，逐渐发展成全面性随意运动减少、迟钝，动作变慢、幅度变小，重复动作易疲劳，书写字体越写越小，呈现"小字症"（micrographia）；面容呆板，双眼凝视，瞬目减少，酷似"面具脸"（masked face）；口、咽、腭肌运动徐缓时，表现语速变慢，语音低调；做序列性动作困难，不能同时做多个动作，晚期因合并肌张力增高致起立、起床、翻身困难。

4. 姿势障碍（postural instability）

在疾病早期，表现为行走时患侧上肢摆臂幅度减小或消失，下肢拖曳。随病情进展，因平衡障碍而出现姿势步态不稳，步伐逐渐变小变慢，启动、转弯困难，遇到障碍物不敢跨越，甚至行走中全身僵住，不能动弹，称为"冻结"（freezing）现象。有时迈步后，以极小的步伐越走越快，不能及时止步，称为前冲步态（propulsion）或慌张步态（festination）。

5. 精神症状

较常见，近半数患者伴有抑郁、焦虑，有些是 PD 本身的一种伴随表现，少部分可在 PD 运动症状之前出现；精神病性症状主要表现为幻觉、错觉、妄想和存在的错误观念，其中视幻觉为多见，药物使用不当可使其加重，部分患者的精神症状常随运动症状的波动而波动，多见于合用其他抗 PD 药物（如抗胆碱药、金刚烷胺、DA 受体激动剂等），减少剂量即可缓解症状，少见于左旋多巴，一般不需停用；15%～30%的患者在疾病晚期发生认知障碍乃至痴呆。

三、诊断

依据中老年发病，缓慢进展性病程，必备运动迟缓及至少具备静止性震颤、肌强直或姿势平衡障碍中的一项，单侧起病，对左旋多巴治疗敏感，无其他神经系统症状和体征，如垂直凝视麻痹，共济失调，锥体束征阳性，早期即有严重的自主神经受累，早期即有严重的痴呆伴有记忆力、言语和执行功能障碍等即可作出临床诊断。原发性 PD 的脑 CT、MRI 检查无特征性改变，主要用于排除其他原因引起的帕金森症状；嗅觉测试可发现早期患者的嗅觉减退；[18] F-多巴作示踪剂行多巴摄取 PET 显像可显示多巴胺递质合成减少;用^{125} I-β-CIT、^{99m} Tc-TRO-DAT-1 作示踪剂行多巴胺转运体(DAT)显像可显示显著降低,有助于疾病早期甚至亚临床期的诊断;以^{123} I-IBZM 作示踪剂行多巴胺 D2 受体功能显像其活性在早期呈现神经超敏,后期低敏,也有诊断价值。

四、治疗

目前没有根治 PD 的手段,治疗原则以达到有效改善症状、提高工作能力、提高生活质量、延缓疾病进展为目标。治疗方法包括药物治疗、手术治疗、运动疗法、心理疏导及照料护理等。药物治疗是整个治疗过程中的主要治疗手段,作为首选,手术治疗则是药物治疗的一种有效补充手段。对 PD 的运动症状和非运动症状均应采取全面综合治疗。因无法治愈本病,早期诊断、早期治疗尤为重要,不仅可以更好地改善症状,而且可能延缓疾病的进展。

(一)药物治疗

包括疾病修饰治疗和症状性治疗。疾病修饰治疗的目的是延缓疾病的进展。原则上,PD 一旦被诊断就应及早予以疾病修饰治疗。目前临床上可能有疾病修饰作用的药物主要包括单胺氧化酶 B 型(MAO-B)抑制剂和多巴胺受体(DR)激动剂等。MAO-B 抑制剂中的司来吉兰+维生素 E(DATATOP 临床试验)和雷沙吉兰(ADAGIO 临床试验)可能具有延缓疾病进展的作用,雷沙吉兰为新一代 MAO-B 抑制剂,其推迟疾病进展的证据可能强于司来吉兰;DR 激动剂中普拉克索的 CALM-PD 研究和罗匹尼罗的 REALPET 研究提示可能有疾病修饰作用;有报道大剂量(1 200 mg/d)辅酶 Q10 的临床试验提示也可能有疾病修饰作用。症状性治疗的药物对原发性 PD 有效,但对帕金森综合征的疗效不佳或完全无效。

1.治疗药物

(1)抗胆碱药:一般认为可部分阻滞中枢(纹状体)的胆碱受体,使黑质纹状体部位的胆碱神经与 DA 神经的功能获得平衡。主要适用于震颤明显且年轻患者,对无震颤或已知有认知功能障碍的患者不推荐应用;对 60 岁以下的患者,要告知长期应用可能会导致认知功能下降,要定期复查认知功能,一旦发现认知功能下降则应停用;对 60 岁以上的患者最好不用或慎用,闭角型青光眼及前列腺肥大患者禁用。目前国内主要有苯海索(benzhexl),用法 1～2 mg,每日 2～3 次,早期可单独应用,也可和其他抗 PD 药物联合应用提高疗效。此外有丙环定(开马君)、苯扎托品(苄托品)、东莨菪碱、环戊丙醇和比哌立登(安克痉)。主要不良反应有口干、便秘、排尿困难、视物模糊、头晕、恶心、呕吐、失眠、记忆力减退,严重者有幻觉、妄想。

(2)金刚烷胺(amantadine):作用机制可能是促进 DA 神经元释放 DA,抑制突触前膜对 DA 的摄取,从而增强 DA 的效应,此外尚有抗 Ach 作用,与左旋多巴合用可提高疗效,金刚烷胺可能亦是一种谷氨酸拮抗剂,可抑制谷氨酸诱发的神经毒作用,因而可能也有疾病修饰作用。用法 50～100 mg,每日 2～3 次,末次应在下午 4 时前服用。能改善少动、强直等症状,对缓解震颤作用较弱,对伴异动症患者可能有帮助(C 级证据)。早期可单独应用,也可和其他抗 PD 药物联合应用改善症状。不良反应有注意力不能集中、神志模糊、失眠或噩梦、视力模糊、便秘、皮肤出现紫红色网状斑点或网状青斑等,长期治疗可能有踝部水肿。肾功能不全、癫痫、严重胃溃疡、肝患者慎用,哺乳期妇女禁用。

(3)复方左旋多巴(苄丝肼左旋多巴、卡比多巴左旋多巴):左旋多巴(L-dopa)是体内合成 DA 的前体,可通过血-脑脊液屏障,在脑内,左旋多巴被纹状体部位的多巴胺神经元摄取,在多巴脱羧酶作用下脱羧生成 DA，储存于囊泡中，当神经冲动来时，囊泡中的 DA 可释放到突触间隙，从而激动了突触后膜上的 DA 受体，产生抗 PD 作用而改善 PD 患者的症状。至今仍是治疗本病最基本、最有效的药物，对震颤、强直、运动迟缓等均有良好疗效。初始用量为 62.5～125 mg，每日 2～3 次，根据病情而逐渐增加剂量至疗效满意以维持治疗，维持量应力求疗效满意而副作用最小的适宜剂量。应餐前 1 h 或餐后一个半小时服药。复方左旋多巴有常释剂、控释剂、水溶剂等不同剂型。复方左旋多巴常释剂：有多巴丝肼（美多芭，madopar）和卡左双多巴控释片（息宁，sinemet CR），具有起效快的特点；复方左旋多巴控释剂：有多巴丝肼液体动力平衡系统（madopar-HBS）和卡左双多巴控释片（smenirt CR），特点是血药浓度比较稳定，且作用时间较长，有利于控制症状波动，减少每日的服药次数，但生物利用度较低，起效缓慢，故将常释剂转换为控释剂时，需加以注意每日首剂需提前服用，剂量应作相应增加；弥散型多巴丝肼（madopar dispersible），特点是易在水中溶解，便于口服，吸收和起效快，且作用时间与常释剂相仿。适用于晨僵、餐后"关闭"状态、吞咽困难患者。

2.用药原则

PD 的运动症状和非运动症状都会影响患者的工作和日常生活能力，药物治疗应兼顾两大症状，以达到有效改善症状，提高生活质量为目标。应坚持"剂量滴定"以避免产生药物急性副作用，力求实现"尽可能以小剂量达到满意临床效果"的用药原则，可避免或降低运动并发症尤其是异动症的发生率。治疗应遵循循证医学证据及指南，又体现个体化原则，不同患者的用药选择需要综合考虑患者的疾病特点（是以震颤为主，还是以强直少动为主）和疾病严重度、有无认知障碍、发病年龄、就业状况、有无共病、合并用药情况、药物可能的副作用、患者的意愿、经济承受能力等因素。尽可能避免、推迟或减少药物的副作用和运动并发症。治疗期间不能突然停药，尤其是左旋多巴，以免发生撤药恶性综合征。PD 治疗为一长程治疗，因此，药物治疗不仅立足当前，更需长期管理，以期达到长久获益。

3.选择药物原则

(1)早发型患者：不伴智能减退，可有如下选择。①非麦角类 DR 激动剂；②MAO-B 抑制剂，或加用维生素 E；③金刚烷胺；④复方左旋多巴；⑤恩他卡朋双多巴片（达灵复，stalevo）。

(2)晚发型患者或伴智能减退：一般首选复方左旋多巴治疗。随症状加重、疗效减退时可添加 DR 激动剂、MAO-B 抑制剂或 COMT 抑制剂治疗。抗胆碱药如苯海索尽可能不用，尤其老年男性患者，因有较多副作用。除非有严重震颤，并明显影响患者的日常生活能力。

(3)早期帕金森病治疗(Hoehn-Yahr 1～2.5 级)：现在的观点是一旦早期诊断，即开始早期治疗。早期治疗可以分为非药物治疗（包括认识和了解疾病、补充营养、加强锻炼、坚定战胜疾病的信心，以及社会和家人对患者的理解、关心与支持）和药物治疗。药物治疗多选用可能具有疾病修饰作用的药物，开始多以单药治疗，但也可采用优化的小剂量两种药物（体现多靶点）的联合应用，力求疗效最佳，维持时间更长，而运动并发症发生率最低。

(4)中晚期帕金森病治疗(Hoehn-Yahr 3～5 级)：中晚期 PD，尤其是晚期 PD 的临床表现极其复杂，其中有疾病本身的进展，也有药物副作用或运动并发症的因素参与。对中晚期 PD 患者的治疗，一方面继续力求改善运动症状，另一方面妥善处理一些运动并发症和非运动症状。

（二）姿势平衡障碍的治疗

姿势平衡障碍是 PD 患者跌倒致残的最常见原因，易在变换体位如开步、转身、起身和弯腰时发生,目前缺乏有效的治疗措施,调整药物剂量或添加药物偶尔奏效。主动调整身体重心、踏步走、大步走、听口令、听音乐或拍拍子行走或跨越物体(真实的或假想的)等可能有益。必要时使用助行器甚至轮椅,做好防护。

(三)康复与运动疗法

康复与运动疗法作为 PD 治疗的辅助手段对 PD 症状的改善乃至对延缓病程的进展可能都有一定的帮助。PD 患者多存在步态障碍、姿势平衡障碍、语言或(和)吞咽障碍等,可以根据不同的功能障碍进行相应的康复或运动训练,如健身操、太极拳、慢跑运动、进行语音语调训练、面部肌肉训练、步态训练、姿势平衡训练、进食及各种日常生活训练和指导等,若能每日坚持,则有助于提高患者的生活自理能力,改善运动功能,并能延长药物的有效期。

(四)心理疏导

PD 患者除运动功能障碍外,大部分多存在不同程度的抑郁、焦虑等心理障碍,抑郁、焦虑可以发生在 PD 运动症状出现之前和之后的整个病程中,不仅影响患者的生活质量及社会功能,增加照料者的负担,也会影响抗 PD 药物治疗的有效性。因此,对 PD 的治疗不仅关注改善患者的运动症状,而且要重视改善抑郁、焦虑等心理障碍,在抗 PD 治疗和抗抑郁药物治疗的同时,辅以有效的心理疏导,以达到更满意的治疗效果。

(吕彬华)

第十节　化脓性脑膜炎

根据脑脊液的外观,脑膜炎通常可以分为三大类:化脓性脑膜炎(purulentmeningitis)、浆液性脑膜炎(serous meningitis)和出血性脑膜炎。其中化脓性脑膜炎最常见的病原是脑膜炎双球菌、肺炎链球菌及流行性感冒嗜血杆菌 B 型,其次是金黄色葡萄球菌、链球菌、大肠埃希菌、变形杆菌、厌氧杆菌、铜绿假单胞菌。而结核分枝杆菌、布鲁氏菌、隐球菌等引起的中枢神经系统感染多表现为浆液性脑膜炎。

化脓性脑膜炎简称化脑,系由化脓性细菌所引起的一种急性软脑(脊)膜、蛛网膜、脑脊液及脑室的急性炎症反应,脑及脊髓表面可轻度受累。按照致病菌的种类不同,临床表现差异较大。通常全身感染症状重,也可发生于局部感染的恢复期,脑脊液中白细胞显著增高,甚至呈米汤样,脑脊液细菌培养或涂片检查可发现致病菌,有时可发现原发性化脓性病灶。化脓性脑膜炎是一种严重的颅内感染,尽管多数患者抗生素治疗有效,但至今病死率和病残率仍然较高。

一、病因

各种致病菌引起的急性化脓性脑膜炎的病理变化基本相同。早期软脑膜及大脑浅表血管充血、扩张,炎症沿蛛网膜下隙扩展,大量脓性渗出物覆盖于脑表面,常沉积于脑沟及脑基底部脑池等处,亦可见于脑室内。脓液颜色与致病菌种有关,脑膜炎双球菌及金黄色葡萄球菌脓液为灰或黄色,流感杆菌为灰色,大肠埃希菌及变形杆菌呈灰黄色,铜绿假单胞菌(绿脓杆菌)则为草绿色。随着炎症的扩展,浅表软脑膜和室管膜均因纤维蛋白渗出物覆盖而呈颗粒状。病程后期则因脑膜粘连引起脑脊液吸收及循环障碍,导致交通性或非交通性脑积水。儿童病例常出现硬膜下积液、积脓,偶可见静脉窦血栓形成、脑脓肿或因脑动脉内膜炎而致脑梗死、脑软化。显微镜检下可见脑膜有炎性细胞浸润,早期以中性粒细胞为主,后期则以淋巴细胞和浆细胞为主。常可发现病原菌。血管充血,有血栓形成、室管膜及脉络膜亦有炎性细胞浸润。脑实质中偶有小脓肿存在。

二、临床表现

化脓性脑膜炎者大多为暴发性或急性起病。急性期出现全身症状,有畏寒、发热、全身不适及上呼吸道感染症状。头痛为突出的症状,并伴呕吐、颈项强直、项背痛或畏光等;精神症状常见,表现为激动、混乱、谵妄;以后发展为意识模糊、昏睡以至昏迷。然而,不同类型的细菌感染,其临床表现各不相同。

1.双球菌脑膜炎

双球菌脑膜炎该类脑膜炎多见于儿童,特别是幼儿。其临床表现轻重不一,临床过程可分为3种类型,即普通型、暴发型和慢性败血症型。普通型约占全部病例的90%左右,但也有不典型病例。

(1)普通型:临床过程可分为上呼吸道感染期、败血症期和脑膜炎期。①上呼吸道感染期:除部分患者有咽喉疼痛、鼻塞、流涕等症状外,多数患者没有任何症状。②败血症期:30%～50%的病者没有脑膜炎症状,表现为头痛、发热、寒战、呕吐、全身乏力、肌肉酸痛、食欲缺乏、神志淡漠等毒血症状。约70%的患者在高热不久即出现大小不等的皮肤、黏膜瘀点、瘀斑,1～2 mm,大的可达到1 cm。瘀点分布于口腔黏膜、胸腹壁皮肤,严重者瘀斑可扩大成大片,皮肤坏死。少数患者在出现皮肤瘀点前出现全身玫瑰色斑丘疹。部分患者还可出现唇周单纯疱疹,伴有严重中毒症状的此期患者可继发脾大。多数患者在1～2 d出现脑膜刺激症状而进入脑膜炎期;③脑膜炎期:多数患者急性起病,高热,全身或局部出现皮下瘀点,同时出现刺激症状。此期患者头痛剧烈,伴有频繁恶心、呕吐、血压升高、烦躁、重则抽搐、意识到不清。体格检查可见颈项强直,凯尔尼格征阳性,重则角弓反张。严重者昏迷或因颅内压增高出现脑疝而呼吸衰竭。若能有效积极治疗者,本期病者多数可在2～5 d逐步开始恢复,体温下降,瘀斑逐步消退,延迟诊断和治疗者,预后严重。

(2)暴发型:见于少数病例,以儿童为多。主要临床特征为突起高热、寒战、头痛、呕吐并迅速出现精神萎靡、意识混浊或抽搐。体检可见皮肤瘀点、瘀斑或皮片融合。此种典型症状被称为华-弗综合征,是急性暴发性脑膜炎双球菌性脑膜炎的极严重综合征,除高热和皮疹外,多数患者无脑膜刺激征。脑脊液检查压力升高,但细胞数正常或轻度增多。血培养可以阳性,瘀点涂片可见革兰阴性双球菌。若不能及时诊断和治疗,该组病例常因并发中毒性休克而死亡。

(3)慢性脑膜炎双球菌脑膜炎:表现极不典型。病程可连续数个月,反复发作,表现为间歇性畏寒、发热,每次发作持续12 h后缓解,间隔1～4 d又可再次发作。发作时皮肤可以出现皮疹,以红色斑丘疹为多见,亦可出现瘀斑、脓疱疹、结节红斑样皮疹以及腕、膝等关节酸痛。体温曲线酷似疟疾。发热期血培养可能阳性。少数患者可继发其他细菌的化脓性脑膜炎和心内膜炎。

2.肺炎球菌性脑膜炎

该类脑膜炎呈散发性,多见于婴儿及老年患者。50%以上的患者继发于肺炎球菌性肺炎之后,绝大多数于肺炎后 7～10 d 逐步出现脑膜症状。本病起病急,常有高热、头痛、呕吐和不同程度的意识障碍,胡言乱语,谵妄昏睡或昏迷。半数以上患者可有脑神经受累症状,最常见的依次为展神经、面神经、动眼神经和滑车神经麻痹。有明显的颅内压增高和脑膜刺激症状。婴儿患者常表现为抽搐、嗜睡、烦躁、厌食和呕吐,反应特别敏感,突然尖叫,两眼发呆,重则角弓反张。老年患者则深睡,精神紊乱或抽搐发作。反复多次发作(数次至数十次)的复发性脑膜炎是本病特征之一,绝大多数由肺炎球菌引起,发作期间为数个月或数年。反复发作的原因为:①脑脊液鼻漏;②先天性缺陷(如先天性筛板裂、先天性皮样窦道、脑膜或脊髓膜膨出)或后天性颅骨损伤;③脑膜旁感染病灶如慢性乳突炎或鼻窦炎的存在;④儿童脾切除术后;⑤宿主免疫功能缺陷(如先天性免疫球蛋白缺乏症),应用免疫抑制剂等;⑥脑脊液极度黏稠,易形成粘连及脓性包裹,影响药物疗效。

由于炎症渗出和渗出物中的纤维蛋白含量升高,慢性患者常可出现脑膜粘连。粘连既可引起多脑神经损害,亦可继发硬脑膜下积液、积脓、阻塞性脑积水,可继发脑血管闭塞、偏瘫、失语乃至共济失调等症状。

3.葡萄球菌性脑膜炎

该病以金黄色葡萄球菌性脑膜炎最为多见,偶见表皮葡萄球菌,是严重的化脓性脑的主要原因之一。多见于新生儿和成年糖尿病患者的继发感染。主要临床表现如下。

急性起病,除有或无局部葡萄球菌感染灶之外,一般均有明显的全身中毒症状,如高热在39 ℃以上,呈弛张热,伴或不伴畏寒、关节痛、肝、脾大,严重者伴感染性休克。神经系统表现为头痛、呕吐、畏光、眩晕、精神异常、激惹不安或精神淡漠、嗜睡,重则昏迷。神经系统体格检查可见项强、凯尔尼格征阳性等。未作积极有效治疗者,常可早期继发颅底粘连,出现多脑神经麻痹和颅内压增高,或继发脑内感染、脑脓肿或脑病而长期意识不清,重则继发脑疝而死亡。鉴于金黄色葡萄球菌脑膜炎常有全身或局部葡萄球菌感染的征兆,因此,脑膜炎的症状常为继发于全身败血症或脓毒血症之后。此组病者若不及时积极治疗常可继发脓毒症性脑病,残留严重后遗症。

4.流感杆菌性脑膜炎

流感杆菌性脑膜炎多见于 3 岁以下的儿童,成人极为少见。亦见于免疫力降低的头颅外伤、中耳炎、鼻旁窦炎的成年人患者。主要临床表现为,前驱症状较轻,以上呼吸道感染症状为多。成年患者常为突然头痛发热,经 7～10 d 出现项强、嗜睡或伴恶心、呕吐,或伴抽搐。在追问病史和体格检查中可发现中耳炎或副鼻窦炎,或有头颅外伤或颅脑手术史。暴发病例中前驱症状不明显,可迅速出现高热、抽搐和昏迷,在数天内死亡。流感杆菌性脑膜炎患者常留后遗症,50%的患者残留不同程度的并发症,其中 30%的患者可并发硬膜下积液、脑积水、脑脓肿等,其中以硬膜下积液占多数。临床过程中有下列情况者应考虑并发硬膜下积液可能:①积极而合理治疗经 4～7 d,脑脊液中细胞数已经好转而体温不退或退而复升者;②一般临床好转后,患者出现不明原因的呕吐、抽搐等神经症状者;③婴儿患者的脑脊液检查已经正常,但囟门却明显隆起,并有呕吐、厌食者。此型细菌感染的脑膜炎常留较多的神经后遗症,如共济失调、失明,耳聋,智能减退甚至瘫痪。

5.铜绿假单胞菌性脑膜炎

铜绿假单胞菌是一种机会致病菌,仅当机体免疫功能降低或颅脑、脊柱手术或腰椎穿刺等检查时,污染手术野和创口后才能进入中枢神经系统而致病。近年来,由于免疫抑制剂的广泛应用,抗肿瘤药物以及 HIV 的感染等因素,条件性致病菌的中枢神经感染亦渐有增多。铜绿假单胞菌、变形杆菌等机会致病菌性脑膜炎尤为多见。主要临床表现与其他脑膜炎的表现没有区别,均以发热、头痛、呕吐和脑膜刺激症状等为表现,但是铜绿假单胞菌常继发于:①耳、乳突、鼻旁窦感染的扩散;②头颅外伤,颅脑手术后;③脊柱手术,椎管内手术,腰椎穿刺;④脑室引流;⑤肺部感染,心内膜炎,尿路感染;⑥褥疮等其他部位的铜绿假单胞菌感染。铜绿假单胞菌性脑膜炎患者较少急性发病,常表现缓慢起病,病程迁延,38 ℃～39 ℃高热。晚期病者逐步出现意识丧失或弥散性脑病。有时起病隐匿,缺乏系统的症状和体征,造成诊断和治疗的延误。铜绿假单胞菌性脑膜炎患者预后差,抗感染在 60% 以上。

6.肠杆菌脑膜炎

肠杆菌脑膜炎系指由大肠埃希菌、变形杆菌、克雷白杆菌等肠道杆菌引起的脑膜炎。2 岁以下的儿童以大肠埃希菌最为多见。成年人常发生于基础疾病的晚期;妇女患者常由产前、产时的感染,产生产褥感染或大肠埃希菌败血症及脑膜炎;中耳炎、胆脂瘤性中耳炎和乳突炎者最易继发大肠埃希菌、变形杆菌的继发感染而发生脑膜炎。大肠埃希菌脑膜炎早期和轻型的病例,炎症主要表现为脑及脑膜表面的炎性渗出,随病程的发展逐步漫及大脑表面、基底部及脊髓,并累及脑血管和脑神经,引起颅内压增高和多脑神经麻痹。由于大肠埃希菌性脑膜炎极易并发脑室炎,引起严重后遗症,因此,脑室穿刺往往是治疗本病的重要手段。凡具下列体征时,可考虑脑室穿刺:①头颅 CT 或 MRI 提示脑室扩大;②常规抗菌药物治疗后,临床效果不佳,并有严重脑组织受压证据,如呼吸困难、意识不清;③脑脊液培养阳性;④伴发中枢神经先天畸形。大肠埃希菌脑膜炎临床过程虽不凶险,但并发症多,后遗症多,往往预后较差。

细菌性脑膜炎的临床表现虽然随不同病原菌的发病年龄和转归有些差异,但其共同特点为发热、头痛、恶心、呕吐、颈项强直和抽搐。若不能及时治疗均可并发颅底粘连,产生颅内压增高和多脑神经麻痹,继之产生脓毒血症性脑病而长期意识障碍,或残留严重神经精神症状。

三、辅助检查

周围血检查均可见白细胞总数增高,达 $(10～20)×10^8/L$。以中性粒细胞增高为主,恢复期的白细胞数可以降低。脑脊液检查可见白细胞增多,数千只至万只均可能。大肠埃希菌脑膜炎可见脑脊液混浊,星米汤样;铜绿假单胞菌性脑膜炎可呈草绿色。脑脊液压力增高,色混浊或呈脓性,细胞数增多,在 $(10～100)×10^6/L$,甚至更高,以多形核细胞为主,有时脓细胞聚集呈块状物,此时细胞培养、涂片阳性率高。蛋白质含量增高可达 1.0 g/L;糖含量降低,可低至 0.5 mmol/L 以下,甚至为“零”。氯化物含量亦下降。50% 的病例可在脑脊液中找到致病菌。脑脊液中 pH 降低,乳酸、乳酸脱氢酶、溶菌酶的含量以及免疫球蛋白 IgG 和 IgM 明显增高。乳酸的增高亦是细菌感染的重要证据之一。

头颅平片检查是寻找化脓性脑膜炎感染原的重要途径,常可见副鼻窦炎、中耳炎等影像学证据。头颅 CT 是早期发现交通性脑积水、脑室扩大以及发现继发性颅内脓肿的重要手段。脑膜炎病者的脑电图检查没有临床意义。

四、诊断与鉴别诊断

根据发热、头痛、脑膜刺激征,脑脊液中以多形核白细胞增多为主的炎症变化,可予诊断。但需与病毒性、结核性及真菌性脑膜炎、脑炎、脑病、脑肿瘤、蛛网膜下隙出血以及其他疾病引起的昏迷相鉴别。脑脊液中糖含量降低,乳酸、乳酸脱氢酶、溶菌酶的含量增高和 pH 降低,可与病毒性脑膜炎鉴别。细胞数增多,以多形核细胞为主,对鉴别结核性与真菌性脑膜炎有帮助。但在疾病的早期,婴幼儿或老年,以及经过部分治疗的化脓性脑膜炎患者,其脑脊液的改变不典型,往往给诊断带来困难,常需反复多次脑脊液检查以明确诊断。

具有下列标准,可作为急性化脓性脑膜炎的诊断:①脑脊液的革兰染色细菌涂片、细菌培养阳性或乳胶颗粒凝集试验检测抗原阳性;②脑脊液细胞数增高,达 $1 \times 10^9/L$ 以上,其中 60% 为多形核白细胞;蛋白质升高在 1 200 mg/L 以上和糖浓度降低,脑脊液/血液的糖浓度小于 0.3 为异常。70%~80% 的细菌性脑膜炎患者脑脊液中可以查到细菌,细菌培养的阳性率为 80%~90%,但是慢性化脓性脑膜炎者常常培养阴性。近年来,根据血浆中原降钙素水平的升高可为细菌性与病毒性脑膜炎提供鉴别诊断。

五、治疗

化脓性脑膜炎的治疗包括病因治疗(抗菌治疗)、辅助治疗和并发症治疗 3 个方面。其中抗菌治疗是化脓性脑膜炎治疗的关键,应避免延误治疗时机。

(一)抗菌治疗

化脓性脑膜炎的病因治疗主要包括去除感染源和抗生素治疗。对于不能明确病原学的患者,根据经验选择抗生素,并尽快完善病原学检查;对于能够明确病原学的患者,则可以根据其特性及药敏试验结果选择针对性的抗生素。在化脓性脑膜炎急性期,由于血-脑脊液屏障的破坏,因此,多数抗生素可以自由地进入脑脊液内,但是随着病情的好转,应选择能够穿透血-脑脊液屏障并保持脑脊液中足够浓度、在酸性环境(脑脊液)内仍具有抗菌活性的抗生素。除此之外,由于化脓性脑膜炎患者起病较急,病情危重,难以在第一时间获得病原学依据,因此通常采用两阶段的降阶梯治疗方案。第一阶段:结合患者年龄、易患因素、基础疾病及可能的病原菌经验性使用高效广谱的抗生素治疗以改善患者预后(降低病死率,防止器官功能障碍并缩短住院时间);第二阶段,在获得脑脊液细菌培养和药敏试验结果的基础上,换用相对窄谱的抗菌方案以减少耐药性发生,并优化成本效益比。

1.病源未明者抗生素选用标准

(1)新生儿:最常见的病原体是无乳链球菌、大肠埃希菌、单核细胞增多性李斯特菌、克雷伯菌属。通常选用头孢噻肟加氨苄西林。由于第三代头孢菌素对李斯特菌无效,因此不推荐头孢类单药使用。注意,由于头孢曲松可能干扰清蛋白和胆红素的结合,因此新生儿慎用。

(2)婴儿(1~23 个月)和儿童及成人(2~50 岁):婴儿期化脓性脑膜炎最常见的病原体是肺炎链球菌、脑膜炎奈瑟菌、无乳链球菌、嗜血流感杆菌、大肠埃希菌,儿童及成人常见的病原体是脑膜炎奈瑟菌、肺炎链球菌。其起始治疗均为万古霉素联合三代头孢菌素(头孢曲松或头孢噻肟)。

(3)老年及老年前期(>50 岁):多考虑社区获得性感染,最常见的病原体为肺炎链球菌、脑膜炎奈瑟菌、单核细菌增多性李斯特菌、需氧革兰阴性杆菌。其初始治疗推荐万古霉素联合氨苄西林和第三代头孢菌素。

(4)颅底骨折:对于合并颅底骨折的化脓性脑膜炎患者,其病原菌主要为肺炎链球菌、流感嗜血杆菌、A 群 β 溶血性链球菌,多为菌血症继发颅内感染,病情发展迅速,因此通常选用万古霉素联合抗菌谱较广的第三代头孢菌素。

(5)脑外伤及神经外科手术(含脑脊液分流术)后:常见病原菌为需氧革兰阴性杆菌(包括铜绿假单胞菌)、金黄色葡萄球菌、凝固酶阴性葡萄球菌等,需考虑院内感染的可能,院内致病菌耐药常具有耐药性,因此起始治疗通常选用高效抗生素,如万古霉素联合使用四代头孢菌素(头孢吡肟)和(或)美罗培南。

2.病原菌已明确者可参考药敏试验选用抗生素

(1)脑膜炎双球菌脑膜炎:又称流行性脑脊膜炎,我国流行的为 A 群菌株,多对磺胺药敏感,因此首选磺胺嘧啶。首次剂量 50~100 mg/kg,静脉缓慢注入;以后每日 80~160 mg/kg,分 4 次口服或静脉注入,同时给予等量碳酸氢钠和充足的水分。随着国内流脑疫苗(A 群脑膜炎多糖菌苗)的广泛使用,近年来 B 群和 C 群菌株引起的化脓性脑膜炎屡有报道,因此,应在发病之初及时使用第三代头孢菌素,也可使用青霉素、氨苄西林、氯霉素、喹诺酮类、氨曲南素。由于脑膜炎双球菌具有传染性,因此,一旦诊断应及时消毒隔离,必要时需对密切接触者(成人)使用利福平、头孢曲松或环丙沙星等药物预防感染。

(2)肺炎链球菌性脑膜炎:多发生于急性大叶性肺炎恢复期,因此,通常已经接受过抗生素的治疗,更容易产生耐药性。对成年患者,首选万古霉素联合第三代头孢菌素(头孢曲松或头孢噻肟),并及时进行脑脊液细菌培养加药敏试验。根据药敏试验结果,对于青霉素敏感的患者,换用青霉素 G,2 000 万 U/d,分次静脉滴注,至少使用 2 周;对于青霉素耐药的患者(MIC 为 0.1~1.0 μg/mL),继续使用头孢曲松 2.0~4.0 g/d 或头孢噻肟 2.0 g/d,分两次静脉注射;对于青霉素抵抗的患者(MIC>1.0 μg/mL),需在万古霉素联合三代头孢的基础上,加入利福平联合用药。

(3)金黄色葡萄球菌性脑膜炎:金黄色葡萄球菌都有耐药性,应尽力培养出细菌,作药敏试验,以指导合理用药。如金黄色葡萄球菌对甲氧西林敏感,可选用耐酶青霉素(奈夫西林或苯唑西林);如对青霉素过敏或对甲氧西林耐药,则选择万古霉素。通常在体温下降、病情好转后仍需坚持用药 2~3 周。

(4)流感嗜血杆菌性脑膜炎:国内长期使用氨苄西林联合氯霉素静脉滴注,但近年来广泛使用第三代头孢菌素为首选。

(5)革兰阴性杆菌性脑膜炎:该组脑膜炎多由大肠杆菌、铜绿假单胞菌或肺炎杆菌等,首选氨苄青霉素、氯霉素和第三代头孢菌素。

(二)添加治疗

通常认为糖皮质激素,如地塞米松,具有抗炎、抗休克和抗脑水肿作用。急性期可减少炎性渗出物,恢复期可有抗蛛网膜粘连作用。个别研究报道,对于 B 型流感嗜血杆菌性脑膜炎患者,在使用抗生素前应用地塞米松,可以减少其耳聋的发生。类似的效果也见于肺炎链球菌性脑膜炎患者。其中地塞米松均为短期使用,如 5~10 mg,每日 1~2 次,连续使用 2~4 d。但目前为止,地塞米松在化脓性脑膜炎治疗中的作用尚存在争议。激素的使用仍需坚持个体化治疗原则,只有对于有严重全身反应、高颅压、脑积水等情况下,在强力抗生素应用的基础上才能使用,必要时需联合使用利福平。而对于万古霉素等药物,地塞米松治疗减少了万古霉素进入脑脊液的量,有可能减轻其效果,此时需慎重使用地塞米松或将万古霉素换用其他抗生素。

(三)对症治疗

对明显颅内压力增高者,可加用强力脱水剂(如 20%甘露醇 125 mL,每 6~8 h 1 次,还可配合应用呋塞米(速尿)40～100 mg,每 12 h 1 次以降低颅内压。高热者可应用物理降温或解热剂治疗。反复惊厥者,可选用苯巴比妥钠(0.2 g,肌内注射)、地西泮(安定)(10～20 mg,静脉注射)或 10％水合氯醛(20～30 mL,肌内注射)等镇静药。出现败血症者应注意加强抗休克和纠正酸中毒等方面的治疗。出现 DIC 者须及时给予肝素等治疗。

(四)颅内并发症的治疗

脑室炎病例除全身应用抗生素外,应行脑室引流、冲洗,并向脑室内注入抗生素。脑脓肿患者需加大抗生素用量,必要时可手术清除脓肿。硬膜下积液、积脓者可行硬膜下穿刺抽液。对严重梗阻性脑积水患者可行脑室引流或分流术。

(五)补液治疗

维持水、电解质平衡。

(郭慧娟)

第十一节　结核性脑膜炎

结核性脑膜炎(tuberculous meningitis,TBM)简称结脑,是由结核分枝杆菌(Mtb)引起的一种弥漫性非化脓性软脑膜和脑蛛网膜炎性疾病,也可侵及脑实质和脑血管。常继发于肺、泌尿系、消化道或其他脏器结核病,也可为患者的唯一表现。

一、病因病理

结核性脑膜炎(TBM)是由结核分枝杆菌引起的脑膜非化脓性炎症。常继发于粟粒结核或其他脏器结核病变。除肺结核外,骨骼关节结核和泌尿生殖系统结核常是血源播散的根源。部分病例也可由于脑实质内或脑膜内的结核病灶液化溃破,使大量结核分枝杆菌进入蛛网膜下隙所致。

此外,脑附近组织如中耳、乳突、颈椎、颅骨等结核病灶,亦可直接蔓延,侵犯脑膜,但较为少见。既往以小儿多见,常为肺原发综合征血源播散的结果,或全身性结核的一部分。成年发病率占半数以上,以青年发病率较高,但也可见于老年。有结核病史者在儿童中约为 55％,在成人中仅为 8％～12％。

在发展中国家,由于人口流通和居住、营养条件等问题,结核病仍然多见。而且耐药性的发生、AIDS 发生结核性脑膜炎,故中枢神经系统的结核仍然应该引起重视。结核性脑膜炎的主要病理变化如下。

1.脑膜

脑膜弥散性充血,脑回普遍变平,尤以脑底部病变最为明显,故又有脑底脑膜炎之称。延髓、桥脑、脚间池、视神经交叉及大脑外侧裂等处的蛛网膜下隙内,积有大量灰白色或灰绿色的浓稠、胶性渗出物。浓稠的渗出物及脑水肿可包围挤压脑神经,引起脑神经损害。有时炎症可蔓延到脊髓及神经根。

2.脑血管

脑血管早期主要表现为急性动脉内膜炎。病程越长则脑血管增生性病变越明显,可见闭塞性动脉内膜炎,有炎性渗出、内皮细胞增生,使管腔狭窄,终致脑实质软化或出血。北京儿童医院 152 例结核性脑膜炎病理检查,发现脑血管病变者占 61.2%。

3.脑实质

炎性病变从脑膜蔓延到脑实质,或脑实质原来就有结核病变,可致结核性脑膜脑炎,少数病例在脑实质内有结核瘤。

4.脑积水

结核性脑膜炎常常发生急性脑积水。初期由于脉络膜充血及室管膜炎而致脑脊液生成;后期由于脑膜炎症粘连,使脑蛛网膜粒及其他表浅部的血管间隙、神经根周围间隙脑脊液回吸收功能障碍,这两种情况可致交通性脑积水。浓稠炎性渗出物积聚于小脑延髓池或堵塞大脑导水管或第四脑室诸孔,可致阻塞性脑积水。脑室内积液过多可使脑室扩大,脑实质受挤压而萎缩变薄。上述病理资料证实:有脑室扩张者占 64.4%,且脑积水发生甚早,有 4 例在病程 1 周即已发生明显脑积水。

二、临床表现

1.典型结核性脑膜炎的临床表现可分为 3 期

(1)前驱期(早期):1～2 周,一般起病缓慢,在原有结核病基础上,出现性情改变。如烦躁、易怒、好哭,或精神倦息、呆滞嗜睡或睡眠不宁,两眼凝视,食欲缺乏,消瘦,并有低热、便秘或不明原因的反复呕吐。年长儿可自诉头痛,初可为间歇性,后持续性头痛。婴幼儿表现为皱眉、以手击头,啼哭等。

(2)脑膜刺激期(中期):1～2 周主要为脑膜炎及颅内压增高表现。低热,头痛加剧可呈持续性。呕吐频繁、常呈喷射状,可有感觉过敏,逐渐出现嗜睡、意识障碍。典型脑膜刺激征多见于年长儿,婴儿主要表现为前囟饱满或膨隆、腹壁反射消失、腱反射亢进。若病情继续发展,则进入昏迷状态,可有惊厥发作。此期常出现颅神经受累症状,最常见为面神经、动眼神经及外展神经的瘫痪,多为单侧受累,表现为鼻唇沟消失、眼睑下垂、眼外斜、复视及瞳孔散大。眼底检查可见视神经炎,视乳突水肿,脉络膜可偶见结核结节。

(3)晚期(昏迷期):1～2 周意识障碍加重,反复惊厥,神志进入昏睡甚至昏迷状态,瞳孔散大、对光反射消失、呼吸节律不整,甚至出现潮式呼吸或呼吸暂停。常有代谢性酸中毒、脑性失钠综合征、低钾积压症等,水、电解质代谢紊乱。最后体温可升至 40℃ 以上,终因呼吸循环衰竭而死亡。

2.非典型结核性脑膜炎

(1)较大儿结核性脑膜炎多因脑实质隐匿病灶突然破溃,大量结核菌侵入脑脊液引起脑膜的急骤反应。起病急,可突然发热、抽搐,脑膜刺激征明显,肺及其他部位可无明显的结核病灶,易误诊为化脓性脑膜炎。

(2)有时表现为颅内压持续增高征象,低热、进行性头痛、逐渐加剧的喷射呕吐。可见视盘水肿及动眼、外展、面神经受累症状,易被误诊为脑脓肿或脑肿瘤。

(3)因中耳、乳突结核扩散所致者,往往以发热、耳痛、呕吐起病,易误诊为急性中耳炎,出现脑膜刺激征时易误诊为中耳炎合并化脓性脑膜炎,如出现局限性神经系统定位体征时,则易误诊为脑脓肿。

(4)6 个月以下的婴儿,全身血行播散性结核时,可继发结核性脑膜炎,或同时发生结核性脑膜炎,发热、肝脾淋巴结肿大,可伴有皮疹。

三、辅助表现

1.脑脊液

脑脊液压力大多升高,澄清、无色或微浑呈毛玻璃样,静置后往往有薄膜形成,细胞增多一般为$(50\sim500)\times10^{6}/L$,分类以淋巴细胞占优势(早期可能以分叶核中性粒细胞稍占优势),糖与氯化物减少。透明澄清的脑脊液,而糖量(低于 35 mg/dL)与氯化物(低于 700 mg/dL)一致下降,对结核性脑膜炎的诊断有重要意义(需除外真菌性脑膜炎),并可据此与病毒性脑膜(脑)炎相鉴别。

脑脊液色氨酸与利文生试验阳性率颇高,对诊断有一定帮助。脑脊液涂片染色检查可发现结核分枝杆菌,从薄膜中较易检出,阳性率为 37.9%～64.4%不等,有确诊价值。如脑脊液中结核分枝杆菌虽为阴性,但始终未发现其他细菌或真菌,而抗结核治疗效果明显者,也大致可确定此病的临床诊断。

2.影像学检查

肺部 X 线检查如发现原发综合征,活动性结核、特别是粟粒性结核,有助于结核性脑膜炎的诊断。

头颅 CT、MR 等影像学检查可显示脑膜、脑实质中的粟粒病灶,结核瘤及干酪性病变,还可显示脑底部的渗出物、脑组织水肿、脑室扩张等。对结核性脑膜炎分型,判断预后和指导治疗有重要意义。

3.TBM 的诊断

除临床症状、体征外,脑脊液(CSF)的实验室检测极其重要。近年来有关 CSF 检测项目在 TBM 诊断中的研究已取得了长足的发展,其中 CSF 常规结合 PCR、抗原抗体检测,对 TBM 的诊断、病情评估具有一定的价值。但一些检查指标的特异性,灵敏度尚不令人满意。主要包括方面如下。

(1)细胞学检查:TBM 的 CSF 细胞学改变具有一定的规律性,其特点是以嗜中性粒细胞为主伴一定数量的免疫活性细胞(小淋巴细胞,淋巴样细胞和浆细胞)和单核吞噬细胞的混合细胞反应,亦可见到嗜酸性粒细胞。尽管持续抗结核治疗,CSF 细胞学的混合细胞反应可持续4 周,预后较好者嗜中性粒细胞减少,免疫活性细胞相对增高(Rhem 交叉现象)。CSF 中淋巴样细胞和浆细胞阳性率明显增高,是 TBM 早期的一个重要特征,若能结合生化检查和临床表现,可作为早期诊断的有力依据。

(2)病原学检测:CSF 分离抗酸杆菌仍然是确诊 TBM 最直接可靠的方法。反复送检可提高阳性率。

1)直接涂片法:自从 1882 年以来,涂片抗酸染色一直是检查结核分枝杆菌的重要方法。该方法最为简单经济,但敏感性、特异性较差,在一般离心沉渣中难以收集到结核分枝杆菌,国内外学者报告涂片阳性率约为 10%。为提高涂片的阳性率,一些学者提出加大离心转速、延长离心时间,用静止 CSF 标本析出的纤维蛋白膜染色镜检等方法。采用漂浮浓集法和离心浓集法,使涂片阳性率达到 92.19%和 62.15%,取 CSF 静置 24 h 后形成的薄膜涂片,抗酸染色阳性率可达到 91.0%。

2)结核分枝杆菌培养:培养法的优点是直观,可做进一步鉴别、药敏和毒力检测。但结核分枝杆菌生长缓慢,培养需 4~8 周,且阳性率在 20%~30%。有研究者用改良 Levinson 析出法对 64 例 TBM 和 54 例可疑诊断 TBM 标本进行检测,阳性率分别为 93.7% 和 85.5%,而采用 Levinson 法阳性率分别为 79.7%、72.2%,结合 CSF 分析可确诊 89% 的 TBM,显示了一定的优越性。

3)聚合酶链反应(PCR)检测结核分枝杆菌 DNAPCR 技术自 1985 年 Saiki 建立该方法以来发展很快。

(3)生化分析

1)乳酸:许多学者对 CSF 乳酸(CSF-LA)测定评价较高,认为其是鉴别细菌性和病毒性脑膜炎的重要方法。CSF-LA 含量测定有气液色谱法和酶法 2 种,以 3.125 mmol/L 为正常值界限,研究证实 TBM 的 CSF-LA 含量显著增高。

2)氨基酸:通过研究发现,亚硝酸盐和它的前体精氨酸,高半胱氨酸在 TBM 显著增高,苯丙氨酸增加和氨基乙磺酸及维生素 B_2 降低也仅在 TBM 发现。在临床工作中可根据这些重要生化指标的变化设计治疗方案。

3)酶活性测定。①腺苷氨酶(ADA):ADA 是与机体细胞免疫有密切关系的核酸代谢酶,与 T 淋巴细胞增生、分化密切相关。CSF-ADA 活性在 TBM 患者明显升高,阳性率可达 80%~90%,可作为 TBM 早期诊断指标之一。②乳酸脱氢酶(LDH):LDH 在体内分布广泛,脑组织中含量较高,多种疾病均可以引起升高,是反映疾病的敏感指标,相应的特异性很低。然而 LDH 同工酶测定可显著改善其特异性,在 TBM 的诊断中非常有用。有学者发现 LDH 及其同工酶可作为各型脑(膜)炎的鉴别诊断的工具:TBM 患者 LDH_4 活性增高,而化脓性脑膜炎是 LDH_3 活性增高,病毒性脑炎则是 LDH_2 和 LDH_1 活性增高。③其他:CSF 腺苷酸激酶、谷氨酸脱羟酶(GAD)、谷氨酸脱氢酶(GLDH)的活性水平在 TBM 时显著升高。

(4)免疫学检测

1)细胞免疫检测:研究发现,CSF 中活性 B 细胞(ABL)在发病早期出现率较高,阳性率为 65.5%,特异抗体稍后出现,CSF 细胞数与淋巴细胞中 ABL 百分率在病程中存在正相关关系。用酶斑免疫结合技术。从体外检测 CSF 中 BCG 特异性 IgG 抗体分泌细胞,总阳性率为 91.7%,对照组(其他颅内炎症)检测无 1 例阳性,提示采用本法对结核性脑膜炎进行诊断具有特异性。

2)体液免疫检测在 TBM,CSF-Ig 系列指标明显升高、中枢神经系统 24 h 鞘内 IgG 合成率(IgG-syn)明显增高,且与病情严重程度有关,可以作为 TBM 患者病情严重程度,疗效及预后判断的重要指标。

3)结核分枝杆菌硬脂酸检测结核分枝杆菌硬脂酸(102 甲基十八烷酸)(TSA)是结核分枝杆菌菌体中特有成分,用气相色谱法检测有很高的敏感性和特异性。

(5)结核抗原检测+抗结核抗体检测 ELISA、RIA 或 LPA 法检测 CSF 中的结核抗原,已可成功用于 TBM 的早期诊断,而用阿拉伯糖甘露糖脂(LAM,分枝杆菌细胞壁外表面特有的一种成分)抗原检测特异性 IgG 抗体对快速诊断 TBM 也有较高的应用价值。由于 ELISA 法检测结核抗原和抗结核抗体本身就存在 5% 左右的假阳性或假阴性的可能,因此尽可能同时进行抗原抗体检测。

(6)细胞因子检测肿瘤坏死因子(TNF_α)、可溶性白介素 2 受体(SIL-2R)、基质金属蛋白酶谱(MMPs)及粒细胞集落刺激因子(G-CSF),均可作为 TBM 的辅助诊断。

四、诊断

结核性脑膜炎的早期诊断是早期合理治疗的前提,诊断、治疗的及时和合理与否,是影响本病预后的关键。

(1)隐袭性起病,病初可有低热、盗汗、精神不振,儿童常表现为激动不安、食欲差、体重下降等。

(2)常可查出患者身体其他脏器有结核病源或有密切的结核病接触史。

(3)常有头痛、呕吐及视盘水肿等颅高压表现,多数患者脑膜刺激征阳性。

(4)脑脊液外观透明或呈毛玻璃状,静置 24 h 常有白色纤维薄膜形成;脑脊液压力多增高,蛋白量升高,白细胞数增高,多不超过 $500 \times 10^6 / L$,分类以淋巴细胞为主;糖、氯化物一般均降低,部分患者脑脊液沉渣或薄膜涂片可找到结核分枝杆菌,早期脑脊液荧光素试验即可呈阳性。

(5)头颅 CT 检查早期多正常,有神经系统并发症时可见脑积水或脑梗死,少数患者(10%)可见脑结核瘤。

五、鉴别诊断

结核性脑膜炎须与下列疾病鉴别。

1.化脓性脑膜炎

年龄较大儿可因脑实质下结核病灶破溃,大量结核菌突然进入病死率蛛网膜下隙而急性起病,或婴幼儿急性血行播散继发结核性脑膜炎,均可出现脑脊液细胞明显增高、中性粒细胞百分比增高,易误诊为化脓性脑膜炎。但化脓性脑膜炎起病更急,病变主要在颅顶部故少见颅神经损害,治疗后脑脊液乳酸含量很快恢复正常等可资鉴别。但未经彻底治疗的化脓性脑膜炎,其脑脊液改变与结核性脑膜炎不易鉴别,应结合病史综合分析。

2.病毒性脑膜脑炎

脑脊液细胞轻中度升高、以单核细胞为主、蛋白升高等,须与结核性脑膜炎相鉴别。但病毒性脑膜脑炎急性起病。脑膜刺激征出现早,可合并有呼吸道及消化道症状。脑脊液糖与氯化物多为正常,乳酸含量均低于 300 mg/L。

3.新型隐球菌脑膜炎

二者临床表现及脑脊液常规生化改变极为相似,但新型隐球菌脑膜炎起病更为缓慢,脑压增高显著、头痛剧烈,可有视力障碍,而颅神经一般不受侵害,症状可暂行缓解。脑脊液涂片墨汁染色找到隐球菌孢子,或沙氏培养生长新型隐球菌即可确诊。结核性脑膜炎与化脓性脑膜炎、病毒性脑膜脑炎、新型隐球菌脑膜炎等疾病的鉴别要点。

六、治疗

(一)抗结核治疗

目前结核性脑膜炎的常规抗结核治疗和肺结核类似,异烟肼、利福平、吡嗪酰胺、乙胺丁醇、链霉素、莫西沙星是目前治疗 TBM 最有效的药物;遵循早期给药、合理选药、联合用药及系统治疗的原则。抗结核治疗包括初期的四联"强化"治疗(2~3 个月)和随后的二联"维持"治疗(异烟肼和利福平再联合使用 7~9 个月)。连续 2 个月的异烟肼、利福平、吡嗪酰胺是强化治疗的基础。经典的四联用药还要加上链霉素(由于可引起第Ⅷ对脑神经的不可逆损害,因此目前不作为首选治疗药物)或者乙胺丁醇,二者选一,构成四联抗结核治疗。对常规抗结核药物治疗效果不佳的结脑患者可以考虑增加异烟肼、利福平的用量或者联用喹诺酮类药物。

1. 异烟肼

异烟肼是目前临床最常规使用的结核性脑膜炎治疗药物,由于异烟肼易于透过血-脑脊液屏障(90%~95%),且具有杀菌作用,因此是抗结核治疗的基础。通常使用的剂量是 5~10 mg/(kg·d),每日不超过 300 mg,但近年的研究也有尝试对于耐药性结核使用大剂量的异烟肼 16~20 mg/(kg·d)治疗。其副作用主要为周围神经炎、肝功能损害,偶尔可有癫痫发作,一般情况下注意观察即可。若有四肢远端麻木或烧灼感等神经症状出现,应加服维生素 B6 每日 30~60 mg 以改善症状。服异烟肼期间应定期查肝功能,至少 3 个月 1 次,以了解肝功能状况。若有氨基转移酶升高,要在护肝治疗的同时给予降酶中成药如五味子制剂等,单纯氨基转移酶升高无需停药。

2. 利福平

早期研究认为,利福平不能透过血-脑脊液屏障(5%~25%),因此在结核性脑膜炎的治疗中不受重视。按照肺结核治疗的常规剂量 10 mg/(kg·d)治疗结核性脑膜炎时,其脑脊液内的血药浓度达不到其治疗浓度。目前已有多个研究探讨"大剂量"利福平[13~15 mg/(kg·d)]对结核性脑膜炎急性期治疗的效果,并且证实了其有效性。其常见副作用为消化道症状,可出现食欲缺乏、恶心、呕吐及腹泻等,遇此情况应认真分析:若为药物一般副作用可调整用药时间,避免空腹时用药;若为变态反应所致则应停药。少数患者可发生黄疸及氨基转移酶升高,常见于剂量过大或患有慢性肝炎者。因此,要严格控制用药剂量,有肝胆疾病史的患者禁用该药,在常规剂量下应用时亦应定期检查肝功能。另外利福平也有导致急性肾衰竭和急性溶血的报道。

3. 吡嗪酰胺

吡嗪酰胺易透过血-脑脊液屏障(95%~100%),可以显著缩短结核性脑膜炎的治疗时间,对于不能耐受吡嗪酰胺的患者,抗结核药物的维持时间往往需要长达 18 个月,而如果在急性期使用吡嗪酰胺治疗,可以将治疗疗程缩短到 9~12 个月。其副作用较为少见,以肝脏损害为主,可见于个别用药量偏大,每日剂量超过 2g 或疗程过长者,且以老年人为多。为预防该药的毒性反应,每日剂量应在 2 g 以下,疗程应在 3 个月以内,不可用药时间过长,在老年人更应谨慎用药。少见的副反应还有血尿酸升高及诱发关节痛,故有痛风体质的人及痛风患者应禁用该药。另外,有极个别对日光敏感者,服药可使皮肤曝光部位呈鲜红棕色或古铜色,停药后可逐渐恢复。

4. 乙胺丁醇

乙胺丁醇在脑膜炎症时,脑脊液浓度可达同期血药浓度的 10%~50%,但是脑膜正常时,难以通过血-脑脊液屏障。因此主要用于急性期使用。其副作用很少,时间服用可偶发神经炎,与剂量相关。联合使用维生素 B6 可减少神经炎的发生。偶见球后视神经炎,一般于大剂量应用时发生,对此要每月检查视敏度,包括视力、色觉、视野及眼底,若有异常应及时减量并对症处理。

5. 喹诺酮类

目前对于结核性脑膜炎抗结核药物研究最为热点的是对氟喹诺酮类药物的研究,包括莫西沙星、左氧氟沙星、环丙沙星和加替沙星等。最新的两个临床研究都是证明了喹诺酮类药物的有效性,其中一个是对 61 例结核性脑膜炎患者在传统四联抗结核治疗的同时,使用环丙沙星(750 mg/12 h),左氧氟沙星(500 mg/12 h),或加替沙星(400 mg/12 h)。其中左氧氟沙星穿过血-脑脊液屏障的能力最强,因此更为推荐。而环丙沙星透过血-脑脊液屏障能力最弱,应避免使用。另外一个来自印度尼西亚的研究,对于在强化治疗期,使用莫西沙星对结核性脑膜炎预后的影响,也充分证实了喹诺酮类药物的有效性。

(二)耐多药结核性脑膜炎的治疗

耐多药结核性脑膜炎主要是指对异烟肼和利福平均耐药的患者,因此,"标准"治疗效果不佳,需要选择对结核分枝杆菌敏感的抗生素急性期使用。关于耐药结核性脑膜炎抗结核性药物的选择目前尚无定论,除了上述的喹诺酮类药物以外,二线抗结核药物以及正在研制的新型抗结核药物均可能对耐多药结核有效。二线抗结核药物种类繁多,抗结核作用差异性较大。其中值得注意的是,多数二线抗结核药物是临床常用的抗生素,往往患者自诉未进行抗结核治疗,但可能已经使用了二线抗结核药物,如阿莫西林/克拉维酸(Amx/Clv)、克拉霉素(Clr)、利奈唑胺(Lzd)、亚胺培南(Lpm)。因此使得临床表现不典型,也容易误认为患者未经抗结核治疗即可缓解,从而轻易排除结核性脑膜炎的诊断,导致患者病情迁延不愈,甚至顿挫发展。因此对于既往使用过上述药物的患者,不能因为没有进行过规范化抗结核治疗好转就排除结核的诊断。

(三)添加治疗

对于重症结核性脑膜炎患者,在抗结核药物使用同时,通常需要使用免疫调节药物减轻炎性反应。糖皮质激素是最常用到的添加治疗药物,对出现意识障碍、颅内压增高或交通性脑积水、明显中毒症状、脑脊液蛋白明显增高(>1 g/L)、椎管阻塞、抗结核治疗后病情加重及合并结核球等重症患者,均宜添加使用。通常对重症成人(>14 岁)患者使用地塞米松初始剂量 0.4 mg/(kg·d),1 周后逐渐减量(每天减少 5 mg/d),疗程为 1～2 个月;儿童(<14 岁)患者一般使用泼尼松龙 2～4 mg/(kg·d)(通常小于 45 mg),1 个月后逐渐减量,疗程为 2～3 个月。对于激素治疗后,上述症状改善不明显的患者,也有使用沙利度胺、抗 TNF-α 单抗英夫利西单抗(infliximab)等药物添加治疗。

(四)鞘内注射

对于顽固颅高压、椎管阻塞、脑脊液蛋白显著增高(>3 g/L)、严重中毒症状、复发复治或不能耐受全身给药时患者可在全身药物治疗的同时可辅以鞘内注射,提高疗效,用地塞米松 5～10 mg、α-糜蛋白酶 4 000 U、透明质酸酶 1 500 U;每 2～3 d 1 次,注药宜缓慢。但脑脊液压力较高的患者慎用此法。

(郭慧娟)

第十二节　多系统萎缩

多系统萎缩(multiple system atrophy,MSA),是中枢神经系统一组散发的、进行性的主要累及自主神经、锥体外系和小脑的变性病,50～70 岁男性好发,临床表现有自主神经功能衰竭、帕金森综合征和小脑性共济失调 3 组症状。它们可先后出现,有受累程度的差异。MSA

患病率为 1.9/10 万～4.9/10 万,发病率约为 0.6/10 万,50 岁以上人群中发病率达 3/10 万。患者平均发病年龄为 60 岁,无性别差异,病程为 7～9 年。

一、病因病理

MSA 的病理学标志物为神经胶质细胞内广泛存在的少突胶质细胞胞质内包涵体(glial cytoplasmic inclusions,GCIs)。其基本病理学表现包括神经元缺失和胶质细胞增生,包括神经元数量的减少和体积变小、神经元空泡变性、神经胶质增生、异常包涵体形成等。GCIs 主要是由 α-突触核蛋白聚集而形成的。α-突触核蛋白沉积也会发生在帕金森病和路易体痴呆。因此将 MSA 与帕金森病、路易体痴呆等并称作突触核蛋白病。病理改变可累及纹状体、黑质致密层、蓝斑、小脑、脑桥核、下橄榄核以及延髓中间外侧柱。

P25α 也称作促微管聚合蛋白,是一种特异性的少突胶质细胞磷蛋白,其主要功能是促进髓鞘的形成。研究表明,P25α 可诱发 α-突触核蛋白的聚集,并刺激其在少突胶质细胞胞体内形成异常包涵体。最近有报道称,GCIs 可能并非仅仅依靠 α-突触核蛋白的聚集而形成;并且发现神经元的胞质、胞核及轴突内也有 α-突触核蛋白的异常沉积。

因此,MSA 患者可能同时存在 α-突触核蛋白异常聚集引起的神经元病变和少突胶质细胞病变所致的继发性病变。MSA 多为散发型,家族遗传性少见。Hara 等报道了 4 个家庭有同胞共患的现象,证实为常染色体隐性遗传。目前研究发现,α-突触核蛋白的 SNCA 基因与 MSA 发病高度相关。

二、临床表现

该病起病缓慢,逐渐进展。首发症状多为帕金森综合征、共济失调和自主神经功能不全,少数患者也有以肌萎缩起病的。可分为以帕金森样症状为主,且对多巴胺反应欠佳的 MSA-P 型,以小脑性共济失调为主要表现的 MSA-C 型以及以自主神经受累为主的 MSA-A 型。

1. MSA-P 型

过去称为纹状体黑质变性(striatonigral degeration,SND)。主要表现为帕金森综合征,患者逐渐出现运动减少、活动变慢、姿势异常和步态变化,可有静止性震颤、意向性震颤、面具脸、路标手、构音障碍、吞咽困难、翻身困难等典型的帕金森病症状和体征。与特发性帕金森病不同的是 75% 的 MSA 患者锥体外系症状表现为非对称性的。目前,临床上对一些有帕金森综合征症状患者给予左旋多巴,但治疗反应不佳。

2. MSA-C 型

过去称为散发型橄榄桥小脑萎缩(olivopontocerebellar atrophy,OPCA)。早期表现为轻度的小脑性共济失调,逐渐出现饮水呛咳和吞咽困难,进行性步态和肢体共济失调,以下肢表现为突出,常合并明显的帕金森综合征和自主神经功能衰竭症状。少数患者可合并双侧锥体束征、肢体肌肉萎缩、眼球震颤或眼外肌麻痹症状中的一种或两种以上。

3. MSA-A 型

过去称为自主神经功能衰竭(Shy-Drager 综合征)。临床早期表现为直立性低血压、视物模糊和易疲劳感;晕厥、阳痿、少汗、尿失禁或尿潴留是疾病进展的典型症状;其后临床渐出现其他系统受累的表现。另外,成年 MSA 男性患者经常出现勃起功能障碍,但类似情况在正常老年人群中亦较为常见,因此缺乏特异性。其他症状还包括口干、无汗、瞳孔调节异常和便秘等。

三、辅助检查

1.影像学检查

CT 和 MRI 检查显示额叶和颞叶萎缩,可见额极和前颞极皮质变薄,脑沟增宽,侧脑室额角和颞角明显扩大,可不对称。SPECT 功能影像可出现大脑半球前部低灌注异常。在疾病早期结构性 MRI 检查正常时,fMRI 检查显示额颞叶异常。正电子发射计算机断层扫描(PET)研究表明,FTD 患者的额叶前内侧是主要受影响的区域,表现为低代谢异常。

2.脑电图

FTD 患者的脑电图多有异常表现,常有一侧或双侧额叶和颞叶局限性慢波,但这种改变特异性不强。

3.神经心理学检查

威斯康星卡片分类测验、斯特鲁普色词测验、连线测验可显示额叶功能障碍。音位流畅性测验、字-图匹配测验异常可检测不同失语类型。

4.遗传学检查

部分患者可发现 tau 蛋白基因突变。

四、治疗

(一)症状性治疗

1.帕金森综合征的治疗

(1)可给予多巴胺替代治疗如复方左旋多巴,初始剂量为 62.5~125 mg,每日 2~3 次,根据病情加重情况而增加剂量,不良反应主要有恶心、呕吐、低血压、症状波动、异动症和精神症状。

(2)单胺氧化酶抑制剂司来吉兰(用法 2.5~5.0 mg,每日 2 次)能阻止多巴胺降解,增加多巴胺浓度。与左旋多巴合用可增强疗效,禁与 SSIRs 类药物合用。大多数患者反应不佳或疗效仅能维持短暂时间。

(3)苍白球切除术等外科治疗并不能改善患者的症状,双侧底丘脑高频刺激对少数 MSA-P 亚型患者可能有效。

2.直立性低血压的治疗

(1)氟氢可的松:是一种合成的盐皮质激素。能提高肾脏对钠重吸收从而扩张血容量。推荐氟氢可的松作为一线药物单药治疗直立性低血压,0.1~0.2 mg/d。氟氢可的松可致轻度水肿,可能导致充血性心力衰竭、平卧位高血压、头痛及低钾,故须谨慎使用。

(2)血管收缩药物:α 受体激动剂盐酸米多君。可增加直立性低血压患者的血管外周阻力,提高患者的收缩期血压,改善因循环血容量不足出现的头晕和直立性低血压。初始剂量 2.5 mg,每日 2~3 次,可每隔 3~4 d 增加 1 次剂量,最大剂量为 40 mg/d。不良反应为心率减慢、竖毛反射、尿潴留和卧位时血压升高。忌睡前服用。

(3)生长抑素类似物奥曲肽:50 μg,餐前 30 min 皮下注射,可治疗部分患者的餐后低血压。

(4)其他:如摄入充足的水、高盐饮食、少食多餐、穿弹力外等也可以改善直立性低血压。夜间头高位睡眠不仅可以降低脑部灌注压且有助于改善晨起低血压。

3.泌尿功能障碍治疗

(1)α受体拮抗剂有助于排空残尿。哌唑嗪初始剂量 0.5 mg,每日 3 次,可视情况增加剂量,莫西塞利 30 mg,每日 3 次。

(2)奥昔布宁 5 mg,每日 2~3 次,能有效改善早期患者逼尿肌痉挛症状及括约肌逼尿肌协同障碍。

不良反应有口干、皮肤潮红、少汗,排尿困难等。避免过量产生中毒反应。

(3)血管升压素类似物去氨加压素,20~40 μg,皮下注射。作用于肾小管 VP-2 受体,可减少夜间多尿症状和改善晨起直立性低血压。

(4)促红细胞生成素可通过促进红细胞生成增加脑供氧而改善部分患者泌尿系症状。

(二)非药物治疗

包括体能锻炼、语言锻炼、工作训练及家庭随访等。此外,应加强心理治疗。

(张诗童)

第十三节 多发性硬化

多发性硬化(multiple sclerosis,MS)是累及中枢神经系统的自身免疫性脱髓鞘疾病,以多发性炎症脱髓鞘、轴索变性和胶质增生为主要病理学特点。流行病学研究显示,MS 多中青年发病,女性多于男性,发病率随纬度升高呈增高趋势。并且这种流行病学特点仍在动态变化中。

一、病因

MS 的病因及发病机制尚未完全明确,但目前倾向于认为 MS 是由遗传和环境因素的相互作用导致的自身免疫性疾病。基于全基因组连锁分析(genome-wide linkage screens)、候选基因关联研究(candidate gene association studies)等研究的发现表明遗传因素参与 MS 发病。与 MS 易感性关系最密切的基因是人类白细胞抗原基因(human leucocyte antigen,HLA)。与 MS 发病相关的环境因素包括多种感染因素如 EB 病毒、人类疱疹病毒-6(human herpesvirus-6,HHV-6)、水痘-带状疱疹病毒(varicella-zoster virus,VZV)等病原体感染及非感染因素如日照、血清维生素 D 水平及吸烟。特定遗传背景的个体在一定环境因素(如病毒感染)的促发下,通过分子模拟等机制激活 T 细胞、巨噬细胞、B 细胞等,启动针对自身髓鞘的自身免疫反应导致 MS 发生。

二、临床表现

绝大多数 MS 患者在临床上表现为空间和时间的多发性,即病变部位的多发及缓解-复发的病程。由于 MS 患者大脑、脑干、小脑、脊髓可同时或相继受累,故临床症状和体征多种多样。常见症状和体征包括肢体无力、感觉异常、视力下降、共济失调、眼球震颤、复视。其他症状包括膀胱、直肠、性功能障碍及精神障碍等。1996 年,美国多发性硬化学会根据 MS 患者的自然史,按病程将 MS 分为 4 型,具体如下。

1. 复发缓解型 MS(relapse remitting MS,RRMS)

疾病早期有多次复发和缓解,两次复发间期病情稳定。复发是指由于炎症脱髓鞘引起的临床神经功能障碍,持续时间要>24 h;缓解是指复发后病情的完全或部分恢复,两次发作距离>30 d。

2. 继发进展型 MS(secondary progressive MS,SPMS)

最初为 RRMS,之后急性型加重,伴或不伴急性复发。

3. 原发进展型 MS(primary progressive MS,PPMS)

自发病起病情缓慢进展,呈渐进性神经症状恶化。

4. 进展复发型 MS(progressive relapsing MS,PRMS)

发病后病情逐渐进展,有明确的急性复发,伴或不伴完全康复,两次发作间期病情持续进展。

三、诊断

MS 的诊断主要基于中枢神经系统病灶在时间(dissemination of lesions in time,DIT)和空间上的多发性(dissemination of lesions in space,DIS)的临床依据,且需除外可引起这些损害的其他疾病。因其临床表现复杂多样,并且缺乏特异性辅助检查指标,所以造成诊断尤其是早期诊断困难。1983 年发表的 poser 诊断标准获得广泛应用。在新 McDonald 诊断标准中,DIT 和 DIS 的影像学诊断标准得到了简化,并据此对 PPMS 诊断标准做出了调整。在一些情况下,DIT 和 DIS 可以通过单次扫描确定,减少了所需 MRI 检查,有助于更早期诊断。

四、治疗

(一)MS 急性期治疗

1. 糖皮质激素

甲泼尼龙可抑制炎症反应,减少炎性细胞激活及进入中枢神经系统(central nervous system,CNS),诱导淋巴细胞凋亡,减轻水肿,修复血-脑脊液屏障(brain-blood barrier,BBB)破坏,从而在 MS 中发挥治疗作用。糖皮质激素可缩短 MS 急性发作后功能缺损恢复时间。糖皮质激素的长期疗效并不十分确定,有限的临床试验显示规律的激素冲击治疗或许可改善 RRMS 患者长期预后。

甲泼尼龙的推荐治疗方案为 1 g/d 开始,静脉滴注 3～4 h,共 3 d,然后剂量减半并改为口服,每 3 天减半量,一般 28 d 减完。短期使用糖皮质激素产生的不良反应如多毛、痤疮、高血糖及低血钾等;长期不良反应包括肥胖、骨质疏松、无菌性股骨头坏死、糖尿病、高血压、青光眼、白内障、感染、消化道溃疡等。

2. 血浆置换

血浆置换可将循环中特异性淋巴细胞、免疫活性物质去除。然而 MS 主要是细胞免疫介导的疾病,血浆置换的效果欠佳。美国 AAN 指南指出血浆置换对于进展型 MS 几乎没有任何价值(A 级推荐),对既往无神经功能缺损的 MS 患者严重的急性发作可能有益。总体来说,血浆置换并不作为 MS 治疗首选,仅为常规治疗效果欠佳时的一种备选治疗。

3. 静脉注射大剂量免疫球蛋白 IVIg

IVIg 含有抗特异型抗体,可中和血液循环中针对髓鞘蛋白的自身抗体,减少 B 细胞产生抗体,封闭巨噬细胞 Fc 受体,抑制 T 淋巴细胞活化等作用机制调节免疫系统,从而达到治疗 MS 的目的。目前的证据表明 IVIg 治疗对于缓解 MS 病程疗效甚微。因此,国内专家建议: MS 急性期首选大剂量甲泼尼龙治疗,对糖皮质激素反应差的患者可用 IVIg 或血浆置换。 IVIg 用量是 0.4 g/(kg·d),连续用 5 d 为 1 个疗程;5 d 后,如果没有疗效,则不建议患者再用;如果有疗效但疗效不是特别满意,可继续每周用 1 d,连用 3~4 周。

(二)MS 缓解期治疗(disease-modifying therapy,DMT)

目前有 10 种药物被美国食品药品管理局(food and drug administration,FDA)批准用于 MS 疾病缓解治疗,阿仑单抗正在进行接受美国 FDA 审核,极有可能在不久的将来应用于临床。此外,一些既往应用于其他疾病的药物在 MS 患者中治疗的安全性及有效性目前也正在进行评估。

1. 免疫调节剂

(1)β-干扰素(IFN-β):用于治疗 MS 的 IFN-β 分为 IFN-β1a 和 IFN-β1b。带糖基的 IFN-β1a 活性大于 IFN-β1b,且用药后产生中和抗体(NAb)的时间较长,滴度较低。研究显示, IFN-β 可通过多种机制发挥免疫调节作用如调解细胞因子的产生、抑制细胞迁移进入脑内、抑制 T 淋巴细胞活化、抑制其他炎性 T 淋巴细胞等。IFN-β 治疗适用于临床确诊 MS(clinical definited multiple sclerosis,CDMS)高危人群以及仍有复发的 RRMS 或 SPMS 患者,对于无缓解的 SPMS 疗效尚不肯定。它可以减少 MS 患者或 CIS 的发作(包括临床及影像学表现), 改善患者 T2 像病灶的严重程度及延缓功能残疾进展。在 PRISMS 试验(关于 IFN-β1a 最关键的临床试验)中,22 μg IFN-β1a 及 44 μg IFN-β1a 治疗组 RRMS 患者复发率较安慰剂组分别减少 27% 和 33%(P<0.005),试验终点累积的功能残疾也分别减少 1.2% 和 3.8% ($P<0.0001$)。一旦开始 IFN-β 治疗,如果疗效肯定且患者可以耐受,则应长期连续治疗,一般持续 2 年。

长期 IFN-β 治疗可刺激机体产生中和抗体降低疗效,有研究显示,MS 患者一开始接受 IFN-β 治疗时联合应用甲泼尼龙、米托蒽醌、硫唑嘌呤或进行血浆置换可减少中和抗体的发生率,但对已产生中和抗体的患者无效。另外,IFN-β 的制作工艺也是减少免疫原性的重要方法。IFN-β 药物耐受性较好,常见的不良反应包括注射部位反应、流感样症状、疲倦、头痛、白细胞减少、转氨酶升高、抑郁、肌痛等。

(2)醋酸格拉替雷(glatiramer acetate,GA):GA 具有多聚物分子特性,能有效地与抗原提呈细胞表面的 MHCⅡ类分子结合,竞争性抑制髓鞘碱性蛋白等抗原与抗原提呈细胞结合,并促使 T 细胞从 Th1 向 Th2 转换,从而促进抗炎因子的释放。GA 可减少 RRMS 患者的复发次数(包括临床发作和 MRI 表现),改善患者 T2 像病灶严重程度,还能延缓 RRMS 患者功能残疾进展速度,但尚无确切证据支持 GA 对 SPMS 患者有益。

(3)芬戈莫德:芬戈莫德(fingolimod)是一种口服鞘氨醇 1-磷酸(sphingosine 1-phosphate,S1P)受体调节剂,它经鞘氨醇激酶磷酸化后转变为对 S1P 受体(SIP receptor, S1PR)结合具有高亲和力的活性形式。磷酸化的芬戈莫德与淋巴细胞表面的 S1PR 结合后,导致 S1PR 内吞及降解,S1PR mRNA 表达下调。淋巴细胞表面的 S1PR 减少,抑制其由淋巴组织进入外周循环系统。这一作用与 MS 患者血液和脑脊液(cerebrospinal fluid,CSF)淋巴细胞水平下降及炎性事件风险降低有关。芬戈莫德显著减少实验性自身免疫性脑脊髓炎 (experimental autoimmune encephalomyelitis,EAE)的疾病进展,而在 S1P1 和 S1P5 缺陷小鼠中其疗效消失。为期 12 个月，随机双盲对照的Ⅲ期试验 TRANSFORMS 显示，口服芬戈莫德(0.5 mg/d 或 1.25 mg/d)与肌内注射 IFN-β1a(每周 30μg)相比，RRMS 患者的年复发率(anual relapse rate，ARR)显著降低，T_2 像高信号病灶及 T1 像钆强化病灶明显减少。不过两种药物治疗组的 EDSS 评分无明显差异。为期 24 个月的Ⅲ期试验 FREEDOMS 显示，芬戈莫德除能降低 ARR，减少新发 T_2 像病灶或 T_1 像钆增强病灶及 T_1 像低信号病灶负荷外，还能降低功能残疾进展。在该临床试验中，芬戈莫德组患者下呼吸道感染较安慰剂组常见(芬戈莫德组 9.6%～11.4%，安慰剂组 6%)。其他不良反应包括黄斑水肿、氨基转移酶升高。TRANSFORMS 试验中，23 例(5.5%)高剂量芬戈莫德治疗组(1.25 mg/d)及 12 例(2.8%)安慰剂组 RRMS 患者出现肝炎病毒感染。

2.单克隆抗体

阿仑单抗:阿仑单抗(Alem tuzumab)是一种人源化针对 CD52 的单克隆抗体。CD52 是存在于单核细胞和淋巴细胞表面的标志物，阿仑单抗能特异性地与 CD52 分子结合，通过补体介导的细胞溶解作用、抗体依赖的细胞毒性作用等清除外周血、骨髓及包括中枢神经系统在内的其他器官中浸润的淋巴细胞。

3.免疫抑制剂

(1)米托蒽醌:米托蒽醌(mitoxantrone)是一类具有免疫调节成分的蒽环类免疫抑制剂，可以通过抑制拓扑异构酶Ⅱ来抑制分裂细胞和未分裂细胞的 DNA 修复剂合成。接受米托蒽醌治疗的 EAE 模型复发率减少。一项为期 2 年多中心双盲安慰剂对照试验显示该药可显著减少 MS 复发率、MRI 上新发病灶数量，延缓功能残疾进展。米托蒽醌作为美国 FDA 推荐用于治疗恶化性 RRMS、SPMS 和进展复发型 MS(progressive relapsing multiple sclerosis，PRMS)的药物，其推荐剂量为 12 mg/m²，每月 1 次，连用 3 个月，累积剂量不得超过 40 mg/m²。虽然米托蒽醌疗效显著，但在疾病早期，其潜在的毒性作用可能比临床疗效更加突出。常见的不良反应有恶心、脱发、尿路感染等，尤其是该药的心脏毒性限制了其临床应用。

(2)其他免疫抑制剂:硫唑嘌呤缺乏相关的随机对照临床试验证据，仅有来自专家委员会的报告或建议或公认权威的临床经验支持。根据一些Ⅰ期和Ⅱ期临床试验结果，硫唑嘌呤可能有助于减少 MS 患者的复发率，但对延缓患者功能残疾的进展无效。目前缺乏足够的临床证据证实环磷酰胺(cyclophosphamide，CTX)对 MS 有效。根据Ⅰ期临床试验结果，加用 CTX 治疗并不能影响 MS 疾病病程。一项Ⅲ期临床试验显示年轻进展型 MS 患者可能从 CTX 冲击加强化治疗中获益。另外，环孢素及甲氨蝶呤对进展型 MS 可能具有一定的治疗效果。

(三)MS 对症治疗

1.疲劳

目前尚无一种常规推荐用于治疗疲劳的药物，每日 200 mg 的金刚烷胺可能对轻微的症状有效。

2.肌强直和痛性痉挛

可选用肌松药、抗癫痫药及苯二氮䓬类药物，药物治疗反应差的可予以神经阻滞，针对一些症状特别严重的患者可行手术治疗。

3.疼痛

首选抗惊厥药物如卡马西平、加巴喷丁，可加用抗焦虑抑郁药物，继发于姿势和肌张力障碍的异常疼痛可予巴氯芬治疗。

4.共济失调和震颤

常用药物包括卡马西平、普萘洛尔、氯硝西泮、异烟肼等，然而疗效有限且临床试验结果不一致。适度康复治疗显示出一定疗效如肢体远端负以重物，使用拐杖等。对于药物及康复锻炼无效且患者生活质量极差时可考虑手术治疗如丘脑毁损术和深部脑刺激术。

5.吞咽障碍

加强护理及吞咽功能训练。

6.认知功能障碍

多奈哌齐在一定程度上可改善认知障碍，神经心理康复锻炼的研究尚在起步阶段。

7.抑郁

使用抗抑郁药物如 5-羟色胺再摄取抑制剂，积极寻找病因予以治疗如减轻疼痛、疲劳感等。

（张诗童）

第十四节　急性播散性脑脊髓炎

急性播散性脑脊髓炎（acute disseminated encephalomyelitis，ADEM）是一种广泛累及脑和脊髓白质的急性中枢神经系统炎症性脱髓鞘疾病。典型的 ADEM 病例多表现为在感染后或疫苗接种几天至几周后出现急性、多灶性的神经系统症状和体征，因此又被称为感染后、出疹后、疫苗接种后脑脊髓炎（postinfectious，postexanthem and postvaccinal encephalomyelitis）。目前观点认为，ADEM 是一种 T 细胞介导的自身免疫性疾病。ADEM 的发病以儿童多见，成人少见，其发病率为(0.4～0.8)/10 万人口。儿童多于 5～8 岁发病，而成人的发病年龄多为 19～61 岁。神经系统症状多出现在感染及疫苗接种后 2～30 d，但也有约 1/3 的儿童和 1/2 的成人发病前没有感染和疫苗接种史。

一、病因

1.病毒感染

尤其麻疹或水痘病毒，许多脑脊髓炎患者是继发于普通的呼吸道感染，像 EB 病毒、巨细胞病毒和支原体肺炎病毒感染后，主要的病理改变为大脑、脑干、小脑、脊髓有播散性的脱髓鞘改变，脑室周围的白质，颞叶，视神经较著，脱髓鞘改变往往以小静脉为中心，小静脉有炎性细胞浸润，其外层有以单个核细胞为主的围管性浸润，即血管袖套、静脉周围白质髓鞘脱失、并有散在胶质细胞增生。

2.药物因素

脑脊髓炎也见于狂犬病，天花疫苗接种后，偶有出现在破伤风抗毒素注射后的报道，一般认为急性播散性脑脊髓炎是一种免疫介导的中枢神经系统脱髓鞘性疾病。

二、临床表现

ADEM 的临床表现多样，患者可表现为非特异性症状，如全身不适、疲乏等，也可表现为暴发型的病程并迅速出现昏迷。大多数患者(70%～77%)发病前有前驱感染史或疫苗接种

— 249 —

史。常见症状包括发热、头痛、脑病表现(意识障碍、精神症状等)、癫痫发作等,由于累及中枢神经系统的多个部位,还可出现局部受损症状如偏瘫、共济失调、脑神经受损症状、视神经炎、脊髓炎、言语障碍、感觉障碍及癫痫发作等。脑病表现发生在 45%~75% 的 ADEM 患者中;癫痫发作常出现于儿童,以局灶运动性癫痫较为常见;周围神经损害多发生于成人,以急性多神经根病变为主。ADEM 的脊髓受累常表现为横贯性脊髓炎,即受累平面以下运动、感觉和自主神经损伤。大多数 ADEM 的病程为单相性,但目前普遍被接受的观点认为,ADEM 可以为单次发作,也可以是在原来基础上的复发(recurrent ADEM,RDEM),或者是出现新病灶的复发,即多相型 ADEM(multiphasic ADEM,MDEM)。

ADEM 的特征性影像学表现为 MRI 上多发的大块脱髓鞘病灶,病灶可累及白质及灰质(尤其是基底节区的灰质)。其脊髓受累表现为横贯性脊髓损害或脊髓中央受损。ADEM 急性期患者的脑脊液蛋白含量和细胞数常常升高,但脑脊液寡克隆带多为阴性。ADEM 的病理学特点为多灶性的血管旁淋巴细胞和巨噬细胞浸润,在炎症反应区域周围可出现髓鞘缺失,而轴索相对保留。病变多累及白质,但也可见灰质受累。急性出血性脑白质病(acute hemorrhagic leukoencephalopathy,AHL),又叫急性出血坏死性白质脑炎(acute necrotizing hemorrhagic leukoencephalitis,ANHLE)是 ADEM 的一个特殊类型。AHL 多出现在感染后或疫苗接种后数日至数周,表现为发热、头痛、意识障碍、癫痫发作,并迅速进展至昏迷。头颅 CT 或 MRI 可表现为大块病灶,伴有水肿、占位效应、组织移位及点状出血;患者多在症状出现后数天内由于脑疝死亡或遗留有永久性的神经功能缺失。

三、诊断

目前对 ADEM 的诊断尚无统一标准,且尚无针对成人的 ADEM 诊断标准。

1. 单相型 ADEM

单相型 ADEM 是指中枢神经系统多个部位受损的一次性急性或亚急性炎性脱髓鞘临床事件。它的临床表现多样,但其诊断必须满足有(不能由发热解释的)脑病表现(包括行为异常,如过度兴奋、易激和意识状态改变)及有中枢神经系统多部位损伤的临床表现,既往没有其他脱髓鞘事件发作,也没有其他原因可解释这次发作。一次发作的临床病程可达 3 个月,在3 个月内可出现症状、体征、MRI 影像学表现的波动及出现新的症状、体征或 MRI 上新的病灶。临床事件可遗留有部分残疾或在临床及 MRI 上完全恢复。影像学表现为多发病变,以侵犯白质为主,无陈旧性破坏性白质病变。头颅 MRI T_2 加权成像及 FLAIR 序列提示多发性、大块的高信号病灶(直径为 1~2 cm),位于幕上、幕下的脑白质及灰质,基底节区和丘脑较易受累;脊髓 MRI 提示境界清楚的髓内病变,病灶可有不同程度的增强。

2. 复发性 ADEM(RDEM)

第一次 ADEM 事件发生 3 个月后(激素停用至少 1 个月后)出现新的 ADEM 事件,但新的事件只是时间上的复发,而没有空间上的多发,症状和体征与第一次相同,影像学仅发现旧病灶的扩大而没有新病灶的出现。

3. 多相型 ADEM(MDEM)

第一次 ADEM 事件发生 3 个月后(激素停用至少 1 个月后)出现新的 ADEM 事件,符合 ADEM 诊断标准,且新的发作无论在时间上、空间上都与第一次不同,有新发的症状、体征,影像学检查发现新的病灶。

四、治疗

(一)免疫干预治疗

1.糖皮质激素

糖皮质激素是 ADEM 急性发作和复发的主要药物,它具有抑制免疫激活和 T 细胞浸润,减少抗体产生,从而达到缩短急性期病程,减轻急性期症状的效果。用法用量:急性期使用大剂量糖皮质激素甲泼尼龙 10~30 mg/(kg·d),最大量 1 g/d;或地塞米松 1~2 mg/(kg·d),最大量 60 mg/d,冲击 3~5 d,口服小剂量激素维持 6~8 周。糖皮质激素治疗期间密切监测血压、血糖、血钾水平,并注意使用护胃、补钙药物。糖皮质激素治疗可以改善病情,减少复发率。

2.静脉注射免疫球蛋白(IVIg)

免疫球蛋白 400 mg/(kg·d)静脉注射,连续 5 d;随后每隔 4 周注射 1 次,持续 3~4 个月。IVIg 可用于对激素反应不理想的患者,也可用于严重的激素抵抗病例或具有复发病程的患者。单用 IVIg 及与糖皮质激素联用均可使 ADEM 患者获益。使用 IVIg 的副作用发生率较低,包括一过性头痛、恶心、疲乏、下肢水肿等,偶有出现癫痫发作、视网膜坏死、急性肾衰竭、肺栓塞、脑栓塞、无菌性脑膜炎、急性心肌梗死等副作用。

3.血浆置换

血浆置换可以清除血液循环中的淋巴细胞及免疫活性物质,目前血浆置换对 ADEM 的治疗效果尚不明确,目前多用于糖皮质激素治疗效果不理想的患者。用法用量:隔天进行一次血浆置换,可进行 2~20 次,每次交换 1~1.5 L 血浆;随后每隔 4 周进行 1 次,维持 3~4 个月。血浆置换可能出现的并发症包括中到重度贫血、低血压、低血钙、血小板减少、输血反应及输血相关疾病、导管相关疾病(血栓、败血症、气胸)等。

4.免疫抑制剂

环磷酰胺多用于激素治疗失败及对血浆置换和 IVIg 反应不理想的患者。

5.联合用药

大剂量糖皮质激素、IVIg、血浆置换等治疗方案可联合应用,尤其是在具有暴发型病程的病例,如 AHL 病例中。

(二)对症治疗

(1)一般治疗:保持呼吸道通畅,调控血压,维持水、电解质平衡等。

(2)降低颅内压:对于出现高颅压症状的患者,应使用降颅压药物:20%甘露醇 125~250 mL,每 4~6 h 1 次;呋塞米 10~20 mg,每 2~8 h 1 次;也可使用白蛋白脱水。对于具有暴发型病程的 ADEM,尤其是出现颅内高压引起的持续性症状恶化时,可考虑使用外科手术降低颅内压。

(3)控制癫痫:13%~35%的患者可出现癫痫发作。有持续性癫痫发作时应控制癫痫;孤立的一次发作或急性期发作控制后,不建议长期使用抗癫痫药物;急性期后再发的癫痫,建议长期药物治疗。

(4)低体温治疗:有报道认为,低体温治疗可使具有脑干病灶的 ADEM 患者获益。

(王 玲)

第十五节　小舞蹈病

小舞蹈病(chorea minor)又称 Sydenham 舞蹈病(Sydenham chorea)、风湿性舞蹈病,1686 年由 Thomas Sydenham 首先描述。本病与 A 组 β 溶血性链球菌感染有关,是风湿热在神经系统的常见表现,以不自主舞蹈样动作、肌张力降低、肌力减退、自主运动障碍和(或)精神症状为临床特征,主要发生于儿童和青少年,女性多见。

一、病因

本病与风湿病密切相关,神经系统症状见于 1/3 以上的风湿热患者,且随风湿热的治疗而减轻或消失。已证实本病是由 A 组 β 溶血性链球菌感染引起的自身免疫反应所致,可能是患者感染 A 组 β 溶血性链球菌后产生相应抗体,通过受损的血-脑脊液屏障,与尾状核、丘脑底核及其他部位神经元上的抗原结合。部分患儿咽拭子培养 A 族溶血性链球菌呈阳性,血液和脑脊液中可查到抗神经元抗体,血清中的抗神经元抗体滴度随着舞蹈症的好转而降低,随着病情加重而升高。病理改变主要为黑质、纹状体、丘脑底核、小脑齿状核及大脑皮质等散在的可逆性炎症改变,如充血、水肿、炎性细胞浸润及神经细胞弥漫性变性,有的病例出现散在动脉炎、点状出血,有时脑组织可呈现栓塞性小梗死,软脑膜可有轻度炎性改变,血管周围有少量淋巴细胞浸润。尸解病例中 90% 发现有风湿性心脏病。

二、临床表现

多见于 5～15 岁,男、女性之比为 1：3,3 岁以前或 18 岁以后起病者少见,无季节、种族差异。病前常有上呼吸道感染、发热、关节痛、扁桃体肿大等 A 组 β 溶血性链球菌感染史。大多数为亚急性起病,少数因精神刺激可急性起病。舞蹈样动作常在发病 2～4 周加重,经 3～6 个月自行缓解。

1.舞蹈样动作

表现为快速、不规则、无目的的不自主舞蹈样动作,可以是全身性,也可以是一侧较重,累及面部表现为挤眉弄眼、噘嘴、吐舌、扮鬼脸、摇动下颌;肢体受累以远端为重,上肢各关节交替伸屈、内收,下肢步态颠簸;影响躯干表现为身体扭转和不规则呼吸动作;软腭和咽肌的不自主运动,可致爆发性言语。舞蹈样动作在精神紧张、技巧活动、讲话时加重,安静时减轻,睡眠时消失。患儿可能会用有意识的主动运动动作去掩盖不自主运动,不自主舞蹈样动作可干扰随意运动,导致举止笨拙、持物脱落、动作不稳。

2.肌张力低下和肌无力

因肌张力低下,有各关节过伸现象,肌张力减低明显时可有特征性的体征。当患儿举臂过头时,手掌旋前,为旋前肌征;手臂前伸时因张力过低而腕部屈曲,掌指关节过伸,是舞蹈病手姿;检查者请患儿紧握检查者的示指中指时能感到患儿手的紧握程度不恒定,时紧时松,称挤奶妇手法或盈亏征。有时肌无力可以是本病的突出征象,易疲劳,甚至瘫痪,以致患儿在急性期不得不卧床。

3.精神症状

患儿常伴某些精神症状,如失眠、心神不宁、焦虑、抑郁、情绪不稳、激惹、注意力缺陷多动障碍、偏执-强迫行为等,少数严重者可出现躁狂,甚至谵妄状态。有时精神症状先于舞蹈症出现。

4.其他

约 1/3 的患儿可伴其他急性风湿热表现,如低热、关节炎、心瓣膜炎、风湿结节等。

三、诊断及鉴别诊断

依据儿童或青少年期、亚急性或急性起病,特征性舞蹈样症状,伴肌张力低下、随意动作不协调、肌无力、旋前肌征、握拳盈亏征以及可能伴随的精神症状应考虑本病。病前有风湿热或链球菌感染史、合并其他风湿热表现及自限性病程可进一步支持诊断。外周血清学检查白细胞增多、红细胞沉降率加快、C 反应蛋白效价升高、抗链球菌溶血素"O"滴度增加、喉拭培养可检见 A 族溶血型链球菌,有助于临床诊断。脑电图为轻度弥漫性慢活动,无特异性。头颅 CT 检查可见尾状核区低密度灶及水肿;MRI 显示尾状核、壳核、苍白球增大,T_2 加权像信号增强;SPECT 可示尾状核头部和底节其他部位,尤其是壳核处脑血流灌注下降;PET 扫描显示纹状体糖代谢升高,这些影像学改变随临床症状好转而恢复正常,这些改变有别于其他舞蹈病。

由于本病多发生在链球菌感染后 2~3 个月,甚至 6~8 个月,因此,链球菌检查为阴性的患儿,不能排除本病。由于本病临床表现多样化,容易被临床医师忽视与误诊,对无风湿热或链球菌感染史、单独出现的小舞蹈病须与其他原因引起的舞蹈症鉴别,如少年型亨廷顿病、神经棘红细胞增多症、肝豆状核变性、抽动秽语综合征、扭转痉挛、习惯性痉挛、各种原因(药物、感染、脑缺氧、核黄疸)引起的症状性舞蹈病鉴别。

四、治疗

本病具有自限性,即使不经治疗,经 3~6 个月也可自行缓解,但及时成功的治疗可缩短病程。药物治疗主要以应用抗链球菌病因治疗和针对舞蹈样不自主动作控制症状为主,其他症状包括精神症状会随舞蹈症状的缓解而减少。经药物治疗症状控制后,需维持治疗几周再缓慢停药,如有复发,重新治疗。

(一)一般治疗

急性期给予卧床休息,尽量避免声、光刺激。对舞蹈样动作频繁者,在床边加护栏和软垫以防碰伤和外伤。

(二)对症治疗

一般采用 DA 受体拮抗剂和多巴胺耗竭剂,症状控制不佳者可适当加用苯二氮䓬类药。

1.DA 受体拮抗剂

第一代抗精神病药,如氯丙嗪 12.5~25 mg,氟哌啶醇(haloperidol)0.5~1 mg,或硫必利(tiapride)50~100 mg,每日 3 次口服。这些药物易诱发锥体外系不良反应,治疗期间需注意观察,一旦发生,减少药物剂量或改用第二代抗精神病药,如氯氮平 6.25~25 mg、奥氮平 2.5~5 mg、利培酮(risperidone)0.5~2 mg、喹硫平 25~100 mg,一般每日 2 次应用。初次应用抗精神病药物可能会出现消化道反应、头晕、乏力、嗜睡等不良反应,个别患者可出现兴奋,一般减量或停药后可以消失。为减少不良反应,不管选用何类药物,宜从小剂量开始滴定,逐渐增量,尽量避免同类药物合用。对肝及肾功能不全、严重心血管疾病、造血功能不全或粒细胞减少、嗜铬细胞瘤等患者慎用,孕妇、婴儿慎用。

2.中枢多巴胺耗竭剂

通过抑制中枢性囊泡单胺转运蛋白2耗竭突触前多巴胺的储存而达到改善运动障碍。丁苯那嗪(tetrabenazine)是选择性多巴胺清除剂,并能少量清除神经末端的去甲肾上腺素和5-羟色胺,具有较好控制舞蹈样症状并改善运动能力,2008年通过美国食品药品管理局批准用于亨廷顿病相关的舞蹈病治疗,是目前治疗舞蹈病较有效的药物,近年来备受推崇。初次剂量为每日清晨1次,12.5 mg,1周后增至每日2次,每次12.5 mg,治疗剂量为25 mg,每日2~3次口服。不良反应比抗精神病药轻且与剂量相关,如嗜睡、失眠、帕金森样锥体外系反应和抑郁等。

3.苯二氮䓬类药

在上述药物治疗症状控制不佳时,可适当加用苯二氮䓬类药物,地西泮2.5~5 mg、硝西泮2.5 mg或氯硝西泮0.5~1 mg,每日2~3次口服,可更有效地控制舞蹈样症状。

(三)对因治疗

在确诊本病后,无论病症轻重,均需应用抗链球菌治疗,目的在于最大限度地防止或减少小舞蹈病复发及避免心肌炎、心瓣膜病的发生。一般应用青霉素80万U肌内注射,每日2次,10~14 d为1个疗程。以后可给予长效青霉素120万U肌内注射,每月1次。有学者认为青霉素治疗应维持至少5年。不能使用青霉素,可改用其他链球菌敏感的抗生素,如头孢类。

(四)免疫疗法

鉴于患儿患病期间体内有抗神经元抗体,故理论上免疫治疗可能有效。可应用糖皮质激素,泼尼松30~60 mg/d,至少治疗10~14 d,也有报道用血浆置换、免疫球蛋白静脉注射治疗本病,可缩短病程及减轻症状。

(闫巧眉)

第九章 精神科疾病

第一节 偏执性精神障碍

偏执性精神障碍(paranoid disorders)是一组以持续的系统妄想为突出症状的精神病性障碍,可伴有幻觉,但历时短暂。

病因不明,多在 30 岁以后起病,女性略多于男性。缓慢起病,病程多迁延,但较少引起精神衰退,一般不会出现智能缺损,有一定的工作和社会适应能力。在不涉及妄想内容的情况下,患者精神活动的其他方面相对正常。

一、病因

病因不明,可能是异质性的。遗传因素、人格特征及生活环境在发病中起一定的作用。患者患病前往往存在特定的人格特征缺陷,主观、固执、敏感、多疑、自我为中心、情绪易激动等,当遭遇某种心理社会因素或内在冲突时,将事实加以歪曲的理解,有的人可能逐渐形成偏执观念,导致发病。

生活环境的改变如服役、移民、与世隔绝、被监禁等可诱发本病。总之,该病的发病原因可能是个人素质因素和某些诱发因素相互影响、共同作用的结果。

二、临床表现

本组精神障碍的特点是出现一种或一整套相互关联的系统性妄想,妄想往往持久,有的持续终生。妄想条理分明,推理过程有一定的逻辑性,内容不荒谬,与患者经历及处境有密切联系,但患者坚信不疑。

妄想的内容常为被害妄想、疑病妄想、嫉妒妄想、钟情妄想、夸大妄想等,有的则与诉讼有关。妄想的内容及出现时间常与患者的生活处境有关。除了与妄想直接相关的行为和态度外,情感、言语和行为均正常。

诉讼妄想是较为多见的一个类型,与被害妄想有内在联系。患病前往往具有强硬、自负、固执己见,同时又很敏感、脆弱的人格缺陷。妄想的形成以好诉讼性人格障碍为前提,在某些生活事件的作用下,部分人由好诉讼性人格转为诉讼妄想,其间并无明显的界限。如果追溯妄想的形成,发现患者往往有委屈、失意、受到不公正待遇等生活经历。诉讼妄想一旦形成,患者不再怀疑自己行为、态度的正确性和合法性。患者坚持认为自己受到不公待遇、人身迫害、名誉受损、权利被侵犯等,而采用上访、信访、诉讼等手段。患者的陈述有逻辑性,层次分明,内容详尽,即使内容被查明不属实、诉状被驳回,依然不肯罢休,坚持真理在自己手中,听不进他人的劝告,极不理智,不断扩大敌对面,从最初的所谓"对手"扩大至其他人、主管部门,甚至整个国家和社会,给相关人员和部门带来极大的麻烦。

嫉妒妄想的患者坚信配偶或性伴侣对自己不忠、有外遇,常常千方百计地寻找配偶或性伴侣对自己不忠的证据,并由牵强附会、不可靠的证据得出不正确的结论,验证自己的结论。妄想常伴随强烈的情感反应和相应的行为。常常对配偶或性伴侣进行质问,甚至拷打,得不到满意的答复时,往往采取跟踪监视,偷偷检查配偶或性伴侣的提包、抽屉、信件或手机,或偷偷打印对方的通话记录,试图找到可靠的证据,甚至在日常活动中限制其自由。严重者可发生暴力行为。此类患者具有潜在攻击伤害的风险。男性多于女性。夸大妄想的患者自命不凡,坚信自己才华出众,智慧超群,能力巨大,或声称有重大发明,或者自感精力充沛,思维敏捷,有敏锐的洞察力,能预见未来等,到处炫耀自己的才华。钟情妄想的患者坚信对方通过各种暗示在传达爱意,当患者进行试探遭到对方拒绝时,仍认为是对方在考验自己的忠贞,更坚信自己的推断是正确的。多见于女性。

三、诊断与鉴别诊断

(一)诊断

该组精神障碍的诊断主要依靠完整的病史采集、可靠细致的临床评估,诊断时需排除伴有妄想的其他精神障碍,并对患者的危险度进行评定。典型的临床症状是诊断本组精神障碍的最基本条件。一种或一整套相互关联的持久性妄想是最突出的或唯一的临床特征,主要表现为诉讼、被害、嫉妒、钟情、夸大、疑病等内容。妄想存在至少三个月以上。社会功能良好,病程迁延。

(二)鉴别诊断

1.偏执型精神分裂症

精神分裂症以原发妄想为主,内容多较荒谬,具有泛化现象,常伴各种幻觉,社会功能和人格严重受损。偏执性精神障碍没有精神分裂症的特征性症状,如被控制妄想、思维被广播、明显的情感迟钝、清晰和持久的幻觉等。偏执性精神障碍比精神分裂症少见,发病也晚。

2.抑郁症

严重的抑郁症常会出现偏执症状,往往有情感低落、自罪与迟缓的表现以及一系列生物学症状。情感性障碍多为发作性病程,社会功能虽明显受损,但治疗效果良好。

四、治疗

偏执性精神障碍的治疗非常困难。首先,其妄想有一定的现实基础,不易为别人察觉;其次,患者缺乏自知力,不承认自己有精神障碍,拒绝接受治疗。即便接受治疗,疗效也很有限。一般情况下可以不治疗。但当患者在妄想的支配下出现激越行为、暴力行为,或社会功能受到严重损害时必须采取积极的治疗措施。治疗时要建立良好的医患关系,因为患者不承认有病,所以与患者建立起良好的医患关系,取得患者的信任和合作是治疗成功的基础。治疗开始时可以先从非主要症状入手,如睡眠问题、情绪问题等,患者易于接受和配合,逐步过渡到核心症状的治疗。

目前尚无特异性有效药物,但药物治疗有利于稳定情绪、控制行为。当出现兴奋、激越或影响社会治安行为时,可采用低剂量抗精神病药物治疗。药物种类的选择应考虑药物的安全性,可选用非典型抗精神病药(氯氮平除外)。

心理治疗针对的不是妄想性体验,而是这种妄想体验的根源。如能早期治疗,可使一部分患者的妄想动摇,但多数情况下症状并不能缓解。尽管如此,心理治疗对患者是有益的,至少可帮助患者达到某种妥协,使患者的痛苦减轻,有些患者可变得对妄想能够容忍。心理治疗取得良好效果者少见。偏执性精神障碍的病程为缓慢进行性,患者的社会功能保持相对较好,在一定范围内,只要不涉及妄想内容,患者通常具有完好的社会功能,人格保持完好,无明显的精神衰退表现。

(杨金梅)

第二节 心境障碍

心境障碍(mood disorder)又称情感性精神障碍(affective disorder),是由各种原因引起的以显著而持久的情感或心境异常为主要临床特征的一组精神障碍,常伴有与心境相应的认知、行为和心理生理功能改变,可有幻觉、妄想等精神病性症状。

心境异常在此仅指躁狂或抑郁心境,典型表现为躁狂的"三高"和抑郁的"三低"两种截然相反的极端心境,即心境高涨、思维奔逸、行为增多和心境低落、思维迟缓、行为减少。多数患者呈周期性或循环性方式反复发作,每次发作多可缓解,部分可有残留症状或转为慢性,导致患者生活和社会功能的改变。

一、病因

发病的危险因素心境障碍是一种生物、心理和社会多因素复杂性疾病,在不同的患者由于其遗传、成长背景、人格特征等的差异,各种因素在发病中所占的比重不同,尤其是抑郁症。家族史、生活事件、人格缺陷等因素的联合作用是个体发生抑郁症的高危因素。生物学因素是双相障碍的发病过程中较为突出的致病因素。认识心境障碍发生的危险因素有助于早期识别及预防,同时有助于制定针对性的治疗措施。与心境障碍相关的危险因素如下。

1. 性别

性别在心境障碍发病过程中具有重要影响作用。女性抑郁症患者多于男性,女性的患病率是男性的2倍。这可能与性激素尤其是雌激素的水平有关。产后和更年期是抑郁症发病率较高的两个时期可能是这一观点的进一步佐证。另外,也可能与女性应对应激的行为模式等有关。双相障碍的患病率男、女性几乎相等。

2. 年龄

心境障碍的发病年龄一般为15~45岁。双相障碍的发病年龄相对抑郁症要早,一般在30岁左右,而抑郁症约为40岁。新近资料显示20岁以下中重度抑郁的发病率有所上升,可能与该年龄组酒精和物质滥用的增加有关。童年期的不良经历可促其早发。

3. 婚姻

离异或单身者患抑郁症较多,单身者双相障碍也较常见。有研究发现婚姻不和谐者抑郁症的患病率较对照组高25倍。

4. 社会、经济状况

社会环境对抑郁症的发生也有重要影响。据西方国家调查,低社会阶层者患重症抑郁的危险率比高社会阶层者高2倍。社会经济状况好的双相障碍的患病率高。郊区比城镇抑郁症更多见。但是也有报道重症抑郁的发病与社会经济状况无关。

5.遗传及应激性的生活事件

遗传及应激性的生活事件与心境障碍的发生密切相关。亲缘关系越近,同患心境障碍的风险就越高。同样,有应激性生活事件的患者发生心境障碍的概率就越大,负性生活事件(如丧偶、离婚、婚姻不和谐、失业、严重躯体疾病)均可成为导致抑郁症发病的重要诱因;经受不良的父母养育方式、儿童期的虐待及不良生活事件,以及缺乏社会支持可增加青少年抑郁症风险。

6.其他因素

患有慢性躯体疾病或慢性 CNS 疾病也是抑郁症发病的危险因素,特别是慢性、严重或疼痛性疾病、卒中、心肌梗死等患者抑郁症患病风险较高。人格特征在抑郁症发病中也具有重要的影响。具有明显的焦虑、强迫、冲动等特质的个体易发生抑郁。月经初潮年龄增加、服用避孕药也可增加女性心境障碍风险。

二、临床表现

(一)躁狂发作

躁狂发作(manic episode)患者一般存在所谓的"三高"症状,即情感高涨、思维奔逸和意志行为增强。

1.情感高涨

情感高涨是躁狂发作的主要原发症状。患者表现为轻松愉快,热情乐观,无忧无虑,自我感觉良好,整天兴高采烈,得意扬扬,洋溢着欢乐的风趣和神态,自己亦感到无比快乐和幸福。患者这种高涨的心境具有一定的感染力,常引起周围人的共鸣,引起阵阵的欢笑。症状轻时可能被人忽视,但了解的人则可看出其表现异常。有时患者可表现出情绪不稳、易激惹。部分患者则以愤怒、易激惹、敌意为特征,甚至可出现破坏及攻击行为,但常常很快转怒为喜或赔礼道歉。

2.思维奔逸

思维奔逸是指思维联想速度加快。患者自觉思维速度加快,内容丰富多变,患者表现健谈,说话滔滔不绝、口若悬河、出口成章,诉述脑子反应快,特别灵活,好像机器加了"润滑油";思维敏捷,概念一个接一个地不断涌现出来,患者感觉到说话跟不上思维,甚至可出现跳跃性思维。但讲话的内容较肤浅,常给人以信口开河之感。

在情感高涨的基础上,患者言辞夸大,说话漫无边际,认为自己才华出众,出身名门,权位显赫,腰缠万贯等夸大观念,甚至达到妄想程度,但内容并不荒谬。有时也可出现关系妄想、被害妄想等,多继发于心境高涨且持续时间不长。由于患者注意力随境转移,思维活动常受周围环境变化的影响致使话题突然改变,讲话的内容常从一个主题很快转到另一个主题,即表现为意念飘忽(flight of ideas)、音联或意联。

3.意志行为增强

患者表现为协调性精神运动性兴奋,活动增多,喜欢交往,爱凑热闹,精力旺盛,兴趣范围广,动作快速敏捷,活动明显增多且忍耐不住,爱管闲事,整天忙忙碌碌,但做事常常虎头蛇尾,一事无成。患者社交活动多,消费享受欲望增加、随便请客,经常去娱乐场所,性欲亢进、行为轻浮且好接近异性。有时可在不适当的场合出现与人过分亲热、拥抱、接吻而不顾及别人感受。自觉精力充沛,有使不完的劲,不知疲倦,睡眠需要明显减少。病情严重时,自我控制能力下降，举止粗鲁，甚至有冲动毁物行为。

(二)抑郁发作

既往将抑郁发作概括为心境低落、思维迟缓、意志活动减退的"三低症状"。但是这三种症状是典型重度抑郁的症状，不出现于多数抑郁症患者。因此，抑郁发作的表现概括为核心症状、心理症状和躯体症状。

1.心境低落

患者体验到显著而持久的情感低落，悲观、悲伤、终日忧心忡忡、郁郁寡欢、愁眉苦脸、长吁短叹。患者大多数时候显得情绪悲伤、口角下垂，严重者可以出现典型的抑郁面容，额头紧锁，双眉间呈"川"字形。

在情绪低落的背景上，患者的自我评价往往降低，感到自己能力低下，不如别人，什么事也干不好或干不了。患者可以产生绝望、无助、无用感，感到悲观绝望，前途暗淡，一切毫无希望。患者对自己的现状缺乏信心和决心，感到生活毫无价值，充满失败，一无是处。个人的一切都很糟糕，感到自己无能力、无作为，觉得自己连累了家庭和社会；常常会情不自禁地回忆过去，一事无成，并对过去不重要的、不诚实的行为有犯罪感；在悲观失望的基础上，产生孤立无援的感觉，部分患者有深深的内疚甚至罪恶感，严重时可出现罪恶妄想。绝望(hopelessness)：对前途感到悲观失望，认为自己无出路。此症状与自杀观念密切相关，在临床上应注意鉴别。无助(helplessness)：是与绝望密切相关的症状，对自己的现状缺乏改变的信心和决心。常见的叙述是感到自己的现状如疾病无法好转，对治疗失去信心。无用(worthlessness)：认为自己生活毫无价值，充满失败，一无是处。认为自己对别人带来的只有麻烦，不会对他人有用，认为他人不会在乎自己。

2.兴趣缺乏

患者对任何事物或活动均缺乏兴趣，以前爱好的文娱、体育活动、业余爱好等也失去兴趣，患者常常放弃原来喜欢的一些活动。因此，患者常常离群索居，不愿见人。

3.乐趣丧失

患者常常无法从日常生活及活动中获得乐趣，即使对以前非常感兴趣的活动也难以提起兴趣，往往连日常工作、生活享受和天伦之乐等都一概提不起兴趣，体会不到快乐，行为退缩。比如平时喜欢的足球、唱歌都不喜欢了，而且踢球、唱歌的过程中也体验不到乐趣。

以上三主症相互联系，互为因果，常常出现在同一个患者身上，也有患者仅表现出其中一、二种症状。有的患者情绪问题不明显，但对周围事物缺乏兴趣，或无法从中获得乐趣。有些抑郁症患者有时可以在非常无聊的情况下参加一些活动，主要是由自己单独参与的活动，比如看书、电视、电影、体育运动等，这种情况可视为兴趣仍存在，但需进一步询问可发现患者无法在这些活动中获得乐趣，从事这些活动的主要目的是为了消磨时间，或希望能从悲观失望中摆脱出来。

三、诊断与鉴别诊断

心境障碍的诊断主要根据病史、临床症状、病程及体格检查和实验室检查，典型病例诊断并不困难。对于特定病例需要密切的临床观察，把握疾病横断面的主要症状及纵向病程的特点，进行科学的分析，对照相关疾病诊断标准作出诊断。纵向病程特点在心境障碍诊断中具有重要的价值。

(一)诊断要点

1.疾病症状群的概括

无论是躁狂发作还是抑郁发作均是以显著而持久的心境高涨或低落为主要表现。躁狂发作时,在情感高涨的背景上,伴有思维奔逸及意志活动的增多;常伴随食欲增加、性欲亢进、睡眠需要减少。

抑郁发作时,在情感低落的背景上,伴有思维迟缓和意志活动减少,伴随早醒、食欲减退、体重下降、性欲减退等躯体症状。大多数患者的思维和行为异常与高涨或低落的心境相协调。部分患者伴有精神病性症状,甚至表现出精神行为的不协调,易误诊为精神分裂症。

2.病程特点

心境障碍的患者大多都具有发作性病程,在发作间歇期精神状态可恢复病前水平。既往有类似的发作,或病程中出现躁狂与抑郁的交替发作,对诊断均有帮助。对双相障碍的诊断,病程特征的把握尤为重要。双相Ⅱ型患者既往或现在仅有轻躁狂发作,症状表现轻、病期短、社会功能基本不受影响极易被家属和医生所忽视。

3.其他因素

心境障碍一级亲属有较高的同类疾病的阳性家族史,躯体和神经系统检查以及实验室检查一般无阳性发现,脑影像学检查和精神生化检查结果可供参考。既往的治疗对诊断也具有一定的参考价值。既往抑郁发作,给予抗抑郁药物治疗过程中出现过转躁现象,在诊断和治疗方案的选择方面要考虑双相障碍的可能。

(二)鉴别诊断

1.伴有精神病性症状的心境障碍与精神分裂症鉴别

心境障碍可表现出精神运动性的兴奋或抑制、易激惹、冲动等,甚至可伴有明显的精神病性症状如幻觉、妄想,特别容易误诊为精神分裂症。精神分裂症也常出现精神运动性兴奋或抑郁症状,类似于躁狂或抑郁发作,其鉴别要点如下所示。

(1)精神分裂症是以思维障碍和情感淡漠为原发症状,心境障碍以心境高涨或低落为原发症状。

(2)精神分裂症患者的知、情、意等精神活动是不协调的;急性躁狂发作亦可出现不协调的精神运动性兴奋,但是在情感症状的背景中出现且发作间期缓解良好,用情绪稳定剂治疗效果明显。

(3)精神分裂症的病程多数为发作进展或持续进展,缓解期常有残留精神症状或人格的缺损;而心境障碍是间歇发作性病程,间歇期基本正常。

(4)病前性格、家族遗传史、预后和药物治疗的反应等均可有助于鉴别。青春型精神分裂症出现的兴奋多为不协调,患者所表现出的兴奋症状与环境格格不入,与患者自身情绪、思维也不协调;情绪基调不是高涨而是表现为傻笑乐,无法让他人产生共鸣;而情感障碍躁狂发作时的兴奋,表现为情绪的愉快、高涨、有感染力,患者说的话容易让人理解,也往往容易让人产生共鸣。

紧张型精神分裂症通常出现紧张性木僵,其特点有动作行为显著减少,被动服从、蜡样屈曲(空气枕头)、违拗、缄默拒食等,任何刺激比如针刺皮肤都不能引起相应的反应或躲避;抑郁性木僵通常由急性抑郁发作引起,患者可缺乏任何自主行为和要求,反应极端迟钝,以致经常呆坐不动或卧床不起且缄默不语。但在反复劝导或追问下,有时对外界刺激尚能作出相应的反应,如点头或摇头,或嘴唇微动,低声回答;此外患者的情感活动无论是在表情、姿势方面和他内心体验都是相符合的,这一点精神分裂症患者没有。

2.抑郁症与双相抑郁鉴别

一般而言,抑郁症与双相抑郁鉴别不难。但是对于首次抑郁发作,单、双相抑郁鉴别尤为艰难。双相障碍患者多以抑郁发作方式发病,反复多次发作后才表现出躁狂或轻躁狂。首次就诊诊断为抑郁症的患者中,有一半左右是双相抑郁。以下线索有助于抑郁症与双相抑郁的鉴别。

(1)发病年龄抑郁症的发病年龄较双相障碍偏大,平均为 26.5 岁,双相Ⅰ型平均起病年龄为 18 岁,双相Ⅱ型为 21.7 岁。早年(即 25 岁前)发病诊断为双相抑郁的特异性为 68%,敏感性为 71%。

(2)抑郁发作伴有不典型特征抑郁发作伴有食欲亢进、体重增加、睡眠过多、灌铅样麻痹体验等不典型特征,或发作伴有精神病性症状,或发作具有季节性等对诊断双相抑郁具有重要预测价值。

(3)抗抑郁药治疗转躁现在研究认为,抑郁症患者在抗抑郁药治疗过程中出现转躁,应视为双相障碍。

(4)其他心境不稳定的发作、频繁的抑郁发作、有双相障碍家族史、病前情感旺盛气质等特征应考虑双相抑郁的可能。

3.原发性心境障碍与继发性心境障碍鉴别

原发性心境障碍与脑器质性疾病、躯体疾病、某些药物和精神活性物质等引起继发性心境障碍的鉴别要点。

(1)后者有明确的器质性疾病或有服用某种药物或使用精神活性物质史,体格检查有阳性体征,实验室及其他辅助检查有相应指标的改变。

(2)后者可出现意识障碍、遗忘综合征及智能障碍。

(3)继发性的心境障碍的症状随原发疾病的病情消长而波动。

(4)某些器质性疾病所致躁狂发作,其心境高涨的症状不明显,而表现为易激惹、焦虑和紧张,如甲状腺功能亢进。

四、治疗

(一)双相障碍的治疗

1.治疗原则

双相障碍的治疗应采取药物治疗、心理治疗、物理治疗等综合治疗措施,以提高疗效、改善依从性、预防复发和自杀、改善社会功能及更好地提高患者生活质量。药物对不同的个体反应存在很大差异,制订治疗方案时需要考虑患者的性别、年龄、主要症状特征、躯体情况、是否合并使用药物、首发或复发、既往治疗史等方面因素,选择合适的药物,从较低剂量开始,其后根据患者反应而定。治疗过程中需要密切观察治疗反应以及可能出现的药物相互作用等,及时调整,提高患者的耐受性和依从性。双相障碍的治疗原则概括如下。

(1)早期识别:早期、足量、足疗程治疗可以减少急性期痛苦,改善远期预后。

(2)采取综合治疗:包括药物治疗,物理治疗,心理社会干预和危机干预,以提高疗效,改善治疗依从性,预防自伤自杀。

（3）患者和家属共同参与治疗。

（4）长期治疗：双相障碍有明显的反复发作倾向或趋于慢性化，应坚持长期治疗原则，分为以下三个阶段。

1）急性期治疗：目的是控制症状、缩短病程。注意治疗应充分，并达到完全缓解，以免症状复燃或恶化。一般情况下，该期为 6～8 周。

2）巩固期治疗：目的是防止症状复燃、促使社会功能的恢复。药物剂量应与急性期相同。一般抑郁发作的巩固期治疗时间为 4～6 个月，躁狂或混合性发作为 2～3 个月。如无复燃，即可转入维持期治疗。

3）维持期治疗：目的在于防止复发，维持良好的社会功能，提高患者生活质量。在维持期治疗中，在密切观察下可适当调整巩固期的治疗措施，如逐渐减少或停止联合治疗中的非心境稳定剂。如有 2 次以上的发作者，其维持治疗的时间一般为 2～3 年，并逐渐停药，以避免复发。

2.双相障碍躁狂发作治疗

双相障碍躁狂发作的治疗以药物即心境稳定剂治疗为主，可以根据病情需要，及时换用或联合用药。对双相障碍 I 型急性躁狂或双相障碍 II 型轻躁狂发作，可首选锂盐治疗。如果既往对锂盐缺乏疗效，则选用丙戊酸盐或卡马西平，或在锂盐的基础上加用丙戊酸盐或卡马西平。如果不能耐受锂盐治疗，则选用丙戊酸盐或卡马西平。对快速循环发作或混合性发作，首选丙戊酸盐或卡马西平，或与候选的心境稳定剂联合用药治疗。心境稳定剂包括碳酸锂及抗癫痫药丙戊酸盐、卡马西平。其他一些抗癫痫药如拉莫三嗪、托吡酯、加巴喷丁，以及不典型抗精神病药物如氯氮平、奥氮平、利培酮与喹硫平等，也具有一定的心境稳定剂作用，可列为候选的心境稳定剂。

3.双相障碍抑郁发作治疗

双相障碍抑郁发作应将心境稳定剂作为基本治疗，可首选拉莫三嗪，必要时也可短期合用抗抑郁药。抗抑郁药一般可首选无转躁作用的安非他酮（bupropion），其次选用 5-HT 再摄取抑制剂，而尽量不选转躁作用强的三环抗抑郁药。第二代（非典型）抗精神病药物也被广泛应用。

4.双相障碍的电抽搐治疗

电抽搐治疗主要用于极度躁动冲动伤人、严重躁狂发作、伴精神病性症状或紧张症躁狂的患者；有脑器质性疾病、心血管疾病、出血或不稳定的动脉瘤畸形、急性的全身感染、发热、严重的呼吸系统疾病者谨慎使用。电抽搐治疗 对双相障碍躁狂发作的疗效优于锂盐以及锂盐合用氟哌啶醇，电抽搐治疗合并氯丙嗪治疗效果优于电抽搐治疗或氯丙嗪单一治疗。电抽搐治疗对双相障碍抑郁发作尤其是严重抑郁、伴精神病性症状或紧张症状的抑郁的治疗疗效较好。电抽搐治疗可单独应用或合并药物治疗，一般隔日一次，6～12 次为一疗程。合并药物治疗的患者应适当减少药物剂量。电抽搐治疗后仍需药物维持治疗。

5.双相障碍的心理治疗

急性躁狂发作的心理治疗主要是医患之间建立和维持治疗性同盟关系，改善患者自知力、监督治疗反应，并为患者及其家属提供有关双相障碍的基础理论知识。当症状缓解后，心理治疗将着重于进一步的教育，提供患者及其家属对压力和睡眠卫生的认识，帮助他们识别复发的先兆，并评估他们对康复设施的需求。

药物治疗合并心理治疗的疗效要优于单用药物治疗,表现在服药依从性较好,病情的稳定性较强,再住院率较低,心理社会功能较好。由于许多双相障碍患者即使在心境正常时也可能存在社交、婚姻、职业和认知功能方面的障碍,心理治疗对抑郁的治疗和预防效果明显优于躁狂。心理治疗方法包括支持性心理治疗、认知行为治疗、人际关系治疗和短程精神分析治疗;治疗形式包括个别治疗、夫妻治疗、家庭治疗和小组治疗。心理治疗的目的是:①提高服药依从性,因为75%以上的复发与未坚持服药有关;②发病后第一年是患者了解和适应疾病、恢复自知力和提高治疗依从性的关键时期。

(二)抑郁症的治疗

抑郁症是一种高发病率、高复发率、高致残性的精神障碍。因此,抑郁症的治疗倡导全病程治疗策略,即治疗全程分为急性期治疗、巩固期治疗和维持期治疗。

1.急性期治疗

主要治疗目的是控制症状,尽量达到临床痊愈(通常以 HAMD-17 总分≤7,或 MADRS 总分≤12 作为评判标准)。一般药物治疗 2～4 周开始起效。如果患者用药治疗 6～8 周无效,可改用同类的另一种药物或作用机制不同的药物治疗。

2.巩固期治疗

治疗主要目的是防止症状复燃。巩固治疗一般为 4～6 个月。

3.维持期治疗

治疗目的是防止症状复发。维持治疗结束后,病情稳定,可缓慢减药直至终止治疗,但应密切监测复发的早期征象,一旦发现有复发的早期征象,迅速恢复原有治疗。多数意见认为首次抑郁发作维持治疗为 3～4 个月;有 2 次以上的复发,特别是起病于青少年、伴有精神病性症状、病情严重、自杀风险大、并有家族遗传史的患者,维持治疗至少 2～3 年;多次复发者主张长期维持治疗。

4.抑郁症的电抽搐治疗和心理治疗

对于严重抑郁伴有拒食、木僵、有严重自伤或自杀危险、难治性抑郁或无法阻断的快速循环发作,应优先采用电抽搐治疗。药物治疗无效或不能耐受的患者以及因躯体疾病不能接受药物治疗者,也可以考虑使用电抽搐治疗。电抽搐治疗是起效迅速、安全有效的最佳选择之一。电抽搐治疗 6～10 次为一疗程。治疗前应适当减少药物的剂量,治疗后仍需用药物维持治疗。对有明显心理社会因素作用的抑郁症患者,在药物治疗的同时常需合并心理治疗。支持性心理治疗,通过倾听、解释、指导、鼓励和安慰等帮助患者正确认识和对待自身疾病,主动配合治疗。认知疗法、行为治疗、人际心理治疗、婚姻及家庭治疗等一系列的心理治疗技术,可帮助患者识别和改变认知曲解,矫正患者适应不良性行为,改善患者人际交往能力和心理适应功能,提高患者的家庭和婚姻生活的满意度,从而能减轻或缓解患者的抑郁症状,调动患者的积极性,纠正其不良人格,提高患者解决问题的能力和应对处理应激的能力,节省患者的医疗费用,促进其康复,预防复发。

(杨金梅)

第三节　神经症

神经症(neuroses)是一组主要表现为焦虑、恐惧、强迫、疑病症状或神经衰弱症状的精神障碍,以持久的、与患者的现实处境不相称的心理冲突为特征。患者觉察到或体验到这种冲突并因之而深感痛苦且妨碍心理功能和社会功能,但没有任何可证实的器质性病理基础。患者自知力大都良好,无持久的精神疾病症状;行为一般保持在社会规范容许的范围内,可为他人理解和接受;疾病痛苦感明显,常迫切要求治疗,其检验现实的能力未受损害。

一、病因

病因神经症的病因是多源性的,遗传等生物学因素与心理应激因素在神经症的发病中均起重要作用。一般认为,神经症患者病前均有一定的易感素质或人格特征,而心理社会因素与神经症的起病有着密切联系。研究表明中枢神经系统的一些结构与功能变化与神经症的发生有一定关系。

1.遗传因素

在测量"神经质"的心理测验中,发现神经症的发生趋势似乎是遗传因素所决定的。测量皮电反应时也发现,自主神经系统对刺激反应的发生趋势也部分取决于遗传因素。因此,可以认为这两种趋势反映了产生神经症的一般遗传特质。神经症患者的家系研究表明了同样的结论。在日本、欧洲和美国的一些研究中,同卵双生子焦虑共发率较高。遗传因素对不同神经症类型的影响有所不同,惊恐障碍、场所恐惧症和强迫症受遗传影响较大。家系调查发现,惊恐障碍患者一级家属的发病风险为正常人的 5~10 倍;场所恐惧症近亲患病率为一般人群的3 倍左右。

2.素质因素

大多数研究者倾向于认为,与精神应激事件相比,人格特征或个体易感素质对于神经症的病因学意义可能更为重要。一般认为,患者的人格特征决定患神经症的难易程度。如巴甫洛夫认为,神经类型为弱型或强而不均衡型者易患神经症。艾森克等认为,古板、严肃、多愁善感、焦虑、悲观、保守、敏感、孤僻的人易患神经症。其次,不同的人格特征决定患某种特定的神经症亚型的倾向。如巴甫洛夫认为,在神经类型弱型者中间,属于艺术型(第一信号系统较第二信号系统占优势)者易患癔症;属于思维型(第二信号系统较第一信号系统占优势)者易患强迫症;而中间型(两信号系统比较均衡)者易患神经衰弱。甚至某些特殊的人格类型与某些神经症亚型的命名都一样,如表演型人格——癔症神经症、强迫人格——强迫性神经症。

3.精神应激因素

长期以来,神经症被认为是一类主要与社会心理应激因素有关的精神障碍。引发神经症的应激事件常常具有事件的强度并不十分强烈,但事件常常反复发生,持续时间较长等特点;神经症患者对应激事件引起的心理困惑常常有一定的认识,但不能将理念转化为行动;应激事件不仅来源于患者外部,更多的来源于患者内心的欲望追求与对事件的不良认知。

二、临床表现

临床表现神经症的症状虽然在不同的亚型中主次与严重程度不一,但常常混合存在。本节依次介绍几种最常见的症状。

(一)脑功能失调症状

1.精神易兴奋

主要表现为三个特点。第一,在日常生活中,事无巨细均可使患者浮想联翩或回忆增多,尤其多发生在睡眠阶段。引起兴奋的事件本身不一定是令人不快的,但久久不平、无法自制的兴奋体验却造成了一种痛苦。如与别人一个小小的争执,或电视中一场足球赛的胜负,常使患者联想不断、兴奋不已,以致辗转反侧,久卧不安。第二,不随意注意增强,患者极易被周围细微的事物变化所吸引,以致注意很难随意集中。第三,患者感觉阈值降低,表现为别人轻言细语在他听来嘈杂难耐,别人关门或移动椅子的声响感觉如同山崩地裂。对身体内部信息的感觉阈值下降,则表现为躯体不适感觉增加。正常人不能时时感觉到的胃肠运动、心跳、呼吸运动,肌肉运动等,患者却可以不同程度地感受到,以致出现胃肠不适、心慌、气促、肌肉跳动或不适等。易兴奋不同于精神运动性兴奋,不伴言语和动作的增多,常见于神经衰弱、焦虑症等。

2.精神易疲劳

精神易疲劳主要表现为能量不足、精力下降,工作稍久就觉得疲惫不堪,严重者一动脑筋就感到疲劳。注意力很难集中且不能持久,故思考问题十分困难。由于思维不清晰,精力不旺盛,故感到记忆力差,工作效率低。做事常丢三落四、茫然无绪。这种能量的不足并不伴有动机的削弱。因而患者苦于"力不从心"。易疲劳常与易兴奋症状同时存在。因为持续易兴奋导致能量的耗竭,易疲劳就成了它的必然结果。易疲劳常见于神经衰弱及其他神经症。

(二)情绪症状

1.焦虑

焦虑是指在缺乏充足的客观原因时,患者产生紧张、不安或恐惧的内心体验,并表现相应的自主神经功能失调。患者此时警醒水平增高,严重者有大祸临头、惶惶不可终日之感;有运动性不安、坐卧不宁,好比热锅上的蚂蚁;伴心悸、出汗、尿频、震颤、眩晕、恶心等自主神经功能紊乱的症状。临床上常表现为持续性和发作性焦虑,后者又称为惊恐发作(panic attack),表现为一种极端的焦虑状态,伴窒息感、濒死感和自我失控感,它可在慢性焦虑的背景上发作,有不少患者在发作间隙并无情绪异常,而有的则在间隙期因担心再发作而持续存在期待性焦虑。焦虑情绪是焦虑症的主要症状,常见于其他神经症。

2.恐惧

恐惧是指患者对某种客观刺激产生的一种不合理的惧怕,他们明知这种情绪的出现是荒唐的、不必要的,却不能摆脱。恐惧还同时伴有面红或苍白、呼吸及心率加快、恶心、出汗、血压波动等自主神经症状。恐惧症有明确的恐惧对象并产生相应的回避行为,并导致社会功能的受损。

3.易激惹

易激惹是一类负性情绪,它不仅仅指易发怒,还包括易伤感、易烦恼、易委屈、易愤慨等。这种情绪易启动状态是情绪启动阈值和情绪自控能力双重降低的结果。极小的刺激便可触动情绪的扳机。一触即跳、大发雷霆最为常见。神经症的易激惹事出有因,有其方向性和目的性,只是情绪反应过度,因而患者常常后悔,有的在发作时仍在极力自控,只是力不从心。

4.抑郁

抑郁是一种不愉快的情绪体验,可表现为从轻度的缺少愉快感到严重的绝望自杀,核心症状是丧失感,如兴趣、动机、生活的期望、自我价值、自信心、欲望(食欲、性欲)等,均可不同程度地下降或丧失。常伴有厌食、体重减轻、睡眠障碍、性欲减退、疲倦无力及慢性疼痛等症状。有时躯体方面的症状是患者就诊的唯一主诉,而无自觉的抑郁情绪体验,应特别注意鉴别。神经症患者中,抑郁程度多不严重,但持久难消,药物治疗不理想。

(三)疑病症状

疑病症状(hypochondriacal symptom)是指对自身的健康状况或疾病担心,以致怀疑自己患了某种严重疾病或精神疾病,或认为自己已经患了某种疾病,为此十分烦恼。患者的烦恼程度与其本身的实际健康状况并不相符,且医生的解释或客观医疗检查的正常结果不足以消除其疑病观念,因而到处反复求医。典型的疑病观念常见于疑病症,应该注意的是,如果疑病是一种妄想,则不属于神经症的范围,多见于精神分裂症,此时,疑病性焦虑不明显,疑病的内容有时显得荒谬,且有精神病性的其他症状。

(四)强迫症状

1.强迫观念

(1)强迫怀疑对已完成的某件事的可靠性有不确定感,如:门有没有锁好?窗是否关紧?信上地址写错没有?患者明知这样的怀疑是没有必要的,但就是控制不了自己的思维。

(2)强迫性穷思竭虑对一些毫无意义或与己无关的事,如先有鸡还是先有蛋,反复思索、刨根究底。

2.强迫情绪

主要指一种担心,自知十分荒唐,但却不能释怀。如某同学的寝室里丢了一块香皂,他担心失主怀疑自己,又不好主动向其说明,一直耿耿于怀,十多年后还写信给那位失主询问香皂是否找到,声明此事与己无关,并可找若干旁证。

3.强迫意向

强迫意向又称强迫冲动,指强烈的尚未付诸行动的冲动。患者明知某事不合理,也不会做,但冲动却反复出现,如抱着自己的儿子便出现"摔死他"的冲动;站在高处产生"我会跳下去"的念头。

4.强迫行为

(1)强迫检查反复检查门是否锁紧、煤气是否关好、账目是否有错等。严重时检查数十遍也不放心。

(2)强迫洗涤如反复洗手及洗涤衣物,明知过分,但无法自控。

(3)强迫计数反复数阶梯、电杆、路面砖等,稍有误差便重新数过。

(4)强迫仪式动作患者经常无意义的重复某些固定的动作或行为,久而久之即程序化。例如,某同学进教室时要在门口立正后转体再走进去;一次因同学们相拥而入,他没来得及例行其自定式,便焦虑不安,后借故出来,在教室门口完成这一动作后,才平静下来。

三、诊断与鉴别诊断

(一)诊断

与大多数精神疾病一样,神经症的诊断方法也是参考定式的诊断标准,结合自己的临床经验做出。神经症的诊断标准包括总的标准与各亚型的标准,均是按照症状标准、严重标准、病程标准以及排除标准而制定的。在做出各亚型的诊断之前,首先必须符合神经症的标准。以下是CCMD-3有关神经症的诊断标准:神经症是一组主要表现为焦虑、抑郁、恐惧、强迫、疑病症状或神经衰弱症状的精神障碍,并有一定人格基础,起病常受心理社会(环境)因素影响。症状没有可证实的器质性病变作基础,并与患者的现实处境不相称,但其对存在的症状感到痛苦和无能为力,自知力完整或基本完整,病程多迁延。各种神经症性症状或其组合可见于感染、中毒,内脏、内分泌或代谢和脑器质性疾病,称神经症样综合征。

1.症状标准

(1)恐惧。

(2)强迫症状。

(3)惊恐发作。

(4)焦虑。

(5)躯体形式症状。

(6)躯体化症状。

(7)疑病症状。

(8)神经衰弱症状。

2.严重标准

社会功能受损或无法摆脱的精神痛苦,促使其主动求医。

3.病程标准

符合症状标准至少 3 个月,惊恐障碍另有规定。

(二)鉴别诊断

神经症的症状在精神症状中特异性最差,因为几乎可以发生于任一种精神疾病甚至一些躯体疾病中,因此在下神经症的诊断之前,必须认真排除器质性与精神病性障碍。

1.器质性精神障碍

各类器质性精神障碍均可出现神经症的症状,尤其是在疾病的早期和恢复期,但它们有下列几个特点是神经症不具备的。

(1)生物源性的病因,如脑的器质性病变,躯体疾病的存在及其引起的脑功能性改变,依赖或非依赖性精神活性物质应用等。

(2)脑器质性精神障碍的症状,如意识障碍(最常见为谵妄)、智能障碍、记忆障碍、人格改变等。

(3)精神病性的症状,如幻觉、妄想、情感淡漠等。因此,仔细寻找有无这些特点,是医生面临做出神经症诊断时不可忽视的。

2.精神病性障碍和心境障碍

精神病性障碍中最常需要鉴别的是精神分裂症。一些精神分裂症患者早期常表现为神经症样症状,如头痛、失眠、学习工作效率下降、情绪出现一些变化,或出现一些强迫症状,易误诊为神经症。鉴别的要点是,对有神经症症状的患者,要认真寻找有无精神分裂症的症状,尤其是易忽略的阴性症状,如懒散、孤僻、情感淡漠、意志力下降等。当然,幻觉、妄想等阳性症状的存在更使精神分裂症的诊断易于确定。如临床上有些有强迫症状的患者,可持续几年后才出现精神分裂症症状,此时就应尽早改变诊断与治疗方案。心境障碍的患者,尤其是抑郁相的患者,他们中很多伴有焦虑、强迫以及其他神经症的症状。此时的鉴别要点是心境障碍患者以抑郁(或躁狂)为主要临床,其他症状大多继发于抑郁(或躁狂),而且情感症状程度严重;而神经症的患者虽然也可有抑郁情绪,但大多程度轻,持续时间较短,不是主要临床相,大多继发于心因或其他神经症症状。

四、治疗

主要包括药物治疗和心理治疗以及二者的联合应用。

1. 心理治疗

各种心理学流派对神经症的病因与发病机制有着不同的理论,其治疗侧重点与治疗方法也有很大的差别,但对神经症患者都有肯定的疗效。至于选择何种心理治疗方法,比较一致的观点是,应根据神经症的类型,患者的人格特征、文化背景,治疗者本人对心理治疗方法的掌握程度和经验来进行选择。另外,对同一患者进行心理治疗的过程中,也可采用多种心理学流派的技术与方法,而不拘泥于某种流派,称之为综合心理治疗。

不同类型的神经症患者都可以从心理治疗中获得有益帮助。治疗不但可以缓解症状、加快治愈过程,而且能帮助患者学会新的应付应激的策略和对付未来问题的方法。这种结局显然对消除病因、巩固疗效至关重要,也是药物治疗所无法达到的。同时,一些与治疗流派的治疗理论无关的非技术性因素,如人际性、社会性、情感性因素,包括治疗者对患者的关心、患者对治疗者的信任、治疗者注意培养患者的希望、患者求治的动机与期待等,在促进疗效方面都有巨大作用。

2. 药物治疗

治疗神经症的药物种类较多,如抗焦虑药、抗抑郁药以及促大脑代谢药等。针对不同的亚型可以选用不同药物。值得一提的是焦虑症的治疗目前已将新一代的抗抑郁药作为首选。抗焦虑药,如苯二氮䓬类因其成瘾性而主张短期和急性期使用。药物治疗的优点是控制靶症状起效较快,尤其是早期与心理治疗合用,有助于缓解症状,提高患者对治疗的信心,促进心理治疗的效果和患者的遵医行为。应该注意的是,许多药物都有不同程度的副作用,开具处方时一定要预先向患者说明,使其有充分的心理准备,坚持治疗。否则,许多神经症患者由于有过于敏感、焦虑、疑病的人格特点,容易使治疗中断。

(杨金梅)

第四节　患者的一般心理特征

患者的一般心理指个体患病后所具有的常见心理特征。当一个人被宣布患病之后,个体从一般的社会角色进入特殊的患者角色,他们除了具有与常人一样的各种需要以外,还有患者角色条件下不同于常人的需要。当患者的需要没有被重视并给予满足时,就会导致各种心理冲突,出现各种心理反应。

一、患者的需要

需要是个体对某种目标的渴求与欲望。需要可以通过动机影响人的行为,也可以直接决定情绪产生的性质和强度。医务工作者一般容易注意到患者外在的情绪和行为变化,而忽视与外在行为或情绪相关的内在需要。

实际上,满足患者的内在心理需要是解决患者心理问题的根本途径。根据患者的性别、年龄、职业、社会文化背景、病情轻重不同,他们的需要可能有所差异。但是,作为患病的个体,其心理需要仍然具有一定的共性与规律。结合马斯洛需要层次理论,患者的一般心理需要主要包括以下几方面。

1. 恢复正常基本生理、心理功能的需要

根据马斯洛的需要层次理论,食物、水、空气、营养、睡眠等是满足个体生存的最基本物质条件,也是个体的基本需要。由于疾病的原因,一方面,患者需要比正常人更优质的食物,更好的休养环境。另一方面,他们不同程度上需要依赖于医务工作者和陪护人员的帮助才能充分满足这些需要。从个体生存的角度来看,摆脱疾病是最重要的生存需要。因此,无论是生理疾病,还是心理疾病,患者最大的希望就是摆脱病痛的困扰,尽早康复。解决疾病所致的不适及疼痛是满足患者需要的基本问题之一。即便是没有自知力的心理疾病患者,也同样急切希望摆脱疾病,只是他们的表现方式有所不同而已。

基于对疾病康复的迫切需要,患者必然会关注与疾病的诊断、治疗、康复相关的信息,其中大多数患者最关心的是疾病的诊断、病因、治疗的方法、疗程、效果与副作用、是否留有后遗症等。在临床实践中,医务工作者通常更多地聚焦于具体诊断与治疗措施的实施,较少注重满足患者对与疾病相关的诊断与治疗信息的需要。这种医疗理念既不利于患者的治疗与康复,也不利于发展良好的医患关系,甚至会因为患者对治疗方案的不理解、不认可而激发医患纠纷。

2. 安全感的需要

疾病本身就是对人身安全的威胁。病情越严重或是患者自认为病情越严重,安全的需要就越强烈。比如,危重患者、急诊患者的安全需要十分强烈;儿童、老年患者、有夸大病情倾向的患者常因认为病情严重而有较强的安全需要。从心理学的角度来讲,疾病作为应激事件,令个体处于危机状态。危机打破了个体原有的信念系统:即事物是可以预测的,生命是安全的,生活是有意义的,是可以掌控的。因此,处于疾病状态下的个体,对所有与生命安全相关的事情都会更加关心,甚至把衣食住行、打针吃药、各种检查等都与基本的安全感联系起来。在日常医疗活动中,医生查房时的言语与表情、护士的轮班、病房与床位的变动、病友的病情恶化或死亡、家人的情绪与态度变化、生病离职期间可能发生的职位变动、领导与同事对其生病的反应等因素都会影响患者的安全感。因此,满足患者的安全感需要多方面的密切配合。首先,需要医务工作者具有高超的医疗水平、主动热情及和蔼可亲的态度、认真负责的工作作风;其次,医院不仅提供完善、先进的检查、治疗设备,还需要工作人员对病患心理需要的体察、轻柔熟练、人性化的操作方式;再次,严格的医院管理制度,安静、舒适、方便的就医环境等都是有效增加患者安全感的重要保障;最后,家人与工作单位相关人员的有效配合,提供贴心的照料与理解。

3. 被接纳、关怀、尊重的需要

被接纳、被尊重是个体在满足生存与安全感基础上的重要心理需要。从生理层面来讲,患病意味着躯体在功能或结构上的受损、不足或残缺,从而需要外在的帮助或照顾。从社会心理层面来讲,疾病会常常激发患者的低自尊、劣等感、无助感、无价值感,以及焦虑、抑郁、悲观、恐惧、愤怒等情绪反应。此时,患者需要得到他人,尤其是医务工作者与家人的接纳、关怀、理解与尊重。一方面他们可能会采取各种方式主动与医务工作者拉近关系,以求得到医务工作者的重视、更多的关怀和更好的治疗。同时,也会主动协调与亲人、病友的关系,努力获得亲人及朋友、病友的关心、同情、帮助和照顾。但是,另一方面,他们更渴望医务工作者主动地关心他们，积极回应他们的需要，尊重他们原有的社会地位与价值，对他们的病痛给予足够的关怀、接纳、理解与尊重。大量的临床实践说明医务工作者发自内心地对患者的关怀与接纳，理解与尊重在疾病的治疗与康复中具有不可替代的作用。医学巨匠特鲁多的名言：总是陪伴，经常安慰，偶尔治愈。既道出了医学的本质，也是医务工作者行为的座右铭。

4.保持与社会联系、交往及康复的需要

生病会使患者的日常生活与人际交往受到不同程度的限制，如原有的生活规律与计划被打乱，暂时离开工作岗位，减少社会交往、隔离某些信息，甚至不得不放弃某些人生理想与规划。这种限制既是疾病治疗与康复的需要，但同时也会给患者带来负面影响，如无奈、抑郁、自卑、孤独、苦闷等消极情绪。如果是慢性疾病或对社会功能影响较大的疾病则会导致患者长时间脱离社会，为病后的康复与回归社会带来困难。因此，患者生病后仍然渴望与社会保持必要的联系与交往。

作为医务工作者与家人，应该理解、尊重患者的这种需要，不必一味地限制患者的活动。在病情与治疗允许的情况下，鼓励、帮助患者尽快地适应患者角色，发展与病友的关系，保持适度的社会交往，从事力所能及的工作或家务劳动。这对于慢性病患者尤为重要。对于患有慢性疾病、可能造成伤残的疾病或致命性疾病的患者，医务工作者和家人应帮助患者面对现实，重新规划人生目标，恰当地预计疾病后果，避免不切实际的期望而失望、悲观、愤怒，甚至错失治疗机会或者病急乱投医，承受不必要的经济与精神损失。上述患者的一般心理需要及其层次，反映患者心理中的普遍性规律，医务工作者应针对患者的具体情况，整体地分析患者的心理需要。根据疾病的程度、性质掌握患者需要的变化，因人而异地满足患者的需要。这样，既能促进患者的康复、尽快恢复正常社会角色，又使医护工作更具主动性。

二、患者的心理冲突

患者在患病期间，常常是多种需要、多个动机并存，因而矛盾重重，难于取舍，陷于复杂的心理冲突之中。患者的主要心理冲突有下列几点。

1.双趋冲突

即两个相互对立的目标，难于取舍的动机冲突。患者在这种冲突中常常犹豫不决，因为两个目标都很重要，而一个动机的满足会导致另一个动机的受挫。例如，患者认为某医生是专家，医术高明，又感到让另一位医生治疗也许自己能康复得更快，难以确定让哪一位医生诊治疾病，陷入两者择一的动机冲突之中。

2.双避冲突

两个目标患者都不愿选择，使其陷入进退维谷的动机冲突。例如，一位胆结石病患者，选择手术可以干净、利落地解决疼痛，但手术可能会引起疼痛、出血或别的意外，甚至死亡，费用较高；而选择保守治疗，则相对治疗风险小一些，费用较低，但可能存在治疗不彻底，随时有疼痛复发的可能。这两种选择都有弊端，他都不愿接受，但又不得不承受一种选择，这就导致了双避冲突。

3.趋避冲突

一个目标或事件对患者有利有弊，既可满足他的某种需要，又可造成某种威胁，趋向与回避动机同时存在，且分量相差不多。例如，某患者需要做胃镜，确定胃部病变情况。胃镜检查会给患者带来难受和痛苦，这是患者要回避的，但胃镜检查能帮助明确诊断，这对患者具有吸引力。这就使患者陷入是否做胃镜的动机冲突中。因此,医务工作者应该帮助患者分辨心理冲突的某一目标或事件对于患者的利弊因素,解释检查、医疗护理措施及医疗处置的安全性和对患者的必要性等,缓解或消除患者的动机冲突。

三、患者的一般心理特点

人的心理与生理功能是相互联系、互相影响的。心理问题可以影响人的躯体健康,躯体的损伤或疾病反过来也会直接或间接地造成心理紊乱和心理障碍。患者在疾病状态下,会出现一些和健康人有所不同的心理现象,具有自身的一些心理特征,现概述如下。

1. 患者认知活动特征

疾病状态下认知功能的改变主要表现在意识状态、感知觉、思维活动这几个方面。

(1)意识状态变化:如果个体的高级神经中枢功能受损就会引起意识障碍,它可以表现为嗜睡、意识模糊、昏睡、昏迷等不同程度的意识障碍。各种急性重症感染、颅内非感染性疾病、心血管疾病、内分泌与代谢性疾病、严重的外伤与中毒、水电解质代谢障碍都有可能引起脑功能损害,从而出现意识障碍。

(2)感知觉变化:患者处于身体虚弱状态时,常常会出现感觉过敏的现象,如怕光、怕痛、怕噪声,或者对身体细微变化感受性增高。因此,医院要保持安静环境,限制无关人员的探视,为患者营造良好的休养环境。另一方面,有些疾病会导致患者出现感觉迟钝,如饮食无味、身体麻木,甚至感觉缺失。病中常见的"度日如年"感,其实是时间知觉的偏差。

(3)思维变化:处于疾病状态中的个体常常存在不同程度的思维变化,主要表现为分析判断力下降,如思维效率下降、在治疗选择上犹豫不决、即使是不太重要的抉择也优柔寡断,日常生活小事也显得多虑,无法抓住重点。患者还可能出现敏感多疑,甚至完全误解、不信任他人,导致他人的无意举动都可能引起患者的厌烦、疑惑或愤怒等。在注意力、记忆力方面的变化,主要表现为注意力不集中,记忆力下降,对病史细节、人名,物品,说过的话、做过的事情有时都难以回忆。

2. 患者的情绪变化

心境不佳和情绪不稳定是患者普遍存在的两种情绪特征,患者常因较小的刺激而产生明显的情绪波动,变得容易激惹、情感脆弱,易受医务工作者或家人语言诱导或暗示,并因此情绪紧张、心神不宁。临床常见的患者情绪问题有焦虑、抑郁、恐惧、愤怒等。

3. 患者的意志行为特点

对于患者来说,治疗疾病的过程也是一个以恢复健康为目的的意志活动。绝大多数患者都可以比较理性地对待疾病,在医务工作者、家人的帮助下克服治疗过程中的各种困难,达到疾病的康复。但是,疾病带给患者的痛苦体验、治疗引起的不适与毒副作用等因素,会使患者的意志行为产生变化。这些不太恰当的行为反应可以归纳为以下三类。一是过度被动依赖。常表现为过分关注躯体的不适,放大疾病反应,过度谨慎小心,消极暗示性增强,在治疗与日常生活中完全依赖他人,放弃自我努力。二是盲目乐观。不遵医嘱,忽视疾病的严重性,不遵医嘱完成检查与治疗,仍然坚持与疾病有关的不良生活习惯、行为方式。这种行为主要在高血压病、糖尿病、酒精依赖或物质滥用等与生活方式密切相关的疾病中较为常见。对这些不利于疾病治疗与康复的行为,医务工作者要加强对他们的疾病健康教育,普及疾病的相关知识,引导患者理性对待疾病。

同时,要针对这些行为背后的心理原因给予心理辅导,培养健康的疾病应对方式,促进不恰当行为的改变。另外,家属要发挥医疗的辅助作用,帮助患者克服困难,改变不良的生活方式,督促患者遵守医嘱,顺利完成治疗过程;三是自知力受损。这种损害导致患者丧失了对自身行为恰当性的判断能力,因而长期否认疾病,拒绝就医。这种状况主要出现在精神疾病患者中。

(杨金梅)

第五节　慢性病患者心理特点及干预

一、慢性病患者的心理影响

慢性病患者心理的因素除了病因复杂、病程长、病情时好时坏、易反复、疗效欠佳,甚至终生带病外,还有因病而丧失或部分丧失社会生活能力、人格改变以及社会适应等问题。为此,其心理变化复杂,主要表现为下列几点。

1. 抑郁心境

抑郁是一种消极情绪体验,它可以从轻微的闷闷不乐到极度的悲观绝望,甚至消极自杀念头或行为。抑郁即可以表现为持续的情绪低落,自我评价降低,动力缺乏以及各种躯体症状。长期的慢性病使患者身体功能下降,劳动力受损,不仅个人的事业发展受到影响,还给家庭带来沉重经济与精神负担。因此,患者常常认为自己的疾病成为他人的累赘。如果疾病的治疗效果欠佳,则抑郁情绪更加严重,丧失治疗信心和生活热情,甚至产生消极意念,表现为愁眉苦脸、忧心忡忡、吃不好、睡不着、沉默不语、自责、孤独、悲观失望,甚至产生"生不如死"的轻生念头。

2. 对病因的认识

慢性病患者对其疾病的归因方式常常有两种。一种是向外归因,他们通常把患病的责任归于他人、环境或归于命运的安排,认为患病是上天的作弄。另一种是向内归因,患者认为是自己的行为导致了疾病,将疾病的发生归罪于自我。客观地讲,那些与生活方式有关的疾病的确与患者自身的关系更密切,如吸烟、饮酒、不合理的饮食、缺少锻炼等不良生活习惯的确会增加心脑血管疾病、肥胖、糖尿病的发病率。还有一些交通事故、意外伤害也与当事人安全意识薄弱有关。但是,还有许多疾病常常不是由个人原因决定的,所以一味地向内归因势必导致过分的自责、悲观、抑郁。

3. 怀疑与不遵医行为

慢性病的发生常常是多因素相互作用的结果,发病机制较复杂,治疗时间长,疗效也不理想。因此,慢性病患者常因疗效不明显而怀疑治疗方案或医生的治疗水平,并导致不遵医嘱的行为。表现为:反复就诊于不同的医生或医院,甚至舍近求远,到外地的"大医院"确诊;有的抗拒治疗,或者自行更换自认为有效的药物,甚至求神拜佛等。

4. 患者角色强化

正如前文所说,患者角色会使患者获得休息、营养、被照顾、免除原有的责任等权利。慢性病患者一旦进入患者角色,便逐渐习惯了别人的关心和照顾,因疾病导致的"继发性获益"可能强化患者在心理上对疾病的适应,忽视了自己的主观能动性。如果患者长期依赖他人照料,放弃个人努力,不仅会妨碍疾病的好转,影响自己的生活与工作,还会增加他人的负担,损害人际关系。

二、慢性病患者的心理调适

不良的心理状态会影响疗效,导致病程迁延,影响患者的健康。因此,在慢性疾病的治疗过程中应加强心理调适,包括疾病应对、情绪管理和生活工作方式调整等内容。

1. 慢性疾病的应对策略

当个体被医生确诊患有某疾病到整个疾病的治疗康复过程都充满了应对策略的问题。疾病的应对策略会受到多种因素的影响,如疾病的性质与严重程度、对疾病的认知与归因、病前的人格特征、医疗及各种社会资源的可获得性等。

(1)与疾病治疗相关的问题。如按医嘱定时就诊、服药、监测病情变化等。

(2)与生活相关的问题。如完成力所能及的工作、家务;必要的社会交往;坚持健康的生活方式,包括饮食、运动、生活规律等。

(3)与社会心理相关的问题。如获取健康知识;加强情绪管理与认知矫正;改善疾病带来的人际关系与人生规划问题等。

由于慢性病最大的特点是病情时有波动,病程长,甚至会伴随终身,所以,慢性病的应对策略可从以下几个方面进行规划。首先,慢性病的治疗没有"药到病除,立竿见影的灵丹妙药",应根据疾病性质,个人的身体、工作、家庭状况制定长期、科学的治疗计划。其次,遵循就近、方便的原则选择适合的医疗机构,与医生建立相对固定的治疗关系,以便于医生的系统治疗。第三,慢性病必然给患者的日常生活带来各种影响,患者与家人应调整生活的方式与目标,尽量减少疾病的负面影响。第四,患者与家人要保持乐观的心态,加强疾病相关知识的学习,增加自我科学应对疾病的能力。

2. 情绪管理

由于慢性病患者所患疾病的长期性和不可治愈性,使之长期伴有不适感并面临死亡的威胁,常感到对自身的病情和前途失去控制,而处于慢性焦虑和抑郁之中,对外界和身体的变化比正常人更敏感更容易出现情绪的波动,缺乏自信心和持久保持自我协调的能力。因此,以消除不良情绪,保持愉悦心情,培养乐观心态为核心目标的情绪管理对于慢性病患者更为重要。

对于慢性病患者的情绪管理,无论采用什么样的方法,其中下列几点是非常重要的。

(1)培养对疾病治疗与预后的理性平和心态。慢性病患者对疾病的治疗和康复常常持一种急切的态度,希望尽快治好疾病,赶快结束目前的状态,有时甚至可以不计后果,病急乱投医。有时又因为害怕疼痛、手术、药物的不良反应、死亡等,不配合治疗。另外,由于疾病的变化不如患者的预期,因此经常处于一种不可控制的焦虑、恐惧、紧张和矛盾的心境。所以,要培养一种理性平和的心态来对待疾病的治疗过程,学习心理放松的技术来帮助自己调控情绪。

(2)有效地利用社会支持系统调节负性情绪。患者要学会与周围人,尤其是与家人的沟通,充分利用一切可利用的社会支持,培养个人爱好,通过人际交往排解心中的抑郁和焦虑等情绪。如果自我调节无法有效地缓解不良情绪,可以让医生处方一些调节情绪的药物,如抗抑郁和焦虑药物。必要时,还可以找心理治疗师进行心理治疗。

（3）要做好长期与医院、医务工作者打交道的心理准备，接受在就医过程中不可避免的等待、检查、会诊、预约等医疗事务带来的情绪反应。

3.心理干预

慢性疾病带来的情绪、认知和自我概念的改变，已经引起临床心理学家的重视。心理干预已成为慢性疾病患者健康管理的一种重要手段。在慢性疾病的健康管理中，常用的心理干预方法主要有以下几种。

（1）支持治疗：应针对慢性躯体疾病的特点进行支持性心理治疗。第一，慢性病患者产生的心理问题一般是间断性的。如心脏病患者再次复发，癌症患者又出现新的恶性病变，这时需要健康服务工作者帮助其解决危机并提供心理支持。第二，由于慢性疾病不仅影响患者本人，整个家庭生活也会受到影响。因此，需要对家庭成员提供相应的心理支持，帮助他们有效地参与到疾病的治疗中来。第三，针对躯体疾病患者的心理治疗是以帮助患者重新规划病后的人生目标，适应病后的生活，提高患者的生存质量为目的的。因此，应围绕这个总体目标选择适合的治疗技术。

（2）健康教育：大量的研究证实，针对各种慢性病的健康教育计划有助于改善患者的功能，因而受到专业人员的重视与患者欢迎。近年来，临床工作者针对各种疾病的特征设计出了多种健康教育计划，包括晚期肾病、脑卒中、心血管疾病、癌症以及糖尿病等。健康教育包括的内容广泛，常常涉及到疾病的基本知识、危机的处理、应对技巧、情绪的调节、饮食的控制、病情的监测、并发症的预防等。健康教育可以增加患者对疾病的了解、减轻焦虑与抑郁、增加患者生活中的目标感和意义感、改善应对技巧、增加治疗依从性、增加控制疼痛及其他副作用的信心，从而提高慢性疾病患者的生活质量。

（3）放松训练和身体锻炼：放松训练是一种常用的行为治疗方法。它通过一定的程序进行训练，个体从中学会精神上和躯体上放松的技术，具有良好的对抗应激的效果。大量的研究结果表明，放松训练对原发性高血压、糖尿病、癌症等慢性疾病有较好的疗效，并能减少和延迟糖尿病并发症的发生。另外，许多与代谢相关的疾病，如糖尿病、高血脂、高血压病等心脑血管疾病都与营养过剩，缺乏运动有关，因此，医务工作者应通过健康教育让慢性疾病患者认识到身体的锻炼有益于疾病的康复。建议患者把身体锻炼变成自己健康生活方式的一个重要组成部分。

（4）社会支持：已经有大量的研究结果证明，社会支持有利于机体的健康，尤其是对慢性疾病患者，能起到促进疾病的康复、延长寿命的作用。有良好社会关系的慢性病患者能更好地适应疾病。因此，我们需要让患者了解自己环境中可以应用的支持性资源，帮助他们学会怎样有效地利用这些资源。例如，可让患者去参加一些社区团体活动、参与群体性兴趣活动。

（5）其他的心理干预措施：除了上面所提及的心理干预方法外，其他的心理干预方法也可用于慢性疾病的防治，这些干预措施包括危机干预、家庭治疗、个体治疗、团体治疗等。每一种方法都有其特征和功能，可根据具体的情况和不同的疾病来选择不同的方法。

（杨金梅）

第十章　妇产科疾病

第一节　子宫内膜异位症

传统的子宫内膜异位定义是：具有生长功能的子宫内膜组织出现在子宫腔被覆黏膜以外的身体其他部位而引起疾病。这个定义包含了两个概念：一是子宫内膜可异位于子宫以外的组织器官（曾称外在性子宫内膜异位症）；二是子宫内膜也可异位于子宫肌壁间（曾称内在性子宫内膜异位症）。目前发现，位于子宫以外的异位症与位于子宫肌壁间的异位症（现称为子宫腺肌病），其组织学发生、治疗、预后均不相同，应分别为两个概念。目前的定义应该为：具有生长功能的子宫内膜出现在子宫腔被覆黏膜以及子宫肌层以外的身体其他部位所致的疾病，称为子宫内膜异位症（EMT，简称内异症）。异位子宫内膜可侵犯全身任何部位，但以盆腔最为常见，依次顺序为：卵巢、直肠子宫陷窝、阔韧带后叶、宫骶韧带；其次为子宫浆膜面、乙状结肠、腹膜脏层、直肠阴道隔。

一、病因

不同部位的子宫内膜异位症其病因及发病机制可能不同。

（一）子宫内膜种植学说

1921 年 Sampson 提出子宫内膜随月经血经输卵管逆流进入盆腔，种植于卵巢和邻近的盆腔腹膜并生长、蔓延，形成盆腔异位症。种植学说可以解释腹膜、盆腔脏器浆膜面及卵巢异位症。临床和实验室研究结果均支持这一学说：①70％～90％的女性有经血逆流。据报道，59％～79％的女性在经期的腹腔中找到存活的子宫内膜细胞，猕猴实验也证实其经血直接流入腹腔可在盆腔内形成典型的子宫内膜异位症；②经血排除受阻者，如处女膜闭锁、宫颈粘连、异位症发病率高；③医源性子宫内膜种植：临床上典型病例是剖宫产后腹壁瘢痕异位症，会阴侧切口子宫内膜异位症。

（二）淋巴及静脉播散学说

1952 年 Javert 提出子宫内膜组织像恶性肿瘤一样，通过血管和淋巴管向远处转移。人们在光镜检查时发现淋巴结和盆腔静脉中有子宫内膜组织，临床上所见远离盆腔的器官，如肺、四肢的皮肤、肌肉的异位症，可能是子宫内膜通过血行和淋巴播散的结果。

（三）体腔上皮化生学说

目前认为直肠阴道隔的异位结节可能与体腔上皮化生有关。

二、临床表现

（一）症状

1.疼痛

疼痛是内异症最主要、最常见的症状。患者中有 87％表现为痛经，71.3％为下腹痛，57.

4％全腹痛,42.6％肛门痛,34.5％排便痛。痛经的特点为继发性、周期性、进行性加剧,常于月经来潮前 1～2 个月开始,月经 1～2 d 加剧,以后逐渐减轻。部分患者有性交痛,表现为深部性交痛。多见于直肠子宫陷凹异位病灶或因病变导致子宫后倾固定的患者。疼痛与病变部位及浸润深度有关,与病灶大小关系不明显。如果较大的卵巢子宫内膜异位囊肿,可能疼痛较轻。而盆腔腹膜散在小结节,可能导致剧烈疼痛。

2.不孕

内异症合并不孕者高达 40％～50％,内异症导致不孕的机制非常复杂,可能与下列因素有关。

(1)粘连:重度内异症引起的盆腔广泛粘连以及输卵管阻塞。输卵管蠕动减弱,影响卵子的排出、摄取和受精卵的正常运行。

(2)黄体期功能不足:内膜异位症患者卵泡和黄体细胞上的 LH 受体数量较正常妇女较少,以致黄体期黄体分泌不足而影响受孕。

(3)未破卵泡黄素化综合征:表现为卵巢中卵泡发育但无排卵,虽无排卵但卵泡细胞出现黄素化,患者体温呈双相,子宫内膜呈分泌期改变,但无受孕可能。诊断依据是在应有的排卵期后 4～10 d,腹腔镜检时,卵巢表面未见排卵孔;在 LH 高峰后 2 d,B超检查时卵泡仍继续生长;月经周期中,腹腔液量无增加,特别是腹腔积液中雌激素和孕激素水平无突发性增高。有报道证实,内膜异位症患者未破卵泡黄素化综合征的发生率较正常妇女显著增高,故多并发不孕。

3.月经异常

月经过多,经期延长,经前点滴状出血或不规则子宫出血等,与卵巢功能异常或同时合并子宫腺肌瘤或子宫肌瘤有关。

(二)体征

除巨大的卵巢子宫内膜异位囊肿可在腹部触及肿块以及囊肿破裂出现腹膜刺激征外,一般腹部检查均无明显异常。由于内异症病变主要在子宫后壁及直肠子宫陷窝,在怀疑子宫内膜异位症而做妇科检查时,除做双合诊检查外,要做三合诊检查,有时双合诊不能发现阳性体征,而在三合诊时很明显。子宫内膜异位症的体征特点:子宫后倾固定,活动差,直肠子宫陷窝、宫底韧带及子宫后壁下段可扪及触痛结节。若有卵巢巧克力囊肿存在,则可在子宫一侧或双侧附件区扪及囊性包块,多与子宫粘连、固定。直肠阴道隔病灶可在阴道后穹触及包块或在肛查时发现直肠阴道隔肿块。

三、辅助检查

1.影像学检查

B超、CT、MRI 等用于卵巢巧克力囊肿的诊断。B超诊断卵巢子宫内膜异位囊肿的特点为肿块囊性,边界欠清,内有稀疏光点,囊液稠厚,肿块位于子宫后侧,与子宫关系密切。

2.CA125

Ⅰ、Ⅱ期 CA125 多正常,Ⅲ、Ⅳ期有卵巢子宫内膜异位囊肿、病灶浸润较深或盆腔粘连广泛者 CA125 可为阳性,多在 200 U/mL 以下,CA125 诊断内异症敏感性较低,但若升高,特异性较高,有文献报道可达 90％。子宫内膜异位症治疗有效时 CA125 降低,复发时增高,因此 CA125 可用于检测疗效及有无复发。

3.腹腔镜检查

目前认为腹腔镜是诊断子宫内膜异位症的金标准。尤其是对不明原因的不孕、腹痛均应积极行腹腔镜检查,明确诊断。腹腔镜检查不但有利于诊断,还有利于确定子宫内膜异位症的临床分期。

四、治疗

子宫内膜异位症虽为良性疾病,但其表现具有侵蚀、转移、复发的"恶性"生物学行为,治疗棘手。治疗方法的选择应根据患者年龄、有无生育要求、病变的轻重、部位、范围及家庭经济状况综合考虑,对不同患者,采取个性化治疗。此外,也要考虑医院的条件及医师的经验。原则上,对以疼痛为主诉者,应减轻及控制疼痛;以不孕为主诉者,应促进生育;对有盆腔包块者,应去除及缩减病灶,预防复发。

(一)手术治疗

腹腔镜是子宫内膜异位症的首选治疗方法。腹腔镜一方面可以明确诊断,确定分期,另一方面几乎可以完成开腹手术的所有操作。如分离粘连、去除病变等。并且腹腔镜的损伤小,恢复快,术后粘连少。在发达国家,腹腔镜基本取代了开腹手术。我国多数大、中型医院也具备了开展腹腔镜的设备及技术。对有条件的单位,应推荐腹腔镜手术作为子宫内膜异位症的首选治疗。

(二)药物治疗

由于妊娠和闭经可避免发生痛经和经血逆流,并能导致异位内膜萎缩退化,故采用性激素治疗导致患者较长时间闭经(假绝经疗法)及模拟妊娠(假孕疗法)已成为临床上治疗内膜异位症的常用药物疗法。但对较大的卵巢子宫内膜异位囊肿,特别是卵巢包块性质尚未十分确定者,则不宜用性激素治疗。目前临床上采用的性激素疗法如下。

1.短效避孕药

避孕药为高效孕激素和小量炔雌醇的复合片,连续周期服用,不但可以抑制排卵起到避孕作用,而且可使子宫内膜和异位内膜萎缩,导致痛经缓解和经量减少,从而避免经血及脱落的子宫内膜经输卵管逆流及腹腔种植的可能。服法与一般短效口服避孕药相同。该疗法适用于有痛经症状,但暂无生育要求的轻度子宫内膜异位症患者。该法治疗效果较达那唑及促性腺激素释放激素激动药(GnRH-a)的效果差,其不良反应及禁忌证同口服避孕药。

2.高效孕激素

Kistner(1956年)最早采用炔雌醇和高效孕激素长期连续服用9个月,造成类似妊娠的人工闭经以治疗子宫内膜异位症,故称假孕疗法。由于大剂量炔雌醇导致恶心、呕吐、乳房胀等严重不良反应,患者大多难以坚持,故目前已废弃此法而改用单纯大剂量高效孕激素连续服药进行治疗。高效孕激素抑制垂体促性腺激素的释放和直接作用于子宫内膜,导致内膜萎缩和闭经。常用的高效孕激素有甲羟孕酮 20~50 mg/d 连续 6 个月,或炔诺酮 30 mg/d,连续 6 个月,或醋酸炔诺酮 5 mg/d,连续 6 个月,亦可采用醋酸甲羟孕酮避孕针 150 mg 肌内注射,每个月 1 次连续 6 个月或羟孕酮 250 mg 肌内注射,每 2 周 1 次,共 6 个月。

以上药物的不良反应有不规则点滴出血、乳房胀、体重增加等。若有点滴出血时,可每日加服妊马雌酮 0.625 mg 以抑制突破性出血。一般停药数月后,月经恢复正常,痛经缓解,受孕率增加。

3.孕三烯酮

孕三烯酮是 19-去甲睾酮甾体类药物,有抗孕激素和抗雌激素作用,用于治疗内膜异位症的疗效和不良反应与达那唑相同,但远较达那唑的不良反应为低,由于此药在血浆内半衰期长达 24 小时,故可每周仅用药 2 次,每次 2.5 mg,于月经第 1 天开始服药,第 4 天服用第 2 次药,1 周中服药的 2 天固定下来以后,在整个治疗过程中保持不变。连续用药 6 个月。由于此药对肝功能影响较小,故很少因转氨酶过度升高而中途停药。

(逯彩虹)

第二节　子宫腺肌病

子宫腺肌病是指子宫内膜腺体及间质侵入子宫肌层。发生于 30～50 岁的经产妇,约有半数患者同时合并子宫肌瘤,约有 15% 的患者合并子宫内膜异位症。

一、病因

子宫腺肌病的病因至今不明,大都认为它来源于子宫内膜,由子宫内膜的基底层直接向肌层生长,并向深层侵入平滑肌肌束间。可能与下列因素有关。

(一)子宫内膜损伤

子宫腺肌病患者多有妊娠、宫腔操作或手术史,妊娠或宫腔操作(或手术)时可能损伤子宫内膜及浅肌层,促使基底层内膜侵入肌层内生长而发病。双侧输卵管结扎后,月经期可使两侧宫角部压力增加进而诱发本病。宫内膜电切术、热球法内膜去除术、微波内膜去除术操作时内膜损伤、局部均需加压,子宫内膜尚有部分残留,日后再生和修复过程中也易向子宫肌层生长而发病。

(二)性激素的作用

大量研究证实,雌激素可以诱发子宫腺肌病,且年龄大者其诱发成功率增加。子宫腺肌病的发病亦与孕激素有关,在孕激素水平高的条件下,子宫腺肌病的发病率也相应增加。

(三)催乳素的作用

动物实验证明催乳素(PRL)在子宫腺肌病的发病机制中起重要作用。将小鼠腺垂体移植到子宫可诱发血 PRL 升高,子宫腺肌病的发病率明显升高。若给腺垂体移植后的小鼠立即用溴隐亭,则 PRL 下降,腺肌病的发病率下降。PRL 升高可能因其直接干扰性激素及性激素受体浓度,从而促进腺肌病的形成。PRL 升高可能同时需要高水平的孕激素才能促使腺肌病形成。有报道若给腺垂体移植后的小鼠应用抗孕激素制剂米非司酮,则腺肌病的发病率明显下降,从而证实 PRL 促进腺肌病的形成需要其他性激素参与。PRL 在雌、孕激素的作用下,可使子宫肌细胞变性从而使内膜间质侵入,最终导致腺肌病。

二、临床表现

约有 35% 的子宫腺肌病患者无临床症状,临床症状与病变的范围有关,常见的症状和体征如下。

1. 痛经

15％～30％的患者有痛经，疼痛的程度与肌层中内膜岛的多少及浸润的深度有关，约80％的痛经者为子宫肌层深部病变。PGF2α合成增加刺激子宫的兴奋性也可引起痛经。

2. 月经过多

月经过多占40％～50％，其发生可能与病变使子宫内膜面积增加、子宫肌层收缩不良、合并子宫内膜增生症、前列腺素的作用使肌肉松弛、血管扩张、抑制血小板的聚集等有关。一般病灶深者出血较多。

三、辅助检查

1. B超检查

子宫腺肌病的B超图像特点为子宫增大，肌层增厚，后壁更明显，致内膜线前移。与正常子宫肌层相比，病变部位常为等回声或稍强回声，有时其间可见点状低回声，病灶与周围组织无明显界限。阴道B超检查可提高诊断的阳性率和准确性。

2. 磁共振

正常子宫的MRI图像分为内带（子宫内膜及黏液）、结合带（子宫肌层的内1/3）、外带（子宫肌层的外2/3）。腺肌病的MRI图像特点：子宫增大，边缘光滑；T_2WI显示带状解剖形态迂曲或消失；T_1WI显示子宫前壁或后壁有一类似结合带的低信号肿物。有学者认为，诊断腺肌病，结合带的变化非常重要，结合带越宽，腺肌病的可能性越大。

3. 子宫腔造影

以往行碘油造影，可见碘油进入子宫肌层，阳性率为20％，现采用过氧化氢声学造影，可提高阳性率。

4. 内镜检查

宫腔镜检查子宫腔增大，有时可见异常腺体开口，若用电刀切除子宫内膜及其下方的可疑组织送病理学检查，有时可以明确诊断。腹腔镜检查见子宫均匀增大，前后径更明显，子宫较硬，外观灰白或暗紫色，表面可见一些浆液性小泡。有时浆膜面突出紫蓝色结节。有条件时可行多点粗针穿刺活检或腹腔镜下取活检明确诊断。

四、治疗

治疗方案应根据患者的症状、年龄及生育情况而定。

（一）手术治疗

1. 子宫切除术

子宫切除术是主要治疗方法，可以根治痛经和（或）月经过多，适用于年龄较大，无生育要求者。

2. 子宫腺肌瘤挖除术

适用于年轻、要求保留生育功能的子宫腺肌瘤的患者。弥散性子宫腺肌病做病灶大部分切除术后妊娠率较低，但仍有一定价值。术前可使用GnRH-a治疗3个月，以缩小病灶利于手术。

3. 子宫内膜切除术

近年来，有学者对伴有月经过多的轻度子宫腺肌病患者于宫腔镜下行子宫内膜切除术，术后患者月经明显减少,甚至闭经,痛经好转或消失。但对浸润肌层较深的严重病例有术后子宫大出血需急症切除子宫的报道。

(二)药物治疗

对于症状轻,给予吲哚美辛、萘普生或布洛芬对症治疗后症状可缓解者,可采用对症保守治疗。对年轻有生育要求者或已近绝经期者,可试用达那唑、内美通或促性腺激素释放激素类似物(GnRH-a)等,用药剂量及注意事项同子宫内膜异位症。高效孕激素及假孕疗法对此病无效。近年来,有报道应用米非司酮治疗子宫腺肌病取得良好效果,米非司酮是一种孕激素拮抗药,对垂体促性腺激素有抑制作用,具有抑制排卵、诱发黄体溶解、干扰宫内膜完整性的功能。用法:米非司酮 12.5~25.0 mg/d,3~6 个月为一个疗程,一般除轻度潮热外无明显不良反应,但要注意肝功能变化。

(逯彩虹)

第十一章 老年病

第一节 老年心力衰竭

心力衰竭(Heart failure,HF)是指各种原因造成的心脏收缩和(或)舒张功能失常,心脏泵血或仅在提高充盈压后才能满足组织、器官的需求,从而导致复杂的病理生理过程和临床综合征。

一、病因

(1)感染:尤其是呼吸道感染,如患肺炎的老年人9%死于心力衰竭。

(2)心肌缺血:心绞痛或无痛性心肌缺血可触发心力衰竭,如前所述,老年人由于冠状动脉的储备功能下降,心肌缺血时极易发生心肌收缩力下降,老年人发生心内膜下或小灶性心肌梗死也可诱发心力衰竭。

(3)心律失常:老年人以快速性心律失常最为常见,快速性心律失常可使心肌耗氧量增加、心排出量减少、心肌功能受损。心房颤动是老年器质性心脏病常见的心律失常,也是老年诱发心力衰竭最重要的因素。

(4)药物影响:很多药物影响心功能,尤其对于老年患者耐受性差,如β受体阻滞剂,非二氢吡啶类钙通道阻滞剂。某些抗心律失常药、降糖药、抗肿瘤药及有些麻醉药均有负性肌力作用。雌激素、皮质醇激素和非甾体类抗感染药可引起水钠潴留,应该尽量避免使用,以免诱发或加重心力衰竭。

(5)心脏负荷的影响:由于老年人心脏储备功能差以及心脏病相对较重,因此对于中青年无关紧要的负荷,而对于老年人就可诱发心力衰竭,如输液、输血、劳累、激动等。

(6)新发老年心力衰竭患者还应考虑或关注是否存在甲状腺功能减退症或甲状腺功能亢进症以及肺栓塞等情况。

因此,对老年心力衰竭患者而言,心力衰竭的诱因比中青年心力衰竭患者更重要,临床上应给予高度重视。

二、临床表现

1.发绀明显

老年心力衰竭患者嘴唇和指甲发绀一般较中青年患者明显。

2.呼吸增快或潮式呼吸

老年人呼吸>25次/分钟,如无其他原因解释应考虑心力衰竭可能。由于低氧血症和循环时间延长,导致呼吸中枢缺氧,表现为潮式呼吸多见,同时伴脑血管疾病患者易发生。

3.心尖搏动移位

老年人由于脊柱后凸,胸廓畸形,常使心尖搏动移位,故此时不能以此作为心脏大小的指标。

4.心浊音界缩小

由于老年性或阻塞性肺气肿,叩诊心界常比实际心脏小。

5.心率不快或心动过缓

中青年心力衰竭时心率明显增快,而老年人因伴有窦房结功能低下或病态窦房结综合征,心率可能不快,甚至心动过缓。

6.湿啰音和水肿

湿啰音和水肿特别常见,肺部湿啰音和水肿的出现并不一定都是心力衰竭所致,应紧密结合临床的其他体征综合判断。如湿啰音伴有心率增快,奔马律应考虑心力衰竭,如果使用利尿剂后啰音减少或消失,则更支持心力衰竭的诊断。因长期卧床,心源性水肿可首先见于面部或腰骶部而非下肢。若出现下肢非对称性水肿,多由于慢性静脉功能不全所致。活动少及低蛋白血症可出现下肢水肿,应予鉴别。

7.胸腔积液

老年慢性心力衰竭患者可发生不同程度的胸腔积液,这与体静脉压升高和低蛋白血症有关。

三、辅助检查

1.实验室检查

常规的实验室检查有助于对心力衰竭的诱因、诊断与鉴别诊断提供依据,并指导治疗。

(1)血常规:贫血为心力衰竭加重因素,WBC增加及核左移提示感染,为心力衰竭常见诱因。

(2)尿常规及肾功能:有助于与肾脏疾病所致的呼吸困难和肾病性水肿的鉴别。

(3)水电解质紊乱及酸碱平衡的检测;低钾血症、低钠血症及代谢性酸中毒等是难治性心力衰竭的诱因。

(4)肝功能:有助于与门脉性肝硬化所致的非心源性水肿的鉴别。

2.心电图检查

心力衰竭本身无特异性心电图变化,但有助于心脏基本病变的诊断,如提示心房、心室肥大,心肌劳损,心肌缺血,从而有助于各类心脏病的诊断;确定心肌梗死的部位,对心律失常做出准确诊断,从而为治疗提供依据。心房终末电势($ptfV_1$)是反映左心功能减退的指标,若 $ptfV_1 < -0.03$ mm/s,提示左房负荷过重,或有早期左心衰竭。

3.超声心动图

这是一项在心力衰竭诊断中最有价值的检查,简便、价廉、便于床旁检查及重复检查。其临床意义有:①诊断心包、心肌或瓣膜疾病;②测量LVEF、左室舒张末期容量(LVEDV)和收缩末期容量(LVESV);③定量或定性房室内径,心脏几何形状,室壁厚度,室壁活动,心包、瓣膜及血管结构,定量瓣膜狭窄、关闭不全程度;④鉴别舒张功能和收缩功能不全;⑤为评价治疗效果提供客观指标依据。

4.胸部X线检查

胸部X线检查是常用的方法之一。可以发现心脏外形变化,肺淤血的程度以及肺部的疾病。左心衰竭表现为心脏扩大,心影增大的程度取决于原发的心血管疾病,并根据房室增大的特点,判断左心衰竭的原发病因。肺淤血的程度可判断左心衰竭的严重程度。左心衰竭时X

线显示肺静脉扩张,肺门阴影扩大且模糊,肺野模糊,肺纹理增强,两肺上野静脉影显著,下野血管变细,呈血液再分配现象,肺间质水肿时显示 Kerley B 线。肺泡水肿时,肺门影增大,呈蝴蝶状,严重者可出现胸腔积液。右心衰竭继发于左心衰竭者,X 线显示心脏向两侧扩大;单纯右心衰竭,可见右房右室扩大,肺野清晰。

5.心脏核素检查

核素心室造影可准确测定左心室容量,LVEF 及室壁运动,从而评价左、右室整体收缩功能。核素心肌灌注显像可诊断心肌缺血及心肌梗死,对控制扩张性心脏病及缺血性心肌病有一定帮助,但对于瓣膜功能及心室肥厚的评价无价值,由于费用高,以及射线的辐射问题,核素显像在临床受到了限制。

四、治疗

对于老年性心力衰竭患者治疗的目标主要是缓解症状,改善心功能及生活质量,获得自理能力,预防疾病急性恶化,延长生存时间,而老年性心力衰竭的治疗原则与一般心力衰竭类似,但由于老年人心力衰竭时其特点,故在治疗中有其特殊性,应密切注意,谨慎处理。

1.一般治疗

(1)休息与锻炼:运动不耐受是心力衰竭症状的标志。由此推断心力衰竭患者能从运动训练中获益。Austin 等进行了一项大型试验,随机选择 200 名年龄为 60～89 岁(平均年龄 72 岁)的收缩性心力衰竭患者,通过有氧低阻力运动训练,发现运动训练可显著提高健康相关生活质量,如 NYHA 的心功能分级,6 min 步行试验步行距离。对于重度心力衰竭应充分休息,但应避免不必要的长时间休息卧床,以免引起血栓栓塞性疾病、关节和肌肉萎缩、僵硬以及排尿困难、压疮等并发症发生。同时长期卧床还可造成心脏神经症,不利于康复。因此重度心力衰竭应先采用床边坐立法,再根据病情改善程度逐渐增加,待心力衰竭稳定心功能好转后,可在专业人员监护下进行症状限制性有氧运动。如步行,每周 3～5 次,每次 20～30 min,但避免做用力的紧张运动。

(2)饮食及液体摄入:少食多餐,保证足量蛋白质及钾摄入,心力衰竭患者常有口渴感,因此常导致摄入过量水分和低钠血症,大部分患者可将水摄入量控制在 1.5～2.0 L/d。因为老年患者的肾小管浓缩功能和钠重吸收功能减退,如同时使用利尿剂,限钠可诱发或加重低钠血症,故射血分数≥35% 老年患者一般不需限钠,尤伴低钠血症时。但 EF<20% 和伴有肾功能不全者则须适当限钠(3～4 g/d)。

(3)积极吸氧:中青年人的轻中度心力衰竭不一定吸氧,而老年人的轻度心力衰竭可有明显的低氧血症,应积极吸氧(2～4 L/min),肺心病患者应持续低流量吸氧(1～2 L/min),烦躁的老年人患者常需面罩吸氧。

2.药物治疗

(1)利尿剂:老年心力衰竭患者几乎都有不同程度的水、钠潴留,因此应用利尿剂是处理心力衰竭的重要一环。利尿药不良反应多,老年人各种生理代偿功能低下,尤易发生,故应严格掌握适应证。老年患者使用利尿剂的基本原则如下。①剂量适当。小量开始,缓慢利尿,不应过急过猛,老年心力衰竭患者利尿量以 1500 mL/d 左右为宜。尽可能选择口服利尿剂,如肌酐清除率(Ccr)>30 mL/min,选择氢氯噻嗪 12.5～25 mg,1～2 次/天;如 Ccr<30 mL/min,只能应用袢利尿药呋塞米(速尿)20 mg,1～2 次/天,也不推荐使用醛固酮受体拮抗药;老年患

者肌酐清除率较低,因此需要合理评估肌酐清除率而不是单纯依靠血清肌酐值。②保钾排钾利尿剂联合应用,尤其是保钾排钠利尿剂螺内酯作为醛固酮受体拮抗剂,其临床作用被临床医师重新评估,建议对近期或目前为 NYHA 心功能Ⅳ级患者,使用 20 mg/d;如能在 ACEI 的基础上加用醛固酮受体拮抗剂,可抑制 ACEI 的"醛固酮逃逸现象",进一步抑制醛固酮的有害作用,但必须注意血清肌酐与血钾,尤其是老年患者。③监测血生化指标,及时发现肾功能不全,低钾血症、低钠血症。④顽固性心力衰竭治疗。出现利尿剂抵抗或顽固性心力衰竭时,可静脉给予利尿剂,新指南推荐呋塞米静脉滴注 40 mg,继以 10~40 mg/h,或与小剂量多巴胺(或多巴酚丁胺)合用。注意老年人由于营养不良性低蛋白血症,胶体渗透压降低,所以必需联用蛋白制剂才能消退水肿。同时使用利尿剂后,尽管水肿仍存在,也易发生血管内失水,故对脑动脉硬化、房颤、重度心力衰竭患者应加强抗凝治疗,以防血栓形成。

(2)血管紧张素转换酶抑制剂(ACEI):应用 ACEI 治疗心力衰竭的目的是逆转左心室肥厚,防止或延缓心室重塑,降低心力衰竭病死率和提高生存率,ACEI 是心力衰竭治疗的基石和首选药物,目前已有大量循证医学证实对老年心力衰竭有效并已广泛应用。

(3)血管紧张素受体拮抗剂(ARB):我国"2014 年指南"将"有心力衰竭症状且 LVEF 降低,不能耐受 ACEI 的患者"和"心肌梗死 LVEF 降低,不能耐受 ACEI 的患者"使用 ARB 增加为Ⅰ类推荐,反映了 ARB 在慢性心力衰竭治疗中循证医学证据的进展,使不能耐受 ACEI 的患者也能得到充分有效地生物学治疗。2012 年欧洲急性和慢性心力衰竭的诊断和治疗指南指出:对于不能耐受 ACEI 药物,EF<40% 的心力衰竭患者,建议在应用 β 受体阻滞剂和醛固酮受体拮抗剂的同时给予 ARB 以降低患者住院率和病死率(Ⅰ、A)。对于不能耐受醛固酮受体拮抗剂,EF≤40% 的心力衰竭患者,如果给予 ACEI 和 β 受体阻滞剂之后仍然存在持续心力衰竭症状,建议给予 ARB 以降低住院率(Ⅰ、A),ARB 可用于各个阶段的心力衰竭患者,无论是 ACEI 还是 ARB 老年患者均要严密监测血钾。

(4)β 受体阻滞剂:β 受体阻滞剂由心力衰竭应用禁忌证成为心力衰竭治疗的基石,这种理念的转变正是其在心力衰竭治疗中出色的作用——不仅改善症状,还可以降低病死率和猝死率。老年心力衰竭患者和年轻心力衰竭患者循证医学均证实使用 β 受体阻断剂可以明显获益,由于对其不良反应的担心,故在老年患者中使用不充分情况比较常见,临床研究均证实70% 老年患者是可以耐受的,只是靶剂量可能会低于非老年患者,在使用时应该很好掌握原则、注意事项和禁忌证。

(5)地高辛:地高辛适用于已在应用 ACEI 或 ARB,β 受体阻滞剂但仍有心力衰竭症状的患者。老年人群往往存在肾功能不全,加上多病共存,多药合用,所以发生洋地黄中毒概率大大增加,而且洋地黄类药物还具有抗胆碱能受体的作用,这可能增加老年患者发生跌倒或精神异常(谵妄)。正因为如此,洋地黄类药物与华法林、胰岛素被列为最常见的因不良反应而导致老年患者住院事件的药物。

(冀丽娟)

第二节　老年高血压

高血压(hypertension)是导致老年人心力衰竭、脑卒中、冠心病、肾衰竭、主动脉病的发病率和病死率升高的主要危险因素之一。因老年高血压在发病机制、临床表现、治疗与预后等方面均具有特殊性,因此,在诊断和治疗中应重视老年高血压的病理生理特点及特殊机制,进行个体化治疗。

一、病因

(一)大动脉粥样硬化

老年人大动脉发生退行性改变,血管的顺应性及弹性降低,从而导致收缩期大动脉扩张减弱,对血压升高的缓冲降低;而且大动脉弹性回缩加快,从原来主要发生在舒张期的提前到现在主要发生在收缩期,使得收缩压升高;大动脉弹性回缩减弱和弹性回缩时间提前,使舒张压降低,脉压增大。然而,造成老年高血压患者血管弹性及顺应性降低的主要原因就是管壁硬度的增加。

动脉内皮功能异常以及局部组织肾素-血管紧张素系统激活、血脂异常、高盐摄入也导致大动脉顺应性降低。

(二)总外周血管阻力升高

由于小动脉的透明样变性,动脉壁与腔径的比值升高,对外周加压物质的反应性增强、血管的阻力增大。

(三)肾脏排钠能力减退

随着年龄增长,肾皮质变薄、有效肾单位减少、肾小球滤过率降低、肾曲小管的浓缩功能减退,因此,尽管尿量未减少甚至夜尿增多,肾的排钠能力反而减退,导致水钠潴留。

(四)其他

另外,老年人压力感受器缓冲血压能力减退与失衡,交感神经系统 α 受体功能亢进,血小板功能增强以及不良生活方式,缩血管活性物质较多释放入血浆等均在老年高血压的发病机制中起到一定的作用。

二、临床表现

(一)血压波动大

无论收缩压、舒张压与脉压均较年轻患者有较大的波动,尤其是收缩压。这是由于老年人压力感受器调节血压的敏感性减退,动脉壁僵硬度增加,顺应性下降,从而造成昼夜、季节和体位的变化时血压具有较大幅度的波动,部分高龄老年人甚至可发生餐后低血压。常见血压昼夜节律的异常,表现为夜间血压下降幅度<10%(非杓型)或>20%(超杓型)甚至表现为夜间血压不降反较白天升高(反杓型),血压"晨峰"现象增多,出现血压昼夜节律异常,使心、脑、肾等靶器官损害的危险性显著增加。

(二)单纯收缩期高血压患病率高和脉压大

老年人血管内膜增厚,血管弹性降低,常常伴有动脉硬化,顺应性下降,脉压增大。半数以上老年人高血压以收缩压升高为主,即单纯收缩期高血压(ISH)。研究资料表明,老年单纯收缩期高血压占老年高血压人群的 65％以上。

(三)易发生直立性低血压

直立性低血压是指从卧位改变为直立体位的 3 min 内,收缩压下降≥20 mmHg 或舒张压下降≥10 mmHg,同时伴有低灌注的症状。1/3 老年高血压患者可能发生直立性低血压,并且亦随着年龄、神经功能障碍、代谢紊乱的增加而增多,直立性低血压可导致病死率和心血管事件的增加。因此,在老年人高血压的诊断与疗效监测过程中需要注意测量直立位血压。

(四)易发生餐后低血压

餐后低血压(PPH)是指老年人进食后所引起的低血压,老年人 PPH 患病率达 36％～70％,比直立性低血压更常见,是一种老年人常见而特有的疾病。PPH 只发生于老年人,而不发生于成年人,是老年人昏厥和跌倒的常见原因,其危害性并不亚于高血压,它不仅可引起生活质量降低、社会工作效率低下,还可导致心脑缺血症状。

(五)假性高血压

假性高血压是指实际血压正常,受测人由于肱动脉血管壁的增厚硬化,需要较高的气囊压力才能阻断血流,造成压力法检测时血压升高的一种假象。

三、诊断与鉴别诊断

(一)诊断

老年高血压的诊断应包括以下内容:①确诊高血压,即血压是否确实高于正常;②除外症状性高血压;③高血压分级;④并存的心血管危险因素、靶器官损害及并存的临床情况;⑤测定某些有助于制订治疗方案的指标。

隐匿性高血压(masked hypertension)是指患者在诊室内血压正常,动态血压或家中自测血压升高的临床现象,其心血管疾病和脑卒中的发病率和病死率与持续性高血压患者相近。其中,夜间高血压容易被漏诊并导致靶器官损害。

老年人诊室高血压更为多见,易导致过度降压治疗。因此,对于诊室血压增高者应加强监测血压,鼓励患者家庭自测血压,必要时行动态血压监测评估是否存在诊室高血压。动态血压测量应使用符合国际标准(BHS 和 AAMI)的监测仪。动态血压的正常值推荐以下国内参考标准:24 h 平均值 < 130/80 mmHg,白昼平均值 < 135/85 mmHg,夜间平均值 < 125/75 mmHg。正常情况下,夜间血压均值比白昼血压均值低 10％～15％。

老年高血压患者均应常规进行左、右上臂血压测量,立、卧位血压及心率测量,数天内多次测血压,做血生化检查,注意血钾、血糖、血脂、尿酸、肾功能,心电图检查,糖尿病和慢性肾病患者应每年至少查 1 次尿蛋白,必要时进一步查微量清蛋白、C-反应蛋白、眼底、颈动脉超声、胸片、超声心动图、脉搏波传导速度、24 h Holter 监测等检查以了解重要脏器的功能,除有助于估计病情外,对降压药物的选择有重要参考价值,使降压治疗尽可能达到个体化。

(二)鉴别诊断

在老年高血压患者中,继发性高血压较常见,如由动脉粥样硬化病变所致的肾血管性高血压、肾性高血压、嗜铬细胞瘤以及原发性醛固酮增多症。

如果老年人血压在短时间内突然升高,原有高血压突然加重或应用多种降压药物治疗后血压仍难以控制,应注意除外继发性高血压。此外,呼吸睡眠暂停综合征(obstructive sleep apnea-hypopnea syndrome,OSAS)可导致或加重老年人的高血压,表现为夜间睡眠及晨起血压升高,血压昼夜节律改变。老年人常因多种疾病服用多种药物治疗,还应注意由某些药物(如非甾体类抗感染药等)引起的高血压。

四、治疗

(一)非药物治疗

非药物治疗包括改善生活方式,消除不利于心理和身体健康的行为和习惯,达到减少高血压以及其他心血管病的发病危险。具体包括:适当减轻体重,建议将体重指数(BMI)控制在 $25\ kg/m^2$ 以下;减少钠盐的摄入,WHO 建议每人每日摄盐量应少于 6 g;调整膳食结构,注意补充钾和钙,多吃蔬菜、水果、鱼类,减少脂肪摄入;限制饮酒;戒烟、避免吸二手烟;规律适度的运动,根据个人爱好和身体状况选择适合并容易坚持的运动方式;减轻精神压力,避免情绪波动,保持精神愉快、心理平衡和生活规律。

(二)药物治疗

临床常用的 5 类降压药物:钙通道阻滞剂(CCB)、利尿剂、血管紧张素转换酶抑制剂(ACEI)、血管紧张素受体阻滞剂(ARB)及 β 受体阻滞剂均可用于老年高血压的治疗。老年人使用利尿剂和长效钙通道阻滞剂降压疗效好、不良反应较少,推荐用于无明显并发症的老年高血压患者的初始治疗。若患者已存在靶器官损害,或并存其他疾病和(或)心血管危险因素,则应根据具体情况选择降压药物。

1. 钙通道阻滞剂(CCB)

目前推荐长效二氢吡啶类 CCB 作为老年高血压患者降压治疗的基本药物。此类药物有极高的血管选择性,通过减少平滑肌细胞内的钙离子和钙调节蛋白而具有改善大动脉顺应性的作用,同时因其降压过程缓慢,不会导致血压大幅度变化而影响重要脏器的血供诱发心绞痛,心肌梗死和脑血管意外。此类长效钙通道阻滞剂的疗效和耐受性好,作用平稳持久,无绝对禁忌证,与其他 4 类基本降压药物均可联合使用。长效 CCB 的不良反应较少,主要不良反应包括外周水肿、头痛、面色潮红、便秘等。

CCB 类药物具有以下特点:①对代谢无不良影响,更适用于糖尿病与代谢综合征患者的降压治疗;②降压作用不受高盐饮食影响,尤其适用于盐敏感性高血压;③对于低肾素活性或低交感活性的患者疗效好。

此外,CCB 对心肌、窦房结功能、房室传导、外周动脉和冠脉循环存在明显差异。硝苯地平、维拉帕米与地尔硫䓬应避免用于左室收缩功能不全的老年高血压患者,存在心脏房室传导功能障碍或病态窦房结综合征的老年高血压患者应慎用维拉帕米、地尔硫䓬。

2. 利尿剂

利尿剂能排钠、减少细胞外容量、降低外周血管阻力,临床上噻嗪类最常用,其作用温和,有较好的耐受性且价格便宜。大规模临床试验表明,利尿剂对于老年单纯收缩期高血压有良好效果,且能够降低心脑血管事件特别是卒中的发生率,还可降低病死率。因大多数老年人高血压为盐敏感性高血压,利尿剂对于老年人降压效果好,是治疗老年高血压的首选药物。欧洲指南将其推荐用于老年高血压患者的初始及联合治疗。迄今为止,尚缺乏以我国人群为基础的大规模临床对照试验证据。过去有关噻嗪类利尿剂降压获益的多数研究使用的剂量较大(相当于 50～100 mg/d 氢氯噻嗪),也有研究显示小剂量利尿剂(氢氯噻嗪 12.5～25.0 mg/d)可使患者获益。鉴于此类药物的不良反应呈剂量依赖性,目前临床上很少单独使用大剂量利尿剂用于降压治疗。

利尿剂应作为老年人高血压联合用药时的基本药物,可用于治疗老年单纯收缩期高血压,尤其适用于合并心力衰竭、水肿的老年高血压患者。由于长期应用利尿剂增加电解质紊乱、糖脂代谢异常的风险并可能影响肾脏血流灌注,需监测肾功能的变化及电解质水平,预防发生低钾血症和高尿酸血症。老年高血压患者使用利尿剂应从小剂量开始,肌酐清除率 < $30 \text{ mL/min}/1.73\text{m}^2$ 的患者应使用袢利尿剂如托拉塞米或呋塞米等。

3. ACEI 与 ARB

ACEI 对于高肾素活性的高血压患者具有良好的降压疗效及具有明确的肾脏保护作用,适用于伴有冠状动脉疾病、心肌梗死、心绞痛、左心功能不全、糖尿病、慢性肾脏疾病或蛋白尿的老年高血压患者。ACEI 对糖脂代谢无不利影响,不增加心率、不影响心排出量,不良反应较少;主要不良反应包括咳嗽、皮疹,少部分患者可出现味觉异常、肾功能恶化;偶见血管神经性水肿,重者可危及患者生命。

ARB 类药物的降压及肾脏保护作用与 ACEI 相似,咳嗽等不良反应较少,血管神经性水肿罕见,尤其适用于不能耐受 ACEI 咳嗽等不良反应的患者。

老年患者常存在动脉粥样硬化性肾血管疾病或其他肾脏病变,需要使用 ACEI 或 ARB 治疗的老年患者,需除外双侧重度肾动脉狭窄。在用药过程中需要密切监测血钾及血肌酐水平的变化。

4. β 受体阻滞剂

虽然近年对 β 受体阻滞剂在降压治疗中的地位存在争议,如无禁忌证,仍推荐作为高血压合并冠心病、慢性心力衰竭老年患者首选药物。β 受体阻滞剂禁用于病态窦房结综合征、Ⅱ度及Ⅱ度以上房室传导阻滞、支气管哮喘的患者,长期大量使用可引起糖脂代谢紊乱。老年人常存在心动过缓、窦房结功能异常,应根据适应证决定是否使用 β 受体阻滞剂及用量。

5. α 受体阻滞剂

一般不作为老年高血压患者的一线用药。有症状的前列腺增生的老年高血压病患者可选用 β 受体阻滞剂。最主要的不良反应是直立性低血压,治疗时应从小剂量开始,嘱其睡前服用,并监测立位血压以避免发生直立性低血压,根据患者对治疗的反应逐渐增加剂量。

6. 醛固酮受体拮抗剂

醛固酮受体拮抗剂初始用于治疗原发性醛固酮增多症,之后证明可以改善心力衰竭及心功能减退的心肌梗死后患者的预后。近年研究显示,醛固酮受体拮抗剂可作为一线降压药物用于无并发症的老年高血压的治疗。而且醛固酮拮抗剂有拮抗醛固酮、增加钠重吸收的代谢效应,可改善肾血流动力学,纠正后负荷和血管僵硬度增加等老年高血压的病理生理学特征。

（冀丽娟）

第十二章 急诊内科疾病

第一节 支气管哮喘

支气管哮喘(以下简称哮喘)是一种可以逆转的支气管痉挛性疾病。严重而持续地哮喘发作称为哮喘持续状态,此种状态经用一般习用的药物治疗往往不易收效,其病情严重者常需急诊处理。气道高反应性是引起哮喘发作的病理生理基础。哮喘的临床类型若根据其诱发因素可分为过敏性哮喘(或称外源性哮喘)、感染性哮喘(或称内源性哮喘)、运动性哮喘、药物性哮喘和混合性哮喘,绝大多数的哮喘病例属混合性。

一、支气管哮喘的发病机制

(一)气道高反应性与哮喘

气道高反应性系指受到非过敏性刺激而产生的气道收缩。非过敏性刺激可以是化学介质,如组胺和甲基胆碱,物理性的非过敏性刺激和吸入冷空气,运动或进行高通气呼吸。哮喘患者若吸入一定量的组胺可引起哮喘发作:健康人若吸入等量的组胺,一般不至于引起支气管的痉挛:但若将剂量增大,大大地超过使哮喘患者致喘的剂量,即使健康人也会呈现不同程度的支气管痉挛。像上面提到的冷空气、甲基胆碱和高通气等,对于所有的哮喘患者都可能引起较健康人为强的气道反应,特别是在发作期的患者,有些学者将这些刺激称为非特异性刺激。它们与过敏原等不同,后者称为特异性刺激,因为它们只引起一部分特异的哮喘患者而不是所有哮喘患者产生特殊的气道痉挛。造成气道高反应性的机理尚未完全阐明。与其形成有关的病理改变可能有气道上皮损害,气道黏膜水肿,交感神经和副交感神经功能失衡,以及支气管平滑肌功能上的变化等。

(二)过敏性哮喘(或外源性哮喘)的发病机理

过敏性哮喘的发病机理较感染性哮喘更为单纯,易于说明。该类患者与过敏原接触后,过敏原的抗原性传递给相应的浆细胞,产生具有特异性的亲细胞性抗体 IgE,IgE 的一端附着于支气管黏膜下的肥大细胞表面,于是患者便处于致敏状态。若患者再次接触过敏原,则 IgE 的另一端迅速与特异性抗原结合并且在钙离子和三磷酸腺苷的参与下激活各种酶活性,使肥大细胞脱颗粒,释放出许多介质,如组胺、慢反应物质(SRS-A,现被证实它由一组白三烯化合物所组成)、嗜酸粒细胞趋化因子(ECF-A),中性粒细胞趋化因子(NCF-A)和血小板活化因子(PAF)等。

组胺可以直接作用于支气管黏膜的受体,使平滑肌痉挛:它也可以刺激迷走神经受体,输送信息于神经中枢,而后通过迷走神经的反射而传递至支气管使其痉挛。上述由过敏原诱发IgE 致敏的肥大细胞所释放的化学介质受细胞膜的受体调节。肥大细胞以外,嗜碱粒细胞也参与这种调节。环磷腺苷和环磷鸟苷的比值(cAMP/cGMP)若增高,便可抑制致喘介质从肥大细胞或嗜碱粒细胞中生成和释放,并使支气管平滑肌弛张。若 cAMP/cGMP 减低则支气管平滑肌收缩。

(三)药物与哮喘

药物可以诱发或加重哮喘,其机理有的是变态反应性的,如喷吸极微量的青霉素而致严重的哮喘发作。有的系由于某些药物的药理作用如心得安和心得平等β阻滞剂。有的如阿司匹林,抑制环加氧酶,因而阻抑了前列腺素的生物合成,特别是 PGE 的合成。

(四)运动与哮喘

气道呈高反应性的人在持续较剧烈地跑步后,特别是运动结束后的 5～15 min 可出现哮喘,甚至可以持续 1 h,休息后可得缓解。倘若地运动之前吸入色甘酸钠或色羟丙钠或酮替芬均可避免其发作,若控制运动量或投用β受体激动剂等也可以起预防作用。因此,有的学者认为此类哮喘主要是由于运动促进了有关介质的释放所致。

二、有关哮喘的诊断

哮喘的主要症状是发作性的呼吸困难或胸闷,检查身体时主要可发现弥漫性哮喘音,呼气期较重。较简便的肺功能检查是第 1 s 时间肺活量较发作前降低 15% 以上。该项检查须重复两次,令患者吸入扩张支气管的药物气雾剂,可使第 1 s 时间肺活量增加 15% 以上。确诊哮喘尚须排除其他疾病引起的呼吸困难,如心源性哮喘、喘息性支气管炎气管或支气管肿瘤压迫气道和嗜酸粒细胞性肺炎等。皮肤过敏原试验可供临床参考。严格的过敏原试验规范要求试验前停用平喘药物、抗过敏药物和类固醇激素。然后患者往往因为有症状不愿或不可能停药。

三、哮喘的治疗

由于哮喘的病因复杂,病情轻重不一,以及个体对药物的反应各异,其治疗方案和效果也不尽相同。对外过敏原过敏的患者,哮喘发作常较突然,病势虽急,若能摈除过敏原,病情可望短期缓解。对许多过敏原均过敏的哮喘患者,他们对药物反应较差。感染性哮喘一般较难解除症状。

(一)摈除发病因素

开始治疗之前须详细了解患者的具体细节。因接触花粉而在一定季节里犯病的哮喘患者,避免与该类哮喘患者接触,是治疗能否收效的关键。由于运动、职业性物质或药物等因素诱发的哮喘,一旦排除了诱因,病情可迅速改善。

临床上往往见一些患者,当他们居住在某地区时哮喘发作频繁甚至不能工作,而当其迁居到另一地区时,由于脱离了与过敏原的接触,哮喘缓解,以后多年不再复发。当然,许多过敏原是普遍存在的,完全避免与某些过敏原接触也非易事,易地迁居也往往不实际。然而,摈除过敏因素毕竟是治疗的一个方面,讨论哮喘的治疗时首先应当注意到这一点。

(二)减敏治疗

通过不同的途径,应用小量过敏原并逐渐增加剂量,以改变机体的变态反应状态从而治疗哮喘,是临床常用的方法。一般说来,若只对某单一过敏原过敏,减敏治疗的疗效高;若对多种过敏原过敏、减敏治疗的疗效低。室内尘土的成分复杂,患者又不能完全避免与屋尘接触。因此对屋尘过敏的患者,若以屋尘进行脱敏治疗,多数疗效欠满意。对于感染性哮喘患者,采取他们的痰液作细菌培养,制成菌苗进行减敏治疗,或以常见的多种细菌制成混合菌苗减敏,往往能改善感染,缓减哮喘。减敏治疗的疗效取决于过敏原的鉴定和抗原的纯度。进行该项治疗时,剂量需自小至大逐步增加。

（三）镇静剂的应用

哮喘患者病情发作时精神均较紧张,需要一定的镇静剂。投用镇静剂时需注意药物的副作用。吗啡能促使机体释放组胺,引起支气管痉挛。有些病例接受吗啡后引起严重的呼吸困难,难于救治。对于那些可抑制呼吸中枢的镇静剂如巴比妥类,须慎用于重症哮喘患者。正在服用皮质类固醇的哮喘患者,若同时服用苯巴比安类药物应特别小心。有学者证明,服用地塞米松的哮喘患者,同时口服苯巴比妥,可使体内地塞米松的清除率增加88%,这将影响地塞米松的有效水平。苯巴比妥可以激活肝的微粒体酶,从而增加地塞米松的羟化作用。

（四）支气管扩张药的应用

不论支气管哮喘的诱发原因为何,拟肾上腺素能类药物和甲基黄嘌呤类药物均能缓解其症状。上述两类药物各有许多结构相似的衍化物,应用时应注意它们的扩张支气管作用和对心血管系统的影响。它们的扩张支气管作用可能与通过不同的途径促使环磷腺苷（cAMP）在细胞内的含量增高有关。

肾上腺素、异丙肾上腺素、羟甲异丁肾上腺素等可通过活化腺苷环化酶,促使更多的三磷腺苷环化为cAMP。从而抑制肥大细胞释放,引起支气管收缩的物质,并增强支气管纤毛运动,促进黏性分泌物的输送。茶碱等甲基黄嘌呤类药物的作用较广泛,它可以影响中枢神经系统、肾脏、心肌和横纹肌,包括横膈肌。最近有的学者认为,茶碱可以促进肾上腺髓质和其他嗜铬组织释放肾上腺素,提高血浆中的肾上腺素水平。曾经也有作者认为茶碱可抑制磷酸二酯酶,使组织中的cAMP失活,使cAMP逆转为$5'$-磷腺苷。后者无舒张支气管平滑肌的作用。

1.拟肾上腺素能类药物

临床上应首选β肾上腺素能受体激动剂,在β受体激动中又应当选择扩张支气管作用更强的β_2受体激动剂。新近羟甲异丁肾上腺素（舒喘宁）已有干粉制剂可供吸入,每吸可达$0.2\sim0.4$ mg,间羟异丁肾上腺素（叔丁喘宁）有了与喷雾器相连接的塑料雾化室,增强了气雾吸入的效果。

2.甲基黄嘌呤类药物

氨茶碱是甲基黄嘌呤类药物中最常用的扩张支气管药物。除了一般的口服氨茶碱之外,现在还有茶碱缓释片,其有效血水平可维持12 h,静脉注射氨茶碱可以收到较好的药效,但须注意徐缓推注,有心律失常或心脏疾病患者尤应小心。有学者建议静脉内注射氨茶碱时,首次剂量可按5.6 mg/kg,而后按 0.9 mg/(kg·h)静脉内滴入,如此血浆中的茶碱浓度可达10mg/L,这样的茶碱血浆浓度对患者是安全的,也是有效的。肝功能受损的病例,茶碱从体内清除的能力降低。此类肝功能不全的患者只可用较低的药量,0.3 mg/(kg·h)静脉滴入。

（五）抗胆碱类药物

抗胆碱类药物,如阿托品和它的衍生物,有一定的止喘作用。自古以来即以洋金花治喘。但由于此类药的扩张支气管作用不及拟肾上腺类药物,而阿托品等抗胆碱药又可减少腺体分泌,使痰液黏稠不易咳出,所以它们未被广泛地应用于治疗哮喘病。

一般认为,胆碱受体被乙酰胆碱刺激兴奋后可增高组织中环磷鸟苷（cGMP）的含量,从而使支气管平滑肌收缩,阿托品可阻抑胆碱受体,使cGMP的水平下降,舒张支气管平滑肌。此外阿托品还有抗组胺的性能,这有助于治疗哮喘病。异丙托溴铵（Sch 1 000）是一种新的抗胆碱制剂。该药的血中有效水平比异丙肾上腺素维持得长,前者为4 h而后者为1 h。

(六)皮质类固醇

皮质类固醇是治疗支气管哮喘的有效药物,其治喘作用在于:①抗炎作用,该药可稳定溶酶体膜,抑制致炎物质的释放,降低毛细血管壁的通透性;②抑制组胺的释放,抑制免疫过程;③抑制磷酸二酯酶的活性,阻止 cAMP 逆转为 5'-磷腺苷,从而增加组织中 cAMP 的水平,舒张支气管平滑肌;④阻断甲基儿茶酚胺,加强机体对儿茶酚胺的反应性。应用皮质类固醇治疗哮喘应当慎重。哮喘患者往往不掌握其适应证自行服用,其用药也缺乏规律性。这样非但不能发挥该药的作用,更会造成许多原来是可以避免的合并症或副作用。

皮质类固醇适用于下述的两种情况:①病情急重。但有些患者虽然发病较急,其病情不重,可用扩张支气管药剂缓解症状者则不宜立即投予类固醇药品。②哮喘病程漫长,虽经各种药物治疗、症状仍不缓解。对于适应证明确拟投用皮质类固醇者,开始的剂量可按体重等具体情况给予足量,病情稳定后逐渐减量。二丙酸倍氯米松是一种可作为气雾剂吸入,不为胃肠吸收的药物,喷吸后主要在支气管局部起作用。每日可喷吸 10 次,每吸含药约 50 μg。其副作用较小。长期喷吸可致口腔和喉部白念珠菌感染,因此喷吸后需漱洗咽部。指导患者采取正确的气雾吸入方式是很重要的。有学者认为,喷吸时患者应张开口,以深吸气将药雾吸入。也有学者认为吸入药雾时应深且缓,每分钟约通气 5 L,吸入气雾之后须屏气 10 s,若屏气不及 4 s 或每分通气量增至 8 L,均将降低雾化吸入的效果。

(七)曲尼司特、色甘酸钠和酮替芬

1.曲尼司特

可稳定肥大细胞和嗜碱粒细胞的细胞膜,抑制组胺和慢反应物质等介质的释放,是一种阻断过敏反应环节的药物。若在哮喘好发季节前半个月服用,可起到一定的预防作用。通常情况下,成人哮喘患者每日服 3 次,每次 100 mg。儿童每日 3 次,每次 2 mg/kg 体重。

2.色甘酸钠

由于色甘酸钠能防止支气管黏膜中的肥大细胞的脱颗粒作用,从而阻断组胺和慢反应物质等的释放,本药也可以作为哮喘的预防性药物。以往认为此药仅对过敏性哮喘有效,近年有的学者观察到该药对内源性感染性哮喘患者也有一定的效果。它是粉状供喷吸的药物,喷吸后约有 20%~65% 的患者可以得到保护。喷吸之后可能出现口腔或支气管有刺激反应,患者或有咳嗽,但不至于被迫停药。为了减轻局部刺激,在喷吸色甘酸钠之前数分钟可先喷舒喘宁气雾剂或异丙肾上腺素各 1 吸。色甘酸钠的喷吸剂量可以采用每日 2~3 次,每次 20 mg。

3.酮替芬

酮替芬是一种抗组胺和抗过敏的药物。有的学者认为它可稳定肥大细胞,可以减少过敏性哮喘的发作次数,缩短哮喘持续时间。本药和以上提到的曲尼司特和色甘酸钠相似,都应当在哮喘发作之前 2~3 周开始投用,方能收到较好的疗效。它们都不是扩张支气管的药品,因此它们不能缓解急性发作的哮喘症状。有学者等以双盲法观察了酮替芬和色甘酸钠的作用,发现酮替芬在改善症状和通气功能方面均较色甘酸钠为优。酮替芬可口服,成人每日 2 次,每次 1 mg,儿童可用糖浆制剂,其剂量可按体重酌减。

(八)对于具体哮喘患者的治疗问题

对于每一名哮喘患者,应根据他的过敏史,病程经过和对药物的反应等制定治疗方案。过敏原已明确的应排除过敏原,感染伴存的应控制其感染,必要时可行减敏治疗。对于症状较轻的患者,喘时喷吸舒喘宁等气雾剂是可以收到较好的效果的。轻型哮喘患者也常对肛门内塞

放氨哮素有良好的反应。发作频繁的哮喘患者往往伴有支气管感染因素,控制感染往往是重要的措施。须经常投予扩张支气管药物,注意消痰。有应用皮质类固醇适应证者可投予类固醇药品,但病情稳定后即须逐渐减量。须注意此类患者是否并发糖尿病、结核病或溃疡病,若有上述合并病症则须兼顾齐治。哮喘持续状态者须收容住院治疗。须注意如下的几个方面。

(1)尽快纠正缺氧状态。氧气须加湿化,每分钟流量可为 2~3 L。若氧浓度超过 50%,可减低通气的驱动能力而影响呼吸。过高氧浓度也可以导致氧中毒。一般情况下,25%~28%的氧吸入后可维持适当的血氧水平,必要时作血液气体分析。

(2)若有条件测定血内茶碱水平,可以加以监测。静脉滴入茶碱宜缓慢,以免心律失常。

(3)必要时酌用皮质类固醇。氢化可的松的首剂用量可按 4 mg/kg,病情被控制数日后酌予减量或改为口服的强的松。

(4)须注意补充水分和纠正电解质失衡。

(5)痰液壅堵者应设法排除,必要时插管通气引流。情况若不改善,应考虑气管切开。哮喘患者死亡者往往由于分泌物堵塞和支气管内血栓所致。只有极少数患者需应用机械辅助呼吸。

(刘天荣)

第二节　咯　血

支气管、肺咯血是患者来急诊就诊的常见症状,大咯血者常可因窒息而死亡,因此熟悉和掌握咯血尤其是大咯血的诊断和处理,具有重要的临床意义。喉以下呼吸道任何部位的出血,经喉头、口腔而咯出称咯血。确定是不是咯血,首先应除外鼻、咽和口腔部的出血。此外还需与呕血鉴别。

呕血为上消化道出血,经口腔呕出。咯血与呕血的鉴别一般不困难,但在有些情况下,如患者病史诉说不清或出血急剧,鉴别并不容易。

一、病因和发病机理

对咯血患者虽然应用了各种检查方法,仍有 5%~15% 的患者其咯血原因不明,称隐匿性咯血。部分隐匿性咯血可能由于气管、支气管非特异性溃疡、静脉曲张、早期腺瘤、支气管小结石及轻微支气管扩张等病变引起。虽然许多肺内外疾患、全身性疾患均可咯血,但咯血的机制各不相同。例如外伤使肺血管破裂引起出血:异物引起黏膜损伤、局部充血、水肿及感染而出血:各种原因的急、慢性炎症侵及血管壁破裂或造成血管病于剧咳或剧烈动作破裂而出血或大出血:细菌毒素使血管壁通透性增加,红细胞由毛细血管壁间隙逸入肺泡,可使痰中均匀地混血或有小血点:肿瘤本身坏死或溃疡,肿瘤侵犯邻近血管而致咯血:此外肺动脉压升高,风湿性心脏病二尖瓣狭窄引起肺淤血亦可引起不同程度的咯血。

二、诊断及鉴别诊断

对咯血的病因、出血量及影响咯血诊治的有关因素的估价,必需详细询问病史、全面的体格检查与必要的实验室及特殊检查。对咯血量的估计有不同的定义。大咯血通常指在 24 h

内咯血量超过 500 mL 或每次咯血量在 100 mL 以上；小量咯血指 24 h 咯血少于 100 mL；中等量咯血指 24 h 咯血 100~500 mL。

急诊对认识大出血、防止窒息的诊断和处理十分重要。大咯血可由于病变部位广泛,咳血量较多,患者心肺功能不全,体质衰弱咳血力量不足；或有气管移位,支气管引流障碍；或精神过度紧张等原因,导致声门或支气管痉挛；或咳血后误用多量镇静、止咳剂,使血不易咳出,阻塞支气管而发生窒息,可继发肺水肿及心室纤颤而死亡。如患者咯血后突然出现胸闷、呼吸困难、烦躁不安、急要坐起作端坐呼吸或张口瞪目、面色苍白、咳血不畅及缺氧等表现,均需警惕由于大咯血而发生窒息,需积极处理。

(一)病史

咯血量、性状、发生和持续时间及痰的性状对咯血病因的鉴别诊断有重要价值。脓性痰伴咯血多见于支气管炎、支气管扩张症或肺脓肿。肺水肿多见为粉红泡沫样痰。长期卧床、有骨折、外伤及心脏病、自服避孕药者,咯血伴胸痛、呼吸困难应考虑肺栓塞。40 岁以上吸烟男性者要警惕肺癌的可能。女性患者于月经周期或流产葡萄胎后咯血,需要警惕子宫内膜异位或绒癌肺转移。对年轻女性,反复慢性咯血,不伴其他症状,需考虑排除支气管腺瘤。

(二)体征

应详细检查肺部。当胸部 X 线检查尚未能进行时,为尽早明确出血部位,可用听诊法,如咯血开始时,一侧肺部呼吸音减弱或(及)出现啰音,对侧肺野呼吸音良好,常提示出血即在该侧。二尖瓣舒张期杂音有利于风湿性心脏病的诊断；在局部出现喘鸣音,常提示支气管腔内病变,如肺癌或异物；肺野内血管性杂音支持动静脉畸形；杵状指多见于肺癌、支气管扩张症及肺脓肿；锁骨上及前斜角肌淋巴结肿大,支持转移癌。

(三)实验室检查

根据病史做必要的实验室检查是必要的。血常规、凝血功能检测、结核菌素纯蛋白衍生物或 T-spot 检测、肺部肿瘤标志物检测、自身抗体、ANCA 十项、脑钠肽或 N 端脑钠肽前体以及痰查结核菌、肿瘤细胞、肺吸虫虫卵等,对明确咯血的病因帮助很大。

(四)X 线检查

对每个咯血者均应进行胸部 X 线透视,必要时进行胸部正侧位拍片、胸部 CT 检查。如发现胸部 X 线片有圆形支气管影,双轨征,有利于支气管扩张的诊断；有气液平面支持肺脓肿的诊断,团块样阴影有利于肺癌的诊断,肺曲霉菌病在圆形团块阴影内可见一新月形 X 线透亮阴影,为霉菌球。胸部 X 线阴影不是特异性病因的表现,需与病史、体征及其他等检查综合分析、判断咯血的原因。约有 1/3 咯血者胸部 X 线检查可表现正常。

此外,由于咯血吸入到邻近肺野亦可形成淡片状阴影,一般咯血停止后 1~2 周可吸收。支气管碘油造影是诊断支气管扩张症的主要方法,停止咯血 4 周后进行较为安全。对经支气管造影和纤维支气管镜检查仍不能确定咯血原因和部位的隐源性咯血者,可采用选择性支气管动脉造影,以显示区域性支气管动脉异常,确定出血部位,有高度敏感性。但大多数血管异常是非特异性的,可与其他检查方法互为补充,在某些疾病如支气管动静脉蔓状血管瘤则是唯一诊断的手段。在了解出血部位的基础上,可行支气管动脉栓塞治疗止血,有的患者可获较好的效果。但也有的患者由于造影剂经吻合支进入脊髓前动脉,可引起神经毒性或脊髓缺血的严重并发症,应严格选择适应证,操作尤需注意。

（五）支气管镜检查

咯血期间纤维支气管镜检查的适应证如下。

（1）大咯血内科治疗不能控制，考虑手术或选择性支气管动脉栓塞术，但胸片阴性，或胸片双侧均有病变，或一侧有病变其性质不能满意解释咯血来源，只有靠纤维支气管镜检查确定咯血来源。

（2）诊断不明，不能进行合适的治疗。

（3）支气管栓塞术有广泛的适应证，可作为手术前急救措施，栓塞术前最好经纤维支气管镜检查确定出血来源。

（4）胸外伤咯血，了解有无支气管断裂。

（5）肺切除术后咯血，了解血是否来自支气管残端，检查病变有无复发。

（6）须经纤维支气管镜注入止血药或放入细导管填塞支气管止血等。患者咯血量较大时，因纤维支气管镜吸引管腔较小，血液易阻塞管腔，模糊镜面，无法辨认，吸引血流及通气效果均不如硬质气管镜，此时也可考虑将纤维支气管镜通过硬质气管镜进行检查，既能观察到较细的支气管病变，又能较好地吸引和维持通气。对老年伴有脊柱后突或伴有颈椎不稳定的外伤患者，不适宜应用硬质气管镜。

三、治疗

咯血急诊治疗的目的是：①制止出血；②预防气道阻塞；③维持患者的生命功能。

（一）一般疗法

1.镇静、休息和对症治疗

少量咯血，如痰中带血者，一般无需特殊处理，适当减少活动量，对症治疗即可；中等量的咯血应卧床休息；大量咯血则应绝对卧床休息，以患侧卧位为宜，尽量避免血液溢入健侧肺，若不能明确出血部位，则暂取平卧位。对精神紧张，恐惧不安者，应解除不必要的顾虑，必要时可给少量镇静药，如安定 10 g 或苯巴比罗纳 0.1～0.2 g 肌内注射，或口服安定、苯巴比妥（鲁米那）、氯美扎酮（芬那露）、奋乃静等。咳嗽剧烈的大咯血者，可适当给予镇咳药，如口服或皮下注射可待因 0.03 g，或口服咳美芬 10 mg，或二氧丙嗪（克咳敏）5 mg。禁用吗啡，以免过度抑制咳嗽，使血液及分泌物淤积气道，引起窒息。

2.加强护理，密切观察

大、中量咯血者，应定时测量血压、脉搏、呼吸。鼓励患者轻微咳嗽，将血液咯出，以免滞留于呼吸道内。为防止患者用力大便，加重咯血，应保持大便通畅。对大咯血伴有休克的患者，应注意保温。

对有高热患者，胸部或头部可置冰袋，有利降温止血。须注意患者早期窒息迹象的发现，做好抢救窒息的准备。大咯血窒息时，应立即体位引流，尽量倒出积血，或用吸引器将喉或气管内的积血吸出。

（二）大咯血的紧急处理

1.保证气道开放

取轻度侧头仰卧位；或向出血患侧侧卧位；紧急气管内插管直达主支气管（如出血在右侧，用 Forgarty 或 Foleg 堵塞，然后撤回气管内管到隆突上 2 cm；如右侧主支气管无出血，然后行补助通气），经硬质气管镜补助通气。

2.安排实验室检查

包括全血计数,分类及血小板计数;血细胞容积测定;动脉血气分析;凝血酶原时间和不完全促凝血激酶时间测定;胸部 X 线片检查。

3.通知血库

查血型及配血:在适当时间用新鲜冰冻血浆纠正基础凝血病。

4.适当应用止咳、镇静剂

如用硫酸可待因,每次 10 mg,肌内注射,每 3～6 h 一次,以减少咳嗽。用安定以减少焦虑,每次 30 mg,肌内注射。

5.应用静脉注射药物

慢性阻塞性肺疾患者用支气管扩张剂:如有指征,用抗生素:止血药物的应用。

6.及时通知内、外科有关人员

如第一线内科医师、胸外科、支气管镜检查者、血管造影者、麻醉师及手术室工作人员等。

(三)止血药的应用

1.垂体后叶激素

本药为脑垂体后叶的水溶性成分,内含催产素与加压素,加压素有强烈的血管收缩作用,可使肺小动脉收缩,使血管破裂处血栓形成而止血。是大咯血的常用药。

(1)静脉给药:突然大量咯血时可取该药 5～10 U,用 5％～25％葡萄糖液 20～40 mL 稀释后缓慢静脉注射,5～20 min 注完,作用可维持 10 h 左右,必要时隔 6 h 以上重复注射。每次极量 20 U。大量咯血停止后仍有反复咯血者,可将该药 10 U 溶于生理盐水或 5％葡萄糖 100～500 mL 静脉滴注,维持 3～5 d。

(2)肌内注射:每次 5～10 U。用药后可有面色苍白、出汗、心悸、胸闷、腹痛、便意及过敏等不良反应,对高血压、冠心病、肺原性心脏病、心力衰竭、孕妇原则上禁用,如非用不可,宜从小剂量开始,并应在密切观察下进行。

2.酚妥拉明

垂体后叶激素禁忌或无效时。用法为:10～20 mg 酚妥拉明加入 5％葡萄糖注射液 250～500 mL 中静滴,每日 1 次维持 5～7 d。用药需注意患者血压、心率、心律的变化,酌情调整药量。

3.卡巴克洛(安络血)

本药能降低毛细血管渗透性,缩短出血时间。用法为肌内注射每次 10 mg,每日 2 次。口服每次 2.5 ～5mg,每日 3 次。癫痫及精神病患者忌用。

4.维生素 K

本药能促使肝脏合成凝血酶原,促进血凝。用法为维生素 K_1 每次 10 mg 肌内注射或缓慢静脉注射,每日 1～2 次;维生素 K_3 每次 4～8 mg,每日 2～3 次,肌内注射或口服。

5.巴曲酶

该药是由蛇毒中分离提纯的凝血酶,可以静脉注射或肌肉注射,成人每日用量 1～2 kU。

6.酚磺乙胺(止血敏)

止血敏能促使血小板循环量增加,增强血小板功能及血小板粘附性,增强毛细血管抵抗力,缩短凝血时间。用法为每次 0.25～0.75 g,肌内注射或静注,每日 2～3 次。静脉快时可发生休克,须密切观察。

7.氨基己酸

能抑制纤维蛋白溶酶原的激活因子,使纤维蛋白溶酶原不能激活为纤维蛋白溶酶,从而抑制纤维蛋白的溶解,达到止血作用。用法为每次 4～6 g,以 5％～10％葡萄糖液或生理盐水100 mL 稀释,15～30 min 滴完,然后以 1 g/h 维持 12～24 h 或更长。

8.云南白药

每次 0.3～0.5 g 每天 3 次,口服。止血粉每次 0.5～1.0 g,每日 3 次,口服。

9.氨甲苯酸

可将该药 100～200 mg 加入 25％葡萄糖溶液 20～40 mL 后缓慢静注,每日 1～2 次;或将该药 200 mg 稀释入 5％葡萄糖注射液 250mL 中静滴,每日 1～2 次。

(四)萎陷疗法

经各种方法治疗,咯血仍不能控制者,可用萎陷疗法。若出血部位明确,可采用人工气胸法,若出血部位未明或出血来自下肺者,可用人工气腹疗法。如有膈肌及胸膜粘连,或心肺功能不全者,不宜采用萎陷疗法。

(五)紧急外科手术治疗

有学者认为对有适应证的病例,宜尽早选用手术治疗。手术治疗的适应证为:①咯血量大,如 24 h 内超过 1 500 mL,或咯血过猛,1 次咯血量达到 500 mL,内科治疗无止血趋向者;②反复大量咯血,有发生窒息及休克者;③一叶肺或一侧肺有慢性不可逆病变,如纤维空洞、肺不张、毁损肺、支气管扩张症、慢性肺化脓症,对侧肺健全或病变已稳定,适于手术治疗者;④全身情况及主要器官可接受大手术者;⑤出血部位明确者。

(六)选择性支气管动脉造影及栓塞治疗

对药物治疗无效,又不宜行手术治疗的大咯血者,是一个有效治疗的途径。部分病例可使大咯血长期缓解或使咯血减轻和暂时控制。可出现严重脊髓损伤的并发症,需严格掌握适应证,和需要熟练的技术。

(七)支气管镜止血

用硬质气管镜和纤维支气管镜插入出血侧支气管,将血液吸出,注入血管收缩剂、止血药或作气囊填塞,控制出血,或对有肺叶切除术适应证者做术前准备。

(八)原发病的治疗

根据咯血的不同原因,采取不同的治疗方法。如二尖瓣狭窄、急性左心衰竭所致咯血,应按急性左心衰竭处理;全身性出血性疾病者,可少量多次输新鲜血;肺结核、肺炎等引起的咯血,针对不同病因,选用适当的抗生素控制感染。

(九)合并症的处理

咯血常见的并发症为窒息、出血性休克、肺不张、结核病灶播散、继发肺部感染、继发贫血等。肺不张时可将血液吸出或用少量支气管扩张剂,促使肺叶复张;出血性休克时可适量输血或用血浆代用品,维持正常血压。

(刘天荣)

第三节 高血压危象

一、高血压危象分型

(1)高血压脑病:血压突然急剧升高,发生严重血管病变导致脑水肿,出现神经系统症状,头痛为最初主诉,伴呕吐、视力障碍、视盘水肿、神志改变,出现病理征、惊厥、昏迷等。脑脊液压力可高达 3.92 kPa(400 mmH$_2$O),蛋白增加。经有效的降压治疗,血压下降,症状可迅速缓解。

(2)高血压危象伴颅内出血包括脑出血或蛛网膜下腔出血。

(3)儿茶酚胺突然释放所致高血压危象见于嗜铬细胞瘤。肿瘤可产生和释放大量去甲基肾上腺素和肾上腺素,常见的肿瘤部位在肾上腺髓质,也可在其他具有嗜铬组织的部位,如主动脉分叉、胸腹部交感神经节等。表现为血压急剧升高,伴心动过速、头痛、苍白、大汗、麻木、手足发冷。发作持续数分钟至数小时。某些患者发作有刺激诱因,如情绪激动、运动、按压肿瘤、排尿、喷嚏等。发作间歇可无症状。通过发作时尿儿茶酚胺代谢产物 VMA 和血儿茶酚胺的测定可确诊此病。

(4)高血压危象伴急性肺水肿

(5)高血压危象伴肾脏损害

(6)高血压危象伴主动脉夹层动脉瘤

二、病理生理

(一)高血压脑病

高血压脑病包括两个过程:一为功能性改变,即脑血管扩张,过多的脑血流灌注脑组织,引起高血压脑病;二为器质性改变,即动脉壁急性损伤,纤维蛋白样坏死。这两个过程发生在血压极度升高之后,尚无肾素或其他体液因素参与时。经动物和临床研究,发现血压下降时血管扩张,血压上升时血管收缩,通过自动调节机制维持恒定的脑血流量。但当平均动脉压超过24 kPa(180 mmHg),自动调节机制丧失,收缩的血管突然扩张,脑血流量过多,液体从血管溢出,导致脑水肿和高血乐脑病。脑循环自动调节的平均血压数值正常者为 16 kPa(120 mmHg),而高血压者为 24 kPa(平均血压=舒张压+1/3 脉压),故正常人血压稍升高就发生高血压脑病,而慢性高血压者血压升得很高时才出现高血压脑病,在发生急性血管损伤时血压上升的速度比升高的程度更为重要。

(二)小动脉病变

肾脏和其他脏器的动脉和小动脉急性血管病变,内膜损伤,促使血小板聚集,纤维蛋白沉积,内膜细胞增生,微血管血栓形成。

(三)肾损害

严重高血压引起肾血管损害,造成肾缺血,通过肾素-血管紧张素系统,肾素分泌增加,使血管收缩,醛固酮分泌增加,血容量增多从而使血压更高。

(四)微血管内凝血

微血管溶血性贫血,伴红细胞破碎和血管内凝血。

(五)妊娠高血压综合征

经动物实验和临床观察发现,妊娠时子宫胎盘血流灌注减少,使前列腺素(PGE)在子宫合成减少,从而促使肾素分泌增加,通过血管紧张素系统使血压升高。妊娠中毒症出现蛋白尿时,经肾活检发现纤维蛋白和免疫球蛋白沉积在肾小球,从而认为肾脏损害由免疫机制所致。有人认为抗胎盘抗体可能为此免疫反应的原因,此观点虽未被普遍接受,但为探索妊娠中毒症的机理开辟了一条新的途径。

三、临床表现

(1)血压舒张压高于 17.3 kPa(130 mmHg),血压突然升高,病程进展急剧。

(2)眼底视网膜病变出血、渗出或(和)视盘水肿。

(3)神经系统表现头痛、嗜睡、抽搐、昏迷。

(4)心脏增大,可出现急性左心衰竭。

(5)肾脏少尿、氮质血症、尿毒症的表现。

(6)胃肠道有恶心,呕吐。

高血压危象如不及时治疗,患者迅速死于脑损害,更多患者死于肾功能衰竭。如及时治疗,血压下降,高血压脑病恢复。恶性高血压的预后与肾脏损害程度密切相关,一组恶性高血压资料表明尿素氮低于 180 mg/L,5 年存活率为 64%;尿素氮高于 180 mg/L 者,5 年存活率仅 23%。

四、高血压危象的治疗原则

(一)应尽快使血压下降

做到迅速、安全、有效。至于血压下降程度则因人而异,如肾功能正常,无脑血管病或冠心病者则血压可降至正常。但如患者为 60 岁以上高龄,有冠心病,或脑血管病,或肾功能不全,血压下降过快过猛可导致冠状动脉或脑动脉供血不足或少尿,其安全的血压水平是 21.3～24.0/13.3～14.7 kPa(160～180/100～110 mmHg)。开始时降压药剂量宜小,使舒张压降至 16.0 kPa(120 mmHg)。

密切观察是否有神经系统症状,心排血量降低,少尿等现象。然后逐渐增加剂量,使舒张压降至 14.7 kPa(110 mmHg)。1～2 日间逐渐降至 13.3 kPa(100 mHg),应使患者能够耐受血压下降的速度。静脉用药者 1～2 d 应加上口服降压药,争取短期内停用静脉给药。如一药无效,可合并用药以提高疗效减少副作用。

(二)根据病情选择用药

遵循迅速平稳降压、控制性降压、合理选择降压药的原则,初始 1 h 降低幅度不超过 25%,随后 2～6 h 降压较安全水平,需根据不同疾病的降压目标进行血压管理。

(三)监护

患者以在 CCU 或 ICU 治疗为宜,以获得密切的监测,避免脱水或补液过多,前者可引起肾前性氮质血症,后者可使血压进一步升高,并可引起心力衰竭。

(四)防治

脑水肿高血压脑病时加用脱水剂甘露醇、呋塞米(速尿)等治疗;脑水肿、惊厥者镇静止惊,如肌内注射苯巴比妥钠、安定、水合氯醛灌肠等。

（五）抗心衰

合并急性左心衰竭时予强心、利尿及扩血管治疗，选用硝普钠最为理想。

（六）合并氮质血症

合并氮质血症者应予血液透析治疗。

（七）嗜铬细胞瘤合并高血压危象

由于瘤体分泌大量儿茶酚胺引起血压急剧升高，手术前应选用 α 受体阻滞剂酚妥拉明降低血压。

（八）合并妊娠高征

早期通过限制活动和盐的摄入足以增加子宫、胎盘和肾的血流。如蛋白尿加重、血压升高、视力下降、尿量减少，体重增加或头痛应住院治疗，尤其是头痛应引起重视，提示可能发生子痫，在子痫发生之前应终止妊娠。若患者发生子痫，应静脉注射硫酸镁（10％10 mL），给予镇静剂（以安定较适宜，必要时静注 10～20 mg）、中枢神经抑制剂，患者应绝对卧床休息，避免激惹而再度发生子痫。舒张压大于或等于 15.35 kPa(115 mmHg)者应积极降压治疗。子痫发生后应延缓分娩，以子痫停止发作 24～48 h 分娩为宜。

（九）恶性高血压

恶性高血压往往迅速发生高血压危象，必须积极治疗，根据临床症状的轻重决定降压速度。病情危急的恶性高血压，舒张压高于 20 kPa(150 mmHg)，需数小时内下降，而处在恶性高血压早期，病情尚不十分危急，血压可在数天内下降，可口服或间断静脉给药。恶性高血压伴氮质血症者即使积极治疗，远期存活率仍低，故应在肾功能损害前积极降压治疗。恶性高血压出现栓塞性微血管病变、血管内膜损伤、血小板聚集、纤维蛋白沉积、内膜细胞增生导致肾小动脉狭窄，氮质血症，故有人提出溶栓和抗凝治疗可减少或抑制内膜增生。恶性高血压 75％患者起病时有体重下降，由于丢钠、丢水之故，尿内丢钠 500 mmol/d，1/3 患者有低钠血症，故对体重下降的恶性高血压患者不宜限制钠盐摄入，因为低钠可促使肾素分泌，加重恶性高血压的血管病变。

五、几种常用的高血压急症降压药

（一）静脉用药

1.硝普钠

硝普钠为强有力的血管扩张剂，作用迅速，调节滴速可使血压满意地控制在预期水平，停药后血压迅速上升，故不至于发生低血压。静脉滴注数为 $50～400\mu g/min$，适用于高血压脑病、主动脉夹层动脉瘤、恶性高血压。由于硝普钠降低心脏的前、后负荷，对高血压危象合并左心衰竭者尤为适宜。在无条件监测硝普钠的代谢产物硫氰酸盐的血浓度时，应用硝普钠不宜超过 1 周，一般数天之后尽早改为口服降压药，因为硫氰酸盐可引起神经系统中毒反应。

2.尼卡地平

该药静注立刻起效，可持续作用 30～40 min，起始剂量 5～15 mg/h，可每 15～30 min 增加 2.5 mg/h，直至达到目标血压后予以维持量。

3.拉贝洛尔

该药静注后 5～10 min 起效，可持续作用 3～6 h，常采用 20～80 mg 静注，然后 0.5～2.0 mg/min 静脉滴注。

(二)口服降压药

高血压危象经静脉降压治疗达到目标值且靶器官功能平稳后,应逐渐过渡到口服用药,据基础疾病及病情单一或联合应用血管紧张素转换酶抑制剂、血管紧张素Ⅱ受体阻滞剂、钙通道阻滞剂、β受体阻滞剂、利尿剂等药。在用药时间上可与静脉用药有部分重叠,以利于平稳降压和避免血压反弹,同时应严密监测各项生命体征及靶器官功能变化。

(刘天荣)

第四节　急性病毒性心肌炎

病毒性心肌炎是指由嗜心性病毒感染引起,以心肌非特异性间质性炎症为主要病变的心肌炎。近几年来,其发病率呈逐年上升趋势。随着风湿性心肌炎发病率的减少,临床上的心肌炎大多数为病毒性。

一、诊断和鉴别诊断

(一)病史

50%～80%的患者于发病前1～3周有病毒感染史,有呼吸道和心血管症状。

(二)症状

头晕、乏力、心悸、胸闷、胸痛、呼吸困难、水肿,甚至晕厥、猝死。

(三)体征

可无阳性发现,多数患者有与体温、活动不相平行的心动过速,各种心律失常,心音低钝,舒张期奔马律,心脏扩大,充血性心力衰竭征象或阿-斯综合征等。

(四)辅助检查

1.血液检查

病变早期约有70%的患者白细胞计数中度增高,约有60%的患者血沉加快,血清ALT、肌酸微酶同工酶(CK-MB)、乳酸脱氢酶(LDH)同工酶和心肌肌钙蛋白Ⅰ(CTnⅠ)等可正常或升高,病毒感染后4～6周IgG滴度呈4倍升高。

2.心电图

心电图改变通常是暂时性的,最多见为窦性心动过速,ST段抬高或压低,T波平坦,倒置,QT间期延长,QRS波群低电压,病理性Q波和各种心律失常,特别是房室传导阻滞、室性期前收缩等。

3.X线检查

心影扩大或正常。

4.超声心动图

左室壁弥漫性或局限性收缩功能减弱,左心室增大,约有15%的患者可有室壁附壁血栓形成。可有心包积液征象。

5.心内膜心肌活检

心内膜心肌活检是诊断心肌炎的重要依据,但阴性结果不能排除本病。

6.病毒学检查

(1)病毒中和抗体测定:取患者病初的血清和相距 2~4 周的第 2 份血清,测定病毒中和抗体效价,若第二份血清抗体效价上升 4 倍,单次大于 1∶640,则可作为阳性标准,认为存在近期病毒感染,若单次血清抗体效价达 1∶320,作为可疑阳性。这是目前应用最为普遍的检测心肌炎患者病原学的依据。

(2)特异性 IgM 抗体测定:应用酶联免疫吸附试验(FLISA)检测特异性 IgM 抗体,其敏感性和特异性均较高,在病程早期 1~2 周即有结果。

二、急诊处理

(五)鉴别诊断

1.风湿性心肌炎

常伴有风湿活动症状、发热,皮下结节或环形红斑、游走性关节炎,抗链球菌溶血素"O"滴度增高等。

2.中毒性心肌炎

临床细菌感染败血症或毒素引起的中毒症状伴心肌炎者,血培养阳性,可考虑该菌引起的心肌感染或中毒性心肌炎。

3.低血钾症

常有进食差或呕吐、腹泻病史。查体除心脏听诊心音低钝外,常有腱反射减弱或消失,肠鸣音减弱等体征。化验血钾<3.5 mmol/L。

二、急诊处理

(一)抗病毒治疗

1.α-干扰素

能够阻断病毒复制和调节细胞免疫功能。γ-干扰素 100 万~300 万 U,每日 1 次,肌内注射,2 周为一个疗程。

2.黄芪

可能有抗病毒、调节免疫功能,对干扰素系统有激活作用。急性期可静脉滴注黄芪 40 mg,每日 1 次,2 周为一个疗程。2 周后黄芪 15 g,苦参 6 g 煎服,每日 2 次,连服 3~6 个月。

(二)应用抗生素预防链球菌感染

细菌感染是病毒性心肌炎的条件因子,链球菌包膜具有和心肌细胞共同的抗原。为预防细菌感染引起心肌免疫反应,在治疗开始时清除链球菌感染灶或带菌状态,常规用青霉素治疗 1 周,每次 320 万 U,静脉滴注,每日 2~3 次。对青霉素过敏者,用大环内酯类或根据咽培养选用有效抗生素。

(三)保护心肌疗法

心肌炎时,心肌产生自由基增多,有些酶活性下降,导致心肌细胞严重受损,再加上病毒在细胞内破坏心肌,产生心肌细胞溶解和坏死。因此,在心肌炎的急性期采用自由基清除剂,如维生素 C、维生素 E 等治疗,特别是大量维生素 C 疗效肯定,症状很快消退,低血压时疗效更明显。急性期维生素 C 一般用量为 150~200 mg/(kg·d),可加 10% 葡萄糖液 50~100 mL,

静脉注射或快速静脉滴注，每日 1 次，4 周为一个疗程。对心源性休克每次 $100\sim200$ mg/kg，静脉注射，血压不理想可 $0.5\sim2$ h 再静脉注射一次，血压平稳后 $6\sim8$ h 1 次，24 h 用 $4\sim6$ 次。

(四)免疫抑制剂治疗

在心肌炎早期患者出现完全性房室传导阻滞．严重室性心律失常．心源性休克、心脏扩大伴心力衰竭等严重并发症，此时存在免疫介导心肌损害，可短期应用糖皮质激素治疗。地塞米松对离体心肌细胞病毒感染早期有改善心电活动、减轻细胞病变及减少钙离子内流等心肌保护作用，地塞米松 10 mg/d 或氢化可的松 $100\sim200$ mg/d 加 5％葡萄糖液静脉滴注，短时间用，以后逐渐减量。

(五)对症治疗

(1)心力衰竭者予以 ACEI 类药物，口服。

(2)心律失常者按心律失常类型选用药物。

(3)休克者抗休克治疗，首选静脉注射大量维生素 C，血压平稳后改为静脉滴注，疗效不理想者可用升压药。

(刘天荣)

第十三章 内科疾病合理用药

第一节 调节血脂药

血脂是血浆中的中性脂肪(甘油三脂 triglyceride,TG)、胆固醇(cholesterol,Ch)和类脂(磷脂、糖脂、固醇和类固醇)的总称。血脂不溶于水,与载脂蛋白相结合形成大分子,主要包括乳糜微粒(chylomicron,CM)、极低密度脂蛋白(very low density lipoprotein,VLDL)、中间密度脂蛋白(intermediate density lipoprotein,IDL)、低密度脂蛋白(low density lipoprotein,LDL)和高密度脂蛋白(high density lipoprotein,HDL)。

在正常情况下,各个脂蛋白的浓度基本恒定,并且保持相互之间的平衡,但其中一个或几个脂蛋白浓度发生改变,相互之间的比例失调,就会导致脂质代谢异常,即能导致动脉粥样硬化性疾病的发生和发展。1970 年 WHO 根据脂蛋白纸上电泳及血脂测定将高脂蛋白血症分成 I～V 型。

脂质代谢紊乱在临床上十分常见,首要治疗方案是调整饮食结构,加强体育锻炼,戒除烟酒等不良嗜好;若还不能改善,则需要药物干预治疗。调血脂药物通过调整紊乱的血脂或脂蛋白来治疗高脂血症及 AS。下面将按照作用机制的不同介绍几种调血脂药物:①羟甲基戊二酸单酰辅酶 A 还原酶抑制剂;②胆汁酸结合树脂;③苯氧酸类;④烟酸类。

一、羟甲基戊二酸单酰辅酶 A 还原酶抑制药

羟甲基戊二酸单酰辅酶 A(3-hydroxy-3-methylglutaryl CoA,HMG-CoA)还原酶抑制剂,简称 HMG-CoA 还原酶抑制剂,即他汀类药物(statins)。HMG-CoA 还原酶是肝脏胆固醇合成的限速酶,催化 HMG-CoA 生成甲羟戊酸(mevalonic acid,MVA),MVA 的合成是内源性胆固醇合成的关键步骤,抑制 HMG-CoA 还原酶活性,可阻抑肝细胞合成胆固醇,使胆固醇含量减少。他汀类药物主要有洛伐他汀(lovastatin)、辛伐他汀(simvastatin)、普伐他汀(pravastatin)、阿托伐他汀(atorvastatin)、氟伐他汀(fluvastatin)和瑞舒伐他汀(rosuvastatin),是目前治疗高胆固醇血症的新型药物。

HMG-CoA 还原酶抑制剂具有二羟基庚酸结构,即内酯环或开环羟基酸,此结构是抑制 HMG-CoA 还原酶的必需基团,但内酯环结构需要转换为相应的开环羟基酸形式才具有药理活性。

具有内酯环型的洛伐他汀和辛伐他汀亲脂性较强,具有开环羟基酸形式的普伐他汀亲水性较强,氟伐他汀介于两者之间。HMG-CoA 还原酶抑制剂是 1976 年 Endo 等最先从真菌的培养液中分离出来的。其中:美伐他汀和洛伐他汀是从真菌培养物中分离得到;普伐他汀和辛伐他汀是人工半合成品;普伐他汀是美伐他汀的活性代谢产物;辛伐他汀是洛伐他汀甲基化衍生物;氟伐他汀和阿托伐他汀是人工合成品。HMGCoA 还原酶抑制剂能够较好地降低胆固醇,降低心脑血管疾病发生的概率,延长患者的生命。

(一)辛伐他汀

1.体内过程

辛伐他汀(simvastatin)是洛伐他汀的衍生物,本身无活性,口服后要水解成 β-羟基酸后具有活性。辛伐他汀及其代谢产物均与蛋白有很高的结合率(95％),且有很高的"首关效应",即通过肝循环后,β 羟酸辛伐他汀大部分被肝所摄取,进入体循环的 β 羟酸辛伐他汀仅为原口服辛伐他汀剂量的 5％。这个特点有利于肝脏得到充足的具有较强活性的辛伐他汀代谢产物来抑制胆固醇的合成。

2.药理作用

本身无活性,口服吸收后的水解产物具有强力的降低血胆固醇的作用。辛伐他汀通过抑制 HMG 辅酶 A 还原酶,使内源性胆固醇的合成减少,从而可以较大幅度地降低血胆固醇和低密度脂蛋白-胆固醇的水平。辛伐他汀在降低血胆固醇的同时,可以降低血载脂蛋白 B 浓度 25％～35％。相关临床试验表明,长期应用辛伐他汀不仅能有效减低血脂,还能显著延缓 AS 病变进展及恶化,减少心脏疾病的发生和不稳定型心绞痛的发作。

3.临床应用

(1)高胆固醇血症:①对于原发性高胆固醇血症、杂合子家族性高胆固醇血症或混合性高胆固醇血症(Ⅱa 和Ⅱb 型)的患者,当饮食控制及其他非药物治疗不理想时,辛伐他汀可用于降低升高的 TC、LDL、ApoB 和 TG。可升高 HDL,从而降低 LDL/HDL 和 TC/HDL 的比率。②对于纯合子家族性高胆固醇血症患者,当饮食控制及非饮食疗法不理想时,辛伐他汀可用于降低升高的 TC、LDL 和 ApoB。

(2)冠心病:①减少死亡的危险性。②减少冠心病死亡及非致死性心肌梗死的危险性。③减少脑卒中和短暂性脑缺血的危险性。④减少心肌血管再通手术(冠状动脉搭桥术及经皮气囊冠状动脉成形术)的危险性。⑤延缓动脉粥样硬化的进展,包括新病灶及全堵塞的发生。

4.不良反应

轻微、短暂,多为无症状的血清转氨酶升高及轻度非特异性胃肠道不适。

(二)洛伐他汀

洛伐他汀(lovastatin)是第一个应用于临床的有效的 HMG-CoA 还原酶抑制剂,其调节血脂作用稳定可靠。洛伐他汀是从红曲霉(或土曲霉)菌培养液中提取的真菌代谢产物,口服后无活性的内酯环被打开,变成有活性开环羟基酸。

1.体内过程

口服后,约有 30％的药物被吸收水解后形成有活性的开环羟基酸结构,具有首关消除效应,有 80％～85％经肝脏消除,达到血药浓度峰值要经过 2～4 h,半衰期为 3 h,3 d 后达到稳态血药浓度。蛋白结合率为 95％,主要分布在肝脏,其次为肾、脾、睾丸、肾上腺等。83％药物经胆汁和粪便排出,10％的药物经肾脏排出。

2.药理作用

(1)调血脂作用:洛伐他汀对肝脏具有高度的选择性,口服后,可剂量依赖性地降低血浆总胆固醇(total cholesterol,TC)和 LDL-C 的水平,大剂量应用可降低血浆三酰甘油(triglyceride,TG),从而使 HDL-C 的浓度略有升高,但作用比苯氧酸类差一些。长期应用能使 AS 斑块消退,进而减轻冠状动脉狭窄的程度。其作用机制是化学结构中的开环羟基酸结构与 HMG-CoA 的化学结构相似,在胆固醇合成的初期,能竞争性地抑制 HMG-CoA 还原酶活性,其效果是胆固醇合成减少阻碍了 VLDL 的合成和释放,另外,通过干细胞自身调节机制,代偿性的是 LDL 受体的合成增加,不仅数量增加,其活性剂与 LDL 的亲和力也增强,使血浆中更多的 LDL 经过 LDL 受体途径代谢。

(2)非调血脂作用:HMG-CoA 还原酶抑制剂还具有抗血栓、抗炎、抗氧化、抗血小板聚集、抑制平滑肌细胞的增殖和迁移,抑制单核巨噬细胞的黏附和分泌,以及稳定粥样斑块等非调节血脂的多效性作用(pleiotropic effects)。其中洛伐他汀的抑制血管平滑肌细胞增殖、迁移和减少胶原纤维的合成作用最强。对于其他的非调节血脂作用,洛伐他汀也有一定的效果,这些作用都有利于其发挥抗 AS 的作用。

3.临床应用

(1)适用于以胆固醇升高为主的高脂蛋白血症,尤其对杂合子家族性或非家族性Ⅱa 型高脂蛋白具有较好的治疗效果,用于Ⅱb 型、Ⅲ型、混合型和继发性高脂蛋白血症。

(2)必要时与胆汁酸结合树脂合用增强其降低胆固醇的作用。对于较严重的高三酰甘油血症和乳糜微粒症疗效较差。对于纯合子家族性高脂血症无效。用药 2 周后会产生明显的效果,4～6 周可以达到最佳效果。

4.不良反应和注意事项

(1)一般剂量无严重不良反应,少数患者会出现胃肠道反应、头痛或皮疹。

(2)约 2% 的患者用药 3～12 个月间血清转氨酶显著升高,停药后即可恢复正常。长期用药应定期进行肝功能检查。少数患者可在 3 个月内发生急性胰腺炎。

(3)合用免疫抑制剂环孢素 A(cyclosporine A)或降脂药烟酸(nicotinic acid)、吉非贝齐(gemfibrozil)的患者可发生肌痛并伴有肌酸磷酸激酶暂时升高,部分还会发生横纹肌溶解并发肾衰竭,此时应立即停药。

(4)活动性肝炎、肝功能不全者禁用。

(5)具有动物致畸作用,故孕妇和育龄妇女禁用。

(三)普伐他汀

普伐他汀(pravastatin)具有亲水性,具有开环羟基酸结构,起效快,药效稳定。药理作用机制与洛伐他汀相似,具有调节血脂和非调节血脂作用,适用于饮食限制仍不能控制的原发性高胆固醇血症或并发有高甘油三酯血症的患者(Ⅱa 型和Ⅱb 型),不良反应也与辛伐他汀相似。

(四)阿托伐他汀

阿托伐他汀(atorvastatin)无明显的肝肠再循环,适用于原发性高胆固醇血症患者,包括家族性高胆固醇血症(杂合子型)或混合性高脂血症(Ⅱa 和Ⅱb 型)患者和纯合子家族性高胆固醇血症患者;冠心病或冠心病等危症(如糖尿病、症状性动脉粥样硬化性疾病等)并发高胆固醇血症或混合型血脂异常的患者。不良反应为横纹肌溶解肌病,肝功能异常。

二、胆汁酸结合树脂

胆汁酸结合树脂又称为胆汁酸螯合剂。胆汁酸结合树脂作为碱性阴离子交换树脂,口服后不能被消化道吸收,在肠道内与氯离子和胆汁酸进行离子交换,形成胆汁酸螯合物并阻止胆汁酸的肝肠循环和反复利用,消耗大量胆固醇,使血浆中的 TC 和 LDL-C 水平降低。常用的药物有考来烯胺和考来替泊。

考来烯胺(Colestyramine)又称消胆胺,是苯乙烯型强碱性阴离子交换树脂,其氯化物为白色或淡黄色球状颗粒或粉末,无臭或为氨味,不溶于水,不易被消化破坏。

1. 体内过程

口服不被胃肠道吸收,在小肠中与胆汁酸结合后能形成不溶性化合物而阻止其吸收,使血中胆酸量减少,促使肝脏及血中胆固醇向胆酸转化,从而降低血胆固醇。用药1~2周开始降低血浆胆固醇浓度,可持续降低1年以上。用药1~3周可缓解因胆汁瘀滞引起的瘙痒。停药经2~4周血浆胆固醇浓度能恢复到基础水平。

2. 药理作用

苯乙烯型强碱性阴离子交换树脂,不溶于水。口服后药物所含氯离子与胆酸交换,形成不稳定的络合物;抑制胆汁酸或胆固醇从肠道的吸收,增加胆酸或胆固醇从粪便排出。减少胆酸的肝肠循环,胆酸从肠道的重吸收减少,刺激肝内胆固醇转化为胆酸,胆酸合成增加,肝细胞内胆固醇消耗增加,反馈刺激肝细胞膜加速合成 LDL 受体,使肝细胞 LDL 受体数目增多、活性增强,自血浆摄取的 LDL 增加,结果血浆 LDL 胆固醇浓度降低。

3. 临床应用

考来烯胺是目前最安全的降胆固醇药物,适用于Ⅱa、Ⅱb及家族性杂合子高脂蛋白血症,对纯合子家族性高胆固醇血症无效。长期应用考来烯胺可降低冠状动脉粥样硬化和心肌梗死的发病率,合用烟酸或 HMG-CoA 还原酶抑制剂可以增强疗效。

4. 不良反应

考来烯胺有特殊的臭味和一定的刺激性,能引起消化道症状,如恶心、呕吐、消化不良等。偶尔可出现短暂的碱性磷酸酶转氨酶活性升高。长期使用该药可引起脂溶性维生素的缺乏(如维生素 A、D、K)及镁、铁、锌、钙、叶酸的吸收减少。部分患者会出现反跳现象,再次出现因胆汁瘀滞而引起的瘙痒。考来烯胺以氯化物的形式存在,长期使用可引起高氯酸血症。大剂量可发生脂肪痢、骨质疏松和增加出血的倾向。同时还能影响酸性药物的吸收,如噻嗪类、香豆素类、洋地黄类等。

三、苯氧酸类

苯氧酸类(fibrates)又称贝特类,最早应用于临床的此类药物名为氯贝特(clofibrate,安妥明),有降低 TG 及 VLDL 的作用,曾被广泛应用。后发现其有肝胆系统的并发症且不能降低冠心病的病死率,现已少用。新型的苯氧酸类药效强毒性低,已经广泛应用于临床,如吉非贝齐(gemfibrozil)、苯扎贝特(bezafibrate)、非诺贝特(fenofibrate)和环丙贝特(ciprofibrate)等。现重点介绍吉非贝齐。

1. 体内过程

吉非贝齐(gemfibrozil)口服吸收快而完全,与血浆蛋白结合率高达92%~96%,外周组织中几乎没有分布,其中70%以原形的形式从肾脏排出,6%经过粪便排出,半衰期为1.5~2 h,当患者的肾功能衰退时,其半衰期延长,降血脂作用在用药后2~5日出现,作用高峰出现在第4周。

2. 药理作用

口服吉非贝齐后可明显降低 VLDL 和 TG 浓度,降低 TC 和 LDL-C 的作用相对较弱,还可以升高 HDL 水平。患者血浆中 TG 的水平影响 LDL 降低的作用,对于单纯性高甘油三酯血症患者的 LDL 无影响或略微升高,对于单纯性高胆固醇血症患者和 TG 水平正常的患者可降低 LDL。此外,对于高脂蛋白血症者并发糖尿病时,该药具有降低 TG 的作用,对于肾病综合征和尿毒症者也有效果。吉非贝齐还有非调血脂作用,可以通过降低一些凝血因子的活性,减少纤溶酶原激活物抑制物的产生等作用来治疗 AS。

3. 临床应用

对于 IIb、III、IV 型高脂血症有特效,即 VLDL 和血浆 TG 含量增高的患者。长期应用可以降低冠心病的病死率。对于烟酸治疗无效的家族性复合型高脂血症、家族性或继发性高三酰甘油血症也有一定效果,尤其是适用于经过 6 个月饮食治疗效果不佳的患者。对
于家族性高乳糜微粒症者、LDL 升高者无效。

4. 不良反应和注意事项

大多数患者耐受性良好,主要的不良反应为消化道反应,表现为恶心、腹痛、腹泻等,部分患者会出现过敏反应。应用该药早期应该检测肝功能,因为服用该药后会出现一过性的肝脏转氨酶升高。偶尔出现尿氮增高。肝肾功能不全者、孕妇、哺乳期妇女及胆石症患者禁用,小儿慎用。非诺贝特非诺贝特(fenofibrate)为第三代苯氧酸类调血脂药物,口服后迅速吸收,降脂作用强,长期应用毒性小,无蓄积作用,不与 DNA 结合,无致基因突变作用。适用于除高脂蛋白血症 I 型和纯合子家族性高胆固醇血症外的各种高脂蛋白血症的治疗。最适用于治疗高三酰甘油血症及以 TG 增高为主的混合型高脂血症。不良反应为偶有口干、食欲减退、大便次数增多、湿疹、失眠、乏力和性欲减退,停药后可消失。个别可见一过性转氨酶及尿毒氮或肌酐升高,一般停药后迅速回到正常。长期服用者应定期进行肝肾功能检查,严重肝肾功能不全者、孕妇、对本品过敏者禁用。

四、烟酸类

烟酸(nicotinic acid)即为水溶性 B 族维生素,又称尼克酸,是第一个应用于降低胆固醇水平的药物,现在多用其衍生物,如阿昔莫司(acipimox)、烟酸肌醇(inositol niaciniate)等。

1. 体内过程

口服吸收迅速而完全,生物利用度为 95%,1 h 左右达到血药峰浓度,血浆蛋白结合率小于 20%,广泛分布于肾脏、肝脏及脂肪组织中,2/3 以原形形式经肾脏排泄,半衰期为 20~45 min。

2. 药理作用

大剂量烟酸能降低血浆 TG 和 VLDL 的水平,用药后 1~4 h 生效,其作用强度与患者 VLDL 水平有关,降低 LDL 作用较慢且弱,用药后 5~7 d 生效,3~5 周达到最大效应,作用的强度与用药剂量有关,与胆汁酸结合树脂合用能使作用增强,再加他汀类药物作用再加强。烟酸还可以抑制脂肪组织的降解,减少脂肪酸向肝内移动,从而减少肝三酰甘油的酯化,减少 VLDL 的产生和分泌,进一步降低血浆 IDL 和 LDL 的水平。另外,烟酸还可以增加脂蛋白脂肪酶的活性,增加 VLDL 清除,降低三酰甘油。

3. 临床应用

烟酸是广谱调血脂药,除 I 型外,对于其他类型高脂蛋白血症均有效且为 V 型高脂蛋白血症的首选药。由于其不良反应较多,因此,主要用于饮食控制无效又有危险的高脂蛋白血症患者。烟酸类药物与胆汁酸结合树脂、他汀类和贝特类药物合用可以增强疗效。

4.不良反应和注意事项

最主要的不良反应是面部潮红、心悸和胃肠道反应,如恶心、呕吐、腹泻等,严重的胃肠道症状可引起消化道溃疡。面部潮红是由于前列腺素引起的血管扩张导致的,用药前服用阿司匹林可减轻该症状并能增强烟酸药效。大剂量烟酸能引起血糖、血尿酸浓度升高、肝功能异常和变态反应。禁用于通风、溃疡病、活动性肝病、2 型糖尿病患者和孕妇。阿昔莫司阿昔莫司(acipimox)是烟酸的衍生物,口服吸收完全,服药后 2 h 左右可达血浆峰浓度,不与血浆蛋白结合,半衰期为 2 h。在体内无显著代谢,基本上均以原形从尿中排泄。主要应用于Ⅱa、Ⅲ和Ⅳ型高脂血症,可用于 2 型糖尿病并发高脂血症患者。本品与胆汁酸结合树脂合用可增强降脂效果。

(董燕霞)

第二节 解热镇痛抗炎药

解热镇痛抗炎药(antipyretic-analgesic and anti-inflammatory drugs)是一类具有解热、镇痛,而且大多数还有抗炎、抗风湿作用的药物。由于化学结构及作用机制与甾体类抗炎药糖皮质激素不同,亦称为非甾体抗炎药(non-steroidal anti-inflammatory drugs,NSAIDs)。本类药物在化学结构上虽属不同类别,但有相似的药理作用、作用机制和不良反应。其解热、镇痛、抗炎、抗风湿作用均是通过抑制环氧酶(cyclooxygenase,COX)而减少体内前列腺素(prostaglan-dins,PGs)的生物合成而实现的。PGs 是一族含有一个五碳环和两条侧链的二十碳不饱和脂肪酸,广泛存在于人和哺乳动物的各种组织和体液中,具有重要的生物学活性。在炎症时由多种损伤因子和细胞因子诱导表达,促使合成相应的 PGs,参与发热、疼痛、炎症等病理过程。

一、药理作用及其作用机制

1.解热作用

NSAIDs 只能降低发热者的体温,而对体温正常者几乎无影响。这与氯丙嗪不同,在物理降温的配合下,氯丙嗪也能使正常人的体温下降。

正常情况下体温调节中枢通过对产热及散热两个过程的精细调节,使体温维持于相对恒定水平。感染、组织损伤、炎症等病理状态都可刺激中性粒细胞,产生与释放内热原,促使中枢合成与释放 PGs 增多,后者作用于体温调节中枢,将体温调定点升高至 37 ℃以上,此时产热增加,散热减少,致体温升高。NSAIDs 对内热原引起的发热有解热作用,但不能降低直接注射 PGs 引起的发热。因此,认为其解热作用是通过抑制中枢 PGs 合成而发挥的。发热是机体的一种防御反应,而且热型也是诊断疾病的重要依据。故对一般发热患者可不必急于使用解热药;但热度过高和持久发热消耗体力,可引起头痛、失眠、谵妄,甚至昏迷。小儿高热易发生惊厥,严重者可危及生命。NSAIDs 能降低体温,缓解高热引起的并发症,是对症治疗的重要措施,同时,应着重针对病因的治疗。

2.镇痛作用

NSAIDs 仅能缓解中度疼痛,对严重创伤性剧痛和内脏平滑肌绞痛无效。对临床常见的慢性钝痛如头痛、牙痛、神经痛、肌肉或关节痛、痛经等镇痛效果良好,不产生欣快感与依赖性,故临床广泛应用。NSAIDs 尤其适用于治疗炎症性疼痛,因为在组织损伤或炎症时,局部产生与释放某些致炎、致痛物质(如缓激肽、PGs 等)作用于痛觉感受器引起疼痛。PGs(如 PGE_1、PGE_2 及 $PGF2\alpha$)既有致痛作用,又可显著提高痛觉感受器对缓激肽等致痛物质的敏感性。NSAIDs 通过阻止炎症时 PGs 的合成,减轻 PGs 本身的致痛作用及增敏痛觉的作用,从而缓解疼痛。

3. 抗炎作用

大多数 NSAIDs 都有抗炎作用,对控制风湿性及类风湿关节炎的症状有肯定疗效,但不能根治,也不能防止疾病发展及并发症的发生。在炎症时生成的大量 PGs 能增强其他致炎物质的作用。NSAIDs 抑制炎症时 PGs 的合成,并且抑制多种炎症因子和细胞黏附分子的表达,从而减轻炎症反应。

二、常见不良反应

1. 消化道的反应

这是常见的不良反应,可见上腹部疼痛、恶心、呕吐、气胀及腹部痉挛等,严重者还伴有消化性溃疡及胃肠道出血。发生的主要原因是由于 COX-1 被抑制所致。

2. 皮肤反应

皮肤反应是第二大常见的不良反应,包括皮疹、荨麻疹、瘙痒、光敏、剥脱性皮炎等皮肤损害,有时可发生一些非常罕见的、严重甚至致命的不良反应。以舒林酸、萘普生、甲氯芬酸、吡罗昔康多见。

3. 肾损害

可见低钠血症、高钾血症、水肿、氮质血症、肾乳头坏死、少尿、慢性肾炎、肾病综合征、肾衰竭等。流行病学统计显示,长期大剂量服用对乙酰氨基酚可增加患肾病的概率,特别是在肾功能低下者,可出现肾绞痛或急、慢性肾衰竭,而小剂量的日常服用未见肾损害。

4. 心血管反应

长期大量应用可能引起心血管系统不良反应,其中包括血压升高、心悸、心律失常等。几乎所有的解热镇痛抗炎药均有潜在的心血管风险,如不注意减少剂量或停药,有可能发生心血管系统并发症。

5. 其他

尚可见肝损害、粒细胞缺乏症、再生障碍性贫血等血液系统反应及头痛、头晕、耳鸣、耳聋等中枢神经系统反应等。常用的 NSAIDs 按化学结构可分为水杨酸类、苯胺类、吡唑酮类及其他有机酸类等四类。各类药物均具有解热镇痛作用,但在抗炎作用方面则各具特点,阿司匹林和吲哚美辛的抗炎作用较强,而苯胺类几乎无抗炎作用。

三、水杨酸类

水杨酸类包括乙酰水杨酸和水杨酸钠,是应用最早的 NSAIDs。水杨酸钠因刺激性大,仅作外用,有抗真菌及溶解角质的作用。乙酰水杨酸是临床最常用的 NSAIDs。

乙酰水杨酸(acetylsalicylic acid)又称阿司匹林(aspirin),是水杨酸的酯化物。从 1899 年开始在临床应用,历经百余年而不衰,仍不断发现其新的药理作用和临床用途。

（一）体内过程

口服后小部分在胃、大部分在小肠吸收。$1\sim2$ h血药浓度达峰值。吸收后迅速被胃黏膜、血浆、红细胞及肝中的酯酶水解为水杨酸，因此，阿司匹林的血浆 $t_{1/2}$ 仅为 15 min。水解后以水杨酸盐的形式迅速分布至全身组织。也可进入关节腔及脑脊液，并可通过胎盘进入胎儿体内。主要是在肝脏代谢。肝脏对水杨酸的代谢能力有限，口服小剂量阿司匹林（1 g 以下）时，水解生成的水杨酸量较少，按一级动力学消除，血浆 $t_{1/2}$ 为 $2\sim3$ h；当阿司匹林剂量≥1 g 时，水解生成的水杨酸增多，即转变为零级动力学消除，血浆 $t_{1/2}$ 延长为 $15\sim30$ h；如果剂量再增大，血中游离水杨酸浓度将急剧升高，易引起中毒。尿液 pH 的变化对水杨酸盐排泄量影响很大，在碱性尿时可排出 85%；而在酸性尿时仅排 5%。故用碳酸氢钠碱化尿液，可加速水杨酸的排出。

（二）药理作用和临床应用

1.解热镇痛

阿司匹林有显著的解热、镇痛作用，疗效迅速、可靠；能降低各种原因引起的体温升高。对轻、中度疼痛，尤其是炎症性疼痛疗效显著。临床常用于感冒发热、头痛、牙痛、肌肉痛、神经痛及痛经等。

2.抗炎

抗风湿大剂量阿司匹林有明显的抗炎、抗风湿作用，对急性风湿热患者，可于 $24\sim48$ h 改善其红、肿、热及疼痛的症状。由于疗效迅速而确切，可用于急性风湿热的鉴别诊断。对类风湿关节炎可迅速镇痛，消退关节炎症，减轻关节损伤，是治疗的首选药物。抗风湿最好用至最大耐受剂量，一般成人每日 $3\sim4$ g，分 4 次于饭后服。

3.防止血栓形成

血栓素 A_2（TXA_2）是诱发血小板聚集和血栓形成的重要内源性物质，低浓度阿司匹林能不可逆地抑制血小板中 COX 的活性，减少血小板中 TXA_2 生成，发挥抗血小板聚集及防止血栓形成的作用。高浓度时可直接抑制血管内皮细胞中的 COX，减少内皮细胞中前列环素（PGI2）的生成，PGI_2 是 TXA_2 的生理拮抗剂，PGI_2 减少后可间接促进血栓的形成。因此，临床应用小剂量（$75\sim150$ mg）阿司匹林预防心脑血管病，可显著降低心肌梗死和脑卒中的发病率和病死率。对于一过性脑缺血发作者，服用小剂量阿司匹林（$30\sim50$ mg），可防止脑血栓形成。

4.其他作用

因阿司匹林能降低胆管内 pH 值，可用于治疗胆道蛔虫病；大剂量应用能促进尿酸排泄，也可用于痛风治疗。

（三）不良反应和注意事项

1.胃肠道反应

常见上腹不适、恶心、呕吐，大剂量口服可引起胃溃疡及无痛性胃出血，消化性溃疡患者禁用。产生胃肠道损伤的原因如下。①口服药物对胃黏膜的直接刺激。②内源性保护因子 PGE2 减少。存在于胃黏膜中的 COX 可催化 PGE2 生成，发挥减少胃酸分泌；促进胃黏液分泌；增加胃黏膜血流的保护性作用。阿司匹林抑制 COX，干扰 PGE_2 合成，因而导致胃黏膜损伤。饭后服用、服用肠溶片或合并使用胃黏膜保护剂或者质子泵抑制剂可减轻或避免胃肠道反应。

2.凝血障碍

小剂量阿司匹林因抑制血小板聚集功能,可延长出血时间。大剂量还能抑制肝脏合成凝血酶原,加重出血倾向,维生素 K 可以预防。严重肝损害、低凝血酶原血症、维生素 K 缺乏的患者应慎用,手术前一周要停用。

3.过敏反应

少数患者可出现荨麻疹、血管神经性水肿,甚至过敏性休克。某些哮喘患者服用阿司匹林或其他 NSAIDs 后可诱发哮喘发作,称为"阿司匹林哮喘"。此种过敏反应不是以抗原-抗体反应为基础,而是因 COX 被抑制,PGs 合成受阻,而花生四烯酸经脂氧酶途径生成的白三烯及其他代谢产物增多,导致支气管痉挛,诱发哮喘。肾上腺素治疗"阿司匹林哮喘"无效,抗组胺药及糖皮质激素有效。哮喘、鼻息肉患者禁用阿司匹林。

4.水杨酸反应

阿司匹林用药剂量过大(5 g/d)时,可出现头痛、眩晕、恶心、呕吐、耳鸣、视力及听力减退,严重者可出现过度呼吸、酸碱平衡失调,甚至精神错乱,总称为水杨酸反应,是水杨酸类中毒的表现,可危及生命。一旦出现应立即停药,并静脉滴注碳酸氢钠溶液以碱化尿液,加速水杨酸盐自尿排泄。

5.对肝、肾功能的影响

阿司匹林血药浓度超过 $150~\mu g/mL$ 时可产生剂量依赖性肝脏毒性,主要表现为血清转氨酶活性升高,个别患者有肝大、厌食、恶心和黄疸。对少数人,特别是老年人,伴有心、肝、肾功能损害的患者,可有水肿、多尿等肾小管功能损伤的症状。

6.瑞夷(Reye)综合征

病毒性感染伴发热的儿童或青少年服用阿司匹林后有发生瑞夷综合征的危险,表现为严重肝功能损害并发脑病(昏迷、谵妄、惊厥、急性脑水肿等),虽少见但可致死。故病毒性感染的患儿不宜阿司匹林退热,可用对乙酰氨基酚治疗。

四、苯胺类

对乙酰氨基酚(acetaminophen)又称扑热息痛(paracetamol),是非那西丁(phenacetin)在肝脏代谢的活性产物,因非那西丁毒性大,已不单独使用。

1.体内过程

口服吸收好,血药浓度 0.5～1 h 达高峰,$t_{1/2}$ 为 2 h,在肝脏中约 60% 与葡糖醛酸结合,35% 与硫酸结合后经肾脏排泄,极少部分进一步代谢为对肝有毒性的羟化物。

2.药理作用和临床应用

(1)对乙酰氨基酚的解热镇痛作用强度类似阿司匹林。

(2)抗炎作用很弱,无实际疗效,其原因未明。

(3)常用剂量下不良反应小,是最常用的解热镇痛药。目前,国内治疗感冒的复方制剂中,对乙酰氨基酚是主要成分。有研究认为,对乙酰氨基酚抑制中枢 COX 的作用强度与阿司匹林相似,但对外周 COX 的抑制远弱于阿司匹林。由于其不诱发消化性溃疡和瑞夷综合征,儿童病毒感染引发的发热、头痛应首选对乙酰氨基酚。

3.不良反应和注意事项

治疗量的对乙酰氨基酚不良反应少,偶见过敏反应,如皮疹,严重者伴有药物热及黏膜损害。过量(成人 10～15 g)急性中毒可致肝坏死。长期应用还可能损伤肾脏。

五、吡唑酮类

本类药物包括氨基比林、安乃近、保泰松和羟基保泰松。由于不良反应大,临床已少用。保泰松(phenylbutazone)是较早用于临床的 NSAID,因不良反应大,目前已少用。

1. 药理作用和临床应用

保泰松的抗炎、抗风湿作用强,而解热镇痛作用较弱。临床可用于风湿性及类风湿关节炎、强直性脊柱炎,对急性进展期患者疗效较好。较大剂量可减少肾小管对尿酸盐的重吸收,促进尿酸排泄,可用于急性痛风。偶用于某些高热如恶性肿瘤及寄生虫病(急性丝虫病、急性血吸虫病)引起的发热。

2. 不良反应和注意事项

本药毒性较大,易引起胃肠道反应,可致胃和十二指肠出血及溃疡;也可引起水肿,使心功能不全者出现心衰、肺水肿;严重反应为剥脱性皮炎、粒细胞减少、血小板减少及再生障碍性贫血,可能致死,应高度警惕;大剂量可引起肝、肾损害;保泰松抑制甲状腺摄取碘,可致甲状腺增大及黏液性水肿。

羟基保泰松是保泰松的活性代谢产物,除无排尿酸作用及胃肠反应较轻外,作用、用途及不良反应同保泰松。

六、其他抗炎有机酸类

(一)吲哚美辛

吲哚美辛(indomethacin)又称消炎痛,是人工合成的吲哚衍生物。

1. 体内过程

口服吸收迅速而完全,3 h 血药浓度达峰值。血浆蛋白结合率 90%。主要是在肝脏代谢,代谢物从尿、胆汁、粪便排泄,血浆 $t_{1/2}$ 为 2～3 h。

2. 药理作用和临床应用

吲哚美辛是较强的 COX 抑制药之一,有强大的抗炎、镇痛及解热作用,对炎性疼痛有明显镇痛效果,疗效优于阿司匹林。主要用于强直性脊柱炎和骨关节炎的治疗。但因不良反应多,临床多用于其他药物疗效不显著的病例,对癌性发热及其他不易控制的发热也有效。

3. 不良反应和注意事项

30%～50%的患者使用治疗量后会发生不良反应,约 20%的患者因不能耐受而必须停药。大多数不良反应与剂量过大有关。

(1)胃肠道反应有食欲缺乏、恶心、腹痛、消化性溃疡(偶可致穿孔、出血),偶见急性胰腺炎。

(2)中枢神经系统:25%～50%患者有前额头痛、眩晕,偶可致精神失常。

(3)造血系统:可引起粒细胞减少、血小板减少、再生障碍性贫血等。

(4)过敏反应:常见皮疹、哮喘等。也可诱发"阿司匹林哮喘"。本药禁用于孕妇、儿童、机械操作人员、精神失常、溃疡病、癫痫、帕金森病及肾病患者。

(二)舒林酸

舒林酸(sulindac)为吲哚乙酸类似物,本身几乎无药理活性,在体内代谢转变成硫化物后才具有强大的抑制 COX 作用,但强度不及吲哚美辛。本药血浆 $t_{1/2}$ 为 7 h,其活性代谢产物的 $t_{1/2}$ 为 18 h,作用较持久。适应证与吲哚美辛相似。因本药在吸收入血前较少被胃肠黏膜转化成活性代谢物,抑制胃肠道 PG 合成作用较弱,故胃肠道反应较少,发生率仅为吲哚美辛的 1/16。肾毒性和中枢神经系统不良反应发生率也低于吲哚美辛,其他不良反应与吲哚美辛相似。

(三)双氯芬酸

双氯芬酸(diclofenac)是欧洲最常用的 NSAID,口服吸收迅速,首关消除效应显著,$t_{1/2}$ 仅 1.1 h,生物利用度 50%。抑制 COX 的作用强于吲哚美辛,也可减少中性粒细胞中花生四烯酸的浓度。具有显著的抗炎、解热及镇痛作用。临床上用于风湿性和类风湿关节炎、骨性关节炎、强直性脊柱炎的长期对症治疗;也可短期用于治疗急性肌肉及关节损伤、关节疼痛、痛经或手术后疼痛。本药常见的不良反应是胃肠道反应,溃疡病患者禁用。约 15% 的用药者可出现可逆性转氨酶升高,若出现肝损害表现应停药。偶见神经系统反应和过敏反应。布洛芬(ibuprofen)是苯丙酸类衍生物。解热、镇痛、抗炎作用强,胃肠道不良反应轻,患者较易耐受,临床广泛应用。

1.体内过程

口服吸收迅速而完全,1~2 h 血药浓度达峰值,血浆 $t_{1/2}$ 约 2 h,血浆蛋白结合率 99%。可缓慢进入关节腔,服药 5 h 后关节液中浓度与血浆浓度相等,以后的 12 h 内关节液浓度高于血浆浓度。本药易透过胎盘,也可进入乳汁中。主要经肝脏代谢,90% 以代谢物形式自尿液排泄。

2.药理作用和临床应用

本药属强效非选择性 COX 抑制药,抗炎、解热及镇痛作用与阿司匹林相当。也能改变血小板功能,延长出血时间。临床主要用于治疗风湿性及类风湿关节炎和骨关节炎,也用于一般解热镇痛及痛经。不能耐受其他 NSAID 的患者可用本药。布洛芬血浆半衰期短,每日需多次用药,临床常用其缓释剂,如芬必得。

3.不良反应和注意事项

不良反应少而轻。常见胃肠道反应,少数用药者可出现消化不良、胃灼热感、恶心、呕吐等,一般不必停药,继续服用可耐受。少见消化道溃疡及出血,但长期服用者仍应注意。与阿司匹林有交叉过敏反应,可致支气管哮喘及皮疹。偶见视力模糊及中毒性弱视,出现视力障碍者应立即停药。禁用于孕妇、哺乳期妇女及哮喘患者。

(四)萘普生

萘普生(naproxen)也是苯丙酸衍生物。口服吸收迅速且完全,1~2 h 血药浓度达峰值。血浆 $t_{1/2}$ 为 12~15 h,每日服药两次即可。血浆蛋白结合率大于 99%。也能透过胎盘屏障和进入乳汁中,除 10% 以原形自尿排泄外,大部分是在肝脏代谢为去甲基萘普生后经肾排出。

萘普生的药理作用稍强于布洛芬,对 COX 的抑制强度是阿司匹林的 20 倍,除抗炎、抗风湿和解热镇痛作用外,还可抑制血小板聚集,并明显抑制白细胞的游走。主要用于治疗风湿性及类风湿关节炎、骨关节炎、强直性脊柱炎,可明显改善临床症状,也用于治疗急性痛风、头痛、发热等。特别适用于因贫血、胃肠道疾病或其他原因不能耐受阿司匹林或其他 NSAIDs 的患者。其显著特点是毒性低,胃肠道和神经系统不良反应明显少于阿司匹林和吲哚美辛,但仍多于布洛芬。长期应用可能增加心血管疾病风险。

(五)吡罗昔康

吡罗昔康(piroxicam)是长效、强效 NSAID。

1.体内过程

口服吸收完全,2～4 h 血药浓度达峰值,血浆蛋白结合率为 99%,血浆 $t_{1/2}$ 长达 36～45 h。每日一次(20 mg),经 5～7 d 血药浓度达稳态时关节腔内药物浓度与血浆浓度相近。大部分药物经肝脏代谢及与葡糖醛酸结合后由肾脏排泄,不足 10% 以原形排出。本药存在肝肠循环,作用迅速而持久。在老年关节炎患者中,无显著药代动力学变化。

2.药理作用和临床应用

吡罗昔康在体外抑制 COX 的效力与吲哚美辛相当,具有良好的抗炎作用。对风湿性及类风湿关节炎的疗效与阿司匹林、吲哚美辛及萘普生相同。其主要优点是用药剂量小,作用维持长,每日给药 1 次(20 mg)即可。

3.不良反应和注意事项

本药胃肠道反应的发生率约为 20%,剂量过大或长期服用可致消化道溃疡,甚至穿孔、出血,应予注意。

七、选择性环氧化酶-2 抑制剂

前列腺素合成酶(COX)有 COX-1 和 COX-2 两种同工酶。COX-1 为结构型,存在于血管、胃、肾等组织中,参与调节血管舒缩、血小板聚集、胃黏膜血流、胃液分泌及肾脏功能等,主要具起生理性保护作用。COX-2 为诱导型,在炎症时由多种损伤因子和细胞因子诱导表达,促使合成相应的 PGs,参与发热、疼痛、炎症等病理过程。

传统的 NSAIDs 均为非选择性 COX 抑制剂,在抑制 COX-2 产生治疗作用的同时,由于抑制 COX-1,减少了经 COX-1 途径合成的胃黏膜保护因子,导致攻击因子和防御修复因子失衡,从而引起胃肠道损伤。

近年来,陆续开发了选择性 COX-2 抑制剂,试图增强 NSAIDs 的抗炎、镇痛作用,减轻胃肠道的不良反应。已有的临床试验证实,选择性 COX-2 抑制剂治疗风湿性关节炎、骨关节炎及其他炎症性疼痛的临床疗效与传统的 NSAIDs 基本相似,而胃肠道的不良反应有所减轻,但可能增加发生心脑血管病的危险性。2004 年 9 月,第一代选择性 COX-2 抑制药中的罗非昔布在上市 5 年后被从市场上撤出。引起了人们对这类药物临床应用安全性的关注。因此,选择性 COX-2 抑制药时要针对患者情况权衡利弊,减少不良反应的发生。塞来昔布塞来昔布(celecoxib)的化学结构不同于罗非昔布,是含有磺酰氨基的化合物,是目前仍在临床应用的选择性 COX-2 抑制药。

1.体内过程

口服吸收较好,血药浓度达峰时间为 2～4 h。血浆蛋白结合率高,在组织中分布广泛,血浆 $t_{1/2}$ 为 11 h。主要经肝脏代谢,与葡糖醛酸结合后从肠道排出,少量以原形由尿排出。

2.药理作用和临床应用

塞来昔布对 COX-2 的抑制作用是对 COX-1 抑制作用的 375 倍,抗炎、镇痛作用强,临床主要用于治疗骨关节炎和风湿性、类风湿关节炎,特别适用于有胃肠道损伤风险的患者或不能耐受传统 NSAIDs 的患者。骨关节炎患者一般在用药 2 周后疼痛和关节功能状态明显改善,其疗效与萘普生相当。

3.不良反应和注意事项

一般认为,塞来昔布的胃肠道不良反应低于传统 NSAIDs,但有可能导致用药者出现水肿和血压增高,增加心血管病的危险性,故有心脏病危险因素存在者(如高血压、高血脂、糖尿病、吸烟者)慎用。

(董燕霞)

第三节 常用抗高血压药

一、利尿药

利尿药(diuretic)是较早应用于高血压治疗的药物之一。问世至今,该类药物以其安全、有效、价廉的特点成为高血压治疗的基础药物。常用药物主要有氢氯噻嗪和吲达帕胺。该类药物尤其适用于老年高血压、单纯性收缩期高血压或伴心力衰竭的患者,也是难治性高血压的常用药物之一。

(一)氢氯噻嗪

1.药理作用

本药通过排钠利尿,产生温和而持久的降压作用,多数患者在用药后 2～4 周达到最大疗效。降压作用机制:①用药初期因排钠利尿、减少细胞外液和有效血容量,导致心排血量降低;②长期用药则因持续排钠使血管平滑肌细胞内 Na^+ 浓度减少,Na^+-Ca^{2+} 交换减少,使细胞内 Ca^{2+} 含量降低,导致血管平滑肌舒张而降压。

2.临床应用

可单独用于轻度高血压的治疗。单用时,剂量应尽量小。超过一定剂量时,降压作用不一定增强,反而造成不良反应发生率增加。因此,若单用不能有效控制血压时,应换用或合用其他抗高血压药物。

(二)吲达帕胺

吲达帕胺(indapamide)为非噻嗪类吲哚衍生物,为新型强效、长效降压药。

1.药理作用

具有利尿作用和钙通道阻滞作用。利尿强度是氢氯噻嗪的 10 倍,阻滞钙通道可减少 Ca^{2+} 内流,促进血管内皮源性松弛因子的产生和抗心肌肥厚。作用强而持久,每日仅用药 1 次,肾功能受损时大部分从胆汁排出,无蓄积作用。

2.临床应用

可用于伴有高脂血症的患者。单独应用于 I、II 级高血压疗效显著,也可与其他降压药合用以增强疗效。

3.不良反应

口干、恶心、眩晕、头痛、失眠等。长期用药仅有轻度的血钾降低和尿酸增高,对血糖、血脂代谢无明显影响。可致性功能减退。

二、血管紧张素Ⅰ转化酶抑制药

血管紧张素Ⅰ转化酶抑制药(ACEI)自 20 世纪 80 年代上市以来,发展迅速,已成为高血压、慢性心功能不全等心血管疾病治疗的重要药物。主要品种有卡托普利(captopril)、依那普利(enalapril)、雷米普利(ramipril)、赖诺普利(lisinopril)及培哚普利(perindopril)等。

(一)卡托普利

1. 体内过程

卡托普利(captopril)又称巯甲丙脯酸,口服易吸收,生物利用度约为 70%,宜在餐前 1 h 服用,以免食物影响其吸收。口服后 15 min 起效,血药浓度 1 h 达高峰,维持 4~6 h。血浆蛋白结合率为 30%,$t_{1/2}$ 为 2 h,部分在肝脏代谢,约 40% 以原形经肾脏排泄。

2. 药理作用

本药舒张外周血管,有效降低血压,对原发性和肾性高血压有效,作用快而强,降压时不伴有反射性心率加快,不发生直立性低血压;可使肾血管阻力降低,肾血流增加;可增强机体对胰岛素的敏感性。对脂质代谢无影响。不易产生耐受性。

本药尚可抑制心肌、血管平滑肌细胞的肥大增生,发挥直接或间接心肌保护作用。作用机制如下。①减少 AngⅡ生成:卡托普利可与组织及血液循环中的 AngⅠ竞争性结合 ACE,并抑制其活性,使 AngⅡ生成减少,血管扩张而降压。②减少醛固酮分泌:减少水钠潴留,使血容量降低,血压下降。③缓解或逆转心血管重构:AngⅡ有生长因子作用,能通过 AngⅡ受体促进心肌肥厚和血管增生,加快高血压的发生和发展。卡托普利与组织中 ACE 结合较持久,抑制作用较强,因此能预防和逆转 AngⅡ引起的心室与血管重构。④抑制交感神经递质释放:AngⅡ与突触前膜受体结合可促进去甲肾上腺素的释放。AngⅡ生成减少,该作用减弱,交感神经张力降低,血压下降。⑤减少缓激肽的降解:缓激肽在激肽酶Ⅱ(即 ACE)作用下降解失活,卡托普利抑制 ACE,使缓激肽降解减少。缓激肽本身具有扩血管作用,还可促进 NO 释放和前列腺素合成,从而增强扩血管效应,使血压下降。

3. 临床应用

(1)高血压对各级高血压均有效,约 2/3 的患者单用本药就能有效控制血压。适用于治疗Ⅰ、Ⅱ级原发性或肾性高血压,也可与利尿药、受体阻断药等合用于治疗Ⅱ、Ⅲ级高血压,特别适用于合并糖尿病及胰岛素抵抗、左心室肥厚、心力衰竭、急性心肌梗死的高血压患者。

(2)充血性心力衰竭通过扩张血管,减轻心脏前、后负荷,增加心排出量,缓解或逆转心肌重构等,改善心功能。

(3)治疗糖尿病肾病和其他肾病因肾小球囊内压升高可致肾小球与肾功能损伤。糖尿病患者常并发肾脏病变。卡托普利对 1 型和 2 型糖尿病,无论有无高血压均能改善或阻止肾功能的恶化。除多囊肾外,对其他原因引起的肾功能障碍如高血压、肾小球病变、间质性肾炎等也有一定疗效,且能减轻蛋白尿。其肾脏保护作用与降压作用无关,而是它舒张肾出球小动脉的结果。

4. 不良反应和注意事项

(1)低血压:发生率约为 2%,与开始用药剂量过大有关,应从小剂量开始用药。

(2)刺激性干咳:发生率为 5%~20%,用药半年以上发生率较高,与缓激肽及前列腺素等对呼吸道黏膜的刺激有关。

（3）血管神经性水肿：发生率为 $0.1\%\sim0.2\%$，与缓激肽增加有关。

（4）高血钾：本药抑制 Ang II 生成，从而使依赖 Ang II 的醛固酮分泌减少。

（5）低血糖：由于本药能增强对胰岛素的敏感性，因此，常伴有降低血糖的作用，在 1 型和 2 型糖尿病患者中均有此作用。

（6）对妊娠与哺乳的影响：卡托普利对胎儿（妊娠中期及末期）有致畸的作用，因此，孕妇禁用卡托普利。

（7）肾功能损伤：在肾动脉阻塞或肾动脉硬化造成的双侧肾血管病变患者，卡托普利能加重肾功能损伤，升高血浆肌酐浓度，甚至产生氮质血症。因此，双侧肾动脉狭窄患者禁用。

（8）与-SH 基团有关的不良反应：味觉障碍、皮疹与白细胞缺乏等。皮疹多为瘙痒性丘疹，常发生于用药几周内，白细胞缺乏症仅见于肾功能障碍患者。

（二）依那普利

依那普利（enalapril）为不含巯基的非肽类 ACEI 前体药物。口服吸收迅速，生物利用度为 60% 且吸收不受食物影响。其活性代谢产物依那普利拉（enalaprilat）对 ACE 的抑制作用比卡托普利强 10 倍。降压作用出现较慢，但维持时间较长，可达 24 h 以上，故可每日给药 1 次。长期应用时，能逆转左室肥厚和改善大动脉的顺应性。可应用于原发性、肾性高血压各期患者及充血性心力衰竭患者。对高血压伴充血性心力衰竭患者，其疗效优于卡托普利。依那普利结构不含-SH，故无典型的皮疹、嗜酸性粒细胞增多、味觉缺失等卡托普利特异性的不良反应。其他不良反应似卡托普利。

三、血管紧张素 II 受体阻断药

Ang II 受体可分为 AT_1 及 AT_2 两种亚型，AT_1 受体主要分布于心脏、血管、脑、肺和肾等组织，AT_2 受体主要分布于子宫、卵巢、肾上腺髓质、脑、心脏及胎儿组织。Ang II 对心血管的作用主要由 AT_1 受体介导，而有关 AT_2 受体介导的生理功能至今尚未完全阐明。目前临床上用于高血压治疗的 Ang II 受体阻断药主要是 AT_1 受体阻断药，通过阻断 AT_1 受体，拮抗 Ang II 的一系列作用，从而使血管扩张，醛固酮分泌减少，也具有逆转心血管重构等作用。与 ACEI 比较，AT_1 受体阻断药对 RAS 的阻断作用较 ACEI 完全，因为体内 Ang II 的生成除了 ACE 途径之外，还存在非 ACE 途径，如糜酶途径，而 ACEI 对此途径产生的 Ang II 无影响。此外，AT_1 受体阻断药不影响体内缓激肽的代谢，故不产生干咳、血管神经性水肿等不良反应。

氯沙坦（losartan）于 1995 年上市，是第一个非肽类血管紧张素受体阻断药。

1. 体内过程

氯沙坦口服吸收迅速，生物利用度约为 33%，$t_{1/2}$ 为 2 h。但因其活性代谢产物 EXP-3174 $t_{1/2}$ 较长，为 $6\sim9$ h，故其降压作用可维持 24 h。EXP-3174 是非竞争性 AT_1 受体阻断药，对 AT_1 受体的作用比氯沙坦强 $10\sim40$ 倍。

2. 药理作用

氯沙坦竞争性阻断 AT_1 受体，其对 AT_1 受体的亲和力比对 AT_2 受体的亲和力高 $20\ 000\sim30\ 000$ 倍。其代谢产物 EXP-3174 与 AT_1 受体结合更牢固，拮抗作用强于母药。两者可对抗 Ang II 的绝大多数药理作用，使血管扩张，醛固酮生成减少，血压下降，其降压效能与依那普利相似。长期用药能抑制左室心肌肥厚和心血管重构。氯沙坦还能增加肾血流量，保持肾小滤过率,增加尿酸排泄。

3. 临床应用

适用于各型高血压的治疗。使用 ACEI 出现剧烈干咳而不能耐受的高血压患者可考虑换用本药。对伴有糖尿病、慢性肾病和慢性心功能不全的高血压患者具有良好作用。若用 3～6 周,血压下降仍不理想,可与利尿药或钙通道阻滞药联用,增强降压效果。

4. 不良反应和注意事项

不良反应较少。与 ACEI 一样,少数患者用药后会出现低血压、高血钾等不良反应,但不引起干咳及血管神经性水肿等 ACEI 特异性的不良反应。不宜用于妊娠中期及末期,一旦证实妊娠,应立即停药。禁用于肾动脉狭窄患者。

四、钙通道阻滞药

临床常用的选择性钙通道阻滞药有 3 类:苯烷胺类(如维拉帕米)、二氢吡啶类(如硝苯地平)和地尔硫䓬类(如地尔硫䓬)。钙通道阻滞药通过阻滞钙通道,抑制细胞外 Ca^{2+} 的内流,使细胞 Ca^{2+} 浓度减少,从而松弛血管平滑肌,主要是通过扩张小动脉,降低外周血管阻力引起血压下降。该类药物降压作用可靠,降血压时并不降低重要器官的血流量,有时还能改善其血流量,不引起脂质代谢及葡萄糖耐受性的改变,对低肾素型高血压患者有效。本类药物中二氢吡啶类扩血管作用较强,最为常用。

(一)硝苯地平

硝苯地平(nifedipine)又称硝苯吡啶、心痛定,属第一代二氢吡啶类钙通道阻滞药,其降压作用出现快,时间短。

1. 体内过程

普通片剂口服 20 min 起效,舌下含服 2～3 min 开始降压,喷雾吸入 5 min 内降压,灌肠 30 min 后明显见效。口服最大降压作用 1～2 h 出现,作用持续时间 6～8 h。药物主要在肝脏代谢,少量以原形药经肾脏排出。

2. 药理作用

硝苯地平降压作用快而强,降压时会引起反射性心率加快和心排血量增加,也使血浆肾素活性增高,合用 β 受体阻断药可减弱此反应并增强其降压作用。现主张使用硝苯地平缓释片剂,既可以减轻因迅速降压造成的反射性交感神经张力增加,又可以通过缓慢释药,使血药浓度谷/峰比值提高,减少血压波动性,保护重要生命脏器。

3. 临床应用

临床用于治疗轻、中、重度高血压,尤其适用于低肾素性高血压患者。亦适用于高血压并发心绞痛、肾脏疾病、糖尿病、哮喘、高脂血症及恶性高血压患者;对 β 受体阻断药使用有禁忌的患者常用钙通道阻滞药替代。与利尿药、β 受体阻断药、ACEI 合用可增强疗效。

4. 不良反应

主要为过度扩张血管所致。初服者常见面部潮红、头痛、心悸、窦性心动过速和踝部水肿(为毛细血管扩张而非水钠潴留所致),发生率为 10% 以下,需要停药者占少数。个别有舌根麻木、口干、出汗、头痛、食欲缺乏。

(二)尼群地平

尼群地平(nitredipine)属第二代二氢吡啶类钙通道阻滞药,作用与硝苯地平相似,但舒张血管与降压作用较硝苯地平强,维持时间也较长,反射性心率加快等不良反应较少。适用于轻、中度高血压患者。用药后有面红、乏力、头痛等轻度不适。肝功能不良者应慎用或减量。

(三)氨氯地平

氨氯地平(amlodipine)属第三代长效二氢吡啶类钙通道阻滞药。口服易吸收,血浆蛋白结合率约 97.5%。本药对血管平滑肌选择性更高,治疗剂量对心脏传导和收缩力均无影响。降压作用起效缓慢,持续时间长,$t_{1/2}$ 长达 $40\sim50$ h。每日口服 1 次,能在 24 h 内平稳控制血压。能逆转心肌和血管重构,保护靶器官。大多数不良反应与其血管扩张作用有关,包括头晕、面部潮红、头痛、低血压、外周水肿(尤其是踝部)、心动过速、心悸、恶心及胃肠不适等。开始用药时,还可能发生缺血性胸痛,少数患者可能因血压下降而导致心脑暂时性缺血或暂时性视觉缺失。

五、β 受体阻断药

β 受体阻断药最初用于治疗心绞痛,临床应用中发现该类药物能使心绞痛合并高血压的患者血压降低,随后的研究又证实该类药物降压作用安全可靠,能降低患者的总病死率和心血管事件的发生率,改善患者的预后。目前用于治疗高血压的 β 受体阻断药有普萘洛尔(propranolol)、美托洛尔(metoprolol)、阿替洛尔(atenolol)、比索洛尔(bisoprolol)等十余种药物。

(一)药理作用

单独应用时,β 受体阻断药的降压作用强度与噻嗪类利尿药相似。该类药物长期应用一般不引起水钠潴留,不易产生耐受性。无内在拟交感活性的 β 受体阻断药用药初期可致心率减慢和心排血量降低,外周血管阻力增加,故血压不变或略降。长期应用后,外周血管阻力恢复正常,心排血量仍未恢复,故收缩压及舒张压均下降。无内在拟交感活性的 β 受体阻断药长期应用可引起血脂异常,增加血浆甘油三酯浓度,降低 HDL-胆固醇。具有内在拟交感活性的 β 受体阻断药对静息心率和心排血量的影响较小,对血脂影响很小或无影响。

(二)作用机制

β 受体阻断药降压机制较为复杂,在不同的个体或在同类药物之间可能有不同的侧重点。其可能的降压机制包括:①阻断肾小球旁细胞 β_1 受体,抑制肾素的释放;②阻断心脏 β_1 受体,降低心肌收缩力,减慢心率,从而减少心排血量;③阻断外周交感神经末梢突触前膜 β_2 受体,抑制其正反馈调节作用,减少去甲肾上腺素的释放;④透过血脑屏障,阻断中枢 β_1 受体,降低外周交感神经活性;⑤其他机制,如改变压力感受器的敏感性和促进前列环素(PGI_2)的生成等。

(三)临床应用

β 受体阻断药可用于各种程度的原发性高血压,尤适用于年轻、心排血量高或肾素活性偏高患者,对心肌梗死后患者、高血压伴有心绞痛等患者也较为适用。既可单独应用,也可与利尿药、ACEI、钙通道阻滞药合用,以发挥协同降压效应,与血管扩张药、利尿药合用能有效治疗重度或顽固性高血压。

(四)常用药物

1.普萘洛尔

普萘洛尔(propranolol)为非选择性 β 受体阻断药,无内在拟交感活性。口服吸收完全,首关消除显著,口服后血药浓度个体差异大。降压作用缓慢(服药后 $2\sim3$ 周),温和,持久,长期应用不易产生耐受性。可单独应用,也可与利尿药、ACEI、钙通道阻滞药、血管扩张药合用,高血压伴有心绞痛、偏头痛、焦虑症等患者也较为适用。可诱发或加重支气管哮喘,故禁用于支气管哮喘患者。可升高血浆甘油三酯水平,使 HDL-胆固醇降低。长期应用突然停药,可出现反跳现象,停药时必须逐渐减量。高血压合并糖尿病患者应避免使用。伴有重度窦性心动过缓、重度房室传导阻滞者禁用。

2.美托洛尔

美托洛尔(metoprolol)属选择性 β_1 受体阻断药,有较弱的膜稳定作用。口服吸收完全,生物利用度 $40\%\sim50\%$,$t_{1/2}$ 为 $3\sim4$ h。缓释剂能有效控制 24 h 血药浓度,血压波动小,可每日给药 1 次。主要用于治疗高血压和心绞痛。比索洛尔是一种高选择性的 β_1 受体拮抗剂,无内在拟交感活性和膜稳定活性。口服经 $3\sim4$ h 达到最大效应。由于半衰期为 $10\sim12$ h,比索洛尔的效应可以持续 24 h。通常在 2 周后达到最大抗高血压效应。比索洛尔对支气管、血管平滑肌和调节代谢的 β_2 受体仅有很低的亲和力。因此,比索洛尔通常不会影响呼吸道阻力和 β_2 受体调节的代谢效应。

(董燕霞)

第四节　其他抗高血压药

一、中枢性抗高血压药

中枢性抗高血压药主要品种有可乐定、甲基多巴、利美尼定、莫索尼定等。其中:可乐定的降压作用与孤束核(NTS)α_2 受体及延髓嘴部腹外侧(RVLM)咪唑啉受体有关;甲基多巴主要通过激动孤束核 α_2 受体产生降压作用;利美尼定、莫索尼定主要作用于咪唑啉受体。

(一)可乐定

可乐定(clonidine)是第一代中枢性降压药,为咪唑类衍生物。

1.体内过程

口服吸收良好,生物利用度 $71\%\sim82\%$。脂溶性高,易透过血脑屏障。口服半小时后起效,$2\sim4$ h 作用达高峰,持续 $6\sim8$ h,$t_{1/2}$ 为 $7.4\sim13$ h。静脉注射后 10 min 开始降压,作用持续 $3\sim7$ h。约 50% 在肝代谢,其余部分主要以原形随尿排出。

2.药理作用

可乐定降压作用中等偏强,可能的机制主要是:①激动延髓孤束核次一级神经元(抑制性神经元)突触后膜 α_2 受体和延髓嘴部腹外侧的 I1-咪唑啉受体,使外周交感张力降低,血管扩张;②激动外周交感神经突触前膜的 α_2 受体及其相邻的咪唑啉受体,引起负反馈而减少去甲肾上腺素释放,从而降低血压。此外,其降压机制还涉及内源性阿片肽的释放,故可乐定也有中枢镇静作用,可减少大脑自发性活动,并显著延长巴比妥类药物的催眠时间。另外,本药还能抑制胃肠道的分泌和运动。

3.临床应用

适用于中度高血压,常于其他药物无效时应用。由于本药不影响肾血流量和肾小球滤过率,以及能抑制胃肠道的分泌和运动,故适用于肾性高血压或合并消化性溃疡的高血压患者。与利尿药合用可用于重度高血压治疗。此外,可作为吗啡类镇痛药成瘾者的戒毒药。

4.不良反应和注意事项

主要有口干、嗜睡、便秘等,绝大部分患者用药几周后可消失。其他不良反应有眩晕、腮腺痛、鼻黏膜干燥、恶心、阳痿等。久用可致水钠潴留,合用利尿药可克服。突然停药后可出现反跳现象,即交感神经功能亢进现象,如心悸、出汗、血压突然升高等,逐渐减量可避免血压反跳。出现后可再用可乐定或用 α 受体阻断药酚妥拉明治疗。

(二)利美尼定

利美尼定(rilmenidine)为第二代咪唑啉类中枢性抗高血压药。口服吸收完全,$1\sim2$ h 起效,$t_{1/2}$ 为 8 h,作用可维持 $14\sim17$ h。利美尼定与 I1-咪唑啉受体的亲和力高于 α_2 受体,故中枢镇静作用如嗜睡、睡眠紊乱等不良反应较可乐定少。其单用产生的降压作用与 β 受体阻断药、ACEI 相当,与利尿剂合用可增强降压作用。长期应用能减轻左心室肥厚和改善动脉顺应性。常见不良反应有口干、嗜睡、抑郁、便秘、心率减慢,个别可见性功能障碍。长期用药后停药反应轻微。

二、α₁ 受体阻断药

α_1 受体阻断药可选择性阻断血管平滑肌上的 α_1 受体,不影响 α_2 受体,舒张小动脉和静脉,降低外周阻力,减少回心血量,降低血压。该类药物不易引起反射性心率加快,对代谢无明显不良影响,且对血脂代谢有良好作用。哌唑嗪(prazosin)是作用较强、选择性较高的 α_1 受体阻断药。

1.体内过程

口服易吸收,$1\sim2$ h 血药浓度达峰值。口服生物利用度为 60%,$t_{1/2}$ 为 $2.5\sim4$ h,但降压作用可持续 $6\sim8$ h。大部分经肝脏代谢,少部分以原形经肾排出。

2.药理作用

哌唑嗪能选择性地阻断突触后膜 α_1 受体,不阻断突触前膜 α_2 受体,不抑制其负反馈的调节功能,故降压时加快心率的作用不明显。哌唑嗪能舒张小动脉及静脉血管平滑肌,引起外周阻力降低,血压下降,在降压同时不影响肾血流量。长期使用能改善脂质代谢,能降低血浆甘油三酯、总胆固醇、低密度脂蛋白和极低密度脂蛋白的浓度,增加高密度脂蛋白含量。本药尚能阻断膀胱颈、前列腺和尿道的 α_1 受体,使膀胱和尿道平滑肌松弛,减轻前列腺增生患者排尿困难的症状。

3.临床应用

用于轻、中度高血压及高血压伴肾功能不全者,也适用于高血压伴有前列腺肥大的患者。与利尿药和 β 受体阻断药合用能增强降压效应。也可用于慢性心功能不全的治疗。

4.不良反应和注意事项

主要为"首剂现象",即首次应用时出现体位性低血压、晕厥、心悸等,尤其是低盐饮食或合用 β 受体阻断药的患者较易发生。故应从小剂量(0.5 mg)开始给药,并在睡前服用,可减轻或避免该不良反应。其他不良反应有头痛、嗜睡、疲乏、恶心、口干、鼻塞等,常在连续用药过程中自行减少。

三、血管平滑肌扩张药

血管平滑肌扩张药通过直接扩张血管而产生降压作用。根据对动、静脉选择性的差异,分为主要扩张小动脉药(如肼屈嗪)和对动脉、静脉均有舒张作用的药物(如硝普钠)。本类药物可反射性兴奋交感神经,加快心率,增强心肌收缩力,使心排血量增加,这一方面抵消其降压效果,另一方面易诱发心绞痛等不良反应。本类药物久用后还反射性增加肾脏醛固酮分泌,导致水钠潴留。故本类药物一般不单独用于高血压的治疗,常与利尿药和 β 受体阻断药等合用,克服其引起的水钠潴留和交感神经反射性兴奋等不良反应。

(一)硝普钠

硝普钠(sodium nitroprusside)为一强效、速效、短效的降压药。

1. 体内过程

口服不吸收,需静脉滴注给药。静滴后 30 s 开始出现降压作用,停药后 5 min 内血压回升。本药由红细胞代谢为氰化物,继而在肝脏转化为硫氰酸盐。代谢物无扩张血管作用,经肾排泄。

2. 药理作用

其作用机制类似硝酸酯类,通过在血管平滑肌内代谢产生 NO,激活鸟苷酸环化酶,增加血管平滑肌细胞内 cGMP 水平,扩张全身小动脉、小静脉,降低外周阻力,使血压下降。一般不降低冠状动脉血流、肾血流及肾小球滤过率。

3. 临床应用

用于高血压危象,特别适用于伴有心力衰竭的严重高血压患者,也用于外科手术麻醉时的控制性降压,可通过调整滴注速度来维持血压于所需水平。由于本药能扩张动、静脉,降低心脏前、后负荷而改善心功能,故亦可用于难治性心衰。本药遇光易破坏,故使用中应避光,且应新鲜配制,配制时间超过 4 h 的溶液不宜使用。

4. 不良反应

有烦躁不安、出汗、呕吐、头痛、心悸,与过度降压有关。大剂量或长期使用时,因代谢产物硫氰酸盐在体内蓄积,可出现乏力、厌食、恶心、耳鸣、定向障碍、精神失常、反射消失、昏迷等中毒症状。上述反应在减慢滴注速度或停药后多可消失。

(二)肼屈嗪

肼屈嗪(hydralazine)又称肼苯哒嗪,服易吸收,给药后 1 h 作用达高峰,可维持 6 h。降压作用快而强,能直接松弛小动脉,降低外周阻力而降压。适用于Ⅱ级高血压,很少单独应用,多与利尿药等制成复方制剂使用。不良反应有头痛、心悸、胃肠功能紊乱等,长期用药可引起全身性红斑狼疮样综合征,与药物剂量及药物在体内乙酰化代谢的速度有关。反射性的交感神经兴奋可引起心率加快、肾素分泌增多及水钠潴留,有可能诱发心绞痛或使心力衰竭患者病情加重,冠心病、心绞痛患者禁用。

四、钾通道开放药

钾通道开放药是一类新型抗高血压药物,通过开放血管平滑肌细胞膜上的 K^+ 通道,促进 K^+ 外流,使细胞膜超极化,电压依赖性 Ca^{2+} 通道不易开放,减少 Ca^{2+} 内流,从而使血管平滑肌扩张,血压下降。该类药物降压作用强,降压时常伴有反射性心动过速,心排血量增加,一般不单用,宜与利尿药和(或)β受体阻断药合用,纠正其反射性心动过速和水钠潴留等不良反应。

米诺地尔米诺地尔(minoxidil)降压作用强而持久。本身无药理活性,其活性代谢产物硫酸米诺地尔 N-O(minoxidil N-O sulfate)可激活血管平滑肌细胞上 ATP 敏感性 K^+ 通道,发挥降压作用。口服吸收完全,$t_{1/2}$ 为 4 h,最大降压作用在给药后 2～3 h 出现,降压作用可持续 24 h 或更长,这可能与其能较持久地贮存于小动脉平滑肌中有关。主要用于难治性严重高血压。不良反应主要有水钠潴留、心动过速、多毛症等。同类药还有吡那地尔(pinacidil)、尼可地尔(nicorandil)等。

五、神经节阻断药

神经节阻断药通过选择性的阻断神经节 N_1 受体,可阻滞神经冲动在交感神经节中传导,引起动脉及静脉血管舒张,使外周阻力降低,回心血量和心排血量减少,产生降压作用。其降压作用强大而迅速,但因其不良反应较大且较重,久用又易出现耐受性,因此现已少用,仅短时用于主动脉壁间动脉瘤、外科手术时控制性降压及其他药物无效而急需降压的危重病例。

樟磺咪芬(trimetaphan camsilate)作用快速、短效。口服无效,静脉给药后 5 min 内即降压,停药后 15 min 内作用消失。适用于急症高血压患者,尤其适用于高血压伴心力衰竭及肺水肿患者。主要不良反应为视物模糊、口干、肠麻痹、排尿困难,大剂量时阻断神经肌肉接头,引起呼吸停止。

六、去甲肾上腺素能神经末梢阻滞药

去甲肾上腺素能神经末梢阻滞药作用于去甲肾上腺素能神经末梢部位,影响儿茶酚胺的贮存及释放,耗竭神经递质去甲肾上腺素,阻滞外周去甲肾上腺素能神经对血管平滑肌的收缩作用,从而降低血压。

利血平(reserpine)是印度萝芙木根所含的一种生物碱,其通过抑制囊泡的摄取功能造成囊泡内递质耗竭而降压。本药降压作用弱、缓慢而持久。因不良反应较多(抑郁、消化道出血等),现已较少单用该药,常与其他药物合用组成复方制剂,常用制剂如复方利血平、复方利血平氨苯蝶啶片等,用于治疗轻、中度高血压。伴有抑郁症的高血压患者不宜使用本药。

(董燕霞)

第五节 常用抗心律失常药

一、Ⅰ类药——钠通道阻滞药

(一)ⅠA类

1.奎尼丁

(1)体内过程:奎尼丁(quinidine)口服后肠道吸收迅速而完全,生物利用度约为 80%,2～4 h 血药浓度达高峰,$t_{1/2}$ 约 6 h。血浆蛋白结合率 80%,组织中药物浓度较血药浓度高 10～20 倍,心肌浓度尤高,表观分布容积为 2～4 L/kg。在肝内由 CYP450 氧化代谢成 3-羟基奎尼丁仍有药理活性。经肾排泄,原形药占排泄量的 20% 左右,酸性尿可增加药物的排出。

血液透析可促使原形药及代谢物的清除。粪便约排出5%,乳汁及唾液可有少量排出。

(2)药理作用:抑制钠离子内流,阻滞多种钾通道和钙通道,也具有明显阻断M胆碱受体和外周血管α受体的作用。治疗浓度奎尼丁能降低浦肯野纤维的自律性,降低心房、心室、浦肯野纤维等的0相上升速率。抑制心肌细胞自律性和兴奋性,减慢传导速度。这种作用可使病理情况下的单向传导阻滞变为双向阻滞,从而取消折返激动。奎尼丁阻滞钾通道,减少钾离子外流,延长不应期。

(3)临床应用:该药是一种广谱抗心律失常药,可用于心房颤动、心房扑动、室上性和室性心动过速的转复和预防,也可用于频发室上性和室性期前收缩的治疗。由于不良反应较多,目前已少用,肌内注射及静脉用药毒性作用较大,目前已不再使用。

(4)不良反应和注意事项:该药物有促心律失常的作用,可产生心脏停搏和传导阻滞,也可发生室性期前收缩、室性心动过速及心室颤动。中毒可表现为P-R间期延长、QRS波增宽。如果QRS波明显增宽(超过50%)或出现多发性室性期前收缩,应静脉注射利多卡因。胃肠道不良反应较为常见,包括恶心、呕吐、痛性痉挛、腹泻、食欲缺乏、食管炎等。该药物也可产生"金鸡纳反应",即产生耳鸣、胃肠道障碍、心悸、惊厥、头痛及面红,视力障碍及听力障碍,局部水肿、震颤、昏迷甚至死亡。该药可产生与剂量无关的特异质反应和过敏反应,出现各种皮疹、头晕、恶心、休克、呼吸抑制或停止等症状。重症肌无力患者使用该药会加重病情,使CPK酶升高。该药也可造成血小板减少、急性溶血性贫血等症状。

对该药物过敏或应用此药导致血小板减少性紫癜者禁用,严重心力衰竭、心脏损害、显著低血压者禁用。与其他抗心律失常药合用时作用可相加。与口服抗凝血药合用可进一步减少凝血酶原,也可减少本品与蛋白的结合。苯妥英钠和苯巴比妥可增加该药的肝内代谢,利福平可增加该药代谢。该药可使地高辛和洋地黄毒苷浓度升高。还能增强抗胆碱药效,减弱拟胆碱药效。与降压药、扩血管药及β受体阻滞剂合用可加重其作用,异丙肾上腺素可加重该药使用过量所致的心律失常。

2.普鲁卡因胺

(1)体内过程:普鲁卡因胺(procainamide)口服吸收迅速,1 h达到血药浓度峰值,生物利用度约为80%,$t_{1/2}$为3~4 h。该药在肝脏中约有一半被代谢为N-乙酰普鲁卡因胺,它也具有抗心律失常作用,延长动作电位时程作用与普鲁卡因胺相当,但无阻滞钠通道的作用。

(2)药理作用:该药对心肌的生理作用与奎尼丁相似,能降低浦肯野纤维的自律性,减慢传导速度,延长动作电位时程和有效不应期,但无明显的拮抗胆碱及α肾上腺素受体的作用。

(3)临床应用:常用静脉注射及静脉滴注,用于室上性和室性心律失常的急性发作的治疗,但对于急性心肌梗死所致的持续性室性心律失常,该药不作为首选。长期口服不良反应多,现已少用。

(4)不良反应和注意事项:静脉给药可能会出现低血压,用药期间应监测血压。不良反应有胃肠道反应、发热、肌痛、皮疹、粒细胞减少症等,长期使用可能发生狼疮样反应。严重心力衰竭、高度房室传导阻滞、束支传导障碍、长Q-T间期综合征、肝、肾功能严重损害者禁用。与其他抗心律失常药、降压药合用作用加强。

(二)ⅠB类

1.利多卡因

(1)体内过程:利多卡因(lidocaine)口服无效,静脉给药后组织分布快而广,能透过血脑屏障和胎盘。与血浆蛋白结合率约为 70%，主要由肝脏代谢，$t_{1/2}$ 为 2 h，肾上腺素可延长其作用时间。大部分经肝降解为毒性较高的单乙基甘氨酰胺二甲苯，再经酰胺酶水解经尿排出。约 10% 以原形排出，少量存在于胆汁中。

（2）药理作用：利多卡因主要作用于浦肯野纤维和心室肌，阻滞钠通道的激活状态和失活状态，抑制钠离子内流，促进钾离子外流。该药使浦肯野纤维 4 相去极速率下降，降低自律性，并能提高致颤阈，尤其对去极组织的钠通道，如缺血或强心苷中毒所致的心律失常有较强的抑制作用。心房肌细胞动作电位时程短，钠通道失活态时间短，因此，利多卡因对房性心律失常作用较差。治疗剂量的利多卡因主要作用于希-浦肯野纤维系统和心室肌细胞，对正常窦房结没有影响。治疗量的利多卡因对浦肯野纤维动作电位 0 相上升速率影响较小，不影响传导速度。然而，当心肌缺血时，利多卡因能明显抑制浦肯野纤维动作电位 0 相上升速率，减慢传导。如果静息膜电位下降是血钾离子降低或部分牵张浦肯野纤维引起，利多卡因能促钾离子外流而升高静息膜电位，从而加速传导，消除传导阻滞，有利于终止折返性心律失常。大剂量利多卡因可抑制动作电位 0 相上升速率而减慢传导，甚至引起完全传导阻滞。由于促进动作电位 3 相复极时钾离子外流，使复极过程加快，故能缩短浦肯野纤维及心室肌的动作电位时程和有效不应期，且缩短动作电位时程更为显著，使有效不应期相对延长。

（3）临床应用：常用于治疗危急患者。用于急性心肌梗死后的室性期前收缩和室性心动过速，也可用于洋地黄毒类中毒、心脏外科手术及心导管等引起的室性心律失常。对室上性心律失常通常无效。该药不宜用于无器质性心脏病的单纯室性期前收缩。终止稳定性室性心动过速时，利多卡因及胺碘酮和普鲁卡因酰胺有效，在使用胺碘酮的基础上加用利多卡因可减少胺碘酮用量，增加有效率。

（4）不良反应和注意事项：常见不良反应有头晕、欣快、恶心、呕吐、低血压及心动过缓等。用量过大可引起嗜睡、肌颤、抽搐，以及窦性停搏、房室传导阻滞等。该药可引起红斑皮疹及血管神经性水肿等过敏反应，甚至出现呼吸停止等情况。心力衰竭、肝功能损害及老年人可接受正常负荷量，但维持量减半。对局部麻醉药过敏者禁用该药，阿-斯综合征、预激综合征、严重心脏传导阻滞患者静脉禁用。该药与西咪替丁及 β 受体阻滞剂合用可使该药代谢受抑制，血浓度增加，发生心脏和神经系统不良反应。异丙肾上腺素可增加该药清除率，去甲肾上腺素可减少该药清除率。该药与苯巴比妥、硫喷妥钠、硝普钠、甘露醇、两性霉素 B、氨苄西林、美索比妥、磺胺嘧啶钠有配伍禁忌。

2. 苯妥英钠

（1）体内过程：苯妥英钠（phenytoin sodium，PHT）口服吸收速度慢且个体差异大。$4 \sim 8$ h 达到血药浓度峰值。$t_{1/2}$ 为 $20 \sim 30$ h。主要在肝脏代谢，代谢物无药理活性，其中主要为羟基苯妥英，经肾脏排泄，碱性尿排泄较快。片剂口服吸收较慢，$85\% \sim 90\%$ 由小肠吸收，吸收率个体差异大，受食物影响。口服生物利用度约为 79%，分布于细胞内外液，细胞内可能多于细胞外，血浆蛋白结合率为 $88\% \sim 92\%$，主要与白蛋白结合。

（2）药理作用：苯妥英钠与利多卡因相似，抑制钠通道失活，能够减少部分除极的浦肯野纤维 4 相除极化速率，降低自律性，大剂量抑制窦房结自律性。该药也可抑制交感中枢，对心房、心室的异位节律点起抑制作用，提高房颤与室颤阈值。正常血钾离子浓度时，小剂量苯妥英钠对传导速度无明显影响，大剂量则减慢；低血钾离子浓度时，小剂量苯妥英钠能加快传导速度，当静息膜电位较小时（强心苷中毒、机械损伤的心肌），加快传导更为明显。该药可与强心苷竞

争 Na^+-K^+-ATP 酶,以抑制其中毒所致的迟后除极。

(3)临床应用:该药主要用于治疗室性心律失常,特别对强心苷中毒所致的室性心律失常有效。也可用于心肌梗死、心脏手术、心导管术所致的室性心律失常。

(4)不良反应和注意事项:苯妥英钠快速静脉滴注易引起低血压,高浓度可致心动过缓。常见的不良反应有头昏、眩晕、震颤、共济失调等,严重者出现低血压、呼吸抑制等。高浓度时可抑制传导,并直接抑制窦房结,因而可引起心动过缓、传导阻滞和心脏停搏。低血压者慎用、窦性心动过缓及二度、三度房室传导阻滞者禁用。该药可加速奎尼丁、美西律、地高辛、茶碱、雌激素和维生素 D 的肝脏代谢。该药有致畸作用,孕妇禁用。

3.美西律

(1)体内过程:美西律(mexiletine)口服后胃肠道吸收良好,生物利用度达到 80%～90%。口服半小时后开始起效,2～3 h 达到血药浓度最高峰,正常人 $t_{1/2}$ 为 10～12 h,长期服药者为 13 h,急性心肌梗死者为 17 h。该药在肝内代谢,代谢物药理活性很小,约 10% 由肾代谢。

(2)药理作用:该药可抑制心肌细胞钠离子内流,降低动作电位 0 相除极速度,促进钾离子外流作用,缩短浦肯野纤维动作电位时程及有效不应期,延缓室内传导。该药除具有抗心律失常作用外,还有抗惊厥及局部麻醉作用。

(3)临床应用:口服治疗慢性室性心律失常如室性期前收缩及室性心动过速,特别是心肌梗死后急性室性心律失常有效。此药不延长 QT 间期,可用于曾发生尖端扭转型室性心动过速的患者及长 QT 间期综合征。近年来发现本药对室上性快速心律失常也有疗效。

(4)不良反应和注意事项:部分患者口服发生不良反应,静脉应用更容易发生。常见不良反应有恶心、呕吐等胃肠道反应、头晕、震颤、共济失调、眼球震颤、嗜睡、昏迷及惊厥、复视、精神失常、失眠等神经系统反应。窦性心动过缓及窦性停搏一般较少发生。心源性休克、二度或三度房室传导阻滞者、病态窦房结综合征、有癫痫史、低血压和肝病者禁用。美西律与奎尼丁、普萘洛尔或胺碘酮合用效果较好,可用于单用一种药物无效的顽固性心律失常,但不宜与ⅠB类药物合用。美西律与苯妥英钠或其他肝药酶诱导剂合用可以降低美西律的血药浓度。

(三)ⅠC类——普罗帕酮

1.体内过程

普罗帕酮(propafenone)化学结构与普萘洛尔相似。口服吸收良好,因首关效应明显,生物利用度与剂量相关。服用后 2～3 h 抗心律失常作用达到顶峰,$t_{1/2}$ 为 3.5～4 h,经肝脏和肾脏消除。肝脏首关效应消除的代谢产物为 5-羟基普罗帕酮,其钠通道阻滞作用与普罗帕酮相近,但 β 受体拮抗作用减弱。

2.药理作用

普罗帕酮具有弱的 β 受体拮抗作用,可明显阻滞钠通道的开放态和失活态。普罗帕酮主要作用于希氏束-浦肯野纤维系统,降低自律性,减慢传导速度,延长动作电位时程和有效不应期,且减慢传导的程度超过延长有效不应期的程度,故易引起折返而有致心律失常的作用,其对复极过程的影响弱于奎尼丁。普罗帕酮还有轻度钙通道阻滞作用,具有轻度负性肌力作用。

3.临床应用

该药适用于预防或治疗室性或室上性期前收缩及心动过速,预激综合征,电转复律后心房扑动、心房颤动发作等。静脉亦可用于阵发性室性心动过速及室上性心动过速等。有试验表明,器质性心脏病室性心律失常应用普罗帕酮会使其病死率增加,为不当用药。

4.不良反应和注意事项

早期不良反应可出现头痛、头晕等,继而出现口干、恶心、呕吐、便秘等胃肠道障碍。该药也会出现房室传导阻滞,Q-T 间期延长,P-R 间期延长,ORS 时间延长等症状。无起搏器保护的窦房结功能障碍、严重房室传导阻滞、双束支传导阻滞患者,严重充血性心力衰竭、心源性休克、严重低血压及对该药过敏者禁用。该药与其他抗心律失常药合用可加重心脏不良反应;与降压药合用可增强降压作用;与地高辛、华法林、地尔硫䓬合用会增加相应药物血药浓度;与西咪替丁合用可增加普罗帕酮的血药浓度。慎用于局部麻醉药和其他负性肌力药合用。肝药酶诱导剂可降低本药血药浓度。

二、Ⅱ类药——β受体阻断药

(一)普萘洛尔

1.体内过程

普萘洛尔(propranolol)为脂溶性药物,能快速从胃肠道吸收,因而口服吸收完全但首关效应明显,口服后 2 h 达到血药浓度峰值。生物利用度 30%,血浆蛋白结合率 93%,口服 $t_{1/2}$ 为 3.5~6 h,静脉注射 $t_{1/2}$ 为 2~3 h。在肝脏代谢,经肾排泄 90% 以上。该药易透过血脑屏障及胎盘屏障,不易经过透析清除。

2.药理作用

普萘洛尔主要通过竞争性阻断心肌 β 受体,抑制 β 受体激活的心脏反应和抑制钠离子内流发挥抗心律失常作用。该药能降低窦房结、心房传导纤维及浦肯野纤维的自律性,在运动及情绪激动时作用明显。也能降低儿茶酚胺所致的迟后去极幅度而防止触发活动。该药阻断 β 受体的浓度并不影响传导速度。当血药浓度达 100ng/kg 以上时,可发挥膜稳定作用,降低 0 相上升速率,明显减慢房室结及浦肯野纤维的传导速度。普萘洛尔治疗浓度缩短浦肯野纤维动作电位时程和有效不应期,高浓度则延长。该药对房室结有效不应期有明显的延长作用,这种作用和减慢传导作用是普萘洛尔抗室上性心律失常的作用基础。该药还能预防儿茶酚胺所致的低血钾。

3.临床应用

普萘洛尔主要用于治疗室上性心律失常,对治疗交感神经兴奋性过高、甲亢和嗜铬细胞瘤所致的窦性心动过速效果良好,也可用于运动或情绪激动所引发的室性心律失常,减少肥厚性梗阻型心肌病所致的心律失常。该药与强心苷或地尔硫䓬合用,控制心房扑动、心房颤动及阵发性室上性心动过速时的心室率过快效果较好。可减少心肌梗死患者心律失常的发生,缩小梗死范围,降低病死率。

4.不良反应和注意事项

该药常引起窦性心动过缓、房室传导阻滞、低血压、精神抑郁、记忆力减退,严重时可诱发心力衰竭和哮喘。长期使用也可导致脂代谢及糖代谢异常。有支气管痉挛性疾病、心动过缓、二度及以上房室传导阻滞患者禁用,糖尿病及低血糖患者慎用。该药与肝药酶诱导剂合用可增加该药清除。

(二)阿替洛尔

1.体内过程

阿替洛尔(atenolol)为水溶性 β 受体阻滞剂,可完全从胃肠道吸收。口服吸收约为 50%,

小剂量可通过血脑屏障。蛋白结合率 $6\%\sim10\%$。服后 $2\sim4$ h 作用达峰值,作用持续时间较久。$t_{1/2}$ 为 $6\sim7$ h,主要以原形自尿液排出。在血液透析时可予以清除。

2.药理作用

阿替洛尔是长效的心脏选择性 β 受体阻断剂,无膜稳定作用,无内源性拟交感活性。该药可抑制窦房结及房室结自律性,减慢房室传导,也抑制希-浦系统。

3.临床应用

该药可用于治疗房性期前收缩、室性期前收缩、阵发性室上性心动过速、室性心动过速、心房纤颤及心房扑动心室率控制等。

4.不良反应和注意事项

该药不良反应包括乏力、抑郁、肢端发冷、便秘、心功能恶化、心传导阻滞、男性勃起功能障碍,并可能诱发慢性支气管肺病患者支气管痉挛。用药过量可能会出现心脏停搏、心动过缓、低血压、电机械分离、意识丧失等。

皮疹、关节痛、胸痛等不良反应较为罕见。$2\sim3$ 度心脏传导阻滞患者、心源性休克者、病态窦房结综合征及严重窦性心动过缓患者禁用。长期使用患者应避免突然停药,在 $1\sim2$ 周内逐渐减量停药。该药与其他抗高血压药及利尿剂共用时会增强降压效果,与 I 类抗心律失常药、维拉帕米及麻醉药联用应谨慎。

(三)美托洛尔

1.体内过程

美托洛尔(metoprolol)口服吸收完全,口服 1 h 后生效,作用可持续 $3\sim6$ h,$t_{1/2}$ 为 $3\sim7$ h。该药在肝脏代谢,首关效应较高,生物利用度约 38%,以代谢物形式随尿排出。该药可透过血脑屏障及胎盘屏障,不能经透析清除。

2.药理作用

美托洛尔药理作用与阿替洛尔相似,对 β_1 受体有选择性阻断作用,对 β_2 受体阻断作用很弱。无内在拟交感活性和膜稳定作用。该药通过阻断 β 受体,使心肌收缩力下降、收缩速度及传导速度减慢。

3.临床应用

美托洛尔主要用于纠正快速室上性心律失常、室性心律失常,特别是与循环儿茶酚胺有关的心律失常,如运动、情绪紧张、焦虑、心肌梗死早期、洋地黄中毒等引起的心律失常。

4.不良反应和注意事项

可见疲乏、头痛、眩晕、睡眠障碍、感觉异常、多梦、失眠、抑郁、记忆力损害、精神错乱、神经质、焦虑、幻觉等中枢神经系统症状,心率减慢、传导阻滞、血压降低、心律失常、水肿、晕厥、胸痛、心力衰竭加重、外周血管痉挛导致的四肢冰冷、雷诺综合征等心血管系统症状,出现腹痛、恶心、呕吐、口干、味觉改变、腹泻和便秘等消化系统症状,气急、鼻炎、支气管哮喘等呼吸系统症状。

气喘症状者可诱发支气管痉挛。糖尿病,甲亢及孕妇慎用,心动过缓、二度至三度房室传导阻滞、末梢循环灌注不良、病态窦房结综合征、心源性休克和严重心力衰竭者禁用。该药应避免与巴比妥类药物、普罗帕酮、维拉帕米联合使用,西咪替丁可降低该药在肝内代谢,使血药浓度升高。

三、Ⅲ类药——延长动作电位时程药

(一)胺碘酮

1.体内过程

胺碘酮(amiodarone)属于脂溶性药物,静脉口服均可给药。该药吸收慢,半衰期长,个体差异大。口服给药经 6～8 h 达到血药浓度高峰,静脉注射后 5～10 min 起效,持续 20 min 至 4 h。该药生物利用度约 40%,在肝脏代谢,主要代谢物为去乙胺碘酮,且仍具有生物活性。药物吸收后迅速分布到各组织器官中,表观分布容积较大。该药半衰期较长,快速消除相3～10 d,缓慢消除相持续数周,长期口服治疗后半衰期可长达 60 d。

2.药理作用

胺碘酮可抑制心肌细胞多种离子通道,可表现出Ⅰ～Ⅳ类所有抗心律失常药物的电生理作用。该药可阻断钾通道,同时抑制慢、快成分的延迟整流钾电流,延长动作电位时程药和有效不应期。该药也可轻度阻断钠通道,降低窦房结和浦肯野纤维的自律性并减慢浦肯野纤维和房室结的传导速度,但没有Ⅰ类抗心律失常药物的促心律失常作用。胺碘酮无翻转使用依赖性,即是指心率快时没有明显的延长动作电位时程作用,而在心率慢时能够明显使动作电位时程延长。该药还可非竞争性拮抗 α、β 肾上腺素能受体的作用和扩张血管平滑肌的作用,能够扩张冠状动脉,增加冠状动脉流量,减少心肌耗氧量,因此,也具有降血压的作用。

3.临床应用

该药是广谱型的抗心律失常药。该药在快速心律失常中可用于控制血流动力学稳定的单形性室性心律失常、不伴 QT 间期延长的多形性室性心动过速、未能明确诊断的宽 QRS 波心动过速、有器质性心脏病的室性期前收缩和非持续性心动过速,尤其适用于严重心功能受损的患者。胺碘酮对房颤治疗效果较好,是重症情况合并房颤的首选药物。该药还可用于急性心肌梗死伴发快速室上性心律失常和急性心肌梗死伴发快速室性心律失常,用于慢性心力衰竭合并心律失常或猝死的治疗时,安全性高于其他抗心律失常药物,但与利尿药、洋地黄等抗心力衰竭药物合用时,可能表现出促心律失常作用。

4.不良反应和注意事项

该药可出现窦性心动过缓、窦性停搏、房室传导阻滞等心血管系统不良反应,以及甲状腺功能紊乱、肝炎或脂肪浸润、过敏性肺炎、肺间质及肺泡纤维性肺炎、小脑性共济失调、光敏性皮炎等。静脉用药可能会出现低血压,长期静脉滴注可诱发静脉炎。该药给药前应纠正低血钾症,用药时检测心电图、肝功能、甲状腺功能,用药时应避免接触阳光。严重窦房结功能异常者、二度或三度房室传导阻滞者、心动过缓患者、肺间质纤维化者及对该药过敏者禁用。该药可增加华法林的抗凝作用,与 β 受体阻滞药或钙通道阻滞药合用时可加重窦性心动过缓、窦性停搏及房室传导阻滞,可增加血清地高辛浓度,与排钾利尿药合用可增加低血钾所致的心律失常。

(二)索他洛尔

索他洛尔(sotalol)口服吸收良好,该药可用于预防室上性心动过速,治疗各种室性心律失常如室性期前收缩、持续性及非持续性室性心动过速,以及急性心肌梗死并发严重心律失常。该药有严重的致心律失常作用,可加重原有的心律失常或出现新的心律失常,严重时可出现扭转型室性心动过速、多源性室性心动过速、心室颤动等。也可出现胃肠道反应、暂时性呼吸困

难、疲劳、眩晕、头痛、发热、性功能障碍、视力障碍、心动过缓和低血压等不良反应。该药使用时应避免突然停药，哮喘、慢性阻塞性肺疾病、心源性休克、窦性心动过缓、病态窦房结综合征、严重房室传导阻滞、心力衰竭、肾损伤及过敏患者禁用。该药与其他ⅠA、Ⅱ、Ⅲ类抗心律失常药同用有协同作用，与钙拮抗药同用可加重传导障碍，可进一步抑制心室功能，降低血压，与儿茶酚胺类药物同用可产生低血压及严重心动过缓。

四、Ⅳ类药——钙拮抗药

(一)维拉帕米

1. 体内过程

维拉帕米(verapamil)口服吸收迅速完全，但首关效应明显，30 min 起效，30~45 min 达到最大血药浓度，生物利用度仅为 20% 左右。该药主要由肝脏代谢，其消除呈双指数型，分为早期快速分布相($t_{1/2}$ 为 4 min)和终末缓慢清除相($t_{1/2}$ 为 2~5 h)。约 75% 由肾脏排泄，15% 由粪便排泄。

2. 药理作用

该药可阻滞心肌细胞膜和血管平滑肌的钙通道，从而减少钙离子内流，使细胞内钙浓度下降，扩张冠状动脉和外周血管。该药可降低窦房结舒张期自动去极速率，增加最大舒张电位，降低自律性和去极所引发的触发活动，同时减慢窦房结和房室结的传导速度，从而消除折返。该药也可延长窦房结和房室结的有效不应期，高浓度时也能延长浦肯野纤维的有效不应期和动作电位时程。

3. 临床应用

该药物口服可用于治疗肥厚梗阻性心肌病，预防阵发性室上性心动过速反复发作，与地高辛合用可控制心房颤动和心房扑动的心室率。静脉注射可用快速阵发性室上性心动过速的转复，以及心房扑动和心房颤动心室率的暂时控制。

4. 不良反应和注意事项

该药可能会出现便秘、胃肠道反应、潮红、头晕、头疼、溢乳、牙龈增生、非梗阻性麻痹性肠梗阻、呼吸困难、低血压、心动过缓、心力衰竭等症状。静脉给药偶发癫痫、精神抑郁、嗜睡、旋转性眼球震颤、眩晕、出汗等。超敏患者可发生荨麻疹、呼吸衰竭等。严重左心室功能不全、低血压、心房扑动及心房颤动伴显性预激综合征、病态窦房结综合征、二度或三度房室传导阻滞、室性心动过速患者禁用。已使用β受体阻滞剂或洋地黄中毒的患者禁用。该药与β受体阻滞剂合用可增强对房室传导、心率和心脏收缩的抑制作用；长期使用维拉帕米可增加地高辛的血药浓度及洋地黄的清除率；与血管扩张药、血管紧张素转化酶抑制剂、利尿药合用时可叠加降压作用；与胺碘酮合用可增加心脏毒性。

(二)地尔硫䓬

地尔硫䓬(diltiazem)口服吸收迅速完全，但有较强的首关效应，主要用于冠状动脉痉挛引起的心绞痛、肥厚性梗阻性心肌病，还可用于控制心房纤颤和心房扑动的心室率，减慢窦性心动过速。静脉注射可用于终止阵发性室上性心动过速、室性期前收缩、特发性室性心动过速。该药可引发心律失常、低血压、面部潮红、心悸、眩晕、头痛、胃肠道反应、皮疹、抑郁、幻觉、失眠等。静脉用药可导致严重的窦性心动过缓或窦性停搏、重度房室传导阻滞等。病态窦房结综合征、二度或三度房室传导阻滞、低血压、急性心肌梗死和肺充血患者禁用。该药与β受体阻断剂合用时可影响心脏传导,与苯二氮䓬类合用时可明显增加三唑仑和咪达唑仑血浆峰浓度并延长其半衰期。利福平可降低该药的血药浓度。

五、其他类

1.腺苷

腺苷(adenosine)静脉注射起效较快,作用短暂,$t_{1/2}$ 约 10 s。主要用于迅速终止折返性室上性心律失常,使用时应静脉快速注射给药。该药可出现颜面潮红、头晕、头痛、恶心、呕吐、胸闷、胸痛、视物模糊、支气管哮喘等症状。高血压、低血压、心肌梗死、不稳定型心绞痛患者慎用;严重房室传导阻滞、病态窦房结综合征、哮喘、心房纤颤或心房扑动伴异常旁路、脑出血患者禁用。茶碱和咖啡因可阻断腺苷受体,合用时应增加药量。双嘧达莫可阻断腺苷的摄取,从而使腺苷作用增强。

2.依地酸二钠

依地酸二钠(disodium edetate)为络合剂,可与钙离子螯合为可容的螯合物,从而降低血浆钙离子浓度,主要用于洋地黄中毒所致的心律失常。该药可能会引起血钙骤降,从而引发心脏停搏,静脉注射过快可能导致恶心、头痛、尿急等。心律失常被纠正后需口服钾盐。肝肾功能不全者慎用,血友病及凝血功能障碍者禁用。

(董燕霞)

第六节　口服降血糖药

胰岛素须注射给药,而口服降血糖药可口服,使用较胰岛素方便,但因其作用慢而弱,只适用于轻、中型糖尿病,不能完全代替胰岛素。

常用的口服降血糖药有磺酰脲类、双胍类、α-葡萄糖苷酶抑制剂、胰岛素增敏剂、非磺酰脲类促胰岛素分泌剂等。

一、磺酰脲类

本类药物均具有磺酰脲结构,其作用及毒性相似,但起效时间、作用强度及持续时间不同。目前磺酰脲类降糖药已有三代产品,第一代有甲苯磺丁脲(tolbutamide)、氯磺丙脲(chlorpropamide)等;第二代主要有格列本脲(glibenclamide)、格列吡嗪(glipizide)、格列喹酮(gliquidone)等;第三代有格列齐特(gliclazide)、格列苯脲(glimepiride)等。

(一)体内过程

口服吸收迅速而完全,血浆蛋白结合率高(90%以上)。多数药物在肝内代谢,经肾排出。甲苯磺丁脲作用最弱、维持时间最短,每日需给药 3 次。第二代磺酰脲类作用强度约为第一代的 100 倍,维持时间较长,每日只需给药 1~2 次。

(二)药理作用

1.降低血糖

对正常人和胰岛功能尚存的糖尿病患者均有降血糖作用,但对胰岛功能完全丧失的 1 型糖尿病患者无效。作用机制：①刺激胰岛 B 细胞释放胰岛素。本类药物与胰岛 B 细胞膜上磺酰脲受体结合后，可使 ATP 敏感的 K^+ 通道受阻滞，引起去极化，使电压敏感 Ca^{2+} 通道开放，促进 Ca^{2+} 内流，引起胰岛素释放。②通过提高靶细胞对胰岛素的敏感性、增加靶细胞膜上胰岛素受体的数目和亲和力等增强胰岛素的作用。③抑制胰高血糖素的分泌。④减少胰岛素与血浆蛋白结合，减慢肝对胰岛素的消除。

2.抗利尿

氯磺丙脲能促进抗利尿激素的分泌并增强其作用。

3.影响凝血功能

第三代磺酰脲类降糖药能使血小板黏附力减弱，降低血小板聚集；还可刺激纤溶酶原的合成，恢复纤溶系统活性。对预防或减轻糖尿病患者的微血管并发症有一定作用。

(三)临床应用

1.糖尿病

用于胰岛功能尚存而单用饮食控制无效的轻、中度 2 型糖尿病。对胰岛素产生耐受的患者，用后可刺激内源性胰岛素的分泌，减少胰岛素的用量。

2.尿崩症

氯磺丙脲可使尿崩症患者的尿量明显减少。

(四)不良反应和注意事项

1.胃肠反应

较常见，表现为上腹部不适、恶心、腹痛、腹泻等。餐后服用可以减轻。

2.低血糖

较严重的不良反应，用量过大可导致持久性的低血糖症，老年及肝、肾功能不全者较易发生。

3.其他

少数患者可出现黄疸及肝损害，以氯磺丙脲多见。也可出现粒细胞减少、血小板减少、再生障碍性贫血和溶血性贫血等，故长期应用需定期检查血象和肝功能。大剂量氯磺丙脲可引起精神错乱、嗜睡、眩晕、共济失调等。

二、双胍类

常用药物有二甲双胍(metformin)、苯乙双胍(phenformin)。

(一)体内过程

二甲双胍主要在小肠部位吸收，与血浆蛋白结合极少(不到 5%)，肝内代谢少，大部分以原形从尿中排出，作用时间短，半衰期为 1.5~2 h，作用可维持 5~6 h，生物利用度为 50%~60%，约 2 h 达血药浓度峰值。苯乙双胍在体内约 1/3 在肝内代谢，其余以原形从尿中排出，半衰期约 3 h，作用可维持 4~6 h。

(二)药理作用

作用于胰岛外组织，增强外周组织对胰岛素的敏感性，促进外周组织对葡萄糖的摄取和利用；减少葡萄糖在肠的吸收；抑制肝糖原异生；抑制胰高血糖素的释放等。

(三)临床应用

双胍类药对无论有无胰岛 B 细胞功能的糖尿病患者均有降血糖作用，但对正常人血糖几无影响。主要用于肥胖的 2 糖尿病(抑制葡萄糖的吸收而减轻体重)及与胰岛素联合用于部分 1 型糖尿病患者,也用于单用饮食控制无效或磺酰脲类药物血糖控制不佳者。

(四)不良反应和注意事项

1. 胃肠反应

发生率较磺酰脲类药高,表现为恶心、呕吐、食欲下降、腹泻、口中金属味等,与食物同服或减少用量可缓解。

2. 乳酸性酸中毒

双胍类药物促进肌肉组织对葡萄糖的无氧酵解,乳酸产生增加,可出现严重的酮尿或乳酸血脂,尤以苯乙双胍发生率高,故目前已少用。二甲双胍引起乳酸性酸中毒较少。肾功能不全、严重的心肺疾病患者禁用。

三、胰岛素增敏剂

胰岛素抵抗和胰岛 B 细胞功能缺陷是引起 2 型糖尿病的主要病理生理机制,胰岛素增敏剂对改善胰岛素抵抗具有重要意义。常用的胰岛素增敏剂为噻唑烷二酮类化合物,主要包括罗格列酮(rosiglitazone)、吡格列酮(pioglitazone)、曲格列酮(troglitazone)、环格列酮(ciglitazone)、恩格列酮(englitazone)等。

(一)体内过程

口服 2 h 内吸收,用药后 6～12 周才能出现最大效应。本药主要在肝代谢,肾功能不全患者可使用。

(二)药理作用

1. 改善胰岛素抵抗,降低血糖

本类药物通过增加肌肉及脂肪组织对胰岛素的敏感性,提高细胞对葡萄糖的利用而降低血糖,从而改善胰岛素功能。

2. 纠正脂代谢紊乱

能明显降低胰岛素抵抗患者血浆中游离脂肪酸和甘油三酯水平,升高高密度脂蛋白水平。

3. 防治 2 型糖尿病的血管并发症

抑制血小板聚集、炎症反应及内皮细胞的增殖,对抗动脉粥样硬化,减轻肾小球的病理改变,延缓蛋白尿的发生。

(三)临床应用

主要用于 2 型糖尿病,尤其是产生胰岛素抵抗的糖尿病患者。可单独使用,也可与磺酰脲类、双胍类药等联合使用,降低患者空腹血糖、餐后血糖及糖化血红蛋白含量,与胰岛素合用可降低胰岛素用量,减少低血糖的发生。

(四)不良反应

主要有嗜睡、水肿、头痛及消化系统症状等。曲格列酮近年发现有肝毒性,已限制使用。罗格列酮因可能增加心血管疾病的风险,在美国也被限制使用。

四、α-葡萄糖苷酶抑制剂

α-葡萄糖苷酶抑制剂是一类以延缓肠道碳水化合物吸收而起到降血糖作用的口服降糖药,主要有阿卡波糖(acarbose)、伏格列波糖(voglibose)、米格列醇(migltol)等。

（一）药理作用

在小肠上皮细胞的刷状缘与碳水化合物竞争水解糖类的 α-葡萄糖苷酶,减慢碳水化合物水解产生葡萄糖的速度,延缓葡萄糖的吸收,降低餐后高血糖。长期应用可降低空腹血糖及糖化血红蛋白水平,增加胰岛素的敏感性,改善胰岛素抵抗,降低心血管并发症。

（二）临床应用

主要用于轻、中度 2 型糖尿病患者,尤其适用于空腹血糖正常而餐后血糖明显升高者。可单独应用,也可与其他降糖药合用,与胰岛素合用可有效治疗 1 型糖尿病。服药期间应增加饮食中糖类的比例,并限制单糖的摄入量,以提高药物的疗效。

（三）不良反应和注意事项

常见不良反应为胃肠反应,如腹胀、腹泻、肠鸣音亢进等。孕妇及哺乳期妇女禁用。

五、促胰岛素分泌药物

瑞格列奈(repaglinide)和那格列奈(nateglinide)为一类新型促胰岛素分泌药。该类药物具有起效快、作用时间短等特点,又被称为餐食血糖调节药。

（一）体内过程

瑞格列奈口服后迅速吸收入血,15 min 起效,1 h 内达峰浓度,$t_{1/2}$ 约 1 h,通过肝代谢,约 92% 随胆汁进入消化道经粪便排出,余下经肾由尿排泄。那格列奈作用迅速,持续时间短。

（二）药理作用

通过刺激胰岛 B 细胞释放胰岛素使血糖快速降低。其作用机制是:药物与胰岛 B 细胞膜上的特异性受体结合后,关闭 K^+ 通道,开放 Ca^{2+} 通道,Ca^{2+} 内流增加,从而促进储存的胰岛素分泌。

（三）临床应用

适用于 2 型糖尿病患者、老年糖尿病患者、轻中度糖尿病肾病患者、对磺酰脲类药物过敏者,尤其适合降低餐后高血糖。通常餐前 16 min 内服用。

（四）不良反应

主要为低血糖,还可出现腹痛、腹泻、恶心等胃肠道反应及过敏反应。

（陈 啸）

第七节　抗甲状腺药

抗甲状腺药是指能阻止或减少甲状腺激素的合成或分泌,用于治疗甲状腺功能亢进的药物。

常用药物包括硫脲类、碘和碘化物、放射性碘及 β 受体阻断药四类,其中硫脲类最常用。

一、硫脲类

硫脲类是最常用的抗甲状腺药,分为两类:①硫氧嘧啶类:甲硫氧嘧啶(methylthiouracil)、丙硫氧嘧啶(propylthiouracil);②咪唑类:甲巯咪唑(thiamazole)、卡比马唑(carbimazole)。

(一)体内过程

本类药物口服吸收迅速,生物利用度约为80%,2h血药浓度可达峰值。血浆蛋白结合率约为75%,在体内分布较广,尤其是在甲状腺中浓度较高,能通过胎盘,也能进入乳汁。丙硫氧嘧啶血浆蛋白结合率较高,通过胎盘的量较少。本类药物主要在肝代谢,约有60%被破坏,部分与葡糖醛酸结合后由肾排泄。卡比马唑为甲巯咪唑的衍生物,在体内转化成甲巯咪唑后发挥作用。

(二)药理作用

1.抑制甲状腺激素的合成

硫脲类药物能抑制过氧化物酶的活性,阻碍碘活化及碘化酪氨酸的缩合,减少甲状腺激素的合成。

因不影响已合成的甲状腺激素的释放,须待腺泡内已合成的 T_3 和 T_4 耗竭后才能生效,故一般用药2~3周甲亢症状开始减轻,1~2个月基础代谢率才恢复正常。

2.抑制外周组织的 T_4 转化为 T_3

丙硫氧嘧啶可抑制 T_4 转化为 T_3,能迅速降低血清中生物活性较强的 T_3 水平,故可作为治疗重症甲亢、甲状腺危象的首选药物。

3.免疫抑制作用

硫脲类药物可抑制甲状腺免疫球蛋白的生成,由于甲亢的发病与自体免疫机制异常有关,因此,本类药物对甲亢患者除控制症状外,尚有一定的对因治疗作用。

(三)临床应用

1.甲亢的内科治疗

适用于轻症、不适宜手术或放射性碘治疗的患者,如儿童、青少年及术后复发且不适于放射性碘治疗者。

开始治疗时(症状控制期)给予大剂量,经1~2个月症状明显减轻,基础代谢率接近正常时,药量即可递减,直至维持量,疗程为1~2年。

2.甲亢术前准备

甲状腺次全切除手术前应先服用硫脲类药物,使甲状腺功能恢复或接近正常,以减少患者在麻醉和手术后的并发症,防止甲状腺危象的发生。但用硫脲类后TSH分泌增多,使甲状腺增生、充血、变软,故于术前两周必须加服大剂量碘剂,使腺体缩小变硬,以利手术及减少手术出血。

3.甲状腺危象的辅助治疗

甲状腺危象是甲亢患者在感染、创伤、手术、精神刺激等诱因影响下,甲状腺激素突然大量释放入血,使病情恶化而产生。患者可因高热、虚脱、心力衰竭、肺水肿、电解质紊乱而死亡。此时除应用大剂量碘剂抑制甲状腺激素释放和采取综合措施外,可用大剂量丙硫氧嘧啶作为辅助治疗,能抑制外周组织的 T_4 转化为 T_3 且减少甲状腺激素合成。

(四)不良反应和注意事项

1.过敏反应

较常见的不良反应多表现为皮疹和皮肤瘙痒,少数患者伴有发热,应密切观察,多数可自行消失。

2. 粒细胞缺乏症

为本类药物最严重的不良反应,发生率为 $0.3\%\sim0.6\%$,甲硫氧嘧啶较多见,丙硫氧嘧啶较少见。常发生在用药后的 $2\sim3$ 个月。若用药后出现发热、咽痛、肌痛等症状,应立即查血常规。故用药期间应严密观察患者和定期检查血象,严重缺乏时可服用维生素 B4 和鲨肝醇。

3. 甲状腺肿及甲状腺功能减退症

长期大量用药时可发生,应定期复查,及时调整用药量。由于 T_3、T_4 降低,TSH 增加,刺激甲状腺增生肿大所致。必要时暂时停药,并辅以甲状腺激素制剂治疗。另外,还可使结节性甲状腺肿合并甲亢的患者有癌变的可能。

4. 其他

厌食、呕吐、腹痛、腹泻等胃肠反应,还可出现味觉减退、关节痛、脉管炎、红斑狼疮样综合征等。罕见不良反应有肝炎、间质性肺炎等。哺乳期妇女、有高度突眼或有压迫症状的甲亢患者、毒性结节性甲状腺肿及甲状腺癌、孕妇慎用。

二、碘及碘化物

该类药物包括碘化钾、碘化钠、复方碘溶液(含碘 5%、碘化钾 10%),其中复方碘溶液最为常用。

(一)药理作用

不同剂量的碘和碘化物对甲状腺功能可产生不同的作用。

1. 小剂量碘

促进甲状腺激素合成碘是甲状腺激素合成的原料,参与甲状腺激素的合成。碘摄入量不足时,甲状腺激素合成减少,可引起单纯性甲状腺肿。

2. 大剂量碘

产生抗甲状腺作用主要是通过:①抑制蛋白水解酶而抑制甲状腺素的释放;②抑制过氧化物酶而抑制甲状腺激素的合成;③抑制腺垂体分泌 TSH,使甲状腺缩小。

大剂量碘的抗甲状腺作用快而强。用药 $1\sim2$ d 起效,$10\sim15$ d 达最大效应。但若继续用药,反而使碘的摄取受抑制,失去抗甲状腺的效应,甲亢又可复发。故碘化物不能单独用于甲亢的内科治疗。

(二)临床应用

1. 单纯性甲状腺肿

在流行地区,食盐中加碘($1/100\,000\sim1/10\,000$)可有效地防止发病。对早期患者疗效较好。如甲状腺腺体太大或已有压迫症状者应考虑手术治疗。孕妇和 2 岁以下的婴幼儿是补碘重点人群。

2. 甲亢术前准备

在硫脲类药物控制症状的基础上,手术前两周加用大剂量复方碘口服溶液,纠正硫脲类药物引起的腺体增生、充血,使腺体缩小变硬,以利手术进行并减少出血。

3. 甲状腺危象

大剂量碘可抑制甲状腺激素的释放,迅速控制甲状腺危象的症状。可将碘化物加到 10% 葡萄糖溶液中静脉滴注,也可服用复方碘口服溶液,同时必须配合服用硫脲类的丙硫氧嘧啶。危象缓解后立即停用碘剂。

（三）不良反应和注意事项

1. 过敏反应

于用药后立即或几小时内发生，表现为发热、皮疹、血管神经性水肿，严重者可因上呼吸道水肿及喉头水肿而窒息。一般停药后即可消退，必要时可给予抗组胺药治疗。对碘过敏者禁用。

2. 慢性碘中毒

表现为口腔及咽喉烧灼感、金属味，唾液分泌增多，鼻炎及眼结膜刺激征等，停药后可消退。

3. 诱发甲状腺功能紊乱

久用可诱发甲亢。碘能进入乳汁和通过胎盘，引起新生儿甲状腺肿，故孕妇及哺乳期妇女应慎用。

三、放射性碘

临床应用的放射性碘（^{131}I），$t_{1/2}$ 约为 8 d，用药后 1 个月可消除其放射性的 90%，两个月几乎全部被消除。

（一）药理作用

甲状腺的摄碘能力很强。^{131}I 服用后被甲状腺摄取、浓集，可在甲状腺组织内释放出 β 射线（99%）和 γ 射线（1%）。β 射线在组织内的射程为 0.5～2 mm，辐射作用只限于甲状腺内，使滤泡上皮破坏、萎缩。类似手术切除部分甲状腺的作用。因增生的组织对辐射更敏感，故很少波及周围组织。γ 射线射程远，穿透力强，可在体表测得，故可用于甲状腺摄碘功能测定。

（二）临床应用

放射性碘可用于甲亢治疗，适用于不宜手术、手术后复发及硫脲类药物无效或过敏者。一般用药后 1 个月见效，经 3～4 个月甲状腺功能恢复正常。放射性碘还可用于甲状腺功能检查，辅助诊断甲状腺功能紊乱性疾病。甲状腺功能亢进时，摄碘率高，摄碘高峰时间前移；甲状腺功能减退时，摄碘率低，摄碘高峰时间后延。

（三）不良反应和注意事项

易致甲状腺功能减退，一旦发生应立即补充甲状腺激素，可引起放射性甲状腺炎，个别可诱发甲状腺危象，故可在 ^{131}I 治疗前先用抗甲状腺药治疗。^{131}I 对儿童可能有致癌作用，20 岁以下患者、孕妇、哺乳妇女不宜使用。

四、β 受体阻断药

目前用于治疗甲亢的 β 受体阻断药有普萘洛尔（propranolol）、阿替洛尔（atenolol）、美托洛尔（metoprolol）等。

（一）药理作用

甲亢时机体交感-肾上腺系统过度兴奋，心脏对儿茶酚胺的敏感性增强，产生心动过速、血压升高、出汗、手震颤等症状。β 受体阻断药可阻断 β 受体，降低交感-肾上腺系统兴奋性；还可抑制外周组织 T_4 脱碘成为 T_3，从而控制甲亢的症状。

（二）临床应用

用于甲亢、甲亢术前准备和甲状腺危象的辅助治疗。另外，大剂量 β 受体阻断药可避免甲状腺体增大变脆,缩短术前准备时间,有利于手术进行,常与硫脲类合用作术前准备。

(三)不良反应

注意预防β受体阻断引起的心脏抑制、血管收缩、气管平滑肌收缩痉挛等不良反应。

(管丽霞)

第八节　抗抑郁症药

抑郁症是常见的情感性精神障碍,典型的抑郁症以持续的心境低落、思维迟缓和意志活动减退(三低症状)为主要表现。抑郁症的发病机制尚不明,可能与脑内特定脑区单胺类递质(主要是 NE 和 5-HT)功能不足有关。抗抑郁症药主要是通过增加中枢 5-HT 和(或)NE 神经递质信号传导来发挥抗抑郁效应。较早一代的抗抑郁药主要有三环类和单胺氧化酶抑制剂,由于药物不良反应较大而限制了其广泛应用。新一代的抗抑郁药物如选择性 5-HT 再摄取抑制剂、选择性 NE 再摄取抑制剂、5-HT 和 NE 再摄取抑制剂等,由于其良好的抗抑郁效果和较少的不良反应而逐渐取代第一代抗抑郁药的主导地位。

一、三环类抗抑郁症药

三环类抗抑郁症药物的化学结构中含有 1 个六元杂环和 2 个苯环,故称为三环类。以丙米嗪(imipramine,米帕明)为代表药,还有氯米帕明(clomipramine,氯丙米嗪)、阿米替林(amitriptyline)、多塞平(doxepin)等。现主要介绍丙米嗪。

(一)体内过程

口服吸收好,但个体差异大。血药浓度于 2~8 h 达高峰,$t_{1/2}$ 为 10~20 h。血浆蛋白结合率 90% 左右。广泛分布于全身组织,以脑、肝、肾及心脏中分布较多,主要经肝药酶代谢,最终被氧化成无效的羟基化物或与葡糖醛酸结合,自肾脏排泄。

(二)药理作用

丙米嗪通过抑制突触前膜对 NE 及 5-HT 的再摄取,使突触间隙递质浓度升高,促进突触传递功能而发挥抗抑郁作用。

1.中枢神经系统

正常人用药后出现头晕、口干、困倦、视力模糊、血压下降,连续用药数天可出现注意力不集中,思维能力下降。但抑郁症患者连续用药后精神振奋,情绪高涨,呈现明显的抗抑郁作用。

2.自主神经系统

能阻断 M 受体,引起口干、便秘、视力模糊、尿潴留等。

3.心血管系统

可抑制心肌中 NE 再摄取,引起心律失常。也能抑制多种心血管反射,引起直立性低血压。丙米嗪对心肌有奎尼丁样作用,心血管疾病患者慎用。

(三)临床应用

1.各型抑郁症

对内源性、反应性及更年期抑郁症疗效较好,对精神分裂症的抑郁状态疗效较差。丙米嗪起效缓慢,连续用药2~3周后才见效,不宜作为应急药物应用。对于有严重自杀倾向的患者,应加用其他防范措施。是治疗强迫症的首选药,也适用于抑郁症、焦虑症、惊恐症。

2.小儿遗尿症

可用于治疗遗尿症。

3.治疗焦虑和恐惧症的丙米嗪

对伴有焦虑的抑郁症患者疗效显著,对恐惧症也有一定效果。

(四)不良反应和注意事项

1.抗胆碱作用

可引起口干、便秘、尿潴留、视力模糊、眼压升高、心悸等。前列腺肥大及青光眼患者禁用。

2.心血管系统

可引起直立性低血压、心动过速、心律失常和传导阻滞,甚至诱发冠心病、心衰、室颤和休克。高血压、心脏病患者慎用或禁用。

3.中枢神经系统

有嗜睡、乏力、头痛、幻觉、肌肉震颤等。用量过大可由抑郁转为躁狂兴奋状态,甚至引起共济失调、癫痫发作。有癫痫史者禁用。

4.其他

偶见皮疹、粒细胞减少及黄疸等过敏反应,还可引起原因不明地出汗。过量引起急性中毒,出现高热、高血压、惊厥、昏迷。

二、去甲肾上腺素再摄取抑制药

本类药物选择性抑制神经末梢对 NE 的再摄取,适用于脑内 NE 缺乏为主的抑郁症患者。特点是起效快,但镇静作用、降压作用和抗胆碱作用均弱于三环类抗抑郁药。不易与单胺氧化酶抑制药合用。

1.地昔帕明

地昔帕明(desipramine,去甲丙米嗪)是强效选择性 NA 再摄取抑制药,抑制 NE 再摄取的作用是抑制 5-HT 的 100 倍,对 DA 的摄取有一定的抑制作用。拮抗 H_1 受体作用强,拮抗 α受体和 M 受体作用较弱。临床用于治疗轻、中度抑郁症。不良反应较少,过量可导致口干、便秘、血压下降、心律失常、震颤、惊厥等,对心脏的影响与丙米嗪相类似。本药不能与拟肾上腺素类药物、单胺氧化酶抑制药合用;由于抑制神经末梢胺泵对药物的摄取,与胍乙啶或作用于去甲肾上腺素能神经末梢的降压药合用会明显减弱降压效果。

2.马普替林

马普替林(maprotiline)能选择性抑制 NE 再摄取,对 5-HT 再摄取几乎无影响。具有抗抑郁谱广、不良反应少等优点。本品兼有抗焦虑作用,镇静、抗胆碱、降低血压作用较轻。用于治疗各型抑郁症,对精神分裂症后抑郁也有效。对老年性抑郁症患者尤为适用。服药早期多见口干、便秘、排尿困难、眩晕、视力模糊与心动过速等,前列腺肥大、老年或心血管疾病患者慎用。还可能增加患者自杀的危险性。患者有转向躁狂倾向时应立即停药。还可出现嗜睡、失眠或激动等症状,用药期间不宜驾驶车辆、操作机械或高空作业。其他有皮疹、体位性低血压及心电图异常改变,以传导阻滞为主。偶见癫痫发作及中毒性肝损害。本品不得与单胺氧化酶抑制药合用,应在停用单胺氧化酶抑制药后 14 d,才能使用本品。

三、5-羟色胺再摄取抑制药

本类药物主要选择性抑制 5-HT 再摄取,具有抗抑郁和抗焦虑双重作用,已成为治疗抑郁症的一线药物。临床常用的有氟西汀、帕罗西汀、舍曲林(sertraline)、西塔罗帕(citalopram)、氟伏沙明(fluvoxamine)。

(一)氟西汀

氟西汀(fluoxetine)为强效的选择性 5-HT 再摄取抑制剂,比抑制 NA 再摄取作用强 200 倍。

1.体内过程

口服吸收好,血药浓度达峰时间为 6~8 h,血浆蛋白结合率高,血浆半衰期为 48~72 h。经肝脏代谢为去甲基活性代谢物去甲氟西汀,其活性与母体相同,但半衰期较长。

2.药理作用

选择性抑制 5-HT 再摄取,对肾上腺素受体、组胺受体、GABA 受体、M 受体、5-HT 受体几无亲和力。抗抑郁的作用与三环类抗抑郁药相当,但其耐受性和安全性更好。

3.临床应用

各种抑郁性精神障碍,包括轻型或重型抑郁症、双相情感性精神障碍的抑郁症、心因性抑郁及抑郁性神经症。还可用于强迫症、贪食症的治疗。

4.不良反应和注意事项

偶有恶心、呕吐、厌食、体重减轻等症状,也可有头痛、头晕、失眠、震颤惊厥、性欲降低等。肝、肾功能不良者须慎用。与单胺氧化酶抑制药合用时可发生"5-HT 综合征",初期表现为不安、激越、恶心、呕吐或腹泻,随后高热、强直、肌阵挛或震颤、心动过速、高血压、意识障碍,最后可引起痉挛和昏迷,严重者可致死,应引起临床重视。心血管疾病、糖尿病患者慎用。

(二)帕罗西汀

1.体内过程

帕罗西汀(paroxetine)口服吸收好,血药浓度 6 h 达峰值。首关消除显著(约 50%),血浆蛋白结合率高,可广泛分布于全身各组织。血浆半衰期为 24 h,主要经肝脏代谢,约 64% 经肾排泄,其余经胆汁和粪便排泄。

2.药理作用

通过选择性抑制 5-HT 能神经末梢突触前膜对 5-HT 的再摄取,提高突触间隙内 5-HT 的浓度而发挥抗抑郁作用。对 NE、DA 再摄取的影响小,对 M 受体、肾上腺素受体、D2 受体及组胺受体几乎无作用。

3.临床应用

主要治疗抑郁症,包括伴有焦虑的抑郁症及反应性抑郁症。亦用于惊恐障碍和强迫症。

4.不良反应和注意事项

主要有口干、便秘、恶心、呕吐、食欲减退,少数有头痛、眩晕、震颤、乏力、多汗等。偶见血管神经性水肿、体位性低血压。突然停药可产生停药综合征,表现为睡眠障碍、焦虑、恶心、出汗、意识模糊等。不宜与单胺氧化酶抑制药合用。严重肝、肾功能受损者禁用,哺乳期妇女慎用。

四、单胺氧化酶抑制药

包括苯乙肼(phenelzine)、反苯环丙胺(tranylcypromine)、吗氯贝胺(moclobemide)等。

1.药理作用

能够选择性抑制单胺氧化酶,阻止 NE、5-HT 和 DA 等单胺类递质的降解,升高在突触间隙的浓度,提高神经传递功能。

2.临床应用

用于治疗各型抑郁症,特别是重症抑郁。

3.不良反应和注意事项

常见头痛、头晕、震颤、失眠、直立性低血压、视物模糊、便秘、排尿困难等。严重不良反应为高血压危象及急性肝萎缩。

另外,服药期间不能食用含大量酪胺的食物(如奶酪、酵母、啤酒、巧克力等),可引起严重高血压危象。

五、5-羟色胺及去甲肾上腺素再摄取抑制药

该类药物可同时抑制 5-HT 及 NE 的再摄取而发挥抗抑郁作用。现主要介绍文拉法辛。

1.体内过程

文拉法辛(venlafaxine)口服吸收迅速,食物对本品及其代谢物的吸收无影响。服用后,主要在肝代谢,代谢物 O-去甲基文拉法辛亦有活性。原药及其代谢物大部分由肾脏排泄。肝、肾功能受损者须减少剂量。

2.药理作用

通过抑制中枢神经系统对 5-HT 和 NE 的再摄取,使突触间隙中这两种单胺递质浓度增高,发挥抗抑郁作用。文拉法辛对 DA 的再摄取有轻微的抑制作用,对 M 受体、α_1 受体、组胺受体无明显的亲和力,无抑制单胺氧化酶的作用。

3.临床应用

用于治疗各种类型抑郁症,包括伴有焦虑的抑郁症。亦可用于治疗广泛性焦虑症。

4.不良反应

恶心、失眠、口干、嗜睡、头晕、便秘、出汗、紧张不安、乏力、射精异常或性欲增高等。禁与单胺氧化酶抑制药合用。患者在驾驶车辆和操纵危险的机器时应谨慎。

六、去甲肾上腺素能和特异性 5-羟色胺抗抑郁药

平米氮平(mirtazapine)为第一个对 NE 和 5-HT 具有双重抑制作用的抗抑郁药物。

1.体内过程

口服后吸收迅速,2 h 后血浆浓度达峰值。约 85% 与血浆蛋白结合,药物主要在肝脏脱甲基代谢,脱甲基后的代谢产物与原化合物一样仍具有药理活性,主要经肾脏排出,平均 $t_{1/2}$ 为 20～40 h。

2.药理作用

米氮平是中枢突触前膜 α_2 受体拮抗剂,可以增强肾上腺素能神经传导,同时阻断中枢 5-HT 受体。米氮平阻断突触前膜 α_2 受体时增加 NE 释放,NE 激动 5-HT 细胞体上的 α_1 受体,促进 5-HT 释放。

3. 临床应用

适用于各种抑郁障碍。尤其适用于重度和明显焦虑失眠的患者。对精神运动性抑制，睡眠欠佳（早醒），以及体重减轻均有疗效，本药在用药经 1～2 周起效。

4. 不良反应

常见的如食欲增加、体重增加。嗜睡、镇静通常发生在服药后的前几周。极少情况下也可能发生体位性低血压、躁狂症、惊厥发作、肌阵挛、水肿、急性骨髓抑制等。

（董燕霞）

第十四章 消化内镜诊疗

第一节 胃食管反流病的内镜治疗

胃食管反流病是指由于胃十二指肠内容物反流至食管引起胃灼热等反流症状和食管黏膜破损,凡经内镜和(或)24 h食管pH检查证实有食管炎,或胃食管有异常反流者称为胃食管反流病(gastroesophageal reflux disease,GERD)。有食管炎症并有食管pH改变者,称为反流性食管炎(reflux esophagitis,RE)。有典型症状,24 h食管pH检查证实有酸反流,但内镜检查阴性,称为非糜烂性反流性食管炎(nonerosive reflux disease,NERD),或内镜阴性反流性食管炎。

病理性胃食管反流的发生是多因素的,其中包括食管本身及其防御机制的缺陷、反流物的性质、外界环境的影响以及其他疾患的作用等。任何因素都对发病起一定的作用,最终导致食管组织的损害,形成各种程度的食管炎症。

GERD的典型症状为胃灼热、胸痛和反酸、反食。容易并发消化道出血、吞咽困难。胃食管反流病诊断主要依据症状学、24 h pH监测及胃镜检查有否食管炎症。三者之中,内镜检查诊断意义最大。

一、内镜特征

食管炎是组织学的诊断,在炎症情况下,内镜检查可见黏膜发红、粗大、表面有炎性渗出物,黏膜脆性增加,触之易出血,齿状线模糊,黏膜血管紊乱;较严重的病例黏膜上皮脱落、坏死,形成出血点、糜烂,乃至溃疡;重度食管炎可出现食管狭窄及Barrett食管。诊断食管炎必须有黏膜破损,如有出血点、出血斑、糜烂、溃疡等改变,而不能仅凭黏膜色泽改变,炎症必然有黏膜红肿,但黏膜红肿不一定意味有炎症。反流性食管炎形成是由于受反流的"酸"与"碱"的侵蚀,因而其发病部位均在食管中下段。有人将食管黏膜脆性增加以及食管黏膜血管的改变称为GERD的微细改变。它可能是GERD的早期黏膜变化,也有人认为是GERD的黏膜改变。对内镜阴性反流性食管炎(非糜烂性反流性食管炎)患者在内镜检查时,食管黏膜没有肉眼上的变化,但用放大内镜或电镜病理观察,可发现一些血管纹理、基底细胞间隙增宽等微小改变。

二、内镜分类

1.Savary-Miller 分类法

Ⅰ级:一个或数个融合性黏膜病变,表现为红斑或表浅糜烂。

Ⅱ级:为融合性食管糜烂伴渗出性病变,但未累及食管全周。

Ⅲ级:全周食管糜烂,渗出性病变。

Ⅳ级:溃疡、食管壁纤维化、狭窄、缩短、瘢痕化等慢性黏膜病变及Barrett食管。

Ⅰ~Ⅲ级分别代表食管轻、中、重度病变,Ⅳ级为有并发症之食管炎,但此分类法将食管黏膜红斑列入轻度食管炎,因而将一些未达标准的病变亦列入本病,扩大了诊断范围,现已少用。

2.洛杉矶分类法

1994 年第 10 届世界胃肠病会议推荐的分类法,至 1998 年在第 11 届会议上再次强调此分类法,洛杉矶分类亦为四级分类。

A 级:病灶局限于食管黏膜皱襞,直径<0.5 cm。

B 级:病灶仍局限于食管黏膜皱襞,相互不融合,但直径>0.5 cm。

C 级:病灶在黏膜顶部相融合,但不环绕整个食管壁。

D 级:病灶相融合,且范围>75%的食管壁。

比较两者分类的不同,主要是洛杉矶分类将病变程度向前移,根据黏膜病损程度更精细地分为四级,将食管狭窄等病变归属反流性食管炎的并发症,不作为分类依据,这样有利于对轻中程度病变的判断。

三、治疗

GERD 是一种慢性发作性疾病,即使不治疗也往往发展缓慢,绝大多数患者是采取内科治疗。

(一)治疗原则

(1)减少胃食管反流。

(2)减低反流液的酸度。

(3)增强食管清除力。

(4)保护食管黏膜。

(二)基本治疗

改变生活方式是 GERD 的有效基本治疗。它包括:①改变体位,餐后保持直立,避免用力提物,勿穿紧身衣服,睡眠时抬高床脚并垫高上身;②戒烟和停止过量饮酒;③改变饮食成分和习惯,减少每餐食量或酸性食物,睡前勿进食,控制体重;④免服促进反流的药物,包括抗胆碱能药物、茶碱、地西泮、钙通道阻滞剂等。

(三)药物治疗

1.质子泵抑制剂

如奥美拉唑 20 mg 每日 1~2 次,雷贝拉唑 20 mg,每日 1~2 次,兰索拉唑 30 mg,每日1~2次,疗程为 6~8 周。

2.促动力药

GERD 是上消化道动力疾病,其治疗在理论上,首先应改善动力,增加 LES 张力,改善食管清除功能,增加胃排空。常用的促动力剂有多潘立酮(10 mg,每日 3 次)、西沙必利(5~10 mg,每日 3 次)等。

3.黏膜保护剂

当 GERD 引起食管炎症、糜烂或溃疡时,应用此类药物,可覆盖在病损表面形成一层保护膜,可以减轻症状,促进愈合。常用的药物有硫糖铝 1.0 g,每日 4 次,胶体次枸橼酸铋110 mg,每日 4 次,餐前 1 h 及睡前服。其确切疗效尚有待研究。

(四)内镜介入治疗

GERD 的内镜治疗主要以减少反流为目的,如出现消化道出血、狭窄等并发症则进行相应的内镜处理。

1.射频治疗(radiofrequency,RF)

内镜下将射频装置放入胃食管交界处(GEJ);向囊内注气,使囊壁上的四个 Ni-Ta 电极刺入 GEJ 处的肌层,射频功率为 456 kHz,2～5 W,为防止黏膜温度过高,须用流水降温;射频治疗后,肌层可见多处热烧灼性病变;6 个月后,病灶愈合后,胶原增生,使 LES 加厚,起到防止反流作用。文献报道 6 个月的症状改善 87%,患者无须再服药。

2.内镜下结扎缝合法

经内镜活检孔道通过巴德缝合器,结扎贲门胃底黏膜,以减少胃内容物反流至食管。文献报道 6 个月后症状及 24 h 食管 pH 改善显著。

3.内镜直视下胃底折叠术

胃底折叠术是治疗 GERD 最主要的手术,开腹或腹腔镜都是创伤性手术,胃镜直视下胃底折叠术是最理想的方法。在反转情况下,内镜被包裹在折叠器中,远端均可作弯角运动。张开缝合器,将组织钩针刺入 GEJ 处的一侧黏膜,直达浆膜层,牵拉组织钩,关闭缝合器,浆膜对浆膜的折叠已形成,防止胃食管的反流。

4.局部注射法

树脂玻璃(plexiglas PMMA)多为聚甲基丙烯酰树脂(polymethyl methacrylate,PMMA)在内镜反转时,沿齿状线下 2 cm,分点注入黏膜下,总剂量为 20～40 mL(平均 30 mL),局部肿胀可减少胃食管反流。

(五)外科手术治疗

GERD 患者如产生严重并发症,如出血、狭窄、Barrett 食管等,某些经内科治疗无效患者以及某些碱性反流性食管炎患者,则应考虑作外科手术或腹腔镜下抗反流手术(如胃底折叠术等)。

(宋 亮)

第二节　Barrett 食管的内镜治疗

Barrett 食管(Barrett's esophagus,BE)是指食管的复层鳞状上皮被化生的柱状上皮所替代的一种病理现象。长度大于 3 cm 的称为长节段 BE(long segment Barrett esophagus,LSBE),短于此长度标准的即为短节段 BE(short segment Barrett esophagus,SSBE)。为避免胃食管交界处正常柱状上皮被误诊为 SSBE,SSBE 限定为内镜下食管外观异常(内衬柱状上皮)小于 3 cm,活检见有肠化生者。因 BE 与食管腺癌的发生密切相关,为食管癌前病变之一,近年在临床上受到广泛重视。

一、流行病学

因 BE 本身不引起症状,目前其确切发病率仍不详,通常所说发病率为内镜检查资料。BE 的内镜检出率为 0.3%～2%,在因胃食管反流症状而行内镜检查的患者中发现率为 8%～20%,其结果差异较大是因为不同的研究中 BE 的诊断标准不尽相同。有资料报道,临床(内镜及活检)发现的 BE 为 22.6 例/10 万人,经尸检得出的 BE 患病率为 376 例/10 万人,后者约高 17 倍,说明可能人群中大部分 BE 死前未被发现。BE 多见于中老年,平均发病年龄为 55 岁,也可发生于青少年和儿童,西方学者认为在儿童期还有一发病高峰。男性患者明显多于女性,男、女性之比为(2~4):1。BE 主要见于白种人,在黑人和亚洲人中较少见,但近年随生活方式的改变,其发病率亦在上升。

食管腺癌除极少数发生于异位胃黏膜或黏膜下腺体外,绝大多数发生于 BE。研究报道 BE 中腺癌的发生率为 2%~9%,也有认为高达 15%,发生年龄为 39~81 岁,平均为 60 岁,前瞻性研究结果为 BE 患者每年腺癌发生率为 1/50~1/208,比一般人群高出 30~40 倍。随 BE 患者反流症状严重程度、发生频率和持续时间的增加,发生食管腺癌的危险性也升高。

二、病因

BE 的病因尚不清楚,目前主要有两种学说,即先天性与获得性学说,赞同后者的学者较多,但也可能两种情况均参与了 BE 的发生。

(一)先天性学说

认为 BE 是由胚胎期食管上皮发育障碍引起。食管在形成初期表面为单层柱状上皮,大约从胚胎第 16 周起逐渐为复层鳞状上皮所取代,至出生前完成。若在这一过程中出现障碍,即可导致 BE 的形成。在儿童期发现较多 BE 支持这一理论。但该学说尚不能解释 BE 上皮中存在着肠型杯状细胞,因在胚胎初期及胎儿食管上皮中并无此种细胞。

(二)获得性学说

认为 BE 的形成是胃肠内容物反流持续刺激食管黏膜而发生的适应性变化,可造成胃食管反流的各因素均是 BE 的病因。另外,不良的饮食习惯、吸烟、饮酒等可能与 BE 的发生也有一定关系。

三、临床表现

BE 患者的症状主要是由于反流性食管炎及其伴随病变引起,化生黏膜本身不引起症状。大多数患者有胃灼热、胸痛、反酸等胃食管反流症状,但症状发生率较之无 BE 的胃食管反流患者相对为低,可能是柱状上皮对消化液的刺激不如鳞状上皮敏感。吞咽困难也是常见症状,其中食管痉挛所致吞咽困难可缓解,而 BE 溃疡瘢痕狭窄、慢性食管炎引起管壁纤维化或发生于 BE 的腺癌所致的吞咽困难则为进行性的。

BE 可并发出血及穿孔。贫血约见于 1/3 的病例,一般为长期少量出血,出血量大者与溃疡侵蚀较大血管有关。BE 溃疡致食管下段穿孔可形成纵隔脓肿或食管瘘,从而引起相应症状,如穿入呼吸道可引起慢性咳嗽、呛咳或咯血。急性穿孔的病情凶险,可致休克。亦有溃疡穿入主动脉,引起致命性大出血的报道。但总的说来 BE 发生出血及穿孔并不多见。BE 患者发生腺癌的临床表现与食管鳞状上皮癌相似。

BE 无体征,偶可见由并发症引起的消瘦,面色苍白等。

四、诊断

(一)内镜诊断

可直接观察食管黏膜并通过活检确定其病理类型、是否伴异型增生或癌变,为确诊 BE 的手段。据报道内镜检测 BE 的敏感性为 82%~90%,特异性为 81%。SSBE 面积很小,位于齿状线附近时内镜下常易漏诊,LSBE 的内镜诊断准确率为 55%,而 SSBE 仅为 25%。

BE 在内镜下的典型表现为食管下段粉红或白色的光滑鳞状上皮中出现柱状上皮区,呈天鹅绒样红色斑块,常较正常胃黏膜更红,亦可光滑或可呈结节状,与鳞状上皮分界明显。黏膜多见充血水肿,可伴有糜烂,甚至形成"打洞样"深溃疡,其底部覆有炎性坏死物构成的假膜,其内镜下表现与胃溃疡的特点相似。据报道 BE 患者中约 40%发生食管狭窄,多见于鳞柱状上皮交界处,常较短,程度轻重不等,也可沿食管纵轴走行。早期狭窄仅为黏膜炎症所致,经药物治疗可缓解,但常复发,复发时若因 BE 的扩大出现齿状线上移,狭窄的位置也可向近端移动。一旦黏膜下层受累,出现纤维增生,则狭窄变为不可逆。发生于柱状上皮节段中的狭窄常由溃疡瘢痕或并发腺癌引起。病变后期食管呈高度狭窄,内镜不易通过。

总之,Barrett 食管的内镜下观察要点如下。

(1)鳞-柱状上皮交界(SCJ)内镜检查标志:食管鳞状上皮表现为淡粉色光滑上皮,胃柱状上皮表现为橘红色上皮,鳞-柱状上皮交界处构成的齿状 Z 线,即为 SCJ。

(2)胃食管结合处(GEJ)内镜检查标志:GEJ 为管状食管与囊状胃的交界,其内镜下定位的标志为食管下端纵行栅栏样血管末梢或最小充气状态下胃黏膜皱襞的近侧缘。

(3)能明确区分 SCJ 及 GEJ 对于识别 BE 十分重要,因为在解剖学上 GEJ 与内镜观察到的 SCJ 并不一致且反流性食管炎黏膜在外观上可与 BE 混淆,所以确诊 BE 需要病理活检证实。

(4)BE 在内镜下的典型表现是 GEJ 的近端出现橘红色柱状上皮,即 SCJ 与 GEJ 分离。色素与放大内镜检查有助于对灶状肠上皮化生的定位,并能指导活检。

(二)病理学诊断

BE 的确诊要靠组织学检查发现柱状上皮,所以内镜检查时活检甚为重要。

1.活检取材

首先取材部位应正确,位置不当可致 BE 的假阳性或假阴性诊断。有时在内镜下准确定位较困难,解剖标志(如腹膜折返或食管壁内肌束不同等)在临床上是无用的;齿状线(即鳞柱状上皮交界线)与 LES 之间并不一定完全吻合,尤其是全周型 BE 时齿状线明显上移,食管下段炎症可致齿状线模糊不清,均不能表示胃食管的真正交界。目前多以胃黏膜皱襞消失处之上数毫米至 1 cm 为胃食管交界标志。另外,在胃 His 角水平有一条横行黏膜皱襞,为胃食管的肌肉交界在腔内的表现,也可表示胃食管交界。

推荐使用四象限活检法,即常规从 GEJ 开始向上以 2 cm 的间隔分别在 4 个象限取活检,对怀疑有 BE 癌变者应每隔 1 cm 进行 4 个象限取活检,每间隔 1~2 cm 内各取一块活检,对有溃疡、糜烂、斑块、小结节狭窄及其他腔内异常者,均要取活检进行病理学检查。

2.病理染色

活检标本除行常规 HE 染色外,还应行阿尔辛蓝黏液组化染色,以提高肠腺化生的检出率。病理检查不易区分 SSBE 与贲门肠化生,近来有报道应用胞浆结构蛋白标志物 CK7 和 CK20 免疫组化染色来进行鉴别,发现在 94%的食管腺癌和 100%的 LSBE 标本中可以测到浅表腺体 CK20 染色,浅表和深层腺体 CK7 浓染,称为 BarrettCK7/20 型,而胃贲门肠化生或胃癌患者中则不能见到这种表现。但此 CK 染色法还有待证实。

染色法检查:若 BE 病灶无法确定时,可从内镜活检孔向可疑病变区喷洒染料进行染色检查。2%~2.5%Lugol 碘液可将鳞状上皮染成棕黑色,柱状上皮区不着色,而 1%~2%亚甲蓝

(美蓝)或靛卡红则只在肠化上皮区染色,在这些特定部位取活检可提高肠化生上皮的检出率。

3.组织分型

(1)胃底型:与胃底上皮相似,可见主细胞和壁细胞,但BE上皮萎缩较明显,腺体较少且短小。此型多分布在BE的远端近贲门处。

(2)贲门型:与贲门上皮相似,有胃小凹和黏液腺,但无主细胞和壁细胞。

(3)特殊肠化生型:又称Ⅲ型肠化生或不完全小肠化生型,分布于鳞状细胞和柱状细胞交界处。具有不完全小肠或结肠表型,表面有微绒毛和隐窝,杯状细胞是其特征性细胞。

4.异型增生

(1)低度异型增生:组织结构正常,细胞核增大浓染,但胞核不超过细胞大小的1/2,可见有丝分裂象。杯状细胞和柱状细胞的黏蛋白减少,并可见到萎缩的杯状细胞。

(2)高度异型增生:腺体结构发生改变,可有分支出芽,呈绒毛状伸向黏膜表面。细胞核感染并超过细胞大小的1/2。可不规则地分层,有丝分裂多见,杯状细胞和柱状细胞通常缺失,黏液产生缺失或减少,这种异常可延伸至黏膜表面。

5.分型

(1)按化生的柱状上皮长度分类:①长段BE(LSBE):化生的柱状上皮累及食管全周且长度≥3 cm。②短段BE(SSBE):化生的柱状上皮未累及食管全周或虽累及全周但长度<3 cm。

(2)按内镜下形态分类:分为全周型、岛型和舌型。

全周型:红色黏膜由胃向食管延伸,累及全周,与胃黏膜无明显界限,不伴食管炎或狭窄时多单纯表现为齿状线上移,但形状不规则,呈波浪状或指状,不对称或有中断,BE黏膜内有时可见鳞状上皮岛。

岛型:齿状线以上出现一处或多处斑片状红色黏膜,与齿状线不相连。岛型BE与胃黏膜异位的表现有时极为相似,后者为食管鳞状上皮中存在的直径常小于1 cm的红色孤立胃黏膜岛,与周围的黏膜分界清楚,半数为多发,但位置较BE为高,常位于环咽肌附近,活检为正常胃底或胃窦型黏膜。

舌型:齿状线局限性舌形向上突出,红色黏膜呈半岛状。舌型BE若长度很短内镜下常不易发现。

(3)布拉格C&M分类法:C代表全周型的化生黏膜的长度,M代表化生黏膜最大长度。如:C3-M5表示为食管圆周段柱状上皮为3 cm,非圆周段或舌状延伸段在GEJ上方5 cm;C0-M3表示无全周段上皮化生,舌状伸展为GEJ上方3 cm。此种分级对≥1 cm化生黏膜有较高敏感性;而对<1 cm者则敏感性较差。

(三)X线检查

食管吞钡透视检查是普遍应用的方法,可见到食管裂孔疝、食管溃疡、狭窄及钡剂反流,但对BE上皮本身的诊断率较低。BE上皮的绒毛结构可在气钡双重造影下表现为食管下段黏膜呈网格状或颗粒状改变,但敏感性和特异性均不强。Barrett溃疡通常位于食管后壁,呈深的纵长形火山口状,直径多大于1 cm,其轮廓清晰,边缘规则而平。

(四)食管测压和食管pH及胆汁监测

BE多存在食管运动功能障碍和食管廓清能力低下、食管酸及十二指肠内容物反流增加,但是否与无BE的反流性食管炎有区别仍有争议。近年十二指肠内容物(主要为胆汁和胰液)食管反流在BE发生中的作用受到广泛重视。

黏膜电位差测定:柱状上皮的黏膜电位差(大于－25 mV)明显高于正常鳞状上皮黏膜电位差[(－15±5) mV],据此可识别 Barrett 黏膜。但因食管炎症、溃疡或腺癌时电位差与 BE 有较大重叠,目前应用较少。

(五)超声内镜(EUS)

EUS 检查能清楚显示食管壁及其周围组织的结构和层次,对食管肿瘤的定性和分期具有重要作用,但对 BE 及异型增生的诊断作用还有待于进一步研究。文献报道 EUS 下 BE 患者的食管壁较对照组为厚。Adrain 等发现以黏膜的第二层低回声层比第一层高回声层更厚为诊断 BE 的标准,发现所有 BE 及对照组均可正确诊断,但异型增生患者不能鉴别出。说明目前的 EUS 技术还不能很好地预测 BE 黏膜内肿瘤的发生。

五、治疗

BE 治疗的目的是减轻反流,消除症状,治疗食管炎及防治并发症,而不是治疗 Barrett 化生本身。主要治疗措施如下。

(一)药物治疗

药物治疗适应证为有反流症状,或内镜下有食管炎或糜烂、溃疡表现的良性 BE 患者。常用药物有抑酸剂及促动力剂。症状较轻者可单用 H_2 受体阻滞剂,症状较重或改善不明显者可加量或改用质子泵抑制剂,亦可一开始即选用质子泵抑制剂,症状控制后逐渐减量或改用低效药物。加用胆汁吸附剂(如铝碳酸镁)减少十二指肠胃食管反流可能对 BE 有益。症状或食管炎反复的患者应维持治疗。一般认为药物可改善症状及治疗食管炎,但不能消除 Barrett 上皮,有报道奥美拉唑减少酸反流后,BE 上皮可部分或完全恢复到正常鳞状上皮,但结果有待证实。

(二)内镜介入治疗

近来,BE 内镜治疗发展非常迅速,并得到了广大医务人员和患者的认可。内镜治疗的安全性和有效性报道 BE 患者为 BE 治疗提供了乐观的前景。

内镜治疗的适应证:伴有异型增生和黏膜内癌的 BE 患者,超声内镜检查可排除淋巴结转移。内镜治疗方法主要有氩等离子凝固术、高频电治疗、激光治疗、射频消融、光动力治疗、内镜下黏膜切除术和冷冻消融等。

1.热烧灼治疗 Barrett 食管

(1)氩离子凝固:APC 技术是将电极产生的电能通过以 $1\sim2$ L/min 的速度喷射的电离氩气传递至靶组织表面,引起大范围的靶组织非接触性损伤。一旦组织表面的黏膜炭化凝固,氩气将会停止释放,所以组织损伤的深度仅是 $1\sim3$ mm。APC 设备便宜,便于操作,可在各类内镜单位开展。

许多单位都对 APC 治疗 Barrett 食管的有效性进行评价,并且大多数研究均联用了 PPIs。但有五个研究是联用手术治疗控制反流。

内镜下 Barrett 黏膜完全消除的成功率是 $60\%\sim100\%$。在再生的鳞状上皮黏膜下,存在腺体和持续性肠化生的报道是 $0\sim44\%$。长期随访内镜治疗成功的患者中有 $0\sim68\%$ 会出现肠化生复发。此外,有报道内镜治疗已清除 BE 的患者,再生的鳞状上皮仍会出现新生腺癌。Kahaleh 等采用多变量分析发现短段 Barrett 食管(short-segment BE)的识别和酸暴露的正常化是长期维持上皮再生仅有的可预料的独立因素。

APC 治疗 BE 并发症较少,主要有胸部不适、疼痛恐怖,可抑酸、止痛等对症治疗。发热、出血、狭窄、穿孔甚至死亡,但发生严重并发症的概率<1%。

(2)电凝及热探头治疗:电凝法为经活检钳道送入电凝电极,将电极接触 BE 黏膜后接通高频交流电源,电流通过组织致其发热而坏死。报道多极电凝法较单极电凝效果好。热探头法为经活检钳道插入高温的探头,因通过热传导发挥作用,损伤较小,不易粘连。

多极电凝治疗(MPEC)是利用电能升高组织的温度,引起组织凝固、坏死。该技术需电极通过内镜通道,并和组织直接接触,直至组织出现白色凝块。

MPEC 报道的并发症包括暂时性的疼痛恐怖、吞咽困难、胸痛、发热、出血、狭窄等,但并无穿孔的报道。

(3)激光凝固法:经内镜导入激光照射 BE 黏膜,光能在组织内转变为热能使 BE 上皮凝固坏死。常用的有 Nd:YAG 激光、KTP 激光等。还有文献报道用氩光束等离子凝固法(ABPC)治疗 BE。

激光热凝是利用光能切除病变组织。氩激光、钕-钇铝石榴石(Nd:YAG)激光和三磷酸钾盐(KTP:YAG)激光常用于治疗 Barrett 黏膜。Nd:YAG 激光与氩激光、KTP:YAG 激光相比,有较强的穿透能力。激光的光导纤维通过内镜活检通道进行操作。KTP:YAG 和氩激光属于可见光光谱区,Nd:YAG 激光属于红外线光谱区,均需要瞄准器进行操作。激光可通过接触式和非接触式的方法传递能量至靶组织。

多个研究报道激光照射首次切除的成功率是 22%~100%,复发率是 0~85%。激光照射相关的并发症包括胸骨后疼痛、吞咽困难、吞咽疼痛、恶心、呕吐、发热、上腹部疼痛、咽喉痛、头痛、食管狭窄、出血和穿孔。

(4)射频消融:BARRX 系统包括射频发生器和专用治疗性气囊导管。利用内镜使导管定位于需要治疗的部位后,射频能量短时、可控地释放以清除薄层 Barrett 黏膜,而不会破坏食管黏膜下层。

总之,APC、电凝、激光以及射频消融治疗 Barrett 黏膜均有研究。大部分报道入选的 BE 患者均无异型增生或仅为低级别上皮内癌变(LGD),但仍有部分研究入选的患者包括 HGD。结果显示各个研究报道地鳞状上皮再生率变化很大。而且鳞状上皮黏膜下肠化生率很高,这将增加 Barrett 黏膜的随访监测的难度。长期随访还显示 Barrett 黏膜的复发率很高。鉴于以上原因,同时考虑操作相关的并发症,使得 Barrett 黏膜的热烧灼治疗在临床上的常规应用仍有问题需要解决。

2.光化学治疗

光动力治疗(PDT)是采用光敏剂、特定波长的非产热光源和氧化物引起组织损伤。光敏剂在组织内被非产热光源直接照射后激活,并产生不稳定、高活性的氧化物造成局部组织损伤。

血卟啉衍生物(HpD)、卟菲尔钠(porfimer sodium、光敏素)、5-氨基乙酰丙酸(5-ALA)和间-四氢氯苯(mTHPC)是 BE 治疗常用的光敏剂。光敏素是一种较纯的 HpD,是在美国唯一批准用于治疗 BE 的光敏剂。光敏素一般在波长为 630nm 的光照射前 48 h 静脉注射 2.0 mg/kg。光敏素在组织的分布没有特异性,可造成食管全层组织坏死引起狭窄。光敏素可在体内存留 3 个月左右,为了防止光敏素激活,患者应避免阳光直射或强光照射。

5-ALA 是在欧洲常用的光敏剂。5-ALA 是一种口服的光敏剂前体药物,本身没有光敏物质。在体内 5-ALA 转化为光敏物质原卟啉Ⅸ,原卟啉Ⅸ几乎集中于黏膜内,仅造成组织表面黏膜的损伤,而减少了狭窄和穿孔的风险。5-ALA 口服经 4～6 h 予以波长 514nm 或 635nm 的光照射,其光敏性将在 24～48 h 衰减。而在美国 5-ALA 应用于治疗消化道疾病还未商品化。mTHPC 是第二代光敏剂,通过静脉给药,可被波长 514nm 或 652nm 的光激活。与光敏素比较,mTHPC 对瘤组织有高选择性,在皮肤中的衰减周期 2～3 周。在欧洲已用于治疗头颈部的早期癌,并开始治疗 Barrett 食管。

PDT 对 LGD 和 HGD 的疗效。在一项研究中,平均随访观察 19 个月,HGD 和 LGD 的患者中分别有 44%～50%可完全清除 Barrett 黏膜。经 PDT 后,34%的患者形成狭窄,6%的患者鳞状上皮黏膜下可出现腺体和早期癌变。另一项研究平均随访 50.7 个月,HGD 和 LGD 的患者中分别有 54%～71%可完全清除 Barrett 黏膜,30%的患者发生狭窄,4.9%的患者鳞状上皮黏膜下可出现腺体增生,4.6%的患者可出现鳞状上皮黏膜下腺癌。

Mayoclinic 研究者也报道了采用光敏素和 HpD 的治疗,BE 合并 HGD 的患者的 Barrett 黏膜完全消除率分别是 56%和 35%,狭窄的发生率分别是 25%和 27%,鳞状上皮黏膜下腺体再生分别是 0 和 4%。对于 BE 合并 HGD 或 LGD 完全去除 Barrett 黏膜是可能的。然而,食管狭窄的发生率为 25%～34%,而且治疗后仍有发生食管腺癌的风险。5-ALA 治疗 BE 的安全性和有效性的研究也有报道。Ackroyd 等对 BE 合并 LGD 的一项随机、双盲、安慰剂对照试验显示与 33%使用安慰剂治疗的患者相比 5-ALA 治疗的患者未再发异型增生。随访 24 个月,未发现食管狭窄等短期或长期并发症。Ackroyd 还报道了另一项研究,平均随访 53 个月,97%的患者 LGD 消失,无患者出现狭窄。还没有所有患者均能完全清除 Barrett 黏膜的研究的报道。另一些研究对 BE 合并 HGD 的治疗也报道了相似的结果。HGD 异型增生的程度可减轻,并且无狭窄发生。研究显示 5-ALA 治疗不能完全清除 Barrett 黏膜。mTHPC 的治疗有两个研究,共 13 例患者。结果显示 mTHPC 可清除 Barrett 黏膜,减轻异型增生的程度,降低狭窄的发生率。

总之,PDT 可清除 Barrett 黏膜,减轻异型增生的程度。然而,还没有证据显示 PDT 可降低食管腺癌的发生率和病死率。食管狭窄的并发症和治疗后应避免 3 个月光照的缺点使得 PDT 不易被患者接受。新一代的光敏剂需对异型增生和瘤组织有高选择性,并能快速激活,减少皮肤的光敏毒性。

3.内镜下黏膜切除术(EMR)和黏膜剥脱术(ESD)

内镜下黏膜切除术和黏膜剥脱术是从黏膜下层的中层或深层完全切除病变黏膜。可治愈起源于黏膜且未发生淋巴结转移的癌症,切除的标本还可进行组织病理学分期,评价治疗效果。

常见方法:①注射、切除;②注射、抬起、切除;③吸引帽辅助的 EMR,套扎;④ESD。

近年进行内镜介入治疗 BE 的报道逐渐增多,目的为消除 BE 上皮(尤其伴异型增生者),恢复正常鳞状上皮,治愈 BE。内镜下 BE 切除法主要包括内镜下激光治疗、光动力疗法(PDT)、电凝法、热探头及液氮冷冻治疗等,应同时用质子泵抑制剂进行强抑酸治疗,或用在抗反流手术后。原理为用内镜介入治疗使 BE 上皮坏死脱落,在无酸的环境内由鳞状上皮修复。

4.内镜下行气囊或探条扩张术

对于并发食管狭窄的 BE 患者,可在内镜下行气囊或探条扩张术,但对狭窄明显,探条不易通过者,忌勉强扩张,以防食管破裂。

(三)手术治疗

对内科正规治疗后症状或食管炎仍不缓解或易复发者应行抗反流手术,近年运用腹腔镜行抗反流手术逐渐增多,可降低费用及手术风险。有严重出血、溃疡、狭窄、穿孔及恶变等并发症的 BE 患者需采取手术治疗,主要方式为病变食管切除术。BE 伴重度异型增生但未发现明确癌变者的处理尚有争议,有人主张立即行食管切除,但此手术有一定并发症及病死率,也有人主张密切随访,因全身疾病而不能手术的患者可行内镜下切除治疗。但总的说来内镜下 BE 切除目前经验仍较少,若切除不完全可能刺激病变,其疗效及安全性尚待大量研究证实。

(宋　亮)

第三节　食管贲门失弛缓症的内镜治疗

食管贲门失弛缓症又名食管失弛缓症,是一种食管运动障碍性疾病,以食管缺乏蠕动和食管下括约肌(LES)松弛不良为特征。临床上贲门失弛缓症表现为液体和(或)固体食物的吞咽困难,体重减轻,餐后反食,夜间呛咳以及胸骨后不适或疼痛。食管吞钡检查可发现食管-胃连接处典型的鸟嘴样狭窄和食管扩张,LES 压力测定显示压力升高,吞咽引起的反射性 LES 松弛消失。本病可分为原发型和继发型,其中后者由食管癌、胃癌、南美锥虫病以及特发性假性肠梗阻等引起。临床上该病患者并非罕见,我国目前尚缺乏大批人群发病率的统计资料。在美国,每10 万人中有 3～13 人患本病,每年新增病例约 1/10 000,发病率有逐渐上升趋势。任何年龄均可发病,但多见于 20～40 岁;儿童发病率不高。据统计 14 岁以下占 5%;男女发病似乎无差别,男、女性比例为 1：1.15。本病也存在地域差异,Mayberry 研究了英国各地区儿童的流行病学发现,Eire 地区明显高于其他地区,农村高于城市。Sonnenberg 等发现在美国南部是高发区,而北美五大湖周围的大部分地区以及邻近太平洋地区本病发病率较低,且无种族和性别差异。

一、病因

贲门失弛缓症的病因还不十分清楚,可能与遗传、自身免疫、感染因素有关。

(一)遗传因素

由于本病可发生于婴幼儿、少年儿童、兄弟姐妹、父母与子女之间,并且可与家族性自主神经功能异常、家族性糖皮质激素不足、Rozycki 综合征、淀粉样变性、遗传性小脑共济失调、下颌面骨发育不全等遗传性疾病共存,认为本病可能为常染色体隐性遗传。

(二)病毒感染

有人发现在脊髓灰质炎后遗症中,如果延髓受累,33% 的患者可出现严重吞咽困难。Robertson等用补体结合试验检测 58 例患者血清,14 例发现水痘带状疱疹病毒而对照组均未发现,并用原位 PCR 检测 9 例贲门失弛缓症患者的标本,3 例标本中水痘带状疱疹病毒阳性。

(三)遗传

基础上的自身免疫由于 HLA 基因复合体的特异等位基因与某些自身免疫性疾病以及基

因遗传性疾病有关,又有人提出免疫基因机制。Annes 发现同患本病的父女具有相同的 HLA 表型(HLAprofiles)。Wong 等报道贲门失弛缓症患者 HLA Ⅱ 型 DQWI 表达明显增高。Verne 等在贲门失弛缓症患者贲门及回肠均检测到抗神经元抗体。因此认为贲门部位的肌间神经细胞的丧失是嗜酸性细胞阳离子蛋白(ECP)毒性作用所致。但大多数患者只表现出食管症状,而其他神经肌肉正常,这有待进一步研究。

二、发病机制

发病机制尚不完全清楚。目前认为贲门失弛缓症不是 LES 本身的病变,而是支配 LES 的肌间神经丛中松弛 LES 的神经元和神经纤维减少或缺乏引起。1996 年 Brookes 等对豚鼠食管肌间神经丛细胞进行研究发现,在食管体抑制性神经元胞体中 86% 含一氧化氮合酶(NOS),在 LES 局部松弛性神经元胞体 53% NOS 阳性。而胆碱能神经元在食管体为 20%,在 LES 占 47%。说明支配食管运动的神经元以抑制性神经元为主,并且在抑制性神经元中又以氮能神经元占优势。贲门失弛缓症由于调节 LES 的抑制性神经尤其是含 NOS 的神经元受损,导致抑制性神经递质 VIP、NO 减少,从而引起调节 LES 的兴奋性和抑制性神经失衡,最终引起 LES 压力增高而出现一系列的临床表现。

三、临床表现

(一)临床症状

1. 吞咽困难

无痛性咽下困难是本病最早、最常见也是最突出的症状,占 95% 以上。该症状出现多较缓慢,少数可突然发生,常因情绪波动或进刺激性食物后诱发。疾病早期咽下困难常呈间歇性发作,后期呈持续性。通常液体咽下困难占 60%,固体吞咽困难占 98%,很少有从固体→软食→液体食物吞咽困难的规律性发病过程,人们借此与恶性病变相鉴别。

2. 胸骨后疼痛

胸骨后疼痛占 40%～90%,性质不一,可为闷痛、灼痛、针刺痛或锥痛,疼痛部位多在胸骨后或中上腹部,有时可放射到颈部或背部,症状酷似心绞痛,服用硝酸甘油制剂或进食热饮后可获缓解。

3. 食物反流及夜间呛咳

见于 60%～90% 的患者。随着吞咽困难的加重,食管进一步扩张,内容物可在食管内达数小时甚至数天,并在体位改变时反流出来。多在进食时或餐后数分钟内出现,特别在出现时可引起吸入性肺炎。

4. 体重减轻

体重减轻与吞咽困难影响食物摄取有关。早期吞咽困难轻微,体重减轻不明显,随着症状加重,病程延长,可出现营养不良和维生素缺乏等表现,但呈恶病质少见。

(二)并发症

随着疾病的发展,由于食管显著扩张和迂曲、食管反流等,临床可出现并发症。

1. 吸入性肺炎

发病率为 10%,有时可出现肺脓肿、肺不张、胸腔积液等。其主要原因是平卧时食管反流物被吸入肺内所致。

2.食管本身并发症

可导致潴留性食管炎,发生食管糜烂甚至溃疡或瘢痕形成;还可形成食管憩室及并发食管-气管瘘和自发性食管破裂和食管癌。

四、内镜检查

(一)内镜检查表现

(1)内镜下食管体部扩张,或弯曲变形,可伴憩室样膨出,无张力,有时可观察到体部食管呈多个环形收缩。

(2)其内可存留未消化的食物和液体,有时可见不消化物形成的异物或结石。如存留时间长,常带有异常的臭味。

(3)LES部位痉挛,持续关闭,胃镜通过有阻力,但强行通过时病变部位能扩张,黏膜光滑,但不难进入胃内。有黏膜糜烂。

(4)少数患者由于食管内有大量潴留液或食物,pH>5,食管黏膜苍白或糜烂、溃疡。

(二)内镜检查的评价

有些肿瘤可引起酷似贲门失弛缓症样的临床表现,因而内镜检查的重要目的是确定有无这些病变,尤其应仔细检查贲门和胃底部位。

如内镜不能进入胃内,很可能LES区有狭窄或新生物。此外,长期食管内食物残存和药物刺激,食管黏膜可伴有炎症,合并白念珠菌感染,食管黏膜面上附有许多乳白色点状颗粒,如豆腐渣样。

五、X线检查

(一)胸部X线片

疾病早期胸部X线片无异常。食管扩张时,可见纵隔增宽,边缘光滑,后纵隔常见液平,胃泡消失。有反流物吸入肺内时,可见肺部并发症的影像,如吸入性肺炎、肺脓肿。

(二)食管吞钡造影

疾病早期缺乏典型特征,在食管体,无原发性蠕动波或可见无数的第四相同步收缩波。随着疾病进展,吞钡典型表现为整个食管无蠕动或收缩无力。而在强力性贲门失弛缓症,偶尔可见食管的强力收缩。钡剂排空延迟,食管体扩张,食管远段呈"鸟嘴样狭窄"。

六、食管功能检测

(一)食管测压

食管测压是诊断贲门失弛缓症的金标准。其典型特征为:①食管体无蠕动;②LES压力增高,大于2.66 kPa(20 mmHg)(以胃内压为0 kPa为基准);③吞咽时,LES松弛率(松弛次数与吞咽次数之比)和松弛度(松弛后的压力与原LES压力之比)受损。部分患者食管体可表现为低振幅[2.66~5.32 kPa(20~40 mmHg)]同步收缩或延长的重复收缩。

(二)食管通过时间测定

(1)咽水食管通过时间:通过饮水测定食管通过时间,了解食管运动和排空的情况。

(2)放射性核素食管通过时间:利用放射性核素的特性,在体外用照相机连续动态照相,获得食管部位的放射性曲线,并计算出食物通过食管所需要的时间及百分率。贲门失弛缓症患者食管下 2/3 通过时间显著延长。

(3)钡剂食管排空指数:通过服用钡剂,比较钡剂充盈食管各段的面积,并计算钡剂排空指数(使用 1 000 g/L 的稀钡)。

七、诊断与鉴别诊断

(一)诊断标准

(1)临床表现具有典型症状,反复发作时间大于 3~6 个月,一般情况好,无明显体征。

(2)X 线检查钡餐示食管下段黏膜光滑呈鸟嘴样改变。

(3)内镜检查食管腔内有食物潴留,食管腔扩大,食管下段痉挛性狭窄,稍用力,镜身易于通过进入胃腔,局部及贲门胃底未发现肿瘤等病变。

(4)食管测压食管下 2/3 段推进性运动消失,食管下括约肌压力增高,吞咽时 LES 不松弛。

(5)食管排空放射性核素食管通过时间延长,尤其是食管中、下段通过时间明显延长,食管相显示放射性潴留在食管中、下段。

根据临床症状并具备其余 4 项中的一项可确诊,其中食管测压尤其重要。

(二)鉴别诊断

贲门失弛缓症需与贲门及食管下段癌、贲门及食管下段良性肿瘤或外压性狭窄、贲门及食管下段瘢痕狭窄、反流性食管炎、食管硬皮病等疾病相鉴别。

八、治疗

目前临床治疗主要是降低 LES 压力,缓解症状。

(一)药物治疗

1.钙通道阻滞剂

钙通道阻滞剂干扰细胞膜的钙离子内流,可松弛 LES,降低 LES 压力而改善症状。硝苯地平(心痛定)舌下含服可明显降低 LES 压力达 1 h 以上。部分患者用药后能很快减轻症状,但其长期疗效不显著。

2.硝酸盐类药物

硝酸盐或亚硝酸盐类药物在体内降解产生 NO,从而松弛 LES,减轻临床症状。硝酸甘油舌下含服的作用时间为 6 min 左右。戊四硝酯(长效硝酸甘油)应用后 15 min 起效,LES 压力可从 6.12 kPa(46 mmHg)下降到 2.00 kPa(15 mmHg),可持续 90 min,餐前 5 min 舌下含服。

3.抗胆碱能药物

本类药可阻断 M 胆碱能受体,使乙酰胆碱不能与受体结合而松弛平滑肌。常用药物有山莨菪碱(654-2)、阿托品、溴丙胺太林(普鲁本辛)等。该类药物有防止或解除食管痉挛性疼痛的作用,但不能松弛食管下括约肌,而且可出现口干、颜面潮红、心悸、尿潴留等不良反应。青光眼患者禁用;老年患者慎用。

4.镇静药物

该类药物为贲门失弛缓症的辅助用药。其药理作用主要是抑制中枢神经兴奋,降低机体对外界的反应,从而降低患者的紧张情绪,缓解症状。常用药物有硝西泮(硝基安定)、黛安神等。

(二)内镜治疗

1.内镜下食管扩张治疗

贲门失弛缓症的扩张术是在药物治疗效果不满意或有食管下段炎性狭窄时所用的一种治疗方法。

(1)扩张原理和适应证:是强力地扩张LES区,使该区的环肌达到部分撕裂,起到类似手术的作用,LESP下降,部分或完全地纠正LESP松弛障碍,改善食管排空,缓解症状。对药物治疗效果欠佳或不能坚持用药的患者可考虑扩张治疗。

(2)目前贲门失弛缓行扩张治疗的技术颇多,有探条扩张,内镜下气囊、水囊、钡囊扩张等。其目的是通过机械方法使部分LES肌纤维断裂,降低LES压力,缓解其梗阻症状。气囊扩张术是目前国外临床上最主要的治疗方法之一。少数报道在内镜下对LESP区应用电烧息肉的烧灼器从黏膜层进行纵行的电烧,也有应用针灸治疗。

(3)治疗临床评价:气囊扩张术的并发症有出血、穿孔、感染以及败血症,发生率为3%~9%,并发症的病死率为0.2%,其中穿孔是最严重的并发症。某医院消化内科对74例治疗有效率达98.65%,有1例发生穿孔。治疗后吞咽困难缓解,LES压力降至正常,20%的患者食管远端蠕动恢复,75%的患者1次扩张疗效可维持5年以上。但气囊扩张成功与否取决于多方面的因素,如扩张器的口径、充气持续时间、扩张次数和食管弯曲程度。

(4)扩张疗效和评价:扩张治疗能达到一定的疗效。扩张后近期内症状缓解,扩张后人均5年仍能维持疗效,扩张疗效与LESP增高的程度和扩张时所受的压力、扩张器的直径有关,也与扩张的持续时间有一定的关系。一般来说,压力大,疗效好,但压力太大,可发生食管穿孔;扩张过度容易造成反流性食管炎。

因而,要求扩张的力量既能达到明显的疗效,又要使并发症的发生降到最低限度。

在扩张前,最好先测定食管压力,了解LESP和LES松弛率及LESP长度,以便决定扩张时应用的压力和时间。气囊扩张法比探条扩张器扩张法的疗效好。部分学者近年来观察到气囊内压力达到33.3~40.0 kPa(250~300 mmHg)时,疗效好。但少数LESP明显增高的年轻患者,扩张疗效不显著。

(5)扩张并发症:扩张治疗有可能出现穿孔、出血等并发症。少数患者出现反流性食管炎。患者在扩张后,如持续有胸痛,应警惕有穿孔的可能。用液体造影剂可显示造影剂漏出食管以外。穿孔后应及时处理,禁食、输液,并给抗生素等。如穿孔大,必要时要手术治疗。因而扩张治疗时,最好安排患者住院,或必须在密切观察下随访患者。

2.内镜下LES区肉毒杆菌毒素注射治疗

肉毒杆菌毒素(BT)是一种神经肌肉胆碱能阻滞剂。贲门失弛缓症的LES压力增高是由于支配LES的松弛性神经受损,兴奋性胆碱能神经相对占优势引起。局部注射BT后,在神经肌肉接头处与乙酰胆碱神经末梢突触结合,阻断胆碱能神经释放乙酰胆碱,从而松弛LES。也有人认为BT破坏胆碱能受体引起平滑肌松弛。

1993年Pasricha首次发现BT局部注射对豚鼠的LES有松弛作用,1994年他在贲门失弛缓症患者的治疗中取得了成功。有人长期随访发现,BT的短期有效率为90%,大于6个月时疗效为71%,1年后为68%。疗效持续平均1~3年。初治复发后,再次注射大部分患者可获再次缓解,且持续时间与初治时无差异。

3.硬化剂治疗

1996 年西班牙 Morto 首次报道用乙醇胺 LES 局部注射治疗贲门失弛缓症,其机制可能是硬化剂引起 LES 坏死和纤维化,减轻其痉挛。33 例患者平均经 3～6 次注射后随访 11 个月,有效率达 93.9%,但需重复注射;4 例发生狭窄。由于资料少,难以做出评价。

4.微波治疗

应用微波治疗是借助微波作用于狭窄部位,以其小范围的高温达到凝固、破坏局部组织,使 LES 解除梗阻。特别适用于 LES 的炎性狭窄或瘢痕狭窄引起的继发性贲门失弛缓症,尤其对 10 mm 以内的食管狭窄孔,但需临床证实。

5.内镜下金属支架植入术

文献报道采用国产镍钛合金部分带膜支架(可收复式支架),支架长为 6.8 cm,直径为 20～25 mm,支撑力 90 g/mm,单喇叭口或双喇叭口,喇叭口直径为 23.28 mm,支架内表面被覆硅胶膜,目的是阻挡肉芽组织向腔内生长,膜位于支架的中段,支架口近端 1.2 cm 为无膜区主要是防止支架移位。术前常规检查出凝血时间,空腹 4 h 以上,在 X 线下置入带膜金属内支架,术后 3 d 至 1 个月由胃镜取出。由于病例数较少,仍需临床随访。

(三)手术治疗

贲门失弛缓症手术治疗是用手术方法切断 LES 肌纤维,降低 LES 压力,缓解梗阻症状。包括开放式 Heller(海勒)切开术和内镜下(胸、腹腔镜)改良 Heller 切开术。目前常用的是改良 Heller 切开术,即食管下括约肌纵行切开加抗反流术(Dor 术式、Toupet 术式或 Nisson 术式)。手术疗效取决于 LES 切开的长度和深度。胃食管反流是术后最重要的并发症。改良 Heller 手术反流性食管炎的发生率低于 10%。内镜下改良 Heller 切开术具有传统手术的有效性,手术操作得以简化,减少了创伤,缩短了术后住院日和康复时间,降低了术后病死率,但仍可引起复发和食管炎等并发症。

总之,贲门失弛缓症患者如能坚持药物治疗,一般来说,能获得长期缓解症状。但要坚持每次餐前用药。近年来内镜下治疗已普遍采用,而且多数患者在扩张后近期和中期(2 个月至 2 年之内)仍然有效,故值得选用。对某些年纪较轻,伴有 LESP 明显增高,反复内镜治疗而疗效不满意的患者,可考虑选择外科手术治疗。对每一位患者,还需要根据具体情况,即患者身体状况、能否接受以及所在医院对该病的治疗经验等做出决定。

(宋 亮)

第四节 食管贲门黏膜撕裂症的内镜治疗

本病常由于在饮酒、暴饮等因素下引起剧烈地恶心、呕吐,使腹压或胃内压急剧升高,导致食管下端至食管胃连接部的黏膜撕裂。1929 年由 Mallory 和 Weiss 首先在尸解发现,1956 年 Haraly 首次用内镜做出诊断。临床上主要表现为上消化道出血为主的一组综合征,又称 Mallory-Weiss 综合征。占上消化道出血的 2%～14%。

一、病因及发病机制

腹内压力或胃内压力骤然升高是产生本病的主要病因,诸如酗酒、妊娠反应、食管炎、急性胃炎、酮症酸中毒等引起的剧烈呕吐,以及分娩、用力排便、剧烈咳嗽、举重等引起的腹内压力骤然升高。某些医源性原因如放置胃管和胃镜检查时患者剧烈呕吐、口服泻剂引起的剧烈呕吐也可致食管贲门黏膜撕裂。若患者同时有食管裂孔疝或贲门部黏膜萎缩性病变,则更易发病。

一般认为呕吐动作时胃内压力明显增高,可达 $26.17\sim40.0$ kPa($200\sim300$ mmHg),而食管内压力一般只有 6.167 kPa(50 mmHg),由于胃内压力突然一过性剧烈增加,贲门部的黏膜被突然压入食管内,在食管内形成锥形膨胀且黏膜不能像肌层一样扩张,从而该处黏膜被强拉而撕裂。病变位于食管-胃交界处和食管远端,裂伤部位可自食管下端至胃体上部,但以贲门部为最多。撕裂程度可深、可浅,其中以单纯黏膜层的损伤为多,约 5% 可至浆膜下。

二、临床表现

典型表现为频繁而剧烈的呕吐之后,初为胃内容物,继而出现呕血或黑便,呕血多呈红色。少数患者可有剑突部疼痛,但较轻。该病多为动脉性出血,出血量较大,严重者可有失血性休克的表现,如头晕、出冷汗、四肢厥冷、脉搏增快和血压下降等,甚至死亡。也有患者仅有呕吐物带血丝和黑便。

三、辅助检查

急诊内镜检查是确诊的最有效手段。在食管胃连接部可见有单个或多个裂痕,多为线状纵行裂痕,或三角形裂痕,一般长为 $3\sim20$ mm,宽为 $2\sim3$ mm,基底部为血凝块和黄色坏死组织所覆盖,边缘清楚,急性期边缘可见新鲜渗血,甚至可见喷射样出血,裂痕周围黏膜充血、水肿,少数可呈出血性息肉样改变,如病变程度较轻,仅见到一条出血性裂痕,周围黏膜炎症反应不显著。愈合后的撕裂处表现为具有红色边缘的灰白色线状瘢痕,病程较久则可见白苔覆盖,此时与贲门部纵形溃疡难以区别。检查最好在起病 24 h 内进行,72 h 病变即可愈合。内镜发现约有 77% 患者可合并其他上消化道病变。

由于病变一般较细小,上消化道钡剂 X 线检查难以发现,对本病诊断价值不大。选择性腹腔动脉造影可发现出血部位。

四、诊断及鉴别诊断

诊断依据有:①有导致腹内压增高的诱因和明显病史;②频繁呕吐,继之呕血的临床表现;③急诊电子胃镜检查有确诊价值,选择性腹腔动脉造影亦可提供依据。

诊断食管贲门黏膜撕裂症时,还需要与下列情况相鉴别。

(一)内镜损伤食管贲门部

因插镜所致裂伤,或患者胃镜检查时恶心反应强烈,而造成食管贲门部黏膜损伤。裂痕呈纵行,病变周围炎症反应不明显。

(二)反流性食管炎

食管下段黏膜充血、水肿,有时表面可被覆一层白苔,酷似食管黏膜撕裂,但食管炎症反应较为显著。明确诱因、典型的临床表现及急诊胃镜检查,食管贲门黏膜撕裂症不难诊断,对于剧烈呕吐后出现的进行性血红蛋白下降要注意该病的可能。

五、治疗

食管贲门黏膜撕裂症引起大出血者较少见,大多患者出血可自行停止,无须特殊治疗。确诊本病后可给予黏膜保护剂、抑酸剂治疗,食管黏膜常在 1 周之内即可修复。但 Bataller 等报道 5%～35% 患者需外科手术,另有报道指出其出血致死亡者并非罕见,死亡原因主要是再出血和合并其他疾病。内镜介入治疗效果理想,对有活动性出血的患者可行内镜下金属钛夹止血、局部黏膜内注射乙氧硬化醇或 1:10 000 肾上腺素治疗,高频电或热探头亦有较好疗效。

对于内镜下介入治疗无效的患者,出现失血性休克等严重情况,可考虑手术治疗或血管造影,局部动脉灌注血管加压素或栓塞治疗,有条件时可在消化道内镜导引下行腹腔镜手术缝合裂伤止血,较开腹手术创伤小、疗效短、恢复快。

此外,食管贲门黏膜撕裂症应与门脉高压症食管胃底静脉曲张破裂出血相鉴别,前者不宜采用三腔二囊管压迫止血,因为气囊压迫影响黏膜愈合并可能加重出血,后者则不宜用微波、电凝治疗。

（宋　亮）

第五节　食管良性肿瘤的内镜治疗

食管良性肿瘤很少见,在食管肿瘤中仅占 1%。发病年龄较食管癌小,症状进展缓慢,病期长。食管良性肿瘤根据组织发生及病变部位分三类。①管腔内黏膜型:发生于黏膜层向腔内生长,如息肉和乳头状瘤。②黏膜下型:发生于黏膜下层,如血管瘤。③黏膜外壁内型:发生于食管壁内肌层,如食管间质细胞瘤。

一、食管息肉

食管息肉的发病率仅次于间质细胞瘤,列食管良性肿瘤的第二位,起源于食管上皮细胞。男性多于女性,男性发病年龄较晚,多发生于 50 岁以后,女性发病较早,多发生于 30 岁以下。

食管息肉以位于颈段者居多。根据组织学不同而命名为真性黏膜息肉、纤维息肉、黏液纤维瘤、脂肪瘤和纤维肌瘤等。

小的食管息肉一般无临床症状,往往因其他表现行胃镜检查时发现,息肉较大者,可有进食哽噎感或吞咽困难。

X 线钡剂检查可见管腔内有充盈缺损,表面黏膜光整,随吞咽或呼吸上下移动。

内镜所见食管息肉是边界比较清楚的肿瘤,圆形或半球形隆起,可呈分叶状、乳头状或蕈状。其表面黏膜光滑,有时呈细而均匀的颗粒,可为广基或有蒂。与胃部息肉相似,根据山田分型分为四型:Ⅰ型为广基;Ⅱ型为无蒂;Ⅲ型为有亚蒂;Ⅳ型为有蒂。

食管息肉的诊断主要靠内镜检查和内镜下活检,临床上常将食管间质细胞瘤、食管乳头状瘤等误诊为息肉。当鉴别诊断有困难时,有时需要借助内镜下超声检查,息肉和乳头状瘤为黏膜病变,而间质细胞瘤为黏膜下肿物,一般能鉴别。

食管息肉多可在内镜下用圈套器电凝切割而摘除。内镜下摘除食管息肉,一定要掌握好凝切的功率和时间,以免造成食管穿孔而危及生命。如考虑食管息肉基底部有较粗的供血血管,也可先用尼龙结扎圈套扎基底部,然后再行凝切。部分大的息肉需要切开食管直视下摘除。

二、食管间质细胞瘤

食管间质细胞瘤是最常见的食管良性肿瘤,发生于固有肌层,也可来自食管壁内的血管肌层和迷走的胚胎肌组织。好发于食管中下段。男性多于女性,好发年龄为20~60岁。

食管间质细胞瘤外形多呈圆形或椭圆形,其他有马蹄形、哑铃形、条索形等。瘤体表面光滑,有完整纤维包膜,质地坚硬。显微镜下见肿瘤由相互交织的长梭形平滑肌细胞组成,含丰富的嗜酸性胞浆,胞核也为梭形,无间变和核分裂象。

吞咽困难是本病最常见的临床症状,多为轻度间歇性或缓慢进行性。吞咽困难的程度主要与肿瘤环绕食管管腔的多少有关。其他症状有胸骨后痛、烧灼感或不适,上腹疼痛、不适、心慌、胸闷和消瘦等。

食管钡餐造影检查对食管间质细胞瘤的诊断有较大价值。其典型的X线表现为边界清楚的充盈缺损,与正常食管之间相交为锐角,钡剂抵达肿瘤上缘时通过缓慢,少量存留的钡剂可勾画出肿瘤上下两极,表现半圆形垂直于食管长轴的"杯形征"。

内镜检查可见圆形、椭圆形黏膜下隆起,表面黏膜正常,蠕动时可见肿物在黏膜内上下滑动。肿瘤大时食管腔呈偏心性狭窄,但管腔不僵硬,内镜可以通过。除非肿瘤表面黏膜有溃疡或糜烂,常规活检很难取得深层的组织而确诊。超声内镜检查可明确肿瘤是腔内或腔外生长,并可判断肿瘤的性质。

CT和磁共振检查有助于与黏膜下生长为主的食管癌相鉴别,显示肿瘤与主动脉的关系,明确肿瘤的大小和范围,但此两项检查不作为常规检查。

手术切除肿瘤是治疗本病的首选。可采用黏膜外肿瘤摘除加肌层修补术及食管-胃部分切除和重建术。对较小的且向腔内生长的肿瘤可在内镜下采用高频电凝的方法摘除。而向壁内生长的肿瘤经内镜治疗容易造成食管穿孔。因此,有条件的医院在内镜治疗食管间质细胞瘤之前,应先行超声内镜检查,确保治疗的安全性。

三、食管乳头状瘤

食管乳头状瘤为良性鳞状上皮的息肉样肿瘤。其可能的发生原因与以下因素有关:①黏膜损伤后再生;②人乳头状瘤病毒的感染;③致瘤物质的作用;④遗传因素等。本病发病率为0.01%~0.04%。男、女性发病率相近。好发年龄为40~70岁。

食管乳头状瘤的生长方式如下。①外生型:本型最多见,有一个光滑的指样或树枝状的外形,其中纤维血管延伸并接近乳头的表面。②内生型:外形光滑,呈圆形,表皮向内翻,呈乳头瘤样增生。③峰型:为峰形的鳞状上皮增生,有显著的角化过程和突出的上皮颗粒。细胞学检查表层为增生的鳞状上皮,中间为血管结缔组织。鳞状上皮保持了正常的细胞极向和分化,无分化不良。

常见的临床表现有吞咽困难、胸骨后痛、上腹痛、消化不良等,可有黑便及缺铁性贫血。食管乳头状瘤常与其他部位的肿瘤同时存在,如软腭癌、喉癌、肺鳞癌等。所有的临床表现均无特异性。

食管乳头状瘤的内镜表现为球形或半球形隆起,多无蒂,呈浅桃红色,质软,弹性尚可,大小一般为0.4~0.6 cm,多为单个,常位于食管中段。少数为扁平状隆起,呈白色。通常被误诊为食管息肉。

本病的治疗多采用内镜下高频电凝切的方法摘除,摘除后大部分患者症状可以改善。摘除后一般不复发。本病是否癌变仍有很多争论，有待进一步研究。

四、食管囊肿

食管囊肿分为先天性和后天性两种。先天性食管囊肿多为下呼吸道和胃形成过程中原肠发育异常引起，为胚胎性遗留物。在胚胎发育过程中，前肠形成多种小憩室，它们不退化而逐渐膨大形成囊肿。也有认为是由于从前肠来的多潜能内胚层组织，未能很快融合成管腔，而形成分泌旺盛的局灶型前肠上皮细胞，而形成囊肿。这类囊肿常位于食管的右前方，多为圆形或沿食管方向的管状肿物；其特点是囊肿必须位于食管壁内；分为食管重复畸形性囊肿、食管胃源性囊肿和食管包涵性囊肿。一般按良性肿瘤处理。其发生率占食管良性肿瘤的 8%～20%。75% 发生于儿童。后天性食管囊肿亦称为潴留性或炎性囊肿，是由于食管慢性炎症引起腺体导管狭窄、分泌物潴留形成。

成年人的囊肿一般呈椭圆形，管壁内肿物与肌肉或黏膜无紧密的粘连。大小一般为 5～10 cm。婴儿囊肿有时更巨大。最常见的类型是纤毛柱状上皮，其次为鳞状上皮，再次是混合型。偶在囊肿中发现软骨。

在儿童主要表现为呼吸道症状。如胸闷、咳嗽和呼吸困难等。因囊肿内壁常为胃黏膜，可形成溃疡，亦可穿透气管及大支气管导致咯血。成人开始时多无症状，当囊肿囊内出血或感染引起囊肿扩大时方出现症状，表现为吞咽困难或胸骨后痛。

胸部前后位 X 线片可见气管移位，侧位片见心包后、纵隔内有块影。X 线钡餐造影表现与食管间质细胞瘤相似，为光滑的充盈缺损，不同之处是上、下缘与正常食管之间常形成钝角斜坡，而不成锐角。

内镜下可见食管腔内光滑似腊肠样隆起，质地柔软，色泽正常，触之有波动感，多位于食管右侧壁，超声内镜表现为无回声隆起。

本病的治疗多采用手术切除病灶，手术前应行脊髓照片以了解囊肿是否来源于脊髓。手术应彻底清除囊肿黏膜，以避免术后复发。在婴儿中有时与相邻组织紧密粘连，血供丰富，切除有危险时，可行囊内壁剥除术。也可在内镜下将囊肿穿破引流或切除，缓解症状。本病预后良好。

五、孤立性食管静脉瘤

孤立性食管静脉瘤系指蓝色或浅蓝色局部隆起的食管黏膜下静脉扩张，并排除潴留性囊肿及门静脉高压者。也称为孤立性静脉扩张。随着消化内镜检查的普及以及人们对本病认识的加深，报道日渐增多。其发生机制为食管上皮或黏膜下食管固有静脉丛部分由于先天或后天性血管闭塞、狭窄导致近端血管扩张，呈非连续性、孤立性或散在性的蓝色囊状静脉瘤。

多数孤立性食管静脉瘤患者无明显临床症状，多在胃镜检查时发现。静脉瘤较大者可有进食时胸骨后哽噎感、胸骨后疼痛等症状。可以单发或多发，多发者要与食管静脉曲张加以鉴别。

由于孤立性食管静脉瘤增长极慢，很少出血，一般不需特殊治疗，但医源性活检或擦伤可导致出血，对于出血或有出血倾向者，可选用硬化、圈套结扎等治疗，疗效确实。较大者内镜下治疗危险性大，易发生穿孔、出血等并发症，最好选择外科手术治疗。

六、食管白斑

食管白斑是出现于食管黏膜的白色斑块状变化，是由于黏膜发生角化而形成，可作为黏膜白斑病的局部表现或仅限于食管的疾病。常因食用刺激性食物所致，如过热食物、烈性酒等。男性多于女性。好发于中老年患者。

食管白斑的病理改变为上皮角化过度并有不同程度的角化不良，棘细胞层增厚，棘细胞内外广泛性水肿导致细胞间连接断裂，真皮有轻度炎细胞浸润。

本病常无临床症状，多因其他病变检查时发现。少数患者对过热或刺激性食物较为敏感或进食后胸骨有疼痛感。

X线钡餐检查对本病无价值。

内镜检查显示食管黏膜有单个或散在的白色斑块，略为高出正常食管黏膜，边界清楚。也可见整个食管黏膜全部发白。

食管白斑一般无须特殊治疗，但应去除诱因，对增生较为明显的病灶可在内镜下局部切除或灼除。本病预后良好。

（宋　亮）

第六节　食管癌的内镜治疗

食管癌是指发生在食管上皮组织的恶性肿瘤，占所有恶性肿瘤的 2%。全世界每年约有30万人死于食管癌，我国占半数以上。据1978年全国肿瘤防治研究报道的资料，男性食管癌列为恶性肿瘤死亡的第二位，仅次于胃癌；女性食管癌则占第三位，仅次于胃癌和宫颈癌。

一、病因

食管癌的病因尚未完全明了，可能与以下因素有关。

（一）饮食因素与食管慢性刺激

一般认为热烫饮食、快食、进餐不规律，喜食干硬粗糙食物等不良饮食习惯是食管癌发病的重要危险因素。实验证实，70 ℃以上的烫食会对食管黏膜上皮细胞的增殖周期产生严重影响，并为细胞在有害代谢产物作用下产生癌变创造有利条件。长期反复的热刺激及物理刺激，有可能促使食管发生癌变。某些食管病变如食管贲门失弛缓症、慢性食管炎、食管良性狭窄、食管白斑病、食管憩室、食管裂孔疝等的食管癌发病率较高，也表明食管癌可能与食管黏膜遭受长期刺激与损害有关。

（二）亚硝胺及其前体

亚硝胺已被公认为一种化学致癌物，其前体包括硝酸盐、亚硝酸盐、二级或三级胺等，均普遍存在于食管癌高发区居民的食物和饮水中。这些前体在胃内酸性条件下，合成亚硝基化合物，成为体内亚硝胺的主要来源，特别是在维生素C摄入不足情况下，更有利于体内亚硝胺的积聚。另一方面，当地居民喜食霉变食物，真菌不仅能还原硝酸盐为亚硝胺，且能分解食物蛋白质增加二级胺含量，从而促进亚硝胺的合成。酸菜等霉变食物中还能检出含有苯并芘、多环芳香烃等,均已证实为致癌物。现已发现 10 多种亚硝胺可特异地诱发动物食管癌,具有明显的组织亲和性。

(三)营养因素和微量元素

肉、蛋、奶、新鲜蔬菜、水果等摄入量低,体内胡萝卜素,硫胺素,维生素 A(视黄醇),膳食纤维,维生素 E、维生素 B、维生素 C 等多种维生素及钙、磷、硒等微量元素缺乏,使患食管癌的危险性增加。一项由中国医学科学院肿瘤研究所与美国国立癌症研究所合作、在我国食管癌高发区河南林县开展的营养干预试验证实,补充某些微营养素/矿物质能降低普通人群总病死率、癌病死率,逆转食管癌细胞增生。食管癌高发区水土中的钼、硒、锌、镁、钴、锰等微量元素含量偏低,可能和食管癌的发病有关。调查证明食管癌高发区土壤缺钼已受到更多重视,因为钼是硝酸盐还原酶及一些氧化酶的结构成分,缺钼时植物中硝酸盐积聚,则可增加食物中的亚硝胺前体。此外,由于铜对钼有生理拮抗作用,如果铜/钼的比例增高,则可使缺钼的影响更明显。另据食管癌高发区居民头发硒含量调查,发现明显低于低发区,认为硒是某些酶生成不可缺少的元素,能催化致癌物代谢,从而有抑癌作用,硒缺乏可为食管癌发病的条件之一。研究还发现缺锌引起食管上皮角化,可增加亚硝胺致癌的发生率。

(四)遗传因素

据统计在食管癌高发区,本病有阳性家族史者达 $27\% \sim 61\%$。这种家族聚集现象除上述环境因素外,遗传易感性问题已引起重视。研究发现患者家族的外周血淋巴细胞染色体畸变率较高,认为可能是决定高发区的食管癌易感性之遗传因素。调查还发现河南林州高发区的居民迁至其他县后,食管癌发病率与病死率仍保持较高水平。这些现象说明遗传因素在食管癌的发病中占有一定地位。随着分子遗传学、细胞遗传学、分子流行病学的发展,许多学者从基因和染色体水平对食管癌的病因进行广泛深入的研究,发现了多种有意义的基因,以及食管癌患者染色体经常变化的区域和可能的特有脆性部位。这些结果均证明,从上一代遗传下去的并非肿瘤本身,而是对肿瘤的遗传易感性。

(五)其他因素

有人在食管上皮不典型增生和癌标本中找到人乳头状瘤病毒(HPV),故认为食管癌可能与病毒感染有关。另外,食管腺癌唯一得到证实的危险因素是 Barrett 食管。

总之,食管癌的发病是环境、精神、遗传等多方面共同作用的结果,这些因素的作用是相互影响、共同作用的,并且不同地区和人群对各种危险因素的暴露水平不同,起主要作用的因素也就不同,仍需进一步深入地研究。

二、临床表现

(一)进行性咽下困难

咽下困难是本病的早期症状。起初仅在吞咽食物后偶感胸骨后停滞或异物感,并不影响进食,有时呈间歇性,故可不引起重视。此后出现进行性咽下困难,每当进食即感咽下困难,先对固体食物后发展至对半流质、流质饮食也有困难,过程一般在半年左右。

(二)咽下疼痛

在咽下困难的同时,进食可引起胸骨后灼痛、钝痛,特别在摄入过热或酸性食物后更为明显,片刻自行缓解,系因癌糜烂、溃疡或近段伴有食管炎所致。疼痛可涉及胸骨上凹、肩胛、颈、背等处。晚期患者因纵隔被侵犯,则呈持续性胸背疼痛。

(三)呕吐

由于食管梗阻的近段有扩张与潴留,可有呕吐,多出现于晚期患者。呕吐物含黏液,有时是血性,混杂隔餐或隔日食物,有宿食馊味,甚至可见坏死脱落组织块。

(四)其他

长期摄食不足导致明显的慢性脱水、营养不良、消瘦与恶病质。有左锁骨上淋巴结肿大,或因癌扩散转移引起的其他表现,如喉返神经麻痹或反流吸入性喉炎所致声嘶、食管气管或支气管瘘所致的呛咳与肺部感染、食管纵隔瘘所致纵隔炎或脓肿、食管气管瘘所致颈胸皮下气肿等。

三、内镜检查和内镜表现

(一)适应证

(1)凡具有进行性吞咽梗阻或有早期食管癌症状的患者。

(2)食管吞钡 X 线检查发现异常,需进一步明确性质。

(3)食管拉网等脱落细胞检查阳性,需明确病变部位。

(4)食管癌手术、放射治疗、化疗后观察疗效和追踪随访或治疗后复出现症状,需排除复发的患者。

(5)食管癌癌前病变的追踪观察(如:中、重度食管炎,贲门失弛缓症,食管裂孔疝,食管憩室、息肉,乳头状瘤,Barrett 食管等)。

(6)食管癌高危地区普查,以期发现早期癌。

(7)食管癌的内镜治疗。

(二)食管癌的内镜表现

1.早期食管癌的内镜表现和分型 凡局限于食管黏膜内及黏膜下层的食管癌,称为早期食管癌。主要特征为局限性充血、浅表糜烂、粗糙不平等黏膜浅表病变。不易与良性病变鉴别,共分 4 型。

(1)充血型:病变区黏膜平坦,表现为小片状不规则充血,色泽潮红,与正常黏膜界限不清,质脆,触之易出血,管腔壁蠕动正常。

(2)糜烂型:病变黏膜在充血基础上出现中央轻度凹陷,呈大小不一,边界不规则的点、片状糜烂或浅溃疡。表面附白色或灰白色苔,质脆,触之易出血,管腔尚柔软,舒张度正常。该型在食管癌中最常见,约占 45%。

(3)斑块型:病变黏膜变白,表面轻度隆起,粗糙不平,呈橘皮样、颗粒样改变,质脆,触之易出血,较大病灶可伴有浅表糜烂。浸润深度较充血型、糜烂型深,但管壁扩张度正常。

(4)乳头型:病变黏膜不规则增厚,呈乳头样,小结节息肉样隆起,直径小于 1 cm,基底宽,表面充血,浅表糜烂,偶有出血。该型少见,约占早期食管癌 3%左右。

虽然早期癌灶比较小,但如果仔细观察是不会遗漏的,对于这些小的病变,特别是表面光滑、颜色基本正常,类似于良性病变,活检就非常重要。

2.中晚期食管癌的内镜表现和分型

中晚期食管癌具有肿块突出或有深溃疡、管腔狭窄的特点,容易辨认诊断,共分为 5 型。

(1)肿块型:亦称蕈伞型或息肉型,瘤体向腔内生长,呈息肉样、结节样、菜花状突起。直径大于 3 cm,表面糜烂,边界清晰,肿瘤周围黏膜正常。引起管腔不同程度狭窄。

(2)溃疡型:癌瘤沿管壁生长,占食管周径一半,溃疡基底高低不平,覆污秽苔或出血。边缘呈结节状、围堤状隆起,充血、糜烂。于溃疡边缘取活检阳性率高。

(3)肿块浸润型:除具肿块型特征外,肿瘤边缘黏膜已受侵犯,表现为边界不清,表面粗糙不平,僵硬,浅表糜烂或浅表溃疡。

(4)溃疡浸润型:溃疡范围较广,超过食管周径一半,除具有溃疡型的特征外,因周围黏膜已受侵犯,表现为管腔僵硬,蠕动差。

(5)周围狭窄型:癌侵犯食管全周,形成环形狭窄,境界不清,表面呈溃疡或结节颗粒样改变。镜身难以通过。由于癌向黏膜下层生长,故活检可为阴性。

食管癌的内镜活检率一般在90%以上。活检时注意病变四周及中央的不同部位钳取,共4~6块。要求第1块取准,避免活检部位出血后影响准确钳取病变组织。若配合细胞刷刷取细胞涂片等辅助措施,可提高阳性率。

食管癌管腔明显狭窄,或肿块型表面黏膜完整,不易准确钳取到癌组织,活检多为阴性。

(三)食管癌的特殊内镜检查

为发现早期癌,提高食管癌检出率,为癌分期、选择治疗方案提供依据,可以采用下列特殊内镜检查。

1. 染色内镜检查法

内镜直视未发现典型病变,但有可疑改变时,可进行局部染色,根据染色差异取活检,能发现早期癌。常用染色剂如下。

(1)复方碘溶液(Lugol液):正常鳞状细胞因含糖原而着棕褐色,癌变黏膜则不着色。

(2)甲苯胺蓝-复方碘溶液:甲苯胺蓝为亲肿瘤细胞核的染料,可以浸透5~6层细胞深度,染成蓝色。周边正常黏膜不着色。其缺点是炎性细胞亦着色,出现假阳性。复方碘溶液使正常鳞状上皮内的糖原染成棕褐色,病变上皮不着色。若与甲苯胺蓝进行双重染色,可清晰显示癌变部位。

2. 超声内镜检查(EUS)

超声内镜检查能清楚显示出癌组织侵犯食管壁的深度和范围,周围器官和淋巴结有无转移,为食管癌分型、分期和制订治疗方案提供可靠依据。

超声内镜通过观察纵隔、贲门部淋巴结来判断转移的可内镜显示局部隆起、糜烂,超声见第1、2、3、4层均明显增厚,呈低回声,第5层完整能性。若淋巴结直径小于5 mm,很少有转移。淋巴结直径大于10 mm,若为圆形,50%以上转移为阳性;若为椭圆形,则有14.3%转移为阳性。

四、其他实验室检查

(一)食管脱落法细胞学检查

吞入带有乳胶气囊与套网的乙烯塑料管,充气后缓慢将充盈的囊从食管内拉出,用套网擦取物涂片作细胞学检查,这是食管癌高发区进行普查的主要手段,对有咽下困难的患者应列为常规检查,用以确定诊断,据统计阳性率可达90%以上。在细胞学检查阳性的早期患者中,食管吞钡X线检查阳性者仅占1/2,食管镜检查阳性者约占3/4。

(二)食管X线检查

吞钡后进行食管X线气钡双重对比造影,有利于观察食管黏膜形态。在食管癌可见食管局部黏膜增粗或中断,有时呈小龛影。当癌瘤在壁内扩散,可见食管壁局部僵硬,不能扩张。后期则见病变处有不规则狭窄、黏膜皱襞明显破坏与充盈缺损,其近段有轻至中度扩张与钡剂潴留。有条件时可进行 CT 检查,可显示食管壁厚度、食管与邻近纵隔器官关系,明确癌外侵范围,有利于制订治疗方案,但不能发现早期癌。

五、诊断与鉴别诊断

本病的早期发现与早期诊断十分重要。凡年龄在 50 岁以上(高发区在 40 岁以上),出现进食后胸骨后停滞感或咽下困难者,应首选内镜检查,以明确诊断。对食管贲门失弛缓症、慢性食管炎、食管良性狭窄等患者,须警惕食管癌变,应做定期检查。

鉴别诊断包括下列疾病。

(一)食管贲门失弛缓症

由于迷走神经与肠肌神经丛退行性变,或对促胃液素作用过分敏感,引起食管蠕动减弱与食管下端括约肌持续痉挛,使食物不能正常通过贲门。咽下困难多是间歇性发作,病程较长,无进行性发展。食管下段扩张更为明显,食管反流常见,反流量较大,不含血性黏液。无进行性消瘦。X 线吞钡检查所见贲门梗阻呈梭状或鸟嘴状,边线光滑,吸入亚硝酸异戊酯或舌下含硝酸异山梨酯 5~10 mg 可使贲门松弛,钡剂随即顺利通过。

(二)反流性食管炎

因食管下端括约肌功能失常,引起胃十二指肠内容物经常反流进入食管,导致食管黏膜慢性炎症,甚至形成溃疡。也可表现为胸骨后灼痛,或伴有咽下困难。内镜检查见黏膜炎症、糜烂或溃疡,但无肿瘤证据。

(三)食管良性狭窄

多由腐蚀性或反流性食管炎所致,也可由长期留置胃管、食管损伤或食管胃手术引起。由瘢痕狭窄所致的咽下困难,病程较长。X 线吞钡检查可见管腔狭窄,但边缘整齐,无钡影残缺征象。内镜检查可确定诊断。

(四)其他

尚须和纵隔肿瘤、食管周围淋巴结肿大、胸内甲状腺肿大、左心房明显增大、主动脉瘤等压迫食管,或一些全身性疾病如皮肌炎、系统性硬化症、强直性肌营养不良等所致的咽下困难进行鉴别。也须和癔球症引起的“咽下困难”区别,这是吞咽时咽部出现的一种局部团块感,发生在自主神经功能紊乱的患者。

六、治疗

本病的根治关键在于早期发现与早期诊断。对于没有淋巴结转移的早期食管癌及其癌前病变可采用内镜下黏膜切除术、内镜黏膜下剥离术、氩离子凝固术、射频消融术等技术治疗,而对于中晚期食管癌患者为解决进食进水困难可以采用支架植入、光动力治疗、局部注射抗癌药、内镜激光、微波和食管扩张等方法,也可同时配合化疗、放疗,晚期食管癌患者行食管支架置入术及内放疗支架治疗晚期食管癌能明显提高生活质量、延长生存期。

目前我国食管贲门癌的手术切除率一般已达到 74%~95%;由于手术方法的改进,手术病死率已明显降低。食管癌术后 5 年存活率已由新中国成立初期的 10% 提高到 30% 以上。河南省林州早期食管癌术后 5 年存活率已高达 90.3%,远较国外报道的为高。

放射治疗主要适用于上段及不能切除的中、下段食管癌。这些患者一般用照射量 30～40 Gy(3 000～4 000 rad)。也可采用手术前放射治疗,使癌缩小,有利于提高手术切除率与 5 年存活率。化学治疗一般用于食管癌手术切除后,常用药物为顺铂(DDP)、长春地辛(VDS) 及 5-氟尿嘧啶(5-FU),单独用化疗的效果很差。

(宋　亮)

第七节　慢性胃炎的内镜治疗

慢性胃炎是消化系统中最常见的一类疾病,国内胃镜检查的资料中本病占胃镜检查受检人数的 37.0%～75.2%。慢性胃炎是指胃黏膜的慢性炎症,它可引起多种消化道症状,发病原因与 Hp 感染等有关,慢性胃炎中肠腺化生及不典型增生均与胃癌发生有关,糜烂性胃炎是上消化道出血原因之一。

一、慢性胃炎的内镜分类

(一)Schindler 分类法

将慢性胃炎分为原发性与伴随性(如与溃疡与胃癌等共存),原发性胃炎又可分为以下三大类。

1.慢性浅表性胃炎

胃镜下可见充血性斑点状红斑,或散在出血点及小糜烂、黏膜水肿,并有黏液附着。

2.慢性萎缩性胃炎

其特点为黏膜变薄,黏膜下血管透见,可伴增生或肠腺化生等改变。若伴有红色小颗粒状增生,称为萎缩增生性胃炎,在重度肠化生的萎缩性胃炎时,可见白色扁平隆起(卵圆石型),但大多数"肠化"需活检证实。

3.肥厚性胃炎

胃黏膜粗大且有炎症改变,目前对此类胃炎大多持有怀疑态度,因而极少单独做出肥厚性胃炎诊断。

现在应用的胃巨黏膜症与肥厚性胃炎是不同概念,前者是指由于肿瘤浸润或 Ménétrier 病时的炎症改变使胃黏膜巨大成脑回状。

(二)悉尼分类法(Sydney 分类)

1990 年悉尼第九届世界胃肠病大会提出此分类方法,即根据病因、组织分类(急性、慢性)及部位(胃体、胃窦)、形态所见(炎症、萎缩、活动性肠上皮化生、Hp 等)及内镜所见(水肿、红斑、渗出、糜烂、血管透见等)分为红斑渗出性、平坦糜烂性、隆起糜烂性、黏膜肥大性、萎缩性等胃炎。国内曾应用多年,认为该种分类过于烦琐、不实用,现已很少使用。

(三)2000 年井冈山会议分类

1.非萎缩性胃炎

同义语有表浅性胃炎、慢性胃窦炎、间质性/滤泡性胃炎、糜烂性胃炎等。由于浅表性胃炎沿用已久,建议逐步过渡至非萎缩性胃炎。

2.萎缩性胃炎

(1)A型胃炎:胃体部高度萎缩,胃窦部正常,伴胃酸分泌显著减少及高促胃液素血症等。

(2)B型胃炎:胃窦部明显萎缩,胃体部轻度萎缩。

二、慢性胃炎的内镜学诊断

(一)非萎缩性胃炎(慢性浅表性胃炎)

非萎缩性胃炎是慢性胃炎中最常见的一种类型,在胃镜检查中占慢性胃炎的51.7%～85.45%。非萎缩性胃炎可以完全治愈,也可发展为慢性萎缩性胃炎。在胃镜检查中,常可见慢性浅表性胃炎与慢性萎缩性胃炎同时存在。

1.非萎缩性胃炎胃镜所见的特征

(1)充血性红斑:因胃黏膜表层毛细血管充血所致的红斑是慢性浅表性胃炎最主要的表现,轻度浅表性胃炎常仅见充血性红斑,而其他表现不显著。充血性红斑多呈斑片状,亦可呈斑点状或条状,色暗红,边界略模糊,在胃镜下与周围正常黏膜的橘红色很易辨别,呈局限性或广泛性分布。斑点状红斑可使胃黏膜呈麻疹样外观。整个胃黏膜呈均匀一致的弥漫性充血少见(术后胃除外),如出现此种表现,在排除其他因素的影响后,则为炎症重的表现。胃分泌功能旺盛、情绪激动,特别是不同光源的影响等,都可使胃黏膜呈均匀一致的弥漫性发红。

(2)黏膜水肿:胃黏膜水肿在胃镜下表现为胃黏膜肿胀、柔软而湿润,反光度增强,颜色较正常为淡,黏膜皱襞增厚而柔软。胃黏膜水肿程度与充血程度成正比,轻度水肿肉眼常不易看出。

(3)附着性黏液:慢性浅表性胃炎胃内除正常稀薄透明的黏液量增多外,并出现附着性黏液。附着性黏液由破坏的黏膜组织、炎性渗出物和黏液组成,呈白色、黄白色或灰黄色,糊状,紧密附着于黏膜表面,不易冲去,当用水冲去后可能见到糜烂面。附着性黏液是浅表性胃炎的主要表现之一,但仅在炎症较明显时始出现。它需与吞下的唾液相鉴别,唾液色白,泡沫状,明显高出黏膜面,而附着性黏液呈黄白或灰黄色,不含泡或含泡甚少,紧密附着于有病变的黏膜,很少隆起。远望时两者可能混淆,仔细近看不难分辨。

(4)出血、糜烂:非萎缩性胃炎可伴有黏膜出血、糜烂。黏膜出血、糜烂是炎症重的表现。出血可以是黏膜内出血(瘀点、瘀斑),也可以是黏膜外出血(如渗血)。黏膜内出血可呈斑点、斑片或条索状,新鲜出血呈红色,陈旧性出血呈暗红或棕黑色。若见黏膜外出血,则无论肉眼能否见到糜烂面,必然已有糜烂形成。糜烂面可呈圆形、线形或不规则形,糜烂面上常覆有附着性黏液,周围常有红晕。

2.组织学改变

非萎缩性胃炎的组织学改变局限于黏膜的浅表1/3,有时亦可累及黏膜的全层,有水肿及淋巴细胞、浆细胞浸润,也可有少数中性粒细胞浸润。黏膜上皮变平、形态不规则,可有糜烂,无腺体萎缩。按病变程度不同分为三级:①轻度(炎细胞浸润较轻,且仅限于黏膜的浅表1/3,其他改变均不甚明显);②中度(病变程度介于轻度与重度两者之间);③重度(炎细胞浸润较重,有时达黏膜全层,伴有显著黏膜上皮变性、坏死或胃小凹扩张、变长,常伴有黏膜浅层的肠腺上皮化生)。

(二)萎缩性胃炎

萎缩性胃炎多由非萎缩性胃炎发展而来,但其病因及发病机制是多方面的,包括免疫学的和非免疫学的,近年的研究证明,部分萎缩性胃炎的发病与自身免疫因素有关。萎缩性胃炎比较常见,在国内纤维胃镜检查的资料中,萎缩性胃炎约占慢性胃炎的 $11.5\%\sim50.5\%$,发病率随年龄的增大而明显增多。

1.慢性萎缩性胃炎在胃镜下的特点

慢性萎缩性胃炎胃镜下可见:①黏膜颜色改变;②黏膜下血管显露;③黏膜皱襞细少或消失;④可能伴有增生或肠腺化生等改变。轻度萎缩性胃炎常无肉眼可见的改变,诊断需依靠胃黏膜活检标本的组织学检查。

(1)单纯性萎缩性胃炎:①黏膜颜色改变:病变黏膜失去正常橘红色,呈苍白、灰白或灰黄色,呈斑片状或弥漫性分布,边界多不清楚。黏膜颜色的改变是由于腺体被破坏,黏膜变薄,呈现出黏膜下层疏松结缔组织的颜色所致。它是黏膜萎缩在胃镜下最早出现的征象,随后才出现黏膜下血管显露。但单凭黏膜颜色的改变诊断萎缩性胃炎是不可靠的。②黏膜下血管显露:由于腺体萎缩,黏膜变薄,黏膜下血管可被透见。透见的血管有两种形态,一种为暗红色网状细小血管,另一种是蓝色树枝状较大血管。黏膜下血管显露是诊断萎缩性胃炎的可靠指标,但需注意:胃底易被充气扩张,故正常胃底部也可透见血管;过度充气胃内压过高(充气2 000 mL,压力 20 mmHg)时,正常的胃黏膜也可透见血管。③黏膜皱襞细少或消失:胃黏膜的萎缩使黏膜皱襞变得细少甚至消失,观察黏膜皱襞的大小亦需注意充气量的影响。④萎缩性胃炎常同时伴有不同程度的慢性浅表性胃炎,这时可见充血性红斑、反光度增强及附着性黏液等浅表性胃炎的变化。

(2)伴有增生的萎缩性胃炎:慢性萎缩性胃炎可伴胃小凹上皮增生(萎缩增生性胃炎)。在胃镜下,病变黏膜粗糙或呈颗粒状甚至结节状,黏膜下血管显露的特征常被掩盖。若过度增生,则需与肥厚性胃炎相鉴别,后者光滑、柔软,呈天鹅绒样。有时也需与 BorrmannⅣ型胃癌相鉴别,后者常有糜烂、溃疡及僵硬等改变。萎缩性胃炎的增生性改变有时很局限,如颜色发灰,则与Ⅱa型早期胃癌很难区别(有赖于活检证实)。

(3)伴有肠腺上皮化生的萎缩性胃炎:慢性萎缩性胃炎可伴有肠腺上皮化生,肠腺上皮化生可轻可重。轻者肉眼不可见,仅在活检组织学检查时始获诊断。重者有时可出现肉眼可见的变化。其内镜表现横山将其分为四型。①特异型:该型是具有内镜及组织学特征的唯一类型,故称特异型,其内镜表现为大小不等、表面光滑、灰白色的扁平隆起,故又称卵圆石型。病变主要限于胃窦部,但也可散在性分布。组织学检查证实隆起处为黏膜增生伴有显著肠腺上皮化生,隆起之间的低凹处为黏膜重度萎缩而无肠腺上皮化生存在。②石板瓦型:在相对平坦的黏膜面上有多数乳白色黏膜颜色改变区,该处即肠腺化生处。③米粒撒布型:胃窦部的黏膜面上有散在灰白色隆起,宛如散布的米粒。④雪点型:自胃角向上的胃体部有多数白色小颗粒,宛如雪点。上述肠腺上皮化生的病变,可由于光源性质的不同、胃壁扩张度的不同以及浅表性胃炎的存在而使其内镜表现有很大变化。必须指出,肠腺上皮化生仅仅只有组织学能够诊断,由于内镜器械的改进及染色法内镜检查的开展,对某些类型的肠腺上皮化生,内镜有可能初步加以辨认。

(4)萎缩边界与萎缩类型:胃黏膜萎缩区与非萎缩区的交界称萎缩边界。一般来说,随着年龄的增长,萎缩性胃炎的范围也以小弯为主,从幽门向上扩大,萎缩边界逐渐上移。在内镜下辨认萎缩边界可依据萎缩的黏膜有色泽改变、可透见血管及黏膜面较低凹等特点来与邻近的非萎缩区划界。

从临床出发可将萎缩边界简单地分为两种类型：①突变型：萎缩区与非萎缩区的分界线较清楚；②渐变型：萎缩区与非萎缩区之间有一移行带，分界线不明确。内镜下的萎缩边界与组织学上的萎缩边界基本是一致的，但后者较前者略近贲门（萎缩区略大）。

按萎缩边界位置的不同，而有不同的萎缩类型，萎缩类型可分为两大类：①关闭型（close type）：胃小弯的萎缩边界未达贲门，又可分为 C-1、C-2 及 C-3 三亚型。C-1：萎缩边界在胃窦部。内镜下无明显萎缩像，仅组织学上提示胃窦部萎缩。C-2：内镜下胃窦部有萎缩改变，小弯的萎缩边界向上扩展到胃角上部。C-3：胃体中上部可见萎缩，萎缩边界高达胃体小弯的中上部。②开放型（open type）：胃小弯黏膜已全部萎缩，又可分为 O-1、O-2、O-3 及 O-4 四亚型。O-1：胃窦部及胃体小弯全部萎缩，萎缩边界位于小弯与胃体前后壁交界处。O-2：萎缩区继续向胃体前后壁扩展，萎缩边界在胃体前后壁上。O-3：萎缩边界在胃体大弯与前后壁交界处。O-4：全胃萎缩，无萎缩边界存在。萎缩边界的位置与年龄有密切关系，即随着年龄的增长而逐渐上移。正常人 30 岁时萎缩边界一般在胃角上方附近，50 岁以上可高达胃体中上部。故按萎缩边界高低的不同而有所谓"胃年龄"。若患者胃年龄与其年龄相当，则这种萎缩仍应属生理范畴；若患者胃年龄大于其年龄，则具有病理意义。

2.组织学改变

慢性萎缩性胃炎的组织学改变主要为黏膜腺体减少甚至消失，如病变累及胃体部，则壁细胞和主细胞减少或消失，腺体呈黏液腺型（假幽门腺化生）。黏膜覆盖上皮部分脱落，黏膜水肿使胃小凹扭曲。黏膜层的浅表 2/3 甚至整个黏膜层有淋巴细胞及浆细胞浸润，亦可有中性粒细胞浸润。黏膜层变薄（正常胃黏膜厚度为 0.52～0.54 mm，萎缩性胃炎时厚度为 0.45～0.47 mm 或更薄）。常伴有纤维组织增生、肠腺上皮化生、黏膜肌层增厚及淋巴滤泡形成。伴有增生性改变时可见胃小凹延长、扭曲或呈螺旋状。

（三）特殊类型胃炎

有些胃炎无论在形态上还是在病理上均不同于非萎缩性胃炎和萎缩性胃炎，其病因与发病机制尚不清楚，暂称为特殊类型胃炎。

1.巨大肥厚性胃炎

巨大肥厚性胃炎是胃黏膜覆盖上皮良性过度增生所致。胃腺常被增生的表层上皮所代替。同位素[131]I 标记的血浆清蛋白的检查研究证明，本病有大量血浆蛋白从胃液中丢失。本病的临床表现有上腹痛、呕吐、上消化道出血、低血浆蛋白血症及由此而引起的水肿。X 线及胃镜检查可发现胃黏膜皱襞异常肥大。胃酸常减低。

本病的胃镜所见与慢性肥厚性胃炎相似，但黏膜皱襞常异常巨大，呈结节状或脑回状，皱襞间有大量胶冻状黏液，与肥厚性高分泌性胃病变的胃内有大量清亮液不同。可伴有多发性糜烂，但较少有深溃疡。病变常为弥漫性，亦可呈局限性。本病在胃镜下需与恶性肿瘤浸润所引起的恶性巨皱襞相鉴别，后者常伴有溃疡、僵硬，范围较局限，而本病虽可有糜烂，但很少有深溃疡，较柔软，范围常较广泛，但肉眼鉴别往往很困难，需依赖组织学检查证实。

组织学改变可见黏膜覆盖上皮良性过度增生，胃小凹延长、扭曲、分支或扩大，正常的胃腺被增生的表层上皮所代替。常可见黏液囊肿形成。黏膜可有不同程度的炎细胞浸润，这可能是继发于黏膜的糜烂和感染。

2.糜烂性胃炎

"糜烂"是指黏膜层的缺损，其深度不超过黏膜肌层。浅者仅为覆盖上皮的剥脱，深者可达黏膜肌层。缺损如超过黏膜肌层,则称为溃疡,但在内镜下常无法鉴别糜烂和浅表溃疡。糜烂性胃炎,由于在组织学上可以完全没有炎细胞浸润,所以近年来多主张称胃糜烂而不称糜烂性胃炎。它是引起上消化道出血的重要病因之一,因而受到临床重视。糜烂性胃炎的分类及命名比较混乱,有学者参照 Yoshitoshi 等意见,将糜烂性胃炎分为急性糜烂性胃炎和亚急性或慢性糜烂性胃炎两大类。

(1)急性糜烂性胃炎:急性糜烂性胃炎是以糜烂为主的急性胃黏膜病变,又称出血性糜烂性胃炎、急性出血性胃炎等,亦有与 Cushing 溃疡、Curling 溃疡混称者。急性糜烂性胃炎常由于对胃黏膜有害的物质(如酒精、阿司匹林、反流的胆汁等)以及应激等因素破坏了胃黏膜屏障所引起,是急性上消化道大出血的重要病因之一,占上消化道出血的 9%~20%。若致病因素消除,则病变常在数日内愈合,不留痕迹。X 线检查常不能显示病变,故对疑为本病所致的上消化道出血患者,应在 24~48 h 进行内镜检查。

胃镜下急性糜烂性胃炎可表现为无数针头大小的出血或胃黏膜渗血,病变呈弥漫性或局限于胃窦部或胃底部,也可表现为单个或多个平坦的糜烂面,呈圆形、不规则形、点状或线形,上覆血凝块或白色渗出物,周围有红晕或无红晕。有时可见到糜烂面正在出血,并伴有多数黏膜下出血斑。

广泛的出血性糜烂病变,黏膜呈弥漫性出血、明显水肿、不平,覆盖以多数血凝块及白色渗出物。若发生在胃窦部,可使胃窦部显示狭窄,此时需与进行性胃癌相鉴别,本病有时亦需与遗传性出血性毛细血管扩张症相鉴别,后者常伴有口腔等其他部位黏膜的毛细血管变化。有时需靠病史及血液病学检查与应用抗凝剂引起的出血和紫癜相鉴别。

组织学上胃小凹间有大量红细胞渗出,表面上皮剥脱,覆盖纤维素性渗出物。黏膜及黏膜下层血管充血。有时可见糜烂或浅表溃疡。

(2)慢性糜烂性胃炎:慢性糜烂性胃炎又称天花疹样糜烂。常与溃疡病特别是十二指肠溃疡并存,临床并不罕见。

胃镜可见亚急性或慢性糜烂性胃炎病变的特征为中央呈脐样凹陷的隆起形病变,中央凹陷处即糜烂所在,形如天花疹,故又称天花疹样糜烂。病变好发于胃窦部及胃体下部略微肥大的黏膜皱襞上,排列呈串或呈簇,亦可为单发性。有时可见于胃体中、上部或胃底部。在急性期,糜烂面为变性血红素覆盖呈黑色,24~48 h 即可被纤维素样坏死物代替而呈白色或灰黄色,当糜烂面为新生的上皮覆盖后则呈红色。脐样凹陷在糜烂愈合后常依然存在,亦可消失。

Kawai 将亚急性或慢性糜烂性胃炎分为两型:①未成熟型:本型的隆起性病变由于组织水肿所致,因此病变可在数日内消失,一般不超过 3 个月,故又称消失型。好发于胃窦部比较肥大的皱襞上,其形态的特点是隆起基底部是逐渐高起的,隆起较低,中央脐样凹陷较大而浅。有时隆起病变消退后,在胃窦部仍遗留较肥大的皱襞,在 X 线下这种肥大的皱襞以及可能出现的局部胃壁僵硬和蠕动消失,可导致误诊为胃窦癌,而胃镜检查可见胃窦部皱襞肥大,大量充气后,胃窦可以扩张并反射性地引起胃蠕动,有助于除外恶性病变。本型病变可由于结缔组织增生而转变为成熟型。②成熟型:本型的隆起性病变由于纤维化所致,隆起持续存在,不易消失,故又称持续型或疣状胃炎。其形态特征是隆起较高,中央凹陷较小而深,大多呈圆形,或有脐样凹陷呈天花疹样,或无凹陷呈息肉样,少数呈香肠形或迂曲形。按其大体形态可分为天花疹型、节段膨大型、蛇行型、息肉型及胃炎型,前三型多见于胃窦部;息肉型多见于胃角部,即胃底腺与幽门腺交界部位。胃炎型在内镜下与萎缩增生性胃炎很难区别。本型病变有时需依赖活检及细胞学检查与胃息肉及Ⅰ型、Ⅱa型、Ⅱa＋Ⅱc性溃疡相鉴别。

　　亚急性或慢性糜烂性胃炎与急性糜烂性胃炎肉眼形态上的区别在于:前者病变隆起,后者平坦,故又有人称前者为隆起型,后者为平坦型。糜烂面的外观则因病期的不同而异,早期有出血、血凝块附着或黑色变性血红素覆盖,继而为白苔覆盖,当为再生的上皮覆盖后则发红(有时可呈灰色或青绿色),这是糜烂面已修复的表现,最后消失。组织学上亚急性或慢性糜烂性胃炎隆起部的组织学改变,在成熟型,胃窦部病变的活检示幽门腺增生,有时可见纤维化;胃体部病变的活检为胃小凹上皮增生,有的病例胃小凹延长、屈曲,并有囊样形成。在未成熟型,见炎细胞浸润,一些幽门腺或胃体腺增生。由于糜烂可以很快愈合,因此不一定有糜烂存在。

　　3.良性淋巴样增生

　　良性淋巴样增生又称慢性淋巴细胞性胃炎、慢性滤泡性胃炎、反应性淋巴网状细胞增生等,是一种罕见的特殊类型胃炎。病因未明。本病多伴有胃溃疡或有溃疡病病史,故可能是胃溃疡的一种特异组织反应,临床上可出现恶心、呕吐、体重减轻等症状,亦可引起上消化道出血。X线检查常被疑为恶性病变。中村等将本病分为两大类型。①局限、肥厚型:病变通常位于胃底腺区域,为局限性肥厚性病变,形成肿块,肿块上有溃疡,或呈脑回状。肉眼观与胃癌、胃恶性淋巴瘤等病变相似。本型可能是胃溃疡的一种特异组织反应。②弥漫、扁平型:通常为胃窦部广泛糜烂性病变,常形成浅表溃疡,与Ⅲ型早期胃癌相似。本型可能是一种特殊类型胃窦部胃炎。本病的内镜表现是多种多样的,可仅见一良性溃疡,溃疡周围黏膜活检,在组织学上可证明有本病存在;或表现为与胃癌或胃恶性淋巴瘤相似的肿块上溃疡或巨大皱襞伴溃疡;也可表现为黏膜高低不平,呈大小不等的结节样隆起,或多发性小溃疡;或表现为糜烂而与Ⅱ型早期胃癌相似,需活检证实。组织学改变见黏膜固有层内有大量淋巴滤泡,并有淋巴细胞、巨噬细胞、浆细胞及多形核白细胞浸润。细胞浸润可限于黏膜及黏膜下层,亦可累及胃壁全层。黏膜面常有糜烂或溃疡形成。常需与恶性淋巴瘤相鉴别。

三、慢性胃炎内镜活检取材

(一)内镜活检要求

　　慢性胃炎的诊断主要依靠病理检查,直视下胃黏膜活检的方法,常用的有两种,即选择性活检法与定位活检法。为了判定或证实肉眼所见病变的性质和程度,可采用选择性活检法,选择肉眼所见病变最可疑或最显著的部位进行活检;为了进一步研究胃炎的性质、分布、范围及程度等,可采用定位活检法,定位活检法有多种,如三处、四处、八处、九处及十二处活检法等。三处活检法的取材部位为胃窦小弯、胃体中部小弯及胃体大弯各取一块胃黏膜组织;四处活检法的取材部位一般为胃窦小弯、胃角小弯、胃体中部小弯及胃体大弯各一块;八处活检法的取材部位为胃窦小弯、胃角小弯、胃体下部小弯及该三处同一平面小弯以外病变最明显处,和胃体上部小弯、胃体大弯各一块;九处活检法的取材部位为胃窦小弯、胃角小弯、胃体中部小弯及该三处同一平面的胃前壁和胃后壁各一块。另外还有十二处活检法。钳取组织时活检钳应尽可能与黏膜面垂直,取材最好深达黏膜肌层。活检组织块黏膜面向上,正位放在吸水纸上以保证切片的正确,然后分别装瓶固定,并标明取材部位。

(二)特殊染色

　　对炎症明显而HE染色片上未见Hp的标本,要做特殊染色仔细寻找。可用较简便的Giemsa染色或Warthin-Starry染色。对于肠化如认为有必要,可作AB-PAS和HID-

AB 染色。

四、治疗

(一)消除或削弱攻击因子

(1)根除 Hp。

(2)抑酸或抗酸治疗:适用于胃黏膜糜烂或以胃灼热、反酸、上腹饥饿痛等症状为主者。可根据病情或症状的严重程度,选用抗酸剂、H_2 受体阻断剂或质子泵抑制剂。

(3)针对胆汁反流或服用非甾体消炎药(NSAIDs)等情况做相应治疗和处理。

(二)增强胃黏膜防御能力

适用于胃黏膜糜烂、出血或症状明显者。药物包括兼有杀菌作用的胶体铋、兼有抗酸和胆盐吸附作用的铝碳酸制剂和具黏膜保护作用的硫糖铝等。

(三)促动力剂

适用于以上腹饱胀、早饱等症状为主者。

(四)中医、中药

辨证施治,可与西药联合应用。

(宋 亮)

第八节 胃溃疡的内镜治疗

胃溃疡(gastric ulcer,GU)是常见的消化性溃疡。其发生是由多因素造成的,其中包括:胃酸和胃蛋白酶的侵袭;幽门螺杆菌感染;胃的运动异常;精神及饮食等。但是总的来说,其发生机制可概括为侵袭因素超过黏膜防御机制。

一、临床表现

本病的临床表现不一,部分患者可无症状,或出血、穿孔等并发症作为首发症状。多数消化性溃疡有以下一些特点:①慢性过程呈反复性发作,病史可达几年甚至十几年。②发作呈周期性,与缓解期相互交替。缓解期长短不一,短的只是几周或几个月,长的可达几年。发作有季节性,多在秋冬和冬春之交发病,可因精神、情绪不良或服 NSAIDs 诱发。③发作时上腹痛呈节律性。腹痛为主要症状,可为钝痛、灼痛、胀痛或剧痛,但也可仅有饥饿样不适感。典型者有剑突下持续性疼痛,可被抗酸药或进食所缓解。十二指肠溃疡(duodenal ulcer,DU)患者约有 2/3 的疼痛呈节律性,夜间痛明显;GU 规律性疼痛不典型,餐后痛出现早,经 1/2～1 h 出现,午夜痛也可发生,但不如 DU 多见。溃疡活动时剑突下可有一固定而局限的压痛点,缓解时无明显体征。

二、诊断

(一)病史

典型的周期性和节律性上腹痛是诊断消化性溃疡的主要线索。但必须指出,有溃疡症状者不一定患有消化性溃疡,而相当部分消化性溃疡患者的上腹痛常不典型,更有一部分患者可无疼痛症状。因而单纯依靠病史难以做出可靠诊断。确诊需要依靠 X 线钡餐和(或)内镜检查,内镜检查尤有诊断价值。

(二)X 线钡餐检查

溃疡的 X 线征象有直接和间接两种。龛影是直接征象,对溃疡诊断有确诊价值。良性溃疡凸出于胃、十二指肠钡剂轮廓之外,在其周围常见一光滑环堤,其外为辐射状黏膜皱襞。间接征象包括局部压痛、胃大弯侧痉挛性切迹、十二指肠球部激惹和球部畸形等,间接征象仅提示有溃疡。

(三)胃镜检查和黏膜活检

胃镜检查不仅可对胃十二指肠黏膜直接观察、摄影,还可在直视下取活检作病理检查和 Hp 检测。

三、胃溃疡的内镜诊断

对胃溃疡的诊断,胃镜检查和 X 线钡餐检查可相互补充。胃镜检查还可以发现 X 线检查难于发现的表浅溃疡及愈合期溃疡,并可对溃疡进行分期(活动期、愈合期及瘢痕期),结合直视下黏膜活检及刷检,对判断溃疡的良恶性有较大的价值,而且可以发现胃溃疡的伴随病变,如慢性胃炎等。

慢性胃溃疡常呈圆形或卵圆形,其表面的炎性渗出物和坏死物形成胃镜所见的特征性白苔,溃疡边缘清楚、光滑。溃疡趋于愈合时,周围出现红晕,常有黏膜纹向溃疡集中。慢性胃溃疡在内镜下的表现有:①胃壁组织缺损形成凹陷,表面覆有白色或黄白色苔;②溃疡周围炎症性变化:发红、水肿、细胞浸润及纤维化所引起的边缘隆起与皱襞肥厚;③瘢痕性或功能性收缩引起的黏膜皱襞集中;④胃内腔的变形包括胃壁弧的变形、胃小弯缩短与"沙钟胃"等。

胃镜检查中应注意溃疡的部位、形态、大小、深度、病期以及溃疡基底、边缘及周围黏膜的情况,并应常规作活检及细胞学检查。浅小的溃疡常被附着在溃疡表面的黏液所遮盖,故对附着在黏膜面上的黏液,特别是溃疡好发部位如胃角或胃角附近黏膜面上的黏液,必须通过导管用水冲去,仔细观察,以免漏诊。

(一)溃疡的部位

胃溃疡绝大多数位于胃小弯,特别是胃角或胃角附近。位于胃大弯的溃疡常为恶性溃疡(溃疡型癌),但少数胃(良性)溃疡亦可发生在胃大弯。

胃溃疡绝大多数都发生在靠近幽门腺与胃底腺交界线的胃窦侧,随年龄的增长,幽门腺与胃底腺交界线逐渐上移,胃溃疡的发生部位亦上移,胃体高位溃疡亦逐渐增多。若采用刚果红染色法观察,溃疡仍在幽门腺的领域内若确认溃疡在胃底腺的领域内,则癌性溃疡的可能性极大。胃体高位溃疡常位于胃体后壁近小弯处,胃镜检查时如不注意,容易漏诊。

(二)溃疡的数目

胃溃疡多为单个。胃内有两个或两个以上的溃疡称多发性胃溃疡,多发性胃溃疡占胃溃疡的 2%～3%。胃溃疡合并十二指肠溃疡称复合性溃疡。

(三)溃疡的大小及深度

胃溃疡的直径一般为 5～25 mm;溃疡直径达 25 mm 及以上者,称巨大溃疡。虽然恶性溃疡一般较良性为大,但不能单凭溃疡大小决定溃疡的性质。内镜下溃疡的良恶性主要看周边黏膜的形态。

在胃镜下精确地估计溃疡大小常有一定困难,特别是物镜与溃疡间的距离不同易造成判断的误差。估计溃疡大小的方法有:①凭检查者的经验做出估计。胃角自前壁至后壁约长5 cm,可做衡量溃疡大小的参考,若溃疡占胃角的1/5,则溃疡直径为1 cm左右。②以活检钳接近溃疡,将钳瓣全部张开,以钳瓣开口部的大小(约为5 mm)与溃疡进行比较。该法估计溃疡大小一般比较可靠。③用特制的测量尺从胃镜活检孔插入,直接测量溃疡的大小。

除非用超声胃镜(EUS)来观察,一般判断溃疡的深度比较困难,当溃疡面有黏液等覆盖时,需从活检孔插入塑料导管注水冲去溃疡表面覆盖物后,再衡量其深度;按溃疡深度的不同将其分为四级。①U1-Ⅰ:组织缺损限于黏膜层内(即糜烂)。②U1-Ⅱ:组织缺损超过黏膜肌层达黏膜下层。③U1-Ⅲ:组织缺损达固有肌层。④U1-Ⅳ组织缺损穿透固有肌层,固有肌层断裂。一般说,如溃疡深凹如凿或有明显的黏膜集中及胃角变形等,常示溃疡已深达固有肌层或穿透固有肌层。

(四)溃疡的形态

胃溃疡多呈圆形或卵圆形,亦可呈不规则形或线形。溃疡基底平整,覆盖清洁白色或黄白色苔,在急性期,有时可见新鲜或陈旧性出血,使苔污秽。胃后壁穿透性溃疡暴露出胰腺组织时,基底呈结节状。溃疡边缘清晰而整齐,较深的溃疡内缘如凿。溃疡周围黏膜除急性期因水肿而高起外,一般与周围正常黏膜相平,少数可由于炎症及纤维化引起溃疡周围略隆起且皱襞肥厚。溃疡趋于愈合时,周围出现红晕,并有黏膜皱襞向溃疡集中,皱襞尖端逐渐变细,边缘光滑,有时可见皱襞中断,但中断的皱襞顶端圆钝,呈手指端状,边缘光滑。

在胃溃疡中,有一类形态较特殊,即线形溃疡。它可以是溃疡形成之初即为线形,也可以是圆形溃疡在愈合过程中所形成。线形溃疡常位于胃小弯,自前壁走向后壁,与胃长轴相垂直,少数与胃长轴相平行。线形溃疡常在其顶端或某一位置上有一个或多个圆形溃疡,此时线形溃疡似自圆形溃疡伸出如彗星之尾。线形溃疡的瘢痕可引起溃疡四周黏膜颜色改变、高低不平、皱襞中断及局部小弯变狭,有时伴瘀斑,容易误诊为胃癌。

(五)溃疡的病期

慢性胃溃疡自急性期至痊愈,一般可分三期:即活动期(active stage,A期),又称厚苔期;愈合期(healing stage,H期),又称薄苔期;瘢痕期(scarring stage,S期),又称无苔期。各期又可分为两个阶段,即 A_1、A_2、H_1、H_2、S_1 及 S_2。各期溃疡的形态特征。

1.活动期

(1)A_1 期:溃疡苔厚而污秽,周围黏膜肿胀,无黏膜皱襞集中。

(2)A_2 期:溃疡苔厚而清洁,溃疡四周出现上皮再生所形成的红晕,周围黏膜肿胀逐渐消失,开始出现向溃疡集中的黏膜皱襞。

2.愈合期

愈合期的特征为溃疡苔变薄,溃疡缩小,四周有上皮再生形成的红晕,并有黏膜皱襞向溃疡集中。H_1 期与 H_2 期的区别在于后者溃疡已接近完全愈合,但仍有少许薄白苔残留。

3.瘢痕期

(1)S_1 期:溃疡苔消失,中央充血,瘢痕呈红色,又称红色瘢痕期。

(2)S_2 期:红色完全消失,又称白色瘢痕期。

综上所述,在活动期,以厚苔为主要特征,伴周边黏膜肿胀;在愈合期,以薄苔为主要特征,溃疡四周出现较明显的红晕及黏膜皱襞集中;瘢痕期则白苔消失。

(六)溃疡的愈合及再发

绝大多数溃疡在愈合过程中逐渐变小、变浅,最后仅遗留一颜色较淡的平坦凹陷,或不留任何肉眼可见的痕迹。少数溃疡在愈合过程中可形成一串小的圆形溃疡或线形溃疡,最后呈一线形瘢痕。溃疡在愈合过程中形成的线形溃疡一般都与胃长轴相垂直,但大溃疡在愈合过程中可形成与胃长轴相平行的线形溃疡。

内镜下判断溃疡是否已愈合,一般以溃疡苔是否已消失为准。已愈合的溃疡可以再发,1/3的患者在2年内再发。有学者观察发现溃疡的再发可以是每年在相同的季节,或间隔数年再发,亦可长达10年以上再发。并且几乎所有再发患者,其原来溃疡的瘢痕都是红色瘢痕,非再发患者则以白色瘢痕为多,而内镜下的白色瘢痕与组织学上的瘢痕是一致的。故内镜下的白色瘢痕期代表溃疡痊愈并稳定,而红色瘢痕期仍不稳定,可以再发。未完全愈合(愈合期)的溃疡再呈活动状态,则称再燃。

(七)胃溃疡的间接征象

1.胃壁弧变形

与胃长轴相垂直的胃壁多呈弧形,特别是胃角,其次是胃窦部。位于胃角、胃角附近或胃窦部的溃疡,常引起胃角或胃窦的弧变形。恶性肿瘤、胃内充气量过少、胃外肿块压迫或粘连等,也可引起胃壁弧变形。

Henning最早描写溃疡引起胃角弧变锐,即所谓哥德式弧形成,故此种使胃角变锐的弧变形称Henning征。对口溃疡、线形溃疡及胃癌则往往引起胃角呈梯形变形图,胃癌也可以引起胃角弧向胃腔内突出。良性病变与恶性病变引起的胃角变形的主要区别,在于后者僵硬而表面凹凸不平,或弧向腔内突出。

2.胃小弯缩短

胃小弯缩短多见于线形溃疡、对口溃疡或穿透性溃疡。线形溃疡多发生于胃角或胃体下部。Murakami认为其瘢痕所致的胃小弯缩短主要是溃疡远侧即溃疡至幽门的距离缩短。胃小弯缩短时,胃镜可见胃角变宽钝甚至无法辨认,胃角与大弯间的距离增大及胃角向幽门靠近等征象。

(八)溃疡的伴随病变

胃溃疡与慢性胃炎常合并存在,特别是胃窦部的炎症,可能与胆汁反流有关。一般认为胃炎是原发,胃溃疡是继发。溃疡愈合后,胃炎常仍然存在。如前所述,胃溃疡一般均发生于靠近胃底腺领域的有炎症的幽门腺领域内,随着年龄的增长,胃底腺渐趋萎缩,幽门腺与胃底腺交界线逐渐上移,胃溃疡的发生部位亦上移。与此相同,溃疡部位越高,萎缩性胃炎的范围也越大。除幽门前区溃疡外,胃溃疡的位置常是反映胃炎范围大小的一种指标。

(九)难治性溃疡

经正规内科治疗3个月而未愈合的溃疡,称难治性溃疡。溃疡是否难愈与溃疡深度的关系远较与溃疡大小的关系密切。深而瘢痕多的溃疡,再生上皮不易覆盖,故难愈合。多发性溃疡与单发性溃疡的愈合情况相同,但沿胃横轴排列的多发性溃疡以及单发性溃疡中的线形溃疡较难愈合。以溃疡的部位而言,胃角及胃窦部溃疡较胃体部溃疡难愈合,而前壁溃疡较后壁溃疡易于愈合。其他如老年患者的溃疡亦较难愈合。

胃镜下难治性溃疡的特征为:①溃疡深而大,溃疡壁如凿。②溃疡周围隆起显著,且有结节。③伴弧变形。④溃疡周围黏膜皱襞集中显著,特别在胃角部。⑤线形溃疡。

(十)良性溃疡与恶性溃疡的鉴别

鉴别溃疡的良、恶性是胃镜检查的主要目的之一。必须指出,无论是溃疡的位置、大小以及形态等,良、恶性溃疡之间都没有绝对的界限。因此,即使最有经验的内镜工作者,单凭肉眼形态观察亦难以做出肯定的结论,往往需经直视下活检、细胞学检查以及严密随访来协助诊断。

一般而言,胃大弯的溃疡、巨大的溃疡常为恶性,但单凭溃疡的部位及大小来判断其良、恶性常不可靠。过去认为恶性溃疡不能愈合,近年来,大量资料说明恶性溃疡可以缩小、变浅甚至愈合(癌性上皮覆盖)。因此,随访观察溃疡是否缩小及愈合以判断其为良性或恶性也不完全可靠。良、恶性溃疡各有其形态特征,良性溃疡的形态特征已如上述,恶性溃疡常呈不规则形,基底凹凸不平,或呈阶梯状凹陷,或有"岛"形成,苔多污秽,常有出血,边缘不清晰常呈虫咬状,周围黏膜常有糜烂、出血、高低不平、结节、僵硬及颜色变灰,向溃疡集中的黏膜皱襞或呈杵状,或突然中断,或突然变尖,或互相融合,或边缘呈虫咬状,局部蠕动消失。但少数良性溃疡亦可具备恶性溃疡的某些特征,而恶性溃疡的形态有时也与良性溃疡酷似,特别是Ⅲ型早期胃癌,故肉眼形态的鉴别有时也不准确。因此,凡遇可疑病例,应做多块活检和细胞学检查,并应严密随访。即使溃疡已愈合,亦应取活检,并严密随访半年。对不典型的或难愈合的溃疡,即使活检及细胞学检查阴性,亦应考虑手术治疗为宜。

四、胃溃疡的鉴别诊断

胃溃疡的主要临床表现为上腹痛,所以需与其他有上腹痛症状的疾病鉴别。

(一)消化功能不良

仅有症状,但内镜检查正常。

(二)慢性胆囊炎和胆石症

本病典型病例不难与消化性溃疡鉴别,本病的上腹痛与进食油腻有关,疼痛常位于右上腹、多放射至背部,伴发热、黄疸。

(三)胃泌素瘤

胃泌素瘤亦称 Zollinger-Ellison 综合征,是胰腺非 β 细胞分泌大量促胃液素所致。其特点为溃疡发生在胃、十二指肠球部和不典型部位(十二指肠降段、横段甚至空肠近端)、溃疡为多发性;其溃疡具有难治性;胃液测定示基础泌酸和最大泌酸明显增高;空腹血清促胃液素>200pg/mL(常大于 500pg/mL)。

五、并发症

(一)出血

出血是消化性溃疡最常见的并发症,也是上消化道出血最常见的病因,其发病率占本病患者的 20%～25%。

(二)穿孔

消化性溃疡穿孔可引起三种后果:①溃破入腹腔引起弥漫性腹膜炎;②溃疡穿孔至并受阻于毗邻实质性脏器如肝、胰、脾等;③溃疡穿孔入空肠器官形成瘘管。

(三)幽门梗阻

见于 2%~4% 的病例,主要由 DU 或幽门管溃疡引起。溃疡急性发作时可因炎症水肿和幽门痉挛而引起暂时性梗阻,可随炎症的好转而缓解,慢性梗阻主要由于瘢痕收缩而呈持久性,非经外科手术而不能自动缓解。

(四)癌变

胃溃疡癌变至今仍是个争论的问题。一般估计,胃溃疡癌变的发生率不过 2%~3%,十二指肠球部溃疡并不引起癌变。在胃溃疡癌变的病例中,有一部分可能一开始就是溃疡型胃癌,而非溃疡癌变。

六、治疗

消化性溃疡的治疗多采用综合性治疗措施,包括内科基础治疗、药物治疗、并发症治疗和外科治疗。

(一)内科基础治疗

1.生活

消化性溃疡属典型的心身疾病范畴,心理-社会因素对发病起着重要作用,因此乐观的心情、规律的生活、避免过度紧张与劳累,无论在本病的发作期或缓解期均很重要。当溃疡活动期,症状较重时,应卧床休息。

2.饮食

有规律地定时进食以维持正常的消化活动的规律;注意营养,无须规定特殊食谱,在急性期应戒烟酒。

3.避免损伤胃黏膜的药物

应停用诱发或加重溃疡或引起出血的有关药物,其中水杨酸盐及非类固醇抗炎药最为重要。

(二)药物治疗

药物治疗包括抗酸、抑酸治疗,根除幽门螺杆菌治疗、保护胃黏膜等。

(三)外科手术治疗

对顽固性溃疡、高级别上皮内癌变、严重并发症(如难以控制的出血、保守治疗无效的幽门梗阻)等可考虑手术治疗。

(四)并发症的治疗

1.出血的治疗

出现消化道出血时,应该先内科保守治疗,给予抑酸、止血、补液、对症治疗,必要时行内镜下止血治疗。如内科治疗无效,考虑外科手术。

2.幽门梗阻的治疗

因炎症水肿和幽门痉挛而引起暂时性梗阻,先禁食、胃肠减压,口服 H_2 受体阻滞剂等,梗阻可随炎症的好转而缓解。上述治疗不能缓解症状或瘢痕挛缩引起者,传统的治疗方法是进行手术治疗。目前无创伤,痛苦小的内镜介入治疗成为治疗首选。

目前幽门梗阻的介入治疗主要有电化学介入配合支架和金属记忆支架。

电化学介入就是在胃镜监视下,用一根很柔软的电极从口腔导入幽门的梗阻部位进行治疗,使其周围组织发生一系列电化学变化,消融瘢痕组织,使狭窄的幽门部位变得通畅。然后在胃镜监视下置入幽门支架,撑开幽门可保持幽门部位的长期通畅,治疗过程痛苦小,无创伤,即使是体质虚弱、伴有并发症的患者也可以承受,是目前治疗幽门梗阻最理想的方法。

支架的置入操作方法:左侧体位插入胃镜,抽出胃内液体,找出狭窄通道开口,采用烧灼术及探条扩张术扩张狭窄通道直径达 1.5 cm,将内镜插入十二指肠降部,后退检查扩张后狭窄通道情况满意后,顺内镜管道插入导引钢丝至十二指肠降部,留置钢丝缓慢退出内镜,依狭窄部情况选择相应内支架,支架网管长度要较癌狭窄段长 1.0~1.5 cm,将选好的支架安装入支架置入器内,顺导引钢丝将支架置入器头端送入胃窦癌狭窄段,在内镜监视下将内支架缓慢置放于该狭窄段,并在内镜下调整支架位置,见支架膨胀良好,管腔通畅,两端均超出癌狭窄段边缘约 0.5 cm,内镜通过顺利,术毕。

3. 穿孔的治疗

诊断为穿孔的患者,首先禁食、镇痛、吸氧,监护血压、脉搏、呼吸的变化,同时给予患者补液,胃肠减压,应用抗生素。经非手术治疗,病情不见好转者,给予手术治疗。

(宋　亮)

第九节　胃息肉的内镜治疗

胃息肉临床不常见,目前尚未见其确切发病率的流行病学资料,现有资料提示其发病率较结肠息肉低,占所有胃良性病变的 5% 以上。

X 线普查资料报道胃息肉发现率为 0.4%。国内外文献报道胃镜下胃息肉检出率约 2.0%,但长海医院统计 6 000 例胃镜检查,发现胃息肉52 例,占 0.77%。其病因与发病机制目前认识尚不明确。

一、分类

(一)组织学分型

根据胃息肉的组织学可分为两个主要类型:肿瘤性者即胃腺瘤性息肉;非肿瘤性者包括增生性息肉、错构瘤性息肉和炎性息肉等。

1. 腺瘤性息肉

腺瘤性息肉占胃息肉的 3%~13%,占残胃息肉的 27.3%。多见于 40 岁以上男性,尤其是 70 岁老年患者。常位于胃窦部。与早期胃癌不同,其周围无纠集的黏膜皱襞。病理可分为管状腺瘤、绒毛状腺瘤。内镜下前者多平坦,呈广基隆起,常为单发,也可 2 个或 3 个成簇排列,较小,直径为一般 1 cm 左右,80% 直径小于 2 cm;当表面不规则或结节状时,难与早期胃癌相鉴别。

平坦型腺瘤性息肉多生长缓慢,随访多年可无显著的大体变化,但仍为癌前状态。后者也称乳头状腺瘤,多位于胃窦部,广基而无蒂,典型者直径为 3~4 cm,60% 单发。其周围黏膜常萎缩,故息肉表面颜色常比周围黏膜深。仔细观察时可见表面呈乳头状或裂隙状,常有分叶,多有糜烂或小溃疡,可伴有隐性失血。除非发生恶变,一般可被内镜或活检钳推动。如息肉固定、各部分不对称、形态不规则,则应高度怀疑恶变。直径大于 4 cm 者多有恶变。

胃腺瘤的癌变率不一,一般为 30％～40％,恶变程度与息肉大小和细胞类型有关,管状腺瘤的癌变率约为 10％,恶变率与其组织学异常增生程度正相关;而乳头状腺瘤恶变率高于前者,高达 50％～70％,与其大小正相关,直径大于 2 cm 的息肉癌变率达 43％～59％。腺瘤虽属良性,但腺上皮有不同程度的异常增生,不典型增生是腺瘤性息肉癌变的先兆,重度者和早期癌不易鉴别。腺瘤内可发生原位癌乃至浸润癌。胃腺瘤性息肉患者除息肉本身有恶变可能外,胃内息肉以外的部位也可伴有恶性肿瘤,发生率达 30％。因此胃镜检查发现较大的单发的息肉时应仔细观察其他部位。

2.增生性息肉

增生性息肉较常见,约占胃良性息肉的 90％,为腺瘤性息肉发生率的 7～8 倍。以胃窦部居多,好发于残胃,也有认为好发于萎缩性胃炎基础上。文献报道胃切除术后 20 年,20％ 残胃发生增生性息肉。在对 481 例因消化性溃疡而手术后的患者随访中发现,增生性息肉在行毕Ⅱ式手术患者中发生率为 12.1％,且不典型增生较为常见,而正常对照组发生率仅为 2.6％。增生性息肉多为单发且较小,小者多无蒂,大者可悬垂于胃腔内。生长良好者表面平滑,似橄榄状,较大者表面可有糜烂。因富含黏液分泌细胞,表面可覆盖黏液条纹,表面光亮,这与腺瘤性息肉不同。偶可见类似腺瘤性息肉的分叶状外观。

增生性息肉并不是癌前病变,但 7％～22％ 的增生性息肉患者可在胃内其他部位发生胃癌,胃癌患者也常伴有增生性息肉。多数情况下增生性息肉本身并无临床意义,发生增生性息肉胃黏膜可能伴有萎缩、不典型增生和肠化,应予以重视。近来甚至有人报道内镜随访发现增生性息肉可恶变,癌变率低于 5％,胃癌可发生于增生性息肉基础上,尤其可见于发生在直径2 cm以上的息肉基础上。但这一观点尚待证实。

3.炎性息肉

胃黏膜炎症可呈结节状改变。病理表现为肉芽组织而无腺体成分(也可称之为炎性假息肉),或伴有明显炎性浸润的纤维组织(炎性纤维息肉)。

(二)形态学分类

胃息肉的大体形态分类方法很多,山田将胃内隆起性病变按其形态不同分为四型。

Ⅰ型:隆起性病变的基底部平滑,与周围黏膜无明确分界,即广基而无蒂。

Ⅱ型:隆起与基底部呈直角,分界明显。

Ⅲ型:隆起性病变的基底部较顶部略小,与周围黏膜分界明显,形成亚蒂。

Ⅳ型:隆起的基底部明显小于顶部,形成明显的蒂部。

(三)中村按照息肉的形态和组织学改变的不同分为三型

Ⅰ型:最多见,直径一般小于 2 cm,多有蒂,也可无蒂。表面比较光滑或呈细颗粒状、乳头状或绒毛状。色泽与周围黏膜相同,也可呈暗红色。多见于胃窦部。此型多为腺瘤性息肉。

Ⅱ型:多见于胃窦胃体交界处。息肉顶部常有发红、凹陷,此型息肉是由于反复的黏膜缺损、再生修复而形成。合并早期胃癌最多。组织学改变与Ⅰ型不同。

Ⅲ型:呈平盘状隆起,形态与Ⅱa型早期胃癌相似。

此外尚有由肠上皮化生的乳头状腺瘤,癌变率较高。可列入Ⅳ型息肉。

(四)胃肠道息肉病

胃肠道息肉病是指胃肠道某一部分或广范围的多发性息肉,息肉最多见于结肠,也可见于小肠和胃。可见于胃的胃肠道息肉病主要有以下几种。

1. 黑色素斑-胃肠道息肉病（Peutz-Jeghers 综合征）

本病与遗传有关，为消化道多发性息肉伴皮肤黏膜色素沉着。息肉多见于空肠和回肠、直肠，25%～50%患者胃和十二指肠发生错构瘤性息肉，息肉多有蒂，表面光滑，颜色发红，有些顶端可有溃疡。息肉切面呈旋涡状，癌变率低。

2. 家族性腺瘤性息肉病（familial adenomatous polyposis，FAP）

本病是一种遗传性疾病，大多在青年期即发生，包括 Gardner 综合征，息肉多见于直肠和结肠，55%FAP 患者胃和十二指肠存在息肉。90%胃内息肉发生于胃底部，数量多，为白色粟粒样大小的圆形隆起，橘黄色，散在分布，无蒂，平均直径 0.2～0.8 cm。绝大多数组织学为错构瘤性，也有人称之为胃底腺息肉。富含上皮成分，无癌变倾向，1%胃底部息肉为腺瘤性。10%可同时发生于胃窦部，一般为腺瘤性。腺瘤性者恶变率较高，30～40 岁 FAP 患者 95%可能发生恶变，且多发生于胃部的息肉。Gardner 综合征患者可发生多发性错构瘤性胃息肉，常见于胃底，由弯曲扩张的胃底腺组成，息肉小者仅 0.1 cm，数量多达数十个，无特异症状。

3. Cronkhite-Canada 综合征

本病少见，多见于 60～70 岁，为弥漫性胃肠道息肉病伴皮肤色素沉着、脱毛、指甲萎缩等变化，可发生失蛋白性肠病。息肉呈炎症性，多见于胃和结肠，胃黏膜增厚，表面呈网格状或斑块状，似龟甲，易与 Menetrier 病混淆。胃内多发、无蒂息肉，直径为 0.5～1.5 cm，密集分布，胃窦尤为明显。治疗后息肉可消失，一般不恶变。胃内息肉可自发消失，但预后极差，病死率 60%，生存期为 6～18 个月。

4. 青年性息肉病

本病为遗传性疾病，多发生于儿童，其特征是胃、小肠、结肠和直肠有广泛性息肉而不伴皮肤改变。息肉切面可见大小不等的含黏液的囊腔及纤维组织基质。尚无恶变报道。

5. 多发性息肉病综合征

各种家族性、多发性息肉综合征均可并发胃息肉。如果息肉遍布全胃或大部分胃黏膜，通常称为弥散性息肉病，但其发生率较低，大部分多发性息肉综合征患者仅合并少量的胃部息肉。息肉性质为腺瘤性或增生性，前者恶变率可达 20%，后者较低。

6. 胃底腺息肉病

非 FAP 患者胃底部也可发生多发、无蒂小息肉，数量较 FAP 患者少，但内镜与组织学表现相似，大多发生于中年女性，病因不明，与 FAP 无关。尚无确切的流行病学资料，日本 1 份研究报道 1 388 例内镜检出率 1.8%，另一份研究报道 5 554 例内镜检出率为 0.8%。随访资料表明息肉数量可增多或减少，甚至完全消失后再现，未见有恶变倾向。

7. Cowden 病

Cowden 病又称多发性错构瘤综合征，极罕见，与遗传有关，表现为皮肤、黏膜大量多发性错构瘤性息肉，息肉表面有角化乳头，组织学表现多样，无恶变倾向。

二、临床表现

胃息肉中位发病年龄 46 岁，30～60 岁者占 70%左右。大多数胃息肉患者无明显临床症状，往往是在 X 线钡餐检查及胃镜检查时或手术、尸检标本中偶然发现。息肉生长较大时可出现上腹饱胀不适、上腹部饥饿痛或餐后痛、恶心、呕吐、胃灼热等症状。疼痛多发生于上腹部，为钝痛，无规律性与特征性。若息肉表面糜烂、出血，可引起呕血和黑便。位于贲门附近的胃息肉偶可出现咽下困难症状,位于幽门区的较大腺瘤性息肉常可有较长的蒂,可以滑入幽门管或十二指肠,也可自行复位,表现为发作性幽门痉挛或幽门梗阻现象,如滑入后发生充血、水肿、不能自行复位,甚至出现肠套叠时,部分胃壁可发生绞窄、坏死甚至穿孔。部分腺瘤性息肉患者往往有慢性胃炎或恶性贫血的表现。大多数患者体格检查无阳性体征。

三、诊断

(一)胃息肉内镜下特征

胃息肉因症状隐匿,诊断较为困难。约有25%的患者大便隐血试验阳性。大多数息肉X线检查表现为圆形半透明的充盈缺损,如息肉有蒂时,此充盈缺损的阴影可移动。内镜检查是确诊息肉及其性质的最常用,也是最可靠的方法。近年发展起来的超声内镜有利于肿瘤生长方式、良恶性的鉴别,大大提高了诊断水平。

胃镜下80%左右的胃息肉位于胃体和胃窦部,呈丘形、半球形、球形、卵圆形或手指状向腔内局限性隆起,注气后不消失。多为单个,约占80%,多个者占20%左右。直径自数毫米至数厘米不等,多为0.5~1.0 cm,直径小于2 cm以内者占96.4%,少数直径大于2 cm。小息肉常无蒂,大息肉则多有蒂。有时内镜检查时初看无蒂的息肉,变动患者体位或胃蠕动时,可显示出蒂。息肉表面一般光滑,有时呈桑葚状、颗粒状,少数呈分叶状。与周围黏膜颜色相同,也可充血发红或颜色略淡,息肉周围的黏膜有萎缩性改变而颜色灰白时,则息肉显得相对较红。颜色发红而表面呈颗粒状的息肉,外观很像草莓。有时息肉表面黏膜可见细小血管,或有糜烂、出血。有些息肉较大,蒂较短,血供丰富,可见到息肉随血管搏动而抖动。如息肉表面粗糙,有黏液、渗血或溃疡,提示有继发性炎症或恶变。多数情况下,蒂较明显的息肉为腺瘤性息肉,但部分增生性息肉和混合性息肉也可有蒂。增生性息肉和腺瘤性息肉相比较,除小而无蒂、表面光滑外,其黏膜还具有明显的排列规则的红斑。

对胃息肉应常规活检行病理组织学或刷检细胞学检查。活检取材部位应选择息肉高低不平、颜色改变或糜烂溃疡处,并应包括其顶部及基底部。某些较大的息肉,可能只有某一部分有恶变的病理组织学特征,文献报道其活检标本与整个胃息肉标本的组织病理组织学结果50%以上不一致,因此将整个息肉做病理检查有助于提高诊断价值。胃息肉病患者诸多息肉中可能某些息肉有恶变,故应尽可能地对每个息肉作活检,活检后再作刷检也有助于诊断。对于小息肉,内镜下息肉切除术后回收全部息肉,并做相应的定位标记,行病理组织学检查具有较高的诊断价值。对较大的息肉,细胞刷刷检对判断其良、恶性有一定帮助。

(二)胃息肉内镜下良恶性鉴别

内镜下良性息肉与息肉样癌的鉴别有时很困难。由于黏膜活检的局限性,因而活检阴性不能排除恶性的可能。下列几项可作为鉴别的参考。

1.大小

直径小于2 cm的多属良性,大于2 cm的多属恶性。

2.形态

良性息肉形态多规则,恶性息肉则呈桑葚状、结节状或不规则形。为了正确判断息肉形态,应从不同方向观察,同时应注意体位和注气量多少的影响。

3.表面性状

良性息肉表面光滑,若表面不平、覆有白苔则常提示为恶性。有蒂息肉表面有小的出血、糜烂并不提示为恶性,但结节状或圆盘状息肉表面有出血、糜烂常需考虑为恶性。

4.色泽

良性息肉表面色泽与周围黏膜相同或略淡,也可轻度发红。平盘状息肉略苍白。若呈灰白色、显著发红、出血、糜烂或污秽,则提示为恶性。

5.蒂部

有蒂的息肉常是良性,无蒂而广基者可能属恶性。

6.伴随病变

伴明显的萎缩性胃炎及恶性贫血者,恶性可能性较高。

四、治疗

胃内息肉数量少于 10 个者,都应内镜下切除全部息肉,并标记各个息肉部位,作病理组织学检查。有人认为直径小于 0.5 cm、良性、无症状息肉可以行 X 线和内镜随访,不必处理。对弥漫性息肉,应随机取样行病理检查。如为腺瘤性息肉且无恶性变,则可每 2 年行胃镜随访。对于有可能发生并发症而不能内镜下切除的广基息肉应手术切除。如发现有恶变组织,则按胃癌处理。

内镜下息肉切除术是治疗胃息肉的首选方法。方法较多,包括活检钳咬除、电热活检钳摘除、圈套后电凝电切、注射法、激光及微波烧灼法、冷冻法等。0.5 cm 以下的息肉可采用活检钳咬除,电热活检钳摘除可避免出血,切除比较彻底,常用于小息肉的摘除,也可作为圈套电摘除后的补充治疗。现在广泛应用高频电凝电切方法,此法安全,并发症少,可适用于各种息肉,对于较大的息肉可采取分块切除。对基底部粗,估计有出血可能的息肉,在先于根蒂部注入硬化剂,然后再行圈套电切,效果较好。单纯微波烧灼或加用硬化剂注射治疗胃内大息肉手术成功率高,并发症发生率低,操作简单,创伤小,费用低,近期疗效好。此外,文献报道经内镜尼龙绳结扎也是一种治疗胃无蒂息肉安全有效的方法。

内镜下息肉切除术后,胃黏膜所留下的缺损通常能够很快愈合,部分患者可有溃疡形成,这主要取决于创面的大小及深度。溃疡可导致出血和穿孔,出血的发生率较穿孔为高。因此,胃壁创面较大或较深者,应给予预防。

(宋 亮)

第十节 胃黏膜下肿瘤的内镜治疗

位于黏膜下的各种肿瘤,表面有正常黏膜覆盖,在内镜下形态相似,临床上统称为黏膜下肿瘤,较少见。大多数胃黏膜下肿瘤是非上皮源性的,除异位胰腺外,均来自胃壁的间叶组织,主要有间质细胞瘤、神经组织肿瘤、纤维瘤、脂肪瘤、血管瘤等,其中以间质细胞瘤最常见。

一、胃黏膜下肿瘤的内镜学特点

黏膜下肿瘤多起源于黏膜下或黏膜深层。根据其生长方向的不同可分为胃内型、壁内型、胃外型和混合型四种。在内镜下以胃内型最具有黏膜下肿瘤的内镜特征,易被内镜诊断。胃外型则表现为胃外肿块压迫,或不能被内镜发现。

黏膜下肿瘤内镜特征有：①呈丘状、半球形或球形隆起。②基底多宽大，境界不太明显。③表面黏膜紧张光滑，色泽与周围黏膜相同，顶部有时可出现缺血性坏死性溃疡。④可见到桥形皱襞，是内镜诊断黏膜下肿瘤的重要依据之一。它是正常黏膜皱襞被肿瘤顶起而形成的自肿块向周围正常黏膜延伸的形态似桥的黏膜皱襞。

在肿瘤顶部，由于张力较大，皱襞可能消失。桥拱形皱襞在较小的黏膜下肿瘤中很少见到，多见于直径 2 cm 以上的黏膜下肿瘤。据统计，在直径 2 cm 以上的黏膜下肿瘤中，约半数有桥形皱襞。

由于黏膜下肿瘤表面有正常黏膜覆盖，采用普通活检钳常不能取得瘤组织。如其顶部有缺血性坏死性溃疡，在溃疡部位深取，可能得到瘤组织。

二、黏膜下肿瘤应与胃息肉相鉴别

胃息肉呈丘状、半球形、球形或手指状隆起，常突起较高，多数较小，表面平滑或粗糙，无蒂或有蒂，境界明确，无桥拱形皱襞。黏膜下肿瘤常呈半球形突起，常较大，基底宽而境界不太清楚，表面黏膜多正常，但可发生缺血性坏死性溃疡，可见到桥形皱襞。

三、分类

（一）间质细胞瘤

1. 发病情况

间质细胞瘤为胃内最常见的非上皮性肿瘤，占胃外科手术良性肿瘤的 62.9%，全部胃肿瘤的 1%～3%，全部胃良性肿瘤的 23.6%，尸检发现率为 16.4%，50 岁以上者尸检发现率高达 50%，但胃镜检出率 0.3% 以下。多见于中老年人，国内统计资料显示男、女性发病率之比为 1.3∶1。

间质细胞瘤可发生于胃的任何部位，多位于胃体和胃窦部，以发生于胃体后壁者最多。一般圆形或椭圆形，边界清楚，直径为 0.5～5.0 cm，无包膜，90% 为单发，切面呈分叶状，有旋涡状结构，质硬。根据肿瘤起始部位和发展方向，可分为壁间型、腔内型、腔外型及哑铃型即肿块向腔内、外生长。也可根据其不同生长方向分为 3 型：肿块突出于胃腔者为黏膜下型；突出于腹膜腔者为浆膜下型；向胃腔和腹膜腔同时突出者为哑铃型。其中以黏膜下型为最多。

一般认为肿瘤发生于胃壁肌层，少数起自黏膜肌层和血管肌层，近年来也有人认为部分肿瘤来自胃肠道肌间神经丛的施万细胞或来自未分化的间叶细胞。光镜下根据肿瘤的组织学特征可分为普通型间质细胞瘤、细胞型间质细胞瘤、上皮样间质细胞瘤，后者也称为成间质细胞瘤或平滑肌母细胞瘤。

间质细胞瘤可向平滑肌肉瘤转化，恶变率约占 2.1%。有学者认为可根据检查 50 个高倍镜视野中有丝分裂细胞的数目来判定间质细胞瘤恶性程度。一般而言，普通型间质细胞瘤常无有丝分裂象或 50 个高倍镜视野中不超过 1 或 2 个，细胞型间质细胞瘤 50 个高倍镜视野中不超过 10 个有丝分裂象，上皮样间质细胞瘤 50 个高倍镜视野有丝分裂象常超过 10 个，恶变可能性比其他二者均大。肿瘤体积较大时恶性程度相对较高。

2. 临床表现

胃间质细胞瘤的临床表现与肿瘤部位、大小等有关。肿瘤小者可无症状，较大的向胃腔内生长的肿瘤可引起上腹部压迫感，饱胀和牵引性疼痛。位于贲门附近的间质细胞瘤可产生咽下困难。位于幽门区者可产生幽门梗阻症状,间歇性落入十二指肠腔内,可引起上腹部阵发性痉挛性疼痛及呕吐。发生于胃大弯向胃外生长的肿瘤,可在上腹部触及包块。体积较大的肿瘤发生坏死时,表面胃黏膜可因供血不足可产生糜烂、溃疡,发生上消化道出血及食欲减退、胃部不适、上腹疼痛等慢性胃炎症状、慢性胃溃疡及上消化道出血等症状。肿块大或伴有黏膜糜烂、溃疡者可导致反复上消化道出血,胃间质细胞瘤所致的上消化道出血的特点是出血量大、反复出血、内科止血效果差、出血量与肿块大小呈正相关,即肿块越大,出血量就越大。严重者可引起缺铁性贫血。部分患者以呕血为首发症状,且呕血量较大。也有以消化不良或单纯黑便为主要症状者。

3.诊断

间质细胞瘤较小时缺乏临床症状,晚期合并溃疡时被易误诊为消化性溃疡或胃癌,其诊断率为21.1%～42.9%。目前主要借助于X线和胃镜检查进行诊断。

胃镜检查对胃间质细胞瘤的诊断有较高价值,根据胃镜下病变部位、大小、形态特点等有助于诊断。胃镜下胃间质细胞瘤特点如下。①突入胃腔的半球形或球形隆起,常单发,大小不一,直径多小于2 cm,偶可大至10～20 cm,如瘤体过大,可使胃腔变形,引起胃壁呈帐幕样牵拉。肿瘤表面黏膜光滑,色泽无改变,边界清楚,质地韧,用钳触之多数可在黏膜下滚动,肿瘤有时呈苍白或灰白色。②可见桥形皱襞。③形成中心溃疡,溃疡位于肿瘤顶部中央,直径一般0.5～1.0 cm,似脐样,需与异位胰腺的脐样凹陷区别,中心溃疡常覆有白苔或血痂,不易冲洗移除,与异位胰腺脐凹分泌液不同。国内有人根据间质细胞瘤内镜下表现,将上消化道间质细胞瘤分为息肉型、隆起型、溃疡型和巨块型,但尚未普及应用。通常胃镜下黏膜活检只从组织学证实是否属胃上皮性肿瘤,但由于取材常表浅,不能直接提供黏膜下肿瘤的组织学诊断,故内镜对胃黏膜下肿瘤的确诊率不足50%。在胃镜下对位于黏膜下的间质细胞瘤,从溃疡或糜烂处进行大块组织活检或"挖掘式"深部活检有助于获得正确的组织学诊断。超声内镜检查有助于胃间质细胞瘤的确诊;CT及MRI亦有助于本病诊断。

内镜下与胃间质细胞瘤相混淆的疾病为糜烂性胃炎、胃癌、胃溃疡、平滑肌肉瘤及其他黏膜下肿瘤。胃间质细胞瘤所引起的糜烂、溃疡应与消化性溃疡进行鉴别,前者具有以下特征:①溃疡大小不等,一般为0.2～3.0 cm;②在同一局部可有2～3个溃疡或溃疡周边散在多个糜烂灶;③溃疡边缘不规整,不像消化性溃疡那样周边有充血;④溃疡中心多为坏死组织,缺乏黄白苔覆盖,常有少量渗血,溃疡相对较深;⑤黏膜组织较脆,失去弹性触之易出血,易误诊为胃癌;⑥溃疡均在隆起黏膜的顶端。

(二)其他胃黏膜下肿瘤

1.发病情况

(1)神经源性肿瘤:胃神经源性肿瘤发病率较低,占所有胃良性肿瘤的0.4%。临床上较为常见的为神经鞘瘤和神经纤维瘤。此外,还包括较为少见的嗜铬细胞瘤、颗粒细胞瘤、神经节瘤以及成交感神经细胞瘤。约半数胃神经源性肿瘤呈顶部有深凹陷的半球状隆起,也可呈结节状或有蒂。

神经鞘瘤多见于中老年患者,多为良性,生长缓慢,病程可长达20年,临床表现多不特异,与间质细胞瘤相似。好发于胃体、胃底部,小弯侧较大弯侧多见,前壁比后壁多。肿瘤位于黏膜下层,多单发,包膜完整,切面呈灰白色或灰红色。可能来源于施万细胞和神经内膜细胞。也有人认为其恶变率高达26.7%,但一般预后良好,即使恶变,也很少转移。

神经纤维瘤来源于神经囊膜细胞,胃内罕见,位于黏膜下,以胃体部最多,小弯侧多于大弯侧,直径多为 3～5 cm,也有更大者。临床表现主要有腹部包块、慢性腹痛及上消化道出血。神经鞘瘤和神经纤维瘤的主要区别在于神经纤维瘤常浸润周围组织,无完整包膜。

(2)纤维瘤:胃纤维瘤多发生于胃窦部,较为少见,约占胃良性肿瘤的 4%。可表现为无蒂息肉或黏膜下圆形肿物,质硬,可有钙化,表面黏膜可糜烂、溃疡及出血。无恶变倾向。组织学上由纤维结缔组织构成。临床表现类似慢性胃炎或胃溃疡。

(3)脂肪瘤:胃脂肪瘤起源于黏膜下或浆膜下,较少见,以中老年居多,多发生于胃窦及胃体部。通常位于黏膜下层,呈球形肿块,可呈分叶状,直径可达 1～5 cm。发生于胃底部者可长至较大,但仍为良性肿瘤。肿瘤表面黏膜正常,大者有时可形成溃疡引起出血。肿瘤质地软,可被内镜或活检钳压陷,形成所谓"枕头征"或"坐垫征"。

(4)血管源性肿瘤:胃血管源性瘤是胃内罕见的良性肿瘤,国内报道极少,占胃良性肿瘤的1.7%。其组织学不具有肿瘤特性而只是血管发育畸形。主要包括血管球瘤(动脉血管肌神经瘤)、淋巴管瘤、血管脂肪瘤、血管内皮瘤、血管外皮瘤及海绵状血管瘤。其中血管球瘤在胃中的发病率稍高,常被由平滑肌形成的坚硬的假包膜包裹,平均发病年龄为 53 岁,常发生于胃窦,多位于黏膜深层或黏膜下层,直径为 2～4 cm,质硬,表面可有溃疡形成,无恶性变。因其有坚硬的假包膜,临床上常被误诊为黏膜下恶性肿瘤。血管源性肿瘤中,唯有海绵状血管瘤可生长较大,内镜下形态无特异性,如发现胃窦部因肿瘤压迫而有变形时,需考虑有其可能性。胃血管瘤极罕见,多为单个无蒂隆起,高出周围黏膜 1～2 mm,直径 1.5～10 cm,表面光滑而柔软似天鹅绒状,呈暗红色、暗青色或红色,有时表面可附有血痂或血凝块。禁作活检。

(5)异位胰腺:胃内异位胰腺较少见,以 40～60 岁居多,男、女性之比为 3∶1,占所有胃良性肿瘤的 5%～15%。异位的胰腺组织多数位于黏膜下层,多位于胃窦部及幽门前区,呈圆形隆起。肿块多为 1～3 cm,一般小于 4 cm,大者可 3～5 cm。其显著特征是有一大的主导管,中央有脐样凹陷,相当于胰管开口处。注射促胰液素后可见凹陷处有胰液流出。如胰管开口于胃小凹深处,则肉眼无法看见。凹陷处可形成溃疡。组织学上其组成和正常胰腺组织基本相同。活检如取得胰腺组织,则可肯定诊断,但活检可能引起大出血。需与胃癌、胃息肉和其他黏膜下肿瘤相鉴别。若见胰管开口样特征性凹陷,则有助于诊断。较小的胃异位胰腺组织,有时可能与疣状胃炎相混淆。

(6)畸胎瘤:胃畸胎瘤是一种少见的多发生于男性婴幼儿的良性肿瘤,占畸胎瘤 1% 以下。由多种组织成分组成,为囊性或实质性,既可向胃内生长突入胃腔,也可向胃外生长突入腹腔。

(7)胃囊肿:胃囊肿有下列几种。一种与慢性胃炎或胃溃疡合并存在,是黏膜腺凹上皮增生,腺凹延长,在黏膜下层形成的小囊泡,肉眼不可见,仅在组织学检查时才能发现,无特殊临床意义。另一种即所谓胃弥漫性先天性囊性增生,为胃壁先天性多发性小囊肿,致使胃壁增厚,黏膜表面高低不平,在内镜下需与胃癌相鉴别。还有一种为先天性胃囊肿,即所谓复胃,见于胃大弯侧,约占胃良性隆起性病变的 3.2%,在内镜下形态与一般黏膜下肿瘤相似,其特征是柔软而透光,表面光滑而反光度强,随体位改变和胃蠕动而有形态改变,用活检钳压迫可被压陷,夹破后有内容物流出,内容物常呈乳白色,内容物流出后肿块消失。

(8)假性淋巴瘤:与淋巴瘤难以鉴别,系由慢性胃溃疡刺激引起周围淋巴组织增生所致。溃疡边缘隆起,皱襞粗大肥厚,有时呈鹅卵石样。临床表现似慢性溃疡,内镜下表现为长期未愈的慢性胃溃疡。

(9)黄色瘤:内镜检出率为 $0.38\% \sim 0.8\%$,多见于胃部手术后患者,可能与胆汁反流有关。呈稍隆起的黄色圆形病变,常多发,遍布全胃,直径多小于 $0.5\ cm$。50%患者伴有慢性胃炎或肠化。

(10)其他:胃内良性肿瘤还有 Brunner 腺增生症、嗜酸细胞性肉芽肿、胃横纹肌瘤、黏液瘤、骨瘤、软骨瘤、异位脾脏等。发病率相对较低,表现类似其他黏膜下肿瘤,确诊需病理组织学检查。

2.临床表现

胃黏膜下非间质细胞瘤性良性肿瘤的临床表现与间质细胞瘤表现相似,与肿瘤大小、部位和组织学类型有关。可有腹痛、上消化道出血、咽下困难和呕吐等症状。上消化道出血呈间歇性,出血量不等,持续时间可较长。腹痛多为隐痛,偶有剧痛。体征多不明显,肿瘤较大、位于浆膜下时,可触及腹部包块,边界多清楚,活动度大,表面光滑,质地坚实,有时有囊性感,触痛不明显。

3.诊断

与胃息肉相比,胃黏膜下肿瘤的临床诊断更为困难,内镜是有效的诊断手段,根据肿瘤的内镜下特征可提示诊断。如异位胰腺,其发生部位常在幽门前区,并且以表面典型的脐样凹陷为其特征,从其患处抽取胰液测定淀粉酶,有助于确诊。脂肪瘤以其颜色发黄,边界不定,质软为其特征。但大多数黏膜下肿瘤内镜下表现相似,难以鉴别。有学者认为内镜检查只能发现腔内型良性肿瘤,腔外型则表现为胃外肿块压迫胃壁的征象。黏膜下或腔内型良性肿瘤内镜特征如下。①肿块呈丘状、半球形或球形隆起,相对固定。②肿块的基底宽大,境界不太明确。③肿块表面黏膜紧张光滑,色泽与周围黏膜相同,顶部有时可出现缺血性坏死性溃疡。④可见到桥形皱襞,小的黏膜下肿块很易见到桥形皱襞,直径为 $2\ cm$ 以上者约半数可见到此现象。内镜与 X 线检查互补,可大大提高诊断的准确率。胃镜活检阳性率不高,为提高阳性率可采取"挖掘式"深部反复取材。有报道用息肉切除圈套器取较大黏膜下组织用以活组织检查,并有很高的确诊率。

四、胃黏膜下肿瘤的治疗

胃黏膜下肿瘤的治疗原则与胃息肉不同。对单发、有蒂或瘤体直径<2 cm 者不需外科治疗,可通过内镜切除;对多发、无蒂、直径>2 cm 或有出血、梗阻等症状,或内镜活检、细胞学检查疑有恶变者,应予手术切除,内镜下切除术往往导致胃穿孔。切除的标本必须送病理学检查,如冷冻切片为恶性,应行根治性手术。

激光单独或结合电烧灼切除术也有应用报道,但效果尚待进一步验证。国外有报道通过腹腔镜对胃部良性间质细胞瘤行切除术,取得满意效果。随着超声内镜的发展及新的活检技术的应用,许多胃黏膜下肿瘤的良、恶性术前可得以鉴别,因此,对良性且无症状的黏膜下肿瘤可行 X 线及内镜随访观察。

(宋 亮)

第十一节 十二指肠溃疡的内镜治疗

十二指肠溃疡(duodenal ulcer,DU)是消化系统的多发病和常见病。典型的十二指肠溃疡呈圆形或椭圆形,溃疡浅者限于黏膜层,多深至黏膜肌层。部分溃疡贯穿黏膜全层,穿孔到腹膜腔或穿透到邻近器官。一些溃疡能侵蚀十二指肠动脉或其分支引起大出血。多数资料显示 10%~12% 的人一生中有十二指肠溃疡病史,DU 好发于青壮年,男性较女性多见。DU 的发病与幽门螺杆菌(Hp)、非甾体抗炎药(NSAIDs)、应激、遗传等因素有关。十二指肠溃疡的临床表现多种多样,典型的临床症状是上腹部疼痛。部分患者可无任何临床表现,约有 10% 患者的首发症状是上消化道出血、穿孔等并发症。自 20 世纪 90 年代以来,DU 的发病率有下降趋势,主要和幽门螺杆菌的广泛根除有关。

DU 的确诊依据内镜检查或 X 线检查。内镜检查目前已经公认是诊断十二指肠溃疡的首选方法,诊断正确率远高于 X 线。

(1)X 线检查。目前多采用气钡双重造影和十二指肠低张造影。十二指肠溃疡的典型 X 线征象是龛影,后者是十二指肠溃疡诊断的可靠依据。溃疡龛影可呈圆形、椭圆形或线形,边缘光滑,周围环绕月晕样浅影或透光圈,系溃疡周围黏膜充血和水肿所致。溃疡愈合后瘢痕组织收缩可引起黏膜皱襞向龛影集中。间接征象有对侧出现痉挛性切迹;瘢痕挛缩引起的变形;溃疡局部压痛和激惹现象;溃疡愈合和瘢痕所致局部变形、狭窄等。

(2)普通内镜检查。内镜检查是诊断十二指肠溃疡的最重要手段,不仅能明确溃疡的存在,还可估计溃疡灶的大小、周围炎症的轻重以及直视下采取活组织标本作病理组织学检查,故内镜较 X 线钡餐检查有较多的优势,是十二指肠溃疡最佳、最直接的确诊方法。

(3)超声内镜(EUS)检查。在超声内镜下溃疡表现为黏膜的连续性中断,呈一凹陷状,凹陷底部可见一层较厚的高回声区,是由溃疡底部的厚苔对超声的反射形成,称为白苔回声;白苔下的炎性组织、肉芽组织及瘢痕组织在超声下均表现为低回声区,称为溃疡回声。随着溃疡的逐渐愈合,白苔回声逐渐不明显,溃疡回声缩小,最终消失。由于十二指肠溃疡很少癌变,因此超声内镜对十二指肠以外病变的观察意义较小。

一、内镜诊断

(一)内镜诊断特征

内镜下典型的十二指肠溃疡多呈圆形或椭圆形,也可呈线状,溃疡可单发或多发,边缘光整,底部充满灰黄色或白色渗出物,周围黏膜可有充血、水肿,有时见皱襞向溃疡集中。十二指肠溃疡的发生部位以十二指肠球部最常见,前壁最常见,在特殊情况下也可发生在十二指肠降段等部位。十二指肠溃疡也可发生出血、幽门梗阻和穿孔等并发症。

(二)内镜诊断标准及分期

1.十二指肠溃疡的内镜分期

根据病程不同,可将十二指肠溃疡在内镜下表现分为三期。目前采用的是日本学者畸田隆夫倡导的分期法,将溃疡病分为活动期、愈合期和瘢痕期,各期再分为 2 个亚期。

(1)活动期(A 期):为急性期,即发病的最初阶段,溃疡底部苔较厚,周边炎症显著,与正常组织界限模糊。活动期可进一步分为 A_1 期和 A_2 期。

A_1期:溃疡一般呈圆形或椭圆形,溃疡底部中心覆盖厚苔,呈白色、灰黄色或灰白色。有时中心可见到裸露的血管、新鲜血凝块或暗红色出血点,也可伴有渗血或血痂,有时可看见动脉及大血管的喷血、静脉和小血管的涌血或毛细血管的渗血等。A_1期溃疡周围黏膜潮红,为充血、水肿、糜烂的急性炎症表现。本期病变无明显的组织修复发生。

A_2期:溃疡底部仍覆盖厚苔,呈黄色或白色苔,但厚苔较为清洁、边缘渐清楚。急性炎症表现的周围充血水肿减轻,无出血征象,可见红色再生上皮及轻度黏膜皱襞集中现象。可见少许黏膜组织修复。

(2)愈合期(H期):此期溃疡面积缩小、深度变浅、急性炎症表现的充血、水肿消失,上皮再生显著,皱襞向溃疡明显集中。本期可分为H_1期和H_2期。

H_1期:溃疡处于愈合中,溃疡缩小,溃疡苔变薄、消退,其周围充血、水肿消失,新生毛细血管形成红晕明显,呈红色栅栏样,皱襞集中可达溃疡边缘。

H_2期:溃疡继续变浅、变小,已接近愈合,但未完全消失,苔微薄或消失,再生上皮进一步加宽,周围黏膜皱襞向溃疡集中。

(3)瘢痕期:此期溃疡已愈合,被再生上皮覆盖。本期可分为S_1期和S_2期。

S_1期:溃疡愈合,白苔完全消失,缺损黏膜为修复的再生上皮覆盖呈现红色新生瘢痕样黏膜,称红色瘢痕期。

S_2期:溃疡修复的再生上皮进一步增加、增厚,愈合溃疡的新生黏膜从红色转为白色,有时不易与周围黏膜区别,称白色瘢痕期。

内镜下对溃疡的分期,有时也难以明确。如H_1期与H_2期难以区分,则以H_1-H_2期表示;当H_2期与S_1期难以分辨时,可以用H_2-S_1期表示。

2.特殊类型的十二指肠溃疡

(1)十二指肠霜斑样溃疡:是一种特殊类型的溃疡,在内镜下可见红润的黏膜区有单个或多个散在的小白苔,形如霜斑,无明显的黏膜凹陷。可能是溃疡处于活动期进展过程或愈合中的一种表现。

(2)十二指肠球部畸形:反复发作的十二指肠球部溃疡,愈合后常使球部正常形态发生改变或球腔变小。未愈合的溃疡也因黏膜严重水肿可造成畸形。

(3)十二指肠假憩室形成:正常球部呈球状,但溃疡愈合后,由于瘢痕牵拉,将球部分割成多个房室样结构,称为十二指肠假憩室。十二指肠假憩室可与溃疡病变同时发生,也可单独存在。

(4)幽门变形或梗阻:近幽门处的溃疡愈合后,牵拉幽门导致幽门关闭不全和开放受限,内镜通过受阻。幽门变形进一步加剧,或球部溃疡愈合出现瘢痕挛缩牵拉幽门,形成幽门口狭窄,严重者导致幽门梗阻,内镜通过困难,伴胃内大量内容物潴留。

(5)对吻溃疡:常见于十二指肠球部,是十二指肠多发性溃疡的特殊类型,可同时发生于大、小弯两侧或前、后壁等相对应位置,称为对吻溃疡。

(6)球后溃疡:十二指肠球后溃疡指发生在球部以远部位的溃疡。常易发生在十二指肠乳头近端的后壁,易在内镜操作中误诊。因此对有典型消化性溃疡症状,寻找部位未发生病变时应重视对球后部位的检查。球后溃疡的发生率一般占十二指肠溃疡患者的1%左右,常见为多发性十二指肠溃疡或与胃溃疡同时发生,形成复合性溃疡。患者一般临床表现较明显,腹痛较剧烈,合并出血的发生率高,治疗较为困难。球后溃疡超越十二指肠第二段者且伴胃酸水平过高表现者,常提示有胃泌素瘤存在的可能。

(7)线形溃疡:十二指肠线形溃疡常发生于十二指肠球部,呈线状,其可长短不一,一般超过球腔周径的1/4,可呈横形或纵形,溃疡边缘清晰,与周围界限分明,周围黏膜组织充血、水肿相对较轻。线形溃疡一般较难以愈合,对药物的治疗反应不佳。

(8)十二指肠溃疡伴出血:出血是十二指肠溃疡最常见的并发症,可表现为喷射状、渗出性、血痂附着等表现。

(9)十二指肠恶性溃疡:尽管十二指肠溃疡的癌变率很低,但是对于溃疡不规则、菜花状、周边黏膜僵硬、隆起等表现的溃疡,仍有活检的必要,以排除恶性可能。

二、内镜治疗

(一)十二指肠溃疡出血的内镜治疗

单纯的十二指肠溃疡不需内镜治疗,口服制酸药物治疗有良好的效果。但对于伴有出血的十二指肠溃疡,尤其是有活动性出血者,必须行内镜下止血治疗。

(二)临床疗效

目前认为多种内镜下止血方法的疗效近似,即时止血率在药物注射、高频电、热探头、APC和止血夹等方法均可达到90%～98%,无显著性差异。内镜止血的再出血率在10%以下,和静脉内制酸药使用的止血效果相比优势明显。联合多种内镜下止血方法可进一步提高止血效果。

(宋　亮)

第十二节　十二指肠肿瘤的内镜治疗

一、概述

十二指肠长度仅占小肠全长的8%,而肿瘤的发生率为9.9%～29.8%。因此,十二指肠是小肠肿瘤的多发部位。国内外文献报道十二指肠占小肠恶性肿瘤的30%～50%,位居首位,其次为回肠与空肠。临床上十二指肠肿瘤没有特异性表现,因此早期诊断较困难,约有50%的患者在内镜检查和手术活检中证实。

十二指肠肿瘤从性质上可分为良性、恶性肿瘤,良性肿瘤又包括息肉(腺瘤)、间质瘤(GIST)、脂肪瘤、Brunner腺腺瘤等;恶性肿瘤包括十二指肠乳头癌、十二指肠腺癌、平滑肌肉瘤、恶性淋巴瘤、类癌等。

十二指肠良性肿瘤多见于男性,据统计男、女性之比为2∶1,发病年龄多见于50岁以上年龄组,其次为30～40岁。管状腺瘤及绒毛状腺瘤(又称乳头状腺瘤)约占54%,间质瘤和脂肪瘤约为22%和18%,其余的还有纤维肌瘤、血管瘤、淋巴血管瘤以及神经源性肿瘤。腺瘤性息肉和间质瘤还可发生恶变,癌变率分别为7%和20%。良性肿瘤绝大多数位于肠腔内,少数肿瘤生长在肠壁内或肠壁外浆膜下。肿瘤形态可分有蒂和无蒂,由于黏膜松弛致肿瘤脱垂,可发生间歇性、部分性或完全性十二指肠梗阻或肠腔狭窄。据国内有明显部位记载的小肠肿瘤

7 003 例统计分析,十二指肠肿瘤 2 873 例,其中良性肿瘤 368 例,占小肠良性肿瘤 21.1%。Wilson 等报道 1721 例小肠良性肿瘤中,十二指肠肿瘤 367 例,约占 21%,其中腺瘤 167 例,间质细胞瘤 86 例,脂肪瘤 72 例,血管瘤 18 例,纤维瘤和神经纤维瘤各 12 例。前瞻性内镜研究报道十二指肠腺瘤的发病率有明显升高趋势。

十二指肠恶性肿瘤的发生率占整个小肠癌的 40%~50%,以腺癌最为多见,约占 81.5%,其次为淋巴瘤,约占 12.6%,平滑肌肉瘤甚少,仅占 5.1%。国外报道 2 356 例小肠恶性肿瘤,位于十二指肠的恶性肿瘤 525 例(22.3%),其中腺瘤 427 例,肉瘤 50 例,类癌 48 例。据国内 10 619 例小肠肿瘤统计,位于十二指肠的恶性肿瘤占 47.7%。原发性十二指肠恶性肿瘤最常见的部位是乳头周围,约占 2/3,由于病变部位特殊与既往检测手段有限,早期诊断困难,更不易区分不同部位的肿瘤,故统称为十二指肠壶腹周围癌。

内镜检查是确诊十二指肠肿瘤的重要手段,准确率显著高于 X 线钡餐检查和 CT、MRI 等影像学检查。它可在直视下观察病变的部位、性状、形态、色泽以及与周围黏膜的关系,并可在病灶处钳取标本送病理活检。考虑为黏膜下肿瘤时,可采取定点挖洞式取材 2~3 块送检。十二指肠镜检查对乳头病变的诊断价值较大,可直接观察肿瘤大小、形状和部位,且可作活检病理分型,确诊率达 85.5%,是目前主要的诊断工具。

超声内镜(EUS)对于十二指肠息肉、间质瘤的诊断价值较大。EUS 是目前公认诊断消化道间质瘤的最佳手段,EUS 能显示消化道管壁的层次结构及壁外情况,根据其显示管壁层次结构的完整性、病灶的起源以及大小、回声、形态和边缘等声像学特征,准确判断间质瘤的起源,确定类型,做出定性诊断,以及判断消化道壁外器官的关系。

其他影像检查对这种黏膜下的病变诊断均有较大的局限性。EUS 对消化道间质瘤的显示率和确诊率为 100%。平滑肌瘤、脂肪瘤、黏膜下囊肿、息肉等均有其特征性声像图,并显示出与消化道黏膜相应关系。息肉与 Brunner 腺瘤 EUS 声像学稳定,EUS 诊断准确性极高。除此之外,还可在超声内镜引导下行细针抽吸活检或组织学细针活检以获得细胞或组织学资料,对于临床诊断极其有意义。

内镜下治疗是十二指肠肿瘤主要的治疗手段。对于十二指肠良性肿瘤,黏膜层的病变(如息肉)可采取内镜下摘除术,平坦的病变也可采用 APC 烧灼术,对于黏膜下肿瘤可采取超声内镜引导下的套扎或摘除术。对于恶性肿瘤,建议手术治疗。

二、内镜诊断

(一)十二指肠息肉

1.内镜诊断特征

十二指肠息肉多位于十二指肠球部,可单发、多发,一般常见单发、可带蒂或亚蒂(此种息肉恶变程度较低);也可存在于两个或两个以上不同的部位。因此,内镜下发现十二指肠息肉,还应检查其他部位的肠道。十二指肠乳头状腺瘤虽属良性,但可恶变为腺癌。乳头状腺瘤多位于十二指肠第三、四段,体积较大,一般可大于 2 cm。

十二指肠息肉依据山田分型,分为 4 型。①Ⅰ型:隆起的起始部平滑,界限不清楚;②Ⅱ型:隆起的起始部界限较明显,无蒂;③Ⅲ型:隆起的起始部略小,有亚蒂;④Ⅴ型:隆起的起始部明显狭小,形成蒂。

内镜下发现十二指肠息肉,一般须行息肉组织活检,并进行病理学检查明确性质给予确诊。病理学分型为：真性息肉指突出于肠腔的息肉，表面有一层完整的连续的肠上皮黏膜。假性息肉指息肉表面上皮黏膜完全阙如或出现不连续。

2.超声内镜诊断特征

声像图表现为起源于黏膜层的高回声病灶，突向腔内，内部回声均匀，无包膜。

3.息肉分类

(1)炎症性息肉：隆起组织有大量炎症细胞浸润，常见十二指肠炎症性病变，如炎症性肠病。

(2)增生性息肉：隆起组织含大量增生的纤维组织。

(3)腺瘤性息肉：隆起组织为富含大量增生的腺体。依据腺体增生的表现，可分为管状腺瘤、绒毛状腺瘤以及混合性息肉。超声内镜下表现为起源于黏膜第1~2层的边界不清的低回声区，回声强弱类似脾脏，内部回声均匀。

(4)错构瘤样息肉：如 Peutz-Jeghers 综合征。临床表现为全消化道多发性息肉并伴有皮肤和口唇黏膜色素沉着者。本病以小肠最多见，好发于十二指肠，有一定遗传性与癌变率，40%有家族病史。

(二)十二指肠间质瘤

十二指肠间质瘤属于黏膜下肿瘤，起源于间质细胞，不同于平滑肌瘤和脂肪瘤，是小肠最常见的良性肿瘤，也是十二指肠黏膜下肿瘤最常见的一种。国内资料报道在十二指肠占22%，国外报道占 19.6%。

1.内镜诊断特征

好发于十二指肠球部或降部，间质细胞瘤多为单发，偶见多发。瘤体一般较大，表面一般光滑，黏膜层完好，无充血水肿，呈现黏膜下肿物特点。瘤体质地坚韧，一般呈半球形、哑铃形或分叶状，有一定的活动度，常形成桥形皱襞。当肿瘤生长过快或瘤体过大时，肿瘤顶部中央出现黏膜上皮溃破并形成溃疡。溃疡周围黏膜充血、水肿和糜烂，严重者可见溃疡面渗血和出血。瘤体过大或溃疡病灶也可引起十二指肠肠腔梗阻，导致内镜不能通过或通过困难。

2.超声内镜诊断特征

对内镜下考虑诊断为间质细胞瘤，应行超声内镜检查，观察病变的起源，有利于本病确诊。同时可将间质细胞瘤分为腔内型、壁内型、腔外型和混合型，对能否行内镜下切除治疗具有重大指导意义。超声内镜下的声像图特征为起源于第4层的低回声病灶，常呈梭形或椭圆形，边缘清楚，内部回声均匀。

(三)脂肪瘤

脂肪瘤内镜下常为半球状或分叶状隆起，表面光滑呈黄色，EUS 声像图表现为黏膜下层的高回声病灶，回声均匀，边界清晰。

(四)Brunner 腺腺瘤

为十二指肠黏膜下 Brunner 腺起源的腺瘤。本病一般不引起临床症状，常在胃镜检查时偶尔发现。当胃酸过多时可出现反酸和胃灼感，也有的患者以消化道出血为主要表现。

1.内镜诊断特征

常位于十二指肠近端 2/3 部分，以球部最常见。表现为单个或多个圆形或半圆形小结节，直径为 0.5~1.5 cm，成堆或散在出现，结节表面光滑、顶端潮红，有的糜烂，广泛增生呈铺路石样外观。本病极少发生癌变。病理学检查为典型 Brunner 腺增生，即十二指肠碱性的黏液腺,也可出现十二指肠息肉样表现。

2.超声内镜诊断特征

Brunner 腺增生声像图显示为起源于第 1~3 层的囊性病变,囊壁厚而不规则,这是由于 Brunner 腺体能分泌较大量的黏液,而腺体增生,使分泌导管阻塞,而形成囊实性病变。

(五)血管瘤

发病率较低,常表现为孤立、无包膜的肿块,主要是毛细血管和薄壁的静脉,也可见于动脉。血管瘤一般较小、无蒂,偶呈息肉样外观,与周围黏膜分界清楚。组织学上可分为毛细血管瘤、海绵状血管瘤和混合性血管瘤,常发生出血并发症,超声内镜下表现为肠壁第 2 层或第 3 层的不规则低回声。

(六)十二指肠乳头腺瘤

虽然十二指肠乳头肿瘤发病率不高,仅占消化道肿瘤的 5%,但是随着内镜检查和 ERCP 的应用其检出率越来越高。

在十二指肠乳头良性肿瘤中以腺瘤最为常见,约占 70%,其恶变率约为 30%,具有重要临床意义。

十二指肠乳头腺瘤的诊断需要依赖十二指肠镜,可以得到正面图像,内镜下表现为乳头膨大,表面充血,可呈颗粒状,易出血。活检组织病理可以确诊,EUS 对于区别良恶性和浸润深度有重要价值,尤其是使用微探头可以明确乳头肿大的性质。

(七)十二指肠腺癌

临床比较少见,其发病率约占全部胃肠道的恶性肿瘤的 0.3%。原发性十二指肠癌自 1764 年 Ham-burger 首次报道至 1974 年文献记载仅 694 例,国内文献至 1990 年前 50 年间报道本病只有 322 例,但近年来发病率有升高趋势。可能由良性息肉恶变或溃疡、憩室恶变发展而来。

1.内镜诊断特征

原发性十二指肠癌的好发部位为十二指肠降部,其中乳头区最多,其次为乳头上区和乳头下区,而球部、水平部及升部很少见。十二指肠癌内镜下表现为病变局部出现不规则隆起,也可呈菜花状、结节状等,黏膜组织明显增粗、糜烂,组织较脆,极易出血,与周围组织界限不清,或向周围组织浸润,黏膜皱襞变粗、变平、紊乱或消失,肠壁痉挛或蠕动减弱、消失。病灶也可为溃疡,一般较大,底部较深,上覆污浊厚苔,多数患者可伴有溃疡出血,当病灶浸润至肠腔全层或肠管四周时,可形成肠腔狭窄或梗阻,导致内镜不能通过或通过困难。内镜下可分为三型,即息肉型、溃疡型及溃疡浸润型。

2.超声内镜诊断特征

超声内镜可清楚地显示肠壁各层结构及肿瘤侵犯深度,还能观察病变肠段外周有无淋巴结肿大情况。十二指肠腺癌表现为低回声,呈浸润性生长,可以取代正常的肠壁四层结构;也可以形成黏膜层缺损、不规则或中断等现象,使黏膜结构部分或全部消失;周围可见淋巴结肿大,也可侵犯周围脏器,特别是胰腺。

(八)十二指肠乳头癌

1.内镜诊断特征

内镜可表现为乳头部肿大,表面糜烂或不规则溃疡形成,可呈颗粒状、结节状、分叶状等,可有出血。

按其形态可分成 4 型。

(1)肿瘤型:根据肿瘤是否破坏乳头表面,又可分为非露出和露出两个亚型。

(2)混合型:又可分为肿瘤溃疡型及溃疡肿瘤型。

(3)溃疡型:整个乳头均被癌性溃疡所占据。

(4)特殊型:主要是正常型,病变位于壶腹内,未形成肿瘤或溃疡。

2.超声内镜诊断特征

内镜超声检查可以判断肿瘤的浸润深度,当肿瘤侵犯深度不超过黏膜层及 Oddi 括约肌时,称为早期乳头癌。十二指肠乳头癌的非露出型需与乳头炎及下段胆管癌相鉴别,而溃疡型应该与胰腺癌的十二指肠浸润鉴别。超声内镜分期如下。

T_1:肿瘤局限于 Vater 壶腹内。

T_2:肿瘤侵犯十二指肠壁,特别是十二指肠固有肌层。

T_3:肿瘤侵及胰腺,但未超过 2 cm。

T_4:肿瘤侵及胰腺达 2 cm 以上,或侵犯其他邻近脏器,特别是一些主要血管。

3.腔内超声内镜诊断特征

对于十二指肠乳头癌,管腔内超声(IDUS)具有一定的价值,可以更精细地判断肿瘤侵犯深度。IDUS 可显示十二指肠乳头的分层结构。十二指肠乳头癌时,乳头正常结构消失,为低回声病灶取代。

根据肿瘤与 Oddi 括约肌及十二指肠壁固有肌层的关系,将十二指肠乳头癌的浸润深度分为 4 级。

d_0:肿瘤局限在相当于 Oddi 括约肌低回声带以内。

d_1:肿瘤突破 Oddi 括约肌的低回声带,但未侵犯相当于十二指肠固有肌层的低回声带。

d_2:肿瘤侵犯十二指肠固有肌层,但未突破。

d_3:肿瘤突破十二指肠固有肌层。

(九)十二指肠平滑肌肉瘤

发病率居十二指肠恶性肿瘤的第二位,国外统计约占 17.7%,国内统计约占 27.3%。十二指肠降部是主要好发部位,常见于 40 岁以上,男、女性发病率几乎相等。起源于肠壁黏膜肌层或肌层,可由良性平滑肌瘤演变而来。常单发,偶多发。

1.内镜诊断特征

内镜下可见凹脐状或息肉样的肿瘤,活检时质脆,易大出血,或见到黏膜下巨大肿块,瘤体较硬,中央有溃疡形成。肿瘤也可呈蕈状、乳头状、菜花状或块状弥漫性向周围浸润。瘤体大小不一,多为广基,瘤体较大者,表面常有坏死、溃疡、继发大出血或中心坏死而形成瘘管、窦道,甚至并发脓肿、穿孔。内镜下根据生长方式将其分为 3 型:腔内型(黏膜下型)、腔外型(浆膜下型)和壁内型。

2.超声内镜诊断特征

可见十二指肠平滑肌肉瘤的声像图特征为起源于第 4 层的低回声病灶(也可起源于第 2 层),直径一般大于 4 cm,常呈圆形或不规则形,边界欠清楚,有时可出现"断壁征",其内部回声不均匀。常有囊性变,超声内镜诊断平滑肌肉瘤的敏感性可达 80%~100%。如行超声内镜下细针活检术并行病理及免疫组化检查,其确诊率为 100%。

（十）十二指肠恶性淋巴瘤

十二指肠恶性淋巴瘤来源于肠壁淋巴组织,可为原发性,也可为全身性恶性淋巴瘤的一部分。十二指肠恶性淋巴瘤很少见,约占十二指肠恶性肿瘤的6.20%,占小肠恶性淋巴瘤的14.75%。

1.内镜诊断特征

诊断依赖于病理活检。内镜下表现为多处病灶,肠壁增厚变硬失去弹性,呈皮革状,表面暗红色或灰白色,管腔扩张,黏膜常有多个结节样隆起,有时肠壁高度增厚可形成较大的肿块。也可因肠壁浸润增厚、僵硬而引起肠腔狭窄。内镜下分型及特点如下。

(1)扩张型:最多见,常为单发,由于肠壁被淋巴肿瘤弥漫浸润而损害神经肌肉,出现内镜下肠段扩张,肠管僵硬。

(2)溃疡型:也多见,常为多发,淋巴瘤弥漫浸润、坏死形成表面溃疡,边缘硬而凸起,外貌如癌溃疡。

(3)息肉型:肿瘤体积较大,常为多发,质似海绵状,易出现,可在瘤体的表面形成深溃疡。

(4)缩窄型:较少见,外观似环状癌。

2.超声内镜诊断特征

超声内镜下表现为肠壁明显增厚可达2cm,以第2层(黏膜层)最明显,为低回声病灶,边界不清,内部回声均匀,十二指肠壁结构层次消失。

（十一）十二指肠类癌

来自肠壁的嗜银细胞故称类癌、嗜银细胞瘤,约占胃肠道肿瘤的0.4%,发生在十二指肠者少见,国内统计占十二指肠恶性肿瘤的2.7%,国外统计差别很大,占十二指肠恶性肿瘤的1.8%~16.86%。肿瘤位于十二指肠黏膜层或黏膜下层,易发生黏膜浅表性溃疡。

十二指肠类癌内镜下表现为微黄色结节,边缘清楚,质地较硬,直径一般小于2cm。超声内镜表现为黏膜下梭形肿物,为较高回声,当出现浸润时肠壁各层结构不清,可侵及浆膜及周围组织。病理学检查提示在十二指肠黏膜层或黏膜下层可见类癌细胞浸润为确诊依据。

三、内镜治疗

十二指肠的部分良性肿瘤可以选择行内镜下切除或套扎,对于小的、平坦型病变也可选择APC烧灼术。对于恶性瘤,原则上仍首选外科治疗。本节重点介绍内镜下十二指肠乳头腺瘤切除这一新技术。

（一）十二指肠息肉摘除术

镜下息肉切除术是治疗十二指肠息肉的首选方法,包括活检钳咬除、电热活检钳摘除、电凝圈套后电切、注射法、激光及微波烧灼法、冷冻法等。0.5cm以下的息肉可采用活检钳咬除,电热活检钳摘除可避免出血,切除比较彻底,常用于小息肉的摘除,也可作为圈套电摘除后的补充治疗。现在广泛应用高频电凝电切方法。该法安全,并发症少,可适用于各种息肉,对于较大的息肉可采取分块切除。对基底部粗,估计有出血可能的息肉,在先于根蒂部注入硬化剂,然后再行圈套电切,效果较好。此外,文献报道经内镜尼龙绳套扎也是一种治疗较大无蒂息肉安全有效的方法。

内镜下息肉切除术后,黏膜所留下的缺损通常能够很快愈合,部分患者可有溃疡形成,这主要取决于创面的大小及深度。溃疡可导致出血和穿孔,出血的发生率较穿孔为高。

（二）十二指肠间质瘤切除术

若直径<2 cm 的腔内型黏膜下肿瘤，可试行内镜下摘除术。具体方式有：①高频电切法和圈套器大块活检法（与息肉摘除相同），适用于腔内型较小的间质细胞瘤；②针状刀剥离黏膜下肿瘤。对胃外压迫性病变，腔外型、较大壁内型或混合型间质细胞瘤或可疑有恶性肿瘤者，不宜行内镜下治疗。具体方法如下。

1. 直接圈套切除

即用电圈套器直接套住病变，进行高频电切除，其操作步骤和要领与亚蒂息肉切除基本一致，如病变隆起不明显，可将电圈套器张开围住病变，抽吸消化道管腔内气体，使黏膜向腔内凸起，此时令助手收紧电圈套器，对直径不超过 2 cm 的黏膜病变和直径不超过 1 cm 的黏膜下病变多能完整切除。本法主要用于向消化道管腔内凸出的黏膜下肿物和凸出于黏膜表面病变，尤其适用于病变深度不超过 1/2 黏膜下层病变的内镜下切除。

2. 黏膜下注射后直接圈套切除

先用内镜注射针，在病变处黏膜下注射液体（生理盐水、高渗盐水、1∶10 000 肾上腺素盐水），使病变处黏膜隆起，便于电套圈套住病变，同时注射到黏膜下层的液体使待切除黏膜远离固有肌层，从而减少了病变切除时对固有肌层的损伤，大大降低了消化道穿孔的危险性，适用于黏膜平坦病变或消化管壁较薄处黏膜病变的切除。

3. 套扎后圈套切除

对于突起不明显的黏膜或黏膜下病变，采用先套扎使隆起不明显的病变变成亚蒂息肉状，再采取圈套电凝切除。

4. 透明帽法切除

在内镜前端加装透明帽，经活检钳道放入圈套器，对准待切除病变吸引将病变吸入透明帽内→收紧圈套器→电凝切除病变。

5. 黏膜下注射后黏膜剥离术

在待切除病变处行黏膜下注射，使病变黏膜充分隆起远离肌层，再用铲式切开刀切开病变黏膜。

（三）十二指肠乳头腺瘤切除术

1. 切除指征

目前内镜乳头切除术的适应证并未统一，有学者认为病变直径小于 4 cm、边界规则、质地柔软，没有溃疡等恶变征象，组织学检查结果为良性，大小不超过十二指肠半周，未累及胰管和胆管，黏膜下注射能抬起的病变适宜切除。日本内镜学会制定的内镜乳头切除术指征为暴露型的腺瘤和原位癌，未侵犯十二指肠黏膜肌层，未侵犯胆管和胰管。

2. 黏膜下注射

在乳头部位的黏膜下层注入适量的生理盐水等液体使病变基底隆起，使黏膜层和肌层分离，便于内镜切除。是否行黏膜下注射仍有争议。注射针为硬化剂注射针，注射剂有生理盐水、1∶10 000 的肾上腺素和 50％葡萄糖苷注射液。注射肾上腺素的好处在于可以降低出血的风险。

葡萄糖苷的好处是具有较高的黏滞度，延长了注射液在局部的存留时间，更有利于止血。也可在生理盐水里加入亚甲蓝，使肿块尤其是肿块的边界在内镜下看得更清楚。目前没有关于注射液之间的比较的随机对照研究。

3.圈套切除

应用圈套器将圈套器套住乳头基底部后勒紧、通电,使组织凝固后汽化切除。为便于圈套可以用外科电针刀在病变周围做一个切口,由于圈套整个乳头比仅仅圈套病灶更加容易,所以可将肿块和乳头一起套住切除。

4.胆胰管支架置入

许多学者认为内镜乳头切除术后置入胰管支架可以降低术后胰腺炎和乳头狭窄的发生率,胆管支架置入可以预防内镜乳头切除术后胰腺炎。

5.补救治疗

如果肿块切除当时就怀疑有病变组织残留,在技术上可能的情况下,要立即进行追加圈套切除。如果切除不完全就要用活检钳或热凝补救治疗。热凝治疗的方法包括氩离子凝固术、单极或多极电凝,Nd:YAG激光治疗和光动力治疗。补救治疗的方法取决于内镜医师的偏好和具备的器械,目前还没有比较各种补救治疗方法的随机对照试验。

6.临床疗效

因为目前内镜乳头切除术的"成功"没有统一的定义,内镜乳头切除术的成功率相差较大(46%~92%),所以难以比较各个研究的结果。术后的腺瘤复发率为0~33%;复发的危险因素包括肿块的大小和乳头切除术后未追加热凝治疗。内镜乳头切除术后腺瘤复发需要手术治疗的比例为10%~30%。

7.并发症

内镜乳头切除术的并发症分为早期并发症(胰腺炎、出血、穿孔、胆管炎)和晚期并发症(乳头狭窄)。总发生率为23.0%,总病死率为0.4%。两个最常见的并发症是术后出血和胰腺炎,大部分出血可以经内镜止血和保守治疗控制。大部分术后胰腺炎是轻症,只需要保守治疗。

(宋 亮)

第十三节　结直肠癌的内镜治疗

结直肠癌包括结肠癌和直肠癌,是最常见的消化道恶性肿瘤。在国内发病率高且呈逐渐上升趋势。根据大肠癌发病部位的不同,其临床表现也各异。通常情况下,远端肿瘤表现为排便习惯的改变以及便血,而近端肿瘤则多表现为梗阻和贫血。也有部分患者先以转移灶的形式被发现,如结肠癌肝转移。部分患者体检可触及腹部包块,查见贫血表现,或者发现其他转移灶体征。但通常情况下,大肠癌早期多无体征表现,故临床查体几无阳性发现。该病好发年龄50~70岁,但所有年龄组均可发病。发病原因多与生活方式、环境因素、遗传因素、腺瘤性疾病以及结肠炎症有着密切联系。

一、内镜下表现

(一)病变部位

由于大肠癌早期多无阳性体征表现,故各种影像学检查在大肠癌诊断有着重要意义。内镜检查包括直肠镜、乙状结肠镜和结肠镜检查,临床中以电子结肠镜为主。电子结肠镜因其可以针对病灶同时观察、活检、治疗,是结、直肠癌的首选。大多数病灶发于乙状结肠和直肠,约占 75%～80%,其次为回盲部和升结肠,其余分布于横结肠和降结肠。结肠癌的转移通过局部浸润、血管播散、淋巴播散及腹腔种植进行,而后者的发生率较低。其病理分期由于 Dukes 分期沿用已久,简便实用,至今仍在使用。Dukes 改良分期如下。A 期:病灶局限于黏膜或黏膜下层。B1 期:病变侵犯固有肌层,无淋巴结转移。B2 期:病变累及浆膜层,无淋巴结转移。C1 期:累及全层,有局域淋巴结转移。C2 期:局部和远处淋巴结均累及。D 期:有远处转移或腹腔转移,或广泛浸润无法切除者。

(二)内镜下诊断特征

内镜下观察根据大肠癌的大体形态分为早期大肠癌和进展期大肠癌。

1. 早期大肠癌

早期结肠癌是指原发灶肿瘤限于黏膜层或黏膜下层者。早期大肠癌内镜下分为 2 型。

(1)隆起型(Ⅰ型):又可进一步分为有蒂型(Ⅰp)、亚蒂(Ⅰsp)、广基型(Ⅰs)两个亚型。临床发现的早期癌多为隆起型,尤其以腺瘤性息肉恶变为主。

(2)扁平隆起型(Ⅱ型):肿瘤如分币状隆起于黏膜表面。包括Ⅱa型即表浅隆起型,Ⅱb型即平坦型,Ⅱc型则为无边缘隆起的凹陷。

2. 进展期大肠癌

当癌浸润已超越黏膜下层而达到肠壁肌层或其以外时称为进展期大肠癌。其大体分型可分为 4 型,其中以隆起型和溃疡型多见。

(1)隆起型(BorrmannⅠ型):肿瘤主体向肠腔内突出,呈结节状、息肉状或菜花样隆起,境界清楚,有蒂或广基,多发于右半结肠和直肠壶腹部,特别是盲肠。表面常散在糜烂、小溃疡,触之质脆易出血。

(2)溃疡型(BorrmannⅡ型):溃疡型癌根据内镜形态和生长情况分为局限型和浸润型。溃疡一般较大,底覆秽苔或无苔,边缘环堤状隆起。

(3)浸润溃疡型:肿瘤向肠壁周围及深部浸润生长,表现为较大溃疡,界限不清。表面糜烂,边缘易出血。病变环周浸润时导致环腔狭窄,各段肠段均可出现。

(4)弥漫浸润型(BorrmannⅣ型):肿瘤向肠壁各层弥漫浸润,肠壁增厚变僵硬,管腔狭窄。浸润肠管一周时,形成环形狭窄,易引起肠梗阻,好发于直肠、乙状结肠及降结肠。

超声内镜(endoscopic ultrasound,EUS)可判断肿瘤肠壁浸润生长情况及与周围脏器组织的毗邻关系,对诊断大肠癌及进行术前评价、分期较其他影像检查手段有更高准确性。超声内镜下肿瘤呈现低回声,可累及一层或多层,层次紊乱、结构不清。隆起型病变则表现为突入腔内的不规则低回声影像。局部有转移的可见淋巴结受累及。

二、影像学检查

(一)X 线钡剂检查

1. 钡剂灌肠(barium enemas,BE)检查

钡剂灌肠(barium enemas,BE)检查是筛选结直肠癌高危人群和有息肉相关病史人群的有效方法,可以排除结直肠癌多发癌和息肉病。BE 可以发现大部分恶性征象,观察病变的大小、蒂的有无、形态及表面结构,具有一定的临床价值。

2. CT 与 MRI

CT 与 MRI 对原发肿瘤的诊断意义不大,主要检查有无肠外扩散、肝转移、淋巴结转移,扩散至肠外或侵犯邻近脏器的诊断符合率 CT 与 MRI 相仿,为 $47\% \sim 64\%$,对淋巴结转移的诊断复合率,CT 为 $50\% \sim 60\%$,MRI 为 40% 左右,MRI 的敏感性比 CT 差。CT 检查可分为平扫、接连强薄层扫描,结直肠癌在 CT 上主要表现为肠壁局部不规则环周或偏心性增厚、肠腔狭窄,肠腔内息肉状或菜花状肿块,其内可见坏死区和钙化区以及肠壁增厚和肿块异常强化。

三、治疗

(一)早期大肠癌的内镜治疗

随着内镜技术的不断进步,特别是近年来内镜下黏膜切除术(endoscopic mucosal resection,EMR)技术的应用,通过内镜治疗早期大肠癌得到愈来愈广泛的重视。EMR 有多种手术方式,如双腔内镜圈套法,透明帽吸引法等。近年来,随着新型内镜治疗用具的开发和治疗技术的进步,又出现了内镜黏膜下剥离术(endoscopic submucosal dissection,ESD)使得更多的早期癌灶能够一次性地在内镜下切除。现有研究结果显示,对局限于黏膜层的早期大肠癌利用 EMR 或 ESD 完全可达到根治目的,无须再行癌根治术,因为黏膜层癌很少导致局部淋巴结转移。故早期大肠癌特别是黏膜层早期大肠癌的内镜治疗与手术治疗有同样结果,且损伤小、安全、简便。但对黏膜下层早期大肠癌进行内镜治疗应严格选择适应证:①年龄较大;②有手术禁忌证;③癌浸润限于 sm1;④癌组织分化程度较高;⑤有蒂息肉型属完全切除者可不追加外科手术,但需要严密随访观察。有下列情况汇报之一者必须行外科癌根治术:①癌组织浸润黏膜下层深层;②癌组织分化程度差;③淋巴管或静脉内有癌栓。

1. 内镜治疗方法

对部分Ⅰp或Ⅰsp息肉样隆起病灶可行高频电息肉切除术,对Ⅰs、Ⅱa、Ⅱa＋Ⅱc、粗蒂或亚蒂大息肉型病灶采用黏膜切除术(EMR)。方法为于病灶采用黏膜下层一点或多点注入 0.005% 肾上腺素盐水 $2 \sim 6$ mL,使病变组织连同周围黏膜隆起,再将圈套器置于隆起边缘,将病变及少许周围正常黏膜套入,行高频电切除。

2. 内镜治疗早期大肠癌的标准

切除标本每 2 mm 间隔进行连续切片,并进行组织学检查,以癌灶边缘距切缘 $\geqslant 2$ mm 定义为完全切除,而 < 2 mm 为不完全切除,当断端仍有癌细胞残留时,则为残留切除。

(二)急性结直肠癌性梗阻内镜治疗

在 X 线帮助下,经内镜放置金属支架或肠梗阻导管治疗急性结肠癌性梗阻,能够有效缓解患者的梗阻症状,避免行结肠造瘘术,显著降低患者的创伤和痛苦,提高患者的生活质量。内镜在治疗急性结直肠癌性梗阻中的应用主要分为两类:一是对肿瘤可根治性切除者,暂时解除梗阻症状,恢复肠道通畅,替代结肠造瘘术,在此基础上进行充分的术前准备,择期行肿瘤根治性切除加肠吻合术,避免 2 次手术创伤。二是作为姑息性治疗的一种措施,适于肿瘤晚期,局部病灶不能切除的原发性、复发性结直肠恶性肿瘤,或盆腔恶性肿瘤浸润结直肠致梗阻者,或患者存在严重并发症不能耐受手术和拒绝手术治疗。对估计还有一定的生存期者,内镜放置支架能使患者摄食,提高生活质量。金属支架和肠梗阻导管均可以有效缓解急性结肠癌性梗阻,而放置金属支架既可作为暂进性治疗措施,也可作为永久性姑息疗措施。

(三)结直肠癌性消化道出血的内镜治疗

众所周知,以往治疗消化吸道出血方法如硬化剂治疗、传统的电凝技术、热探头、激光治疗等均存在许多问题。尤其是在治疗薄壁肠段的病变时,有出血和穿孔等并发症。氩粒子血浆凝固术(argon plasma coagulation,APC)通过氩气离子化,能量由探头传递至组织表面,达到组织凝固灼除病理组织部的目的。APC 的独特之处是,脉冲频率平稳地发出高频电功率且呈放射状,烧灼面积较大,故经烧灼出血停止后的病灶表面均匀平坦,覆盖面大,病灶灼除较为充分。APC 烧灼后的黏膜损伤深度不超过 2 mm,即使较大范围的治疗也一样。无论 APC 的探头是否指向组织表面,氩离子束通常自动选择到达组织的最佳通路,直到所治疗的区域干燥为止。另外,APC 为非接触性治疗,无粘连,可缩短治疗时间。APC 有限的作用深度及较大的凝固范围使治疗消化道广泛出血和息肉安全有效。结、直肠癌或胃肠较大息肉圈套器治疗因血管粗大或凝固不完全时会发生出血,有时出血量大,较为危险,此时应用 APC 治疗,既可预防和迅速有效止血,防止并发症,又可灼除残余病灶,降低息肉复发率。

(四)结直肠肿瘤的内镜粒子植入治疗

1.间质化疗

间质化疗为一种将抗癌药物负载于可降解或不可降解的赋形剂制成药物缓释系统,经不同的方式植入肿瘤组织、瘤周组织的间质中或肿瘤切除的瘤床,起到局部持久化疗同时降低全身毒副反应类似靶点给药的治疗技术。作为恶性肿瘤综合治疗手段之一,由于其在提高患者生活质量,延长生存时间以及对肿瘤本身的治疗效果方面的优势,逐渐为临床所重视。内镜植入法是最快捷准确安全的方法,它是通过胃肠内镜的管道,由专用的粒子植入器在直视下将粒子植入到瘤体内。

2.内镜粒子植入治疗的适应证

(1)患者能适应内镜检查。

(2)以增生性或隆起性病变为主的恶性肿瘤。

(宋 亮)

第十四节 炎症性肠病的内镜治疗

炎症性肠病(inflammatory bowel disease,IBD)广义的概念是指肠道的炎症性疾病,狭义的概念专指病因未完全阐明的炎症性肠病,包括溃疡性结肠炎(ulcerative colitis,UC)和克罗恩病(crohn's disease,CD)。IBD 的病因和发病机制尚未完全明确,与环境、遗传、感染和免疫因素等有关。

UC 和 CD 在病理变化、临床表现、并发病及预后转归方面有一定程度的相似之处,但又各有其特点。

一、溃疡性结肠炎

溃疡性结肠炎(UC)是一种病因尚不完全清楚的直肠和结肠的慢性非特异性炎症疾病。病变主要限于大肠黏膜和黏膜下层,严重病例可累及全层。临床可表现为腹痛、腹泻、黏液脓血便等症状。严重患者可有发热、体重减轻、贫血等全身症状。少数有关节炎、强直性脊柱炎、结节性红斑、硬化性胆管炎等肠外表现,病情轻重不一,可反复发作。

本病可发生在任何年龄,国内高发年龄多见于 30～49 岁。男、女性发病率无明显差别。过去认为 UC 在我国较欧美少见且病情较轻,但近年来文献报道病例数急剧增加,趋势重症患者也常见报道。

(一)结肠镜

结肠镜可直接观察到结肠黏膜的表现,比 X 线钡剂灌肠检查更准确,并能结合组织病理学检查,是诊断 UC 最有意义的诊断手段。

1.内镜诊断

(1)病变部位:UC 病变多位于直肠和乙状结肠,也可上升累及近端结肠或全部结肠,少数可侵及末端回肠(倒灌性回肠炎),受累范围一般不超过回盲瓣 10 cm 以内的回肠。UC 受累肠段病变主要限于结肠黏膜与黏膜下层,严重患者可累及肌层及浆膜层。病变呈连续性弥漫性分布,活动期突出表现破溃性、渗出性和出血性炎症改变。

(2)大肠镜下诊断特征。

1)活动期:早期弥漫性充血、水肿,血管纹理紊乱,腔内有大量黏液或脓血分泌物。以后黏膜面粗糙呈砂纸样,接触易出血,进一步发展出现糜烂,伴许多散在分布的黄色小斑,如拭去黄色斑点,可见许多相同小溃疡,不久溃疡交错融合,形成镜下典型特征,即溃疡小而表浅、形态不规则,如针尖样、线样、斑块状。周围黏膜明显出血、充血、糜烂,几乎不能看见正常黏膜残存,类似于地图样。急性暴发型者,还可见到有大量黏膜剥离形成的假膜。重度炎症导致黏膜上皮脱落时,可产生融合性的巨大溃疡。倒灌性回肠炎内镜表现为末端回肠黏膜的弥漫性充血、水肿、脆性增加,溃疡少见。病变常位于末端回肠 2～3 cm,亦可更广泛些。

内镜下病变严重程度分级(Baron-Connell-lennard-Jones 分级)。0 级:黏膜形态基本正常。1 级:黏膜水肿、充血、血管网消失、颗粒状不平。2 级:黏膜有接触性出血。3 级:黏膜有自发性出血。4 级:黏膜可见大小不等的溃疡。其中 1～2 级称早期表现。

2)缓解期:缓解期主要以黏膜萎缩和炎性假息肉为特点。①初发型:炎症程度较轻者,病情缓解后溃疡缩小变浅至愈合,渗出物吸收,炎症消退后充血、水肿消失,因病变表浅不超过黏膜下层,可完全恢复,不留任何痕迹,不形成纤维化和瘢痕。②慢性持续型或复发型:因溃疡反复形成及愈合,则主要表现为多发性假息肉、黏膜桥及黏膜萎缩。假性息肉是由于上皮细胞和少量纤维组织增生形成;黏膜桥形成是由于溃疡向下掘进,边缘上皮增生,在溃疡面上相对愈合连接而成;黏膜萎缩表现为色泽苍白,血管纹理紊乱,表面无光泽,显得干燥、质硬、无弹性。若假息肉较多、密集分布、黏膜皱襞消失,伴萎缩性改变者称假息肉型;以黏膜萎缩为主,假息肉较少者,称黏膜萎缩型;混合型为萎缩改变基础上有少量散在分布的假性息肉。无论哪一型,在假性息肉、黏膜桥、萎缩性改变基础上,如同时出现活动期改变,都可视为本病的慢性复发型或持续型,亦有称之为慢性活动型。晚期尚可出现肠段缩短、肠壁僵直、结肠袋消失、肠腔狭窄,形成 X 线检查所见的"铅管样结肠"。结肠镜检查进镜感觉肠腔无明显弯曲,只需用较短长度、较快速度就能插至盲肠。

(3)超声内镜诊断特点。

1)活动期:①轻度:超声内镜显示各层组织结构清楚,第 2 层增厚,周围组织轻度增厚,说明炎症累及黏膜层。②中、重度炎症:超声内镜显示第 1～3 层增厚,边界不清楚,增厚的第 1～

3层内部见低回声变化,部分第 3 层缺损(溃疡),第 4 层呈不对称轻度增厚,说明炎症已累及黏膜下层。

2)缓解期:5 层结构逐渐恢复正常。在炎症改善和再生上皮修复过程中,表现为:①表面黏液处为厚度不均匀的高回声;②组织修复时可见第 2 层明显增厚,增厚的第 3 层为低回声水平;③炎症性息肉处可描绘出较低的低回声,部分第 3 层为片段高回声,但界限不清楚。

(4)染色及放大内镜下特点:可采用亚甲蓝或靛胭脂染色后用放大肠镜观察,溃疡边缘显示更清晰。

2.黏膜病理学检查

(1)活动期:固有膜内有弥漫性慢性炎症细胞、中性粒细胞及嗜酸性粒细胞浸润。隐窝内有急性炎细胞浸润,尤其是上皮细胞间有中性粒细胞浸润,甚至形成隐窝脓肿,可有脓肿溃入固有膜。隐窝上皮增生,杯状细胞减少。黏膜表层糜烂,溃疡形成,肉芽组织增生。

(2)缓解期:中性粒细胞消失,慢性炎细胞减少。隐窝大小形态不规则,排列紊乱。腺上皮与黏膜肌层间隙增大。帕内特细胞化生。可有假息肉形成。

(二)影像学与检查

1.X 线钡灌肠检查

X 线钡灌肠检查曾经是诊断 UC 的重要手段之一,但目前已经逐渐被结肠镜检查取代,对结肠镜检查有困难时可辅以钡剂灌肠检查。但对于重型或暴发型病例一般不宜作钡剂灌肠,以免加重病情或诱发中毒性巨结肠。

X 线征主要有:①黏膜粗乱及(或)颗粒改变;②多发性浅溃疡,表现为肠管壁边缘毛糙呈毛刺状或锯齿状改变可见小龛影,有炎症性息肉时表现为多个小的圆形或卵圆形盈缺损;③结肠袋消失,肠壁变硬,肠管缩短、变细,可呈铅管状。

2.其他辅助检查

CT 仿真结肠镜目前正试用于溃疡性结肠炎研究。

(三)实验室检查

血红蛋白在重型病例有轻或中度下降。白细胞计数在活动期可有增高,血沉加快和 C-反应蛋白增高是活动期的标志,粪便常规检查肉眼可见黏液脓血,显微镜检可见红细胞和脓细胞,急性发作期可见巨噬细胞,连续 3 次以上粪便培养无致病菌。血小板计数在活动期患者半数可以升高。

(四)内镜治疗

主要用于溃疡性结肠炎并发症的治疗,如出血时内镜下氩离子凝固术止血,并发息肉时行息肉高频电切除术等。需要说明的是,由于溃疡性结肠炎并发息肉大部分为炎性增生所致,一般不需要切除,除非不典型增生或癌变情况,而且尽量选择在缓解期切除更安全。

二、克罗恩病

克罗恩病(crohn's disease,CD)于 1932 年由 Crohn,Ginzterg 和 Oppenheime 最早描述,是一种病因尚不十分清楚的胃肠道慢性炎症性肉芽肿性疾病,1973 年由世界卫生组织(WHO)将其命名为 Crohn 病。病变多见于末端回肠和邻近结肠,但从口腔至肛门各段消化道均可受累,呈节段性或跳跃式分布。临床上以腹痛、腹泻、腹块、瘘管形成和肠梗阻为特点,可伴有发热、营养障碍等全身表现以及关节、皮肤、眼、口腔黏膜、肝脏等肠外损害。

本病在欧美国家发病率较高,年发病率为 3.74/10 万～14.6/10 万,患病率为 13.7/10 万～198.5/10 万。好发年龄为 15～30 岁,男、女性比例为 1:1.46～1:1.6。国内报道不一致,男、女性发病比率为 1:1.29 和 1.6:1。近年来,本病在我国发病率有逐年增加的趋势。

(一)内镜检查

内镜检查可直接观察到黏膜的病变并可确定病变范围,并可取活组织进行检查,若能发现非干酪性肉芽肿,对诊断有帮助。但活检中能找到肉芽肿者不到 50%。

1.病变部位

CD 病变见于肠黏膜层、黏膜下层和浆膜层或肠壁全层,非干酪性肉芽肿为本病的重要特征之一。本病从口腔至肛门的全胃肠道的任何部位均可受累,病变呈跳跃式或节段性分布。小肠和结肠同时受累最为常见,占 40%～60%;病变限于小肠,主要是在末端回肠发病的占 30%～40%,单独发生在肛门或直肠的病变少见,占 3%,多与小肠和结肠病变合并存在;结肠单独发病者较少,占 5%～20%。胃或十二指肠、食管、口腔病变总共约占 10%以下。

2.内镜下诊断特征

(1)病变好发于右半结肠,以回盲部多见,早期 CD 呈口疮样溃疡(aphthoid ulcer,阿弗他样溃疡)表现。溃疡病损直径小于 5 mm,扁平或略凹陷,周围发红,边缘不隆起,中央凹陷呈灰白色或黄色,呈特征性环状红斑,常呈簇分布。

(2)病变不连续,呈跳跃式,病变肠段之间的黏膜正常或肠壁一侧有病变或对侧或相邻侧壁正常。

(3)溃疡:特征性环状红斑,中央凹陷呈灰白色或黄色,常呈簇状分布,一般溃疡直径通常大于 5 mm,可平坦也可深凿,形态常常不规则或迂曲,边缘清楚,不隆起。随着病变进展小溃疡相互融合为匐行性溃疡和纵行溃疡。CD 溃疡常呈纵行、线状、裂隙状或纵行排列,溃疡间黏膜接近正常。大的溃疡可引起出血。

(4)卵石征:黏膜不平,呈"鹅卵石样",可伴有凹陷或溃疡。在溃疡和卵石区域之间的黏膜可比周围上皮发红,但并无明显质脆。与假息肉不同,卵石征的基底宽度大于其高度。

(5)炎性假息肉:少见,一般多局限于结肠远端,可以多发,一般直径小于 1.5 cm。

(6)狭窄和变形:深溃疡和裂隙状溃疡加之卵石征及假息肉形成可导致瘢痕、纤维化,使肠腔狭窄,结肠袋变形。

(7)瘘管:是 CD 的常见并发症,可有多种形式,瘘口周围常有红斑和水肿,常见于直肠肛周,也可形成外瘘。

3.胶囊内镜和小肠镜检查及诊断特征

当 CD 病变仅发生于小肠时,胶囊内镜和小肠镜可以清晰地观察到小肠克罗恩症的特征。病变呈特征性的、跳跃式分布的纵行深裂状溃疡,底部有白苔,溃疡的周边有不同程度的肉芽组织增生和充血水肿,瘢痕性狭窄。

胶囊内镜能在患者毫无痛苦的情况下取得整个小肠的影像学资料,尤其是发现小肠克罗恩病患者的早期轻型病变,包括黏膜糜烂、口疮样溃疡及肉芽肿结节样变,溃疡伴肠腔不完全狭窄。

4.黏膜病理学检查

活检可见裂隙状溃疡,结节病样肉芽肿。固有膜底部和黏膜下层有淋巴细胞聚集。隐窝结构正常,杯状细胞不减少。固有膜中量炎细胞浸润,黏膜下层增宽。

（二）影像学检查

1. 小肠气钡造影

可显示小肠壁深部的慢性炎症表现，如狭窄、瘘管、深的纵行溃疡以及跳跃式或节段性分布，有时可见钡剂进入窦道与邻近的肠或腹腔相通。

钡灌肠尤其是气钡双重造影可发现结肠壁的纵行溃疡，裂隙状溃疡及卵石征。病变呈节段性分布，后期由于肠腔狭窄，肠管呈管状，钡剂通过迅速而遗留一细线条状影，称线样征。

2. CT 及 B 型超声

有辅助作用，能显示肠壁及肠外的改变。CT 优于 B 型超声。

3. 磁共振成像（MRI）

能显示组织不同层次的平面图和准确的解剖位置。MRI 和小肠钡灌肠所显示的病变肠段基本一致。主要表现为肠壁增厚和淋巴结肿大。可显示上、下肛提肌间隔，能将肛周瘘管轮廓显示清楚。

（三）实验室检查

贫血常见，活动期周围血白细胞增高，血沉加快，血清血红蛋白常有降低；粪便隐血试验常呈阳性。

（四）内镜在 IBD 治疗中的作用

1. 根据内镜下病变的程度指导用药

治疗 IBD 的传统用药主要有水杨酸类制剂、糖皮质激素和免疫抑制剂。对于病变主要在左半结肠以下者，内镜表现为 1 级和（或）2 级者，可选用水杨酸类制剂（如 SASP、5-ASA）进行强化治疗；对于广泛性结肠以上病变者，或不管病变范围如何，主要内镜表现为严重的 3 级和（或）4 级者，以及合并有肠管狭窄者，均应选用 SASP 或 5-ASA 加上糖皮质激素（如泼尼松、地塞米松、甲泼尼龙、布地奈德等）和（或）免疫抑制剂（如硫唑嘌呤、巯嘌呤、甲氨蝶呤、环孢素等）进行治疗；合并瘘管形成者，应尽早应用免疫抑制剂和甲硝唑进行治疗；一旦肠镜结合超声内镜确诊 CD 者，应尽早采用激素和（或）免疫抑制剂进行治疗；对于初发或可疑病例，一般选用 SASP 或 5-ASA 进行治疗，并进行密切随访，确诊后按上述原则进行治疗。

2. 指导减药过程或选用维持治疗药物与剂量

以往经验是应用内镜进行诊断后，根据临床表现进行指导减药或维持用药。但部分患者即使临床症状好转，肠道内仍有明显病变。随着内镜操作技术的改进和熟练程度的提高，内镜操作给复查患者带来的痛苦已大大减少。因此，一般认为，强化治疗经 2～3 个月，复查肠镜，如黏膜病变明显好转或范围明显缩小，可考虑减药，随后，每 2～3 个月复查 1 次肠镜，主要是观察病变的肠段，不需要进行全结肠的检查，如在减药过程中，黏膜病变继续好转，无恶化，可继续减药，直至找出最小的维持量进行维持治疗。

3. 可尽早识别激素依赖型 IBD

激素依赖型 IBD 在激素足量治疗 2～3 个月时，黏膜病变会明显好转，但在激素逐渐减量的过程中一般而言，当泼尼松在减至 20～30 mg/d，肠道黏膜病变有恶化，则提示该患者为激素依赖型 IBD，应尽早加用或改用免疫抑制剂进行治疗。

4. 早期识别需要外科手术治疗的病例

规范应用激素和免疫抑制剂进行治疗，但肠镜下的表现仍然恶化并出现病灶增厚者、肠道隆起性病变上出现中重度不典型增生者、肠管明显狭窄出现肠梗阻表现者、高度怀疑癌变者均需要及早进行外科手术治疗。

5.内镜在随访中的作用

对于初发的病例一定要进行严格的排除性诊断,如最初不能区别是 IBD 还是感染性肠病时,应先进行抗感染治疗后,再进行内镜随访,以进一步明确诊断。

在内镜随访的过程中,一旦发现上皮细胞有中重度不典型增生、腺瘤性息肉,应尽早在内镜下进行治疗,并要缩短内镜的随访时间,在病变肠段进行多点活检,一旦发现癌变,尽早进行外科手术治疗。即使是完全缓解的病例,仍需要进行定期的内镜随访,因为炎症过后,黏膜的上皮细胞仍会发生变化,如息肉形成等,特别是在缓解的病例,短期内出现新的溃疡,并逐渐扩大者,应注意结肠癌发生的可能。

内镜在 IBD 的诊治作用越来越重要,特别是对于慢性复发型和慢性持续型 IBD 的治疗,能更好地指导治疗,从而使 IBD 的诊治更加有客观依据和规范化。

(宋　亮)

第十五节　肠结核的内镜治疗

肠结核(intestinal tuberculosis,IT)是结核分枝杆菌引起的肠道慢性特异性感染。临床表现腹痛、腹泻或便秘或二者交替及不同程度的结核毒血症。肠结核大多数继发于肠外结核,主要是肺结核。原发性肠结核,约占肠结核的 10% 以下。由于肺结核目前在我国仍常见,故在临床上对本病须继续提高警惕。本病发病年龄为 2~72 岁,而以 21~40 岁最多,占 59.7%,女性发病多于男性。

肠结核的症状模糊,体征没有特异性,实验室检查和影像学检查也不具特异性,因此诊断十分困难。结肠镜检查是诊断肠结核较有效的方法,通过结肠镜对活检标本进行组织学和结核菌检查可显著提高肠结核的诊断率。

一、内镜下表现

(一)病变部位

当结核分枝杆菌到达肠道内容物停留较久肠道部位时,遂定居于黏膜腺体深部,引起炎症反应,然后被巨噬细胞从表层带到黏膜下层,在集合淋巴结中形成特异性病变(干酪样坏死),因发生动脉内膜炎使肠黏膜血液循环不佳,被覆黏膜肿胀,最后脱落形成溃疡。溃疡边缘呈凿入状,底部由黏膜下层、肌层或浆膜组织构成。溃疡大小不等,呈多发性,并沿肠壁淋巴管走行,呈环行扩展。愈合过程中,大的溃疡由于瘢痕收缩,可引起肠腔狭窄和梗阻。肠结核主要发生于回盲部,可能与下列因素有关:含结核分枝杆菌的肠内容物在回盲部停留较久,增加了肠黏膜感染的机会;回盲部的淋巴组织较集中,结核分枝杆菌对淋巴组织有亲和性。其他病变部位依次为升结肠、空肠、横结肠、降结肠、阑尾、十二指肠和乙状结肠等处,偶见胃结核、食管结核。故回盲部是肠结核的好发部位,虽然肠结核可以发生在肠道的广泛部位,但病变开始部位发生在回盲部,然后从回盲部播散到肠道的不同部位。因此,回盲瓣畸形及肠黏膜溃疡和增生并存,对肠结核具有诊断意义。

(二)内镜下诊断特征

活动期肠结核的内镜下表现分为溃疡型、增殖型和混合型(溃疡增殖型)。亦有分为炎症型、溃疡型、增殖型和混合型(溃疡增殖型)。

1. 炎症型

黏膜充血、水肿,血管纹理模糊,黏膜质脆,黏液渗出物多,亦可见到点状或片状糜烂,表面附黄白色黏稠渗出物或霜样白苔。该型多为黏膜结核,属肠结核病变早期,表现为肠黏膜的炎症病变,此时活检成功率较高。

2. 溃疡型

典型的溃疡呈环形分布,溃疡可融合,但融合后的溃疡仍呈环形,可出现环周性巨大溃疡,早期溃疡较小时多位于结肠皱襞的嵴上并沿皱襞向环周方向扩展,溃疡周边黏膜可出现无名沟增宽,黏膜纹理粗糙等改变,但溃疡之间必有正常黏膜存在。溃疡可位于肛管至回肠末端的任何部位,形态呈多样性,早期较小的溃疡多呈梭形或卵圆形,但出现融合后溃疡形态多不规则,多数溃疡均非表浅性,表面覆有牢固且较厚的白苔,无论溃疡位于何处,均可出现环形分布的特点。若肠结核为血行播散所致,则全结肠可出现为数众多的溃疡。在所有肠结核中,回盲瓣的累及率超过90%,一般为全周性或次全周性溃疡,病变的回盲瓣显得僵硬,失去闭合功能而出现回盲瓣关闭不全,多数呈鱼口状改变,瓣口持续开放。回盲瓣的溃疡可向回肠末端及盲肠升结肠方向扩展,形成巨大融合性溃疡,溃疡间可见到增殖性病变存在。在溃疡边缘及增生组织顶部深凿式大量活检(8～10块组织)可提高活检阳性率。

3. 增殖型

病变处黏膜呈增生结节或炎性假息肉,小的如米粒和绿豆大,大者可呈团块状。皱襞增厚,结肠袋变浅消失。在溃疡和增生的基础上出现肠腔狭窄,多呈短环状狭窄,一般小于3 cm。增生的组织一般表面粗糙、色红、质地中等偏脆。

4. 溃疡增殖型

溃疡型和增殖型病变混合存在。

愈合期可见多发性溃疡瘢痕,病变部位黏膜萎缩,可有假憩室。环形溃疡愈合瘢痕的形成可导致肠腔呈环状狭窄,局部肠管因瘢痕收缩牵拉而变形缩短。

(三)ID 与克罗恩病(CD)内镜鉴别诊断

Lee 等对 88 例疑诊 IT 或 CD 者行内镜检查,将支持 IT 的 4 种内镜表现(肠道病变少于4 个部位、回盲瓣肿胀变形、穿透性溃疡、瘢痕或假息肉形成)和支持 CD 的 4 种内镜表现(肛直肠病变、纵行溃疡、口疮样溃疡和鹅卵石样改变)作为诊断参数对患者进行初始诊断,随访 4年余直至患者获得最后确诊结果显示 87.5% 的初始内镜诊断与随访结果相同,8.0% 则相反,其余 4.5% 的初始诊断未能定论。Pulimood 等通过对内镜活检肠黏膜标本病理观察,发现最大肉芽肿直径>400 μm、肉芽肿性炎部位超过 4 个、干酪样坏死性肉芽肿、融合性肉芽肿、黏膜层肉芽肿、淋巴袖套、溃疡底部带状类上皮细胞、肉芽肿性炎处黏膜深溃疡、回肠末段肉芽肿、盲肠肉芽肿性炎等特征支持 IT 的诊断;非干酪样肉芽肿、最大肉芽肿直径<200 μm、肉芽肿结构不完整、黏膜下层肉芽肿、病灶隐窝炎症(Paneth 细胞化生)、肉芽肿性炎远隔黏膜结构改变、肉芽肿性炎远隔黏膜中度或重度慢性炎症、乙状结肠或直肠肉芽肿等特征有利于 CD 的诊断。其中肉芽肿直径>400 μm、肉芽肿性炎部位超过 4 个、干酪样坏死性肉芽肿、溃疡底部带状类上皮细胞或盲肠肉芽肿性炎诊断 IT 的阳性预测值为 84.6%～100%;非干酪样肉芽肿、病灶隐窝炎症(Paneth 细胞化生)、肉芽肿远隔黏膜异常、乙状结肠或直肠肉芽肿诊断 CD 的阳性预测值为 68.8%～100%。且随着活检部位的增多,其诊断 IT 或 CD 的阳性率亦增高。因此内镜和组织病理学检查在 IT 和 CD 的鉴别诊断中具有重要价值,但仍需要内镜操作医师多点活检和有经验的病理科医师细心阅片。

二、影像学检查

(一)X 线钡剂检查

(1)X 线钡影跳跃征(Stierlin 征),钡剂通过病变部位时出现激惹现象,即病变处钡剂不停留,而病变的两侧则有钡剂停留。

(2)肠蠕动过快,钡剂通过加快,形成肠管分节过多,病变部位黏膜皱襞僵硬和增厚。

(3)病变肠段显示黏膜皱襞粗乱、肠壁边缘不规则,呈锯齿状。

(4)肠腔变窄,肠段缩短变形,回肠盲肠正常角度消失。

(5)气钡双重造影时,可见盲肠部扭曲,回盲瓣可出现裂隙,为瓣膜收缩所引起,回肠末端出现底宽三角形,底向盲肠,为结核病常见。

(二)CT、多普勒超声

CT、多普勒超声亦可用于肠结核的诊断,有待进一步研究这些诊断方法与内镜活检联合应用的意义。

三、实验室检查

(1)血常规化验可有末梢血红细胞减少,血红蛋白下降;白细胞在无并发症时正常,90%病例血沉增快。

(2)大便浓缩法检查结核分枝杆菌和大便结核菌培养阳性率都不高,若为阳性将有助于诊断,结核菌素皮肤试验,强阳性说明有结核菌感染,可作为诊断参考。

(3)活检组织进行聚合酶链反应(PCR)检测结核分枝杆菌 DNA 可明显提高肠结核诊断的阳性率,阳性率可达 71.4%,是一种诊断和鉴别肠结核的有价值的新的方法,但技术上有一定假阳性及假阴性,需进一步研究。

四、治疗

(一)非手术治疗

病情稳定的患者一般抗结核内科治疗即可,主要在于治疗肠外结核,因为回盲部结核特别是溃疡型,常继发于肺结核,所以应积极进行抗结核治疗和全身支持疗法,使肠道不再继续受感染,肠结核才得以控制。

(二)手术疗法

手术适应证:急性穿孔形成弥漫性腹膜炎;慢性穿孔形成腹腔脓肿或肠瘘;伴有消化道出血,经非手术治疗无效;增生型回盲部结核易致不完全或完全性肠梗阻;回盲部增生型结核病变局限;诊断尚不肯定,又不能除外癌症者。手术方式根据病情而定,原则上应彻底切除病变肠段,再行肠道重建术。无论采取何种式式,术后应继续抗结核治疗和全身支持治疗。

(宋　亮)

第十五章 健康管理

第一节 健康管理概述

一、健康管理的概念

健康管理以现代健康概念(生理、心理和社会适应能力)和新的医学模式(生理-心理-社会医学模式)以及中医治未病为指导,通过采用现代医学和现代管理学的理论、技术、方法和手段,对个体或群体整体健康状况及影响健康的危险因素进行全面检测、评估、有效干预与连续跟踪服务的医学行为及过程。其目的是以最小的投入获取最大的健康效益。

二、健康管理的基本步骤

健康管理是以人的健康为中心,长期连续、周而复始、螺旋上升的全人、全程、全方位的健康服务。落实到目前的操作流程,健康体检是前提,健康评估是手段,健康干预是关键,健康促进则是目的。一般来说,健康管理流程主要包括了解和掌握你的健康、关心和评价你的健康、改善和促进你的健康三个基本步骤。

(一)了解和掌握个体的健康,开展健康状况检测和信息收集

只有了解个人的健康状况才能有效地维护个人的健康。具体地说,第一步是通过问卷或者健康体检采集健康信息等方式收集服务对象的个人健康信息,找出危险因素,为下一步制订健康管理计划、健康维护做准备。

(1)个人健康信息。个人一般情况(性别、年龄等),目前健康状况、疾病家族史、职业特点、生活方式(膳食、体力活动、吸烟、饮酒等),心理情况、体格检查(身高、体重、血压等)和实验室检查(血、尿常规、血脂、血糖等)。

(2)健康体检。或称健康检查,是指对无症状个体和群体的健康状况进行医学检查与评价的医学服务行为及过程,其重点是对慢性非传染性疾病及其风险因素进行筛查与风险甄别评估,并提供健康指导建议及健康干预方案。健康体检是实施疾病早期预防和开展健康管理的基本途径及有效手段之一。健康体检是以人群的健康需求为基础,按照早发现、早干预的原则,来选定体格检查项目。检查的结果对后期的健康干预活动具有明确的指导意义。健康管理体检项目可以根据个人的年龄、性别、工作特点等进行调整。目前一般的体检服务所提供的信息应该能够满足这方面的要求。

(二)关心和评价个体的健康,开展健康风险评估和健康评价

根据所收集的个人健康信息,对个人的健康状况及未来患病或死亡的危险性采用统计学、数学模型、现代信息技术等手段进行综合分析处理和量化评估(见第四章)。其主要目的是帮助个体综合认识健康风险,鼓励和帮助人们纠正不健康的行为和习惯,制订个性化的健康干预措施并对其效果进行评估。

(1)健康状况评估。通过分析个人健康史、家族史、生活方式和精神压力等问卷获取的资料,可以为服务对象提供一系列的评估报告,其中包括用来反映各项检查指标状况的个人健康体检报告、个人总体健康评估报告、精神压力评估报告等。

(2)健康风险评估。健康风险评估是一个广义的概念,包括简单健康风险分级方法、患病危险性评估及复杂的群体健康风险评估模型。传统的风险评估一般以死亡为结果,多用来估计死亡概率或病死率。随着循证医学、流行病学、统计学、信息技术的发展,传统的健康风险评估方法已逐步被以疾病为基础的患病危险性评估所取代,因为患病风险比死亡风险更能有助于个人理解风险因素的作用。患病危险性的评估也被称为疾病预测,可以说是慢性病健康管理的技术核心。其特征是估计具有一定健康特征的个人在一定时间内发生某种健康状况或疾病的可能性。

(三)改善和促进个体的健康,开展健康危险干预和健康促进

在前两步的基础上,以多种形式来帮助个人采取行动,纠正不良的生活方式和习惯,控制健康危险因素,实现个人健康管理计划的目标。

(1)健康干预。健康干预是指对影响健康的不良行为、不良生活方式及习惯等危险因素以及由此导致的不良健康状态进行综合处置的医学措施与手段,包括健康咨询与健康教育、营养与运动干预、心理与精神干预、健康风险控制与管理以及就医指导等。健康干预是健康管理的关键所在,是社区慢病综合防治的重点。由于健康危险因素具有规范性、复杂性与聚集性,因此健康干预一般采取综合干预的策略。健康干预与一般健康教育和健康促进的不同之处是,健康管理过程中的健康干预是个性化的,即根据个体的健康危险因素,由健康管理师进行个体指导,设定个人目标,并动态追踪效果。

(2)健康干预的常用方式。包括个人健康咨询、个人健康管理后续服务、专项健康与疾病管理服务。①个人健康管理咨询:在了解健康情况及进行风险评估后,可以为个人提供不同层次的健康咨询服务。个人可以在健康管理服务中心接受咨询,也可以由医务工作者或健康管理师通过电话、网络等与个人进行沟通。其主要内容包括:解释个人健康信息、评估健康检查结果、提供健康指导意见、制订个人健康管理计划和制订随访跟踪计划等。②个人健康管理后续服务:个人健康管理后续服务是健康管理计划实行的监督、保证和完善步骤,可以根据个人及人群的需求提供不同的服务,结合实际的医疗资源实施。后续服务的形式可以是通过互联网查询个人健康信息和接受健康指导,定期寄送健康管理通信和健康提示,以及提供个性化的健康改善行动计划。监督随访则是检查健康管理计划的实施状况,并检查和测量主要危险因素的变化状况。此外。健康教育课堂也是后续服务的重要措施,在营养改善、生活方式改变与疾病控制方面有良好的效果。③专项健康及疾病管理服务:针对特殊个体或专属人群,还可根据特定的健康或疾病的预防指向,提供专项的健康管理服务。如中医特色健康管理、重点人群健康管理。对已患有慢性病的个体,可选择针对特定疾病或疾病危险因素的专项服务,如糖尿病管理、高血压管理、心血管疾病危险因素管理、精神压力缓解、戒烟、运动、营养及膳食咨询等。对未患慢性病的个体,可选择的服务也很多,如个人健康教育、生活方式改善咨询和疾病高危人群的教育等。

(苏　莎)

第二节　健康管理策略概述

一、基本概念

策略一般是指可以实现目标的方案集合,就是为了实现某一目标,首先预定根据可能出现的问题制定的若干对应的方案,并且在实现目标的过程中根据形势的发展和变化优化方案,并最终实现目标。

健康管理策略是以预防疾病促进健康为目标而制定的健康管理策略,可以从宏观和微观两个方面去理解。宏观的健康管理策略,通常是指国家医疗及健康服务的总体方向、目标和工作、重点以及对国家总体健康资源的管理策略。微观的健康管理策略主要是以个体或群体为对象,针对个体或群体存在的健康问题制定的促进健康、预防疾病的管理方案。本章讨论的主要是微观的健康管理策略。

二、分类

微观健康管理策略主要包括生活方式管理、需求管理、疾病管理、灾难性病伤管理、残疾管理和综合的群体健康管理等。

(一)生活方式管理

生活方式管理主要关注健康个体的生活方式、行为可能带来的健康风险,这些行为和风险将影响他们对医疗保健的需求。生活方式管理使用对健康或预防有益的行为塑造方法,促进个体建立健康的生活方式和习惯,以减少健康风险因素,帮助个体做出最佳的健康行为,选择调动个体对自己健康的责任心,通过采取行动降低健康风险和促进健康行为来预防疾病和伤害,因此生活方式管理的效果取决于如何使用干预技术来激励个体和群体的健康行为,生活方式管理的策略,也可以是其他健康管理的基本组成部分。

1.生活方式管理的概念

生活方式即人们采取的生活模式,包括饮食结构、工作、睡眠、运动、文化娱乐、社会交往等诸多方面,它以经济为基础,以文化为导向,其核心要素是生活习惯,受价值观、道德伦理等影响较大,与健康密切相关。生活方式管理是通过健康促进技术来保护人们,使其远离不良行为,减少健康危险因素对健康的损害,预防疾病,改善健康。它的核心就是通过科学的方法指导或帮助人们矫正不良生活方式。

2.生活方式管理的特点

(1)以个体为中心。强调个体的健康责任和作用,由于不同的文化背景,使人们在情绪、爱好、价值取向方面有所不同,因而生活习惯、风度气度也有所差异,生活方式是由人们自己来掌控的,选择什么样的生活方式纯属个人意愿。

(2)以健康为中心。在健康管理过程中,要始终以人的健康为中心,树立科学的生活方式,构筑健康的四大基石,即合理的膳食、适量的运动、戒烟限酒、心理平衡。

(3)形式多元化。在实际应用中,生活方式的管理可以以多种不同的形式出现,也可以融入健康管理的其他策略当中去。不管应用了什么样的方法和技术,生活方式管理的目的都是通过相同的,即通过选择健康的生活方式,减少疾病的危险因素,预防疾病或伤害的发生。

3.生活方式干预技术

(1)教育。教育的重点是教育人们树立健康意识,促使人们改变不健康的行为生活习惯,养成良好的行为生活习惯,以减少或消除影响健康的危险因素,将生活管理策略通过教育的手段实施,是干预技术中最直观的方式。

(2)激励。激励是组织通过设计适当的外部奖酬形式和工作环境,以一定的行为规范和惩罚性措施,借助信息沟通来激发、引导、保持和规范组织成员的行为,以有效实现组织及其个人目标的过程。在行为干预过程中,通过正面强化、反面强化、反馈促进、惩罚等措施来进行行为矫正,达到干预的最终目的。

(3)训练。训练是通过一系列的参与式训练与体验培训,使个体掌握行为矫正的技术,通过训练使个体有计划、有步骤地学习和掌握生活方式的管理技术,不断提升个体的生活方式管理,这是生活方式管理干预技术中最高效的技术。

(4)营销。营销是利用社会营销技术推广健康行为,营造健康的大环境,促进个体改变不健康的行为,是生活方式管理干预技术中最具社会性的手段。营销的前提是明确社会群体中不同人群的不同需求,并抓住不同人群的不同需求。一般来说,营销可以通过社会营销和健康交流,帮助建立健康方案的知名度,增加健康管理方案的需求和帮助直接改变不良的生活方式行为。

(二)需求管理

以人群为基础,通过帮助健康消费者维护健康以及寻求适当的医疗保健来控制健康消费的支出和改善对医疗保健服务的利用。需求管理试图减少人们对原以为必需的、昂贵的和临床上不一定有必要的医疗保健服务需求。

需求管理一般使用电话互联网等远程患者管理方式,来指导个体正确地利用各种医疗保健服务来满足自己的健康需求。

1.健康需求管理的概念

(1)人的需求。按其重要性和层次具有一定的次序,从低到高可分为生理需求、安全需求、社交需求、尊重需求和自我实现需求。当人的某一级的需要得到最低限度满足后,才会追求高一级的需要,如此逐级上升,成为推动继续努力的内在动力。需求是健康管理产生的动力。

(2)健康需求。这是指从经济和价值观念出发,人们愿意而且有经济消费能力的相关卫生服务量。个体层次健康需求有两种类型:一种是由需要转化而来的需求,主要取决于个体的自身健康状况,是个体依据实际健康情况与理想健康状况之间存在的差距,而提出的对预防保健医疗康复等卫生服务的客观需求,与居民本身是否察觉到有某种或某些健康需求有关,还与其收入水平、社会地位、享有健康保健制度、交通便利程度、风俗习惯以及医疗卫生机构提供的服务类型和质量等多种因素有关。二是没有需要的需求,通常由不良的就医和行医两种行为造成,如大处方、延长不必要的住院时间、做不必要的检查等。

(3)健康需求管理。主要指通过为人们提供各种可能的信息和决策支持、行为支持以及其他方面的支持,帮助其在正确的时间、正确的地点寻求恰当的卫生服务、指导个人恰当地选择医疗保健服务,其实质是通过帮助消费者维护自身健康以及寻求恰当的医疗保健来控制健康消费的支出和改善对医疗保健的利用。健康需求管理并非不让人们利用卫生服务,而是要人们减少不合理的和非必需地对医疗保健服务的利用,帮助人们维护自身健康和更合理地利用医疗卫生服务资源。

2.健康需求管理实现途径

健康需求管理主要有两种实现途径,一种是通过对需方的管理来实现,另一种是通过对供方的管理来实现。前者主要包括寻求手术的替代疗法,帮助患者减少特定的危险因素,并采纳健康的生活方式,鼓励自我保健干预等;后者可通过对患者进行健康教育,提倡对医疗服务的理性消费,提供24 h电话免费咨询服务,通过互联网等多种管理方式来指导个体正确地利用各种医疗保健服务来满足自己的健康需求。

3.健康需求管理方法

健康需求管理通过一系列的服务和手段,影响和指导人们的卫生保健服务需求,帮助解决一些就医和健康管理等方面的问题。通常采用的方法如下。

(1)自我保健服务。包括电话咨询、临床体检、解答寻医问药等。

(2)就医服务。为门诊患者指定专家、定时间、定地点,给予绿色通道,挂号预约,专家陪同就医,帮助取药,联系住院床位等。

(3)转诊服务。包括联系医疗机构、预约专家等相关业务。

(4)数据库服务。提供基于互联网的卫生信息数据库服务。

(5)健康课堂。定期派出专家到客户、企业进行咨询、指导、讲课等。

另外,健康管理专业人员还可以通过提供自助决策支持系统和行为支持,使个人更好地利用医疗保健服务,为消费者在正确的时间、正确的医疗机构,选择正确的健康服务类型。

(三)疾病管理

疾病管理着眼于一种特定疾病,为患者提供相关的医疗保健服务,目标是建立一个实施医疗保健干预和人群间沟通与强调患者自我保健重要性相协调的系统。该系统可以支持良好的医患关系和保健计划。疾病管理强调利用循证医学来指导和增强个人能力,预防疾病恶化。疾病管理以改善患者健康为基本标准来评价所采取行动的临床效果、社会效果和经济效果。

1.疾病管理的概念

根据美国疾病管理协会(Disease Management Association of America,DMAA)的定义,疾病管理是一个协调医疗保健干预和与人沟通的系统,强调患者自我保健的重要性,疾病管理支撑医患关系和保障计划,强调应用循证医学和增强个体能力的策略来预防疾病的恶化,它以持续性改善个体或群体健康为基准来评估临床人文和经济方面的效果。从DMAA的观点看,疾病管理是一种产业,也是健康管理的一种策略和方法,应用这种方法可以为人们提供最好的个体对个体的卫生保健实践。

疾病管理策略是以系统为基础的疾病管理,是以疾病发展的自然过程为基础的、综合的、一体化的保健和费用支付体系。其目的是改善患者的健康状况,减少不必要的医疗费用并以循证医学为基础,通过确定目标进行临床综合分析,协调保健服务和提供医疗支持。

2.疾病管理的特点

疾病管理是一种国际通行的医疗干预和沟通辅助系统,通过改善医生和患者之间的关系,制订详细的医疗保健计划,以循证医学方法为基础,对于疾病相关服务提出各种有针对性的建议、策略来改善病情或预防病情加重,并在临床和经济结果评价的基础上,达到不断改善目标人群健康的目的。

其特点包括:①目标人群是特定疾病的个体,疾病管理以人群为基础,重视疾病发生发展的全过程管理,强调预防保健医疗等多学科的合作,提倡资源的早利用,减少非必需的医疗花费,提高卫生资源和资金的使用效率;②关注个体或群体的连续性的健康状况与生活质量,不以单个病例和(或)其单次就诊事件为中心;③强调医疗卫生服务及干预措施的综合协调。疾病管理关注健康状况的持续改善性过程。而大多数情况下,医疗卫生服务系统的多样性和复杂性,使协调来自多个服务提供者的医疗卫生服务和干预措施的一致性和有效性特别艰难。

3.疾病管理方式

疾病管理强调注重临床和非临床相结合的干预方式,任何时候这两种干预方式都能发挥其积极的影响。理想情况下,疾病管理可以预防疾病恶化并减少昂贵的卫生资源的使用,把预防手段和积极的病例管理作为绝大多数疾病管理计划中两个重要组成部分。

(四)灾难性病伤管理

灾难性病伤管理是指为发生灾难性病伤的患者及其家庭提供的各种医疗保健服务,是疾病管理的一个特殊类型。这里的灾难性有两层含义:一是指重大疾病对患者的身体损伤是灾难性的,如患肿瘤、脏器衰竭、严重外伤等;二是指所患疾病需要的医疗费用支出金额巨大,对患者家庭造成灾难性影响。巨大医疗支出也被称为灾难性医疗保健支出,因此灾难性病伤既可指对健康的危害十分严重,也可指其造成的医疗卫生花费巨大,常见于肿瘤、肾衰竭、严重外伤以及突发公共事件等情形。灾难性病伤是十分严重的病伤,管理复杂,经常需要多种服务和转移治疗地点,与普通慢性病在强度和效果方面具有的可预知性不同,灾难性病伤的发生和结果都比较难以预测。

(五)残疾管理

残疾管理是试图减少工作地点发生残疾事故的频率和费用代价,并从雇主的角度出发根据伤残程度分别处理,以尽量减少因伤残造成的劳动和生活能力下降,残疾管理的具体目标是:①防止残疾恶化;②注重残疾人的功能性能力恢复,而不仅仅是患者病痛的缓解;③设定残疾人实际康复和返工的期望值;④详细说明残疾人今后行动和限制事项,以及可行事项;⑤评估医学和社会心理学因素对残疾人的影响;⑥帮助残疾人和雇主进行有效的沟通;⑦有时需要考虑残疾人的复工情况。

(六)综合的人群健康管理

综合的人群健康管理是通过协调以上五种健康管理策略,来对人群中的个体提供更为全面的健康和福利管理,这些策略都是以人的健康需要为中心而发展起来的。

健康管理在我国还处于起步阶段,多数健康管理公司主要开展了生活方式管理、需求管理和疾病管理。随着健康管理在中国发展,灾难性病伤管理、残疾管理和综合的群体健康管理也会逐步开展。

(苏　莎)

第三节　亚健康状态健康管理主要策略

亚健康是目前在社会上比较常见的状况。亚健康介于亚健康与疾病之间,处于亚健康的人会出现轻度的不适,但是又没有特别明显的病理体征,因此往往会被人们所忽略,以致引发更严重的后果,目前应对亚健康最常用的是生活方式管理策略。

一、亚健康状态概述

亚健康状态是指人体既不是健康也不是患病，而是处于一种健康和患病的中间状态，且可逆双向转化。临床表现为精神不振、情绪低落、反应迟钝、烦躁、易怒、头昏脑涨、失眠、健忘、食欲缺乏、皮肤干燥等，也有一些人表现为情绪紧张、心情郁闷、注意力不集中、工作效率低下、周身酸痛、倦怠少言等。

亚健康状态，经过积极的综合防治干预措施，可以恢复到正常状态。若忽视保健，不注意防病，随时可以转化为疾病，这种介于健康和疾病之间的状态，有些学者也称为第三状态、非健康和灰色状态。世界卫生组织调查显示，全球健康人仅占人群总数的 5%，被确诊患有各种疾病者占人群总数的 20%，处于健康与疾病之间的亚健康状态约占人群总数的 75%。亚健康状态产生的原因主要有以下几个方面。

1. 饮食结构不合理

一项对学龄前儿童、中小学生、城市上班族、新婚夫妇、城市情侣、城市居民等不同群体的调查显示，大部分人群都不同程度存在饮食结构不合理的问题；公众对饮食健康知识普遍缺乏；家长的喂养理念存在误区，强迫喂养问题较普遍。

2. 生活无规律，休息不足，过度疲劳

这表现为三个阶段：第一阶段是感觉异常，自觉疲劳，食欲下降，睡眠欠佳，学习效率差，对活动不感兴趣，有厌倦情绪；第二阶段是体重下降，脉搏较快，心脏机能试验有不良反应，易疲劳，恢复慢，工作能力下降；第三阶段是各内脏系统功能紊乱失调。对生活无规律、休息不足引发的过度疲劳进行健康管理的关键是早发现，及时处理。

3. 紧张程度过高，压力太大

压力过大会造成注意力不集中，记忆力下降，理解力、创造力下降；经常担忧，烦躁不安，焦虑。会使人体对烟、酒、茶、咖啡的依赖性增加，出现强迫行为。最明显的反应就是肌肉紧张、心跳加快、血压升高、出汗等症状。

4. 长久的情绪低落紧张，烦躁焦虑

焦虑是预感到将要有不利情况发生，而自身难以应付的紧张状态。最好的调整方法就是科学合理地安排工作、学习时间，工作 1 h 左右要到外面放松放松，最好能去广场跑跑跳跳；晚上不要熬夜，应早睡早起，保证 6～7 h 的睡眠时间。

5. 不良的环境因素

如大气污染、长期接触有毒有害物质也会出现亚健康状态。

随着社会竞争的日趋激烈，生活节奏的逐步加快，越来越大的压力导致人们的生活、工作和行为方式等发生了极大的改变，其中起居无常、饮食失调、运动不足等不良生活方式以及学习工作竞争激烈容易引起情绪应激，成为导致亚健康状态的重要原因之一。

二、亚健康状态生活方式管理核心要点

1. 强调个体的健康责任和作用

我们可以告诉人们哪些是有利于健康的生活方式，比如应该坚持运动、戒烟、不挑食等，我们也可以通过多种方法和驱动帮助人们做出决策，比如访谈讲座俱乐部提供条件，供大家进行健康生活方式的体验，指导人们掌握改善生活方式的技巧等。但这一切都不能替代个人做出选择何种生活方式的决策。所以我们要反复地向服务对象强调个体对于健康负主要责任。

2.全过程强调预防为主

预防是生活方式管理的核心,其含义不仅仅是预防疾病的发生,还在于逆转和延缓疾病的发展历程,我们能够通过对自己生活方式的调整,适当采取保障措施来达到最大限度地促进自身健康。处于亚健康状态的人不少,他们对自己的身体状况是缺乏客观认识的,也不具备应有的自我保健意识,所以对亚健康人群的健康干预就是使人们在亚健康状态时即进入疾病预防阶段,介入健康向疾病发展的途径,使其向健康方向转化,减少人群疾病的发病率。

3.强调多种方式和手段的综合运用

亚健康是处于身体健康和不健康的一个临界状态,机体没有任何的器质性病变,但是出现了功能性改变,生命质量较差。需要通过饮食、运动、情绪、起居等方面的健康生活方式来进行调整。同时还可以结合需求管理、疾病管理帮助人们更好地选择食物,提醒人们定期进行预防性的医学检查等。

三、亚健康状态生活方式改变模式与策略

行为改变理论发展的超理论模式已经被广泛研究和应用。超理论模式认为健康行为的改变和进步要经历几个阶段,行为阶段模型认为可以把人的行为分割成一些阶段,每个人处于不同的阶段中,而且人们可以在不同的阶段之间移动来实现期望要做的行为,行为阶段模型设计的干预措施,是在不同的行为阶段采取特定的干预。

1.分阶段行为改变模式

健康行为的改变和进步按照行为阶段模型可以划分成不同的阶段,每个人的行为在不同时期处于不同的阶段,人们的行为可以在不同的阶段之间移动,不同阶段的行为干预需采取不同的干预措施。

已得到广泛认可的行为改变 5 个阶段划分为考虑前期阶段、认真考虑阶段、准备阶段、行动阶段和维持阶段,也有人分为 5 期即意向前期、意向期、准备期、行动期和维持期。

(1)考虑前期阶段(意向前期 per-contemplation)。这时当事人并没有打算在近期内改变自己的某种行为方式,他们通常会把改变的期限定为 6 个月内,处于当前阶段的亚健康人群一般并不认为自己的行为方式存在着什么不妥。

(2)认真考虑阶段(意向期 contemplation)。这时人们往往已经意识到他们的行为方式存在着很大的问题,如亚健康人群已经意识到自己有失眠、厌食或者无法集中精力的表现,而且准备在近期内(一般为 6 个月内)对自身行为做出改变。

(3)准备阶段(准备期 preparation)。这时人们希望马上改变自身的行为方式,通常期限在下个月内或者是他们目前已经在尝试着对自身行为方式做零星的改变,例如减少每天的吸烟量,或者是偶尔参加一些户外有氧活动。

(4)行动阶段(行动期 action)。这时人们往往会为自己制定某个指标水平,如每周锻炼三次,每次 20 min 或者更长时间,或是 6 个月内不喝咖啡,并积极地改变着自身的行为。

(5)维持阶段(维持期 maintenance)。这一时期是一个人对自身行为的改变已经维持了一段时间。在实际操作中,我们通常把这一时间定为 6 个月或更长,我们就认为它目前处于维持阶段。

通常人们处于前几个阶段的时间会相对长一些,而且往往会在行动阶段或者维持阶段功亏一篑,而不得不再次重复前面几个阶段,即考虑前期考虑阶段、准备阶段。

2.不同阶段行为改变措施与方法

根据行为改变的阶段变化模型,每个个体能否从一个阶段过渡到另一个阶段取决于每个阶段的认知过程,认知过程和5个变化阶段的整合才能有效促进个体行为的改变。个体的认知过程共有10种,包括知觉因素和行为因素两大类,前者包括对特定行为的意识觉醒、情感体验,对自我和周围环境的自我评价,以及自我决议,后者包括反制约、社会支持关系、强化管理、对行为改变的承诺和刺激控制。具体来说对特定行为的后果的知觉、情感体验,以及对周围环境的再评价决定了个体是否进入觉醒阶段。对行为改变的价值和个人目标的探索以及对自我的再评价,促使个体从觉醒阶段发展到行为阶段,最后强化管理、刺激控制和社会准则变化的知觉,导致个体最终从改变阶段发展到维持和巩固阶段,因此有效的行为干预方案,不仅应充分考虑到个体当前所处的改变阶段,还要根据实际情况采取以个体所处阶段相匹配的预防干预方案。当个体处于改变的早期阶段时,干预方案应着重于提升个体对健康危险性的意识并学习有效的预防方法;当个体处在干预的中期阶段时,应着重于帮助他们分析行为改变的益处和代价;而对于所处改变后期的个体干预方案,应重点强调奖励以新行为代替旧行为以及避免出现行为的反复,了解个体行为的改变的动机,以此确定适合个体的干预措施和方法。行为改变过程及其常见的干预方法包括下列几点。

(1)意识觉醒。指提高亚健康人群对自身不良生活方式及其结果的感知,消除对不良行为的意义和有关问题的认识,发现和学习改变行为的新思路和方法,可应用健康咨询、媒体宣传等办法进行干预。

(2)情感体验。在亚健康人群行为改变初期会出现一些负面情绪,而减轻负面情绪有利于行为矫正,可用方法主要是行为治疗如角色扮演、成功实例见证等。

(3)自我再评价。请对方从认知和情感方面评估自己有某种不良习惯和无某种不良习惯自我意象的差异,自我价值认定、健康角色模式和心理意向等技术有助于完成这一过程。

(4)环境再评价。从认知和情感方面评估某些习惯对社会的影响,也包括对他人所起到的好的或者不好的角色示范的感知,可采用同情训练和家庭干预等方法进行干预。

(5)自我决议。指人们改变行为的信念与落实信念的许诺。

(6)关系帮助。为不良生活方式行为的改变寻求和使用社会支持、家庭支持、同伴帮助、电话咨询是获得社会支持的有效途径。

(7)反制约学习。用健康的行为替代不健康的行为,可应用放松、厌恶和脱敏疗法。

(8)增强管理。适时地在一定的行为改变方向上提供结果,强化这一时期,可用行为契约策略。

(9)刺激控制。去除强化不健康行为的暗示,激励有利于健康的改变,可通过环境再造、自我帮助小组等方法实现干预。

(10)社会解放。社会规范是所有人行为的变化向着有利于健康的方向发展,可应用政策改变或健康促进方案达到。

四、亚健康状态生活方式管理策略步骤

(一)收集资料,了解生活方式

在进行生活方式管理前,首先要了解管理对象的生活方式,包括饮食起居、运动、娱乐爱好,还要了解管理对象的价值取向和对健康行为的态度:①食物结构,进食频率和量以及口味等;②运动项目频率和量等;③起居作息时间;④是否吸烟,吸烟的品种,每天吸的量,开始吸烟的年龄,吸烟的年限,是否饮酒,酒的品种,每天饮的量,开始饮酒的年龄,饮酒的年限等。

(二)评估行为危险因素

根据管理对象的生活方式分析判断存在的健康危险因素,如三餐时间不规律、摄入量过多或者不足,睡眠时间不够,不参加运动,工作压力大,长期紧张等。

(三)判断行为改变所处的阶段

在使用行为改变阶段模型时,要评估确定管理对象所处的行为改变阶段,应该先做一些小调查,比如用简短的谈话或问卷调查来了解人们所处于哪个行为改变阶段,然后针对每个具体的人所处的阶段,确定有针对性地帮助其改变行为的方法。比如:这个人是不是读过与身体锻炼有关的文章,对身体锻炼有多深的了解(如果答案是否定的,就可以采用意识觉醒方法);这个人是不是相信锻炼身体能让他更健康(如果答案是否定的,就可以再用自我再评价方法)。

在实际工作中阶段评估仅适用于对管理对象初次进行行为干预的行为所处阶段评估,多数情况下阶段评估以沟通的方式完成,不宜过多使用问卷,过多使用问卷调查,会增加管理对象合作的障碍,口头沟通形式更有利于健康管理师了解具体情况,包括管理对象个人对事物的认识、理解和态度,而问卷无法代替人与人之间的沟通。此外,面对面的沟通会增进彼此了解,有利于管理对象建立良好的依存性。

(四)制订和实施管理计划

根据个体行为改变所处的阶段提出阶段计划并与管理对象进行沟通,在计划实施过程中将行为的改变与管理对象本人的自我主观感受和相关指标的调整相联系,有利于增强管理对象执行计划的信心,也有利于提高计划的执行率,在管理对象接受行为改变的建议并尝试进行行为改变后,应当为管理对象制订该行为改变的计划阶段,并鼓励其付诸行动。生活方式管理的成败在很大程度上取决于被管理者对管理计划的参与和配合程度的高低,多数不良的行为和生活方式是人们长期养成的生活习惯,是经常性的固定行为习惯,要改变它并非易事,所以健康管理者在帮助建立健康的生活方式时不能急于求成,设置管理目标要兼顾理想与现实,注意可操作性,并且在开始时要重点选择优先改变的项目,以后逐渐增加。此外生活方式管理一般需要较长的时间才能出现管理效果,所以管理者和管理对象都应该要有耐心,但改变不良的生活方式是防治许多疾病的有效方式,一旦显效其效果稳定而长久,具有较好的预防价值。

五、亚健康状态生活方式管理策略的应用

(一)调查了解生活方式

调查了解客户的家庭情况、工作情况、人际关系情况、收入情况、心理压力情况、24 h 饮食结构、长期睡眠习惯、日常运动情况等。

(二)评估行为危险因素

工作压力大、三餐不规律、久坐不运动、睡眠时间不足等为主要危险因素。

(三)判断行为改变所处阶段

判断行为改变所处阶段,在让服务对象充分认识亚健康人群疾病风险的基础上,积极改变生活方式。首先要做到劳逸结合规律休息,制订一个计划,每周抽出一定时间进行适合自己的身体锻炼;其次要有合理的膳食结构和规律的饮食习惯,饮食要粗细搭配,对高脂、高蛋白等高热量饮食要适当控制,避免暴饮暴食,限烟限酒,防止工作过劳,正确面对来自工作上的压力,

做到统筹安排,以积极的心态迎接工作中的挑战,定期进行体检,及早了解机体是否处于转归状态。

(四)制订和实施干预计划

提出分阶段计划并与会员进行沟通,在会员接受行为改变的建议并尝试进行行为改变后,为会员制订该行为改变的阶段计划,有利于行为的进一步改善。

1. 基本内容

(1)膳食指导。进行膳食调查分析,由营养师制定个性化的饮食方案,根据各种危险因素的营养治疗原则制定营养干预方案,制定中医食疗方案,指导合理平衡膳食。

(2)运动技能和方法指导。根据个体情况指导开展运动项目,由运动专家对运动方式方法以及运动不适时的紧急处理进行指导,通过佩戴能量仪对运动和能量消耗进行分析,帮助确定有效的运动方式和时间。

(3)心理辅导。由心理专家根据个体情况进行心理咨询辅导,缓解心理压力。

(4)中医疗法。首先用专业软件进行中医体质辨识,根据个人体质、健康状况、季节等因素,由中医专家制定个性化的中医药养生调理方案,进行中医养生指导。结合健康需求进行推拿、按摩、刮痧、拔罐,调理机体功能,改善机体不适状况。

(6)物理疗法。结合健康需求,用物理疗法改善局部的不适感及症状,如肩、颈、腰、腿痛等。

(7)保健品选择。根据个体健康状况指导选择适宜的保健食品、用品,讲解保健品的使用方法和功效。

(8)牙齿保健。指导其在专业口腔医疗机构每年进行一次口腔检查与清洁牙齿。

(9)定期进行健康改善评估。

2. 主要措施

在日常随访中跟进会员对此危险因素改变的想法,并了解近期生活、工作、家庭、心理变化情况。通过生活情况跟进了解会员对生活方式转变的关注程度是否加深,可以通过制定运动记录表、睡眠记录表等方式监督执行。进行适当指导,强调措施的可行性和易接受性,比如,每天多睡一小时,多吃一顿早饭,可以使多巴胺释放增多,增加抗压能力等。多方面收集会员饮食信息、生活信息、运动信息,不仅听本人反馈,还要听家人或同事对其状态改变的反馈。对会员取得的任何进步给予积极肯定,并及时向家人或单位进行反馈,以取得会员进一步改变行为的信心。

(苏　莎)

第四节　慢性病健康管理策略

慢性病已成为 21 世纪危害人们健康的主要问题,近年来我国慢性病发病病死率持续上升,心脑血管疾病、癌症、糖尿病等慢性病,已成为严重威胁人们身体健康和生命安全的主要疾病,同时造成医疗费用不断增加。目前在慢性病健康管理方面最常用的是疾病管理、生活方式管理和需求管理三种策略相结合的方式。本节重点阐述疾病管理策略。

一、慢性病健康管理概述

慢性非传染性疾病(NCD)简称慢性病,是病程长,缺乏明确的病因证据,发病后难以痊愈,可终身带病的一大类疾病的概括性总称。通常指以心脑血管疾病、肿瘤、糖尿病、慢性阻塞性肺疾病(COPD)、慢性牙病、骨质疏松症、神经精神病、慢性肝肾疾病、慢性骨关节病、良性前列腺肥大和先天异常等为代表的一组疾病,具有病程长、病因复杂、健康损害和社会危害严重等特点。慢性病发病与生活方式和心理因素密切相关,同时具有流行广、治疗费用高、病死率和伤残率高的特点。现阶段国内外大量研究结果已经表明,慢性病是可防可控的,通过开展全人群的健康促进、开展高危人群和患者的健康管理等干预活动,可以有效地预防和控制慢性病的发生发展,降低慢性病的发病率,控制和稳定病情。

慢性病是在多个遗传基因轻度异常的基础上,加上不健康的生活习惯和饮食习惯,长期紧张疲劳,忽视自我保健和心理应变平衡逐渐积累而发生的疾病。其中生活习惯是主要原因,即使有慢性病的遗传背景,最终发病与否大部分取决于生活习惯。在我国,随着人口的老龄化以及社会经济发展所引起的人们生活方式与习惯的变化,慢性病已成为影响人民健康和死亡的首要原因。慢性疾病与生活方式的关系有一些共同的特点,都与不健康饮食体力活动减少、吸烟饮酒、长期精神紧张、心理压力大等危险因素有关,所以对这些慢病的规范化管理即对慢性病采取综合防治管理措施,是实现以预防慢性病发生与发展为目的的一种健康工作方式。

慢性病健康管理的目的是通过有针对性的、系统的健康管理活动,使管理对象增加健康知识,纠正不健康的生活方式,自觉地采纳有益于健康的行为和生活方式,坚持合理药物治疗。以达到促进健康,延缓慢性病进程,减少并发症,降低伤残率,提高生活质量的目的。通常慢性病管理周期至少为1年,其中包括3个月的强化管理和9个月的巩固期以及随访管理。慢病专项干预的技术依据应为国家制定的相应技术指南。

二、慢性病健康管理策略与步骤

目前对于慢性健康管理主要运用疾病管理的策略。疾病管理主要利用一定的管理方式来指导个体恰当地利用各种医疗保健服务,针对小病提供自助决策和行为支持,使个人更好地利用医疗卫生保健资源,维护自身健康,寻求恰当的卫生服务控制卫生成本,或通过决策支持信息系统等帮助个人,使其可以在合适的时间、合适的地点获取合适的服务。

疾病管理策略是为患有特定疾病(如慢性病)的人提供需要的医疗保健服务,主要是在整个医疗服务系统中为患者协调医疗资源,强调患者自我保健的重要性,实质上是患者的自我管理,患者必须监督自己的疾病进展,在各个方面改善自己的行为,如坚持服药、饮食和症状监控等。患者必须每天和医护人员交流自己的疾病状态。一般来说整个疾病管理的计划,包括设计实施评价和推荐4个步骤,其中以患者为中心的管理团队模式,强调疾病管理责任师的特殊作用,患者自我管理和家庭社会支持的作用,强调个性化的综合干预。

(一)疾病管理的目标人群

疾病管理的目标人群一是疾病的高危人群,二是疾病患者。首先要对高危险度、高医疗费用的人群开展早期预防和治疗,开展疾病管理要尽早。确定高危险人群要对患者的风险度进行评价,确定患者患其他疾病的风险度以及患疾病本身并发症的风险度。最适合疾病管理的疾病必须满足以下基本条件:①依照循证医学,容易并能够制定疾病治疗和预防指南的疾病;

②是可以衡量的疾病;③5 年内容易看到成效的疾病;④耗费医疗成本极大的疾病。

首先,依照国内外的文献,最为适合疾病管理的疾病有糖尿病、心脏病、脑卒中、癌症、哮喘、前列腺疾病、皮肤疾病和心理健康疾病;其次,适合的疾病为高血压、肾脏透析、药物泛滥和消化性溃疡、AIDS 等。这些疾病往往医疗费用较高,但是通过对患者进行健康教育,并进行医生培训会大大提高治疗效果,提高患者治疗的依从性,减少并发症和死亡。

(二)疾病管理步骤

1.筛查患者

通常可用以下几种方法:①从已建立的健康档案中找出所要管理的患者进行登记和核实,最好是将健康档案与社区常规的诊疗信息系统连接起来,开展持续性的保健服务;②对常规体检发现属于管理范畴的患者进行登记等;③对常规门诊就诊的属于管理范围的患者进行登记等;④对其他途径的筛查,如流行病调查等。

2.管理患者分层

为确定随访的频率、干预的方式和干预的强度,要将主要力量放到危险度高、自我保健意识差的人群中,将预备管理的人群进行分层,确定不同层别患者的个体危险(如情感和心理功能状况、社会工作和支持系统、经济状况、环境健康行为和知识、病史、医疗状况、疾病过程等)。一般分为 3～5 层即可。以高血压为例,分 3 层,1 层为血压大于 140/90 mmHg,并且有并发症和相关临床症状的高血压患者;2 层为血压大于 140/90 mmHg,无并发症和相关临床症状的高血压患者,未定期监测血压;3 层为所有其他的高血压患者。

3.制订保健计划

针对每个患者的实际情况,在患者的共同参与下,一步一步地设立小的具体的目标,逐步达成最终的目标。目标设定要具体可行,要十分具体、清楚、可操作。一次不要设定太多的目标,最好一次一个目标。如指导患者减重,可以定为把早餐的油条改为馒头或面包。管理好患者是科学和艺术的结合,每个人的问题都不一样,健康管理师要学会与患者沟通的技能,建立良好的医患关系,要为患者提供更多的健康教育和更多的疾病预防知识,尽可能地改变患者的不良生活方式,减少疾病危险因素的危险,这样患者的依从性就会加强,制订的保健计划才有针对性。

4.执行保健计划、定时随访

对疾病管理患者定时随访内容包括健康教育、临床用药指导、健康行为生活方式建立,如患者是否减少了盐的摄入、是否戒烟等。具体干预执行手段有以下几种。

(1)常见的疾病管理干预方式。包括电话咨询指导、邮寄健康教育材料或上网阅读以及上门家访。对危险度低的患者,可采用邮寄健康教育的文字材料或上网阅读的干预方式,这种方式成本最低,但干预效果也最差;多数患者的管理采用电话干预的方式,电话干预成本中等效率高,干预效果中等;上门家访的方式成本最高,但干预效果最好。由于这种方式很浪费人力物力,建议用于行动困难的老年人、残疾患者或者非常困难的家庭。

(2)指导患者自我管理。疾病管理成功的关键是患者的自我治理能力。以高血压为例,患者的自我治理能力主要包括对自己血压监测的能力,患者对自己血压评估的能力,患者对药物作用及不良反应的简单了解,患者用药物依从性的能力,患者把握行为矫正的基本技能,选择食物进行体育锻炼的能力,戒烟、戒酒、减重压力管理的能力,寻求健康知识的能力和就医的能力。

（3）对患者进行培训。理解和贯彻医学会社区卫生协会制定的有关技术指南和规范是医生培训的主要内容,技术指南提供的信息具有权威性,是根据大量循证医学研究的结果,由专家集体论证达成一致的建议,因此医生应把握技术指南的精神并应用到医疗实践中,这样才能给患者提供最好的医疗保健。

（4）协调上、下级,建立良好转诊通道。疾病管理责任师应为患者建立双向转诊的通道,为患者进一步到上级医院就诊提供方便,减少不必要的重复检查,节省卫生经费。在这个环节中,疾病管理责任师要经常积极与患者沟通,与医生和患者共同制订个体化的疾病防治计划,并进行健康教育危险因素干预,连续观察患者病情及治疗依从性的变化,了解患者需求,并及时向医生反馈患者病情,帮助患者提高自我管理及获得家庭和社会支持的疾病管理。

5.疾病管理效果评价

评价干预效果应测量以下几个方面。

（1）临床结果测量。临床指标并发症,发病及死亡情况等。

（2）经费结果测量。医疗费用,住院急诊和门诊次数,误工天数,生活质量等。

（3）行为结果测量。患者和医生的依从性,患者的自我治理能力。

（4）服务质量结果测量。患者的满足度,医生的满足度和治理者的满足度。

三、慢性病健康管理策略应用

慢性病专项健康管理方法如下。

1.健康评估

为每一位健康管理对象配有专门的健康管理师,在健康管理前由健康管理师收集管理对象的健康信息调查表和体检结果。采用健康评估软件对管理对象进行健康危险因素评估,健康预警分层评估。根据健康评估结果,健康管理师要制订全过程跟踪个性化的健康改善计划,确定符合管理对象管理需求的强化干预和健康维护项目,并向健康管理对象详细介绍计划内容。

2.强化健康管理

健康管理师要指导进行全过程的健康管理,及时了解管理对象的健康状态、健康改善情况,及时完善健康档案及指导方案。

第1个月:通过4次健康管理指导使管理对象掌握合理膳食基本知识,用药基本知识、了解自己膳食和药物服用方面存在的主要问题及解决方法;学会适量规范运动,包括运动习惯、运动量、有效运动量;健康管理师和管理对象互动,医务人员要以诚恳热情的态度,科学优质的服务质量调动管理对象的主观能动性和依从性,使其积极参加到管理中来。

第2个月:管理对象能够执行规范的膳食运动处方,遵从医嘱按期定量服药,建立健康生活方式态度价值观,并在健康管理师指导下改进其他不良生活习惯。

第3个月:管理对象能够巩固各项干预措施,建立起健康的生活方式,降低减少健康危险因素。

3.巩固期随访健康管理

巩固期健康管理时间从第4个月开始到第12个月结束,根据具体情况确定随访内容和随访方法,每个月至少随访一次。随访手段重点采用电话随访跟踪指导,主要是检查巩固强化管理期的成果,鼓励管理对象坚持健康的生活方式,同时利用短信、微信发送健康信息,发送健康知识资料,鼓励管理对象每三个月进行一次基本检查,了解疾病发展变化情况,必要时进行面对面指导。在健康管理过程中,健康管理师要根据服务对象健康需求进行血压、血糖等指标的远程监控,根据监测情况及时进行健康指导。巩固期结束,要安排管理对象进行全面健康体检并填写个人信息调查表,为健康管理效果评估收集必要的信息。

4.健康管理效果评估

健康管理一年后进行效果评估:①是否掌握必要的健康知识;②是否坚持健康的生活方式;③危险因素临床指标改善情况;④医患关系、患者依从性改善情况;⑤下一步健康改善的建议。

(苏　莎)

第五节　健康体检

健康体检(health examination)是依据现代健康新概念与现代医学模式,通过医学手段和方法对受检者进行身心整体检查,了解受检者整体健康状况、早期发现疾病线索和健康隐患的诊疗行为;是用于个体和群体健康状况评价与疾病风险预警、预测及早期筛查的一种医学方法、行为与过程;是以健康为中心的身心整体医学检查。健康体检有别于"诊疗性体检"(diagnostic examination)。诊疗性体检是以临床疾病诊治为目的,针对症状或疾病及其相关因素的诊察行为与过程,主要通过临床医学手段和方法对受检者进行检查,以确诊或排除疾病。健康体检是指受检者在"身体健康"时,主动到医院或专业体检中心对整个身心进行的医学检查。

一、健康体检与诊疗性体检的区别

(1)理论体系不同。健康体检依据的是健康管理学理论体系;诊疗性体检依据的是临床医学理论体系。

(2)体检目的不同。健康体检的主要目的是通过检查发现是否有潜在的疾病,以便及时采取措施,并通过疾病风险评估、健康分级评估,开展健康促进、健康教育与疾病风险干预等,为健康管理提供科学依据;诊疗性体检的目的是根据病痛症状,通过体检发现其原因和部位,明确诊断,为临床治疗提供依据。

(3)方法体系不同。健康体检主要依靠健康管理学相关检测手段,主要有健康问卷、生活方式评估、心理体检、中医体检、诊疗性体检等,主要目的是实现健康分级评估、疾病风险评估预警、亚健康评估、疾病早期筛查;诊疗性体检主要依靠临床检测手段,主要是体格检查、临床检验、影像学检查等,主要目的是做出正确的疾病诊断。

(4)指导思想不同。健康体检指导思想是"治未病""健康促进""预防为主";诊疗性体检指导思想是"救死扶伤""治病救人"。

(5)服务对象不同。健康体检的服务对象是主动防病查体的"健康人";诊疗性体检服务对象是因疾病或伤痛而就医的"患者"。

(6)围绕中心不同。健康体检是以"健康"为中心的体检过程;诊疗性体检是以"疾病"为中心的体检过程。

(7)体检项目不同。健康体检的项目与诊疗体检项目有所区别。例如,国家有关部门颁布的《学生健康标准》《中国成年人体质测定标准》是我们评定体质的标准;心理健康体检与中医体质辨识属于健康体检的常规项目,这些项目在诊疗性体检中还未列入必检项目。

(8)体检场地不同。健康体检机构具有独立空间,实行医检分离,甚至设计男女不同性别体检线;而诊疗性体检依托临床辅助检查科室,完成全项检查多需与患者交叉,增加了感染机会。

(9)体检结果不同。健康体检的结果是健康评估报告,并提出健康管理方案,通过健康管理来促进健康、预防疾病;而诊疗性体检的结果是疾病诊断,为临床诊疗提供依据,通过临床治疗来消除病痛和症状。

二、健康体检的应用

健康体检主要有以下几方面的应用。①对战士、学生、企事业单位职工和社会人群定期进行健康体检,可以早发现和早诊断职业病、多发病、地方病、传染病,为早发现、早预防、早治疗提供科学依据,从而达到有病早治、无病早防的目的。②招工、招干、招生、征兵体检,是及时发现就业、入伍、升学医学禁忌证的一项必不可缺的重要工作,是保障新工、新兵、新生体格素质、培养合格人才的重要手段。③开展婚前健康体检,在婚前发现配偶双方中的性病、传染病、遗传病或其他暂缓或宜终身放弃结婚的疾病,是保证婚后家庭幸福、婚姻美满,减少和预防后代遗传病的发生,提高人口素质的重要手段。④对入境、出国、食品和公共场所从业人员进行健康体检,及时发现他们中的传染病,是控制传染源、切断传染途径的重要措施,从而使社会人群免受传染,也能保证受检者的健康。⑤对职工工伤和职业病进行诊断和劳动力鉴定,体现了国家和企事业单位对职工因工致残的关心,同时也是抚恤伤病人员的医学依据,关系到因公致伤残者的切身利益。因此,做好对职工工伤和职业病致残程度鉴定,使其献身有心、致残有靠,对稳定社会安定团结、调动广大职工的劳动积极性更具积极意义。⑥通过普通人群健康体检,可了解一个单位或一个地区人群健康状况及各种疾病的发生情况,是衡量人群健康水平和卫生保健措施的主要指标,是制定防治措施和卫生政策的重要依据。⑦健康体检是一种重要的医学科研方法,可以发现许多疾病的发病及流行规律,有助于开展流行病学调查。⑧健康体检获得的大量体检数据,为国家制定体检标准提供依据,为环境学、医学人口学、社会学等学科提供人群健康数据。

三、健康体检项目

(一)基本项目

体检基本项目如下。

(1)一般情况。主要检查体重、身高、臀围、腹围、胸围等,对照《中国成年人体质测定标准》,使用形态发育评估、营养、健康问卷等。

(2)内科。主要检查血压、心肺听诊、腹部触诊、神经反射等项目。

(3)外科。主要检查皮肤、淋巴结、脊柱四肢、肛门、疝气等。

(4)眼科。检查视力、辨色、眼底,使用裂隙灯显微镜,判断有无眼疾。

(5)耳鼻咽喉科。检查听力、耳疾病及鼻咽部的疾病。

（6）口腔科。包括口腔疾患和牙齿的检查。

（7）妇科。已婚女性的检查项目,根据需要行分泌物涂片、宫颈刮片、TCT(液基薄层细胞检测)等检查。

（8）放射科。进行胸部 X 线片。

（9）检验科。包括血、尿、便三大常规,血生化(包括血糖、血脂、蛋白、肝功能、肾功能等)等检查。

（10）心理体检(SCL-90)。

（11）中医体质辨识(中医体质量表)。

（12）辅诊检查科室。包括心电图、乳腺红外线、B 超(肝、胆、胰、脾、肾、子宫、附件、甲状腺、颈动脉、心脏、前列腺)、TCD(经颅多普勒超声检查,判断脑血管的血流情况)、骨密度等项检查。

（二）特色检查项目

内分泌学检测、肿瘤标志物、糖尿病相关检查、血液流变学检查、24 h 动态心电图检查(Holter)、24 h 动态血压、脑功能检查、肺功能检查、风湿免疫全套检查、核素显像(ECT)、微量元素检查、体能测试检查、CT、MRI、PET-CT、双源 CT、胶囊胃镜、胃肠镜、乳腺钼靶等。

（三）女性检查项目

一般妇科检查包括腹部、外阴、阴道、宫颈、子宫、盆腔、双附件触诊等。排除妇科常见的阴道炎、宫颈炎及妇科肿瘤等疾病。

（1）宫颈脱落法细胞学检查。包括外阴、阴道、宫颈细胞学检查,对早期宫颈癌的发现很有帮助。

（2）妇科超声检查。了解子宫、附件有无肿瘤、囊肿等疾病。

（3）性激素检查。常用的性激素检查即性激素 6 项,包括雌二醇(E_2)、孕酮(P)、睾酮(T)、黄体生成激素(LH)、卵泡生成激素(FSH)、催乳激素(PRL)。通过测定性激素水平来了解女性内分泌功能和诊断与内分泌失调相关的疾病。

（4）人乳头瘤病毒(HPV)检测。了解 HPV 感染情况。

（5）乳房检查。乳房形态与轮廓、乳房皮肤、乳头、乳晕的视诊检查;局部皮肤温度、肿块触诊及乳房挤压等触诊检查;乳腺红外线检查,用于乳腺增生、乳腺肿块等初步筛查;乳腺 X 线钼靶摄片,用于乳腺癌的筛查;乳腺超声检查,了解乳腺肿块及区域淋巴结情况。

四、健康体检报告

体检报告主要分为个人体检报告和团检分析报告两类。体检报告的书写形式主要分为手工书写式的健康体检报告和电子版式的健康体检报告。现在大多数健康体检中心已采用电子版的健康体检报告形式。该形式是在实现了体检流程的信息化、网络化管理的基础上完成的,其优点在于简化流程,提高工作效率;减少人为差错,提高服务质量;便于统计、对比与信息共享。

（一）健康体检报告书写的指导原则

（1）规范化原则。原卫生部颁布的《健康体检管理暂行规定》中明确规定健康体检报告属于病案范畴,健康体检报告及其表格的设定、书写质量和签署审核都必须遵从临床医学的相关规定,按照原卫生部下发的《病历书写基本规范》和《电子病历基本规范(试行)》执行。

（2）指导性原则。受检者到医疗机构寻求健康体检服务是为了解决和改善健康问题，这就要求健康体检报告不仅具有真实、客观、完整、准确、规范的性质，还要深入浅出、通俗易懂，对受检者起到健康评价、健康指导与健康干预的作用。

（3）综合性原则。健康体检报告不是对各项检查的阳性结果的汇总罗列，应把受检者作为一个统一的有机整体，对其检查出的各项异常进行综合分析，结合既往病史和体检资料，从而得出准确判断和正确评价。

（4）共享性原则。随着信息化技术和管理的发展，医疗资源的共享成为可能。健康体检报告逐步实现标准化，为体检机构之间、体检机构与医疗机构之间的信息共享打下良好的基础。

（二）健康体检报告的解读

1.健康体检报告解读应遵循的原则

体检出来的各种检验数值指标，有些可直接判断，有些则需全面考虑、综合分析，生化指标的参考值也会因为检验设备的不同有所差别。当某些数据高于或低于参考值时，有时有确诊价值，有时可能只是一个讯号，还需要其他检查结果来综合分析。解读体检报告，应遵循以下原则。

（1）单个系统的关联。体检报告中反映出某个特定指标异常时，我们不能凭这一个指标就确定是否患病，要寻找相关联的其他指标来综合评判。比如血糖值的升高，只有一次的高值不能判定为糖尿病，这时要看历年体检的血糖水平、尿糖是否为阳性等，甚至可以通过调查问卷及访谈了解既往病史、家族史来支持诊断。

（2）相关系统的关联。体检中发现的疾病，只有很少一部分是单个独立的，有很大部分与其他相关器官或系统有关联，因此我们在解读体检结果时，一定要把所有的异常和正常值的指标联系起来，全面分析。例如，一位历年体检都发现血糖高的人，除了要观察血糖的动态变化外，还要关注肾、周围血管的一些病理变化，以判断高血糖是否对这些器官造成损害，同时，也要关注血脂、血压等与之密切相关的情况。

（3）把握纵横两条线。解读体检不仅要结合其他体检结果横向地综合分析，更需做纵向的随访，用时间来检验诊断。纵向就是要将历年的体检数据、指标进行连贯对比，综合分析，通过对比直观地了解此次健康检查与往年相比有哪些不同、有哪些新异常。即使都在正常范围内，对比几年的数据，可以对身体指标有一个连续、动态的观察，密切追踪，全面了解体检者的健康状况，寻找出可能的致病危险因素和疾病发展趋势，预知未来患某种疾病的概率。

2.健康体检报告解读应注意的问题

那么，解读体检报告的时候应注意以下几方面的问题。

（1）一次阳性结果不轻易下诊断。健康体检是针对多数人群的初筛，有些指标敏感性高，本身就处于动态水平上，检测到的数值只代表某一刻的水平，很可能受其他因素的影响。所以仅凭报告单中的某几个数据和阳性体征是不能够直接下结论的，需要重复检测，或辅以其他指标、其他检测，"点""面"结合，综合分析，共同诊断。

（2）一个结果多种考虑。一个阳性结果往往代表多种可能，比如肝功能检查中的谷丙转氨酶（ALT）升高，可能是肝炎，也可能是体检期间服用了某些对肝脏有损害的药物引起的药物性肝损害，还有可能是脂肪肝引起的 ALT 升高以及熬夜、过度疲劳等多种情况。这些必须向受检者说明，并嘱其进一步随访、观察、检查。

（3）注意体检细节不误读。有些体检结果经常受体检流程和体检环境的影响而出现假阳性结果,单看体检报告必然引起误解。比如,血压在餐前、餐后就会有不同变化,有人在爬楼梯后立即量血压,这时会出现血压高。还有前列腺特异抗原(TPSA)对早期没有症状的前列腺癌的诊断有意义,但如果做了直肠指检及前列腺按摩后抽血做了这项检查,就很可能出现升高的假象,给体检者造成不必要的紧张。

(4)解读体检报告要透彻。在分析报告时,医生从不良生活方式、疾病史和遗传史入手,沿时间纵向分析,同时根据体检中采集的生理数据横向分析,最终找出危害因素间的相互关系,确定主次,给受检者以完整的思路,而非孤立地看待某一异常数据,使受检者既知晓目前健康问题可能产生的危害,又明确如何纠正不健康的生活行为。

(苏 莎)

第六节 健康教育

健康教育与健康管理有着密切的联系:宏观层面,二者的目的都是维护大众的健康且工作的基本思路一致,都运用了基线资料收集—计划—实施—评价的管理过程;微观层面,健康教育是健康管理的适宜工具,渗透到健康管理的各主要环节。同时,健康管理是实现健康教育效果评价的有效途径,使得后者的开展更加系统、更加有针对性。因此,健康教育基本理论和方法对于健康管理具有奠基意义。

一、健康教育的基本概念

(一)健康教育

健康教育是以信息传播、行为干预、教育为手段,帮助个体和群体掌握卫生保健知识、树立健康观念,以改变不健康行为和建立健康行为为目标、以促进健康为目的所进行的系列活动及其过程的总称。

健康教育的重点是健康相关行为;其目标是鼓励大众养成健康的生活方式,合理地利用现有卫生服务,改善生活环境,提高生活质量;其任务包括疾病的预防控制、帮助患者更好地治疗和康复、帮助普通人主动增进健康水平。

(二)健康促进

我国学者认为,健康促进是健康教育结合政策、法规组织和环境的支持及群众的广泛参与,促进、维护、提高人群健康水平的过程。

健康促进存在着广义和狭义两种理解。从社会发展层面(经济、生产力、文化等)和社会医学的高度将健康促进视为影响健康的社会决定因素、增进健康的总体战略,这就是广义的健康促进。它主要由国家和政府主导,进行总体顶层设计与策划,调动、协调各方各类资源,统筹规划,全面推进。而狭义的健康促进是把健康促进本身看作公共健康领域的一项具体工作策略,主要由卫生体系人员操作。不管是广义健康促进还是狭义健康促进,它们的根本目标都是维护公众健康,都能发挥各自重要作用,但就我国当前情况看,广义健康促进更需要高度关注和大力推进。

二、健康教育的定位、作用与原则

(一)健康教育的定位

(1)健康教育是健康管理的适宜工具。调动个体和群体的积极性,使之积极配合管理师并参与到维护健康的工作中,是健康管理的宗旨。健康教育作为动员的重要方法、赋权的主要手段,频繁出现在健康管理的各个环节和阶段。

(2)健康管理是实现健康教育效果评价的有效途径。在日常的健康教育工作中,其效果评价环节存在着评价指标确立难、评价指标量化难、结局评价难等现象。信息化、标准化、系统化、量化等特点使得健康管理具备了解决健康教育上述困难的条件和能力,使得健康管理中的健康教育工作更加科学、高效。

(二)健康管理的作用

健康管理是实现初级卫生保健的先导;健康管理是卫生事业发展的战略举措;健康管理是项低投入、高效益的保健措施;健康管理是提高国民健康素养、动员自我健康管理的有效途径;健康管理是解决看病难、缓解医患矛盾的措施之一。

(三)健康教育的原则

(1)思想性原则:指教育内容要与党中央保持一致,要传达正确的人生观、价值观和世界观。

(2)科学性原则:指教育内容要正确、准确。

(3)针对性原则:指教育内容和教育形式要符合教育对象的特点。

(4)通俗性原则:指教育内容的深浅难易要符合教育对象的认知能力。

(5)实用性原则:指教育内容要具有可操作性,能够解决实际问题。

(6)趣味性原则:指教育形式多样,寓教于乐,让教育对象愿意听、愿意看且乐于接受。

(7)系统性原则:指健康教育是一项经常性的工作,伴随人的一生,要科学规划、系统开展。

三、健康教育的主要技能与方法

健康教育是实践性较强的一门学科。它既是卫生工作的一个领域,也是一种方法和工具。基于传播学、教育学和行为学等学科相关理论,健康教育工作者探索了许多行之有效的健康教育方法和技能。本节就健康教育活动策划、健康教育知信行问卷设计、健康传播材料制作与使用、健康教育讲座等4种技能方法做简单介绍。

(一)健康教育活动策划

健康教育活动是指有目的、有计划、有步骤地组织众多机构和人员参与的健康教育活动。它紧紧围绕提高群体保健知识水平、确立健康观念、养成健康行为、促进健康社会环境和政策而进行,更加注重群体效应和创设舆论导向。策划是健康教育活动成功的关键,也是开展一项活动必须有的过程。活动策划是指有关人员根据活动的目的要求,在历史及现状调查基础上,根据掌握的各种信息,分析现有条件,设计切实可行的行动方案的过程,属于活动的设计阶段。

(1)活动策划的原则。社会性原则、创新性与可操作性相结合的原则、可持续性原则。

(2)活动策划的步骤。活动策划主要包括五个步骤。①调查了解需求:包括法律法规和相关政策、历史资料、社会热点、市场调查、时间、场地、目标人群健康需求等。②可行性分析:策划者要对策划的可靠性、实施的可操作性和活动的综合效益进行全面、系统地分析和科学论证。③协调沟通：在调查和论证的基础上，还需积极与各级领导和相关部门事先进行沟通，争取政策、空间、人力、物力等资源的支持。④撰写方案：包括设计主题、撰写方案提纲、论证具体内容、撰写步骤等。⑤方案论证及报批：方案需经过各方论证才能申报审批。

（二）健康教育知信行问卷设计

问卷调查是健康教育工作最常用的一种收集资料的途径。所以拟定调查问卷是进行健康教育的一种基本技能和现场调查的基本手段。知信行问卷是基于知信行理论编写的一种健康教育问卷，一般用于了解目标人群的卫生保健知识、态度、信念及行为现状和评价健康教育的效果，了解受众对健康教育的主观要求、对健康教育方法的接受程度等多方面的信息。

（1）健康教育知信行问卷编制的原则。健康教育知信行问卷在编制时，要把握以下原则：①合理性，问卷必须与调查主题紧密相关；②一般性，问题的设置应具有普遍意义；③逻辑性，问卷的设计要有整体感；④明确性，问题设置应直接明了；⑤避免心理诱导倾向；⑥涉及政策、伦理、社会规范、个人隐私等敏感问题时应注意保密；⑦同时问题编制应便于整理与分析。

（2）健康教育知信行问卷编制的步骤。①初步罗列调查条目。②条目筛选。③确定每个调查条目的提问形式和类型。④确定每个条目的回答选项，回答的选项与条目的提问方式和类型有关。⑤调查及评价：将选出的调查条目按一定的逻辑顺序排列，形成初步的调查，可以用专家评价和小组讨论等方法进行初步评价，修改完善后进行小范围的预调查，对调查问卷的信度、效度等特性进行评价。⑥修改完善：在上述基础上做进一步完善，形成最终的调查问卷。

（3）健康教育知信行问卷的问题设计。①确定变量类型：变量有两种类型即数值变量和分类变量。前者用来收集计量资料（如身高、体重、血压等），后者用来收集计数资料。分类变量又可分为无序分类变量（如血型、是否知道某项知识等）和等级分类（如对某种现象的态度可分为非常赞同、赞同、一般、不赞同、非常不赞同5级）。②问题和答案形式的设计：问题形式的设计有填空式、是否式、多项选择式、表格式、矩阵式等，答案依据问题形式进行相应的设计。如填空式，即在问题后画一短横线，让回答者直接在空白处填写。③问题数量和顺序的设计：一份问卷应该包括多少个问题，取决于调查内容、样本性质、分析方法，拥有的人力、财力和时间等各种因素。一般来说，问卷不宜太长，通常以回答者在 20 min 内完成，最多也不要超过 30 min。

（4）调查问卷的预调查、修改和定稿。初步完成调查问卷设计和确定调查方法后，先由经过培训的调查员在小范围内做预调查，以检验调查问卷的可行性，以及设计的问卷是否与研究的主题相符合。

预调查是问卷设计的一个重要步骤。即使是经验丰富的设计者经过深思熟虑后设计出的调查问卷，也还会有需要进一步修改和完善的内容。只有当完成预调查并进一步修改调查问卷后再进行正式调查，才能避免在正式调查中出现需要的资料收集不到，收集到的资料又不需要的情况。

（6）调查问卷的评价与使用。应对编制的知信行问卷进行分析与评价，分析和评价的内容包括知识题目的难度和区分度分析、信度和效度分析。适用于健康教育问卷信度分析主要是同质信度（评价内部性）和重测信度（评价稳定性），效度分析主要是内容效度和结构效度。

（三）健康传播材料制作与使用

健康传播材料是指为配合健康教育活动而制作和使用的辅助材料，它是健康教育信息的有效载体，合理使用健康传播材料不仅可以丰富传播活动的内容与形式，也能增加受众对健康传播活动的兴趣,更能增强受众对传播信息的理解,深化健康传播的效果。传播材料多种多样,常见的分类方式有以下几种:根据传播关系,可分为大众传播材料、组织传播材料、大众传播材料分众传播材料;根据健康信息载体,可分为纸质材料(书籍、报纸、杂志、折页、小册子、海报、传单等)、声像材料(录音带、录像带、VCD/DVD 等)及电子类材料;根据健康信息表现形式,可分为文字图片类、声音类、影像类、电子技术类和新媒体类等。虽然上述不同健康材料表现形式各不相同,但不论哪种形式,都应具有传播速度快、作用范围广、针对性强、信息影响力强,同时内容遵循医学规律等特点。

(1)健康传播材料的制作原则。较好的传播材料是取得预期传播效果的重要保证。制作较好的传播材料是健康传播的重要保证。在制作健康传播材料时,除了遵循思想性、科学性、针对性、实用性、通俗性、趣味性、经济性七项原则以外,还应遵循可及性原则、及时性原则。

(2)健康传播材料的制作程序。健康传播材料的制作程序包括以下七步:①了解并分析实际需求;②收集、筛选信息,制订计划;③信息加工,制作初稿;④编排和设计;⑤ 预试验;⑥修改设计稿;⑦ 制作成品。

(四)健康教育讲座

健康教育讲座是健康信息传播最常用的方法,是一种科学也是一种艺术。健康教育讲座对讲座者的要求很高,除了具备丰富的健康教育专业知识和较强的综合能力外,还要懂得人际传播和演讲技巧,并具备良好的心理和身体素质。"讲"的能力是健康教育的基本功,可以利用现代教育技术使讲座效果更好,但条件不具备时同样要讲出效果。因此,健康教育和健康管理工作者必须练好"讲"的基本功。

1.健康教育讲座的定位

健康教育讲座既不同于专业的理论授课,也不同于极具感染性的演讲,它是以科普的方式将健康领域的科学技术知识、科学方法、科学思想和科学精神传播给公众,从而达到培养公众健康素养和提高公众自我健康管理水平的目的。健康教育讲座属于语言传播,是一种高效的健康传播方法,在注重知识传播的同时,更加关注传播过程中的互动及效果的反馈。

2.健康教育讲座的技巧

就讲座过程而言,一般可分为三个阶段:准备阶段、讲座阶段和答疑阶段。每一阶段的具体内容和原则概述如下。

(1)准备阶段。主要解决"讲什么"的问题,包括讲稿和 PPT 两方面的准备阶段。

讲稿是讲座的依据,要准备一份好的讲稿,主要是围绕"讲什么"进行内容的选择和加工,而内容选择的核心就是受众需求的针对性。受众的需求是什么? 如何准确掌握受众的需求? 这些问题可以在问卷调查中进行了解。总之,对受众了解得越详细、越深刻,讲座就越有针对性。当然,健康教育讲座的讲稿也服从一般文稿的要求,如简明扼要、条理清晰、逻辑性强等。一般来讲,讲稿包括前言、主体和结论三个部分。PPT 准备请参考传播材料制作相关内容。

(2)讲座阶段。主要解决"怎么讲"的问题,讲座阶段是观点、知识点的表达,是一种语言展示。主要核心是表达技巧和控场技巧,通过合适的语言和体语表达来实现。

入场与开场阶段。好的开始是成功的一半,所以此阶段很关键。既要体现出亲和力,又要体现权威性;既要不露痕迹,又要抓人眼球。讲座开场有很多形式,如正统式、自我介绍式、轻松幽默式、聊天式、调查式、问题式、展览式、视频式、游戏式、明星式、悬念式、神秘式等。一般5 min 即可。

讲座过程阶段。此阶段主要涉及语言表达和控场两种能力。语言表达包括声音语言和肢体语言。对于一场好的健康教育科普讲座，其效果大部分取决于声音和表情两个要素。语言表达主要包括三个方面：语言规范、得体；表达生动、通俗；适当互动和反馈。讲座的"台风"也直接影响讲座效果，应当符合四项基本要求：语言通俗易懂、风格幽默风趣、站姿落落大方、走动平稳有力。控场技巧包括临场技巧、约束技巧、调动技巧和应对技巧四大类。常见的需要适当控制的场景有怯场、乱场、冷场和闹场，不管是哪种情况，都应沉着、淡定，积极应对。如面对怯场时，要学会自我控制，调整情绪。具体方法为：在讲座前用深呼吸、活动四肢来控制情绪，讲座开始时将注意力集中于受众，不要过分关注自我。另外，在控场方面，还要注意讲座时间的把握。健康教育科普讲座一般为 $1\sim1.5\ h$，根据需要可适当调整。讲座者应对讲座内容非常熟悉，根据具体时间灵活调整讲座的设计，做到胸有成竹，游刃有余。一般来讲，一张健康教育科普类的幻灯片可讲 $1\sim2\ min$。

讲座结尾阶段。成功的结尾可以加深认识，揭示题旨。结尾部分的关键在于进一步总结自己的观点，再一次强调讲座的重点，使受众进一步加深对讲座主题的理解。结尾要简明扼要，不宜过多、过泛，要起到画龙点睛的作用。在讲座结尾时，可以采用"总结观点、表示感谢、提出希望、请求采取行动、简洁而真诚的祝福"的方式。

（3）答疑阶段。讲座结束后，讲者需根据现场情况对讲座内容进行答疑。一般来讲，受众人数较多（超过 100 人）时不宜进行。如需答疑，应注意把握以下 4 个环节：倾听提问、确定问题、通俗回答、态度积极。

（苏　莎）

第七节　运动干预

运动干预是健康管理常见干预技术的重要部分和重要手段，目的在于增进或维持身体素质、改善疾病预后、促进健康状况的一个或多个方面。

按健康功能目标运动可以分为不同种类：①减脂运动，通过运动刺激身体能量代谢供能底物结构比例，让脂肪供能比大于 90% 并持续一段时间。②增肌运动，通过运动刺激达到身体肌肉细胞增生或肥大、肌肉成分比例增加。③降糖运动，通过运动刺激提升肌肉供氧能力、有效改善肌肉糖代谢、改善胰岛素抵抗。④降血压运动，通过运动刺激改善血管反应能力、降低血管总外周阻力、降低血压。⑤家居功能运动，把日常工作及生活的动作设计为有目的锻炼核心肌群、平衡稳定和拉伸关节韧带，达到延缓身体机能衰退的运动。本节主要介绍降糖运动、降血压运动。

一、运动对健康的作用

运动不足是多种慢性疾病的危险因素，包括心血管病、糖尿病、高血压、骨和关节疾病及抑郁症等。增加适宜的运动对于降低各种疾病的风险发挥着重要的作用，并且过早死亡的风险会随着进行中等或大强度体力活动时间的延长而下降。

（1）对减肥的作用。造成肥胖的主要原因是摄取的热量大于消耗的热量，因此，运动减少可引起皮质厚度和身体质量指数显著增加。而运动可以通过调节神经与内分泌、增加体内脂肪与糖的消耗达到减轻体重的作用,同时预防因肥胖导致的糖尿病、高胆固醇血症、高血压、冠心病或骨质疏松。

(2)对降血压的作用。适当运动可以降低血压,其原理为:①有氧运动可使迷走神经系统张力增加,血中儿茶酚胺浓度下降,解除小动脉;②运动训练时肌群内血管扩张,毛细血管密度和数量增加,血液循环和代谢改善,总外周阻力降低,血压下降;③运动可以大量消耗体内能量,运动也可直接使血中胰岛素浓度下降,两者均可降低体重,这样减少了肾脏对钠的再吸收,降低体内钠容量负荷,使血压低;④脂肪组织内含有丰富的心房钠尿肽清除受体信使,肥胖时该系统活跃,心房钠尿肽浓度下降,血压增加。长期运动后体重下降该系统抑制,心房钠尿肽水平增高,促进钠从肾脏排泄,从而参与血压调节。

(3)对改善血脂环境的作用。大量的研究表明,运动可以减低血脂。每周进行消耗 8371.7 kJ(2 000 kcal)的中等强度有氧训练可明显降低血脂,升高高密度脂蛋白胆固醇(HDL-C)浓度,激活骨骼肌和脂肪组织中的脂蛋白脂肪酶,从而使极低密度脂蛋白(VLDL)与高密度脂蛋白(HDL)相互平衡转移,提高 HDL-C 浓度。最近研究表明,经常性的步行与慢跑可显著提高 HDL 水平,并减低总胆固醇(TC)和甘油三酯(TG)水平。

(4)对提高胰岛素敏感性的作用。据报道,大多数开始运动的 2 型糖尿病患者可减少抗糖尿病药物(包括胰岛素和口服降糖药)的剂量。每周锻炼 3 次、每次半小时可减少 2 型糖尿病患者的用药量。运动可通过使肌肉中胰岛素刺激的糖原合成增加,使由胰岛素刺激的葡萄糖转运磷酸化作用增强从而增加胰岛素敏感性。我国传统运动项目太极拳对 2 型糖尿病患者也有良好的治疗效果,研究显示,进行为期 8 周的太极拳锻炼可使安静血糖水平显著降低,而胰岛素水平未见变化,提示长期进行太极拳锻炼,可在维持糖尿病患者正常的胰岛素分泌的情况下有效降低血糖。

二、降糖运动

2 型糖尿病是一种由遗传与环境等因素长期共同作用发生发展的,以人体代谢障碍、血糖增高、血脂异常等为共同特征的慢性代谢性疾病。2 型糖尿病(T2DM)最主要的病理生理特征是胰岛素抵抗,通过适当的有氧运动方案可以增加葡萄糖转运蛋白 4(GLUT-4)含量,增强骨骼肌对葡萄糖的转运能力,增加葡萄糖的有氧代谢能力,从而改善胰岛素抵抗。

(一)运动降血糖的机理

研究表明,糖尿病患者都有不同程度的骨骼肌细胞葡萄糖转运因子 4(GLUT-4)减少,导致骨骼肌利用葡萄糖的能力下降,间接导致血糖水平升高,适当的运动刺激可以使 GLUT-4 增加,有效改善胰岛素抵抗。

骨骼肌 GLUT-4 的作用研究表明,GLUT-4 是葡萄糖摄取及处置的限速因子,全身 70%~80% 的葡萄糖摄取由骨骼肌细胞的 GLUT-4 完成。2 型糖尿病患者 GLUT-4 水平普下降,导致胰岛素刺激的葡萄糖转运功能下降,诱导胰岛素抵抗产生;再肥胖的 2 型糖尿病患者也有糖运转能力下降,也是 GLUT-4 活性下降的结果。高强度抗阻力训练可以明显提高骨肌 GLUT-4 的含量;高强度的跑步训练,如马拉松运动员长距离运动和训练后,骨肌细胞中的 GLUT-4 表达增多;研究发现缺氧是刺激葡萄糖运转能力的因素,缺氧与肌肉训练和提高骨肌细胞的葡萄糖运转能力正相关;研究还证明缺氧条件下骨肌 GLLT-4 的葡萄糖运转能力提高比有氧状态下更强。从骨骼肌 GLT-4 的葡萄糖运转能力有效性方面来看,降糖运动有效性从高到低排列的是无氧运动、抗阻运动、有氧运动。

(二)运动风险评估

运动前通过对 2 型糖尿病患者的血压、心电图、B 超、尿常规、肝功能、肾功能、眼底检查、身体形态、运动功能等方面进行全面检查排除,评估患者的安全性。

(三)降糖运动方案

上述骨骼肌的 GLUT-4 表达和糖摄取能力的影响研究表明,有效的糖尿病运动必须是中等强度以上有氧运动、抗阻运动和间歇高强度运动。

1.有氧运动

根据自身的不同情况制定出适合个体有氧运动处方,主要原则是要制定个性化、安全性高、自我监督和适时调整方便的有氧运动处方。

(1)种类设定:主要有健步走、慢跑、快走、骑自行车、跳舞、走跑交替、打羽毛球、健身操、乒乓球、太极拳(剑)等。运动时根据患者习惯可以进行运动项目的调整、组合、交换,避免长时间重复单调的项目引起的心理生理疲劳。

(2)强度设定:以最大心率所对应的目标心率、运动强度为依据进行选择,最大心率 70%～75% 为最大有氧运动强度的目标心率。

(3)频率(频度)设定:2 型糖尿病患者每周运动频率为 5～7 次,患者可以根据自己的情况进行合理运动频率次数的调节,运动间隔时间最好不超过 2 d,因为运动对人体身体生理作用一般持续在 3 d 内,否则会引起运动效率下降。

(4)时间设定:以 0.5～1 h 有氧运动为宜,安排在餐后 1～2 h 进行锻炼。据资料研究显示,在餐后 90 min 后进行运动对降糖的效果最好(餐后是指从吃第一口饭起开始计算时间)。运动量过大的运动不宜安排在早上空腹时进行,如要进行应提前准备好食物。

(5)注意事项:2 型糖尿病患者运动事项可分为运动前、运动中、运动后注意事项。为了使患者有一个良好的生理适应阶段,在运动项目选定后应进行为期 1 周的调整适应阶段,以达到运动处方的运动量、强度等情况的最佳效果。

(6)运动形式。①健步走:健步走要求步数是 120～140 步/分钟,一般每日进行 2 次,时间段最好安排在每天早上 7～8 点及晚上 6～7 点,运动频率为每周 5 d。强度要求每次达到目标心率的运动时间至少 30 min,最好于餐后 1 h 开始运动。②步行:早餐后 1 h 户外快步行走 3 000 步,速度控制在 1 00 步/分钟,能有效地调节和控制血糖水平,一般患者耐受性良好,可作为 2 型糖尿病安全、有效的运动方法。可以用电子计步器记录行走距离、步伐频率、速度。③功率自行车踏车运动。④太极拳。

2.抗阻运动

抗阻运动可以显著改善体成分、增加肌肉力量,改善胰岛素抵抗、调控糖代谢和脂代谢,对 2 型糖尿病患者具有积极意义。

①抗阻负荷确定:用训练时间来控制运动量,先训练到心率到目标最大值,然后等心率恢复到 50%～70% 再进行下一组训练,每组时间 5～8 min,共 4～6 组。糖尿病最佳的抗阻运动强度是达到最大心率 70%～85%。②抗阻动作选择:降糖的抗阻运动首选肌肉体积大、力量大的骨骼肌,抗阻练习的首选部位也是下肢。研究表明,同等耗氧量情况下,上肢运动比下肢运动更容易造成心率增加,上肢抗阻练习对加强心肺功能起到较好的作用,因此降糖抗阻运动

练习部位下肢以股四头肌、臀大肌为,兼顾上肢三角肌、肱二头肌。③弹力带:弹力带运动形式包括三部分,包括抗阻有氧健身操、平衡垫上弹力带抗阻健美操、弹力带伸拉放松操。三部分练习既相对独立,又相互补充,形成一套完整的系列弹力带抗阻健身练习方案。完成一系列动作,约需 30 min 以上(包括每部分练习之间的休息缓冲时间)。在运动过程中,心率范围为最大心率的 50%~75%,组间间歇以心率恢复到最大心率的 60% 为标准,开始下部分的练习。练习时间为每周 2 次,每次 60 min,其中达目标心率强度的运动时间控制在 30 min 范围。

　　3.高强度间歇训练

　　很多学者对间歇高强度运动与持续运动训练的健身效果进行了对比研究,发现在降低健康人群的胰岛素、血糖,提高胰岛素敏感性,改善高血压发病机制中的血流动力学以及对内分泌因素等方面,相同能量消耗的间歇高强度运动效果好于持续运动训练,间歇高强度运动能使总脂量、腹部脂肪量均显著下降。

三、降血压运动

　　高血压是一种以体循环动脉压[收缩压和(或)舒张压]升高为临床表现的临床综合征,是最常见的慢性病,也是心脑血管病最主要的危险因素。运动疗法自 1954 年首次被提出后即引起广泛关注,1989 年世界卫生组织和国际高血压学会(WHO/ISH)推荐将运动疗法作为非药物降压方法之一,之后美国运动医学学会、美国国家健康协会和疾病控制中心等组织也相继肯定了高血压的运动疗法。

(一)运动对高血压的影响

　　研究表明,运动后肌肉血管扩张、毛细血管密度或数量增加、血液循环和代谢改善、总外周血管阻力减低,有利于降低血压,特别是舒张压。适量运动有助于减轻精神压力,改善情绪及神经内分泌功能,保持血管舒缩功能处于最佳状态。

　　(1)运动形式对高血压的影响。大量临床试验结果表明,长期有规律的心肺训练能够有效降低原发性高血压患者的血压。最新的研究表明,采用高强度间歇运动比中、低强度的有氧训练,在降压效果上更明显。近年来兴起发展的循环抗阻训练是一种既能改善心肺功能又能增加肌肉耐力的一种渐进式训练方法。呼吸训练包含自主呼吸、器械引导的呼吸和音乐引导的呼吸训练等,通过调节呼吸率和呼吸深度,减少血液对血管壁产生的压力,从而达到控制血压的目的。放松运动能有效改善自主神经调节功能,患者通常能够长期坚持,所以在运动干预中具有重要的地位。

　　(2)运动强度对高血压影响。有人选取年龄在 38~60 岁,初诊为高血压但还未采用药物干预的患者 120 例分别进行 20 周太极拳、健身操、瑜伽和健步走运动干预试验,结果发现经过 20 周的运动后,健步走组收缩压、舒张压、心率、肺活量及体重指标明显改善;健身操组心率、肺活量明显改善,收缩压、舒张压及体重指标好转;瑜伽组心率和肺活量指标好转;太极拳组心率和体重降低指标好转。运动强度在最大心率 55%~70% 的运动,既可以改善收缩压和舒张压的指标,还可以控制心率,对高血压患者属于客观的强度指标。

　　(3)运动时间对高血压的影响。美国运动指南指出最低运动时间为中等强度 150 分钟/周或高强度 75 分钟/周。考虑到连续运动的危险性,一般一次运动干预时间由 10~15 min 的准备阶段、20~30 min 的主体训练阶段和 10~15 min 的放松阶段组成。运动降压效果具有可逆性,若停止运动,运动产生的降压效果将在 2 周内完全消失。

(4)运动频率对高血压的影响。一次运动所产生的包括降低血压在内的良好效果一般持续时间为 2~3 d,降压效果出现在坚持运动后 1~2 周,4~6 周达到稳定状态,所以高血压患者进行有氧训练应保证至少 3 次/周。

(5)运动后安静血压下降的持续时间。运动后安静血压下降现象一般出现在运动后10 min,可持续数小时至十多个小时。一般认为运动后安静血压下降的幅度,在一定时间范围内(如 10~60 min)会随着运动持续时间的增加而更为明显,所以目前大多数运动方案采用20~60 min 耐力性运动。

(二)降压运动的适应证和禁忌证

1.适应证

对高血压患者实施运动干预应根据患者的实际情况进行有针对性的调整,主要围绕中低危、中危程度的高血压患者。运动干预对临界性高血压和第Ⅰ、Ⅱ期高血压的降压效果较好,对有心、脑、肾病变的第Ⅲ期高血压患者和对药物干预产生耐受的老年高血压患者也有一定作用。一般认为,以患者能否耐受运动为标准,在患者能耐受的前提下,运动干预对降低血压有良性作用。

2.禁忌证

运动干预并不是对所有高血压患者均适用,对于血压较高、患有其他疾病的患者切勿实施运动干预。年龄一般不作为运动疗法的禁忌证,安静时血压未能很好控制或超过 180/110 mmHg 的患者应该停止运动;伴有运动器官损伤,如关节炎、肌肉痛的患者应该在恢复后才进行运动。绝对禁忌证应包括临床所有病情不稳定的情况,如重症高血压、高血压危象、急进性高血压、不稳定型心绞痛、心动过速、心力衰竭、脑血管痉挛及合并其他严重并发症的高血压患者。运动负荷试验中出现严重心律失常、ST-T 段改变、心绞痛发作以及血压骤升者也在禁忌之列。

3.降压运动的注意事项

运动训练的过程中,不要做过分低头弯腰、憋气和大幅度动作,要按照循序渐进、适度的原则进行锻炼,运动强度的选取要因人而异,从低强度开始,逐步增加,直到找到适合自己的运动强度。在整个运动干预过程中服用某些降压药物会影响心率,也可能会影响运动能力,但两者结合会得到很好的降压效果。运动应以患者可以耐受为主,如果运动过程中出现不适症状,应立即终止运动,避免加重原发性高血压患者的病情。此外,冬季应加强保暖,可在室内进行运动。

4.降压运动的方案

(1)运动方式。缺乏规律运动的高血压患者进行运动时,首选有氧运动。有氧运动的方式多种多样,包括健步走、慢跑、秧歌舞、柔力球、水中运动、骑自行车等,最常见且降压效果较为突出的是快走和踏车运动,这两种运动方式的共同特征是能够有效地控制运动强度。

乒乓球或羽毛球也是可供选择的运动方式,参加这类比较激烈的运动时可以用心率控制运动强度,运动中的心率不要超过 170一年龄。有报道称高血压患者在心率、血压受监测的情况下进行间歇高强度运动降压效果也比较明显。

此外,高血压患者还可以参加家务劳动、庭院劳动、户外活动等,增加生活中的体力活动。注意增加日常生活中的步行距离,每天步行步数应在 3 000~6 000 步,在 3 km 活动范围内提倡步行。在走路的过程中可根据自己身体情况每 1~5 min 进行 1 次下蹲、绕臂、转腰、伸懒腰等简单动作练习,不要直立持续 20～60 min 走路,长时间行走会使腰部肌肉、膝关节、肩关节产生慢性损伤,所以要科学穿插各种训练方法,这更有利于高血压患者降压。

(2)运动强度。运动强度可划分为低等强度、中等强度和稍高等强度三个级别。低等强度运动对心肺功能刺激作用较小,运动过程中心率一般不超过 100 次/分钟,如散步等。中等强度运动对心肺功能刺激强度适中,运动过程中心率一般在 100～130 次/分钟,如健步走、慢跑、骑自行车、太极拳、网球双打等。稍高等强度运动对心肺功能刺激强度较大,运动中心率超过 130 次/分钟,如跑步、快速骑自行车、快节奏的健身操和快速爬山、登楼梯、网球单打等,可进一步提高健身效果。有良好运动习惯、体质好的人,可进行稍高等强度、中等强度运动;具有一定运动习惯、体质较好的人,可采用中等强度运动;初期参加体育健身活动或体质较弱的人,可进行中等或低等强度运动。

(3)运动时间与每周运动次数。每天运动时间应该达到 30～60 min,可分次累计,但每次持续时间应不少于 10 min。每周运动频率也很重要,应达到 5～7 次,且间隔时间尽量避免连续 2 d 或 2 d 以上不运动。

(苏　莎)

第八节　营养干预

食物是人类维持生命及活动的重要能量、营养素来源,食物也给人们带来了美味的享受和快乐的感觉。食物营养、食品安全与人们的生活息息相关,食物是人类赖以生存的物质基础,供给人体各类必需营养素。随着我国社会经济的发展和人民生活水平的提高,人们日渐重视营养与健康,科学饮食、合理营养、食品安全、促进健康等已成为社会的基本需求。

一、合理营养与膳食平衡

营养与健康的关系非常密切,人体健康的物质基础是合理营养。平衡膳食是合理营养的重要手段。通过平衡膳食达到合理营养目标,就能促进人体健康,提高机体免疫力,减少各种疾病,提高生活质量,提高工作效率,增强体质,延长寿命。

1.基本概念

(1)合理营养。这是指适合各种情况(年龄、性别、生理条件、劳动负荷、健康状态等)的食物、营养素供给量和配比。合理营养可维持人体正常生理功能,促进健康和生长发育,提高机体劳动能力、抵抗力和免疫力,有利于某些疾病的预防和治疗。缺乏合理营养将产生障碍以致发生营养缺乏病或营养过剩性疾病(肥胖症和动脉粥样硬化等)。

(2)平衡膳食。在营养学上能使人体的营养素需要与膳食供给之间保持平衡状态,能量及各种营养素满足人体生长发育、生理及体力活动的需要,并且各种营养素之间保持适宜比例的膳食。

平衡膳食要从膳食合理搭配开始,做到食物多样化。没有一种天然食物能满足人体所需全部营养素需要,因此,膳食必须由多种食物组成,保证三大营养素的合理比例,即碳水化合物提供的能量占总能量的 55%～65%,蛋白质提供的能量占 10%～15%,脂肪提供的能量占

20％～25％。还必须做到食物来源蛋白质和食物来源脂肪组成合理及各种营养素摄入量达到供给标准。

2.平衡膳食合理营养

在营养学上，平衡膳食使人体的营养生理需求与膳食供给之间保持平衡状态，能量及各种营养素满足人体生长发育、生理及体力活动需要，并且各种营养素保持适当比例。

膳食结构是膳食中各类食物的数量及其在膳食中所占的比例。膳食结构的形成是与多种因素相关的，因自然环境、生活习惯、经济发展和知识水平等因素构成了一定人群相对稳定的膳食结构。平衡膳食首先要通过构建合理的膳食结构，做到食物多样化，并根据各类食物所能提供的能量和各种营养素的数量和比例衡量膳食结构组成是否合理。平衡膳食也应做到合理营养，即必须按照每个人的工作性质及其个体特征（年龄、性别、体重等）将含有对生命最适合的营养素供给机体，而不是膳食种类和数量越多越好。

平衡膳食为人体提供足够量和适当比例的各类营养素，保持人体新陈代谢的供需平衡，并通过合理编制食谱和膳食制度、合理的原料选择和烹调方式，使膳食感官性状良好、品种多样化，符合食品营养卫生标准，符合人体的生理和心理需求，达到合理营养目的。平衡膳食的具体实施包括食谱编制、膳食调配、食物原料选择和合理烹饪加工等方面。根据食物营养素的特点，现代平衡膳食组成需包括以下五大类食物。

(1)谷类、薯类和杂粮。统称粮食，包括、面、类、杂粮，主要提供碳水化合物、蛋白质、膳食纤维和B族维生素。每天粮食进食量的多少，可根据活动量有所不同。一般以200～250 g为宜。其余热能由鱼、肉、蛋、奶等副食品提供。但总热能不能超过标准，否则会引起体重超重。

(2)动物性食物。包括畜禽肉、鱼、蛋、奶等，主要提供优质蛋白质、脂肪、矿物质、维生素A、B族维生素和维生素D。虽然蛋白质是人体必需的营养素，但也不可食之过量。建议正常成人每天摄入50～100 g禽畜瘦肉或鱼肉，1个鸡蛋及1杯牛奶。

(3)豆类和坚果。包括大豆、其他干豆类及花生、核桃、杏仁等坚果类。主要提供蛋白质、脂肪、膳食纤维、矿物质、B族维生素和维生素E。

(4)蔬菜、水果和菌藻类。主要提供人体所需维生素、无机盐、微量元素、膳食纤维和有益健康的植物化学物质。水果中含有丰富的有机酸和各种蛋白酶类，有助于消化；所含的果胶、纤维素等可促进肠蠕动，减少胆固醇的吸收。因为各品种所含成分及其含量各有不同，所以要经常更换不同品种和采用不同加工方法，使营养素相互补充。正常人每天摄入的新鲜蔬菜量应大于300 g，水果量应大于200 g。

(5)纯能量食物类。包括动植物油、淀粉、食用糖和酒类，主要提供能量。动植物油脂作为烹调用油可以增加食物香味、补充部分热能并提供人体必需脂肪酸和维生素E，可以促进脂溶性维生素的吸收。烹调用油应以植物油为佳，但是也要考虑各种脂肪酸的比例，考虑到日常油脂摄入大部分已经包括在肉类里，所以烹调用油每人每天约需25 g。

3.膳食指南与平衡膳食宝塔

膳食指南是根据营养学原则，结合国情制定的教育人民群众采用平衡膳食，以摄取合理营养促进健康的指导性意见。《中国居民膳食指南》是根据营养学原理，结合我国居民膳食消费和营养状况的实际制定的教育人民群众采用的平衡膳食指导，其目的是帮助我国居民合理选择食物，并进行适量的身体活动，以改善人们的营养和健康状况，减少或预防慢性疾病发生，提高国民健康素质。《中国居民膳食指南》由一般人膳食指南、特定人群膳食指南和平衡膳食宝塔三部分组成。

为了帮助人们在日常生活中实践《中国居民膳食指南》中一般人群膳食指南的主要内容，中国营养学会专家委员会制定了《中国居民平衡膳食宝塔》，对合理调配平衡膳食进行具体指导，直观向普通居民介绍每日应摄入食物种类、合理数量及适宜的身体活动量，以便为居民合理调配膳食提供可操作性的指导。

膳食宝塔共分五层，包含每天应该摄入的主要食物种类和数量。膳食宝塔利用各层位置和面积大小不同反映了各类食物在膳食中的地位和应占比重。①谷类、薯类和杂豆位居底层，每人每天应摄入 250～400 g；②蔬菜和水果类居第二层，每天应分别摄入 300～500 g 及 200～350 g；③肉、鱼、禽、蛋类等动物性食物位居第三层，每天应摄入 120～200 g（鱼虾类 40～75 g，畜、禽肉 40～75 g，蛋类 40～50 g）；④奶类及奶制品、大豆类及坚果类食物居第四层，每天应摄入 300 g 奶类及奶类制品和相当于 25～35 g 的大豆、大豆制品及坚果；⑤第五层塔顶是烹调油和食盐，每天烹调油为 25～30 g，食盐不超过 6 g。虽然目前我国居民平均糖摄入量对健康的影响还不大，平衡膳食宝塔没有建议糖的摄入量，但多吃糖有增加龋齿的危险，儿童、青少年不应摄入过量的糖和含糖高的食品及饮料。

平衡膳食宝塔还增加了水和身体活动的影响，目的是强调足量饮水和增加身体活动的重要性。水是食的重要组成部分，是一切生命必需物质，其需要量受环境、温度、年龄、身体运动等因素影响。在温和气候条件下生活的轻体力活动成年人每人每天至少饮水 1 500～1 700 mL（7～8 杯）；在高温或强体力劳动条件下应适当增加饮水量。饮水不足或过多都会对人体健康带来危害。饮水应少量多次，不应感到口渴时才饮水。目前我国大多数成年人身体活动不足或缺乏体育锻炼，应改变久坐少动的不良生活方式，养成每天运动的习惯，坚持每天做些消耗体力的活动。建议成年人每天进行累计相当步行 6 000 步以上的身体活动，如果身体条件允许最好进行 30 min 中等强度的运动。

二、营养干预技术

营养干预是对人们营养上存在的问题进行相应改进的对策。营养医学是人类疾病斗争史上一门崭新的科学，出现于最近二三十年间，是现代医学、细胞生物学、生物化学、营养学、中医学中的养生学等学科发展到一个新的阶段产生的一个交叉学术领域的综合学科，它研究营养素与疾病预防干预的关联。

以前的营养问题主要是热量不足，关注蛋白质、糖类和脂肪这三大营养素对人体代谢的营养作用；现在的营养问题主要是疾病与营养的关系，关注重点是摄入营养素不均衡或某些营养素不足，其中又重点着眼于维生素、矿物质和微量元素对细胞和疾病的作用。同时，国民营养计划中要求居民掌握健康烹饪方式与提高营养均衡配餐的能力，全面提升国民的健康营养素。

（一）明确主要的营养问题

进行营养干预前，先要调查拟干预区域内存在的营养问题，并对现有的营养问题或疾病进行原因分析研究，明确主要的营养问题。

（1）收集营养问题。收集待干预地区内与之相关的人口、土地与水资源、地理状况与气候变化、食物生产与供给、医疗服务设施与水平、家庭收入、社会福利与保障、教育状况、环境与卫生状况、社会经济状况等资料，并对该地区进行营养与社会调查，确定有营养问题的人群、地区及产生原因，扩展内容包括疾病患病率、年龄、性别、职业分布与特点、直接与间接原因、影响因素等。

（2）确立项目目标。应有衡量的标准，这些标准应该灵敏、易判定、可操作性强、有效，能衡量项目活动结果。

（3）建立项目计划。应针对主要问题制定出项目与活动目标，选择干预地区、项目合作伙伴与干预人群，选择干预方法与途径，建立干预策略与活动，制订计划活动安排与经费预算，列出所需资源与设备，以使工作有条不紊地开展，达到项目目标。

（二）采取干预措施

目前，我国经济社会快速发展，科学技术不断进步，许多疾病已经被有效控制，甚至被消灭，但同时，一些与营养密切相关的慢性病已成为严重威胁居民健康的主要因素。一方面，营养过剩现象广泛存在，高血压、高血脂、肥胖、糖尿病等患者人数众多，高盐、高油、高糖等不健康饮食行为随处可见；另一方面，营养缺乏现象在一些欠发达地区仍然存在，使得很多脆弱群体如儿童、老人、孕妇等人群的健康得不到有效的保障。

我国欠发达地区人群的维生素 A、维生素 D 缺乏以及妇女缺铁性贫血问题广泛存在。鉴于世界公认的 3 种微量营养素缺乏防控方法，即膳食多样化、营养补充剂、食物强化，前两种方法的实施推行存在一定难度和局限性，目前的干预工作重点是食物强化。食物强化是全球公认的经济、有效、易行的营养改善方法。我国已经开展的食物强化项目包括碘盐、铁强化酱油、强化面粉、维生素 A 强化油、婴幼儿营养包、营养强化大米等。

（苏 莎）

第九节　心理干预

随着医学和心理学的发展，已无法用单一的生物医学模式阐明人类健康和疾病的全部本质。1997 年，GL Engel 在《科学》杂志上发表了《需要一种新的医学模式——对生物医学的挑战》一文，明确提出"生物—心理—社会医学"这一种新的医学模式，并对此进行了强有力的论证。新的医学模式强调把人看成是生物、心理和社会三个方面协调统一的整体系统，任何一方面出现了问题，都可能对人的健康产生影响。生物—心理—社会医学模式明确指出人同时具有生理活动和心理活动，强调生理和心理是相互联系的整体。心理因素在社会适应和调节的活动中具有能动作用。一方面，人作为个体，要面对各种环境的变化，并做出及时的适应性调节，保持身心健康；另一方面，人可以通过主动认知和行为调整，做出积极的适应性努力。由此可见，心理因素和健康是相互作用、相互影响的。临床医师在针对疾病带来的生物学损害进行治疗的同时，还应该关注个体的心理健康状况，健康管理师对亚健康人群开展健康管理的同时，也应该关注个体的心理健康状况，对出现的各种复杂心理给予帮助和指导，进行心理干预，促进患者身心更好地康复。

一、心理健康的定义和特征

（一）心理健康的概念

心理健康（mental health）是健康的必要组成部分。但到目前为止，尚没有一个全面而确切的定义。第三届国际心理卫生大会(1946年)将心理健康定义为："所谓心理健康是指身体、智能以及情感上,在与他人的心理健康不相矛盾的范围内,将个人心境发展为最佳状态。"显然,这一定义是指个体心理功能良好、心理活动协调一致的状态。但过分突出了个人体验,而且"最佳"状态的标准难以掌握。《简明不列颠百科全书》将心理健康解释为"心理健康是指个体的心理在本身和环境条件许可范围内所能达到的最佳功能状态,而不是指绝对十全十美的状态"。

2004年,世界卫生组织(World Health Organization,WHO)在日内瓦发布的《促进心理健康:概念、证据和实践》研究报告中提出,心理健康由社会经济和环境因素所决定,包括实现自身潜能、能应对日常生活压力、能有成就地工作、对所属社区有贡献等状态。这修正了以往将心理健康等同于没有疾病或衰弱的理解,将心理健康视为一个关于个体幸福的积极概念。

(二)心理健康的特点

(1)相对性。人的心理健康具有相对性,与人们所处的环境、时代、年龄、文化背景等有关。

(2)动态性。心理健康状态不是固定不变的。心理健康水平会随着个体的成长、环境的改变、经验的积累及自我的变化而发展变化。

(3)连续性。心理健康与不健康之间并没有一条明确的界限,而是呈一种连续甚至交叉的状态。从健康的心理再到严重的心理疾病,是一个两头小、中间大的渐进的连续体。

(4)可逆性。心理健康具有可逆性,一个人出现了心理困扰、心理矛盾,如果能及时调整情绪、改变认知、纠正不良行为,则很快会解除烦恼,恢复心理平衡。反之,如果不注意心理健康,则心理健康水平就会下降,甚至产生心理疾病。

二、心理健康的标准

国内外心理学工作者对心理健康的判断标准提出了不同的观点,但到目前为止,还没有一个公认的理想标准。1951年,心理学家马斯洛(Maslow)和米特尔曼(Mittelman)提出的十项标准得到了较多认可,被认为是评定"心理健康最经典的标准"。

同时我国的心理学家从适应能力、应激耐受力、自制力、意识水平、人际交往能力、心理康复能力和愉快胜于痛苦的道德感等方面阐述了心理健康的标准。主要集中在以下几点。

(1)智力正常。智力是人们观察力、注意力、想象力、思维力和实践活动能力等的综合。智力正常是人正常生活、学习、工作的最基本心理条件,是衡量人们心理健康的首要标准。凡是在智力正态分布曲线之内以及能对日常生活做出正常反应的超常智力者均属心理健康范畴。但是在智力正常的范围内,一个人智力水平的高与低,与心理健康水平并无明显相关。

(2)情绪良好。情绪良好是心理健康的核心。心理健康的人,其乐观、愉快、开朗、满意等积极情绪体验占优势,善于从生活中寻找乐趣,对生活充满希望。虽然有悲伤、忧愁、愤怒等消极情绪体验,但能善于调整不良情绪,情绪反应和现实环境相适应。

(3)人际关系和谐。和谐的人际关系是心理健康的必要条件,也是获得心理健康的重要途径。人际关系和谐表现为:①善于和他人交往,既有知己,又有广泛的朋友;②在与他人交往中能保持独立而完整的人格,有自知之明;③能客观评价别人;④交往中积极态度多于消极态度,如尊重、信任、友爱和赞赏等积极态度多于猜疑、嫉妒、畏惧和敌视等消极态度,能接受和给予关爱与友谊。

(4)适应社会环境。能否适应发展变化的社会环境是判断一个人心理是否健康的重要基础。心理健康的人,能与社会广泛接触,对社会现状有较清晰正确的认识,其心理行为能顺应社会变化趋势,勇于改变,以达到自我实现与社会奉献的协调统一。在行为方面,行为方式与年龄特点、社会角色相一致,行为反应强度与刺激强度相一致,能面对现实,适应环境,和社会保持良好的接触,能正确地认识环境、处理好个人和环境的关系;能了解各种社会规范,自觉地运用这些规范来约束自己,使个体行为符合社会规范的要求;能动态地观察各种社会生活现象的变化,以及这些变化对自己的要求,以期更好地适应社会。

(5)人格完整和谐。心理健康的最终目标是培养健全人格。健全人格的主要标志是:①人格的各个结构要素都不存在明显的缺陷和偏差;②具有清醒的自我意识,有自知之明,能客观地评价自己,生活目标与理想切合实际;③具有积极进取的人生观和价值观,并以此有效地支配自己的心理行为;④有相对完整统一的心理特征。

三、心理干预概述

(一)心理干预与心理治疗的概念

心理干预(psychological intervention)指在心理学理论指导下对个体的心理活动、个性特征或行为问题有步骤、有计划地施加影响,使之向预期目标变化的过程。

心理治疗(psychotherapy)也称为精神治疗。一般认为,以医学心理学的原理和各种理论体系为指导,以良好的医患关系为桥梁,应用各种心理学技术和方法。经过一定的程序,改善被治疗者的心理条件与行为,增强抗病能力,重新调整与保持个性与环境之间的平衡。

(二)心理干预的目标

心理干预的总目标是使个体实现自我成长,改善心身状态,恢复健康,提高心理素质与生活质量。可从两个层面理解。

(1)身体健康层面。消除或改善各种心身症状,治愈、治疗缓解症状或辅助治疗疾病,预防疾病的发生或复发。

(2)心理健康层面。解决心理冲突,纠正错误认知、矫正不良行为,调整人际关系,改善认知、情绪、行为等。

(三)心理干预的特点

(1)自主性。个体必须自愿地为实验干预目标而努力,在专业人员的指导和帮助下,充分发挥主观能动性,主动参与心理干预的全过程。

(2)学习性。个体通过学习和自学,掌握一系列方法,以达到干预目的。

(3)实效性。专业人员根据人体的特点,进行有效的、人道的专业干预。

(四)心理干预的原则

心理干预必须遵循一定的原则,才有可能达到预定目标。

(1)和谐性。被干预者、专业人员、干预方法、环境之间必须相互和谐,即被干预者由适合的专业人员以恰当的干预方法在适当的环境进行干预,这种干预是有效的,能达到目标的。若被干预者在接受心理干预之前或同时已接受其他干预,还应注意心理干预与其他干预的配合方法、介入时机、和谐性等。

(2)针对性。这是心理干预取得效果的保证。专业人员应根据被干预者的心理状态、人格特征、背景情况包括年龄、性别、文化程度、家庭情况及社会文化背景等,诊断病情存在的具体问题(心理与身体问题、行为或社会适应问题等)选择最适合的一种或数种心理干预。

（3）计划性。心理干预应根据被干预者的具体情况,选用、设定干预的程序,包括采用的具体手段、步骤、时间、作业、疗程及目标等,并预测干预过程中可能出现的各种变化和将要采取的对策。在干预过程中,应详细记录各种情况和进展,形成完整的病案资料。

（4）灵活性。在心理干预的过程中,专业人员要密切观察被干预者的心身变化,灵活地根据新的情况变更干预方法和程序。同时,还要注意被干预者病情的特点、各种社会文化和自然环境因素对干预过程的影响。针对不同的个体或同一个体在不同的情况下,灵活地应用各种行之有效的干预方法。

（5）保密性。心理干预可能会涉及个人隐私,在心理干预工作中必须坚持保密的原则,除符合法律规定的证明外,治疗师不得将被干预者的具体材料泄露给任何个人或机构。即便在学术活动或教学等工作需要引用时,也应隐去其真实姓名。这也是从业道德的一部分内容。

（6）综合性。人类疾病往往是各种生物、心理、社会、自然环境因素共同作用的结果。进行心理干预时,应综合考虑是否同时结合其他能增加疗效的方法和手段,如整合多种心理治疗、药物、食疗、运动、理疗等措施,遇到本专业无法完全解决的问题时,应考虑寻求其他帮助,共同诊治。

（7）中立性。心理干预的目标是帮助被治疗者自我成长,恢复自立和健康。在心理干预的过程中,治疗师应始终保持"中立",不能替被干预者做出任何选择或决定。如被干预者往往会问"我应该跳槽吗?""我应该离婚吗?"这些都应由被干预者自己做出选择与决定。

（8）回避性。心理干预过程中,专业人员与被干预者之间的交谈是非常深入的,往往涉及个人的隐私,而专业人员必须保持中立,这些在亲朋好友或熟人中都难以做到,故一般回避为亲友或熟人进行心理干预。

四、心理治疗的程序

心理干预包括健康促进、预防性干预、治疗干预等,种类较多,方法丰富,其中心理治疗是最主要、常用的、严谨的、专业的心理干预方法。这里主要讲心理干预中心理治疗的程序。

1. 筛选与准备阶段

①详细的病历记录;②必要的问诊和体格检查等,了解是否存在躯体疾病所致的心理症状;③必要的心理测验;④评价来访者是否适合心理治疗,建立良好的治疗关系;⑤选择恰当的治疗场所。

2. 问题探索与判断阶段

探索问题的表现、问题的原因、问题的相关因素、要求与期望及判别被治疗者的心理行为问题。

3. 分析认识阶段

进行详细的治疗前测量和分析,以掌握患者治疗前的具体情况,包括以下两点:①测量与记录。在治疗师的指导下,被治疗者进行自我观察或监督,必要时可记录每天的心身状态。②功能分析。治疗师对记录的结果进行详细分析,寻找和证实心理行为问题与环境刺激之间的联系。

4. 治疗行动阶段

（1）选择治疗方法。选择时应考虑:①该治疗方法已被证实对该类问题有效;②已经考虑了之前各阶段所发现的各种相关因素;③被治疗者要求治疗的主动性;④被治疗者具备配合治疗的能力和条件。

（2）治疗阶段。①向被治疗者介绍对其问题的分析及诊断；②告知其问题的产生原因；③分析所收集的各种相关因素，指出与心理行为问题密切联系的因素，结合治疗理论简要说明；④讨论心理行为因素与躯体疾病或其他方面之间的相互关系，说明心理治疗的必要性；⑤介绍要采用的心理治疗的目的和原理，指出治疗成败的关键。

（3）实施治疗。治疗师与被治疗者要不断交流和充分沟通，提高其对问题的认识和参与性，以正确地贯彻和执行治疗方案。

5.疗效评价阶段

在治疗过程中，治疗师应随时对被治疗者的情况进行分析与评价，判断治疗进展，及时解决问题，必要时调整治疗方法或方案；经一段时间的治疗后，还应对治疗效果进行总的分析和评价，确定是否达到了预期的目标和终止治疗时间。

6.结束巩固阶段

治疗目标达到，治疗可结束。但不少心理行为问题容易复发，故应请被疗者定期复诊，以便指导其使用简单易行的技术预防复发。

五、心理治疗的常用技术

心理治疗技术包括经典心理治疗技术和新型心理治疗。

（一）经典心理治疗技术

1.精神分析治疗

精神分析治疗又称动力性心理治疗，关注和强调治疗过程中的互动关系，对治疗期间发生的任何事情都赋予意义，如治疗室的布置、座椅的角度、治疗时间的约定、每次治疗时间的设置、治疗师和求助者是否守约等。经典精神分析治疗在安静舒适的环境里进行，被治疗者躺在长沙发上，放松全身，精神分析师坐在患者的侧面或后面，避免让患者看见而引起情绪反应，但分析师则能够随时倾听和观察患者。精神分析疗法在青年和中年人中容易成功。年纪越大，其阻抗可能越高，分析难度增加。治疗师应尽量避免透露自己的个人情况，以利于移情关系的解决。

精神分析疗法可用于治疗各种神经症、癔症、某些心境障碍、适应障碍、人格缺陷者和心身疾病的某些症状，也可用于希望解决特定问题的正常人。适宜精神分析治疗的个体需对心理学有理解能力，善于语言沟通，对情感冲击有一定的承受能力，有良好的支持环境，愿意密切配合。

精神分析治疗因缺乏评判标准、结果难以重复、治疗时间较长、费用太大等，曾受到不少批评。现代的精神分析治疗已进行了修正和改善。

2.认知疗法

认知疗法（cognitive therapy）是以改变患者对事物的认知为主要目标的心理治疗的总称。国外将其定义为一种强调认识和改变负性思维和适应不良信念的内省疗法。产生于20世纪六七十年代。埃利斯（Ellis A）、贝克（Beck A）和迈肯鲍姆（Meichenbaum D）等分别创立的理性情绪疗法（rational emotion therapy），贝克认知疗法（Beck cognitive therapy）和自我指导训练（self-instructional training）等疗法，临床应用很广泛。

认知疗法的基本观点是强调认知过程是心理的决定因素，包括：①认知影响情绪与行为；

②认知可以调整和控制;③认知改变可以达成情绪与行为改变。即情绪和行为的产生依赖于个体对环境与事件的评价,评价源于认知的作用和影响,若认知存在不合理信念,则导致不良情绪和行为。认知疗法通过矫正不合理认知来纠正不良情绪和行为。主要用于抑郁症、各类神经症、依赖与成瘾、自杀倾向、人格障碍、心身疾病等的治疗或辅助治疗,亦可用于调整不良认知习惯。

3.行为治疗

行为治疗(behavior therapy)也称行为矫正(behavior modification),是以行为学习理论为依据的心理治疗。该理论认为正常或异常行为(包括外显不良行为和异常心理与躯体反应)是学习的结果,故通过新的学习,或改变、消除原有的学习可矫正。治疗目的是改善适应性目标行为的数量、质量和整体水平。将认知疗法与行为疗法整合,称为认知行为疗法,包括系统脱敏法、操作条件法、厌恶疗法、示范疗法、松弛疗法。

(二)新型心理治疗技术

1.生物反馈治疗

生物反馈(biofeedback)是借助生物反馈仪,将人体内不能被感知的生物活动变化信息,如皮肤电、皮肤温度、肌电、心率、血压、脑电等加以记录处理、放大并转换成能被理解的信息,如以听觉或视觉信号显示出来的过程。生物反馈治疗(biofeedback therapy)是个体通过对反馈出来的活动变化信号进行认识和体验,学会有意识地自我调控这些生物活动,达到调整机体功能和防病治病的目的。

常用生物反馈治疗的种类包括:①肌电反馈。患者根据所反馈出来的信息对骨骼肌做加强或减弱其运动的训练。用于治疗或辅助治疗各种失眠、焦虑、紧张性头痛、肌肉紧张或痉挛、原发性高血压、某些瘫痪患者的康复等。②皮肤电反馈。通过反馈训练,对皮肤电活动进行的随意控制,进而达到调节情绪的目的。用于改善焦虑和降低血压。③心率、血压反馈。通过训练,学会调控心率或血压,用于高血压病的治疗。此外,还有皮肤温度反馈、括约肌张力反馈、脑电反馈。生物反馈训练一个疗程一般需要 4～8 周,每周 2 次,每次 20～30 min。

2.暗示与催眠疗法

(1)暗示疗法(suggestive therapy):是利用暗示对病情施加影响使症状缓解或消除的过程。暗示疗法可直接进行或与其他治疗过程结合进行。其治疗方式有:①言语暗示。直接用语言将暗示的信息传达给患者。②药物暗示。利用药物的作用进行的暗示。如癔症性瘫痪给患者注射 10%的葡萄糖酸钙,在患者感到身体发热的同时结合言语暗示常有良好疗效。③操作暗示。通过对患者使用体检或某些仪器,或某种操作,配合语言暗示,使患者心理、行为发生改变。④环境暗示。使患者置身于某些特殊环境,对其心理和行为产生积极有效的影响。⑤自我暗示。即患者自己把某观念暗示给自己。如因情绪激动而失眠者,选择使人放松、安静的语词自我暗示,可产生一定的效果。

(2)催眠疗法催眠(hypnosis):是用言语或其他心理手段使人进入催眠状态的过程。催眠疗法(hypnotherapy)是使用催眠术使患者进入催眠状态,通过暗示和疏泄等手段治疗疾病的过程。催眠疗法是来自 18 世纪末奥地利的麦斯麦(Mesmer FA)的磁铁催眠术,人群中能进入催眠状态的人占 70%～90%,仅有 25%暗示性高的人能达到深度恍惚状态。5%～10%的人不能被催眠,催眠的生理本质至今未被阐明,故催眠治疗要慎用,催眠师必须经过严格的专业训练才能上岗。

3. 支持疗法

支持疗法(supportive therapy)又称一般性心理疗法,是一种以"支持"为主的心理治疗。支持疗法是治疗师应用心理学知识和方法,采取劝导、启发、鼓励、支持、同情、解释等方式,帮助和指导患者分析认识当前所面临的问题,使其发挥自己最大的潜能和优势,正确面对各种困难或心理压力,度过心理危机,从而达到治疗目的的一种心理治疗方法。该疗法是所有心理治疗的基础。

4. 家庭治疗

家庭治疗(family therapy)是以整个家庭为治疗对象的一种心理治疗方法,它把焦点放在家庭成员之间的关系上,而不是过分地关注个体的内在心理构造和心理状态,属于广义的集体心理治疗的范畴。家庭治疗包括:①结构性家庭治疗。重点是找出家庭成员间的沟通方式、权威的分配与执行、情感的亲近与否、家庭角色的界限是否分明等家庭结构中的偏差,并进行纠正。②动力性家庭治疗。基于精神分析理论,认为家庭的问题起源于各成员(特别是父母)早年的体验,着力于发掘治疗对象的无意识观念和情感与当前家庭中行为问题的联系,通过深层心理及动机的分析了解,使他们恢复"自知力",改善情感表达、满足与欲望的处理,促进家人心理成长。③行为性家庭治疗。着眼于家庭成员间的行为表现,建立具体的行为改善目标和进度,给予适当奖赏或惩罚,促进家庭行为的改善。④策略性家庭治疗。对家庭问题的本质进行动态性的了解,建立有层次、有秩序的治疗策略,改进认知上的基本问题,促使家庭成员采取积极行动,解决家庭问题。

家庭治疗的方法包括:①预备性会谈。了解家庭的构成情况和特点、家庭成员间的相互作用与相互效应方式。注意让每一个家人都参与谈话,畅所欲言,并仔细观察各种非语言表达的内容,主要包括家庭结构、家庭气氛、交流情况、调整的可能性。②治疗性会谈。每隔一段时间,治疗师与来诊家庭中的成员一起会谈。会谈时,要努力营造融洽的对话气氛,让所有的家庭成员都感到被尊重,能积极、自然地表达自己的态度与感受。针对在家庭评估时对家庭得出的一般印象和主要问题,采取相应的干预措施,特别要注意"问题"在保持家庭平衡上具有不可忽视的作用。在进行治疗性会谈时还要有技巧,如把握谈话方向,不纠缠于症状或缺陷,着眼于现在与未来并解决当前的问题。

5. 正念疗法

正念疗法(mindfulness therapy)是目前国内外的热点心理治疗之一,是以正念(mindfulness)为核心的各种心理疗法的统称。正念意为:有意识地觉察;专注于当下;不主观评判。以正念来修行禅定,称为正定。目前较为成熟的正念疗法包括正念减压疗法、正念认知疗法、辩证行为疗法和接纳与承诺疗法。正念疗法被广泛应用于治疗和缓解焦虑、抑郁、强迫、冲动等情绪心理问题,在人格障碍、成瘾、饮食障碍、人际沟通、冲动控制等方面的治疗中也有大量应用。

(苏 莎)

第十节　中老年人群健康管理

　　随着社会的不断进步和发展,老年人已不再简单地追求长寿,而是更加关注生命的质量,意识到健康寿命的重要性。健康老龄化的提出强调延长人的健康寿命,旨在开发和维持老年人最佳的心理、社会、身体的健康和功能。机体老化会导致老年性疾病,同时会使得老年人在心理上更加脆弱,容易引发焦虑、恐惧、抑郁等心理问题。因此,老年群体对卫生服务诸如医疗、康复、健康教育、心理疏导等都有着更多的需求。据测算,老龄群体消费的医疗卫生资源是其他人群的 3~5 倍,面对日益增多的老龄人口,医疗卫生服务资源压力增大,亟须通过健康管理改善老龄人口的健康状况和生命质量,缓解医疗资源的紧张和压力。

一、中老年人群的生理特点

　　人体进入中老年期,其身体各个生理功能均呈现衰退趋势。老年期典型特征就是"老",而人的老化体现最明显的是生理方面。这种生理特征的变化不仅是外观形态上的,还反映在人体内部的细胞和各大系统的变化上。然而生理特征的变化也会引发很多疾病。

(一)身体老化

　　老年人须发变白,脱落稀疏;皮肤变薄,皮下脂肪减少,出现皱纹;牙龈组织萎缩,牙齿松动脱落;骨骼肌萎缩,骨钙丧失或骨质增生,关节活动不灵;身高、体重随增龄而降低(身高在 35 岁以后每 10 年降低 1 cm),出现弯腰驼背的体征;指距随增龄而缩短;其他还有语言缓慢、耳聋眼花、手指发抖及运动障碍等。需要特别说明的是,上述这些变化依个体的健康状况、精神状态、生活质量不同而表现出差异。

(二)细胞组织、器官萎缩

　　日本学者长期研究认为,细胞数量的减少是导致衰老的主要原因。随着生理上的改变,脏器和组织的使用效率逐步降低,在人体机能上也会发生一些变化。

(三)储备力下降

　　正常情况下人体各器官均有一定的机能储备以应付各种紧急情况,老年人的肌肉、心、肺等储备力较年轻人低,故快步行走或活动量较大时会出现气短、心悸等不适感。老年人的心脏血流出量较年轻人低 35%,因此,当老年人遇到一些额外负荷时(如寒冷、发热、疲劳、感染等),常会发生心痛、心肌梗死、心力衰竭等严重后果;而在同样负荷下,年轻人则完全可以承受。所以,老年人的机能储备减少是机体疾病易感性增高的原因之一。

(四)适应能力降低

　　老年人对内外环境的适应能力大大降低。人体对外环境的抵抗力包括免疫防御、自稳、监视等免疫机能和对高温、寒冷、创伤、射线、疲劳等非特异性伤害性刺激的承受能力。老年人的这种抵抗力大大减弱,适应环境的能力降低,使老年人疾病的易感性大大增加,这是老年期感染性疾病、肿瘤等常见病的发病基础。

(五)反应迟钝,活动能力下降

　　老年人的各种感觉器官的结构与功能都有不同程度的衰退,记忆力下降、体力减弱,运动的灵敏性、准确性降低,从而使老年人反应迟钝、活动能力减弱,稍有不慎,跌倒、骨折、外伤等意外事故常会发生并产生严重后果。

二、中老年人群的健康风险

人的生命过程有着既定规律,每个人都是随着年龄的增长而经历着生、长、壮、老整个生命周期。人到中年,无论男女,机体功能都开始由盛转衰,加上工作和生活的双重压力,中年阶段就面临了多种健康危机。许多老年性疾病不是突然发生的,而是由中年的健康危机逐渐演变而成的。中年时期虽然在生理上是一个由盛转衰的过渡时期,但其生理特点与老年时期还是有很大的不同,即使逐渐呈现出一些衰弱的表现,但远比老年人要气血旺盛,在这个时期通过健康管理预防早衰和老年性疾病的效果会更好。明代著名医学家张景岳在《景岳全书》中指出早衰的产生是由于不知摄生,耗损精气,所谓"残伤有因,唯人自作",同时提出"修理中年,以求振兴"的养生法。可见中年时加强调养的重要性,科学的健康管理对于避免早衰、预防老年性疾病、提高生活质量具有很大的意义。

全球疾病负担中至少有1/3归因于吸烟、过度饮酒、高血压、高胆固醇和肥胖,而最大死因的心血管疾病有3/4以上归因于吸烟、高血压和高胆固醇。尽管如此,不同年龄阶段的健康风险因素还是具有较大差异。

(一)身体成分变化

随着年龄增长,机体组织发生着很大变化,机体的水分含量、组织、骨量会随之减少,脂肪重量随之增加,特别是腹部脂肪堆积,这些变化开始于40岁以后。40~50岁开始,人体的骨量和骨密度逐渐下降,女性在绝经期后下降速度加快。随年龄增长骨骼的强度减低,脆性增加。骨骼重塑时间延长,骨矿物质沉积速率下降,这意味着一些轻微的外伤都可能导致骨折,尤其是在长骨近端和脊柱。

"正常老化"的典型变化是肌肉和骨骼减少、总脂肪量增加和中心性肥胖,变化的程度取决于遗传基因、生活方式、疾病相关因素等的综合影响。即使没有疾病症状,营养与身体成分的变化也会对新陈代谢、心血管和骨骼肌功能产生负面影响。老年的个体遗传易感性、生活方式选择、累积疾病负担、意外事故和治疗不当因素等交织在一起,决定了当前健康状况以及未来几年的预后。

(二)肥胖

肥胖患病率在所有年龄群体中都呈现持续增加的趋势,其中,中老年人群更容易发生肥胖。肥胖自1986年开始被列为疾病并成为仅次于吸烟的可预防健康危险因素。肥胖存在性别差异,女性BMI>30的比例比男性更高。肥胖的患病率和体脂增加在男性40岁和女性50岁时达到峰值,男性比女性提早了10年。随着年龄的增长,人体的体重减轻,但内脏脂肪会增加。尽管全身性肥胖与病死率、骨关节炎、心血管疾病、运动伤害有关,内脏肥胖其实比全身性肥胖的代谢性风险更大,随着年龄增加的脂肪向心性分布与慢性代谢及心血管异常有关。

肥胖与许多疾病和健康问题有关,包括高血压、2型糖尿病、心脏病、骨关节炎、血脂紊乱、睡眠障碍、抑郁、脂肪肝、代谢综合征和死亡风险的增加。老年人肥胖率增加的主要问题是进食过多、体力活动减少和静息代谢率改变。体力活动少被认为是肥胖的主要原因之一,反过来,超重或肥胖更可能使人发生各种功能障碍,包括躯体运动障碍和日常生活活动减少。中年肥胖将使他们以后的日常生活活动受限的概率增加2倍。进入老年期以后,人体的活动水平比年轻时降低了20%,相比于男性,女性的代谢率变化不大,因为她们更多地承担了家务工作。

（三）高血压

全球超过 25％的人口患高血压疾病或者血压值升高，中老年人群中，80％～90％的人会终生存在患高血压疾病的风险。高血压是冠心病、脑卒中、心肌梗死的主要危险因素。盐摄入量过高是高血压的危险因子，钠盐摄入过多时，主要通过提高血容量使血压升高。世界卫生组织建议每人每天钠盐的摄入量应该小于 5 g，我国居民普遍吃盐多，所以《中国居民膳食指南（2016）》推荐成人每天食盐摄入量不超过 6 g，但实际上我国居民每人每天食盐平均摄入量＞10 g。

肥胖和体力活动过少会引起血压升高。肥胖通过增加全身血管床面积和心脏负担，引起胰岛素抵抗而导致血压升高。体力活动过少可以引起中心性肥胖、胰岛素抵抗以及自主神经调节功能下降，从而导致高血压发生。大量饮酒者其高血压发病率是非饮酒者的 5 倍，同时大量饮酒会减弱降压药的降压效果。人的心理状态和情绪与血压水平密切相关，中年人群紧张的生活和工作节奏，长期焦虑、烦恼等不良情绪，更容易诱发高血压。高血压患者如果其情绪长期不稳定，也会影响抗高血压药物的治疗效果。

（四）膳食不合理

不合理的膳食行为包括饮食过多、饮食过少、饮食不规律，这些不健康的行为都会影响人体健康，如进食过多可能引发高脂血症、冠心病、高血压、糖尿病、某些恶性肿瘤等，饮食过少可能导致慢性疲劳、内分泌紊乱、低血糖、神经性厌食等，进食不规律则会造成胃肠道疾病、肥胖症等。合理的营养对保持身体健康、器官功能和身体完好状态非常必要。

不合理的膳食行为会导致中老年人出现营养不良，营养不良包括营养不足、营养过剩。老年人经常食用高能量的食品，即使进食量很少，也可能会导致能量摄入过多，体重增加。故超重或肥胖并不完全意味着营养过剩，也有可能是缺乏身体健康所需要的充足营养素，导致营养不良。老年人合理膳食、平衡营养是健康饮食的核心。中老年人在饮食上应做到少量多次用餐、合理安排饮食、摄入足够的蛋白质、主动足量饮水。

（五）运动缺乏

世界卫生组织研究显示，全球超过 1/4 的成年人（约 14 亿人）缺乏锻炼，缺乏体育运动是世界范围内导致过早死亡的主要危险因素之一，久坐的工作方式和懒于运动的生活习惯使得每年 200 多万人死于因运动缺乏导致的相关疾病，同时增加了心血管疾病如高血压、冠心病、癌症和糖尿病、肥胖等非传染性疾病的风险。研究显示，适当增加运动可以改善肌肉和心肺健康、让骨骼更强壮、控制体重，还可以降低患上高血压、心脏病、中风、糖尿病、抑郁症和各种癌症的风险等。

影响老年人参与体育锻炼的主要因素包括：急、慢性疾病及残疾；护理患者的配偶或家人缺乏兴趣；缺乏家庭和健康护理团体的支持；害怕受伤或夸大危险；经济拮据；地理或环境限制；缺乏恰当的运动器材；缺乏关于运动的教育；感觉没有时间；心理原因；增值效益降低；社会观念影响；交通不便；等等。

（六）吸烟

一支香烟内含有几千种不同的化学物质，其中有 69 种是已知致癌物质，所以每吸一支烟就意味着吸收了致癌物质，能使人的寿命缩短 5～15 min。世界上 30％的癌症由吸烟引起，吸烟者开始吸烟的年龄越早、年限越长、数量越多，喉癌、口癌、胰腺癌等癌症的发生率就越高。研究显示，一手烟和二手烟均对于人体的健康具有同等危害。吸烟还是心血管疾病三大危险因素之一,会促进动脉硬化而明显增加心脑血管疾病的患病率和病死率。烟草中的尼古丁还能使人减少食欲,特别是吸烟量大的中老年男性群体,容易导致营养不良或者营养失衡。

(七)过量饮酒

研究发现,进餐时饮用葡萄酒有利于心血管健康,葡萄酒中含有一些能够预防血液凝块、具有抗血栓活性的有益物质,能够松弛血管壁、防止低密度脂蛋白氧化、提高高密度脂蛋白水平,预防心脏疾病。法国人心脏病的发病率要低于其他一些欧洲国家居民,主要得益于其饮食结构中红葡萄酒的比例高。目前,人们认识到饮酒有益于心脏和循环系统,也能预防糖尿病和胆石症。与啤酒或烈酒相比,葡萄酒对人体的益处更大。

但饮酒一定要适量,酒精对食管和胃的黏膜损害很大,会引起黏膜充血、肿胀和糜烂,导致食管炎、胃炎、溃疡病。过量酒会损伤心脏、肝脏、胃肠、大肠、乳房等组织,目前已发现乳腺癌、大肠癌与过量饮酒有关。

摄入较多酒精对人的记忆力、注意力、判断力、功能及情绪反应都有严重伤害。此外,过量饮酒可能会导致跌倒、交通事故、治安事件等的发生。长期酗酒还会造成身体营养失调和引起多种维生素缺乏症。因为酒精中不含营养素,经常饮酒者会食欲下降,进食减少,势必造成多种营养素的缺乏,特别是维生素 B_1、维生素 B_2、维生素 B_{12} 的缺乏。男性酗酒的可能性是女性的 2 倍,配偶酗酒的女性,其过量饮酒的可能性会更高。与男性相比,女性酗酒后更容易出现机体功能损伤或者疾病,例如肝硬化、心肌病和神经疾病。

(八)睡眠困难

据世界卫生组织调查,全球约有 27% 的人存在睡眠问题,中国有睡眠问题的人群占到 38%。长期睡眠不足会出现记忆力下降,伴随神经元细胞营养不良、萎缩乃至凋亡,与血管疾病的发生直接相关。产生睡眠问题的原因很多,比如某种睡眠障碍、躯体疾病、生活方式、环境因素、情感因素等。

人到中年常会感到累,主要源于工作和家庭的双重压力。中年人群作为工作中的骨干力量,不仅工作负荷大,还要面对复杂的人际关系和年轻同事的冲击,担心会被社会和职场所淘汰。中年人是家庭中的主心骨,他们要扮演多重角色,既是丈夫或妻子,又是父亲或母亲,还是儿子或女儿,多重角色之间的转换很容易使人产生疲惫厌倦的心理。男性群体比女性群体的睡眠障碍大约平均要早 10 年。过度的压力及应对压力的透支性行为会造成睡眠困难、睡眠时间减少、睡眠质量下降等问题。

老年人群中的睡眠问题更为常见,他们要花较长的时间才能入睡,睡眠变浅,夜里经常会频繁醒来,也容易早醒。

三、中老年人的健康管理

中老年人的健康风险因素主要体现在身体老化、慢性疾病、膳食不合理、运动缺乏、吸烟及过量饮酒的不良生活习惯、睡眠障碍等。针对常见的健康风险因素,提出相应的健康管理措施,主要包括合理膳食、运动管理、体重管理、戒烟限酒、睡眠管理等。

(一)合理膳食

食物是人类维持生命及活动的重要能量、营养素来源,食物也给人们带来了美味的享受和快乐的感觉。科学饮食、平衡膳食、合理营养、促进健康已成为社会的基本需求,也是健康的核心要素。《中国居民膳食指南(2016)》是根据营养学原则,结合我国实际制定的平衡膳食指导性意见,对我国居民的健康饮食具有重要的指导作用。随着年龄的增加,老年人的器官功能出现渐进性的衰退,如牙齿脱落、味觉反应迟钝、消化液分泌减少、消化吸收能力下降等。这些改变会明显影响老年人食物摄取、消化和吸收的能力,使得老年人营养缺乏和慢性非传染性疾病发生的风险增加。《中国老年人膳食指南(2016)》根据老年人的生理特点、健康状况和营养需求提出适应老年人特点的膳食指导内容即食物要粗细搭配、松软、易于消化吸收预防营养缺乏;合理饮食,提高生活质量;维持适宜体重,重视预防营养不良和贫血;摄入充足食物,鼓励陪伴进餐。老年人膳食指南旨在帮助老年人更好地适应身体功能的改变,努力做到合理营养、均衡膳食,减少和延缓营养相关疾病的发生和发展,延长健康生命时间,促进我国早日实现健康老龄化。

(1)少量多次用餐。老年人每天应摄入充足的食物,食物要多样,至少 12 种,老年人每天进餐次数可采用三餐两点制或三餐三点制,并且每天用餐最好定时定量。饭菜应少盐、少油、少糖、少辛辣,以食物自然味来调味,色香味美、温度适宜。

(2)合理安排饮食。根据老年人吞咽、咀嚼状况,合理选择食物和适宜的烹调方法,促进食欲保证食物摄入充足。日常膳食中如果食物摄入不足,可以合理利用营养强化食品来进行弥补。对于有吞咽障碍和 80 岁以上老人,可选择细软食物,进食过程中要细嚼慢咽、预防呛咳和误吸。尽量少饮酒和浓茶,避免影响营养素的吸收。出现贫血,钙和维生素 D、维生素 A、维生素 C 等营养素缺乏的老年人,应在营养师和医生的指导下,选择适宜自己的营养素补充剂。

(3)摄入足够蛋白质。鱼虾类、禽肉和猪、牛、羊肉等动物性食物都含有消化吸收率高的优质蛋白以及多种微量营养素。建议老年人天天喝奶,多吃大豆及其豆制品,摄入足够的蛋白质,但是有高脂血症和超重肥胖倾向者应选择低脂奶、脱脂奶及其制品,乳糖不耐受的老年人可以考虑饮用低乳糖奶、舒化奶或酸奶。

(4)主动足量饮水。老年人群每天主动饮水,不要感到口渴时才饮水,应养成定时主动饮水的习惯。研究显示,足量的饮水会减少阿尔茨海默病的发生。建议每天的饮水量应不低于 6 杯水(1 200 mL),以 7~8 杯水(1 500~1 700 mL)为宜,可以少量多次饮水。清晨起床喝一杯温开水,睡前 1~2 h 喝一杯水,运动前后要饮水。饮水首选温热的白开水,也可根据个人情况,选择饮用淡茶水。

(二)运动管理

运动缺乏会增加心血管疾病如高血压、冠心病、癌症和糖尿病、肥胖等非传染性疾病的风险,故以体力活动和体育锻炼作为促进各年龄层人群健康和预防疾病的主要手段已经被广泛接受。体力活动的益处很多,定期参与体力活动的人总体上更健康,与缺乏体力活动的人相比,积极锻炼的中老年人总病死率更低,机体功能更健康,跌倒的危险更小,认知能力更好。体力活动有助于预防中老年常见慢性病,属于一级预防。

运动管理的措施是制定运动处方,同时鼓励中年人尽可能多运动,帮助老年人积极参加户外活动。

1.运动处方

运动处方是一种有计划的、专业性的运动设计,用以达到个性化的令人满意的效果。运动处方包括推荐的运动类型,每种运动的强度、频率和持续时间。制定合理可行的个性化的运动处方之前,对健康水平和不足之处进行评估至关重要。中老年人运动处方制定步骤与方法如下。

第一步:根据既往病史、生理状况和个人爱好评估运动需求和目标。

第二步:识别运动行为改变的意愿。

第三步:就运动的现况提供适当的咨询服务。

第四步:识别运动相关不良事件发生的潜在风险。

第五步:根据相关风险优选体育活动需求。

第六步:开出运动处方和运动量事宜的处方。

第七步:提供培训、设备的建议和选择,以及安全措施。

第八步:建立可接受的行为计划,并将计划转变成行为。

第九步:监控依从性、效益和不良事件。

第十步:根据健康状况、目标、行为阶段的变化修改运动处方。

健康管理者在建立个性化行为计划的同时给出运动处方,整个过程被管理者需要全程参与,双方共同将运动目标分解成可以量化的单元。运动计划除运动处方外,还应每周填写运动日记,建立激励机制,及时反馈运动情况。提前评估一些可能发生的情况,比如生病、外出等,在问题出现前尽早做好计划进行管理。每次访问时应该对锻炼计划的依从性进行评估,使出现的问题和障碍能够被早期发现和解决。

对中老年人的运动管理,只是明确目标和提出适宜的运动措施是不够的,行为矫正才是运动计划成功的核心。行为矫正是一种改变行为的系统方法,通过学习新的生活方式的技术和技能,使生活方式更加健康。

2.鼓励中年人尽可能多运动

生命在于运动,所有成年人都应该积极参加运动,并且都能从中获得好的收益。无论什么年龄、无论身体状况如何,完全不运动都是对身体健康有害的。健康管理者应鼓励每个人在自己情况允许的条件下多参加运动。

(1)对于刚开始实施运动计划的新人,最好采取逐步渐进的方法。完全久坐的成年人要开始定期锻炼,建议刚开始每次只做一项新的体育活动,这样可以提高依从性。

(2)做一个全天计划很有帮助,把运动目标分为几个部分,在一天的不同时段完成。看电视或其他静坐活动时可以同时练习灵活性、抵阻力,可以用爬楼梯来替代电梯或自动扶梯。

(3)选择安全的环境,穿着合适舒服的衣服和鞋,有助于成功地适应积极运动的生活方式。

(4)选择各种有趣的活动是让健身成为日常生活一部分的有效方法。

3.帮助老年人积极参加户外活动

(1)每天户外锻炼1~2次,每次30~60 min,或每天活动量折合应达到至少6 000步。

(2)运动量应根据自己的体能和健康状况随时调整,量力而行,循序渐进。强度不要过大,运动持续时间不要过长,可以分多次运动,每次不少于10 min。最好要有运动前的热身准备和运动后的整理活动,避免运动不当造成的损伤。

(3)以轻度的有氧运动(慢走、散步、太极拳等)为主,身体素质较强者,可适当提高运动的强度,如快走、广场舞、球类等。

(4)活动的度以轻微出汗为宜。

(三)戒烟限酒

吸烟、酗酒是常见的,对人类健康造成极大危害的成瘾行为,如何转变、控制乃至消除这类行为,是健康管理工作的重大问题。

1.积极戒烟

鼓励吸烟者积极戒烟,戒烟越早越好,任何年龄戒烟都能从中获益。控烟策略包括制定公共卫生政策、建立支持环境、加强健康教育及社区行动、发展个人技能及调整卫生服务方向5个方面。针对不同地区不同人群的具体策略有不同侧重。

具体戒烟事项:①让吸烟者了解吸烟的危害和戒烟的益处,尽早戒烟。②吸烟者决定戒烟后,正式向亲朋好友宣告戒烟,寻求周围人的帮助和支持。③戒烟门诊提供戒烟咨询和帮助。④吸烟者可以通过各种有益的方式帮助克服烟瘾,如锻炼、深呼吸、饮水、吃零食等。⑤吸烟者在戒烟过程中可能出现不适症状,必要时可寻求专业戒烟服务。

2.饮酒应限量不酗酒

在节假日、喜庆和交际的场合,人们饮酒是一种习俗。无节制的饮酒会使食欲下降,食物摄入量减少,以致发生多种营养素缺乏、急慢性酒精中毒、酒精性脂肪肝,严重时还会导致酒精性肝硬化。过量饮酒还会增加患高血压、脑卒中等疾病的危险,并可导致事故及暴力的增加,对个人健康和社会安定都是有害的,故应该严禁酗酒。若一定要饮酒可以饮用低度酒,并控制在适当的量,建议成年男性一天饮用酒的酒精量不超过 25 g,成年女性一天饮用酒的酒精量不超过 15 g。孕妇和儿童青少年应忌酒。

(四)睡眠管理

健康睡眠对每一个人都很重要,良好的睡眠能消除全身疲劳,使脑神经、心血管、内分泌、消化、呼吸等功能得到休整,增强免疫功能,提高对疾病的抵抗力。要保持健康睡眠,首先要养成良好的睡眠习惯,其次要正确应对睡眠障碍。

1.养成良好的睡眠习惯

(1)睡眠时间。正常人睡眠时间一般在每天 8 h 左右,体弱多病者应适当增加睡眠时间。晚上 11 点前入睡,早上起床不宜太晚。

(2)睡眠方向。睡觉要头北脚南。人体随时随地都受到地球磁场的影响,睡眠的过程中大脑受到磁场的干扰。人睡觉时采取头北脚南的姿势,使磁力线平稳地穿过人体,最大限度地少地球磁场的干扰。

(3)睡眠姿势。因为人体的心脏在身体左侧,向右侧卧可以减轻心脏承受的压力。弓形睡姿能够减少地心对人体的作用力,让人感觉更加轻松舒适。

(4)睡眠环境。卧室环境应安静且舒适,光线温度适宜。卧室里应该尽量避免放置过多的电器,以确保休息中人脑不受太多干扰。床上用品以舒适为主,枕头高度适中,不要佩戴手表等物品睡觉。

(5)睡前习惯。睡前不宜吃得太饱,睡前几小时内不要服用兴奋物质如浓茶和咖啡,最好不要饮酒,同时睡前避免剧烈运动,需有规律地进行体育锻炼。

2.克服睡眠障碍

(1)营造舒适的睡眠空间。睡眠期间尽可能消除或减少噪声源的影响,卧室内悬挂避光效果好的窗帘,保持适宜的室内温度和湿度。

(2)通过倾诉、宣泄、交流等方式缓解中年人的工作和生活压力,从根源上解决睡眠问题,对于严重的失眠者建议去医院进行诊疗。

(3)通过一些促进睡眠的方法帮助中老年人提高睡眠质量,促进中老年人睡眠的方法。

(苏　莎)

第十一节　非酒精性脂肪性肝病的健康管理

非酒精性脂肪性肝病（non-alcoholic fatty liver disease，NAFLD）指在影像学检查或肝脏活检时存在肝脏脂肪堆积（肝脏脂肪变性），且无脂肪堆积的继发原因（如过度饮酒、病毒性肝炎、某些药物等）。患者通常存在营养过剩、胰岛素抵抗（Insulin resistance，IR）和代谢综合征（metabolic syndrome，MetS）等相关表现，但也可发生在体重指数（body mass index，BMI）正常的个体。NAFLD 的疾病谱包括非酒精性肝脂肪变、非酒精性脂肪性肝炎（non-alcoholic steatohepatitis，NASH）、肝硬化和肝癌。非酒精性肝脂肪变仅以肝脏脂肪变性为特征；NASH 的特点是有肝细胞损伤和炎症的组织学证据，有或没有纤维化；当肝细胞坏死和纤维化进一步发展出现特征性假小叶形成时，就被称为肝硬化。NAFLD 不仅与肥胖、糖尿病、血脂异常和高血压等代谢性合并症密切相关，还与心血管疾病（cardiovascular disease，CVD）和恶性肿瘤的高发相关。

一、危险因素

NAFLD 是一种具有遗传易感性并受多种环境因素影响的复杂疾病。

（1）年龄。NAFLD 的患病率随着年龄的增长而增加，从 30 岁到 60 岁达到高峰时，患病率从 22% 上升到 30%。

（2）性别。不同性别 NAFLD 患病率存在差异，有研究报道称 NAFLD 在男性中的患病率几乎是女性的两倍。

（3）种族。根据最近的一项系统评估，中东地区（32%）和南美洲（31%）的 NAFLD 患病率最高，其次是亚洲（27%）、美国（24%）、欧洲（23%）和非洲（14%）。

（4）生活方式。进食高热量、富含果糖和（或）饱和脂肪的饮食，缺乏体育锻炼。

（5）疾病史。NAFLD 被认为是 MetS 在肝脏的表现，约 70% 的 NAFLD 患者表现出 MetS 相关的代谢紊乱。MetS 以及 MetS 组分，如肥胖、血脂异常、糖尿病和高血压都是强烈的危险因素。儿童期或青春期超重或肥胖，是成年人发生 NAFLD 的重要危险因素。肌肉衰减综合征（肌少症）与 BMI 正常者和肥胖症患者脂肪肝的发生都独立相关。

（6）遗传。PNPLA3 和 TM6SF2 等基因突变与 NAFLD 相关。PNPLA3 SNP（single nucleotide polymorphism，单核苷酸多态性）的患病率在西班牙裔人群中最高，并导致该人群中 NAFLD 的患病率更高。PNPLA3I148M 和 TM6SF2E167K 基因多态性一直被认为是 NAFLD 最常见的遗传决定因素，并与肝脏脂肪变性、肝病的严重程度以及 NAFLD 肝硬化和肝癌的风险相关。

二、健康管理方案

（一）危险因素评估和管理

鉴于肥胖症、血脂异常、糖尿病、高血压和 MetS 是 NAFLD 患者疾病进展的危险因素，需加强其筛查及监测。建议 NAFLD 患者定期监测 BMI 及腰围、血压、血脂、空腹血糖及糖化血红蛋白，必要时行 24 h 动态血压监测及口服 75 g 葡萄糖耐量试验，预防和治疗上述危险因素及其并发症。

除了 PNPLA3I148M 基因多态性相关的 NAFLD 以外,IR 几乎是 NAFLD 的共同特征。无糖调节受损或糖尿病的 NAFLD 患者可以通过稳态模型评估的胰岛素抵抗指数(homeostasis model assessment-insulin resistance,HOMA-IR)评估胰岛素敏感性。HOMA-IR = 空腹血糖水平(mmol/L)×空腹血胰岛素水平(μU/mL)/22.5。正常成人 HOMA-IR 大约为 1。随访中 HOMA-IR 下降预示 NAFLD 患者代谢紊乱和肝脏损伤程度改善。

(二)疾病评估和管理

1. 疾病评估

当有以下 1 种或多种发现时,应怀疑 NAFLD。①有 MetS 或 MetS 危险因素的患者,如肥胖、血脂异常、糖尿病和高血压。近期体重和腰围增加的 BMI 正常的人群。②肝酶水平(血清 ALT 及 GGT)持续异常。③超声、CT 或 MRI 等影像学检查提示肝脏脂肪变性。

2. 疾病管理

(1)减重。治疗 NAFLD 及其合并症的首要目标是减重,减轻 5% 体重可以改善肝脏脂肪变性和相关的代谢参数;减轻 7%~10% 体重能显著降低血清转氨酶水平和改善 NASH;减轻 10% 体重并维持 1 年能逆转肝纤维化。

1)饮食应以每日 2092.9~4185.8 kJ(500~1 000)kcal 的能量缺口为目标,以达到每周 0.5~1 kg 的减重。建议适量脂肪和碳水化合物的平衡膳食,限制含糖饮料、糕点和深加工精致食品,增加全谷类食物、ω-3-多不饱和脂肪酸以及膳食纤维摄入;一日三餐定时适量,严格控制晚餐的热量和晚餐后进食行为。

2)据报道,与低脂肪和低碳水化合物饮食相比,地中海饮食可以改善肝脏脂肪沉积。地中海饮食是一种营养模式,它起源于地中海周边的国家。虽然不同国家和地区因文化、种族、宗教和农业的不同可能会有不同的地中海饮食模式,但常见的地中海饮食模式主要包括食用未经加工的谷物、蔬菜和新鲜水果、橄榄油和坚果;适量食用鱼类、白肉和豆类;限制红肉、加工肉类和甜食;适量饮用红酒。

3)患者应选择自身感兴趣且能够坚持的体育锻炼方式,例如:中等量有氧运动,每天 30 min,每周 5 次;或者高强度有氧运动,每天 20 min,每周 3 次;同时做 8~10 组阻力训练,每周 2 次。有氧运动和阻力训练都可以减少肝脏中的脂肪;每周超过 150 min 的体育活动可使转氨酶显著下降。

4)对于 3~6 个月生活方式干预未能有效减肥且 BMI≥30 kg/m^2 或 BMI≥27 kg/m^2 伴有高血压、糖尿病、血脂异常等合并症的患者,可以考虑应用奥利司他等药物减肥,但需警惕减肥药物引起的不良反应。

5)减肥手术可最大程度地减肥和长期维持理想体重。针对欧美人群,BMI≥40 kg/m^2 的重度肥胖患者或伴有合并症的中度肥胖患者(35 kg/m^2≤BMI<40 kg/m^2)应考虑减肥手术;轻度肥胖患者(30 kg/m^2≤BMI<35 kg/m^2)如果保守治疗不能有效控制代谢和心脑血管危险因素也可以考虑减肥手术。亚裔人群的 BMI 阈值应下调 2.5 kg/m^2。在 2015 年一项对活检证实的 NASH 患者的前瞻性研究中,减肥手术后随访 1 年时近 85% 的患者 NASH 消失;对于生活方式改变无效的病态肥胖伴 NASH 患者,减肥手术可以作为一种治疗选择。

(2)免疫。美国疾病控制与预防中心建议患有慢性肝病的患者接种肺炎球菌、甲型肝炎和乙型肝炎疫苗。

(3)饮酒。NAFLD 患者不应大量饮酒。

(4)药物。NAFLD 患者应避免使用具有肝脏毒性的药物,慎用保健品。

(三)疾病监测和随访

①NAFLD 患者起病隐匿且进展缓慢,NAFLD 的最佳随访间隔时间是不确定的。对于没有代谢危险因素的患者,可以考虑每 2～3 年随访一次,进行肝脏超声检查、转氨酶检测和肝脏瞬时弹性成像评估。对于有代谢危险因素的患者,可以考虑每年随访一次,进行上述检查。②NASH 患者肝纤维化一般 7～10 年进展一个等级。NASH 患者,根据其纤维化的严重程度,每 6～12 个月重新评估纤维化。通常采用无创方法,但如果有临床需要,可能需要或重复肝活检。③间隔纤维化和肝硬化是 NAFLD 患者肝病不良结局的独立预测因素。鉴于在进展期纤维化和肝硬化患者中,肝脏相关死亡占 60%,因此,进展期纤维化或肝硬化患者应定期接受超声检查、转氨酶和肝癌标志物检测和肝脏瞬时弹性成像评估,每 6 个月进行一次。根据美国肝病研究协会实践指南,肝硬化患者还应筛查及监测胃食管静脉曲张。④鉴于 NAFLD 患者的死亡通常是由 MetS 的常见危险因素导致的心血管疾病引起的,而非肝脏性恶性肿瘤是第二大死因,因此,建议 NAFLD 患者定期评估心脑血管事件和恶性肿瘤的发病风险。

(苏　莎)

第十二节　肥胖症的健康管理

肥胖症是一种以体内脂肪储存过多和(或)分布异常为特征的慢性代谢性疾病,通常伴有体重增加。肥胖症是 2 型糖尿病、高血压、血脂异常(高甘油三酯血症和低高密度脂蛋白血症)、心血管疾病和某些肿瘤的公认危险因素,且随着肥胖程度的加剧,其危险呈上升趋势。肥胖还与全因病死率的增加有关。

根据发病机制和病因,肥胖可分为单纯性肥胖和继发性肥胖两大类。单纯性肥胖又称原发性肥胖,指无其他疾病病因的肥胖,可能与遗传、生活方式有关,其根据发病年龄和发病机制又可分为体质性肥胖(幼年起病性肥胖)和获得性肥胖(成年起病性肥胖)。继发性肥胖指继发于其他疾病或服用药物导致的肥胖,比如下丘脑、垂体、肾上腺、性腺或甲状腺疾病,服用精神类药物、糖皮质激素等药物所致的肥胖。本节重点介绍单纯性肥胖。

另外,根据脂肪储存部位,肥胖可分为中心型肥胖和周围型肥胖。中心型肥胖又被称为腹型肥胖,是以腹壁和腹腔内脂肪堆积为特征的肥胖,患者腰围增粗,呈现"苹果型"肥胖。中心型肥胖的患者患糖尿病等代谢性疾病和心血管疾病的风险大。周围型肥胖患者的脂肪主要堆积在臀部和大腿部,呈现"梨型"肥胖。

一、危险因素

1.遗传因素

肥胖具有明显的家族聚集性,提示遗传因素在肥胖的发生、发展中起重要作用,但至今未能明确其遗传方式和分子机制。编码瘦素(leptin)的 OB 基因、编码瘦素受体的 LEPR 基因、编码阿黑皮素原的 POMC 基因、编码激素原转换酶 1 的 PC1 基因、编码黑皮素 4 受体的 MC4R 基因出现基因突变可不依赖环境引起显著肥胖,上述基因突变所致的肥胖被称为单基因肥胖,其特点是早发性极度肥胖。此外,还有一些存在肥胖表型的遗传综合征,如 Laurence-Moon-BiedL 综合征和 Prader-Willi 综合征可导致肥胖。虽然肥胖具有遗传倾向,但大多数肥胖并非单基因疾病,而是多基因及环境因素共同参与的代谢性疾病。

2.环境因素

①进食多,进食富含中性脂肪及糖类的高热量食物使能量摄入过多。②久坐少动的生活方式使能量消耗减少。③胎儿期母体营养不良,出生时低体重儿,或婴幼儿期处于营养不良状态,在成年期暴露于高热量饮食结构和缺乏体力活动的环境中时,也容易患肥胖症。④有不少人戒烟后会出现体重增加。1 g 酒精可产生约 29.3(7 kcal)能量,因此,饮酒可导致能量摄入过多。⑤ 部分有慢性压力和消极情绪的人可出现食欲增强,甚至贪食,并最终导致肥胖。⑥睡眠不足或睡眠不规律的人更容易出现肥胖。⑦社会文化因素通过饮食习惯和生活方式影响肥胖的发生。

二、健康管理方案

(一)危险因素评估

①肥胖家族史;②肥胖的起病年龄和进展速度;③饮食模式和可能存在的进食紊乱(暴食症,贪食症,夜间进食综合征);④体力活动方式和频率;⑤ 是否存在抑郁等情绪障碍;⑥其他因素,如继发性肥胖病因、药物、社会心理因素、慢性压力、睡眠障碍、戒烟等。

(二)疾病评估和管理

1.目标

体重管理目标包括促进体重减轻和维持,预防体重反弹,预防和控制合并症,减少健康风险。除了关注体重的减少,还应关注腰围和身体成分的改善,主要是减少脂肪量,改善和维持去脂体重(Fat-free Mass,FFM)。治疗目标还包括合并症的管理,如血脂的管理、2 型糖尿病患者的血糖控制、高血压患者的血压控制、肺疾病如睡眠呼吸暂停的管理,注意骨关节炎的疼痛控制和活动需求、管理心理障碍包括情感障碍、信心不足和身体形象干扰。肥胖管理可以减少药物治疗合并症的需要。患者应该明白,由于肥胖是一种慢性疾病,体重管理将需要持续一生。

2.体格检查

①所有成年人应每年测量体重和身高(据此计算 BMI)、腰围;②寻找是否存在作为胰岛素抵抗标志的黑棘皮病。

3.评估肥胖相关疾病

①检测血压;②空腹血糖或随机血糖,如空腹血糖≥6.1 mmol/L 或随机血糖≥7.8 mmol/L时,建议行口服葡萄糖耐量试验;③血脂水平(总胆固醇、高密度脂蛋白胆固醇、低密度脂蛋白胆固醇、甘油三酯);④尿酸;⑤ 甲状腺功能;⑥肝功能(如果肝功能检查异常,提示非酒精性脂肪性肝病或其他肝脏疾病,则进行肝脏超声和 Fibroscan 等检查,若有必要可行肝脏活检);⑦心血管检查;⑧内分泌激素及影像学检查(如怀疑继发性肥胖);⑨ 睡眠实验检查有无睡眠呼吸暂停综合征。

4.改善饮食方式

饮食原则为低脂、低糖,适量摄入蛋白,限制能量摄入。了解患者减重的动机,增强患者信心。鼓励患者采用可坚持的、长期的饮食方式达到减重的目的。使用自我记录的食物日记对饮食进行定性评估,促进患者的自我监督。

(1)减少食物总量。在膳食营养素平衡的基础上减少每日摄入的总热量,肥胖男性能量摄入建议为 6278.8～7534.5 kJ(1 500～1 800 kcal/d),肥胖女性建议为 5023.0～6278.8 kJ(1 200～1 500 kcal/d),或在目前能量摄入水平基础上减少 2092.9～2930.0 kJ(500～700 kcal/d)。要让患者明白,任何营养物质,如碳水化合物、脂肪、蛋白质等,都是食物热量的来源。

(2)优化膳食结构。使用简化的方法选择适当的食物种类,大约四分之一来源于蛋白质(如肉类、家禽、鱼、奶酪、鸡蛋、豆类等),四分之一来源于低糖谷物(如荞麦、全麦、燕麦、糙米、黑米、藜麦等),其余二分之一来源于蔬菜和低糖水果(如苹果、樱桃、猕猴桃、柑、柚子、葡萄、梨等)。尽量采用蒸、煮、炖的烹调方法,避免煎、炸、炒的烹调方式。戒烟限酒,避免饮用含糖饮料。提倡地中海饮食,这种饮食有高含量的蔬菜、水果、豆类、未经加工的谷物和富含 ω-3-脂肪酸的食物,如鱼类、坚果、奶酪。荟萃分析显示地中海饮食减少了 8% 的全因病死率,减少了 10% 的心血管疾病的发病率或死亡,减少了 6% 的肿瘤疾病的发病率或死亡,减少了 13% 的神经退行性疾病的发病率。

(3)改变饮食习惯。避免在两餐之间吃零食;三餐规律、定时定量,避免在晚上加餐;避免饮食失控和暴饮暴食。

5.加强体力活动

①目的是培养活动兴趣,增加日常身体活动,减少坐着或躺着的时间,结合患者的年龄、存在的合并症、身体承受能力和兴趣爱好选择合适的体力活动方式。一些最近的研究和荟萃分析表明,与体重正常但久坐不动的人相比,达到较高心肺适应性的肥胖患者的全因病死率更低,这一信息可能成为一些肥胖患者增加体力活动的动力。需要注意的是,有合并症(尤其是糖尿病)的患者进行中等以上强度运动或肥胖患者进行任何剧烈运动都需要心脏病专家使用运动压力测试进行心脏评估。

②适合肥胖患者的运动有快走、游泳、自行车、舞蹈、柔道、高尔夫球、乒乓球、羽毛球等中等强度运动(50%～70%最大心率,可凭主观感觉来判定运动强度,即运动时微微出汗、感觉到有一点吃力、能完整说 3～5 个字的句子)。

③每天 30 min,每周 5 天是超重或肥胖患者的合适运动时间。逐步增加体力活动的量和强度,如患者无法做到一次 30 min 的运动,可采取每天 2 次×15 min 或 3 次×10 min 的方式进行运动。当运动总时长超过 30 min 时,坚持运动的可能性会减低。上述体力活动可以与抗阻运动相结合,每周 2～3 次(两次锻炼间隔≥48 h),包括 8～10 次涉及躯干、上下肢大肌肉群的练习,锻炼肌肉力量。有氧运动联合抗阻运动可获得更大程度的代谢改善。

6.认知行为治疗

心理因素管理是肥胖管理的重要组成部分,并强烈地影响治疗的成功与否,特别是对于患有严重肥胖的个体。一般来说,人的情绪状态和压力情况与想吃东西的欲望或需要有密切的关系。饮食失调,如暴饮暴食、夜间进食综合征和严重的多次吃零食,应由精神病学家、心理学家或肥胖专家进行认知行为治疗。我们的目标是减少对饮食的冲动,并找到新的策略来缓解这些情绪,用吃以外的其他方式来管理情绪。

7.药物治疗

药物治疗可以帮助患者保持依从性,降低与肥胖相关的健康风险和提高生活质量,还可以帮助预防肥胖的并发疾病(如 2 型糖尿病)的发展。

(1)药物治疗指征。①BMI≥24 kg/m² 且伴有肥胖相关疾病(如高血压、2 型糖尿病、血脂异常、负重关节疼痛、睡眠呼吸暂停等)。②BMI≥28 kg/m²,不论是否有并发症,经过 3 个月的生活方式改善仍不能减重 5%,甚至体重仍有上升趋势者。③药物治疗的疗效应在前 3 个月进行评估。如果减重效果令人满意(非糖尿病患者减重>5%,糖尿病患者减重>3%),则应继续治疗,否则就应该停止药物治疗,并对整体治疗方案重新评估。

(2)常用药物。美国 FDA 批准的治疗肥胖症的药物主要有奥利司他、利拉鲁肽和纳曲酮/安非他酮。但在我国,目前有肥胖症治疗适应证且获得国家药监局批准的药物只有奥利司他。

在选择治疗肥胖的药物时,应考虑药物对肥胖相关疾病和其他疾病的影响。①奥利司他是一种有效的选择性胰腺脂肪酶抑制剂,可减少肠道对脂肪的分解和吸收。推荐剂量为 120 mg,每天 3 次,餐前服。奥利司他的不良反应主要是胃肠道反应,表现为排便次数增多、稀便、脂肪泻、大便失禁等。罕见的不良反应包括转氨酶升高和重度肝炎、过敏反应等。由于奥利司他会引起粪便脂肪丢失,造成脂溶性维生素与 β 胡萝卜素的吸收减少,因此患者在服药期间应补充包含脂溶性维生素在内的复合维生素。②利拉鲁肽是一种胰高血糖素样肽-1(glucagon-like peptide,GLP-1)类似物。GLP-1 是一种肠促胰岛素,在进食后由回肠分泌,促进胰腺分泌胰岛素,并向大脑发送饱腹感的信息,因此,它也属于饱腹感激素的一类。它已经被用于治疗 2 型糖尿病,剂量为每天 0.8~1.8 mg。自 2015 年以来,3 mg 的剂量已经在欧洲上市,用于治疗肥胖症。利拉鲁肽耐受性良好,但在开始治疗时可能出现恶心、呕吐等不良反应。③纳曲酮/安非他酮结合了两种已经被批准的中枢作用药物。安非他酮是多巴胺和去甲肾上腺素转运体的非选择性抑制剂,用于治疗抑郁症和帮助戒烟。纳曲酮是一种阿片受体拮抗剂,广泛用于治疗酒精和阿片依赖综合征。纳曲酮/安非他酮组合的厌食效应被认为是持续激活下丘脑厌食神经元。推荐剂量为纳曲酮 16 mg/安非他酮 180 mg,每天 2 次。该产品要求在治疗12 周后体重减轻 5%,如果患者没有达到这个目标,就应该停止用药。该组合最常见的不良反应是恶心,但在大多数情况下只在治疗的前几周出现。除恶心外,头痛、头晕、失眠和呕吐是导致停药最常见的不良反应。

8.减重手术

减重手术是针对严重肥胖患者中长期治疗最有效的方法,同时能有效改善血压、血糖、血脂等。然而,它是治疗肥胖最具侵入性的手段,可能不适合大多数患者。主要的减重手术方式包括胃旁路术、胃束带、袖状胃减容术。

肥胖患者在减重手术后需要终身随访和管理。所有减重手术后食物摄取都会减少,而胃旁路术后会引起营养吸收不良,这些都可能导致长期的多重营养缺乏(如蛋白质、多种维生素、矿物质和微量元素)和贫血、骨质疏松等营养相关性并发症。因此,根据所使用的手术方式,应该给每一个手术后患者长期补充矿物质和多种维生素。此外,建议对营养缺乏进行定期监测,并根据不同的情况提供适当的补充。

(苏 莎)

第十三节　糖尿病的健康管理

糖尿病(diabetes mellitus,DM)是指由多种原因引起的胰岛素分泌和(或)作用缺陷的高血糖综合征。

世界卫生组织(World Health Organization,WHO,1999年)的糖尿病病因学分型体系将糖尿病分为1型糖尿病、2型糖尿病、特殊类型糖尿病和妊娠期糖尿病(gestational diabetes mellitus,GDM),其中2型糖尿病占糖尿病的85%~90%。我国的糖尿病病因以2型糖尿病为主,其他类型糖尿病少见。

一、发病机制与危险因素

(1)1型糖尿病。①免疫介导性:自身免疫破坏胰岛β细胞引起胰岛β细胞数量显著减少乃至消失,通常导致胰岛素的绝对缺乏。②特发性:不明原因。

(2)2型糖尿病。胰岛素调控葡萄糖代谢能力的下降(胰岛素抵抗)伴胰岛β细胞功能缺陷所导致的胰岛素分泌进行性减少(相对减少)。

(3)特殊类型糖尿病。胰腺、胰岛β细胞或胰岛素功能缺陷,升糖激素分泌增多,药物、遗传综合征等。

(4)妊娠期间诊断的糖尿病。是由于妊娠相关的胰岛素抵抗引起。

二、健康管理方案

(一)糖尿病的高危人群

(1)成年人中糖尿病高危人群。在成年人(>18岁)中,具有下列糖尿病危险因素任何一项及以上者,为成人糖尿病高危人群。①年龄≥40岁;②有糖尿病前期(IGT、IFG或两者同时存在)病史;③有巨大儿分娩史或妊娠期糖尿病病史的女性;④有一过性类固醇糖尿病病史者;⑤一级亲属中有2型糖尿病家族史;⑥静坐生活方式;⑦体重指数(Body Mass Index,BMI)≥24 kg/m² 和(或)中心型肥胖(男性腰围≥90 cm,女性腰围≥85 cm);⑧ 高血压[收缩压≥140 mmHg 和(或)舒张压≥90 mmHg],或正在接受降压治疗;⑨ 血脂异常[高密度脂蛋白胆固醇(HDL-C)≤0.91 mmol/L 和(或)甘油三酯(TG)≥2.22 mmol/L],或正在接受调脂治疗;⑩ 动脉粥样硬化性心血管疾病(ASCVD)患者;多囊卵巢综合征(PCOS)患者或伴有与胰岛素抵抗相关的临床状态(如黑棘皮症等);长期接受抗精神病药物、抗抑郁药物、他汀类药物、类固醇类药物治疗的患者。在上述各项中,糖尿病前期及中心型肥胖是2型糖尿病最重要的高危因素,其中IGT人群每年有6%~10%的个体发展为2型糖尿病。

(2)儿童和青少年中糖尿病高危人群。在儿童和青少年(≤18岁)中,超重(BMI>相应年龄、性别的第85百分位)或肥胖(BMI>相应年龄、性别的第95百分位)且合并下列任何一个危险因素者。①一级或二级亲属中有2型糖尿病家族史;②存在与胰岛素抵抗相关的临床状态(如黑棘皮症、高血压、血脂异常、PCOS、出生体重小于胎龄者);③母亲怀孕时有糖尿病史或被诊断为GDM。

(二)高危人群的糖尿病筛查

(1)糖尿病筛查的年龄和频率。对于成年人的糖尿病高危人群,宜及早开始进行糖尿病筛查。对于儿童和青少年的糖尿病高危人群,宜从 10 开始,但青春期提前的个体则推荐从青春期开始。首次筛查结果正常者,宜每 3 年至少重复筛查一次。筛查结果为糖尿病前期者,宜每年筛查一次。

(2)糖尿病筛查的方法。采用空腹血糖或任意点血糖进行筛查。其中空腹血糖筛查是简单易行的方法,宜作为常规的筛查方法,但有漏诊的可能性。随机血糖筛查也存在同样的问题。如果空腹血糖≥6.1 mmol/L 或任意点血糖≥7.8 mmol/L 时,建议行 OGTT(空腹血糖和糖负荷后 2 h 血糖)。

(三)糖尿病的健康管理

1.患者教育

在糖尿病确诊后,应对患者进行糖尿病健康教育。健康教育是糖尿病健康管理的基石,通过健康教育,应达到以下目的。

①了解糖尿病及其相关并发症;②认识血糖控制的重要性及控制不良的后果;③正确掌握饮食治疗和运动疗法;④能自行观察病情,自我监测血糖(self-monitoring of blood glucose, SMBG)和监测尿糖(当血糖监测无法实施时),初步调整饮食、运动和药物;能自我血压监测和体重监测;⑤ 能自己注射胰岛素,并能初步调整胰岛素剂量;⑥能预防、识别和及时处理低血糖;⑦口腔护理、足部护理、皮肤护理的具体技巧;⑧ 特殊情况应对措施(如疾病、应激和手术);⑨ 糖尿病妇女受孕必须做到有计划,并全程监护;⑩能定期随访复查,病情变化时及时复诊。

2.饮食治疗

(1)能量。①按照患者标准体重计算每日所需的总能量,并根据患者 BMI、性别、年龄、活动量、应激状况等进行调整,目标是既要达到或维持标准体重,又要满足不同情况下能量需求。不推荐糖尿病患者长期接受极低能量(<800 kcal/d)的营养治疗。②超重/肥胖患者减重的目标是 3～6 个月减轻体重的 5%～10%。消瘦者应通过合理的营养计划达到并长期维持理想体重。

(2)脂肪。①膳食中由脂肪提供的能量应严格限制在总能量的 20%～30%。②应尽量限制饱和脂肪酸、反式脂肪酸的摄入量。单不饱和脂肪酸和 ω-3 多不饱和脂肪酸(如鱼肉、部分坚果及种子)有助于改善血糖和血脂,可适当增加。

(3)碳水化合物。①膳食中碳水化合物所提供的能量占总能量的 50%～65%。碳水化合物是血糖控制的关键环节。餐后血糖控制不佳的患者,应适当降低碳水化合物的供能比。②应选择低血糖生成指数碳水化合物。③严格控制蔗糖、果糖制品(如玉米糖浆)的摄入。糖尿病患者适量摄入糖醇和非营养性甜味剂是安全的。④定时定量进餐,尽量保持碳水化合物均匀分配。

(4)蛋白质。①肾功能正常的糖尿病患者,蛋白质的摄入量可占供能比的 15%～20%,保证优质蛋白质比例超过三分之一。②有显性蛋白尿或肾小球滤过率下降的糖尿病患者蛋白质摄入应控制在 0.8 g/(kg·d),已开始透析患者蛋白质摄入量可适当增加。蛋白质来源应以优质动物蛋白为主,必要时可补充复方 α-酮酸制剂。

(5)饮酒。①不推荐糖尿病患者饮酒。若饮酒应计算酒精中所含的总能量。②女性一天饮酒的酒精量不超过 15 g,男性不超过 25 g[酒精量(g)=饮酒量(mL)×酒精浓度(%)×酒精密度(0.8)],每周不超过 2 次。③避免空腹饮酒,应警惕酒精可能诱发的低血糖,尤其是服用磺脲类药物或注射胰岛素及胰岛素类似物的患者。

(6)膳食纤维。豆类、富含纤维的谷物类、水果、蔬菜和全谷物食物均为膳食纤维的良好来源。提高膳食纤维摄入对健康有益。

(7)钠。①食盐摄入量限制在 5 g/d 以内,合并高血压的患者更应严格限制摄入量。②应限制摄入含盐分高的调味品或食物,例如味精、酱油、调味酱、腌制品、盐浸等加工食品。

(8)微量营养素。糖尿病患者容易缺乏 B 族维生素、维生素 C、维生素 D 以及铬、锌、硒、镁、铁、锰等多种微量营养素,可根据营养评估结果适量补充。长期服用二甲双胍者应预防维生素 B_{12} 缺乏。

3.运动疗法

①增加日常身体活动,减少坐和躺的时间。②运动治疗应在医师指导下进行。患者进行中等强度以上运动需要心脏病专家使用运动压力测试进行心脏评估。③成年 2 型糖尿病患者每周至少 150 min(如每周运动 5 天,每次 30 min)中等强度(50%～70%最大心率,可凭主观感觉来判定运动强度,即运动时微微出汗、感觉到有一点吃力、能完整说 3～5 个字的句子)的有氧运动。如患者无法做到一次 30 min 的运动,可采取每天 2 次×15 min 或 3 次×10 min 的方式进行运动,逐步增加体力活动的量和强度。④中等强度的体育运动包括快走、太极拳、骑车、乒乓球、羽毛球和高尔夫球。较大强度运动包括慢跑、游泳、快节奏舞蹈、有氧健身操、骑车上坡、足球、篮球等。⑤如无禁忌证,每周最好进行 2～3 次抗阻运动(两次锻炼间隔≥48 h),包括 8～10 次涉及躯干、上下肢大肌肉群的练习,训练强度为中等,锻炼肌肉力量和耐力。联合进行抗阻运动和有氧运动可获得更大程度的代谢改善。⑥运动项目要与患者的年龄、并发症和合并症、身体承受能力相适应,并定期评估,适时调整运动计划。糖尿病患者身边应备有含糖食物(如水果糖),运动前后要加强血糖监测,运动量大或激烈运动时应临时调整饮食及药物治疗方案,以免发生低血糖。⑦空腹血糖>16.7 mmol/L、反复低血糖或血糖波动较大、有 DKA 等急性代谢并发症、合并急性感染、增生型视网膜病变、严重肾病、严重心脑血管疾病等情况时禁忌运动,病情控制稳定后方可逐步恢复运动。

4.戒烟

应劝诫糖尿病患者戒烟,避免被动吸烟,必要时可考虑使用戒烟药物。

(苏　莎)

第十四节　高尿酸血症与痛风的健康管理

尿酸是人体嘌呤代谢的最终产物,为三羟基嘌呤,其醇式呈弱酸性,微溶于水,易形成晶体。嘌呤的来源分为内源性和外源性,内源性嘌呤来源于自身从头合成或核苷酸分解,约占总嘌呤的 80%,外源性嘌呤主要来自食物摄取,占总嘌呤的 20%。在人体内,嘌呤首先转化为极易溶解的次黄嘌呤,再转化为不易溶解的黄嘌呤,而黄嘌呤又通过由黄嘌呤氧化酶催化的嘌呤环氧化反应而转化为更不易溶解的尿酸。正常情况下,尿酸在体内的生成和排泄呈动态平衡,体内产生的尿酸,2/3 由肾脏排出,余下的 1/3 从肠道和胆道排出,另有极少量由汗腺排出。

当体内尿酸生成增多和(或)尿酸排泄减少时,血液里尿酸浓度增高;正常嘌呤饮食情况下，非同日 2 次血尿酸浓度超过 420 μmol/L 时即为高尿酸血症。当血尿酸超过其在血液或组织液中的溶解度时，可形成尿酸钠晶体在关节或关节周围的组织沉积，并诱发局部炎症反应和组织破坏，即为痛风。痛风是男性和老年女性最常见的炎症性关节疾病。尿酸钠晶体还可在肾脏沉积引发急性肾病、慢性间质性肾炎或肾结石，统称为尿酸性肾病。

血清尿酸水平升高的程度与痛风发生有直接关系。据报道，在基线血清尿酸水平≥9 mg/dL 的受试者中，痛风的年发病率为 4.9%，而在血清尿酸水平为 7.0～8.9 mg/dL 的受试者中，发病率仅为 0.5%。虽然高尿酸血症是发展为痛风的必要条件，但只有 20% 的高尿酸血症患者最终会发展为痛风。研究表明，高尿酸血症和痛风是高血压、糖尿病、血脂异常、心脑血管疾病及慢性肾脏疾病等的独立危险因素，也是全因病死率的独立预测因子。

一、发病机理与危险因素

简单地说，高尿酸血症的发生是尿酸生成与尿酸排泄不平衡造成的。在 90% 的高尿酸血症患者中，这种不平衡的原因是肾脏排泄不足，其余 10% 的高尿酸血症是由尿酸生成过多或尿酸生成过多和排泄不足的组合引起的。导致高尿酸血症的原因包括遗传和非遗传两大因素，其中非遗传因素包括其他疾病、饮食成分和药物治疗。

（一）遗传因素

（1）嘌呤代谢的先天疾病。次黄嘌呤-鸟嘌呤磷酸核糖转移酶（HGPRT）缺陷症，腺嘌呤磷酸核糖转移酶（APRT）缺陷症，5-磷酸核糖-1-焦磷酸合成酶（PRPP）活性增强和黄嘌呤氧化酶活性增强。

（2）过度的细胞死亡和尿酸生成。糖原贮积症，果糖-1-磷酸醛缩酶缺乏症，肌腺苷酸脱氨酶缺乏症，肉碱棕榈酰转移酶Ⅱ缺乏症（晚发）。

（3）尿酸排泄减少。①单基因遗传病：引起高尿酸血症最常见的是常染色体显性遗传的家族性青年型高尿酸血症性肾病（HNFJ），目前已知的包括 UMOD、REN 和 HNF1B 基因突变。其他单基因遗传病还包括尿酸转运蛋白或其调控因子异常疾病（肾性低尿酸血症 1 型和 2 型、假性甲状旁腺减低症 IB 型）、遗传性近端小管功能异常（Fanconi 综合征 4 型、Fanconi-Bickel 综合征）等。②与尿酸排泄异常相关的基因遗传多态性：其中研究最多的是以 SLC2A9 和 ABCG2 为代表的尿酸转运蛋白的基因遗传多态性。由 SLC2A9 基因编码的葡萄糖转运体 GLUT9 多态性是血清尿酸的最重要决定因素。

（二）环境因素

（1）尿酸生成增多。①疾病：肥胖、骨髓增生性和淋巴增生性肿瘤、溶血性疾病、银屑病、肿瘤化疗。②高嘌呤饮食：酒精饮料（尤其是啤酒）、红肉/动物内脏，贝类、高果糖玉米糖浆。

（2）尿酸排泄减少。①疾病：慢性肾脏疾病、铅中毒性肾病、高血压、肥胖、系统性硬化病。②药物。

二、健康管理方案

（1）健康教育。对患者进行教育，以获得最佳的治疗效果，并始终将血尿酸水平控制在理想范围。患者应了解饮食和生活方式的改变，如减肥对于降低血清尿酸的重要性。

（2）生活方式指导。坚持适度、规律的运动（如快走、太极拳、自行车、乒乓球、羽毛球等中等强度运动，每天 30 min，每周 5 d），健康饮食，控制体重，戒烟限酒，避免使用升高血尿酸的药物。痛风患者应避免引起急性发作的诱因。

（3）饮食建议。避免（动物内脏、高果糖谷物糖浆的饮料）和限制（猪、牛、羊肉及贝类等高嘌呤海产品，酒精尤其是啤酒，也包括白酒、黄酒）高嘌呤食物，鼓励性食物有低脂或无脂食物，新鲜蔬菜、水果以及低糖谷物，多饮水等，尤其以低嘌呤食物为主；限制饮酒；多饮水，每日饮水量最好在 2 000 mL 以上，使尿量达到 1 500 mL 以上。

（4）随访。高尿酸血症与痛风是一个连续、慢性的病理过程，因此，对其管理也应是一个连续的过程，需要长期甚至是终生的病情监测与管理。高尿酸血症和痛风患者应定期复查尿酸，至少 3~6 个月一次，并定期行靶器官损害和相关合并症的筛查和监测。

（苏　莎）

第十五节　高血压的健康管理

原发性高血压是以体循环动脉压升高为主要临床表现的心血管综合征，简称为高血压。高血压可使心、脑、肾等重要脏器的结构和功能受损，导致这些器官的功能衰竭。

高血压的患病率是指人群中高血压患者所占百分比，是评价高血压流行程度最重要的指标。高血压是最常见的心脑血管疾病，其患病率在全球范围内呈逐年上升的趋势，我国的高血压患病率和患者数也呈现持续增加的趋势。

一、危险因素

高血压危险因素包括不可改变的危险因素和可改变的危险因素。人群中普遍存在危险因素的聚集，个体具有的危险因素越多，程度越严重，血压水平越高，高血压患病风险越大。

1.不可改变的危险因素

（1）遗传因素。遗传流行病研究表明，高血压有家庭聚集性。儿童血压水平明显受父母血压水平的影响，父母患高血压，其子女患高血压的概率增加。

（2）年龄。调查显示，高血压患病率随年龄增长而增加，35 岁以后高血压患病率持续上升，年龄每增长 10 岁，高血压患病率增加 10%。

（3）性别。男性高血压患病率高于女性，分别为 14.39% 和 12.84%。一项人群 5 年随访资料显示，高血压发病率男性和女性分别为 3.27% 和 2.68%。

（4）种族。研究表明不同民族的高血压发病率存在不同，我国 56 个民族中高血压患病率最高的分别为朝鲜族（22.95%）、藏族（22.04%）、蒙古族（20.22%），最低为黎族（6.05%）、哈尼族（4.28%）、彝族（3.28%）。

2.可改变的危险因素

（1）高钠、低钾膳食。高钠、低钾膳食是我国人群重要的高血压发病危险因素。无论是在成年人还是儿童和青少年中，钠的摄入量与血压水平和高血压患病率均呈正相关，多个荟萃分析结果显示减少食盐摄入量可降低血压，预防高血压发生。

（2）超重和肥胖。近年来我国居民超重和肥胖的比例明显增加，超重和肥胖显著增加全球人群全因死亡的风险，同时也会增加高血压和心脑血管疾病的患病风险，尤其是中心性肥胖。

(3)过量饮酒。过量饮酒可增加血压升高的风险,限制饮酒与血压下降显著相关,酒精摄入量平均减少 67%,收缩压下降约 3.3 mmHg(1 mmHg = 0.133 kPa),舒张压下降约 2 mmHg。

(4)吸烟。吸烟可导致血压升高、心率加快,吸烟者的收缩压和舒张压均明显高于不吸烟者。吸二手烟也可导致血压升高、高血压患病率增加,且对女性影响尤甚。

(5)长期精神紧张。长期精神紧张是高血压患病的危险因素,精神紧张可激活交感神经从而使血压升高。一项包括 13 个横断面研究和 8 个前瞻性研究的荟萃分析表明,有精神紧张者发生高血压的风险是正常人群的 11.8 倍和 15 倍。

(6)其他危险因素。除了以上高血压发病危险因素外,其他危险因素还包括缺乏体力活动以及糖尿病、血脂异常等,近年来大气污染也备受关注。

二、健康管理方案

高血压是心脑血管疾病死亡的最重要的危险因素。不健康饮食、吸烟、肥胖和超重、缺乏运动、长期精神紧张等是高血压发生与流行的重要影响因素,普及健康的生活方式可有效降低人群血压升高的风险。

绝大部分高血压可以预防、可以控制,却难以治愈,高血压防治要采取面对全人群、高血压易患(高危)人群和患者的综合防治策略,一级预防、二级预防与三级预防相结合的综合一体化的干预措施。

高血压健康管理应针对健康人群、高血压易患人群和患者开展规范化的血压健康管理,以期实施覆盖全人群、全生命周期、全方位的高血压健康管理服务。其内容包括健康信息收集、筛查评估、膳食指导、运动干预、心理疏导、药物治疗等。高血压健康管理的模式分为 3 个层面:①自我健康管理;②基层医疗卫生机构规范管理;③上级医疗机构重点管理。

1. 健康人群的血压管理

健康人群的血压管理目标:倡导健康生活方式,保持合理膳食、适量运动、戒烟限酒、心理平衡,预防高血压。

2. 高血压易患人群的健康管理

(1)高血压易患人群的管理目标。对这类人群应进行更积极地防控,针对具有高血压易患危险因素的人群,强化全方位的生活方式干预,包括营养指导、运动处方、心理指导及戒烟干预,以预防高血压和心血管病事件。

(2)高血压高危(易患)人群策略。社区高危人群的干预主要强调早期发现可能导致高血压的易患因素并加以有效干预,预防高血压的发生。

(3)高血压易患人群的筛选。高血压易患因素主要包括正常高值血压、超重和肥胖、酗酒和高盐饮食。

(4)高血压易患人群的防治策略。①健康体检要包括一般询问、身高、体重、血压测量、尿常规,测定血糖、血脂、肾功能、心电图等;②控制危险因素的方法与一般人群策略相同,对体检出的高危个体进行随访管理和生活方式指导。

(苏　莎)

第十六节　冠心病的健康管理

冠状动脉粥样硬化性心脏病(coronary atherosclerotic heart disease,CHD)是指由于冠状动脉粥样硬化使管腔狭窄、痉挛或阻塞导致心肌缺血、缺氧或坏死而引发的心脏病,统称为冠状动脉性心脏病或冠状动脉疾病,简称冠心病(CHD),归属为缺血性心脏病,是动脉粥样硬化导致器官病变的最常见类型。

CHD是严重影响人群健康和生活质量的疾病,该病多发于中老年人群,男性多于女性,以脑力劳动者居多。随着人们生活水平的提高和生活方式的改变,CHD患病率和病死率呈迅速上升趋势,目前已经成为人类健康的"头号杀手"和世界性公共卫生问题。

一、危险因素

影响CHD发病的危险因素自幼年开始,但在不同的年龄各种危险因素对机体所发挥的作用有所不同。自20世纪50年代开始国际上就开展了相关的流行病学研究。随着研究的深入和循证医学的发展,人们对导致CHD的危险因素又有了进一步的认识,除解释了一些传统危险因素不能完全解释的CHD发病机制问题外,还被用于CHD的一级和二级预防。CHD的主要危险因素如下:

(1)高血压。大量研究表明,高血压是CHD的主要危险因素,收缩压和舒张压均与冠心病发病率显著相关,并且随着血压升高,CHD发病率和病死率均呈上升趋势。即使血压处于正常高值(120～139/80～89 mmHg)的人群其发生CHD的危险性也高于完全血压正常的人群。

(2)血脂异常。胆固醇是AS的重要组成物质,高TC血症、高TG血症与CHD的发病均存在关联。来自Framingham的研究结果表明当血胆固醇水平为5.20～5.72 mmol/L时CHD的发生风险相对稳定,若超过此水平,CHD的发生风险将随胆固醇水平的升高而增加。其中,血胆固醇中低密度脂蛋白胆固醇(low density lipoprotein cholesterol,LDL-C)与心血管疾病发生呈正相关,而高密度脂蛋白胆固醇(high density lipoprotein cholesterol,HDL-C)则与心血管疾病发生呈负相关。

(3)糖尿病。研究显示糖尿病是CHD发病的高危因素,糖尿病患者易发生CHD。Framingham研究显示男性糖尿病患者CHD发病率较非糖尿病患者高2倍,而女性糖尿病患者CHD发生风险则增加4倍。此外,在糖尿病患者中,血糖水平的高低也与CHD发生风险密切相关。

(4)超重和肥胖。多项前瞻性研究证实,"正常体重"范围上限时心血管疾病的发生风险将增加并随着体重的增加而逐渐升高。尤其是超重和肥胖更易导致CHD的发生,其中向心性肥胖对CHD的发生具有重要作用,是CHD的高危因素。

(5)吸烟。吸烟是CHD公认的重要危险因素之一。CHD的发生风险与每天吸烟量以及烟龄长短有关。研究发现每天吸烟大于、等于或小于20支的人群,其CHD发生风险分别提高7.25倍、2.67倍及1.43倍。此外,吸烟者较不吸烟者更容易发生心肌梗死,其心肌梗死发生风险高出不吸烟者1.5～2.0倍。

(6)不良饮食习惯。不良饮食习惯包括过量的热量摄入,过多的胆固醇摄入以及过多的盐或糖分摄入等,均可导致 CHD 的发生。

(7)性别。CHD 的发病存在明显的性别差异。研究发现,男性 CHD 发病率均高于绝经前的女性,但绝经后女性的 CHD 发病率可超过男性且为非绝经女性的 2 倍。

(8)心理社会因素。心理社会因素包括环境应激源和个性特征模式两个方面。个人应对环境紧张的行为反应不仅包括抑郁等心理因素,还包括不健康的生活方式等。大量研究认为,心理社会因素与 CHD 发病率和病死率均有关且独立于传统危险因素之外。

(9)遗传因素。CHD 具有较强的遗传因素,如家族性高脂血症中载脂蛋白基因多态性对血脂水平的影响,血管紧张素转化酶基因多态性对支架术后再狭窄的反应过程等,均可对 CHD 的发生、发展及治疗过程产生影响。

二、健康管理方案

心血管病危险控制的内容包括一级预防和二级预防。一级预防针对无症状的人群和个体,目的是预防临床心血管病事件的发生。二级预防的对象是有症状的心血管疾病患者,目的是预防并发症和再次发生心血管病事件。

CHD 的一级预防是防发病。对于已有一项或多项危险因素,但尚未罹患 CHD 的人们,预防其发生首次心血管事件,称为一级预防。一级预防最基本的措施是改变不健康的生活方式,提倡有氧运动、健康饮食和戒烟,进行降压和降脂治疗,应用小剂量阿司匹林和他汀类药物进行一级预防。

CHD 的二级预防是防复发。对于已患 CHD 的患者,要努力促进患者的康复,防止发生严重的心血管事件,以防复发为重点。

健康管理正是通过医护人员向所需干预对象给予全面、连续、主动的管理,进而促进其改善生活方式,达到促进健康、减缓病程、降低并发症、提高生活质量的一种新型医学模式。因此对于 CHD 患者的健康管理应得到足够重视。

(一)CHD 健康教育

CHD 健康教育的对象首先需针对已病患者,其次是 CHD 高危人群,如糖尿病、高血压、血脂代谢紊乱的老年男性及绝经期女性等,他们均可从健康教育中获益。此外,患者家属也应作为健康教育的对象。CHD 健康教育的主要内容包括危险因素、心理干预、生活方式、用药指导及随诊。

1.CHD 危险因素的处理

(1)吸烟。临床研究显示,吸烟能使患者心血管疾病病死率增加 50%,心血管死亡的风险与吸烟量直接相关。对于所有 CHD 患者,均需详细询问吸烟史。目前,已有一些行为及药物治疗措施,如尼古丁替代治疗等,可以协助患者戒烟。

(2)运动。运动应尽可能与多种危险因素的干预结合起来,成为 CHD 患者综合治疗的一部分。建议 CHD 稳定型心绞痛患者每日运动 30 min,每周运动不少于 5 d。

(3)控制血压。通过生活方式改变及使用降压药物,将血压控制在 140/90 mmHg 以下,对于糖尿病及慢性肾病患者,应控制在 130/80 mmHg 以下。选择降压药物时,应优先考虑 β 受体阻滞剂和(或)ACEI。

(4)调脂治疗。脂代谢紊乱是 CHD 的重要危险因素。CHD 患者应积极纠正脂代谢紊乱。冠心病患者应接受积极的降低 LDL-C 的治疗。药物治疗包括他汀类、贝特类和烟酸类等药物。

(5)糖尿病。糖尿病合并 CHD 慢性稳定型心绞痛患者应立即开始纠正生活习惯及使用降糖药物治疗,使糖化血红蛋白(Glycosylated Hemoglobin,HbA1c)在正常范围(≤6.5%),同时应对合并存在的其他危险因素进行积极干预。

(6)代谢综合征。越来越多的证据表明除降低 LDL-C 以外,把纠正代谢综合征作为一个特定的二级治疗目标,可以减少未来 CHD 事件的危险。诊断为代谢综合征的患者,治疗的目标是减少基础诱因(如肥胖、缺乏锻炼)和治疗相关的脂类和非脂类(如高血压、高血糖)危险因素。

(7)肥胖。减轻体重(控制饮食、活动和锻炼、减少饮酒量)有利于控制其他多种危险因素,是 CHD 二级预防的一个重要部分。

(8)其他治疗方法。如雌激素替代治疗、抗氧化维生素治疗、补充维生素 B_6、B_{12} 和叶酸等,但具体疗效目前尚不确定。

(二)CHD 的二级预防

从成本-效益分析角度来看,二级预防最为合理。二级预防的目的是减少并发症、复发事件和病变进展,最终目标是改善患者的生活质量和降低病死率。二级预防的主要途径仍是纠正治疗和改善不良的危险因素,因此,对 CHD 患者危险因素及不良生活方式的管理控制至关重要,主要从以下几个方面探讨。

1. 非药物治疗

CHD 患者往往有不良的生活方式,如大量吸烟史、超重或肥胖等,因此 CHD 患者应永久性戒烟,并远离烟草环境,避免二手烟的危害,严格控制酒精摄入。同时应合理膳食,控制总摄入量,减少饱和脂肪酸、反式脂肪酸以及胆固醇的摄入。对于超重或肥胖的患者,建议其通过控制饮食、适量增加运动量使体重达标,使 CHD 患者在 6~12 个将体重下降 5%~10%。

2. 药物治疗

对于已经明确诊断为 CHD 的患者,应积极预防和延缓冠脉粥样硬化的发展,在非药物治疗的基础上,如无禁忌证,所有患者应坚持长期服用抗血小板聚集、调脂稳定斑块、控制心率减少心肌耗氧的药物。具体如下:

(1)抗血小板聚集药物。推荐患者长期口服阿司匹林 75~100 mg/d,若有禁忌证者,可改用氯吡格雷片 75 mg/d 代替。对于接受 PCI 治疗的 STEMI 患者术后至少给予 1 年的双联抗血小板聚集治疗。

(2)改善症状、控制缺血。对于存在明显心绞痛患者,推荐给予硝酸酯类制剂扩冠、抗心肌缺血治疗。

(3)心率管理。如无禁忌证,推荐 CHD 患者长期服用 β 受体阻滞剂类药物,控制心率、预防心律失常事件的发生,建议将患者静息心率维持在 55~60 次/分钟。

(4)控制血压。CHD 患者应进行有效的血压管理,建议血压控制在 140/90 mmHg 以下(收缩压不低于 110 mmHg),JNC8 推荐一线降压药如下:CCB、ACEI/ARB、利尿剂等。

(5)控制血脂。CHD 患者应严格控制 TC 和 LDL-C 的水平。对于基础血脂水平较高者,建议患者将 TC 控制在 4.5 mmol/L,LDL-C 控制在 2.6 mmol/L,极高危患者强化降脂治疗,使 LDL-C 控制在 4.5 mmol/L。若患者基础血脂水平较低,推荐患者仍降脂治疗,使基础 TC、LDL-C 水平降低 50%左右。

(6)控制血糖。对于一般健康状况较好、糖尿病病史较短、年龄较轻者,建议将 HbA1c 控制在 7％以下。HbA1c＜8％目标值较适合于糖尿病病程长、严重低血糖病史、血糖控制欠佳、预期寿命短、显著微血管或大血管并发症患者。

3.心脏康复治疗

CHD 的心脏康复是综合性心血管病管理的医疗模式,是一种包括运动治疗在内的综合治疗,它可以对心血管疾病的进展进行逆转和延缓,改善患者的生活方式,使患者的心理功能、社会功能、生理功能等方面恢复到最好的状态,让患者回归社会,是心血管病健康管理中的重要组成部分。

(1)CHD 康复的具体内容。①生活方式的改变:指导患者戒烟、合理饮食、科学地运动以及睡眠管理。②双心健康:注重患者心脏功能康复和心理健康的恢复。③循证用药:根据指南循证规范用药是心脏康复的重要组成部分。④生活质量的评估与改善:生活质量评估与改善也是心脏康复的组成部分。⑤ 职业康复:CHD 康复的最终目标是使患者回归家庭、回归社会。

(2)CHD 康复分期及内容。①住院期间启动Ⅰ期心脏康复,稳定的 CHD 患者应在早期逐步地活动直至达到基本的日常家庭活动水平,同时告知患者对自身疾病的本质、治疗及危险因素管理的认识和制订患者的随访计划。②出院 1～6 月可启动Ⅱ期心脏康复,本期可根据患者病情轻重程度,在心电血压监护下及医务人员指导下增加有氧运动、阻抗运动及柔韧性训练等,每次持续 30～90 min,共 3 个月左右。③Ⅲ期心脏康复通常是为心血管事件 1 年后的院外患者提供预防和康复服务,是第Ⅱ期康复的延续。该期部分患者已恢复到可重新工作和进行基本的日常生活。

(3)CHD 患者情绪和睡眠的管理。躯体化症状的出现易导致患者处于焦虑状态,对患者的心脏康复产生很大的影响,因此 CHD 患者的情绪管理应贯彻到 CHD 的全程治疗过程当中,应注意识别患者的精神心理问题,给予对症处理。

(4)建立 CHD 随访系统。定期对 CHD 患者进行随访,通过定期随访,指导患者生活方式改变,根据病情适当调疗方案,定期进行健康教育,可显著提高患者依从性。

(苏 莎)

第十七节　脑卒中的健康管理

脑卒中,俗称中风,是一组急性脑循环障碍所致的局限或全面性脑功能缺损综合征,包括出血性脑卒中和缺血性脑卒中,缺血性脑卒中包括脑梗死、腔隙性脑梗死,出血性脑卒中包括脑出血和蛛网膜下腔出血。

脑卒中多见于老年群体,具有发病率高、致残率高、病死率高和复发率高等特点。近 20 年来,我国脑卒中患病率每年以 8.7％速度增长,每年新发卒中患者约 200 万人,目前脑卒中已成为我国国民第一位死亡原因,给患者及社会带来了沉重的负担,已成为我国重大的公共卫生问题。

一、危险因素

脑卒中危险因素非常复杂,美国心脏协会/美国卒中协会(American Heart Association, AHA/American Stroke Association,ASA)卒中一级预防指南将脑卒中的危险因素分为 3 类: 一是不可改变;二是证据充分且可以控制;三是证据不充分或潜在可控制的危险因素。

1.不可改变的危险因素

不可改变的危险因素包括:年龄、性别、低出生体重、种族、遗传因素等,这些因素通常被认为是无法控制或无法改变的危险因素。

(1)年龄。年龄增长导致心血管系统疾病风险累计效应以及脑卒中危险因素的增加,显著提高了缺血性卒中和脑出血的发病风险或发病率。

(2)性别。研究显示,各年龄段脑卒中、缺血性卒中和出血性卒中的患病率、发病率和病死率男性均多高于女性,但在 80 岁以上年龄组女性出血性卒中的发病率和脑卒中病死率均高于男性。

(3)种族。流行病学研究表明,脑卒中风险存在种族差异。与白种人相比,45～74 岁中国人脑卒中的发病率稍高,并且出血性卒中的比例也相对较高。

(4)遗传因素。脑卒中是复杂的多基因遗传病,是由遗传、环境和血管等共同因素引起的神经系统疾病。阳性家族史可增加近 30% 的脑卒中风险。

(5)出生体重。研究表明,出生体重小于 2 500 g 者患脑卒中的风险是出生体重 4 000 g 者 2 倍以上,介于二者之间的出生体重和脑卒中风险呈现出显著的线性趋势。而较正常出生体重组,高出生体重组成年人肥胖的风险增加 2 倍,并且与年轻成年人颈动脉壁厚度的增加相关。

2.证据充分且可以控制的危险因素

证据充分且可以控制的危险因素包括高血压、吸烟、糖尿病、心房颤动、其他心脏疾病、血脂异常、无症状颈动脉狭窄、不合理的饮食与营养、缺乏身体活动、肥胖等,针对上述危险因素进行积极治疗与控制,可以显著降低脑卒中发病风险。

(1)高血压。高血压是脑卒中最重要的危险因素。高血压和脑卒中之间存在强烈的、连续的、一致的、独立的相关性。即便是在正常血压范围内,血压越高,脑卒中风险也越大。在控制其他危险因素后,收缩压每升高 10 mmHg,脑卒中的相对发病危险增加 30%。

(2)吸烟。多项研究结果显示,吸烟是缺血性卒中重要且独立的危险因素。随着每日吸烟量的增加,脑卒中风险相应升高。同时,研究证实被动吸烟也是脑卒中的一个重要危险因素,被动吸烟会明显增加脑卒中的风险。

(3)糖尿病。糖尿病是脑卒中的独立危险因素,糖尿病可使脑卒中的风险增加 1 倍以上,并且随着糖尿病病史的延长,心脑血管病风险逐渐增加,而大约 20% 的糖尿病患者最终将死于脑卒中。

(4)心房颤动。心房颤动患者缺血性卒中风险比健康人高 4～5 倍。一项荟萃分析结果提示,近年亚洲国家心房颤动发病率和患病率均呈上升趋势且心房颤动患者缺血性卒中年发病风险为 3%。

(5)其他心脏病。除心房颤动外,患有其他类型的心脏病也可能增加脑卒中的风险。

(6)血脂异常。血脂异常与脑卒中发病之间存在明确的相关性。亚太组织合作研究项目通过对 352 033 名受试者的研究发现,总胆固醇每升高 1 mmol/L,脑卒中的发病风险增加 25%。

(7)无症状颈动脉狭窄。研究表明,无症状颈动脉狭窄患者采用药物治疗可以使脑卒中的发生率降低到≤1%。且此类患者服用阿司匹林可降低其脑卒中严重程度,并与脑卒中的良好功能预后相关。

(8)饮食和营养。研究结果显示,饮食中的一些营养素与脑卒中的风险相关,如高钠摄入与脑卒中的危险增高相关,食物中钾、鱼类摄入量增多与脑卒中危险性降低相关。

(9)缺乏身体活动。研究发现,增加规律的日常身体活动可降低脑卒中风险,且不受性别或年龄的影响。身体活动的量或强度与脑卒中风险之间呈现剂量-效应关系,且有可能存在性别的交互作用。

(10)超重与肥胖。累积的研究证实,BMI是缺血性卒中的独立预测因素,同时,脑卒中与肥胖之间存在等级正相关,且独立于年龄、生活方式或其他心血管危险因素。

3.证据不充分或潜在可控制的危险因素

证据不充分或潜在可控制的危险因素包括偏头痛、代谢综合征、饮酒、高同型半胱氨酸血症、口服避孕药、绝经后激素治疗、睡眠呼吸紊乱、高凝状态、药物滥用、脂蛋白(a)水平增高、炎症和感染等。治疗与控制上述危险因素是否能够降低脑卒中发病风险,现有的研究尚无充分证据。

二、健康管理方案

脑卒中健康管理是指通过健康管理,维护脑血管健康的过程。脑卒中健康管理的主要内容是在以中老年人群为主的目标人群中,进行生活方式干预、危险因素的治疗与控制,同时针对有危险因素的个体进行脑卒中风险评估,筛查出脑卒中高危人群,进行治疗性干预和持续的脑血管健康管理。

脑卒中健康管理的主要目的是降低目标人群脑卒中及各种慢性疾病的发病风险,减少高危个体发生脑卒中事件。

(一)脑卒中危险因素的治疗与控制

世界各国脑卒中防控的经验表明,针对脑卒中危险因素,采取有效的一、二、三级预防措施,可以避免大多数脑卒中的发生,控制已患病者的病情,降低脑卒中的发病率、致残率和病死率。

(1)高血压。降压药物治疗不仅能预防脑卒中,而且能减少由于血压升高导致的相关器官的损害。高血压的治疗应包括改善生活方式和药物治疗,血压水平调整的目标值为<140/90 mmHg,同时降压药物应根据患者的特点和耐受性进行个体化治疗。

(2)吸烟。戒烟是一种能迅速降低脑卒中风险及心脑血管疾病严重程度的有效方法,吸烟者应戒烟,不吸烟者也应避免;在社区人群中采用综合性控烟措施对吸烟者进行干预。

(3)糖尿病。对糖尿病患者的干预包括降低血糖、血压,调节血脂和抗血小板治疗。降糖治疗能够改善糖尿病患者的预后。

(4)心房颤动。房颤患者应根据卒中的风险评估确定是否需要抗凝以及选用华法林或者新型口服抗凝剂进行治疗。

(5)其他心脏疾病。除房颤外其他心脏疾病包括 AMI、心肌病、瓣膜性心脏病、卵圆孔未闭和房间隔瘤、心脏肿瘤和大动脉粥样硬化等也会增加脑卒中风险,故上述心脏病患者应在积极治疗和控制原发病的同时,根据自身临床情况确定是否需要抗凝治疗。

(6)血脂异常。他汀类药物治疗能够降低动脉粥样硬化或高危患者的脑卒中风险,对于不能耐受他汀治疗的患者,可使用非他汀类降脂药物,但与他汀类药物相比,其他调整血脂治疗对于降低缺血性脑卒中风险是否获益还不确定。

(7)无症状颈动脉狭窄。国内外脑卒中一级预防指南建议:①推荐无症状颈动脉狭窄患者每日服用阿司匹林和他汀类药物,筛查其他可治疗的脑卒中风险因素,进行合理的治疗并改变生活方式;②脑卒中高危患者(狭窄＞70%)在有条件的医院可以考虑行颈动脉内膜切除术(Carotid Endarterectomy,CEA)。行 CEA 的患者,如无禁忌证,围手术期与手术后均建议服用阿司匹林;③对慎重选择的无症状颈动脉狭窄患者(狭窄＞70%),在有条件的医院也可以考虑行预防性血管内支架成形术(Endovascular Stenting,CAS),但 CAS 与单纯药物治疗相比有效性尚未得到充分证实;④对无症状颈动脉狭窄＞50%的患者,建议在有条件的医院定期进行超声随访,评估疾病的进展。

(8)不合理饮食与营养。应该降低钠摄入,增加钾摄入以降低血压;推荐增加水果、蔬菜和低脂乳制品,减少饱和脂肪酸摄入;限制食盐摄入量(＜6 g/d),降低血压;不喝或尽量少喝含糖饮料。

(9)缺乏身体活动。应采用个性化的体力活动:①中老年人和高血压患者进行体力活动之前,应考虑进行心脏应激检查,全方位考虑运动强度,制定个体化运动方案;②成年人每周≥3 次适度的体育活动,每次时间≥30 min(如快走、慢跑或其他有氧代谢运动等)。

(10)超重或肥胖。对于超重或肥胖者,应通过采取合理饮食、增加体力活动等措施减轻体重,以降低脑卒中发病危险。

(11)高同型半胱氨酸血症。目前关于复合 B 族维生素治疗是否能够降低高同型半胱氨酸血症患者脑卒中风险的研究结果并不一致。

(12)其他因素。现有的研究证据对治疗与控制尚未被充分证实或有可能控制的脑卒中危险因素如偏头痛、代谢综合征、饮酒、口服避孕药、绝经后激素治疗、睡眠呼吸紊乱、高凝状态、药物滥用等是否能够降低脑卒中的发病风险还不够充分,但会有益于此类人群的身心健康。

(二)脑卒中风险评估与高危人群筛查

风险评估已经成为脑卒中一级预防的重要手段,有脑卒中危险因素的个体均应进行脑卒中风险评估,可为开展脑血管健康管理提供非常有利的条件。

1.脑卒中风险评估

脑卒中常用的风险评估工具包括:改良弗莱明翰脑卒中风险预测量表(Framingham Stroke Profile,FSP)、心血管病发病风险计算器、脑血管功能积分以及脑卒中风险测量计。国外的脑卒中风险评估工具应用于国人脑卒中风险评估最好先进行适用性调整。

针对 40 岁以上人群,依据以下 8 项危险因素进行脑卒中风险筛查评估(每一项 1 分):①高血压病史(≥140/90 mmHg)或正在服用降压药;②房颤和(或)心瓣膜病等心脏病;③吸烟;④血脂异常;⑤ 糖尿病;⑥很少进行体育活动;⑦明显超重或肥胖(BMI≥26 kg/m²);⑧ 有脑卒中家族史。

脑卒中风险筛查评估≥3 分的高危人群,或既往有缺血性脑卒中/TIA 病者,依据个体危险程度不同,选择性进行相关实验室和影像学检查,并对其进行生活方式和适宜性技术干预。

2.脑卒中高危人群筛查

(1)医师接诊,病史采集。体格检查主要询问有无脑卒中或 TIA 的症状,既往高血压、血脂异常、糖尿病及心脑血管病史、吸烟饮酒史、饮食生活习惯、家族性心脑血管病史等,测身高、体重、腹围、双上肢血压、听颈部血管杂音及神经系统体格检查等。

(2)实验室检查。根据病史、体征及既往有异常指标需进一步检查者,应有针对性地进行实验室检查,包括血糖、血脂、同型半胱氨酸等。

(3)脑、颈部血管超声。脑、颈部血管超声包括颈部动脉超声和经颅多普勒超声,脑、颈部血管超声通常无禁忌证,能够判断脑、颈部血管狭窄病变的程度和范围,为临床干预提供重要信息。

(4)其他筛查手段。包括心电图、超声心动图等。若脑、颈血管超声发现有血管病变,可选择性行 CTA、MRA、DSA 等检查。

(三)健康管理方案

1.脑血管健康管理操作规范

(1)建立健康管理档案。经过风险评估确定为脑卒中高危人群者,需要建立健康档案进行持续干预管理。健康管理档案是指针对高危人群脑卒中预防所提供医疗卫生服务过程中的相关记录,内容包括基本信息、风险评估结果、干预管理措施、随访与复查记录、脑卒中发病监测等信息。①基本信息:包括患者的一般信息,生活方式和危险因素信息,相关慢性病病史,血压、BMI;血脂、血糖及其他相关生化指标检测值;脑卒中风险评估结果,其他脑血管无创伤检查结果,如颈动脉超声、经颅多普勒、CT 血管造影、磁共振血管造影等。②干预管理信息:包括干预措施的实施记录,患者实施干预的自我监测记录,脑卒中风险评估及相关检查项目复查结果,脑卒中发病随访记录等。③健康管理信息收集:健康管理信息的收集贯穿健康管理的整个过程,基线调查信息通过基线调查获得,调查的工具和保存的档案为调查表格;基线测量和检测信息来自相关的测量和检查,保存的档案为测量和检查结果报告单。干预管理的信息通过随访记录表、疾病监测表、患者自我管理记录表及相关检测的复查等获得。

2.健康管理干预

(1)生活方式干预。生活方式干预的主要内容包括合理膳食、戒烟限酒、适量运动、控制体重、心理平衡等 5 个方面。通过生活方式干预,改变不良的生活习惯,养成健康的生活方式。

1)合理膳食。《中国居民膳食指南(2016)》提出了适用于 2 岁以上健康人群的 6 条核心推荐:①食物多样,以谷类为主:以谷类为主是平衡膳食模式的重要特征,建议平均每天摄入 12 种以上食物,每周 25 种以上。每天摄入谷薯类食物 250～400 g,膳食中碳水化合物提供的能量应占总能量的 50% 以上。②吃动平衡,健康体重:推荐每周应至少 5 d 进行中等强度身体活动,累计 150 min 以上;坚持日常身体活动,平均每天主动身体活动 6 000 步;尽量减少久坐时间,适当走动。③多吃蔬果、奶类、大豆:提倡餐餐有蔬菜,推荐每天摄入 300～500 g,深色蔬菜应占 1/2;应每天吃水果,推荐每天摄入 200～350 g 的新鲜水果;每天也应吃各种奶制品,经常吃豆制品,适量吃坚果。④适量吃鱼、禽、蛋、瘦肉:推荐每周吃鱼类 280～525 g,畜禽肉 280～525 g,蛋类 280～350 g,平均每天摄入鱼、禽、蛋和瘦肉总量 120～200 g。⑤少盐少油,控糖限酒:清淡饮食,成人每天食盐不超过 6 g,每天烹调油 25～30 g,每天摄入糖不超过 50 g,最好控制在 25 g 以下;成年人每天饮水 1 500～1 700 mL,提倡饮用白开水和茶水,不喝或少喝含糖饮料。⑥进食新鲜卫生的食物和采取适宜的烹调方式:阅读食品标签,合理选择食品,保障饮食卫生。

2)戒烟、限酒:吸烟是心脑血管疾病的重要致病因素,戒烟是避免心脑血管病死亡最经济、有效的干预措施。

适量饮酒可以降低心脑血管疾病的风险,过量饮酒者心脑血管病的风险明显升高。儿童少年、孕妇、乳母等不应饮酒;成年人如饮酒,一天中饮酒的酒精含量男性不超过 25 g,女性不超过 15 g。

3)适量身体活动:适量的身体活动有益于健康。《中国脑血管病一级预防指南(2015)》推荐:应选择适合自己的身体活动来降低脑卒中风险;制定个体化运动方案;健康成人每周应至少有 3~4 次,每次至少持续 40 min 中等或以上强度的有氧运动(如快走、慢跑、骑自行车或其他有氧代谢运动等)。

4)控制体重:控制超重和肥胖是我国心脑血管疾病一级预防的重要内容。超重或肥胖者可通过健康的生活方式、良好的饮食习惯、适量的身体活动等措施来减轻体重,降低血压,控制血脂,以减少脑卒中发生风险。

5)心理平衡:心血管疾病的一级预防中应重视心理问题的干预。常见的心理障碍包括焦虑、抑郁、惊恐发作、躯体化障碍、疑病症以及睡眠障碍等。应重视针对心理障碍的筛查,注重对受检者的症状给予合理的解释,对焦虑和抑郁症状明显者应转诊至心理疾病专科门诊诊疗。

(2)危险因素治疗与控制。对于有危险因素的人群,应针对所有可控的危险因素进行积极的治疗与控制,针对潜在可控的危险因素选择适当的措施进行干预。与此同时,还应针对存在危险因素的人群进行风险评估,筛查出脑卒中高危个体进行治疗性干预。

(3)高危个体治疗性干预。①抗血小板治疗:AHA/ASA 脑卒中一级预防指南和中国脑血管病一级预防指南均推荐如下:不推荐将阿司匹林用于脑血管病低危人群的脑卒中一级预防。对于无其他明确脑血管病危险因素证据的糖尿病或糖尿病伴无症状周围动脉性疾病的患者,不推荐将阿司匹林用于脑卒中一级预防。在 10 年心脑血管事件风险为 6%~10% 的个体中,可以使用阿司匹林进行脑血管病预防。对于 10 年心脑血管事件风险>10% 的个体,强调使用阿司匹林预防脑血管病,其获益远超过风险。②他汀类药物治疗:他汀类药物已成为防治心脑血管事件的重要药物。缺血性卒中一级预防和他汀类药物应用的要点如下:缺血性脑卒中/TIA 的一级预防,应在生活方式改变的基础上,针对不同危险水平所对应的 LDL-C 目标值,个体化地分层启动他汀治疗。为了调脂达标,临床上应首选他汀类药物进行治疗。③中成药:我国传统的中医药如复方丹参滴丸、血塞通片等应用于脑卒中的防治具有明显的优势,但由于其临床研究证据不够充分,目前多数研究尚难以得出明确有效的结论。④其他治疗性措施:治疗性干预的措施还包括颈动脉治疗,有严重颈动脉狭窄的患者应由专科评估后选择有适应证的患者进行 CEA 或 CAS 治疗。

3.随访与复查

(1)干预措施和随访。随访过程中观察干预措施的实施情况。通过健康管理医患互动网络平台,对在档管理的对象进行随访。随访的方式包括面访、电话、微信、互联网或移动互联网监测、云健康平台、物联网监测。随访内容包括干预措施的实施,危险因素的治疗与控制及其效果观察,重点干预药物的依从性、效果和不良反应观察。

(2)脑卒中风险动态评估。在健康管理的过程中,动态评估脑卒中发病风险,风险评估的周期一般每 6~12 个月 1 次。根据动态风险评估和定期体检复查的结果,对干预方案进行调整,并根据需要对进一步的诊治提出建议。

(3)随访监测脑卒中发病。在随访和动态评估脑卒中风险的过程中,应对所有建档管理的脑卒中高危人群进行脑卒中发病监测,以便评价健康管理方案实施的效果。

(苏　莎)

第十八节　骨质疏松的健康管理

骨骼是人体运动系统和形体构成的主要组成部分,骨是体内钙和磷等矿物质的储存库。在骨形成、生长和重建过程中,营养、运动等因素对确保足够的骨强度发挥着重要作用,且需要甲状旁腺素(Parathyroid Hore,H)、维生素 D(Vitamin D)、糖皮质激素、生长激素、甲状腺素和性激素等参与。骨重建的负平衡将削弱骨强度,并导致骨质疏松症(osteoporosis,OP)。

骨质疏松症是最常见的骨骼疾病,是一种以骨量低,骨组织微结构损坏,导致骨脆性增加,易发生以骨折为特征的全身性骨病。2001 年美国国立卫生研究院(National Institutes of Health,NIH)将其定义为以骨强度下降和骨折风险增加为特征的骨骼疾病,提示骨量降低是骨质疏松性骨折的主要危险因素,但还存在其他危险因素。骨质疏松症可发生于任何年龄,但多见于绝经后女性和老年男性。

骨质疏松症分为原发性和继发性两大类。原发性骨质疏松症包括绝经后骨质疏松症(Ⅰ型)、老年骨质疏松症(Ⅱ型)和特发性骨质疏松症(包括青少年型)。绝经后骨质疏松症一般发生在女性绝经后 5～10 年间;老年骨质疏松症一般指 70 岁后发生的骨质疏松;特发性骨质疏松症主要发生在青少年,病因尚未明确。继发性骨质疏松症指由任何影响骨代谢的疾病和(或)药物及其他明确病因导致的骨质疏松。

一、发病机制

骨质疏松症的发生是遗传因素和非遗传因素交互作用的结果。遗传因素主要影响骨骼大小、骨量、结构、微结构和内部特性。峰值骨量的 60％至 80％由遗传因素决定,多种基因的遗传变异被证实与骨量调节相关。非遗传因素主要包括环境因素、生活方式、疾病、药物、跌倒相关因素等。

老年性骨质疏松症,一方面由于增龄造成骨重建失衡,骨吸收/骨形成比值升高,导致进行性骨丢失;另一方面,增龄和雌激素缺乏使免疫系统持续低度活化,处于促炎性反应状态。雌激素和雄激素在体内均具有对抗氧化应激的作用,老年人性激素结合球蛋白持续增加,使睾酮和雌二醇的生物利用度下降,体内的活性氧类(reactive oxidative species,ROS)堆积,促使间充质干细胞、成骨细胞和骨细胞凋亡,也使骨形成减少。维生素 D 缺乏和钙摄入不足导致的负钙平衡也是其诱因。

老年女性绝经后骨质疏松症主要是由于绝经后雌激素水平降低,雌激素对破骨细胞的抑制作用减弱,破骨细胞的数量增加、凋亡减少、寿命延长,导致其骨吸收功能增强。尽管成骨细胞介导的骨形成亦有增加,但不足以代偿过度骨吸收,骨重建活跃和失衡致使小梁骨变细或断裂,皮质骨孔隙度增加,导致骨强度下降。雌激素减少降低骨骼对力学刺激的敏感性,使骨骼呈现类似于失用性骨丢失的病理变化。

原发性骨质疏松症各自的骨改建形式与速度各不相同,但结果均导致了骨量丢失。年龄相关的肾上腺源性雄激素生成减少、生长激素胰岛素样生长因子轴功能下降、肌肉衰减综合征和体力活动减少造成骨骼负荷减少,也会使骨吸收增加,但骨的吸收过程远远超过骨的形成过程。此外,随增龄和生活方式相关疾病引起的氧化应激及糖基化增加,使骨基质中的胶原分子发生非酶促交联,也会导致骨强度降低,增加骨折风险。

适当的力学刺激和负重有利于维持骨重建,修复骨骼微损伤,避免微损伤累积和骨折。力学刺激变化或微损伤贯通板层或微管系统,通过影响骨细胞的信号转导,诱导破骨细胞前体的迁移和分化。而处于维生素 D 缺乏及慢性负钙平衡状态,会导致继发性甲状旁腺功能亢进。年龄相关的肾上腺源性雄激素生成减少、生长激素-胰岛素样生长因子轴功能下降、肌少症和体力活动减少造成骨骼负荷减少,也会使骨吸收增加。此外,随增龄和生活方式相关疾病引起的氧化应激及糖基化增加,使骨基质中的胶原分子发生非酶促交联,也会导致骨强度降低。因此,骨质疏松症是由多种基因-环境因素等微小作用积累的共同结果。

二、健康管理方案

骨骼强壮是维持人体健康的关键,骨质疏松症的健康管理应贯穿于生命全过程,骨质疏松性骨折会增加致残率或致死率,因此骨质疏松症的预防与治疗同等重要。骨质疏松症健康管理的主要治疗目标包括改善骨骼生长发育,促进成年期达到理想的峰值骨量;维持骨量和骨质量,预防增龄性骨丢失;避免跌倒和骨折。

(一)一级预防

一级预防指针对尚无骨质疏松但具有骨质疏松症危险因素者,应防止或延缓其发展为骨质疏松症并避免发生第一次骨折。骨质疏松一级预防的健康管理工作主要从以下方面展开。

(1)合理膳食。充足的钙摄入对获得理想骨峰值、减缓骨丢失、改善骨矿化和维护骨骼健康有益。建议摄入富含钙、低盐和适量蛋白质的均衡膳食,推荐每日蛋白质摄入量为 $0.8\sim1.0$ g/kg 体质量,并每天摄入牛奶 300 mL 或相当量的奶制品。膳食摄入钙不足的情况可适当补充钙剂。成人每日钙推荐摄入量为 800 mg,50 岁及以上人群每日钙推荐摄入量为 $1\,000\sim1\,200$ mg。营养调查显示我国居民每日膳食约摄入元素钙 400 mg,故尚需补充元素钙 $500\sim600$ mg/d。但补充钙剂需适量,超大剂量补充钙剂可能增加肾结石和心血管疾病的风险。在骨质疏松症的防治中,钙剂应与其他药物联合使用,目前尚无充分证据表明单纯补钙可以替代其他抗骨质疏松药物治疗。

(2)规律运动。建议进行有助于骨健康的体育锻炼和康复治疗。运动可改善机体敏捷性、力量、姿势及平衡等,减少跌倒风险。运动还有助于增加骨密度。适合于骨质疏松症患者的运动包括负重运动及抗阻运动,推荐规律的负重及肌肉力量练习,以减少跌倒和骨折风险。肌肉力量练习包括重量训练,其他抗阻运动及行走、慢跑、太极拳、瑜伽、舞蹈和乒乓球等。运动应循序渐进、持之以恒。骨质疏松症患者开始新的运动训练前应咨询临床医生,进行相关评估。

(3)充足日照。建议 11:00~15:00 间,尽可能多地暴露皮肤于阳光下晒15~30 min(取决于日照时间、纬度、季节等因素),每周两次,以促进体内维生素 D 的合成,尽量不涂抹防晒霜,以免影响日照效果。但需注意避免强烈阳光照射,以防灼伤皮肤。对于日光暴露不足和老年人等维生素 D 缺乏的高危人群,建议酌情检测血清 25OHD(25 羟基维生素 D)水平,以了解患者维生素 D 的营养状态,指导维生素 D 的补充。

(4)其他。避免过量饮用咖啡和碳酸饮料;尽量避免或少用影响骨代谢的药物;戒烟限酒。

(二)二级预防

二级预防的重点主要是早发现、早诊断并给予早治疗。

骨质疏松症是受多因素影响的复杂疾病,对个体进行骨质疏松症风险评估,能为疾病早期防治提供有益帮助。临床上评估骨质疏松风险的方法较多如国际骨质疏松基金会(International Osteoporosis Foundation,IOF)骨质疏松风险一分钟测试题和亚洲人骨质疏松自我筛查工具(Osteoporosis Self-assessment Tool for Asians,OSTA),都可作为骨质疏松症的初筛工具,便于骨质疏松症的早发现、早诊断和早治疗。

我国已经将骨密度检测项目纳入 40 岁以上人群常规体检内容。

(三)三级预防

三级预防指已有骨质疏松症或已经发生过脆性骨折,防治目的是避免发生骨折或再次骨折。

(1)调整生活方式。参照一级防治措施。

(2)抗骨质疏松症药物的使用。有效的抗骨质疏松症药物可以增加骨密度,改善骨质量,显著降低骨折的发生风险。可适用于主要包括经骨密度检查确诊为骨质疏松症的患者;已经发生过椎体和髋部等部位脆性骨折者;骨量减少但具有高骨折风险的患者也可在医生指导下预防性用药。

(3)康复治疗。针对骨质疏松症的康复治疗主要包括运动疗法、物理因子治疗、作业疗法等。

运动疗法简单实用,不仅可增强肌力与肌耐力,改善平衡、协调性与步行能力,还可改善骨密度、维持骨结构,降低跌倒与脆性骨折风险等,发挥综合防治作用。但运动疗法需遵循个体化、循序渐进、长期坚持的原则。同时运动锻炼要注意少做躯干屈曲、旋转动作。不同强度和形式的运动产生的运动负荷不同,对 BMD 的影响也不一样。因此,运动项目应依个体年龄、性别、健康状况、体能等特点及运动史选择适当的方式、时间、强度等。

根据患者的具体情况制定运动方案,运动量以身体能适应为原则,由小渐大,以轻度疲劳为限。一般来说,年轻人宜选择运动强度大的体育运动,老年人宜选择逐渐加量的力量训练,强调每天户外运动至少 1 h。处在生长发育期的青少年,运动强度也不能过大,否则容易导致骨骺提前闭合,影响身高等形态指标的正常发育。

老年人运动强度要求适宜,运动时的适宜心率为最大心率的 60%~80%("最大心率=220-年龄"这类计算方法可供参考,但仍需专业评估);或运动中出现身体发热出汗、轻度疲劳、肌肉有酸痛感,但休息后次日能恢复,且精神愉快、精力充沛、食欲和睡眠正常,表明运动量适宜。

递增负荷功率自行车运动对于治疗老年人骨质疏松症有明显疗效,能有效提高患者的BMD,促进骨形成,对缓解骨质疏松症患者的症状和预防骨折具有良好的作用。对有骨质疏松症或骨质疏松性脊柱骨折的老人,还有专家共识认为除了抗阻力与平衡训练,其他形式的身体活动都应谨慎甚至避免。

对于骨质疏松症患者,制定个性化运动处方时应充分考虑病情、年龄、身体素质、目前身体活动水平等因素。但无论如何,终生进行身体活动锻炼对于改善和维持骨骼健康都是有益的。

　　脉冲电磁场、体外冲击波、全身振动、紫外线等物理因子治疗可增加骨量；超短波、微波、经皮神经电刺激、中频脉冲等治疗可减轻疼痛；对骨质疏松骨折或者骨折延迟愈合可选择低强度脉冲超声波、体外冲击波等治疗以促进骨折愈合。神经肌肉电刺激、针灸等治疗可增强肌力、促进神经修复，改善肢体功能。联合治疗方式与治疗剂量需依据患者病情与自身耐受程度选择。

　　作业疗法以针对骨质疏松症患者的康复宣教为主，包括指导患者正确的姿势，改变不良生活习惯，提高安全性。作业疗法还可分散患者注意力，减少其对疼痛的关注，缓解由骨质疏松症引起的焦虑、抑郁等不利情绪。

（苏　莎）

第十六章　医院管理

第一节　医院行政管理工作制度

一、医院领导干部深入科室制度

(一)医院领导干部深入科室调查研究制度

(1)医院领导干部要经常深入所分管的科室,调查研究,直接掌握情况,抓好典型,协助总结推广先进经验。及时发现、纠正存在的问题,坚持持续改进。

(2)深入科室,围绕患者安全,重点了解医疗、护理、教学、科研、后勤保障、服务质量以及患者生活等工作。征求科室及各类人员对医院管理工作(包括医院长远规划和近期目标)的意见和建议,表扬好人好事,改进工作。

(3)院领导要参加部分业务实践,如查房、重大手术、疑难病例的会诊、危重患者的抢救及其他有关业务活动等。

(二)医院领导干部行政查房制度

(1)医院院长至少每月主持一次行政查房,各相关职能科室负责人参加,深入到一线科室,重点检查医疗、护理、科研、教学、后勤保障及科室管理等方面的工作情况,听取患者和临床科室职工的意见和要求,发现问题及时解决。

(2)行政查房前,相关职能科室要到基层了解情况,听取意见反映,做好准备。每次查房要确定主题,围绕主题展开。

(3)认真做好行政查房记录,相关科室必须限期给予答复和反馈,并在下一次查房时作汇报。

(三)领导班子集体专题研究医疗质量与安全管理工作制度

(1)医院领导班子集体至少每季度召开一次专题会议,评估在保持医院的质量方针和质量目标、质量指标过程中存在的问题,提出改进意见与措施,并有反馈记录文件。

(2)紧密围绕医疗质量与安全管理的重点与目标,对存在的不良事件与缺陷,要从管理的体系、运行机制与制度程序中提出有针对性的整改意见,形成良好的医院质量与安全文化氛围。

(3)每季度至少召开一次有医院领导班子集体参加的"医疗质量与安全管理"全院专题工作会议,以及不同层次多种形式的工作会议。

二、会议制度

1.院务会

由院长主持,院党政领导班子、院务会成员和有关人员参加。每周一次,传达上级指示,研究和安排工作。

2.院周会

由正/副院长主持,科主任(负责人)、护士长及各科负责人参加。每周一次,传达上级指示,小结上周工作,布置本周工作。

3.科主任会

由正/副院长主持,科(室)主任或负责人参加,汇报、研究及交流、医疗、管理、科研、教学等工作情况。

4.科周会

由科室正/副主任主持,病房、门诊负责医师等和护士长参加。每周一次,传达上级指示,研究和安排本周工作。

5.科务会

由科室正/副主任主持,全科人员参加。每月一次,检查各项制度和工作人员职责的执行情况,总结和布置工作。

6.护士长例会

由护理部正/副主任或正/副总护士长主持,各科室、病区护士长参加。至少每两周一次,总结上周护理工作,布置本周护理工作。

7.门诊例会

由医务科或门诊部正/副主任主持,所有在门诊工作的各科负责人及护士长参加,每月一次,研究解决医疗质量、工作人员的服务态度、急诊抢救、患者就诊以及门、急诊管理等有关问题,协调各科工作。

8.晨会

由病房负责医师或护士长主持,全病房人员参加。每天早晨上班十五分钟内召开,进行交接班,听取值班人员汇报,解决医疗、护理以及管理工作中存在的主要问题,布置当日工作。

9.住院患者座谈会

由病房护士长或指定专人召开,患者代表参加。医院每季一次,科室一般每月一次,听取并征求住院患者及家属的意见,相互沟通,增进了解和信任,改进工作。

10.医、护、技联席会议

由业务院长主持,相关职能管理与医疗、护理、医技科(室)主任或负责人参加,汇报诊疗服务流程中存在的缺陷,提出整改与协调的意见与措施。

11.党政联席会

由院长主持,院党政领导参加,每季度一次,讨论、研究重大事项、重要项目、重要干部任免和大额度资金的使用。

三、请示报告制度

凡有下列情况,必须及时向院领导或有关部门请示或者报告。

(1)当发生严重危及医疗质量与安全的事件时。

(2)有严重工伤、重大交通事故、大批中毒、甲类传染病及必须动员全院力量抢救的患者时。

(3)有重大手术、重要脏器切除、截肢、首次开展的新手术、新疗法、新技术和自制药品首次临床应用时。

(4)将要实施紧急抢救生命的手术而患者的亲属不在时。

(5)发生医疗事故或严重差错,损坏或丢失贵重器材和贵重药品,发现成批药品变质时。

(6)收治涉及法律和政治敏感人员以及有自杀迹象的患者时。

(7)购买贵重医疗器械及重大经济开支报批时。

(8)需增补、修改医院规章制度、技术操作常规时。

(9)工作人员因公出差、院外会诊、参加会诊、接受院外任务时。

(10)参加院外进修学习,接受来院进修人员等。

(11)国内、外学者来院访问、交流、开展临床诊疗活动时。

四、医院总值班制度

(1)医院总值班由院级领导、职能部门和有关人员参加,负责处理非办公时间的医务、行政和临时事宜,及时传达、处理上级指示和紧急通知,签收重要文件,承接未办事项,检查夜间各岗位工作人员的工作情况等。

(2)三级医院及二级甲等医院根据医疗(救治危重患者)工作量需要,可在夜间及节假日增设医疗总值班,由医疗管理职能部门及临床、医技科室负责人员参加。

(3)总值班应掌握全院危重患者情况,对病危患者,要到床前了解病情及治疗、监护情况,协调处理有关会诊、抢救问题,掌握转院患者的情况,了解转诊原因,根据规定做出决定,做好记录,交班时报医疗管理部门和业务副院长。

(4)医院要确定总值班人员的职责与权限。总值班人员应当做好值班记录,认真交接班,不得擅自离开岗位。

五、病历管理制度

(1)医院应当加强病历管理,严格遵循《医疗机构管理条例》《医疗事故处理条例》和《医疗机构病历管理规定》等法规,保证病历资料客观、真实、完整规范,严禁任何人涂改、伪造、隐匿、销毁、抢夺、窃取病历。

(2)医院必须设置专门部门或者配备专(兼)职人员,负责全院病案(门诊、急诊、住院)的收集、整理和保管工作。至少要为医疗与工伤保险、急诊留观与住院患者建立病历及保存病案。有条件的医院应当为所有患者建立与保存病历。

(3)有适宜的病历编号系统,病历编号是患者在本院就诊病历档案唯一及永久性的编号。

(4)医师要严格按照《病历书写基本规范》的规定书写病历。医院要加强病历的内涵质量管理,重点是住院病历的环节质量监控,为提高医疗质量与患者安全管理持续改进提供支持。

(5)患者出院时,医师按照规定的格式填写首页后,由病案管理人员在出院后 $24\sim72$ h 回收病历,并注意检查首页各栏及病历的完整性,不得对回收的病历进行任何形式的修改,同时要做好疾病与手术名称的分类录入,依序整理装订病历,按编号排列后,上架存档。急诊死亡患者的病历由医院保管。

(6)除涉及对患者实施医疗活动的医务人员及医疗服务质量监控人员外,其他任何机构和个人不得擅自查阅患者病历,借阅病案要办理借阅手续,按期归还,应当妥善保管和爱护借用的病历,不得涂改、转借、拆散或丢失。除公、检、法、医保、卫生行政单位外,其他院外单位一般不予外借。院外单位借阅人持介绍信,经医疗管理部门核准,可以摘录病史。

(7)有病历安全管理制度、设施与具体措施到位,病历封存或提供病历复印服务应当符合

《医疗机构管理条例》《医疗事故处理条例》《医疗机构病历管理规定》等法规的规定；应当配备专门场所供相关部门人员查询、摘录相关病历。

（8）本院医师经医疗管理部门批准后，方可借阅死亡及有医疗争议等特定范围内的病历，但不得借阅本人亲属及与本人存在利益关系的患者病历。

（9）住院病历原则上应当永久保存，门诊病历至少保存15年，住院病历至少保存30年，涉及患者个人隐私的内容应当按照《中华人民共和国统计法》予以保密。

（10）二级甲等及以上医院专门从事住院病历管理的人员与医院病床位比不得少于1∶50；专门从事门诊病历管理的人员与医院日均门诊量的比不得少于1∶300。

六、医院统计制度

（1）医院必须建立和健全登记、统计制度。

（2）各种医疗登记，要填写完整、准确，字迹清楚，并妥善保管。

1）临床各科要填写好病案首页、出院卡片、出入院登记，并按时填报患者流动日报。

2）门诊各科应当填写好患者流动情况和门诊登记。

3）医技科室应当做好各项工作的数量和质量登记。

（3）医疗质量统计，至少应包括出入院数、治愈率、病死率、床位使用率、床位周转次数、平均住院天数、患者疾病分类、初诊与最后诊断符合率、临床与病理诊断符合率、手术前后诊断符合率、无菌手术化脓感染率、手术并发症，以及医技科室工作数量、质量等。

（4）医院应当根据统计资料，定期分析医疗效率和医疗质量，从中总结经验，发现问题，改进工作。

（5）统计员要督促检查各科室医疗统计工作，按期完成各项统计报表，经领导审阅后，上报卫生行政部门。

（6）医院应当逐步做到通过医院管理信息系统（简称 HIS 系统）进行统计工作。

（7）按照《中华人民共和国统计法》对院内数据资料做好保密工作。

七、患者入院、出院工作管理制度

（1）医院有各种类别疾病的收住住院治疗的标准、制度或程序。由本院具备执业医师资格的医师通过病情诊断决定住院。

（2）医师要依据医院现有医疗资源（人力、技术、设备等）的承受能力来解决是否收住院，或及时转往上级医院诊疗。

（3）每一名患者从门诊或急诊到收入院的过程都要有完整的记录，应当都包含有明确的住院日、入院时的患者身体状态、精神状况的评价，并向患者进行说明，取得理解与同意。

（4）医院有急危重症及预约手术患者优先收住的具体规定及办法，各病区保持 1～2 张应急床位。

（5）对于需收住重症监护病房的，应当明确地向患者及其家属告知收住的理由、预期效果及费用，取得理解与同意，患者运送途中要保障其安全。

（6）危重症患者转院前应当向患者及其家属告知转院的理由、可能的后果、途中可能的意外，取得理解与同意，有转院记录，并与上级医院取得联系，必要时可派医务人员护送。

（7）患者出院应当由本科的主治医师或上级医师查房决定，并提前一天通知住院处办理出院手续。病房护理人员应依结账单发给出院证、出院小结等文件，并清点收回患者住院期间所用医院的物品。

(8)医师、护士应当根据病情为出院患者提供必要的服药指导、营养指导、康复训练指导、生活或工作中的注意事项等健康服务。

(9)每一位出院患者都有出院小结的副本,主要内容有入院时情况、诊断名称、治疗方法、效果、出院带药、出院的注意事项以及康复指导等。

(10)逐步做到由负责治疗患者的医师或上级医师进行首次出院随访,通过病历记录向社区医疗服务机构介绍诊疗情况,以保持服务连贯性。

(11)病情不宜出院而患者或家属要求自动出院者,医师应当加以劝阻,充分说明可能造成的不良后果,如说服无效者,应当报请病房主管医师(科主任)批准,由患者或其家属在病历中签署相关知情文件后办理出院手续,方可离院。经主治医师通知出院而不出院者,通知所在单位或有关部门接回或送回。

八、住院处工作制度

(1)出入院患者统一由住院处办理手续。病房无空床,不得预办住院手续。

(2)患者凭医师开具的住院证、门急诊病历、医疗保险证等到住院处办理手续。自费者按规定预交住院费,住院处再通知病区。危重患者可先住院后补办手续。

(3)患者住院应当登记其联系人的姓名、住址、电话号码、身份证号等病历首页栏目,进行必要的卫生处理。医务人员要主动、热情地接待住院患者,介绍住院须知及病房有关制度。

(4)住院处应当每日与病区联系,了解病床使用及周转情况。

(5)对一时不能入院的患者要耐心解释,请其等床住院。

(6)患者办理出院手续,一般于出院前一日由病区将住院医嘱全部送至住院处进行核算,开具结账单及明细清单。患者或家属来住院处结清后,将结账单拿回病区办理出院手续。

(7)医院应当在醒目位置公示住院收费标准,并应当采用多种形式主动征求出院患者对医院服务的意见及改进建议。

九、挂号工作制度

(1)实行预约挂号服务,为患者提供就医方便。门诊患者应当先挂号后诊病(危重抢救例外),医院应在门诊显著位置公示出诊医师信息。

(2)应采取多种方式提供预约挂号服务,方便患者就医。初诊病历要填齐首页上端各栏,包括姓名、性别、年龄、职业、籍贯、住址、就诊日期,由医院建档的应当复写入档或将信息输入挂号卡。实行门诊病历保管的医院,复诊患者凭挂号证/卡,找出病历,分别送至就诊科室。

(3)同时就诊两个科室的患者,应当分别挂号(会诊例外)。

(4)挂号诊疗当日一次有效,继续就诊应当重新挂号。

(5)初诊、复诊病历,均应直接送至就诊科室。

(6)下班前取回当日就诊病历,依次整理上架归档,对自行保管门诊病历本的就诊者,可在就诊后交至就诊患者本人。

(7)按病历号及时将各种检验报告贴到病历页上。

(8)挂号收入的现金要依照医院的财务管理制度存入银行,做到账目清楚、结算及时。

(9)对国家、省市相关政策规定享受优先优抚人员,实行优先挂号。

十、在岗职工规范化培训制度

（1）根据国家继续医学教育的有关规定，医院必须实行在职职工终身培训教育，抓好人才培训工作，从难从严要求，进行正规训练。

（2）医院对在岗职工继续教育工作规范化培训包括：专科培训、亚专科培训及终身继续教育三阶段；应当设专人管理，在主管院长领导下，负责计划、组织和考核，建立技术档案。

（3）医院和科室应当制订出在职职工继续教育规范化培训计划，以及保证计划完成的具体措施。

（4）对所有职工的培训，都要强调强化从基本理论、基本知识和基本技能入手，可采用岗位实践、脱产进修、建立导师制等多种途径，不断提高和深化专业理论、实践能力以及外语水平。

（5）医院定期检查培训计划执行情况，至少一年一次。对培训人才成绩突出的单位，应予奖励。

十一、医德教育和医德考核制度

（1）医院须把医德教育和医德医风建设作为目标管理的重要内容。

（2）医院须认真贯彻执行原卫生部发布的《关于建立医务人员医德考评制度的指导意见（试行）》。

（3）医院要根据医德规范，结合实际情况，建立医德考核与评价制度，制定具体的、切实可行的医德考核标准及办法，建立并不断完善医务人员医德考评制度。

（4）医德考核以自我评价与社会评价、科室考核与上级考核、定期考核与随时考核相结合的办法进行。

（5）医务人员的医德考核结果，要作为聘任、任职、提薪、晋升以及评优的重要条件。

（6）医德考核成绩优秀者，应给予表彰和奖励；医德考核成绩差者应当进行批评教育；严重违反医德规范，触犯行政规章及法律者，应给予相应的处罚。

十二、逐级技术指导制度

（1）城市医院支援农村、支援城市基层，互相协作，逐级指导，是医院的责任与义务，必须做到经常化、制度化。

（2）医院支援农村、城市基层卫生事业的工作要按照卫生行政部门统一规划，采取、划区包干，分工负责，定点挂钩，对口支援等方法进行。

（3）根据卫生行政部门要求，制订医院支援社区卫生服务的年度和中长期工作计划。承担社区卫生服务机构的业务指导、技术支持、人才培养等任务。

（4）支援与受援双方必须签订协议，在社区卫生服务机构的功能任务的框架内，定目标、定任务、定方式、定时间和评价标准，并认真贯彻执行。

（5）医院应根据受援医院的需求情况，选派有经验的医疗技术人员和医院管理人员参加支援工作，以保证质量。

（6）支援基层工作的医务人员要认真遵守本院与受援单位签订的协议或合同。医务人员支援基层的实绩要作为考核的内容之一。

（7）医务人员支援基层工作期间除由原单位照发工资、奖金及福利待遇不变外，受援医院可根据不同情况给予适当补贴和提供适当的生活、工作条件。

(8)新技术开发转让和技术指导要按《知识产权法》的有关法规执行。

十三、档案管理制度

(1)医院全部档案(病案除外)实行集中统一管理,各类档案按要求于相应期限内统一归档,保证档案的完整、准确、系统,任何科室或个人不得长期或私自保存应归档的文件资料。

(2)二级甲等以上医院设立档案管理部门,其他医院应当设专(兼)职人员管理,建立档案统计制度,对档案的收进、移出、保管、利用等情况进行统计,并按照规定向档案业务管理机关报送档案工作基本情况统计表。

(3)根据需要编制各种检索工具,并利用计算机进行检索,开展档案编研工作,积极开展档案利用工作,提高利用效果。

(4)保存的档案主要供本单位和上级主管机关利用。建立、健全档案的借阅制度和档案室保密制度,档案立卷归档制度、档案鉴定制度、档案库房管理制度、专兼职档案员职责等各种制度。

(5)根据国家的有关规定,编制本单位或本专业系统的《档案材料保管期限表》,并报档案业务管理机关备案。

(6)医院档案库房应该坚固,并做到有防盗、防火、防虫、防鼠、防潮、防尘、防高温等设施。定期检查档案保管状况,对破损或变质的档案应及时修补、复制或作其他技术处理。

(7)档案保管不善,造成毁坏和丢失的,要追究有关人员法律责任并予以处罚。

(8)档案保管人员必须严格执行《中华人民共和国档案法》和《中华人民共和国保守国家秘密法》,在公共场所不得随意谈论档案中的有关秘密事项,档案保管人员调动工作时,应在离职前办好交接手续。

十四、信息部门管理制度

(1)信息部门(信息中心/信息管理中心/信息部/信息工程部)是受院长/副院长直接领导的、兼具管理职能的技术科室,其基本职能是负责医院信息化建设的规划、实施、运行、维护和管理。

(2)医院信息化建设的核心内容是医院信息系统建设。医院信息化建设应坚持以需求为导向、以应用促发展,注重经济实效、技术上适度超前的基本原则,遵循规划充分论证、分步实施、试点运行、阶段见效、持续发展的实施策略。医院可以根据工作的需要,对信息中心、医学工程处(设备科/器材科)、统计科、病案科、图书馆乃至通信部门进行机构和功能的重组和归并。

(3)在医院信息系统的建设过程中,必须坚持以全院大局为优先考虑,在院长/副院长的授权下完成信息资源的平衡调配,避免形成信息孤岛,并确保相关任务及时、准确、完整的执行和完成。

(4)为保证医院信息化建设的顺畅进行,信息部门必须争取为院方提供必要的支持条件。包括充足的专业技术人员配备;符合全国及行业相关标准的信息处理设备、运行环境和办公空间;满足医院信息化发展需要的预算资金。

(5)信息部门负有贯彻执行国家和卫生行政管理部门发布的有关信息化的法律、法规、标准、政策、条例、规程和办法的责任。

(6)参照国家和卫生行业的相关标准和规范,结合医院的实际情况,制订相应的管理制度和操作规程并贯彻执行。相关管理制度应包括但不限于下列几点。

1)信息安全与保密管理。

2)信息共享管理。

3)机房管理。

4)网络管理。

5)数据库管理。

6)应用系统操作规程。

7)信息标准化管理。

8)用户管理。

9)数据备份管理。

10)应急事件处理预案。

11)人员培训。

(7)确立为医院医疗、教学、科研和管理服务的意识,参照信息技术治理的理念和方法,推动信息管理和服务的规范化。

(8)信息工程的立项、审批、实施、验收应当按照相关规定履行招标、论证手续,并接受财务和审计部门的监督。

(9)加强以医学信息学为基础的专业学科建设,强化对信息中心工作人员的相关专业技术培训,提高其分析、处理问题的水平和能力,为临床和管理部门提供及时、优质的信息服务。

十五、制度、操作常规变更批准制度

(1)制度、操作常规变更立足于确保患者生命安全、实事求是、提高工作效率和工作质量。

(2)制度、操作常规如有变更需求,科室报请医院职能部门同意,由医院质量管理委员会审核后,由院长批准后执行。

(3)变更程序

1)对现有制度、操作常规的自我完善和补充。

2)对新出现的工作,需要制订新的制度或操作常规。

3)将修改的或新制订的制度、操作常规提交医院质量管理委员会审核,对其提出意见或建议,进一步完善。

4)制度、操作常规变更后或新制订的,应当设置3~6个月试行期,经过可行性再评价后方可正式列入实施。

5)制度、操作常规变更或新制订后,文件上均标有本制度执行起止时间及批准入。

(4)变更后的制度、操作常规应当及时通知相关科室与人员,在认真组织培训与学习的基础上再执行。

(5)重大制度、操作常规变更要多部门做好协调,保持一致性,并向全院通报。

十六、卫生技术人力资源管理制度

(1)医院聘用具备资质的卫生专业技术人员是保障医疗质量与患者安全的基本准则。

(2)医院要有适合于本院的卫生专业技术人员的聘用制度、评价程序,具有活力的运行机制,使人力资源得到不断的更新,更要注重卫生技术人员实际为患者提供诊疗服务的工作能力。

(3)医院有人力资源配置原则与工作岗位设置方案的文件,所配置的卫生技术人员全部符合《中华人民共和国医师法》《护士条例》规定的要求。

1)各科室人力资源配备合理并满足需要,各级各类卫生技术人员的梯队结构合理。

2)各级各类卫生技术人员的配比应当与医院功能任务相适应,与工作量相匹配。

3)医师的梯队结构与实际技能符合三级查房的要求;护理人员的数量与梯队(含年龄和学历层次)结构合理,满足分级护理的质量保证需要。

4)当床位使用率大于97%时应当有人员的配比调整机制与人员储备机制。

5)主要临床、医技科室均配有高级卫生技术人员。

(4)建立实行全院岗位职务聘用的体制与程序,设置试用期,做到公开、公平、公正;对每一种职种岗位的职责、资质、实际能力有明确的要求。

(5)在院执业的卫生技术人员全部具备相应岗位的任职资格和实际服务能力,并是按照法规要求具有执业资格和在本院注册的,接受过不同等级的复苏技术培训的合格者。

(6)建立卫生技术人员能力定期评价的机制,要对医师的资质(包括技术能力、服务品质、职业道德)至少每三年重新审核评估一次,以确保他们具有能够在医院继续为患者服务的资质。

(7)建立院、科两级人员紧急替代的制度与程序,以确保患者获得连贯诊疗,尤其对急诊、夜间与节假日。

(8)有保护医务人员职业安全的规范与措施。

(席　鑫)

第二节　临床部门工作制度

一、急诊工作制度

(1)各级各类医疗机构中凡称"医院"者,原则上均应独立设置急诊科(室),实行24 h开放随时应诊(二级以上医院必须实行坐诊制,三级医院必须有内、外、儿科医生坐诊),节假日照常接诊。根据医院的功能任务,设置相应内部工作部门,能为急诊患者提供药房、检验、医学影像等及时连贯的服务。

(2)医院应当由业务副院长负责与协调医院急诊工作,加强对急危重症患者的管理,提高急危重症患者抢救成功率。提高急诊科(室)能力,做到专业设置、人员配备合理,医务人员相对固定,值班医师胜任急诊抢救工作。

(3)急诊科(室)应配有经急诊专业培训的专职医师、护士,固定人员不少于60%,各临床科室应当选派有3年以上临床工作经历的医师参加急诊工作,轮换时间不少于6个月。实习期医师与护士不得单独值急诊班,进修医师应当经急诊专业培训考核合格后,由科主任评估同意,报医务处核准方可参加值班。

(4)医疗、护理管理部门应加强急诊工作的监督管理,定期召开联席会议,开展协调工作。

(5)急诊科(室)实行预检分诊,建立急诊-入院-手术"绿色通道",急诊会诊迅速到位。对急诊患者应当以高度的责任心和同情心及时、严肃、敏捷地进行救治,严密观察病情变化,做好各项记录。疑难、危重患者应当立即请上级医师诊视或急会诊。

(6)对危重不宜搬动的患者,应在急诊室就地组织抢救,待病情稳定后再由抢救医师护送至病房。对须立即进行手术的患者应当及时送手术室施行手术。急诊医师应当向病房或手术医师直接交班。

(7)急诊室各类抢救药品及器材要准备完善,保证随时可用。由专人管理,放置固定位置,便于使用,经常检查,及时补充、更新、修理和消毒。

(8)急诊室工作人员必须坚守岗位,做好交接班,严格执行急诊各项规章制度和技术操作规程。要建立各种危重患者抢救技术操作程序和突发公共卫生事件应急预案。

(9)急诊室应当设立留院观察病床,患者由急诊医师和护士负责诊治护理,认真写好病历,开好医嘱。密切观察病情变化,及时有效地采取诊治措施。留院观察时间一般不超过三天(72 h)。

(10)对不能及时收住危重患者滞留的较多的三级甲等医院,有条件时可设置急诊科病房、急诊 ICU,但须由专职医师与护士负责诊治护理,规范管理。

(11)要建立突发公共卫生事件应急预案,遇重大抢救,需立即报请科主任和院领导亲临参加指挥。凡涉及法律、纠纷的患者和无名氏者,在积极救治的同时,及时向有关部门报告。

(12)急诊患者不受地域与医院等级的限制,对需要转院的急诊患者须事先与转去医院联系,取得同意后,方得转院。

二、抢救室工作制度

(1)抢救室设有危重症抢救流程图,专为抢救患者设置,其他任何情况不得占用。

(2)一切抢救药品、物品、器械、敷料均须放在指定位置,并有明显标记,不准任意挪用或外借。

(3)药品、器械用后均需及时清理、消毒,消耗部分应及时补充,放回原处,以备再用。

(4)每班核对一次物品,班班交接,做到账物相符。

(5)无菌物品须注明灭菌日期,超过一周时应当重新灭菌。

(6)每周须彻底清扫、消毒一次,室内禁止吸烟。

(7)抢救时抢救人员要按岗定位,遵照各种疾病的抢救常规程序进行工作。

(8)每次患者抢救完毕后,主持者要及时做现场评论和初步总结,及时做好抢救登记,书写抢救记录,总结抢救经验。

三、急诊观察室制度

(1)不符合住院条件,但根据病情尚需急诊观察的患者,可留观察室进行观察。

(2)急诊值班医师和护士应当根据病情严密观察、治疗。凡收入观察室的患者,必须开好医嘱,按格式规定及时书写病历,随时记录病情(包括检查、检验、影像)及处理经过,必要时及时请相关专业医务人员会诊。

(3)急诊值班医师早晚各查房一次,重病随时查房。主治医师每日查房一次,及时修订诊疗计划,指出重点工作。

(4)急诊室值班护士随时主动巡视患者,按时进行诊疗护理并及时记录、反映情况。

(5)急诊值班医护人员对观察室患者,要按时详细认真地进行交接班工作,必要情况书面记录。

四、门诊工作制度

(1)医院应当有一名副院长分工负责领导门诊工作。各科主任、副主任应当加强对本科门诊的业务技术领导。各科(特别是内、外、妇产、小儿等科)应当确定一位主治医师或高年住院医师协助科主任管理本科的门诊工作。

(2)各科室参加门诊工作的医务人员,在医疗护理管理部门统一领导下进行工作。

人员调换时,应与医疗护理管理部门共同商量,上岗前进行门诊病历书写规范的培训。

(3)门诊医护人员应当由具有一定临床经验的执业医师、注册护士担任,实行医师兼管门诊和病房的医院和科室,必须安排好人力,实习人员及未授权的进修人员应当在上级人员指导下工作,不得独立执业。

(4)对疑难危重患者应当及时请上级医师诊视。科主任、主任医师应定期出门诊,解决疑难病例。对某些慢性患者和专科患者,应当根据医院具体情况设立专科门诊。

(5)门诊有等待就诊患者出现病情变化的抢救方案和急救措施,对高烧患者、重病患者、70 岁以上老年患者,应当优先安排(门)诊治。

(6)对患者要进行认真检查,简明扼要、准确地记载病历。

(7)加强门诊病历质控工作,每日随机抽查当日门诊病历并及时公布抽查结果。

(8)门诊检验、放射等各种检查结果,必须做到准确及时。门诊手术应当根据条件规定一定范围。医师要加强对换药室、治疗室的检查指导,必要时要亲自操作。

(9)门诊各科与住院处及病房应当加强联系,以便根据病床使用及患者情况,有计划地收容患者住院治疗。

(10)出诊科室应当做好疫情报告工作。严格执行消毒隔离制度,防止交叉感染。

(11)做好检诊、分诊工作,指导正确挂号,及时分流患者。

(12)提供预约诊疗服务,指导患者预约就诊,减少候诊时间,改善就医体验。

(13)门诊标识清晰明白,设有导诊服务工作人员,要做到关心体贴患者,态度和蔼,有礼貌,耐心地解答问题。尽量缩短排队等候时间,有序安排患者就诊。

(14)门诊应当经常保持清洁整齐,改善候诊环境,加强候诊教育,宣传卫生防病、计划生育和优生学知识,有饮水设施及服务项目收费标准公示栏。

(15)门诊医师要采用保证疗效、经济适宜的诊疗方法,合理检查、合理用药,尽可能减轻患者的负担。

(16)对基层或外地转诊患者,在转回基层或原地时要提出诊治意见。

(17)根据季节及卫生行政部门的要求,设置相应的传染病门诊。

五、处方制度

(1)医院及医师、药师都应当严格执行《处方管理办法》,促进合理用药,保障医疗安全。

(2)执业医师、助理医师处方权,可由各科主任提出,经医疗管理部门审核,院长批准,登记备案,并将本人的签字或印模在药剂科留样。

(3)药剂科不得擅自修改处方,如处方有错误应当及时通知医师更改后配发。凡处方不合规定者,药剂科有权拒绝调配。

(4)有关"麻醉药品和第一类精神药品、医疗用毒性药品、放射性药品"处方及处方权,应当严格遵守有关法律法规和部门规章的规定。

（5）医师应当根据病情诊断开具处方，处方一般不得超过 7 d 用量，对于某些慢性病或特殊情况可酌情适当延长。处方当日有效，超过期限须经医师更改日期，重新签字方可调配。医师不得为本人开处方。

（6）处方内容

1）前记：包括医疗机构名称、患者姓名、性别、年龄、门诊或住院病历号，科别或病区和床位号、临床诊断、开具日期等。可添列特殊要求的项目。麻醉药品和第一类精神药品处方还应当包括患者身份证明编号，代办人姓名、身份证明编号。

2）正文：以 Rp 或 R（拉丁文 Recipe"请取"的缩写）标示，分列药品名称、剂型、规格、数量、用法用量。

3）后记：医师签名或者加盖专用签章，药品金额以及审核、调配、核对、发药药师签名或者加盖专用签章。

4）急诊处方应当在右上角加盖"急"字图印，或书写醒目"急"字。

（7）处方字迹要清楚，不得涂改。如有涂改，医师必须在涂改处签字。一般用拉丁文或中文书写。

（8）医师应当根据医疗、预防、保健需要，按照诊疗规范、药品说明书中的药品适应证、药理作用、用法、用量、禁忌、不良反应和注意事项等开具处方。

（9）药品剂量与数量用阿拉伯数字书写。剂量应当使用法定剂量单位：重量以克（g）、毫克（mg）、微克（μg）、纳克（ng）为单位；容量以升（L）、毫升（mL）为单位；国际单位（IU）、单位（U）；中药饮片以克（g）为单位。片剂、丸剂、胶囊剂、颗粒剂分别以片、丸、粒、袋为单位；溶液剂以支、瓶为单位；软膏及乳膏剂以支、盒为单位；注射剂以支、瓶为单位，应当注明含量；中药饮片以剂为单位。

（10）一般处方保存一年，麻醉药品和第一类精神物品处方保存三年，到期登记后由院长或副院长批准销毁。

（11）对违反规定，乱开处方、滥用药品的情况，药剂科有权拒绝调配，情节严重应报告院长、业务副院长或主管部门检查处理。

（12）药师对每一张处方均应当审核（包括对规定必须做皮试的药物，处方医师是否注明过敏试验及结果的判定等），确认无误后方可调剂。

（13）药师应当对处方用药适宜性进行审核，审核内容包括下列几点。

1）规定必须做皮试的药品，处方医师是否注明过敏试验及结果的判定。

2）处方用药与临床诊断的相符性。

3）剂量、用法的正确性。

4）选用剂型与给药途径的合理性。

5）是否有重复给药现象。

6）是否有潜在临床意义的药物相互作用和配伍禁忌。

7）其他用药不适用情况。

（14）药师能够将意见及时向全体医师通报；有责任向医师提供科学用药、合理用药的信息，并给予用药指导。

（15）本制度所指的处方含意，包括在门诊、急诊、住院的医师所开具的各类处方及下达医嘱中的药物治疗医嘱。

六、病历书写制度

(1)医师应当严格按照《病历书写基本规范》要求书写病历,应当用钢笔书写,力求通顺、完整、简练、准确,字迹清楚、整洁,不得删改、倒填、剪贴。医师应当签全名。

(2)病历一律用中文书写,无正式译名的病名以及药名等可以例外。诊断、手术应当按照疾病和手术分类名称填写。

(3)门诊病历书写的基本要求

1)要简明扼要。患者的姓名、性别、年龄、职业、籍贯、工作单位或住所由患者或患者家属挂号室填写。主诉、现病史、既往史,各种阳性体征和必要的阴性体征,诊断或印象诊断及治疗、处理意见等均需记载于病历上,由医师书写签字。

2)间隔时间过久或与前次不同病种的复诊患者。一般都应当与初诊患者同样写上检查所见和诊断,并应写明"初诊"字样。

3)每次诊查,均应填写日期,急诊病历应当加填时间。

4)请求他科会诊,应当将请求会诊目的及本科初步意见在病历上填写清楚。

5)被邀请的会诊医师应在请求会诊的病历上填写检查所见、诊断和处理意见并签字。

6)门诊患者需要住院检查和治疗时,由医师签写住院证,并在病历上写明住院的原因和初步印象诊断。

7)门诊医师对转诊患者应当负责填写转诊病历摘要。

(4)住院病历书写的基本要求

1)住院医师要为每一位新入院患者书写一份完整病历,内容包括姓名、性别、年龄、职业、籍贯、工作单位或住所、入院时间、记录日期、主诉、现病史、既往史、小结、初步诊断、治疗处理意见等,由经治医师书写签字。

2)书写时力求详尽、整齐、准确,要求入院后 24 h 内完成,急诊应当即刻检查填写。

3)住院医师书写病历,主治医师应当审查修正并签字。

4)若病房设有实习医师,亦可由实习医师书写,但需由带教住院医师审查签字认可,并做必要的补充修改,住院医师则须书写首次病程记录。

5)再次入院者应当写再次入院病历。

6)患者入院后,必须于 24 h 内进行拟诊分析,提出诊疗措施,并记于病程记录内。

7)病程记录(病程日志)包括病情变化、检查所见、鉴别诊断、上级医师对病情的分析及诊疗意见、治疗过程和效果。凡施行特殊处理时要记明施行方法和时间。病程记录由经治医师负责记载,上级医师应当及时进行检查,提出同意或修改意见并签字。

8)科内或全院性会诊及疑难病症的讨论,应当做详细记录。请其他科室医师会诊者,由会诊医师填写记录并签字。

9)手术患者的术前准备、术前讨论、手术记录、麻醉记录、术后总结,均应当详细地填入病程记录内或另附手术记录单。

10)凡移交患者均需由交班医师写出交班小结于病程记录内。阶段小结由经治医师负责填入病程记录内。

11)凡决定转诊、转科或转院的患者,经治医师必须书写较为详细的转诊、转科或转院记录,主治医师审查签字。转院记录最后由科主任审查签字。

12)各种检查回报单应当按顺序粘贴,各种病情介绍单或诊断证明书亦应附于病历上。

13)出院总结和死亡记录应在当日完成。出院总结内容包括病历摘要及各项检查要点、住院期间的病情转变及治疗过程、效果、出院时情况、出院后处理方针和随诊计划(有条件的医院应建立随诊制度),由经治医师书写,主治医师审查签字。

14)死亡记录除病历摘要、治疗经过外,应当记载抢救措施、死亡时间、死亡原因,由经治医师书写,主治医师审查签字。凡在本院做病理解剖的患者应当有详细的病理解剖记录及病理诊断。死亡病历讨论也应当做详细记录。

15)中医、中西医结合病历应当包括中医、中西医结合诊断和治疗内容。

16)对医院自行编制的表格病历,需报经省级以上医政管理部门批准方能使用。

七、查房制度

(1)科主任、主任医师或主治医师查房,应当有住院医师、护士长和有关人员参加。科主任、主任医师查房每周1～2次,主治医师每日查房一次,查房一般在上午进行。住院医师对所管患者每日至少查房二次。

(2)对危重患者,住院医师应当随时观察病情变化并及时处理,必要时可请主治医师、主任医师、科主任检查患者。

(3)查房前医护人员要做好准备工作,如病历、X线片、各项有关检查报告及所需用的检查器材等。查房时要自上而下逐级严格要求,认真负责。经治的住院医师要报告简要病历、当前病情并提出需要解决的问题。主任或主治医师可根据情况做必要的检查和病情分析,并做出肯定性的指示。

(4)查房的内容。

1)科主任、主任医师查房,要解决疑难病例;审查对新入院、重危患者的诊断、治疗计划;决定重大手术及特殊检查治疗;抽查医嘱、病历、护理质量;听取医师、护士对诊疗护理的意见;进行必要的教学工作。

2)主治医生查房,要求对所管患者分组进行系统查房。尤其是对新入院、危重、诊断未明、治疗效果不好的患者进行重点检查与讨论;听取医师和护士的反映;倾听患者的陈述;检查病历并纠正其中错误的记录;了解患者病情变化并征求对饮食、生活的意见;检查医嘱执行情况及治疗效果;决定出院、转院问题。

3)住院医师查房,要求先重点巡视重危、疑难、待诊断、新入院、手术后的患者,同时巡视一般患者;检查化验报告单,分析检查结果,提出进一步检查或治疗意见;检查当天医嘱执行情况;给予必要的临时医嘱并开写次晨特殊检查的医嘱;检查患者饮食情况;主动征求患者对医疗、护理、生活等方面的意见。

(5)院领导以及机关各科负责人,应有计划有目的地定期参加各科的查房,检查了解对患者治疗情况和各方面存在的问题,及时研究解决,做好查房及改进反馈记录。

(6)若病房设有实习医师,应当设置教学查房工作制度,进行必要的教学工作。

(7)由护理部及科护士长组织的护理查房要有计划、有重点、有专业性,通过护理查房对患者提出的护理问题制订护理措施,并针对问题及措施进行讨论,以提高护理质量。护理查房要围绕新技术、新业务的开展,注重经验教训的总结,突出与护理密切相关的问题。通过护理查房能够促进临床护理技能及护理理论水平的提高,同时能够解决临床实际的护理问题。

八、医嘱制度

(1)下达与执行医嘱的人员,必须是本院具备注册执业医师与注册护士资格的人员,其他人员不得下达与执行医嘱。

(2)每日查房后医嘱一般在上班后两小时内开出,要求层次分明,内容清楚。转抄和整理必须准确,不得涂改。如需更改或撤销时,临时医嘱应当用红笔填"取消"字样并签名及注明取消时间。长期医嘱应当在长期医嘱单上注明停止时间并签名。临时医嘱应当向护士交代清楚。医嘱要按时执行。开写、执行和取消医嘱必须签名并注明时间。

(3)医师写出医嘱后,要复核一遍。护士对可疑医嘱,必须查清后方可执行,必要时护士有权向上级医师及护士长报告,不得盲目执行。因故不能执行医嘱时,应当及时报告医师并处理。口头医嘱只允许在抢救或手术中下达,口头医嘱下达后,护士需复诵一遍,经医师查对药物后执行,医师要及时补记医嘱。每项医嘱一般只能包含一个内容。严禁不看患者就开医嘱的草率行为。

(4)护士每班要查对医嘱,夜班查对当日医嘱,每周由护士长组织总查对一次。转抄、整理医嘱后,需经另一人认真查对后,方可执行。

(5)手术后和分娩后要停止术前和产前医嘱,重开医嘱,并分别转抄于医嘱记录单和各项执行单上。

(6)凡需下一班执行的临时医嘱,要交代清楚,并在护士值班记录上注明。

(7)无医师医嘱时,护士一般不得给患者进行对症处理。但遇抢救危重患者的紧急情况下,医师不在现场,护士可以针对病情临时给予必要处理,但应当做好记录并及时向经治医师报告。

(8)通过医院 HIS 系统下达医嘱的医院,要有严格授权体制与具体执行时间记录。

九、医疗质量管理制度

(1)医疗质量是医院管理的核心内容和永恒的主题,医院必须把医疗质量放在首位,质量管理是不断完善、持续改进的过程,要纳入医院的各项工作。

(2)医院要建立健全医疗质量保证体系,即建立院、科两级质量管理组织,职责明确,配备专(兼)职人员,负责质量管理工作。

1)医院设置的质量管理与改进组织(例如医疗质量管理委员会、病案管理委员会、药事管理委员会、医院感染管理委员会、输血管理委员会)要与医院功能任务相适应,人员组成合理,职责与权限范围清晰,能定期召开工作会议,为医院质量管理提供决策依据。

2)院长作为医院医疗质量管理第一责任人,应当认真履行质量管理与改进的领导及决策职能;其他医院领导干部应当切实参与制定、监控质量管理与改进过程。

3)医疗、护理、医技职能管理部门行使指导、检查、考核、评价和监督职能。

4)临床、医技等科室部门主任全面负责本科室医疗质量管理工作。

5)各级责任人应当明确自己的职权和岗位职责,并应具备相应的质量管理与分析技能。

(3)院、科两级质量管理组织要根据上级有关要求和自身医疗工作的实际,建立切实可行的质量管理方案。

1)医疗质量管理与持续改进方案是全面、系统的书面计划,能监督各部门,重点是医疗、护理、医技科室的日常质量管理与质量的危机管理。

2)质量管理方案的主要内容包括:建立质量管理目标、指标、计划、措施、效果评价及信息反馈等,加强医疗质量关键环节、重点部门和重要岗位的管理。

(4)健全医院规章制度和人员岗位责任制度,严格落实医疗质量和医疗安全的核心制度。

1)核心制度包括首诊负责制度、三级医师查房制度、分级护理制度、疑难病例讨论制度、会诊制度、危重患者抢救制度、术前讨论制度、死亡病例讨论制度、查对制度、病历书写基本规范与管理制度、交接班制度、技术准入制度、患者知情同意告知制度等。

2)对病历质量管理要重点加强运行病历的实时监控与管理。

(5)加强全员质量和安全教育,牢固树立质量和安全意识,提高全员质量管理与改进的意识和参与能力,严格执行医疗技术操作规范和常规;医务人员"基础理论、基本知识、基本技能"必须人人达标。

(6)质量管理工作应当有文字记录,并由质量管理部门组织形成报告,定期、逐级上报。通过检查、分析、评价、反馈等措施,持续改进医疗质量,将质量与安全的评价结果纳入对医院、科室、员工的绩效评价评估。

(7)建立与完善医疗质量管理实行责任追究的制度、形成医疗质量管理可追溯与质量危机预警管理的运行机制。

(8)加强基础质量、环节质量和终末质量管理,要用诊疗常规指导患者诊疗工作,有条件的医院要逐步用临床路径规范对患者诊疗行为。

(9)逐步建立不以处罚为目标、以医院质量管理系统持续改进为对象的不良事件报告系统,能够把发现的缺陷,用于对医疗质量管理制度、运行机制与程序的改进工作。

(10)建立与完善目前质量管理常用的结果性指标体系基础上,逐步形成结果性指标、结构性指标、过程性指标的监控与评价体系。

十、查对制度

(一)临床科室

(1)开具医嘱、处方或进行治疗时,应当查对患者姓名、性别、床号、住院号(门诊号)。

(2)执行医嘱时要进行"三查八对":摆药后查;服药、注射、处置前查;服药、注射、处置后查。对床号、姓名和服用药的药名、剂量、浓度、时间、用法、有效期。

(3)清点药品时和使用药品前,要检查质量、标签、有效期和批号,如不符合要求,不得使用。

(4)给药前,注意询问有无过敏史;使用毒、麻时要经过反复核对;静脉给药要注意有无变质,瓶口有无松动、裂缝;给多种药物时,要注意配伍禁忌。

(5)输血前,需经两人查对,无误后,方可输入;输血时须注意观察,保证安全。

(二)手术室

(1)择期手术,在手术前的各项准备工作、患者的知情同意与手术切口标志皆已完成后方可手术。

(2)每例手术患者佩戴"腕带",其上具备患者查对用的患者身份信息。

(3)建立病房与手术室之间的交接程序,麻醉医师、手术室护士与病房医师、护士应当严格按照查对制度的要求进行逐项交接,核对无误后双方签名确认。

（4）手术安全核查是由手术医师、麻醉医师和巡回护士三方，在麻醉手术前、手术开始前和患者离开手术室前，共同对患者身份和手术部位等内容进行核对的工作，由麻醉医师主持并填写表格，无麻醉医师参加的手术由手术医师主持并填写表格。

（5）实施手术安全核查前，参加手术的手术医师、麻醉医师、巡回与手术台上护士等全体人员必须全部到齐。

（6）实施手术安全核查内容及流程。

1）麻醉实施前：由麻醉医师按《手术安全核查表》中内容依次提问患者身份（姓名、性别、年龄、病案号）、手术方式、知情同意、手术部位、麻醉安全检查、患者过敏史、术前备血等内容，手术医师逐一回答，同时巡回护士对照病历逐项核对并回答。

2）手术开始前：由手术医师、麻醉医师和巡回护士按上述方式，再次核对患者身份、手术部位，并确认风险预警等内容。

3）患者离开手术室前：由手术医师、麻醉医师和巡回护士按上述方式共同核对实际手术名称、清点手术用物、确认手术标本、检查皮肤完整性、动静脉通路、引流管、患者去向等内容。

4）三方核对人确认后签字。当核对人为非本院医师时，应当由上级医师复核后签字确认。

（7）手术安全核对必须按照步骤进行，核对无误后方可进行下一步操作。

（8）确保手术前预防性抗生素规范的使用，在术前，由病房医师下达医嘱；在手术室，麻醉医师负责下达医嘱，手术室护士负责核对实施。

（9）临床科室、麻醉科与手术室负责人是本科实施手术安全核查制度与持续改进活动管理的第一责任人。

（10）医务处、护理部、质量安全管理部门应当根据各自的职责，认真履行对手术安全与核查制度设施情况的监管与督查，并有提出与落实持续改进的措施的记录。

（11）《手术安全核查表》完成后须归入病案中保存。

（三）药房

（1）调剂处方时，查对科别、姓名、年龄；查药品，对药名、剂型、规格、数量；查配伍禁忌，对药品性状、用法用量；查用药合理性，对临床诊断。

（2）发药时，查对药名、规格、剂量、用法与处方内容是否相符；查对标签（药袋）与处方内容是否相符；查对药品有无变质，是否超过有效期；查对姓名、年龄，并交代用法及注意事项。

（四）输血科

（1）血型鉴定和交叉配血试验，两人工作时要"双查双签"，一人工作时要重做一次。逐步推广使用条形码进行核对。

（2）发血时，要与取血人共同查对科别、病房、床号、姓名、血型、交叉配合试验结果。

（3）血袋包装核查：血站的名称及其许可证号，献血者的姓名（或条形码）、血型，血液品种，采血日期及时期，有效期及时间，血袋编号（或条形码），储存条件。

（五）检验科

（1）采取标本时，查对科别、床号、姓名、检验目的。

（2）收集标本时，查对科别、姓名、性别、联号、标本数量和质量。

（3）检验时，查对试剂、项目，化验单与标本是否相符，以及标本的质量。

（4）检验后，查对目的、结果。

（5）发报告时，查对科别、病房。

(六)病理科

(1)收集标本时,查对单位、姓名、性别、联号、标本、固定液。

(2)制片时,查对编号、标本种类、切片数量和质量。

(3)诊断时,查对编号、标本种类、临床诊断、病理诊断。

(4)发报告时,查对单位。

(七)医学影像科

(1)检查时,查对科别、病房、姓名、年龄、片号、部位、目的。

(2)治疗时,查对科别、病房、姓名、部位、条件、时间、角度、剂量。

(3)使用造影剂时应当查对患者是否对造影剂过敏。

(4)发报告时,查对科别、病房。

(八)理疗科及针灸室

(1)各种治疗时,查对科别、病房、姓名、部位、种类、剂量、时间、皮肤。

(2)低频治疗时,查对极性、电流量、次数。

(3)高频治疗时,附加检查体表、体内有无金属异常。

(4)针刺治疗前,检查针的数量和质量,取针时,检查针数和有无断针。

(九)供应室

(1)准备器械包时,查对品名、数量、质量、清洁度。

(2)发器械包时,查对名称、消毒日期。

(3)收器械包时,查对数量、质量、清洁处理情况。

(4)高压消毒灭菌后的物件要查验化学指示卡是否达标。

(十)特殊检查室(心电图、脑电图、超声波等)

(1)检查时,查对科别、床号、姓名、性别、检查目的。

(2)诊断时,查对姓名、编号、临床诊断、检查结果。

(3)发报告时查对科别、病房。

(十一)其他科室

应根据上述要求精神,制定本科室工作的查对制度。

(十二)建立使用"腕带"作为识别标志的制度

(1)对无法有效沟通的患者应当使用"腕带"作为患者的识别标志,例如昏迷、神志不清、无自主能力的患者,至少应当在重症监护病房、急诊抢救室、新生儿等科室中得到实施,手术患者进手术室前都应当佩戴"腕带"作为标识。

(2)"腕带"填入的识别信息必须经 2 人核对后方可使用,若损坏需更新同样需要经 2 人核对。

十一、会诊制度

(1)凡遇疑难病例,应当及时申请会诊。

(2)科间会诊:由经治医师提出,上级医师同意,填写会诊单。应邀医师一般要在 48 h 内完成,并写会诊记录。如需专科会诊的轻患者,可到专科检查。

(3)急诊会诊:被邀请的人员,必须随请随到,10 min 内到达现场。

(4)科内会诊：由经治医师或主治医师提出，科主任召集有关医务人员参加。

(5)院内会诊：由科主任提出，经医务科同意，并确定会诊时间，通知有关人员参加。一般由申请科主任主持，医务科派人参加。

(6)院外会诊：本院一时不能诊治的疑难病例，由科主任提出，经医务科同意后，与有关单位联系，确定会诊时间。应邀医院应指派科主任或主治医师以上人员前往会诊。会诊由申请科主任主持。必要时携带病历，陪同患者到院外会诊。也可将病历资料寄发有关单位，进行书面会诊。

(7)科内、院内、院外的集体会诊：经治医师要详细介绍病史，做好会诊前的准备和会诊记录。会诊中，要详细检查，发扬技术民主，明确提出会诊意见。主持人要进行小结，认真组织实施。

(8)门诊间会诊：由本专业主治医师及以上人员提出，由门诊管理部门负责，尽可能在当日完成（不含多种疾病多科治疗的患者）。

(9)护理会诊：本专科不能解决的护理问题，需其他科或多科进行护理会诊的患者，由护士长向护理部提出会诊申请，护理部负责会诊的组织协调工作，护理会诊时间原则上不超过48 h，紧急会诊及时执行，会诊地点设在申请科室。

十二、转院、转科制度

(1)医院因限于技术和设备条件，对不能诊治的患者，由科内讨论或由科主任提出，经医疗管理部门或主管业务副院长，或医院总值班批准，提前与转入医院联系，征得同意后方可转院。

(2)患者转院应当向患者本人或家属充分告知，如估计途中可能加重病情或死亡者，应当留院处置，待病情稳定或危险过后，再行转院。

(3)危重患者转院时应当派医护人员护送。患者转院时，应当将病历摘要随患者转去。患者在转入医院出院时，应当写治疗小结，交病案室，退回转出医院。转入疗养院的患者只带病历摘要。

(4)患者转科须经转入科会诊同意。转科前，由经治医师开转科医嘱，并写好转科记录，通知住院处登记，按联系的时间转科。转出科需派人陪送到转入科，向值班人员交代有关情况。转入科写转入记录，并通知住院处和营养室。

十三、病例讨论制度

(一)临床病例(临床病理)讨论

(1)医院应当选择适当的、在院或已出院(或死亡)的病例举行定期或不定期的临床病例(临床病理)讨论会。

(2)临床病例讨论，可以一科举行，也可以多科联合举行。有条件的医院与病理科联合举行时，称"临床病理讨论会"。

(3)每次医院临床病例(临床病理)讨论时，必须事先做好准备，负责主治的科室应当将有关材料加以整理，尽可能做出书面摘要，事先发给参加讨论的人员，预做发言准备。

(4)讨论时由主治科室的副主任医师、主任医师或科主任主持，负责介绍及解答有关病情、诊断、治疗等方面的问题并提出分析意见(病历由住院医师报告)。会议结束时由主持人作总结。

(5)临床病例(临床病理)讨论会应当有记录,建立专门的讨论记录本,可将讨论内容全部或摘要归入病历内。

(二)出院病例讨论

(1)有条件的医院(二级甲等以上医院)应当定期(每月 1~2 次)举行出院病例讨论会,作为出院病历归档的最后审查。

(2)出院病例讨论会可以分科举行(由主任或主任/副主任医师主持)或分病室(组)举行(由主任/副主任医师或主治医师主持),经管的住院医师和实习医师参加。

(3)出院病例讨论会对该期间出院的病历依次进行审查。

1)记录内容有无错误或遗漏。

2)是否按规律顺序排列。

3)确定出院诊断和治疗结果。

4)是否存在问题,取得哪些经验教训。

(三)疑难病例讨论会

(1)凡遇疑难病例,由科主任或主任(副主任)医师主持,有关人员参加。

(2)认真进行讨论,尽早明确诊断,提出治疗方案。

(四)术前病例讨论会

(1)对重大、疑难及新开展的手术,必须进行术前讨论。

(2)由科主任或主任(副主任)医师主持,手术医师、麻醉医师、护士长、护士及有关人员参加,必要时请医疗管理部门人员参加。

(3)订出手术方案、术后观察与护理事项等。如术前准备情况、手术指征、手术方案,可能发生的风险及其防范措施、术后处理、护理具体要求等。

(4)讨论情况记入病历。一般手术,也要进行相应讨论。

(五)死亡病例讨论会

(1)凡死亡病例,一般应当在患者死后一周内召开,特殊病例应当及时讨论。尸检病例,待病理报告做出后-周内进行。

(2)由科主任主持,医护和有关人员参加,必要时请医疗管理部门人员参加。

(3)讨论目的是分析死亡原因,汲取诊疗过程中的经验与教训。

(4)要有完整的讨论记录,由科主任、上级医师签字确认后纳入病历,建立专门的讨论记录本。

十四、值班、交接班制度

(一)医师值班与交接班

(1)各科在非办公时间及节假日,须设有值班医师,可根据科室的性质、大小和床位的多少,单独或二线值班。

(2)值班医师每日在下班前至科室,接受各级医师交办的医疗工作。交接班时,应当巡视病房,危重患者和当天新入院患者做到床前交接,并且将交接内容记入交班本,交接医师执行双签字。

(3)各科室医师在下班前应当将危重患者和当天新入院患者的病情和处理事项记入交班簿,并做好交班工作。值班医师对重危患者应当作好病程记录和医疗措施记录,并扼要记入值班日志。

(4)值班医师负责各项临时性医疗工作和患者临时情况的处理;对急诊入院患者及时检查填写病历,给予必要的医疗处置。

(5)值班医师遇危重患者和当天新入院患者病情变化,出现危急情况时,应当及时请上级医师处理,并通知经治医师。

(6)值班医师夜间必须在值班室留宿,不得擅自离开。护理人员邀请时应当立即前往视诊。如有事离开时,必须向值班护士说明去向。

(7)值班医师一般不脱离日常工作,如因抢救患者未得休息时,应根据情况给予适当补休。

(8)每日晨会,值班医师将患者情况重点向主治医师、上级医师或科主任报告,并向经治医师交清危重患者情况和当班入院新患者情况以及尚待处理的工作。

(二)护士值班与交接班

(1)病房护士实行三班轮流值班。值班人员应当严格遵照医嘱和护士长安排,对患者进行护理工作。

(2)交班前,护士长应当检查医嘱执行情况和危重患者记录,重点巡视危重患者和新患者,并安排护理工作。

(3)病房应当建立日夜交班簿和医院用品损坏、遗失簿。交班人必须将患者总数、出入院、死亡、转科、手术和病危人数;新患者的诊断、病情、治疗、护理、主要医嘱和执行情况;送留各种检验标本数目;常用剧毒药品、急救药品和其他医疗器械与用品是否损坏或遗失等情况,记入交班簿,向接班人交代清楚后再下班。

(4)晨间交接班时,由夜班护士重点报告危重患者和新患者病情诊断以及与护理有关的事项。

(5)早晚交班时,日夜班护士应当详细阅读交班簿,了解患者动态,然后由护士长或主管护士陪同日夜班重点巡视患者作床前交班。交班者应给下一班作好必需用品的准备,以减少接班人的忙乱。

(三)药房、检验、超声、医学影像等科室

应当根据情况设有值班人员,并努力完成在班时间内所有工作,保证临床医疗工作的顺利进行,并做好交接记录。

(席　鑫)

第三节　科研教学管理制度

一、科研工作管理制度

1.总则

(1)科研工作指导思想是:以临床、医技应用研究为主,兼顾基础研究,加强开发研究,面向防病治病,不断提高教学质量和医疗水平。

(2)科学研究内容应围绕防病治病和提高人口健康素质等关键性科学技术问题。

（3）对科技工作者要求：树立良好的科学道德风尚，实事求是，妥善处理责、权、利的关系。

（4）管理办法：实行专项管理，同行评议、择优支持和合同制的计划管理办法。

（5）对重点研究课题，在经费上给予重点支持。①有关解决本地域教学、医疗工作中急需解决的关键性技术问题，包括严重影响本地域人民健康的常见病、多发病或本省特有的疾病及医药资源研究课题。②社会效益和经济效益明显的应用研究项目。③由多学科协作，科技队伍结构合理，素质高、实验条件具备的研究课题也给予优先考虑。④对中、青年科技人员申请的有一定水平的课题子以优先申报。

（6）必须严格执行课题资助部门或主管部门制定的各项管理制度，并履行有关协议承担的义务。

2.科研计划管理范围

（1）国家级科研课题及国际合作课题。

（2）部委级科研课题。

（3）省科委、卫生厅等资助的研究课题。

（4）国际合作市级研究课题。

（5）横向协作课题，即其他医疗卫生单位、科研院所、厂矿等委托的研究课题。

（6）其他研究课题。

3.申报立项要求

（1）所立的课题要立据充分，具有新的学术思想，有先进、科学、可行的研究方案，具备一定研究工作基础和条件，所研究的内容要有一定的深度，研究目标要明确，并可望在2～3年内能取得预期成果。

（2）课题负责人系统地进行科研设计、编写好专题科研计划，科研计划内容包括：项目名称、参加人员、发展趋势、研究内容方法和进度、技术途径、预期成果、现有设备条件和有待提供的必要条件、经费预算及社会经济效益等。

4.申报时间和程序

时间：由医教部根据医院有关部门的要求进行通知。

程序：各课题负责人选准课题后，到医教部领取科研计划申请书按要求填写，再由医教部集中初审，初审合格的科研课题提交学术委员会对课题进行科学性、创造性、应用性及可行性论证，再报院领导批准上报主管部门审批。

5.课题实施

（1）课题获准立项后，由医院医教部统一编制科研计划表组织落实，各课题负责人须按计划中规定的各项指标及进度进行，不得随意变更。如遇特殊情况需修改或撤销项目时，必须书面报告医教部，办好审批手续。

课题结束后，要结合验收、评审、鉴定工作进行全面总结，写出学术论文或总结报告，及时上报和发表。

（2）国家攻关课题每两年填写"统计表"，分别按规定时间报医教部。除国家攻关课题外，其他课题必须每半年填写一次课题的研究执行情况表，报医教部。报送时间为每年6月30日和12月30日。

（3）国家自然科学基金资助的课题，课题完成后，应填报"计划完成情况表""财务决算表"，完成的著作、研究报告、技术文件申请单，"研究成果登记表"。

（4）研究计划的改变或由于客观原因未能按计划完成任务者,需及时向医教部说明情况,然后报上级部门。

6.科研成果管理

（1）科技成果范围。①医学基础理论研究成果:以认识生命现象和探索疾病的发生和发展规律为主要目的,通过科学实验所取得的具有一定学术水平,对推动医学发展有指导意义的新发现、新发展、新认识等。②应用研究成果:以解决当前医药卫生提出的实际问题为目的,通过系统研究所取得的具有一定学术水平,能更好解决医药卫生问题的新方法、新技术、新器械等。③技术研究成果:以提高预防、诊断、医疗效果和科学研究水平为目的,研制出具有使用和推广价值的新产品、新工艺、新材料等。④科技推广成果:对省内外已取得的成果,根据其适用范围,结合各使用部门的具体特点,经过各种技术工作、组织协调工作和技术转让,以扩大应用并取得实践的推广成果。

（2）鉴定的条件。①全面达到科研合同、协议书或计划书的各项指标。②应用技术成果必须经过实际应用,证明技术上成熟(工艺可行),具备推广应用条件,及提供用户应用情况证明。③科学论文在省级以上学术刊物上发表(公布)一年以上,并得到同行认可,具有实际应用价值的理论成果,必须具备推广应用条件,还需提供用户应用情况证明。④推广科技成果已超过原有成果水平,取得重大社会、经济效益,并出具大面积推广效益证明材料。⑤各种软科学研究成果,必须出具采纳了本成果的部门、单位的证明材料,能说明本成果的创造性和应用中取得的效果。⑥项目的主要完成单位及主要完成者,在名次排列上已达成一致意见,各参加单位应加盖公章或签名表示认可。

（3）鉴定的级别和形式。课题完成后,由该项目负责人及时全面总结,同时提出申请鉴定报告、课题概述、基本数据、意义分析、与国内外水平比较、处理及推广建议,要求鉴定的级别、地点、时间等,并附全套技术总结资料,使用单位的审查意见,提交医教部申请鉴定。由医教部报请市区两级科技局组织鉴定。成果鉴定的形式为召开鉴定(评审)会。

（4）鉴定的主要内容。①审查全套科技资料是否完整、准确、符合规范。②对实物或现场进行实测验证。③对成果的技术(学术)水平和实用价值等方面做出全面评价。④对成果的应用推广、申请奖励、等级等提出建议。⑤记录鉴定者和被鉴定者对鉴定结论的不同意见。

（5）归档材料。由医教部负责建立科研成果档案,各课题组完成科研任务后应向医教部查交以下资料归档:立项报告、查样报告、工作报告、技术报告、社会经济效益分析报告、评审鉴定书及获奖情况等资料。任何人不得以任何借口拒绝报送有效资料。

（6）推广与应用。①发表的科研成果论文和学术性研究成果论文,应在医教部备案。②对取得的重要科研成果,将采取不同形式组织交流推广,使科技成果尽快产生社会效益和经济效益。

7.科研课题费用支出

科研课题费用由医院承担支出,不计入科室支出。

（1）费用范围:①为完成该课题必须添置的仪器设备费。②必须购置的材料(药品、试剂、资料费)。③动物费、临床试验费、测试费。④资料费(包括阶段小结、论文、成果鉴定资料、照片、幻灯、电影、录像)。⑤必须鉴定的会议开支。⑥与本课题有密切关系的学术交流、专业会议差旅费。⑦本课题使用仪器修理费、保养费、实验室修缮费。⑧支付与本课题有关的课题协作费、评审专家等费用。

8.科研课题费用使用审批手续

符合以上费用内的各项经费由课题负责人向医教部申请,医教部初审后,报主管院长,院长审批。

(1)医院鼓励各科之间、各单位之间的科研协作。

(2)院内协作科研项目,需得到科室负责人同意,并由参加人在课题申请书上签名后方可生效。

(3)与其他单位协作项目,需由医教部及课题负责人与对方主管部门协商,签订协议书经双方负责人签字,单位盖章,协议方可生效。协议要报医教部备案。

(4)协议书是协作各方共同完成科研任务的条款和依据,有法律效应,包括以下内容。

1)协作的科研课题名称。

2)课题负责人及各方面主要参加人员。

3)各方面在协作中承担的任务及完成时间。

4)各方面在课题完成后应享受的权益(包括参加者的名次排列、成果分享名次奖金分享办法等)。

(5)科技人员不得私自与外单位建立协作关系,否则院方不负任何责任。

(席　鑫)

第四节　医院医疗保险管理的产生与发展

医院是医疗保险制度改革的主要载体,医疗保险制度改革的各项政策规定只有通过医院的贯彻落实,才能传递给参保患者。医院除了要为参保患者提供良好的医疗服务,同时还要兼顾国家社会和患者三方面的利益。要想在医院与参保患者医院与医疗保险经办机构之间建立起良好的沟通机制,医院就需要充分重视医疗保险工作,并成立相应的管理部门,在实际工作中充分发挥其职能管理作用。

医院医疗保险管理是指随着基本医疗保险制度的建立,在医院成立医疗保险管理职能部门,建立完善的管理体系,这对完成医疗保险任务和医院自身发展都十分重要。随着城镇职工基本医疗保险制度的建立,社会医疗保险制度的全面推行,医疗保险制度不断推出一系列法规、政策,以保证自身的不断完善。医疗保险制度的任何政策变化都足以对卫生服务系统产生重大影响,而医疗服务供方为了适应这种变化必定要即时研究医疗保险的法规、政策,并结合自身特点制订应对策略,及时调整院内结构和运行管理模式,以便能更好地为医保患者服务,并更有效地与医保经办机构沟通协作,这需要专职部门和人员来完成。各医院大都于20世纪90年代至本世纪初成立了医疗保险管理部门。

(席　鑫)

第五节 我国医疗保险主要制度体系

我国现行医疗保险制度由基本医疗保险、补充医疗保险、大额医疗费补充保险三部分构成。基本医疗保险由城镇职工基本医疗保险制度、城镇居民基本医疗保险制度、新型农村合作医疗制度三大主体制度组成;补充医疗保险主要包括公务员医疗补助、企业补充医疗保险;大额医疗费补充保险主要包括大额救助和大病保险两部分。

随着城乡一体化的实现。我国逐步建立了统一的城乡居民基本医疗保险,各险种分别从政策上覆盖了城镇就业人口、城镇非就业人口和农村人口。截至 2018 年末,全国参加城镇职工基本医疗保险人数约为 3.05 亿人,城乡居民基本医疗保险人数约为 8.75 亿人。

一、基本医疗保险

基本医疗保险实行个人账户与统筹基金相结合,能够保障广大参保人员的基本医疗需求,其主要用于支付一般的门诊、急诊、住院费用。

二、补充医疗保险

补充医疗保险由公务员医疗补助和企业补充医疗保险构成。公务员医疗补助是国家公务员在参加基本医疗保险的基础上,国家为保障公务员医疗待遇水平不降低而建立的医疗补助制度,是对统筹基金最高支付限额以上部分的医疗费、住院费和长期门诊慢性病医疗费个人负担的部分给予适当补助。企业补充医疗保险是指一些经济条件较好的企业在参加基本医疗保险的基础上,可以为职工和退休人员建立补充医疗保险,支付项目类似公务员医疗补助,但单位有更多的自主权。

三、大额医疗费补充保险

大额医疗费补充保险包含城镇职工大额救助和城乡居民大病保险,均属于基本医疗保险的补充形式。城镇职工大额救助保险是借鉴商业保险机制为职工建立的大额医疗费用保险形式。城乡居民大病保险是针对城镇居民和农民建立的以保障重大疾病的补充保险。实践经验表明它是参保人员必须参加的补充保险形式,资金主要用于支付基本医疗保险统筹基金最高支付限额以上部分的医疗费用。

四、城乡居民医保制度

近年来,随着经济社会的快速发展,城镇居民基本医疗保险(以下简称城镇居民医保)和新型农村合作医疗(以下简称新农合)两项制度的负面作用开始显现,存在着重复参保重复投入、待遇不够等问题。在总结城镇居民医保和新农合运行情况以及地方探索实践经验的基础上,《国务院关于整合城乡居民基本医疗保险制度的意见》(国发〔2016〕3 号),明确提出整合城镇居民医保和新农合两项制度,建立统一的城乡居民基本医疗保险(以下简称城乡居民医保)制度。整合后的城乡居民医保将实现统一覆盖范围、统一筹资政策、统一保障待遇、统一医保目录、统一定点管理、统一基金管理的"六统一"思路。截至 2016 年底,全国已有 19 个省份先后出台文件部署城乡医保并轨。其中,天津、上海、浙江、山东、广东、重庆、宁夏、青海和新疆在国务院文件发布之前就已实现并轨,河北、湖北、内蒙古、江西、湖南、北京、广西、陕西、福建在

2016 年上半年先后出台文件部署城乡医保整合。除此之外,还有 13 个省份的相关政策正在酝酿。城乡居民医疗保险制度的建立对推进医药卫生体制改革、实现城乡居民公平享有基本医疗保险权益、促进社会公平正义、增进人民福祉,以及对促进城乡经济社会协调发展、全面建成小康社会具有重要意义。

(席　鑫)

第六节　医保信息化建设与管理

科学的信息化架构和良性的运转体系可以为优化医院医保管理提供强大的支持。医保信息化是指医疗保险的管理通过建立内部及外部的信息管理平台,实现管理和运作自动化、智能化,从而达到共享信息、降低成本、提高效率、改善服务的目的。

现就天津市门诊信息共享、住院智能审核、实时监控分析等三大系统进行介绍。

一、门诊信息共享

为有效遏制门诊联网结算中违规骗保行为发生,在建立门诊实时监控系统和门诊联网筛查审核系统的基础上,2012 年设计开发的门诊信息共享系统,实现了医生工作站对参保人员历史就医信息的查询和预警。通过门诊信息共享系统,医生可以实时调取中心数据库内参保患者的历史就诊信息,实现与筛查审核系统及实时监控系统的紧密连接。医疗机构既可以实时查询协议指标运行情况,医师也可以在接诊时,即时查询患者 3 个月内的就诊信息,对于重复就医、过度开药等违规行为,以红灯闪烁形式重点提示。此外,还可将筛查审核信息以图表形式提供给医院管理者,有助于他们实时关注本院医师、科室及指标运行情况,超指标时即时预警,方便了医院的自我管理。

二、住院智能审核

2013 年推行的医保智能审核系统,是将住院医疗费审核支付规范、药品处方集、"三目"限定症卫生行政主管部门的抗生素应用指南、药品应用时限等各项规章制度制成规范化程序,建立智能审核规则库,然后把比对过的医疗费纳入智能审核系统,不符合限定条件的费用明细,系统自动拒付,对可疑费用明细做标识,提示审核人员做重点审核。智能审核系统有效地解决审核人员疲于应付堆积的审核数据,解放人力,同时实现审核标准的一致性,将审核人员的工作重心转移至重点信息的审核,大大提高了审核效率,保障了医保基金的合理使用。

三、实时监控分析

2014 年,在延续原系统设计功能的基础上进一步创新,打造了升级版的医保实时监控系统。新系统具备四个显著特点:一是建立违规指数。将定点服务机构、医保服务医师(药师)和参保人员的违规行为进行系统规整,按照违规行为的轻重分别赋予其不同的分值,实行在线打分赋值,形成医师个人和服务机构综合违规指数。二是建立监管风向标。升级后,系统通过对全市医院综合违规指数分析和精确指向、定位异常变化趋势情况,为医保监督机构及时调整不同工作期的监管重点提供方向指引,提高执法针对性。三是启用医学知识库和药品分类代码数据库。嵌入医学知识库,对药品用法用量、配伍禁忌、对症治疗进行实时分析检测,嵌入医保药品分类代码数据库,实现药品使用情况的精准分析,实现监管到片、粒等最小剂型规格,提高监管针对性。四是启用现场执法移动手持终端。通过对监控系统的延伸,实现数据源之间的传递、转换、集成等功能,为执法人员核实参保人员、医保服务医师(药师)的身份,确认违规骗保行为,调取和保全证据等情况提供技术支持。

（席　鑫）

第七节　医保数据精细化管理

随着医药卫生体制改革的推进,公立医院内、外部环境发生了一定的变化,公立医院的运营面临着新的考验和挑战。在按病种分值付费的医保支付方式下,公立医院必须强化医疗服务质量,实施精细化的医保管理,建立以量化管理为基础的经营管理模式,用数据说话,分析医保数据和核算项目成本及病种成本,对医院医保数据进行精细化管理,提升医院整体水平。实现医保数据精细化管理,一方面,全面、系统、科学地分析医保数据,有助于医院作出合理的医疗控费决策,引导医保费用合理使用,指引科室合理调整费用结构,促使医院顺利实施医疗保险政策,使医院得以良好持续地发展;另一方面,做好成本核算能够提前预估医院、科室病种的医保盈亏情况,医院能有针对性地制定和执行管理政策,有效预防和控制医院、科室医疗费用的不合理增长。

一、医保数据分析

医保管理是医院管理的重要组成部分,加强医院医保管理是医院可持续发展的重要保障。随着我国医疗体系的快速发展和医疗保险制度的逐步完善,医保管理的难度也在不断加大,要做好医保管理工作,实现医保精细化管理就要做好全面分析医保数据工作。

通过医保数据的分析研究可以具体、全面地掌握一定阶段内医院及各个科室的医保盈亏情况,让管理者能够制定更加科学规范和符合医院实际情况的医保管理制度,把握好医院医保管理方向,对实现医院医保精细化管理和实现医院正常运行有着重大的意义,同时也能够更好地为参保患者提供优质服务。所以说,医保数据分析是医保精细化管理工作顺利进行的基础。在医院医保精细化管理中,以管理为目的进行全面的医保数据分析,通过集成、加工、转换医保数据,充分有效地利用医保数据,注重全院、科室、病种、医疗组的医保盈亏分析以及具体病种的费用结构分析,多维度统计分析医保费用、医疗费用等指标,对比分析参保患者与自费患者的医疗费用使用情况,并建立相应图形报表,将医保盈亏纳入科室绩效考核,监督科室及其医疗组的医疗行为,引导科室控制医疗成本,提升医院医疗保险管理水平,保障医院医保的良好发展。

每月医保结算后,专科经营助理会将医保数据处理成图形报表,并通过相关数据和图表,逐层分析全院、科室、病种、各医疗组的医保盈亏情况,对于异常的数据将找出其根本原因,分析异常值的出现是受医保病种分值设置不合理、病例个案的影响,还是受医务人员医疗行为不当等原因的影响。

另外,专科经营助理还会就科室发展方向和医保病种与临床科室主任沟通,了解对科室发展影响较大的病种,探讨如何细分相关病种,并听取专科的分析需求,针对各专科特色进行医保病种个性化分析,如肿瘤科的"为肿瘤化学治疗疗程"病种,在与科室主任沟通后充分了解病种的基础上,专科经营助理根据肿瘤部位划分为肺癌、肠癌、鼻咽癌等病种,其中肺癌按组织学来源又分为肺腺癌、肺鳞癌、小细胞肺癌等,如此一来,数据划分程度越精细,病种的分析反馈就越有利于科室对医保病种的管理。

在分析的过程中,仅看单一数据难以挖掘到问题存在的深层原因,所以专科经营助理除了对医保数据进行单体分析,还要作整体分析,找到数据间潜在的关系,对医保数据进行关联性分析,避免忽略某些较为重要的因素,并灵活运用趋势分析、比较分析、比率分析、结构分析等分析方法。如医疗费用异常的医保病种,可对病种所支出的药费、材料费、技术劳务费、检验检查费等进行比例上的分析,得出医保病种费用过高的主要原因,分析影响因素是否可控,监督医疗费用是否合理,并提出针对性的建议,协助临床科室进行目标性改进;若在分析医保病种运营情况时,发现病种平均医保费用偏离标准费用且幅度达到一定比例,专科经营助理将协助临床科室分析各病种偏离情况,确实符合诊疗规范的偏离情况交给医保部,由医保部根据病种偏离情况向医保局申请调整部分病种分值。

医保数据精细化管理,主要是为了使医院医保管理更加有针对性,在做好医保数据分析后,针对异常的情况和存在的问题,形成图形报表和书面报告向医院、科室及相关部门反馈,提出切实可行的整改措施以解决问题,并持续跟进,定期分析,巩固成果。从综合管理、质量控制、静态指标向过程监控、标准管理、持续改进发展,真正发挥医保数据管理的作用。

二、项目成本和病种成本核算

开展按病种分值付费医保支付方式改革,控制公立医院医药费用增长等政策的推进,使得公立医院财政压力加大,成本补偿困难,急需降低成本、提高收益,医院在医保方面的管理模式必须从粗放式管理转向精细化管理,除了要做好医保数据分析,还应将成本核算作为医保数据精细化管理的重要措施。成本核算不单是理论指导或是管理思想,而是要结合医院实际情况,能够达到降低成本、提高效益目的的制度措施和操作方法,是医保数据精细化管理的重要组成部分。

在保证医疗安全的前提下,增强医院、科室成本管理理念,科学准确地进行成本核算,有效控制医院医疗成本,促使医院效益最大化,是医院实现可持续发展的关键。从项目成本和病种成本两个维度着手,为医院提供科学合理的成本核算工具,了解各项目、病种成本构成,找出各医疗项目及各病种的成本控制点,提高成本核算的精细化程度,从而加强医疗成本事前、事中控制,合理配置医院有限的资源,有效降低运营成本,提高运营效率,降低患者就医负担,提高患者满意度,坚持公立医院公益性和增强其可持续发展的能力。

1. 项目成本核算

项目成本核算是在医院科室成本核算的基础上开展的,是医院针对某个时间段内产生的费用进行分类、整理、记录、计算、评价等处理,通过固定的归集和分配方法,综合参考对应医疗项目的范围、项目以及阶段方面的差异性,计算单位成本与总成本。

项目成本核算的开展,能够准确把握各医疗项目的医保盈亏情况以及医疗项目实际成本和成本构成的具体情况,不仅为医院成本预算编制和绩效考核设置提供客观、合理、有效的数据依据,使医院成本预算编制更加具有针对性,医院绩效考核体系更加科学合理,而且还有助于及时发现运营存在的问题,促使科室及医务人员规范医疗行为,促进医院科学合理分配医疗服务资金,提高医院资源配置水平。此外,通过将作业成本法应用于项目成本核算,除了能够提供医疗服务项目的具体成本数据信息,还能够提供作业本身的相关信息,并可以借助这些信息管理作业流程,优化改造医院作业流程,提高医院管理水平。

医疗服务项目成本的核算与分析主要从项目收入、固定成本、非固定成本等方面开展,可通过项目成本核算对比达到相同医疗效果的医疗服务项目,分析这些项目的效益成本,选择最优的医疗服务项目;还可以对比同一医疗服务项目在不同科室中的具体情况,分析科室间成本差异和医疗行为差异,引导科室控制医疗成本,缩小各科室之间医疗服务行为的差异。

以血液透析(Hemodialysis)成本分析为例。血液透析简称血透,也可称之为人工肾、洗肾,是血液净化技术的一种。由于不同仪器可提供的功能不同,中山市人民医院血液透析分为血液透析项目和血液透析滤过项目,两个项目都可达到血液透析的效果,但两者收费编码不同,使用的器械不同,效益成本皆有差异,所以分别对两个项目进行成本分析。分析得出,血液透析滤过项目收入比血液透析项目高,但由于做血液透析滤过项目的设备成本较高,因此血液透析滤过项目每人次利润比血液透析项目每人次利润低。

2.病种成本核算

病种成本核算是将治疗某一病种所耗费的医疗服务项目成本、药品成本及单独收费材料成本进行叠加,按某一标准对相应成本进行归集、分析,测算出各病种的平均成本。病种成本的核算也可以理解为科室成本与项目成本核算的细化和再加工。

病种成本核算是科学有效测量医院成本控制的工具,是医院进一步细化成本管理,实现医保数据精细化管理的重要举措,精细化的数据核算与管理更有助于医院作出有效决策,提高医院的核心竞争力,促进医院长足发展。通过对各个病种工作流程及环节的挖掘分析,优化医疗服务流程,除去不必要的环节,纠正不合理用药从而规范监管医疗行为,落实规范标准的病种治疗流程。而且通过对全院所有病种的成本核算和分析,可以清楚体现病种的收支情况,了解哪些是盈利的病种、哪些是亏损的病种,能够进一步对亏损的病种进行分析,查明其亏损的原因,寻找控制其成本的方法,提高医疗资源使用效率,降低医院资源消耗,既减轻患者的看病负担,又利于医院的生存与发展。

要开展病种成本的核算,可选择一些常见多发的、利润较高的或是对医院持续发展有较大影响的,并有明确的诊疗、稳定的效果等特点的,具有代表性的疾病进行病种成本的核算。然后,针对这些病种,按照已定的临床路径,计算出其包含的所有的医疗服务项目的成本,根据为治疗某一病种所耗费的各项医疗项目成本累加应归集入该临床路径的直接药品和单独收费材料的成本,计算出该病种应分摊的成本。在核算出病种成本之后,再通过多方面的关联对照,及时发现问题,明确其责任科室部门,严格落实整改时限,并跟踪反馈。

(席　鑫)

第八节 医保财务管理制度

医疗保险基金(以下简称"基金"),是指为了保障参保对象的社会保险待遇,按照国家有关法律、法规及各省市有关规定,由个人分别按缴费类别缴纳以及通过其他合法方式筹集的专项资金。

医院医保资金财务管理的目标是为规范医保资金账务管理,减少和规避财务问题隐患,确保医院内部及医院与医保间账务相符,使账务核对操作正常化、规范化、制度化。因此医保办工作人员与财务人员应认真按照相应的管理制度和方法对资金数额和到账情况进行核对。

一、医保财务对账工作的内容

根据不同险种不同类别的资金支付情况,每月医保财务对账的主要内容包括各险种门诊、特诊、住院的统筹部分、大额救助部分、大病保险部分;对账涉及的主要表格包括统筹基金清算汇总表、统筹住院运行表、统筹门诊运行表、拒付汇总表、大额救助支付表城乡大病支付表等。

二、对账工作的基本要求及方法

(一)医保与财务双核对制度

对账工作由医保办和财务处共同完成,分别指定专人负责核对医保账务,对于需核对内容双方各核实一遍,确保每一项账务均为双核对。

(二)医保账务核对的时间要求

(1)每月汇总表及各险种各类别实际运行情况表核对应在每月初下载后由医保办对各项数据逐一核对,核实完毕后转交财务处,财务处在核对无误盖章后将汇总表上交社保中心,明细部分财务留存。

(2)大额救助与城乡大病账务应每月初与主管部门沟通,了解并催促资金支付进度。

(3)一旦有医保资金紧张情况,财务处核对完毕后应及时通知医保办,医保办核实无误后将进账单复印留存。

(三)发现问题应及时处理

对医保或财务对账过程中发现的账务不符问题应及时查找原因,如为医院系统中统计错误应及时联系网络中心进行修改,如为医保端问题应及时联系相关主管部门工作人员核实确认。

(席　鑫)

第九节 医保监督管理制度

随着医保统筹范围不断扩大,参保人员享受待遇水平不断提高,针对医疗保险基金的骗保行为呈现出多发态势,甚至发展成为违法犯罪活动。医保监督制度的建立主要目的是维护基本医疗保险运行秩序和基金安全,规范医保就医诊疗行为,促进医保诚信体系建设,自觉抵制违规和欺诈行为,协助管好老百姓的"救命钱"。

一、按监督形式分类

按照监督形式不同分为日常稽核、重点稽核、举报稽核。日常稽核是指社会保险经办机构根据工作计划,定期对医疗保险定点机构执行医疗保险服务协议的情况执行常规性的检查;重点稽核是指社会保险经办机构根据工作中发现的倾向性问题,集中人力、时间、精力对特定的医疗保险定点机构进行专项检查,具有特定性、选择性和突出性的特点;举报稽核是指社会保险经办机构根据举报线索对医疗保险定点机构进行稽核,具有独立性、隐蔽性和及时性等特点。

二、按实施地点分类

按照实施地点不同分为实地稽核、书面稽核、网上稽核。

(1)实地稽核是指由社会保险稽核人员到被稽核对象所在地进行的稽核,被稽核对象要提供必要的工作条件。

(2)书面稽核是指社会保险稽核部门把被稽核对象的医疗文书、账簿报表票据、处方等资料调到社会保险稽核部门指定的场所进行稽核。

(3)网上稽核是指利用社会保险机构和相关单位之间的网络系统对相关人员基本信息和联网结算信息进行数据筛选、统计和分析。

三、违规问题的处理

对于事实清楚、证据确凿的违规问题,根据《天津市基本医疗保险服务协议》的规定,区别不同情况提出处理意见,出具稽核监控文书,依法处理、责令整改。

(一)医保服务医师有违规行为的,视情节轻重分别给予如下处理

(1)记录诚信监控档案。

(2)暂停参保人员服务资格,暂停期间开具的医疗费用,医保基金不予支付。

(3)取消医保责任医师资格,取消资格期间开具的医疗费用,医保基金不予支付。

(4)向所在卫生行政主管部门或社会通报。

(5)造成医疗保险基金损失的,追回违规费用。

(6)涉嫌犯罪的,移交司法机关处理。

(二)参保个人有违规行为的,视情节轻重分别给予如下处理

(1)暂停门诊联网结算。经筛查数据、量化分析,参保人员存在疑似违规问题的或事实明确的,暂停门诊联网结算操作。

(2)退回违规基金。经查证属实,参保人员违规行为事实存在,并承认违规的,下达违规处理意见,违规人员退回全部违规医保资金后,恢复其门诊联网结算,并列入不诚信名单,实施重点监控。

(3)取消相关门特资格。经查证属实,参保人员的虚假门特违规行为事实存在的,下达违规处理意见,违规人员退回全部违规医保资金后,取消相关门特资格,并列入不诚信名单,实施重点监控。

(4)限定医院就医管理。经查证属实,参保人员违规行为事实存在,并承认违规的,但暂时不能全部退回违规医保资金的,对其相关门诊特殊病种实施限定医院就医管理,并列入不诚信

名单,实施重点监控。

(5)参保人员出现违规数额较大且拒不退回骗保基金、存在团伙性质以物充药、倒买倒卖药品、虚假门特登记骗取医保基金等违规行为,应移交司法机关处理。

(席　鑫)

第十节　住院医保患者的管理

一、住院医保患者管理的主要内容

住院医保患者的管理主要包括下列几点。

(1)制作医保患者办理住院流程图及相关政策的宣传资料。

(2)认真核查患者身份,做好医保、主班护师、主管医师三级管理,杜绝冒名顶替。

(3)合理检查、合理用药是住院医保患者管理的重要内容,也是医疗质量管理中的重要内容。(特别是医保有限定症的药品和材料)要在充分掌握医保政策要求的基础上,加强与患者的沟通。在保证医疗质量的基础上,当患者要求使用自费药品、材料和检查治疗项目时,一定要履行告知义务,征得患者同意并办理相关手续后,方可使用。

(4)避免挂床、冒名住院和分解住院。

(5)严格把握住院标准。由于住院结算与门诊结算是完全不同的,医保基金的支付水平不同,诊疗项目和药品使用范围的不同,个人负担比例不同,门诊能解决的,就不应该住院治疗,避免造成医保基金的浪费。

二、住院患者身份确认与核实

加强患者实名就医是医保管理的重要内容之一,患者住院后的身份确认是必不可少的环节。住院患者身份确认与核实大致可分为三步:第一步由门诊或急诊首诊医师开具住院证时核实患者身份,确保患者本人、身份证、医保卡一致;第二步是住院处办理住院手续时由住院处工作人员再次核实患者身份,主要核实患者人、卡、证一致,患者身份类别(本市或者异地)与患者的就诊类别(城镇职工、城乡居民、新农合等);第三步患者所住病区的主管医师和主管护师核对患者的身份与医保类型,并将患者身份证、医保卡复印件放置在病历中,对于有错误的地方或患者身份不符合的及时纠正。患者住院后由医保办再次进行患者身份的复核,医保办网络管理员核查患者医保分类与医保手续的相符性,不符者及时联系临床修改、补办。

三、住院医保患者费用管理

住院患者费用管理是医保管理的重点和难点内容,费用管理的主要参考指标大致包括:次均发生金额、次均申请金额、平均住院日、人数人次比、药品比例、耗材比例等。费用管理的措施和方法大致包含下列几点。

(1)规范临床诊疗行为,降低非必须治疗费用,如规范药品的使用,合理使用抗生素、限制非必须治疗用药。

(2)加强住院时效性管理,缩短检查和无效住院时间,降低平均住院日,使次均费用平稳控制。

（3）制订有效的院科多级管控办法，定期深入临床协助解决问题，成立由临床专家和职能科室组成的医保管理委员会，负责对医院医保管理重大问题的讨论和制订政策建议。

（4）严格新技术、新项目、医用材料的准入和使用，如单价千元以上贵重材料使用前需由医务处、医保办、物资供应科等相关科室逐一审批，以国产为主，限定使用科室、使用范围和数量等。

四、自费及知情同意告知管理

知情同意权是医保患者享有的重要权利，在医保的自费知情同意告知中，医院医护人员是告知的主体，参保患者及家属为告知对象，对于自费使用的药品、诊疗项目、材料等为告知的内容。目前多数医院对患者告知的方法为在住院期间由所住病房的医护人员与患者或家属交代并签订《入院医保患者知情同意书》，对使用贵重材料费、自费药品、检查及治疗的患者均应向家属交代并签字。

五、出院诊断编码与录入要求

按照国家关于统一疾病与手术操作分类编码通知的要求，医疗机构申报住院医疗费时，申报的诊断信息包括出院诊断（主要诊断）、其他诊断和诊断描述三部分。目前全国诊断编码主要以 ICD-10 国家版和北京版两个版本为主。主要诊断与次要诊断需录入疾病编码，主要诊断不能选择形态学编码，如 M 8 500 浸润性导管癌。医保住院患者出院主诊断应确保准确无误，且与病历首页及医师工作台诊断须一致，不能出现为了医保申报费用而写虚假诊断的情况，医保上传诊断与病历诊断不一致，将被视为虚假诊断，属于骗保行为。

（席　鑫）

第十一节　医保门诊慢特病管理

一、基本医疗保险门诊慢性病待遇保障制度基本情况

（一）起源

我国基本医疗保险门诊慢性病待遇政策是医疗保障制度转型的产物。1998 年，旧有劳保医疗和公费医疗从门诊和住院双统筹保障模式转变为城镇职工基本医疗保险（后简称"职工医保"）的统账结合模式。统账结合模式下，住院待遇由统筹基金保障，门诊待遇则由个人账户保障。由于个人账户的风险自留特点、账户积累资金有限，对部分费用高、需要长期门诊治疗的疾病呈现保障能力不足的状况。因此，各地普遍建立了相应的门诊大病或慢性病保障机制，将门诊慢性病待遇纳入统筹基金支付范围，减轻个人负担。随后建立的城镇居民基本医疗保险，以及之后整合而成的城乡居民基本医疗保险都延续了这一制度设计。有专家强调，基本医疗保险管理角度的慢性病与医学上的慢性病存在很大的不同。在医保角度，门诊慢性病是需长期治疗、有持续医疗保障需求的一类疾病。一般情况下，这类疾病病情进展相对缓慢，病程长甚至相伴终生，大多数情况下以门诊保障为主。多位专家强调随着医学的进步，很多的癌症已

经转变为依靠长期服药控制的近似慢性病状态。

(二)现状

目前,各地大病门诊保障待遇政策的称谓各异,有门诊大病、门诊特病、门诊慢性病、门诊特定项目等。但是,其主要保障内容都是门诊慢性病。这些门诊慢性病计划普遍采取按病种管理、需要事先的病种鉴定进行准入、定点医疗机构就医,以及限额支付为主的管理方式。当然,在实践中,制度设计各异、差异巨大。目前看,绝大多数地区的门诊慢性病都是按病种管理的方式,病种多少不一,以江苏省为例,最多的是南京市(42 个),最少的是常州市 6 个,且不同地区的病种之间重合率不高。保障范围则分为单建专门目录(一般为药品目录)和因循医保三个目录的两种形式。结算方法也各不相同,按病种、按人头、按项目付费等各种方式在不同地区都有实施。报销政策,自付比例、支付限额起付标准等也各地不同。这些政策的差异一方面取决于各地普通门诊统筹的待遇设置,如果普通门诊统筹待遇较高、则需要单建门诊慢性病保障的病种较少;另一方面,也取决于各地住院服务的供给情况,很多地方采取住院方式保障慢性病,也使得门诊慢性病保障的病种较少。当然,各地政策的差异也带来各地门诊慢性病支付待遇人群数量和比例的巨大差异。

(三)取得的成绩

专家们普遍认为目前的门诊慢性病制度有效地缓解了慢性病患者的疾病费用负担问题,提高了慢性病医药服务的可及性,改善了民众健康。同时,门诊慢性病政策从政策导向上积极引导患者到基层就医、定点就医、门诊就医,减少了住院治疗慢性病的情况,提高了有限医疗保障资源的利用效率,部分管理较好的地区也实现了对慢性病患者的有效管理。当然,也完成了支持公费医疗和劳保医疗顺畅向职工医保改革的历史任务。

(四)存在的问题

专家们认为尽管之前的门诊慢性病保障机制取得了较好的效果,但也存在一些不足。专家们重点讨论了当前门诊大病采取按病种保障所存在的问题。

第一,按病种保障,范围有限,难以穷尽。一方面,对于虽非特定病种,但花费高额费用的人群并不公平,导致这类患者多采用门诊转住院方法,浪费了宝贵的医保资源。另一方面,随着病种数量的增加,享受慢性病待遇的人数也越来越多,管理难度也日益增大。同时,病种更新和替换困难,容易引发群体矛盾。

第二,纳入和调整病种缺乏长效管理机制及明确的办法和标准,应纳入多少病种,应纳入哪些病种难以明确。在实践中,各地普遍按照信访渠道、群众和专家呼声等方式、结合经济承载能力来调整病种范围。第三,准入管理是短板,无论经办机构审核、抑或是医疗机构或第三方审核,都难逃部分病例假阳性的问题。第四,按病种管理如何精准化管理有待探索。部分地区为慢性病建立了专门的药品目录,但药品目录的确定规则尚存在差异。基于这些认识,多位专家提出应按费用高低设定门诊慢性病待遇,统筹基金支付门诊待遇的第一考量应是高额费用,不宜事先确立病种,从而解决当前按病种管理的诸多问题和矛盾。当然,也有专家提出,在按费用管理的门诊大病待遇下,仍应按病种的管理方式,只是此时罹患特定的慢性病病种不再是待遇有无的起点,而是医保定向提供健康干预和特定慢性病管理的起点,特别是部分健康干预可以取得切实效果的慢性病病种。

此外有多位专家特别强调门诊服务频繁、真实性和合理性审核困难、人群规模大的特点,以青岛市为例,该市一年接近三千万门诊人次,强调门诊待遇难以有效管理。

门诊统筹和门诊慢性病待遇的管理成为医保实际经办工作的难点和痛点。这也使很多地区对普通门诊统筹也存在"管不住"或"管不好"的想法,导致门诊统筹多仅提供象征性待遇。还有专家提出尽管我国医疗保险为慢性病患者支付了诸多费用,但是限于诸多服务供给侧的原因(如服务供给高度专科化、基层医疗机构缺乏活力、全科医生签而不约等),导致目前慢性病患者多为仅有慢性病待遇,但缺乏有效有针对性的慢性病管理。另外,专家们还提出了如下问题:一是不同地区间门诊慢性病差异较大,既不利于地区间的待遇公平,也为实现门诊待遇的顺畅异地就医造成了障碍,建议国家逐步统一门诊慢性病相关待遇设置;二是部分地区保障水平不高,部分慢性病患者个人负担仍较重;三是大部分地区长期在基层就医的慢性病患者数量非常有限;四是在应对门诊慢性病管理角度,经办机构仍呈现经办能力不足的问题。

二、从患者角度看慢性病管理的现状

从筹资渠道看,目前的门诊慢性病管理分别由基本公共卫生服务资金和基本医疗保险基金两个渠道筹资和支付,分别提供慢性病患者的"防""治"服务。在全国的绝大多数地区,政府将慢性病管理作为一项重要的基本公共卫生服务,按照辖区内常住人口数和人头费标准拨付资金。有专家强调,慢性病管理是基本公共卫生服务的主要内容,也是最大的费用支出点,往往占到公共卫生服务经费的50%以上。尽管如此,由于基本公共卫生服务的慢性病管理更侧重数据的监测管理,民众对其普遍缺乏关注和获得感。

基本医疗保险支付的慢性病保障待遇,则不仅限于社区的门诊慢性病待遇,还包括慢性病患者在二三级医院门诊及住院治疗慢性病的相关费用。从全国绝大多数的地区看,慢性病诊疗服务呈现专科化(源自基层医疗机构和全科医生缺乏活力)大医院化(如浙江省三级医院的50%以上门诊量为慢性病)住院化(源自公立医疗机构的病床数量的快速上涨)的特点。而专科门诊服务更呈现为挂号时间长、等待时间长、缴费时间长、问诊时间短、诊疗医生频繁更换而缺乏诊疗服务的体系化和连续性的情况,并不利于患者的慢性病管理。

有专家提出主要承担慢性病管理的基层医疗机构呈现两种状况:一种是限于公益一类事业单位的属性、收支两条线下"工作量和收入关联"不大的基层医疗机构,往往缺乏活力,多数呈现签而不约、缺乏有效慢性病管理的状态;另一种是有活力的基层医疗机构,则基本呈现鼓励患者反复就医、频繁开药的状态,慢性病管理也多未有效实现。

三、慢性病管理机制创新的宏观环境

我国慢性病管理需基于如下宏观环境。第一,慢性病成为人们最主要的健康威胁和疾病负担。随着经济社会发展、生活方式的改变,以及不断加快的人口老龄化,我国产生了一个庞大的慢性患者群,部分疾病也正逐步从罕见病向常见的慢性病转变,慢性病特别是心脑血管病、恶性肿瘤、呼吸系统疾病,已经成为主要的致死因素。有专家从本地实践角度提出,慢性病对医保基金的消耗接近一半。有专家强调,老龄化也会导致我国医保未来筹资能力的逐步下滑。第二,随着我国医药卫生事业的发展,医疗服务供给体系发生了巨大变化,早已结束了之前"缺医少药"的状态,医疗服务可及性极大丰富,健康管理企业和相关技术日益进步,这为进一步整合各类服务、提供全周期的慢性病管理服务奠定了基础。同时,互联网+物联网、可穿戴式设备等新技术、新业态的出现和发展,为实现慢性病精准管理提供了可能。第三,宏观政策环境的推动。一是健康中国建设的要求,推动慢性病的有效管理成为政策目标,需要思考医疗保障如何在健康中国建设中发挥作用。二是深化医改的要求,要求推动分级诊疗,完善服务体系,调整医疗机构,特别是基层医疗机构的运行机制,也要求加强监管整合现有的信息系统。三是国务院防治慢性病中长期规划和分级诊疗制度建设,第一次梳理了我国现代慢性病防治各部门的分工职责,提出了急慢分治的理念,核心是建立基于慢性病管理为主要内容构建以家庭医生制度为中心的有序诊疗体系。四是新近成立的国家医疗保障局,整合了医保资源和相关职能及工具,应该从健康管理和风险防控角度对慢性病管理进行新的思考和政策调整。第四,医保治理能力有了长足进步,经办队伍逐步完善。加之,当前大数据分析、人工智能、互联网技术的逐步兴起,医保在管理工具、管理体系上也在逐步创新。在新的形势和新的技术环境下可能寻找到破解慢性病管理难的工具。

四、慢性病管理机制创新面临的挑战

第一,医疗服务体系还须进一步改进,才能适应慢性病管理的需要。一是目前的医疗卫生服务体系建设思路仍存在问题,很多地方简单地将医院建设等同于民众的健康改善,现实中大医院越来越多、医院越来越大,但是民众的健康指标反而没有改善,住院率还在不断上升。二是尽管目前的医疗服务可及性极大改善,但对疾病预防、处置康复以及临终关怀等全过程的管理机制还没有形成;医疗机构的有序分工定位、上下转诊的机制也尚未建立。三是医疗服务供给体系与医保支付方之间的协同机制也尚未真正形成。受限于公立医院改革滞后、薪酬制度改革缓慢等原因,医保支付方式的激励机制尚未有效影响到医生行为。医疗机构对于支付方式的应对仍然是寻找漏洞的"上有政策、下有对策"式的策略应对,多数医疗机构尚未通过自身变革来适应支付方式改革。

第二,医保对实现有效的慢性病管理尚缺乏思路。一是诊统筹的费用管理难度远高于住院。住院费用受限于床日费用和总床位数,可以基本控制基金支出总额。

但门诊费用发生频繁、可及性更强、滥用的可能性也更高,需要强化监管。同时,有专家提出慢性病患者的门诊服务和住院服务不能切开管理,需要防止某一方费用管控严格后,向其他方的转移和腾挪。但是受限于当前经办机构的人员等资源配备,难以实现有效的监管。有专家以天津举例,由于天津较高的门诊待遇,其医保监督检查所的主要任务就是监督门诊费用。二是尽管多方面都认同慢性病患者应该在基层就医,但受限于基层医疗机构的诊疗能力、长期以来的自由就医习惯等原因,各个部门在现实管理对于强制基层就医的分级诊疗政策的执行仍存在很大压力。三是大多数专家并不认同所谓住院率高是因为缺乏门诊待遇提高门诊待遇就能将部分不应住院的患者疏解到门诊上去的观点。这些专家认为北京参保人的住院率低,不能简单归结于门诊保障水平高所形成的门诊对住院的置换。其根本原因是北京作为医学中心城市,全国人民到北京就医导致北京优质医疗资源的短缺,较难出现轻病入院的情况。有专家还举了自己管理实践中的例子,提出在预算总额固定的情况下,医院管理者并不愿意将预算从住院调整到门诊。也有专家直白地描述,即便提供很高的门诊保障待遇,但由于病床的客观存在,仍然难以有效降低住院率。有专家专门提出并非所谓的门诊置换住院服务,准确地说应该是全科医学服务替代专科医学服务,需要以有效的有活力的全科医学服务市场为前提,而不是先行建立待遇,过早地提供待遇反而可能导致市场的扭曲。

(席　鑫)

第十二节　飞行检查常态下医院医保基金精细化管理实践

2019年2月26日,国家医疗保障局印发《关于做好2019年医疗保障基金监管工作的通知》中指出将建立飞行检查工作机制,严厉打击各类欺诈骗保行为。

飞行检查,系指事先不通知被检查部门实施的现场检查,是跟踪检查的一种形式,"医保飞行检查"已被引入到医保基金的日常监管之中。为了适应医保飞检,医院在医保基金精细化管理方式方法应作相应调整。

一、医院医保基金监管的现状

(一)背景

2018年9月,国家医保局会同各部门联合开展打击欺诈骗取医疗保障基金专项行动,组织开展飞行检查,通报3批24起涉案金额1 149.63万元欺诈骗保案。2019年国家医保局建立飞行检查工作机制,不定期组织开展全国飞行检查工作,查处违法违规金额22.26亿元。国务院办公厅印发了《关于推进医疗保障基金监管制度体系改革的指导意见》,提出构建全领域、全流程的基金安全防控机制,全面引入专业化的信息技术工具,由非独立性监管向独立性监管转变。2020年12月9日通过的《医疗保障基金使用监督管理条例(草案)》规定了要及时结算和拨付医保基金,对违法违规行为通过责令退回资金、暂停医保结算等。国家医保局继续联合国家卫健委部署开展两轮覆盖全国的飞行检查。

(二)医院医保基金现状

1.医保基金的结算和管理

医院医保基金目前有两种来源:职工医保;城乡居民医保。职工医保基金结算实行总额预付制,按照医保基金总额实行"结余留用、超支共同分担"的原则进行结算。城乡居民医保需分别与市内8个统筹区医保经办机构签订协议,执行不同的医保报销政策,对医保违规金额的处罚从等额核减到2~5倍的处罚,各统筹区判断标准不一、数据统计口径不一、处罚依据不一、监管队伍水平不一。

2.医院医保基金的资金回笼

医保经办机构在收到医保垫付款申请后30 d内将医保基金足额拨付给医院。但现实中,有些统筹区经办机构迟迟不予拨款,有的甚至长达一年时间。占据了医院业务收入将近70%的医保基金不能足额及时回笼到位,直接影响医院的现金流,导致医院采购的国家谈判基药、抗癌药、带量采购高值耗材的应付账款不能在规定的时间内付款到位。

3.医院医保基金的监管措施

针对各统筹区医保经办机构在医保飞检、现场稽核、病历评审、智能审核等各种监管方式审查后的处罚,医院加强内控,出台了各种管理措施。临床医护人员在做好"救死扶伤"主业外,还要做一个合格的医保医生和医保护士,这就是医院医保队伍需要面对和解决的问题。事后监控的惩处和弥补措施虽然比较有效,可却得不到临床医护人员的理解和支持,不能全员参与,就不能全员监控,也不能同医保人员一起共同承担起医保基金安全的责任。

4.医保飞行检查凸显的问题

F医院在此轮医保飞行检查中凸显出来的问题基本都是各级医院存在的共性问题。主要涉及护理收费、低值耗材收费、超项目内涵收费、串换项目收费以及麻醉、手术和药品的违规收费。归纳起来有些是简单的逻辑错误，有些是对收费项目内涵的理解有偏差，有些是政策原因导致的错误。

二、F医院医保基金精细化管理的实践

（一）健全三级医保管理组织机构

一级医保管理组织强化领导责任，实行院长负责制，分管院长具体抓落实，医保办与各临床、医技以及职能部门负责人为领导组成员；二级医保管理组织强化岗位责任，将医保办从财务部独立出来，提高医保管理职能层级，高位推进医院医保管理工作，根据业务需要配备具有医保、信息、财务、临床、护理等专业知识背景的人才队伍；三级医保管理组织强化执行责任，各临床医技科室护士长均为兼职的医保联络员，推进医保管理工作下沉到科室，构筑院内医保管理横到边竖到底的网格化管理体系。

（二）日常的监督考核制度完善

根据每年与各统筹区医保经办机构签署的协议书内容以及日常监控指标，动态调整医院医保绩效考核指标。从分解科室总额医保费用到次均三费涨幅标准，从医保结算及时上传信息到大费用段上报备案，兼顾定性指标和定量指标一起动态考核临床科室，并与当月的绩效奖金分配挂钩。医保考核指标从开始的10％上涨到20％，对科室的考核分值比重加大促进了医院医保管理工作的开展。

（三）大数据监管措施到位

医保办与信息科密切合作，随时根据工作需要提供各种信息化监管需求，信息科人员充分与HIS工程师、医生（护士）工作站等软件供应商沟通协调，工作量小的个性化需求信息科人员独立编写程序，将医保监管指标比如"床位费、诊查费、护理费"等利用大数据进行筛选，定期公布，及时弥补并进行惩处，直接从源头切断乱收费、多收费的问题，对医院暂时不能收取如"日常生活能力评定、疼痛综合评定"等项目直接停止收费。

（四）加大医保办对临时采购药品或耗材的监督力度

对未列入医院统一采购目录超过一万元的药品或五万元以上的耗材，均需在提交院长办公会审议之前报医保办审核，重点核对临时采购的药品或耗材是否符合医保限制性使用条件，是否有可替代的耗材，是否优先选择国产耗材。

（五）大费用段及超长住院天数的患者启用预警备案机制

医院对住院医疗总费用在10万元以上的或者住院时间长达30d以上的患者要求必须及时向医保办备案，医保办根据书面备案材料结合电子病历，结合病情综合判断是否符合继续住院治疗条件，对符合出院指征拒不出院的，由医保办负责联系患者参保地医保经办机构对患者进行劝解，及时办理出院手续。对符合继续治疗需求的，将备案信息上报医保经办机构备查。

（六）医保基金的使用、统计和监管及时准确

医保办每月5d前将所有直接联网结算的患者报销资料分县区装订、统计、汇总，再分别与当地经办机构认真核对医保基金垫付款的金额与人次。医保办不仅要确保医保结算基金准确完整统计上报，而且要不停地催促各地医保经办机构在收到医保基金申请后及时拨款至医院，同时与医院财务部门做到每月一对账，核对医保基金到账的单位、金额、项目，对有差异的款项及时进行沟通处理。

(七)加强有效沟通,降低医保基金核减力度

针对各地医保经办机构在日常稽核、现场检查、病历抽查以及智能审核发现的违规问题,及时与临床科室进行沟通,充分听取临床专家的治疗意见,对存在的问题全面梳理,搜集相关佐证材料,书面上报各地医保经办机构请求予以减少医保基金核减。

(八)预警提醒医保限制性药品的使用

在实际工作中,很多医保限制性药品因不符合患者的诊断因纳入医保可报范围而产生了违规费用。针对这种"临床需要,患者需要,医保不符合"的现状,F医院采取在医生工作站开通了预警提醒功能。医生在工作站处理某药品医嘱时,会自动弹出一个对话框,提示该药品的医保限制性使用条件,由医生根据患者的病情及诊断判断是否符合医保可报,如不符合则不纳入医保可报,由患者自费使用。

(席 鑫)

第十三节 医保管理常见问题现状及对策

一、医保管理问题现状

(一)分解住院挂床住院问题

有些医院为了自身利益,避免超出次均费用,将本不该出院、未完成治疗的患者进行费用结算,人为地将一次住院费用分解成两次或三次的住院费用,以降低次均费用;或将本应记入住院费用的自费项目或药品,由患者到门诊交费,以降低自付比例。这样做会损害参保患者的利益,加重患者家属的负担。

(二)用药问题

医保用药规定,必须按照《基本医疗保险药品目录》执行,其中规定部分药品必须按照限定条件使用,称为受限药。当符合受限条件,统筹基金按比例支付,不符合受限要求,在取得患者同意的前提下,由患者自负这部分金额,但并不意味着临床不能使用。个别医生由于对医保政策不熟悉,只考虑到病情需要,而忽略了该种药品是否为医保受限用药,当医保管理科检查发现要求其退药或处罚时,往往患者意见很大,增加了医患矛盾的发生。

(三)参保患者对医保政策知晓率低

由于个体差异及文化背景的不同,参保患者对医保政策的理解参差不齐,对报销比例、管理规定等不够了解,时常出现对医保政策的不满和怨恨,甚至将未尽告知义务的责任转嫁到医保管理部门,造成医疗纠纷的发生。

(四)医患利益趋同导致医患合谋

共同侵蚀医保基金。当患者身份是离休人员或工伤患者,由于个人自负比例很低或全免,患者出于看病基本不花钱或花很少钱就可以看病的意图,出现一人持卡,全家享受免费医疗的不良现象;某些医院也愿意为此类患者服务,不用考虑医疗费用的问题,过度检查、过度用药、过度护理,不仅造成过度医疗现象,也浪费了国家的医保基金。

二、医院管理问题对策

(一)加强与上级管理部门的联系与沟通

医保管理科应积极促进医院与上级医保管理服务中心的联络,掌握更新更全面的医保政策与动态,加大对内的监督管理力度,并与绩效考核挂钩,给予奖惩,医院领导应给予医保办公室适当的权限,以便更好地管理。医院应加强与医疗保险管理部门的协调联系并增进与社会的沟通,以利于医院顺利实施医疗保险有关规定。

(二)做好医保政策的宣传培训工作

医保工作是一项政策性非常强的工作,加之新的医保政策不断出台,一定要不断做好相关医务人员的培训,使每名医务人员都能熟悉医保政策并严格执行。对新进入医院工作的医务人员要组织医保相关知识的学习,同时每年应组织全院医务人员参加医保知识讲座不定时下科室培训等。通过就医指南、就医流程图、医保政策宣传展板等形式,加强对参保患者医保政策的宣传,让患者真正了解基本医疗保险的相关内容,并公示医保药品与诊疗项目的名称、类别、价格等,让参保患者放心。

(三)正确处理"医保患"三方关系

贯穿医改全过程的主要矛盾是医保基金筹集的有限性和患者对医疗需求的无限性以及医疗机构对经济利益追求之间的冲突,这些矛盾的焦点都集中在医院身上。医院管理者必须清醒地认识到,只有规范自身医疗服务行为,协调处理好"医、保、患"三者之间的关系,才能在激烈的医疗服务市场竞争中获得成功。

(四)提倡医保病种管理模式

长期以来,医疗保险管理者始终不断地努力控制患者医疗费用的过快增长,实施单病种管理模式、按病种付费是一种比较有效的途径。具体的用药治疗项目由医院内部控制,通过以自查为核心的自我约束机制,既能够较好地保证医疗质量,又能控制医疗费用的不合理增长。

(五)让患者明白消费

确保一日清单的发放解释工作。医院在医保患者的医疗消费上增加透明度,确保每日的费用清单能按时发放到患者手中,维护医保患者的知情权、健康权,对患者提出的问题要及时给予解释和解决,避免以后发生医患纠纷。医院处在医保改革的最前沿,承担着控制医疗费用和提供医疗服务两大任务。医保改革的各项规定,只有通过医院的贯彻落实,才能最终实现改革的目的。

(席　鑫)

参 考 文 献

[1] 侯平.内科诊疗技术应用[M].沈阳:辽宁科学技术出版社,2018.

[2] 徐微微.临床内科常见疾病学[M].上海:上海交通大学出版社,2018.

[3] 贺延新.新编消化内科学[M].上海:上海交通大学出版社,2018.

[4] 毕方杰.临床心脏内科理论与实践[M].武汉:湖北科学技术出版社,2018.

[5] 刘菲.消化内科常见疾病临床指南及临床研究进展[M].上海:同济大学出版社,2018.

[6] 王振城.实用血液内科学[M].上海:上海交通大学出版社,2018.

[7] 林典义.呼吸内科疾病诊疗新进展[M].西安:西安交通大学出版社,2015.

[8] 颜延凤.内科常见病外治疗法[M].北京:中国中医药出版社,2017.

[9] 罗心平,施海明,金波.实用心血管内科医师手册[M].上海:上海科学技术出版社,2017.

[10] 梁洪亮.临床内科常见病诊疗精粹[M].西安:西安交通大学出版社,2015.

[11] 陈娜,金阿荣,于奇宁,等.新编血液内科诊疗学[M].北京:科学技术文献出版社,2017.

[12] 王天红,谢莉红.神经内科住院医师手册[M].兰州:兰州大学出版社,2017.

[13] 梅长林.肾脏病临床实践指南[M].上海:上海科学技术出版社,2017.

[14] 郜金辉.新编临床内科疾病诊疗新进展[M].西安:西安交通大学出版社,2015.

[15] 李军民.医师考核培训规范教程血液内科分册[M].上海:上海科学技术出版社,2016.

[16] 樊振波.心脏内科疾病诊疗新进展[M].西安:西安交通大学出版社,2015.

[17] 刘晓明.实用临床内科诊疗学[M].西安:西安交通大学出版社,2015.